U0690101

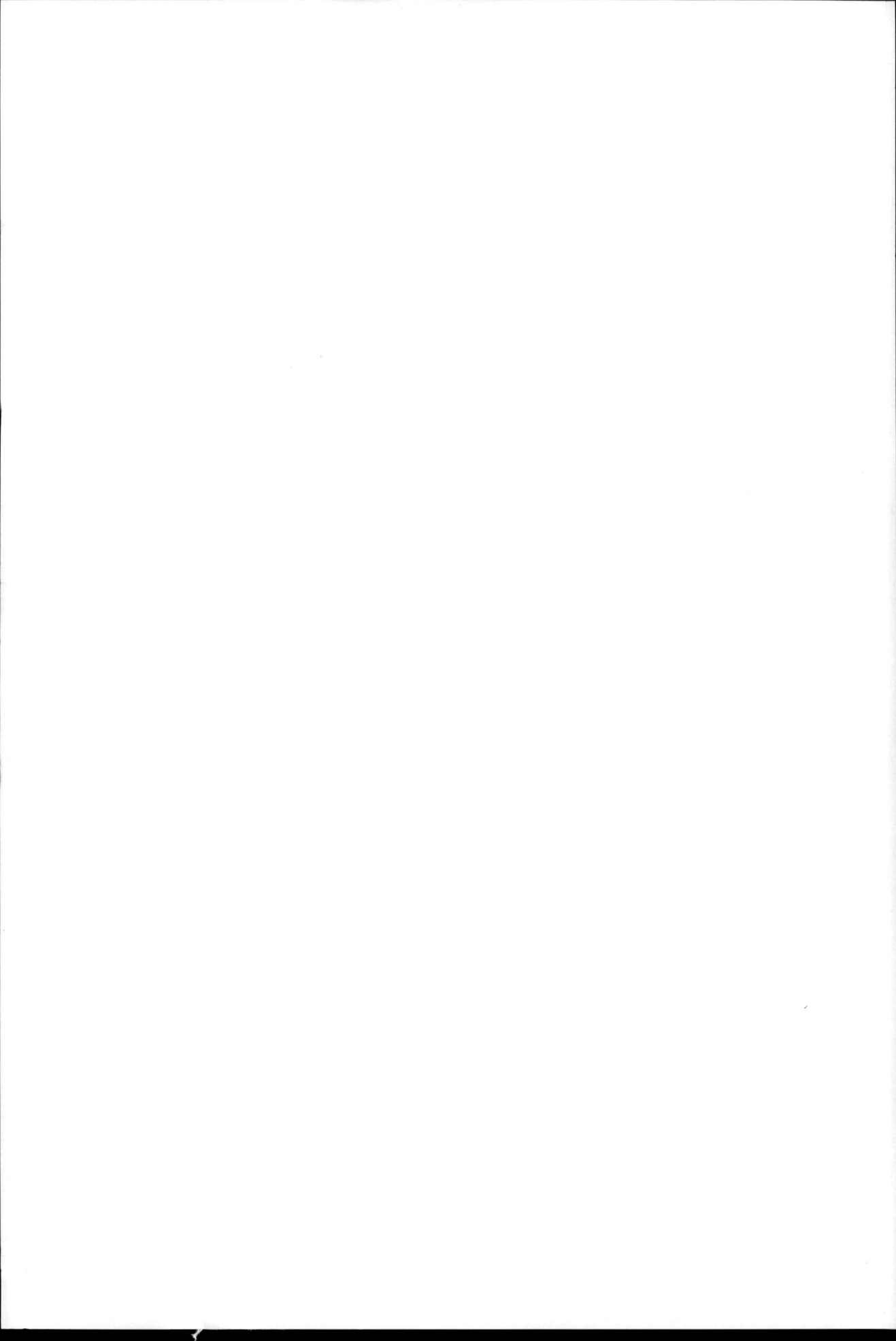

心血管疾病诊治与重症监护

主编　贾辉辉　岳宝霞　张正利　屈朝法
　　　仝泰瑞　刘立红　张宗雷

黑龙江科学技术出版社

图书在版编目(CIP)数据

心血管疾病诊治与重症监护 / 贾辉辉等主编. -- 哈
尔滨：黑龙江科学技术出版社，2022.9
ISBN 978-7-5719-1647-3

Ⅰ. ①心… Ⅱ. ①贾… Ⅲ. ①心脏血管疾病－诊疗②
心脏血管疾病－险症－护理 Ⅳ. ①R54②R473.54

中国版本图书馆CIP数据核字（2022）第180415号

心血管疾病诊治与重症监护

XINXUEGUAN JIBING ZHENZHI YU ZHONGZHENG JIANHU

主　　编	贾辉辉　岳宝霞　张正利　屈朝法　仝泰瑞　刘立红　张宗雷	
责任编辑	包金丹	
封面设计	宗　宁	
出　　版	黑龙江科学技术出版社	

地址：哈尔滨市南岗区公安街70-2号　　邮编：150007

电话：（0451）53642106　　传真：（0451）53642143

网址：www.lkcbs.cn

发　　行	全国新华书店
印　　刷	山东麦德森文化传媒有限公司
开　　本	787 mm×1092 mm　1/16
印　　张	32.5
字　　数	826千字
版　　次	2022年9月第1版
印　　次	2023年1月第1次印刷
书　　号	ISBN 978-7-5719-1647-3
定　　价	238.00元

【版权所有，请勿翻印、转载】

编委会

◎ **主　编**

贾辉辉　岳宝霞　张正利　屈朝法

仝泰瑞　刘立红　张宗雷

◎ **副主编**

赵　伟　林晓君　董丽萍　邵　静

王红娟　吕大沩

◎ **编　委**（按姓氏笔画排序）

王红娟（济宁市第二人民医院）

仝泰瑞（菏泽市牡丹人民医院）

吕大沩（贵州中医药大学第二附属医院）

刘立红（济南市章丘区人民医院）

张正利（鱼台县人民医院）

张宗雷（济宁医学院附属医院）

邵　静（济南市第三人民医院）

林晓君（广州中医药大学金沙洲医院）

岳宝霞（山东省青岛市第八人民医院）

屈朝法（阜阳市人民医院）

赵　伟（单县李田楼镇卫生院）

贾辉辉（东营市人民医院）

徐杰长（淄博市博山区医院）

董丽萍（淄博市市级机关医院）

前言

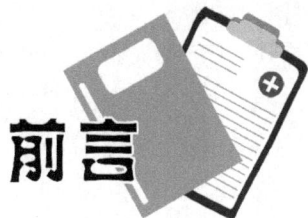

在临床实践中，同一种疾病在不同个体的临床特征不同，个体的基本条件也不尽相同，个体的诊断及治疗需要更加准确。人又是一个整体，在诊断和治疗过程中，不能把单个器官与系统对立起来，而且病种复杂多变，一种疾病的诊断、治疗往往涉及多个学科。其中，心血管疾病发病急、死亡率高、复发率高，并发症往往较多，对人们的生活有严重的影响。因此，心血管临床医师需要博采众长，扩大知识面，不断学习，与时俱进，为患者提供更高质量的诊疗服务。

本书首先介绍了心血管系统的解剖与生理、心血管疾病常见症状与体征、心血管急危重症常用治疗技术等；接着对心血管常见疾病如冠心病、高血压、心律失常、血管疾病等的病因、发病机制、临床表现、诊断及治疗措施做了详细的论述；最后介绍了心血管急危重症的诊治与监护内容。本书叙述深入浅出，内容丰富，条理清晰，对临床上的要点、难点问题，给出了客观准确的描述和解析，对心血管内科医师的日常工作有重要指导价值。

由于本书编写人员较多，行文风格各异，虽已反复校对、多次修改，难免存在不足之处，恳请广大读者见谅，并进行批评指正，以便更好地总结经验，达到共同进步，提高心血管相关医务人员诊疗水平的目的。

《心血管疾病诊治与重症监护》编委会
2022 年 7 月

目录

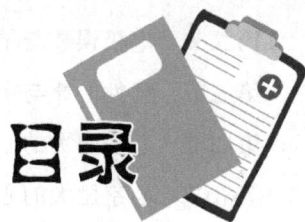

第一章　心血管系统的解剖与生理

第一节　心脏的外形和结构

一、心脏的外形

心是一个中空的肌性器官,形似倒置的前后稍扁的圆锥体,具有一尖、一底、两面、三缘及四条沟,尖朝向左前下方,底朝向右后上方。因此,心的长轴是斜行的,自右肩斜向左肋下区,与身体正中线构成45°角。心脏的重量,男280～340 g,女230～280 g,随年龄而增加,特别以男性为明显(图1-1、图1-2)。

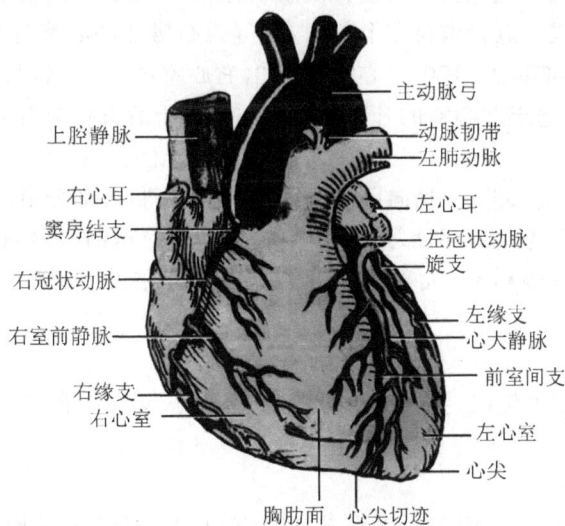

图 1-1　心脏前面观

(一)心尖

心尖指向左前下方,由左心室构成,实为左心室的尖端,与左胸前壁贴近,其右侧有一小的切迹,称为心尖切迹。在左侧第5肋间隙锁骨中线内侧1～2 cm处可扪及心尖冲动。

(二)心底

近似四边形,朝向右后上方,主要由左心房和右心房的后部组成。上、下腔静脉左侧的房间沟为左、右心房分界的外部标志。左、右肺静脉构成心底的上缘并从两侧注入左心房,而上、下腔静脉则分别开口于右心房的上部和下部。冠状沟的后面及冠状窦为心底的下界。平卧时,心底与第5~8胸椎相对应,直立时与第6~9胸椎相对。心底后面隔心包与食管、迷走神经和胸主动脉相邻。

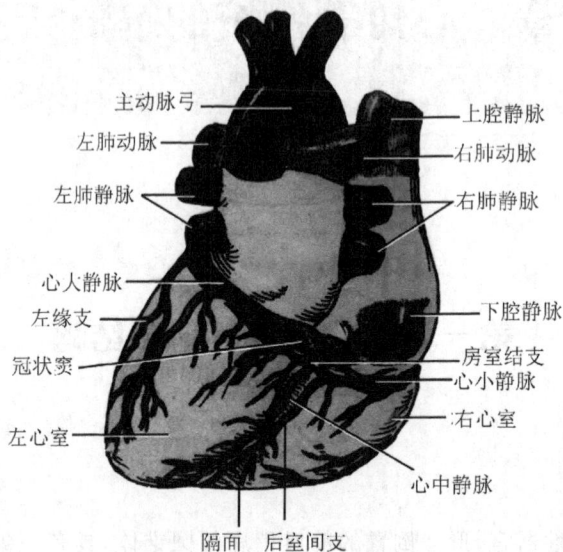

图1-2 心脏后面观

(三)胸肋面

胸肋面又称前面,朝向左前上方,与胸骨及肋软骨相邻,大部分由右心房和右心室构成,小部分由左心耳和左心室组成。冠状沟自左上斜向右下,为心房部和心室分界的外部标志。前室间沟为左、右心室分界的外部标志,其中左心室占1/3,右心室占2/3。胸肋面上部可见起于右心室的肺动脉干行向左上方,起于左心室的升主动脉在肺动脉干后方行向右上方。

(四)膈面

膈面又称下面,几乎呈水平位,稍向前方及心尖方向倾斜,大部分由左心室,小部分由右心室构成。后室间沟将膈面分为左、右两部分。左侧由左心室构成,约占膈面2/3;右侧为右心室,占膈面1/3。膈面隔心包与膈相邻,大部分坐落在膈的中心腱上,小部分位于左侧膈的肌性部上方。

(五)右缘

右缘为近似垂直方向的钝缘,主要由右心房构成,隔心包与右膈神经、右心包膈血管及右纵隔胸膜和右肺相邻。

(六)左缘

从右上斜向左下直达心尖,由左心室构成,仅上方小部分由左心耳构成,隔心包与左膈神经、左心包膈血管及左纵隔胸膜和左肺相邻。

(七)下缘

下缘又称锐缘,薄而锐利,近于水平方向,从右缘下端向左达心尖,主要由右心室构成,左心室近心尖处的小部分参与,是心膈面、胸肋面的分界。

(八)心表面的沟

冠状沟(房室沟)几乎呈冠状位,近似环形,前方被肺动脉干所中断,该沟为右上方的心房和左下方的心室的表面分界。前室间沟和后室间沟分别在心室的胸肋面和膈面,从冠状沟走向心尖的右侧,它们分别与室间隔的前、下缘一致,是左、右心室在心表面的分界。前、后室间沟在心尖右侧的会合处稍凹陷,称心尖切迹。冠状沟和前、后室间沟内被冠状血管和脂肪组织等填充,在心表面沟的轮廓不清。后房间沟在心底,右心房与右上、下肺静脉交界处的浅沟,与房间隔后缘一致,是左、右心房在心表面的分界。后房间沟、后室间沟与冠状沟的相交处称房室交点,是心表面的一个重要标志。此处是左右心房与左、右心室在心后面相互接近之处,其深面有重要的血管和神经等结构。由于在此处冠状沟左侧高于右侧,后房间沟偏右,而后室间沟偏左,故房室交点不是一个十字交点,而应视为一个区域。

二、心脏的结构

心被心间隔分为左、右半心,左、右半心又分为左心房、左心室和右心房、右心室 4 个腔,同侧心房和心室之间经房室口相通。根据血流方向,按右心房、右心室、左心房和左心室分别加以描述。

(一)右心房

右心房位于心的右上部,腔大壁薄,略呈三角形,其向左前方突出的部分称右心耳,内面有许多并行排列的隆起肌束,称梳状肌。当心功能发生障碍时,心耳处可因血流缓慢而形成血凝块,一旦脱落形成栓子,可堵塞血管。右心房共有 3 个入口和一个出口(图 1-3)。在右心房上方有上腔静脉口;下方有下腔静脉口;下腔静脉口与右房室口之间有冠状窦口,它们分别导入上半身、下半身和心壁本身的静脉血。出口为右房室口,位于右心房的前下方,通向右心室。

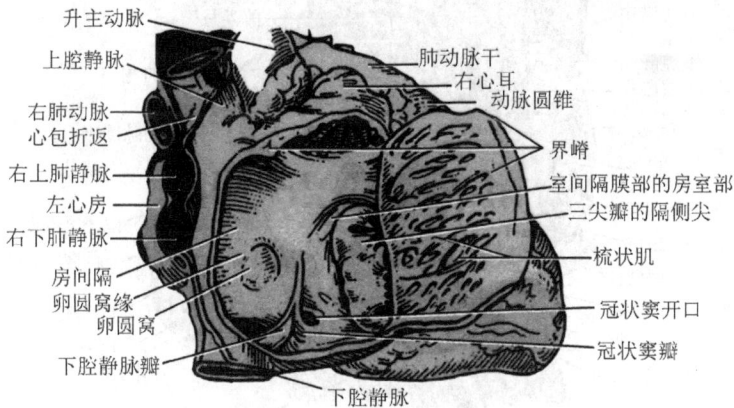

图 1-3 右心房内面观

房间隔是左、右心房间的中隔,位于右心房后内侧壁的后下部,从右向左斜向前下方,与正中线左侧成 45°角。在房间隔下部有一卵圆形浅窝称卵圆窝,此处较薄,为胎儿时期卵圆孔的遗迹。卵圆孔多在出生后一岁左右闭锁,若未闭合,则构成是先天性心脏病的一种即房间隔缺损。

(二)右心室

右心室位于右心房的前下方,构成心胸肋面的大部分,接受右心房的静脉血,再由肺动脉运送到肺。右心室被一弓形的肌性隆起,即室上嵴分为后下方的流入道和前上方的流出道。右心室流入道的入口是右房室口,口周围的纤维环上附有三片瓣膜,称三尖瓣,按部位可分为前尖瓣、后尖瓣和隔侧尖瓣(图 1-4)。瓣膜尖朝向右心室腔,瓣的游离缘借数条腱索与心室壁上的乳头肌相连。右房室口周围的纤维环、三尖瓣、腱索和乳头肌在功能上是一个整体,称三尖瓣复合体,当心室收缩时,三尖瓣相互靠拢,紧密封闭房室口。由于乳头肌收缩,通过腱索牵拉瓣膜,使瓣膜不致翻向心房,防止血液反流入心房,保证血液的单向流动。右心室的出口为肺动脉口,位于主动脉瓣的左前上方,通向肺动脉干。肺动脉口周围的纤维环上附有三个袋口向上的半月形瓣膜,称肺动脉瓣。心室收缩时,血液冲开肺动脉瓣流入肺动脉干;心室舒张时,肺动脉干内血液回流的压力使瓣膜相互贴紧而封闭肺动脉口,阻止血液反流入右心室。右心室流出道向上逐渐变细,形似圆锥,称动脉圆锥,其借肺动脉口通肺动脉干,下界为室上嵴,前壁为右心室前壁,内侧壁为室间隔。

(三)左心房

左心房位于右心房的左后方,构成心底的大部分,外形较右心房略小。左心房向右前方突出的部分称左心耳,因其与二尖瓣相邻,常为心外科常用手术入路之一,内有与右心耳内面相似的梳状肌。梳状肌发达,凸向腔面,致使腔面不平,当心房血流淤滞时,较易引起血栓形成。左心房有四个入口和一个出口。入口位于左心房后部的两侧,分别是左、右肺静脉口,将肺静脉的血液导入左心房。出口是左房室口,通向左心室。房间隔为左、右心房的中隔,作为左心房的右前壁。与卵圆窝相对应的部分有一不明显的浅窝,窝的前下缘稍隆起,以其凹缘向上,称中隔镰,乃胚胎时的遗迹。

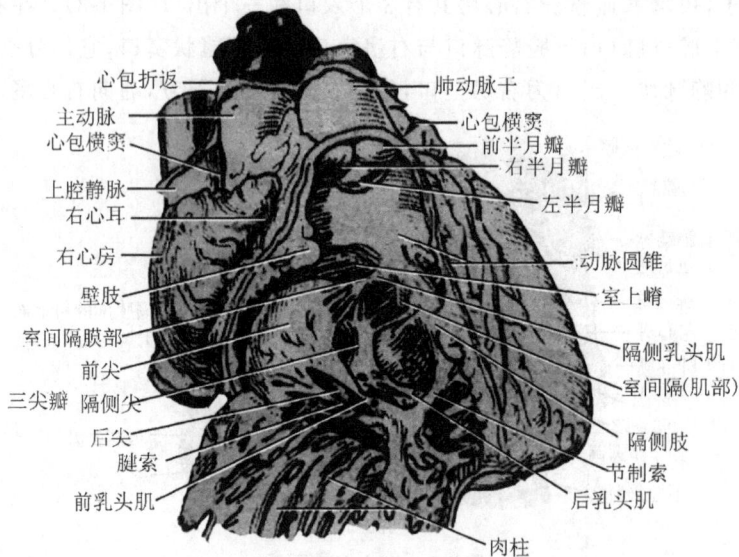

图 1-4 右心室内面观

(四)左心室

左心室又称左心室窦部,位于二尖瓣前尖的左后方,构成心尖及心的左缘,内腔较长,近似圆锥形,锥底被左房室口和主动脉口所占据,其壁厚约为右心室的 3 倍,其室腔的结构特点与右心室相似。以二尖瓣的前尖为界,左心室腔也可分为流入道和流出道。左心室流入道为左房室口,位于主动脉口的左下方,比右房室口稍小。左房室口的周围有两片瓣膜称为左房室瓣,又称二尖瓣,分为前尖和后尖,以前尖为界可将左心室分为后方的流入道和前方的流出道两部分。瓣膜尖朝向左心室腔,瓣的游离缘借数条腱索与心室壁上的乳头肌相连。当血液流经左房室口时,由左心房、纤维环、二尖瓣、腱索、乳头肌及左心室等相互作用,进行调控,构成二尖瓣复合体,其中任何一个成分受累,均将导致血流动力学障碍。左心室流出道又称主动脉前庭,由二尖瓣前尖的下面、室间隔及左心室游离壁组成,位于主动脉口以下。主动脉口周围的纤维环上也附有三个袋口向上的半月形瓣膜,称主动脉瓣。主动脉瓣由三个半月形瓣膜组成,两个在前,一个在后,分别称为左半月瓣、右半月瓣和后半月瓣。各瓣的上缘游离而凹陷,中央处稍厚称半月瓣小结,结的两侧凹陷的游离缘似新月形,称半月瓣弧缘,下缘呈 U 形凸出,附着于主动脉根部。半月瓣与主动脉壁之间呈囊袋样膨大,管壁向外突出,形成主动脉窦(Valsalva 窦)。左、右冠状动脉分别起自左前窦和右前窦。由于主动脉口平面是倾斜的,左前侧高于右后侧,故左冠状动脉开口的位置较右冠状动脉开口稍高。心室收缩时,半月瓣被动地向上推开,左心室血液射入主动脉,心室舒张时,半月瓣回复,关闭管腔,半月瓣小结在中央部会合,使半月瓣封闭更加严密,防止血液反流。

室间隔是左、右心室间的中隔,作为右心室的左后壁,左心室的内侧壁,其位置与正中矢状面约成45°角。室间隔可分为三个区,即光滑区、肉柱区和漏斗区。光滑区,又称室间隔窦部,为右心室血液流入的通道,其上界为三间瓣环,下界为三尖瓣隔侧尖的游离缘。肉柱区位于光滑区之下室上嵴的后下方,呈凹面朝向左心室的弧形结构。漏斗区位于室间隔的左上方,室上嵴与肺动脉之间。室间隔的上缘中部菲薄,缺乏肌成分,由纤维结缔组织膜构成,特称为膜部。膜部的左侧面位于主动脉右半月瓣和后半月瓣结合处的下方,凹向右心室侧,称为半月瓣下小凹;右侧面常被三尖瓣隔侧尖附着缘分为上、下二部,上部分隔右心房和左心室,称为房室间隔或膜性房室隔;下部分隔左、右心室。室间隔肌部和膜部通常又可称为功能性室间隔。由于三尖瓣隔侧尖的前1/4,横跨室间隔膜部,其根部并不直接附于房间隔与室间隔的连接处,故三尖瓣隔侧尖附着缘与房间隔下缘之间,特称为中间间隔。

(贾辉辉)

第二节　心脏的位置与毗邻

心脏位于胸腔的中纵隔内,外裹以心包,整体向左下方倾斜,其后面与第5～8胸椎体相对,直立时位置较低,可与第6～9胸椎体相邻;其前面与胸骨体及第3～6肋软骨相对。整个心脏的1/3位于身体正中线的右侧,2/3位于正中线的左侧。

心的位置可因体型、呼吸和体位的不同而有所改变。在吸气状态下心为垂直位,呼气状态下即为横位;矮胖体型、仰卧姿势或腹腔胀满(如妊娠)时,心呈横位,相反,高瘦体型或直立姿势时,心多呈垂直位。

心的上方有升主动脉、肺动脉干和上腔静脉,下面与膈的中心腱相接,在中心腱下面与腹腔的肝和胃相邻。心的两侧隔着心包膈神经和心包膈血管与左、右纵隔胸膜及左、右肺的纵隔面毗邻。

心的前面隔着心包与胸横肌、胸骨体及第2～6肋软骨相接。此外,心包前面还遮以胸膜壁层和肺的前缘(左肺心切迹处例外)。心的后面隔着心包与主支气管、胸主动脉、食管、胸导管、奇静脉和半奇静脉及迷走神经等结构相接。临床上为了不伤及肺和胸膜,心内注射常在胸骨左缘第4肋间进针,将药物注射到右心室内(图1-5)。

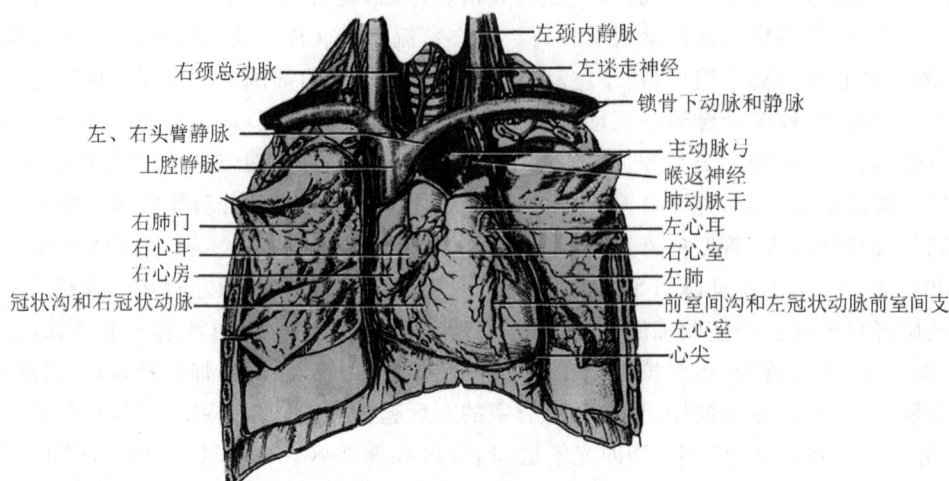

图 1-5 心脏的位置

（贾辉辉）

第三节 心脏的泵血功能

心脏在血液循环过程中起着泵的作用。心脏的泵血依靠心脏收缩和舒张的不断交替活动而得以完成。心脏舒张时容纳从静脉返回的血液,收缩时将血液射入动脉,为血液流动提供能量。心房和心室的有序节律性收缩和舒张引起各自心腔内压力、容积发生周期性变化,各心瓣膜随压力差开启、关闭,使血液按单一方向循环流动。心脏对血液的驱动作用称为泵血功能(pump function)或泵功能,是心脏的主要功能。

一、心肌细胞收缩的特点

心肌细胞中,产生收缩力的最小单元为肌节,Z 线是肌节的分界线。心肌细胞具有收缩能力的结构基础是细胞内的肌原纤维。收缩结构由大约 400 根肌原纤维纵向排列组成,每根肌原纤维包含大约 1 500 根粗肌丝与 3 000 根细肌丝。在纵向上,肌原纤维以大约 2 μm 的间距划分为肌节,因此平均长为 120 μm 的心肌细胞大约有 60 个肌节。在电镜下,肌原纤维呈明暗交替的条索状,分为 I 和 A 带,M 线和 Z 线,两 Z 线之间即为最小的收缩单位肌节。这些有序的肌原纤维构成了心肌兴奋-收缩耦联的最终效应器。心肌细胞兴奋时,通过兴奋-收缩耦联机制触发其收缩。心肌细胞与骨骼肌细胞同属于横纹肌,它们的收缩机制相似,在细胞质内 Ca^{2+} 浓度升高时,Ca^{2+} 和肌钙蛋白结合,触发粗肌丝上的横桥和细肌丝结合并发生摆动,使肌细胞收缩。但心肌细胞的结构和电生理特性并不完全和骨骼肌相同,所以心肌细胞的收缩有其特点。

(一)"全或无"式的收缩或同步收缩

心房或心室是功能性合胞体,兴奋一经引起,一个细胞的兴奋可以迅速传导到整个心房或整个心室,引起心房或心室肌细胞近于同步收缩,称为"全或无"(all or none)收缩,即心房和心室的收缩分别是全心房或全心室的收缩。同步收缩力量大,泵血效果好。

(二)不发生强直收缩

心肌细胞的有效不应期特别长,在收缩期和舒张早期,任何刺激都不能使心肌细胞兴奋,只有等有效不应期过后,即舒张早期结束后,接受刺激才能产生兴奋和收缩,因此,心肌不会产生强直收缩。这一特点保证了心肌细胞在收缩后发生舒张,使收缩与舒张交替进行,有利于血液充盈和射血。

(三)心肌细胞收缩依赖外源性 Ca^{2+}

心肌细胞的收缩有赖于细胞外 Ca^{2+} 的内流。流入胞质的 Ca^{2+} 能触发肌浆网终池释放大量 Ca^{2+},使胞质内 Ca^{2+} 浓度升高约 100 倍,进而引起收缩。这种由少量 Ca^{2+} 的内流引起细胞内肌浆网释放大量 Ca^{2+} 的过程或机制称为钙诱导钙释放(calcium induced calcium release,CICR)。

二、心脏的泵血机制

(一)心动周期

心脏的一次收缩和舒张,构成一个机械活动周期,称为心动周期(cardiac cycle)。在一次心动周期中,心房和心室的机械活动包括收缩期(systole)和舒张期(diastole)。由于心室在心脏泵血活动中起主导作用,所以所谓心动周期通常是指心室的活动周期。

心动周期的持续时间与心率成反比关系,如成人心率为每分钟 75 次,则每个心动周期历时0.8 秒。如图 1-6 所示,心动周期从心室收缩开始计算,心室收缩历时约 0.3 秒,之后舒张持续0.5 秒;在心室舒张的最后 0.1 秒心房处于收缩状态,即心房收缩 0.1 秒,心房舒张 0.7 秒。因此,心室舒张期的前 0.4 秒期间,心房也处于舒张状态,这一时期称为全心舒张期。由于血液的离心与回心主要靠心室的舒缩活动实现,故以心室的舒缩活动作为心脏活动的标志,将心室的收缩期和舒张期分别称为心缩期和心舒期。

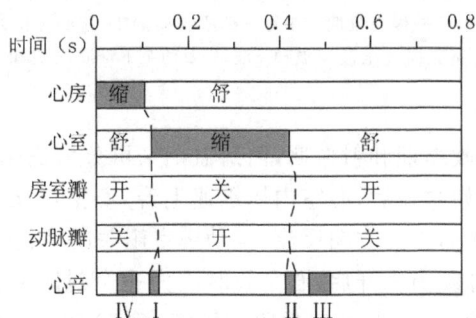

图 1-6 心动周期中心房和心室活动的顺序和时间关系示意图

心脏舒缩过程是个耗能的过程,其中心收缩期耗能较多,舒张期耗能较少。虽然舒张早期也是一个主动过程,胞质中 Ca^{2+} 回收入肌浆网及排出到细胞外也需要三磷酸腺苷(adenosine triphosphate,ATP)提供能量,但毕竟比收缩期耗能少,所以心舒张期可以被视为心脏的相对"休息"期。当心率加快时,心动周期缩短,收缩期和舒张期都相应缩短,由于心舒张期比心收缩期长,舒张期缩短的程度更明显,使心肌的休息时间缩短,工作时间相对延长,这对心脏的持久活动是不利的。因此,当心率加快时,耗能会增多,而在安静时心率相对较慢,有利于节约能量。

(二)心脏的泵血过程

心脏之所以能使静脉血回心,又使回心血液射入动脉,主要由两个因素所决定,一是由于心肌的节律性收缩和舒张,建立了心室与心房、动脉之间的压力梯度,这个压力梯度使得血液总是从压力高处向压力低处流动;二是心脏内具有单向开放的瓣膜,从而控制了血流方向。左右心室的泵血过程相似,而且几乎同时进行。以左心室为例,说明一个心动周期中心室射血和充盈的过程,以了解心脏的泵血机制,如图1-7所示。

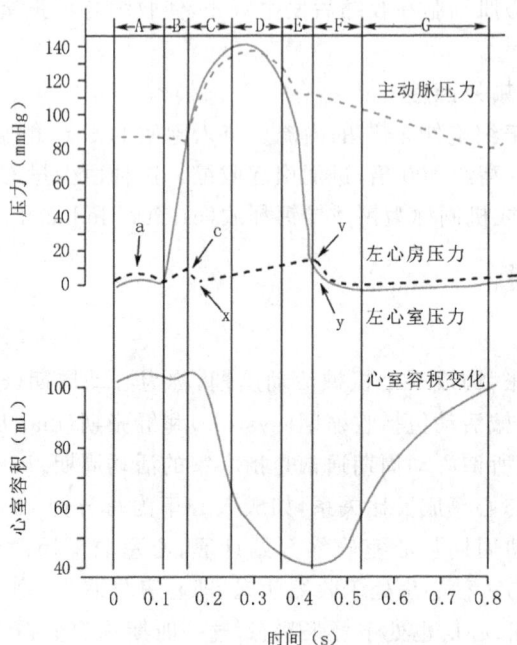

图1-7 犬心动周期中左心压力、容积的变化

A.心房收缩期;B.等容收缩期;C.快速射血期;D.减慢射血期;E.等容舒张期;
F.快速充盈期;G.减慢充盈期。在每一个心动周期中,左心房压力曲线中依
次呈现3个小的正向波,a波、c波和v波,以及两个下降波,x波和y波

1.心室收缩期

心室收缩期可分为等容收缩期和射血期,而射血期又可分为快速射血期和减慢射血期。

(1)等容收缩期:心室开始收缩后,心室内压迅速上升,心室内压很快超过心房内压,当室内压超过房内压时,心室内血液向心房方向反流,推动房室瓣关闭,阻止血液反流入心房,此时心室内压仍低于主动脉压,主动脉瓣尚未开启,心室暂时成为一个封闭的腔,从房室瓣关闭直到动脉瓣开启前的这段时间,持续约0.05秒,心室的收缩不能改变心室的容积,因而称此期为等容收缩期。此期心肌细胞的缩短不明显,故又称为等长收缩期。由于此时心室继续收缩,因而室内压急剧升高,是室内压上升速度最高的时期。当主动脉压升高或心肌收缩力减弱时,等容收缩期将延长。

(2)快速射血期:当心室收缩使室内压升高至超过主动脉压时,主动脉瓣开放,这标志着等容收缩期的结束,进入射血期。在射血早期,由于心室内的血液快速、大量射入动脉,射血量约占总射血量的2/3,持续约0.1秒,故称这段时期为快速射血期。室内压最高点就处于快速射血期末。

(3)减慢射血期:在射血期的后期,由于心室肌收缩强度减弱,心室容积的缩小也相应变得缓慢,射血速度逐渐减慢,这段时期称为减慢射血期,持续约0.15秒。在减慢射血期后期,室内压已低于主动脉压,但是心室内血液由于受到心室肌收缩的挤压作用而具有较高的动能,依靠其惯性作用,仍然逆着压力梯度继续流入主动脉。

2.心室舒张期

心室舒张期可分为等容舒张期和充盈期,而充盈期又可分为快速充盈期和减慢充盈期。

(1)等容舒张期:心室收缩完毕后开始舒张,室内压急速下降,当室内压低于主动脉压时,主动脉内血液反流,冲击主动脉瓣并使其关闭。这时室内压仍明显高于心房压,房室瓣依然处于关闭状态,心室又成为封闭的腔。此时,虽然心室肌舒张,室内压快速下降,但容积并不改变。当室内压下降到低于心房压时,房室瓣便开启。从主动脉瓣关闭到房室瓣开启这段时间称为等容舒张期,持续0.06~0.08秒。等容舒张期的特点是室内压下降速度快、幅度大,而容积不变。

(2)快速充盈期:随着心室肌的舒张,室内压进一步下降,当心室内压低于心房内压时,房室瓣开放,血液由心房流入心室。由于心房、心室同时处于舒张状态,房、室内压接近于零,此时静脉压高于心房和心室压,故血液顺房室压力梯度由静脉流经心房流入心室,使心室逐渐充盈。开始时因心室主动舒张,室内压很快降低,产生"抽吸"作用,血液快速流入心室,使心室容积迅速增大,故称这一时期为快速充盈期,持续约0.11秒。此期充盈血量约占总充盈血量的2/3。

(3)减慢充盈期:快速充盈期后,房室压力梯度减小,充盈速度渐慢,故称为减慢充盈期,持续约0.22秒。

3.心房收缩期

在心室舒张期的最后0.1秒,心房开始收缩。由于心房的收缩,房内压升高,心房内血液挤入到尚处于舒张状态的心室,心室进一步充盈,可使心室的充盈量再增加10%~30%。心房在心动周期的大部分时间里都处于舒张状态,其主要作用是发挥临时接纳和储存从静脉回流的血液的作用。在心室收缩射血期间,这一作用尤为重要。在心室舒张期的大部分时间里,心房也处于舒张状态(全心舒张期),这时心房只是血液从静脉返回心室的一个通道。只有在心室舒张期的后期,心房才收缩,可以使心室再增加一部分充盈血液,对心室充盈起辅助作用,有利于心室射血。因此心房收缩可起到初级泵或启动泵的作用。

综上所述,推动血液在心房和心室之间以及心室和动脉之间流动的主要动力是压力梯度。心室肌的收缩和舒张是造成室内压力变化并导致心房和心室之间以及心室和动脉之间产生压力梯度的根本原因。心瓣膜的结构特点和开启、关闭活动保证了血液的单方向流动和室内压的急剧变化,有利于心室射血和充盈。

(三)心动周期中心房压力的变化

在每一个心动周期中,左心房压力曲线中依次呈现3个小的正向波,a波、c波和v波,以及2个下降波,x波和y波(图1-7)。心房收缩引起心房压力的升高形成a波,随后心房舒张,压力回降。心房收缩后,心室的收缩引起室内压急剧升高,血液向心房方向冲击,使房室瓣关闭并凸向心房,造成心房内压的第2次升高,形成c波。随着心室射血,心室容积缩小,房室瓣向下牵拉,心房容积扩大,房内压下降,形成x降波。此后,肺静脉内的血液不断流入心房,使心房内压随回心血量的增多而缓慢升高,形成第三次向上的正波,即v波。最后,房室瓣开放,血液由心房迅速进入心室,房内压下降,形成y降波。心房内压变化的幅度比心室内压变动的幅度小得多,其压力变化范围在0.3~1.6 kPa(2~12 mmHg)。

(四)心音和心音图

在心动周期中,心肌收缩、瓣膜启闭和血液流速改变等对心血管壁的作用及血液流动中形成的涡流等因素引起的机械振动,可通过周围组织传到胸壁,用听诊器可在胸壁的一定部位听到由上述的机械振动所产生的声音,称为心音。如果用传感器把这些机械振动转变成电信号,经放大后记录下来,便可得到心音图(图1-8)。

心音发生在心动周期的一些特定时期,其音调和持续时间也有一定的特征。每个心动周期中可产生4个心音,分别称为第一、第二、第三和第四心音。多数情况下只能听到第一和第二心音,在某些健康儿童和青年,也可听到第三心音,40岁以上的健康人可能出现第四心音。

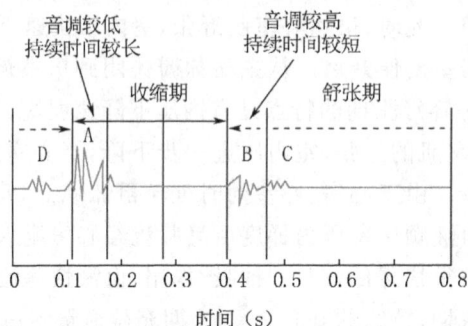

图1-8　心音图示意图
A.第一心音;B.第二心音;C.第三心音;D.第四心音

1.第一心音(S1)

第一心音发生在心缩期,标志着心室收缩的开始,在心尖冲动处(左第5肋间锁骨中线上)听诊音最清楚。其特点是音调较低,持续时间较长。第一心音的产生包括以下因素。①心室开始收缩时血液快速推动瓣膜,使房室瓣及心室肌发生振动而产生声音;②心室肌收缩力逐渐加强,房室瓣关闭,乳头肌收缩将腱索拉紧,紧牵房室瓣的尖部而引起振荡音;③血液由心室射入动脉,撞击动脉根部而产生声音。总之,第一心音是房室瓣关闭及心室收缩相伴随的事件而形成。心室肌收缩力越强,第一心音也越响。

2.第二心音(S2)

第二心音发生在心室舒张早期,标志着心室舒张期的开始,在胸骨旁第2肋间(即主动脉瓣和肺动脉瓣听诊区)听诊音最清楚。第二心音特点是频率较高,持续时间较短。总之,第二心音是半月瓣关闭及心室舒张相伴随的事件而形成。其强弱可反映主动脉压和肺动脉压的高低。

3.第三心音(S3)

第三心音出现在心室舒张期的快速充盈期,紧随第二心音之后,其特点是低频、低振幅。第三心音是由于血液由心房流入心室时引起心室壁和乳头肌的振动所致。在一些健康青年人和儿童,偶尔可听到第三心音。

4.第四心音(S4)

第四心音出现在心室舒张晚期,为一低频短音,在部分正常老年人和心室舒张末期压力升高的患者可以出现。第四心音是由于心房收缩引起心室主动充盈时,血液在心房和心室间来回振动所引起,故亦称为心房音。

心音和心音图在诊察心瓣膜功能方面有重要意义,例如听取第一心音和第二心音可检查房室瓣和半月瓣的功能状态,瓣膜关闭不全或狭窄时均可引起湍流而发生杂音。

三、心脏泵血功能的评定

心脏的主要功能是泵血,在临床医学实践和科学研究中,经常需要对心脏的泵血功能进行评定。心脏不断地泵出血液,并通过泵血量的不断调整,适应机体新陈代谢变化的需要。对心脏泵血功能的评定,通常用单位时间内心脏的射血量和心脏的做功量作为评价指标。

(一)心脏的输出血量

1.每搏输出量与射血分数

一侧心室每次搏动所射出的血液量称为每搏输出量(stroke volume,SV),也称为搏出量或每搏量。SV 为舒张末期容积与收缩末期容积之差。正常人的左心室舒张末期容积为 120~140 mL,而搏出量为60~80 mL。可见,每一次心跳并未泵出心室内的全部血液。搏出量占心室舒张末期血液容积的百分比称为射血分数(ejection fraction,EF),即射血分数=搏出量(mL)/心室舒张末期容积(mL)×100%,健康成年人安静状态下为 55%~65%。

正常情况下,搏出量始终与心室舒张末期容积相适应,即当心室舒张末期容积增加时,搏出量也相应增加,射血分数基本不变。射血分数反映心室的泵血效率,当心室异常扩大、心室功能减退时,尽管搏出量可能与正常人没有明显区别,但与增大的心室舒张末期容积不相适应,射血分数明显下降。因此,与搏出量相比,射血分数更能客观地反映心泵血功能,对早期发现心脏泵血功能异常具有重要意义。

2.心排血量与心指数

一侧心室每分钟射出的血量称为心排血量(cardiac output,CO)。

心排血量(CO)=搏出量(SV)×心率(HR)

左右两侧心室的心排血量基本相等。如以搏出量为 70 mL、心率为 75 次/分计算,则心排血量为5.25 L/min。一般健康成年男性在安静状态下,心排血量为 5~6 L/min,女性的心排血量比同体重男性约低 10%;心排血量随着机体代谢和活动情况而变化,在情绪激动、肌肉运动、怀孕等代谢活动增加时,心排血量均会增加,甚至可以增大 2~3 倍。另外,心排血量与年龄有关,青年人的心排血量高于老年人。

心排血量与机体的体表面积有关。单位体表面积(m^2)的心排血量称为心指数(cardiac index,CI),即心指数=心排血量/体表面积(CI=CO/体表面积)。在安静和空腹情况下测定的心指数称为静息心指数,可作为比较不同个体心功能的评价指标。如以成年人体表面积为 1.6~1.7 m^2 为例,安静时心排血量为5~6 L/min,则心指数为 3~3.5 L/(min·m^2)。对应的每搏量与体表面积的比值称为心每搏指数,约为 45.5 mL/m^2。应该指出,在心指数的测定过程中,并没有考虑心室舒张容积的变化,因此,在评估病理状态下心脏的泵血功能时,其价值不如射血分数。

在同一个体的不同年龄段或不同生理情况下,心指数也可发生变化。静息心指数随年龄增长而逐渐下降,如 10 岁左右的少年静息心指数最高,达 4 L/(min·m^2),到 80 岁时降到约 2 L/(min·m^2)。另外,情绪激动、运动和妊娠时,心指数均有不用程度的增高。

(二)心做功量

虽然心排血量可以作为反映心脏泵血功能的指标,但心排血量相同并不一定意味着心做功量相同或耗能量相同。例如,左、右心室尽管输出量相等,但它们的做功量和耗能量截然不同。因此,心做功量比心排血量更能全面反映心的泵血功能。

1.每搏功

心室每收缩一次所做的功称为每搏功(stroke work),简称搏功。每搏功主要用于维持在一定的压强下(射血期室内压的净增值)射出一定量的血液(每搏量);少量用于增加血液流动的动能,但动能所占比例很小,且血流速度变化不大,故可忽略不计。以左心室为例计算如下。

每搏功＝搏出量×(射血期左心室内压-左心室舒张末期压)

上式中,左心室射血期的内压是不断变化的,测量计算较困难。由于它与动脉压很接近,所以在实际应用时,用平均动脉压代替射血期左心室内压。左心室舒张末期压用平均心房压[约 0.8 kPa(6 mmHg)]代替。于是,每搏功可以用下式表示。

每搏功(J)＝搏出量(L)×13.6 kg/L×9.807×(平均动脉压－平均心房压)×1/1 000

上式中,搏出量单位为 L;力的单位换算为牛顿(N)故乘以 9.807;压力的单位为 mmHg,但需将毫米(mm)转换成米(m),故乘以 1/1 000;13.6 为水银的密度值。如左心室搏出量为 70 mL,平均动脉压为12.3 kPa(92 mmHg),平均心房压为 0.8 kPa(6 mmHg),则每搏功为 0.803 J。

2.每分功

心室每分钟收缩射血所做的功称为每分功(minute work),即心室完成心排血量所做的机械外功。每分功＝每搏功×心率,如心率为 75 次/分,则每分功＝0.803 J×75＝66.29 J。

当动脉血压升高时,为了克服增大的射血阻力,心肌必须增加其收缩强度才能使搏出量保持不变,因此心的做功量将会增加。与心排血量相比,用每分功来评定心脏泵血功能将更为全面,尤其在动脉血压水平不同的个体之间,或在同一个体动脉血压发生改变前后,用每分功来比较心脏泵血功能更为合理。

另外,在正常情况下,左、右心室的输出量基本相等,但平均肺动脉压仅约为平均主动脉压的1/6,所以右心室的做功量也只有左心室的 1/6 左右。

3.心脏的效率

在心泵血活动中,心肌消耗的能量不仅用于对外射出血液,完成机械功(外功),主要是指心室收缩而产生和维持一定室内压并推动血液流动也称压力-容积功;还用于离子跨膜主动转运、产生兴奋和启动收缩、产生和维持室壁张力、克服心肌组织内部的黏滞阻力等所消耗的能量(内功)。内功所消耗的能量远大于外功,最后转化为热量释放。心脏所做外功消耗的能量占心脏活动消耗的总能量的百分比称为心脏的效率(cardiac efficiency)。心肌能量的来源主要是物质的有氧氧化,故心肌耗氧量可作为心脏能量消耗的指标。心脏的效率可用下列公式计算。

心脏的效率＝心脏完成的外功/心脏耗氧量

正常心的最大效率为 20%～25%。不同生理情况下,心脏的效率并不相同。研究表明,假如动脉压降低至原先的一半,而搏出量增加 1 倍;或动脉压升高 1 倍,而搏出量降低至原先的一半,虽然这两种情况下的每搏功都和原来的基本相同,但前者的心肌耗氧量明显小于后者,说明动脉血压升高可使心脏的效率降低。

四、影响心排血量的因素

心排血量等于搏出量与心率的乘积。因此,凡影响搏出量和心率的因素都能影响心排血量。

(一)搏出量

在心率恒定的情况下,当搏出量增加时,心排血量增加;反之则心排血量减少。搏出量的多少主要取决于前负荷、后负荷和心肌收缩能力等。

1.前负荷的影响

心脏舒张末期充盈的血量或压力为心室开始收缩之前所承受的负荷,称为前负荷。前负荷可使骨骼肌在收缩前处于一定的初长度。对心脏来说,心肌的初长度决定于心室舒张末期容积,即心室舒张末期容积相当于心室的前负荷。在一定范围内,心室舒张末期充盈血量越多,心肌纤维初长度则越长,因而搏出量就越多。为观察前负荷对搏出量的影响,在实验中,维持动脉压不变,逐步改变心室舒张末期的压力或容积,观察心室在不同舒张末期压力(或容积)情况下的搏出量或搏功,便可得到心室功能曲线。图 1-9 为犬左心室功能曲线。心功能曲线可分为 3 段。①充盈压 1.6~2.0 kPa(12~15 mmHg)是人体心室最适前负荷,位于其左侧的一段为心功能曲线的升支,每搏功随初长度的增加而增加。通常左心室充盈压为0.7~0.8 kPa(5~6 mmHg),因此正常情况下,心室是在心功能曲线的升支段工作,前负荷和初长度尚远低于其最适水平。这表明心室具有较大程度的初长度储备。而骨骼肌的自然长度已接近最适初长度,说明其初长度储备很小。②充盈压 2.0~2.7 kPa(15~20 mmHg)范围内,曲线逐渐平坦,说明前负荷在上限范围内变动时,调节收缩力的作用较小,对每搏功的影响不大。③充盈压再升高,随后的曲线更加趋于平坦,或轻度下倾,但并不出现明显的降支。只有在发生严重病理改变的心室,心功能曲线才出现降支。

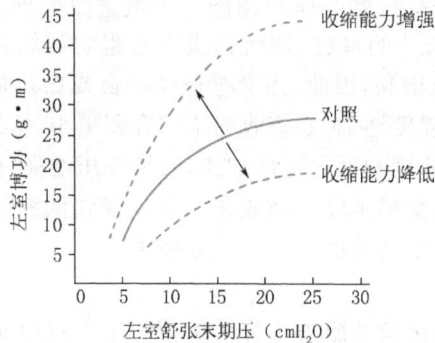

图 1-9 犬左心室功能曲线

(1 cmH₂O=0.737 mmHg=0.098 kPa)

前负荷通过改变初长度来调节每搏输出量的作用称为异长自身调节。异长自身调节的机制在于肌小节长度的改变。肌小节长度为 2.0~2.2 μm 时,正是心室肌的最适初长度,此时粗、细肌丝处于最佳重叠状态,收缩力最大。在达到最适初长度之前,随着心室肌的初长度增加即前负荷增大时,粗、细肌丝有效重叠程度增加,参与收缩的横桥数量也相应地增加,因而心肌收缩力增强,搏出量或每搏功增加。因此异长自身调节的主要作用是对搏出量进行精细的调节。

正常情况下,引起心肌初长度改变的主要因素是静脉回心血量和心室收缩末期容积(即收缩末期剩余血量)。在一定范围内,静脉血回流量增多,则心室充盈较多,搏出量也就增加。静脉回心血量受心室舒张持续时间和静脉回流速度的影响。其中,心室舒张时间受心率的影响,当心率增加时,心室舒张时间缩短,心室充盈时间缩短,也就是静脉回心血量减少,反之,心室充盈时间延长,则静脉回流增多;而静脉回流速度取决于外周静脉压与中心静脉压之差。当吸气和四肢的骨骼肌收缩时,压力差增大,促进静脉血回流。在生理范围内,通过异长自身调节作用,心脏能将增加的回心血量泵出,不让过多的血液滞留在心腔中,从而维持回心血量和搏出量之间的动态平衡。这种心肌内在调节能力适应于回心血量的变化,防止心室舒张末期压力和容积发生过久和过度的改变。

1914 年,Starling 利用犬的离体心肺标本观察到左心室舒张末期容积或压力(前负荷)增加时,搏出量增加,表明心室肌收缩力的大小取决于左心室舒张末期容积,即心室肌纤维被拉长的程度。此研究是异长自身调节最早的实验依据。因此,异长自身调节也称为 Starling 机制,心功能曲线也被称为 Starling 曲线。

2.心肌收缩能力的影响

搏出量除受心肌初长度即前负荷的影响外,还受心肌收缩能力的调节。心肌收缩能力是决定心肌细胞功能状态的内在因素。心肌收缩能力与搏出量或每搏功成正比。当心肌收缩能力增强时,搏出量和每搏功增加。搏出量的这种调节与心肌的初长度无关,因这种通过改变心肌收缩能力的心脏泵血功能调节可以在初长度不变的情况下发生,故称为等长自身调节。比如人在运动或体力活动时,每搏功或每搏量成倍增加,而此时心室舒张末期容积可能仅有少量增加;相反,心力衰竭患者心室容积扩大但其做功能力反而降低,说明前负荷或初长度不是调节心脏泵血的唯一方式,心脏泵血功能还受等长自身调节方式的调节。

凡能影响心肌收缩能力的因素,都能通过等长自身调节来改变搏出量。其作用机制涉及兴奋-收缩耦联过程中的各个环节。心肌收缩能力受自主神经和多种体液因素的影响,支配心肌的交感神经及血液中的儿茶酚胺是控制心肌收缩能力的最重要生理因素,它们能促进 Ca^{2+} 内流,后者可进一步诱发肌浆网内 Ca^{2+} 的释放,使肌钙蛋白对胞质钙的利用率增加,使活化的横桥数目增加,横桥 ATP 酶的活性也增高,因此,当交感神经兴奋或在儿茶酚胺作用下,心肌收缩能力增强,一方面使心肌细胞缩短程度增加,心室收缩末期容积更小,搏出量增加;另一方面心肌细胞缩短速度增加,室内压力上升速度和射血速度加快,收缩峰压增高,搏出量和每搏功增加,心室功能曲线向左上方移位。而当副交感神经兴奋或在乙酰胆碱和低氧等因素作用下,心肌收缩能力降低,搏出量和每搏功减少,心室功能曲线向右下方移位。

3.后负荷的影响

心肌开始收缩时所遇到的负荷或阻力称为后负荷。在心室射血过程中,必须克服大动脉的阻力,才能使心室血液冲开动脉瓣而进入主动脉,因此,主动脉血压起着后负荷的作用,其变化将影响心肌的收缩过程,从而影响搏出量。在心肌初长度、收缩能力和心率都不变的情况下,当动脉压升高即后负荷增加时,射血阻力增加,致使心室等容收缩期延长,射血期缩短,心室肌缩短的速度及幅度降低,射血速度减慢,搏出量减少。继而,心室舒张末期容积将增加,如果静脉回流量不变,则心室舒张末期容积增加,心肌初长度增加,使心肌收缩力增强,直到足以克服增大的后负荷,使搏出量恢复到原有水平,从而使得机体在动脉压升高的情况下,能够维持适当的心排血量。反之,动脉血压降低,则有利于心室射血。

(二)心率

心率的变化是影响搏出量或心排血量的重要因素。在一定范围内,心率加快,心排血量增加。但心率过快(如超过 180 次/分)时,心脏舒张期明显缩短,心室充盈量不足,搏出量将减少,心排血量降低。如果心率过慢(如<40 次/分)时,心排血量也会减少,这是因为心脏舒张期过长,心室的充盈量已达最大限度,再增加充盈时间,也不能相应地提高充盈量和搏出量。可见,心率过快或过慢,均会使心排血量减少。

经常锻炼的人因心肌发育较好,心脏泵血功能较强,射血分数较大,射血期可略微缩短,心脏舒张期相对延长;再加上他们的心肌细胞发达,舒张时心室的抽吸力也较强,因此心室充盈增加。此外,运动员的交感神经-肾上腺系统的活动也随着训练时间延长而增强。因此,运动员的心率在超过 180 次/分时,搏出量和心排血量还能增加,当心率超过 200 次/分时才出现下降。

五、心脏泵血功能的储备

健康人安静时心率约 75 次/分,搏出量 60～70 mL;强体力劳动时心率可达 180～200 次/分,搏出量可提高到 150~170 mL,故心排血量可增大到 30 L/min 左右,达到最大心排血量。这说明心脏的泵血功能有一定的储备。心排血量随机体代谢需要而增加的能力称为心泵功能储备或心力储备。

心力储备是通过心率储备和搏出量储备来实现的,即搏出量和心率能够提高的程度决定了心力储备的大小。一般情况下,动用心率储备是提高心排血量的重要途径。通过增加心率可使心排血量增加 2~2.5 倍。搏出量是心室舒张末期容积和心室收缩末期容积之差,故搏出量储备包括收缩期储备和舒张期储备。收缩期储备指心室进一步增强射血的能力,即静息状态下心室收缩末期容积与作最大程度射血时心室收缩末期容积的差值。如静息时心室收缩末期容积约75 mL,当最大程度射血时,心室收缩末期容积可减少到 20 mL 以下,故收缩期储备约为 55 mL。舒张期储备指心室舒张时能够进一步扩大的程度,即最大程度舒张所能增加的充盈血量。静息状态下,心室舒张末期容积约为 125 mL,由于心室扩大程度有限,最大限度舒张时心舒末期容积约为 140 mL,即舒张期储备只有 15 mL,远比收缩期储备小。因此运动或强体力劳动时,主要通过动用心率储备和收缩期储备来增加心排血量。

（贾辉辉）

第四节　心脏的生物电活动

心肌细胞(cardiomyocyte)属于可兴奋的肌细胞,具有受到刺激产生动作电位(兴奋)和收缩的特性。正常情况下,心脏中心肌细胞的节律性兴奋源自窦房结,通过可靠的传导到达全部心肌细胞。兴奋通过兴奋-收缩耦联(excitation-contraction coupling)引发心肌细胞收缩。心脏泵血则有赖于心肌细胞有力而同步的收缩。

一、心肌细胞的电活动与兴奋

所有横纹肌细胞的收缩是由发生在细胞膜上的动作电位(兴奋)所引发。心肌细胞的动作电位与骨骼肌细胞的明显不同,主要表现在:①能自发产生;②能从一个细胞直接传导到另一个细胞;③有较长的时程,可防止相邻收缩波的融合。为了理解心肌的这些特殊的电学特性以及心脏功能是如何依赖这些特性的,需要先了解心肌细胞的电活动表现与机制。

心肌细胞动作电位的形状及其形成机制比骨骼肌细胞的要复杂,不同类型心肌细胞的动作电位不仅在幅度和持续时间上各不相同,而且形成的离子基础也有差别。

(一)心室肌细胞的电活动

根据组织学和生理学特点,可将心肌细胞分为两类:一类是普通的心肌细胞,即工作细胞,包括心房肌和心室肌。另一类是一些特殊分化了的心肌细胞,组成心脏的特殊传导系统,包括窦房结、房室结、房室束和浦肯野纤维。心房肌和心室肌细胞直接参与心脏收缩泵血。心房肌细胞与心室肌细胞的电活动形式与机制类似,以下以心室肌细胞为例说明工作细胞的电活动规律。

1.静息电位

人类心室肌细胞的静息电位约为 -90 mV,其形成机制与骨骼肌细胞的类似,即静息电位的数值是 K^+ 平衡电位、少量 Na^+ 内流和生电性 $Na^+\text{-}K^+$ 泵活动产生电位的综合反映。心室肌细胞在静息时,膜对 K^+ 的通透性较高,K^+ 顺浓度梯度由膜内向膜外扩散所达到的平衡电位,是心室肌细胞静息电位的主要组成部分。由于在安静时心室肌细胞膜对 Na^+ 也有一定的通透性,少量带正电荷的 Na^+ 内流。另外,生电性 Na^+-K^+ 泵活动产生一定量的超极化电流。心室肌细胞静息电位的实际测量值是上述 3 种电活动的代数和。

2.动作电位

心室肌细胞的动作电位(action potential,AP)与骨骼肌细胞的明显不同。心室肌细胞动作电位的主要特征在于复极过程复杂,持续时间较长,动作电位降支与升支不对称。通常将心室肌细胞兴奋的动作电位分为 0、1、2、3、4 五个时期(图 1-10),其主要离子机制见表 1-1。

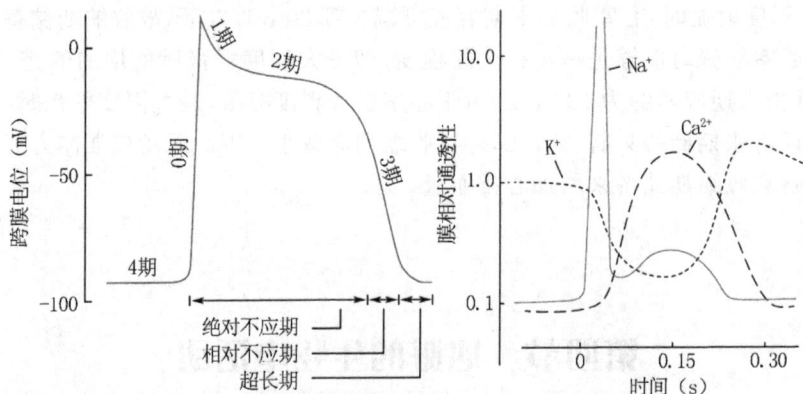

图 1-10　心室肌细胞的动作电位及其相应的膜通透性改变

表 1-1　参与心室肌细胞动作电位形成的主要离子机制

过程	时相	同义词	主要离子活动
去极化	0 期	快速去极化期	电压门控 Na^+ 通道开放
	1 期	快速复极初期	电压门控 Na^+ 通道关闭
			一种电压门控 K^+ 通道开放
复极化	2 期	平台期	电压门控 L 型 Ca^{2+} 通道开放
			几种 K^+ 通道开放
	3 期	快速复极末期	电压门控 L 型 Ca^{2+} 通道关闭
			几种 K^+ 通道开放
静息期	4 期	电舒张期	K^+ 通道开放
			Na^+-Ca^{2+} 交换体活动
			Ca^{2+} 泵活动
			Na^+-K^+ 泵活动

0 期:即快速去极化期。心室肌细胞在邻近细胞电流的刺激下,首先引起部分电压门控式 Na^+ 通道开放及少量 Na^+ 内流,造成细胞膜部分去极化;当去极化达到阈电位水平(约 -70 mV)时,膜上 Na^+ 通道开放概率明显增加,出现再生性 Na^+ 内流,于是 Na^+ 顺其浓度梯度和电位梯度由膜外快速进入膜内,使膜进一步去极化,膜内电位向正电性转化,直至接近 Na^+ 平衡电位。决定 0 期去极化的 Na^+ 通道是一种快通道,它激活开放的速度和失活关闭的速度都很快。由于 Na^+ 通道激活速度快,又有再生性 Na^+ 内流循环出现,这是心室肌细胞 0 期去极速度快、动作电

位升支陡峭的原因。在心脏电生理学中,通常将由快 Na^+ 通道开放引起快速去极化的心肌细胞称为快反应细胞(fast response cell),如心房肌、心室肌及浦肯野纤维等,所形成的动作电位称为快反应动作电位(fast response action potential),以区别于以后将要介绍的慢反应细胞和慢反应动作电位。

1期:即快速复极初期。在复极初期,仅出现部分复极,膜内电位下降到 0 mV 附近,与 2 期平滑过渡。在复极 1 期,快 Na^+ 通道已经失活,在去极化过程(-20 mV)中 K^+ 通道被激活,两种因素使膜电位迅速下降到 0 mV 水平。

2期:即平台期(plateau)。当复极膜电位达到 0 mV 左右后,复极过程就变得非常缓慢,是心室肌细胞动作电位持续时间较长的主要原因,也是其区别于骨骼肌细胞动作电位的主要特征。平台期的形成与外向电流(K^+ 外流)和内向电流(主要是 Ca^{2+} 内流)的同时存在有关(图 1-10)。在平台期初期,两种电流处于相对平衡状态,随后,内向电流逐渐减弱,外向电流逐渐增强,总和的结果是出现一种随时间推移而逐渐增强的、微弱的外向电流,导致膜电位的缓慢复极化。平台期的外向离子流是由 K^+ 负载的,动作电位过程中心室肌细胞膜对 K^+ 的通透性随时间变化。平台期的内向离子流主要是由 Ca^{2+}(和少量 Na^+)负载的,当细胞膜去极到 -40 mV 时,心室肌细胞膜上的电压门控型 L(long-lasting)型 Ca^{2+} 通道被激活,Ca^{2+} 顺其浓度梯度向膜内缓慢扩散。L 型 Ca^{2+} 通道主要是对 Ca^{2+} 通透(也允许少量 Na^+ 通过),通道的激活、失活以及复活所需的时间均比 Na^+ 通道长,故又称为慢通道。Na^+-Ca^{2+} 交换体的生电活动对平台期也有贡献,3 个 Na^+ 进入细胞的同时交换出 1 个 Ca^{2+}。

3期:即快速复极末期。2 期复极末,膜内电位逐渐下降,延续为 3 期复极。在 3 期,复极速度加快,膜内电位由 0 mV 附近较快地下降到 -90 mV,完成复极化过程。3 期复极是由于 L 型 Ca^{2+} 通道失活关闭,内向离子流终止,而外向 K^+ 流进一步增加所致。

从 0 期去极化开始,到 3 期复极化完毕的时间称为动作电位时程(action potential duration,APD)。

4期:即静息期,又称电舒张期。4 期是膜复极完毕,心室肌细胞膜电位恢复到动作电位发生前的时期,基本上稳定于静息电位水平(-90 mV)。由于在动作电位期间有 Na^+ 和 Ca^{2+} 进入细胞内和 K^+ 流出细胞,引起了细胞内外离子分布的改变,所以 4 期内离子的跨膜转运仍然在活跃进行,以恢复细胞内外离子的正常浓度梯度,保持心肌细胞的正常兴奋性。4 期内,细胞通过膜上生电性 Na^+-K^+ 泵的活动,排出 Na^+ 的同时摄入 K^+,并产生外向电流(泵电流)。在动作电位期间流入细胞的 Ca^{2+} 则主要通过细胞膜上的 Na^+-Ca^{2+} 交换体和 Ca^{2+} 泵排出细胞外,而由细胞内肌浆网释放的 Ca^{2+} 则主要由肌浆网上的 Ca^{2+} 泵摄回。

(二)窦房结起搏细胞的电活动

特殊传导系统细胞具有自发产生动作电位或兴奋的能力,又称自律细胞。正常情况下,在所有特殊传导系统细胞中,以窦房结起搏细胞(简称 P 细胞)发生动作电位的频率最高。窦房结产生的节律性兴奋通过特殊传导系统扩布到心房肌和心室肌,引起心房和心室的节律性收缩。

窦房结起搏细胞的动作电位由 0 期、3 期和 4 期组成,没有 1 期和 2 期(图 1-11)。窦房结起搏细胞与心室肌细胞的动作电位有明显不同。心室肌细胞的 4 期膜电位在前一动作电位复极末基本达到静息电位水平,是基本稳定的,只有在外来刺激作用下,才产生动作电位。而窦房结起搏细胞的 4 期膜电位在前一动作电位复极末达到最大值(-70 mV),即最大复极电位(maximal repolarization potential),然后,4 期膜电位立即开始自动的、逐步的去极化,达阈电位(-40 mV)

后引起一次新的动作电位。这种 4 期自动去极化(phase 4 spontaneous depolarization)过程,具有随时间而递增的特点,其去极化速度较缓慢,是自律细胞产生自动节律兴奋的基础。

0 期:即去极化过程。当膜电位由最大复极电位(-70 mV)自动去极达阈电位水平(约-40 mV)时,激活膜上的 L 型 Ca^{2+} 通道,引起 Ca^{2+} 内流,形成 0 期去极化。由于 L 型 Ca^{2+} 通道的激活和失活缓慢,故 0 期去极化缓慢,持续时间较长。通常将由此类慢 Ca^{2+} 通道开放引起的缓慢去极化兴奋的心肌细胞称为慢反应细胞(slow response cell),如窦房结起搏细胞、房室结细胞等,所形成的动作电位称为慢反应动作电位(slow response action potential)。

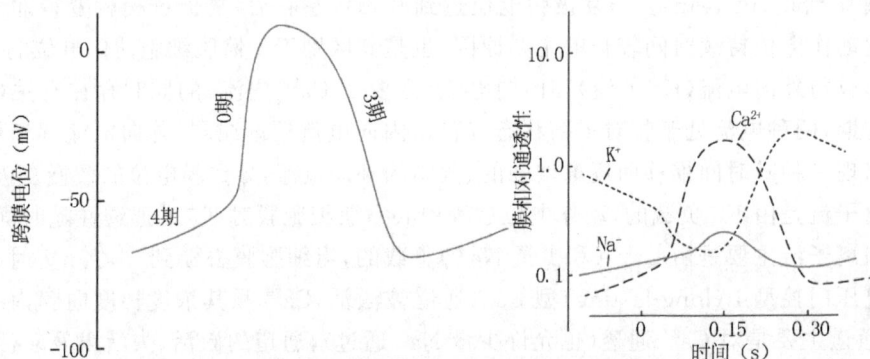

图 1-11　窦房结起搏细胞的动作电位及其相应的膜通透性改变

3 期:即复极化过程。与心室肌细胞的动作电位分期相比,窦房结起搏细胞的动作电位无 1 期和 2 期,0 期后直接进入 3 期。0 期去极化达到 0 mV 左右时,L 型 Ca^{2+} 通道逐渐失活,Ca^{2+} 内流相应减少;同时,在复极初期 K^+ 通道被激活,出现 K^+ 外流。Ca^{2+} 内流的逐渐减少和 K^+ 外流的逐渐增加,使细胞膜逐渐复极并达最大复极电位。

4 期:又称 4 期自动去极化。窦房结起搏细胞 4 期自动去极化是外向电流和内向电流共同作用,最后产生净内向电流所形成。至少有 3 种机制参与 4 期自动去极化的形成。首先,4 期内细胞膜对 K^+ 的通透性进行性降低,导致 K^+ 外流逐渐减少,即外向电流的衰减;其次,细胞膜对 Na^+ 通透性轻度增加,内向电流增加。细胞膜对 Na^+/K^+ 通透性比值的逐渐增加引起膜电位从 K^+ 平衡电位向 Na^+ 平衡电位方向缓慢变化。第 3 种机制是细胞膜对 Ca^{2+} 通透性的轻度增大,导致正离子内流而去极化。

窦房结起搏细胞动作电位机制见表 1-2。

二、心脏的电生理特性

心肌组织具有可兴奋组织的基本特性,即:①具有在受到刺激后产生动作电位的能力,称为兴奋性(excitability);②将动作电位从产生部位扩布到同一细胞的其他部分和相邻其他心肌细胞的能力,称为传导性(conductivity);③在动作电位的触发下产生收缩反应,称为收缩性;④也具有自己的独特特性,即自发产生动作电位的能力,称为自动节律性(autorhythmicity)。兴奋性、自动节律性、传导性和收缩性是心肌组织的 4 种生理特性。收缩性是心肌的一种机械特性,而兴奋性、自动节律性和传导性以细胞膜的生物电活动为基础,称为电生理特性。心脏各部分在兴奋过程中出现的生物电活动,通过心脏周围的导电组织和体液传导到身体表面,用专门仪器(心电图仪)可以记录到心脏兴奋过程发生的电变化,称为心电图(electrocardiogram,ECG)。心肌组织的电生理特性及其电活动是形成心电图的基础,疾病情况下的电生理特性及电活动的改变是异常心电图表现的原因。

表 1-2　参与窦房结起搏细胞动作电位形成的主要离子机制

时相	同义词	主要离子活动
0 期	去极化	电压门控 L 型 Ca^{2+} 通道开放
3 期	复极化	电压门控 L 型 Ca^{2+} 通道关闭 K^+ 通道开放
4 期	4 期自动去极化	K^+ 通道开放但通透性降低 Na^+ 通透性增加(If 通道开放) Ca^{2+} 通透性增加(T 型 Ca^{2+} 通道开放)

(一)兴奋性

兴奋性是指细胞在受到刺激时产生兴奋(动作电位)的能力。衡量心肌兴奋性的高低,可以采用刺激阈值作为指标,阈值高表示兴奋性低,阈值低表示兴奋性高。

心肌细胞兴奋(动作电位)的产生机制与骨骼肌细胞的相同,即外部刺激引起细胞膜局部去极化,当去极化达到细胞膜上电压门控 Na^+ 通道(如心室肌)或 L 型 Ca^{2+} 通道(如窦房结起搏细胞)开放的阈电位,即引发动作电位。因此,静息电位或最大复极电位水平、阈电位水平以及细胞膜上 Na^+ 通道或 L 型 Ca^{2+} 通道的性状改变均可影响心肌细胞的兴奋性。

如图 1-12 所示,心室肌细胞受到刺激发生兴奋时,在动作电位大部分时程内细胞处于对任何强度的刺激都不发生反应的状态(不能产生动作电位),即为绝对不应期(absolute refractory period,ARP)。在近动作电位 3 期末的一段时程内,细胞对阈刺激不产生动作电位,但对阈上刺激则可产生动作电位,这一时程称为相对不应期(relative refractory period,RRP)。在比绝对不应期稍长的一个时期内,细胞对阈上刺激也不能产生可传导的动作电位,这一时期称为有效不应期(effective refractory period,ERP)。在动作电位结束即刻的一段时程,细胞对阈下刺激也能反应产生动作电位,表明心肌的兴奋性高于正常,故称为超常期(supranormal period,SNP)。

心肌细胞每产生一次兴奋,其膜电位将发生一系列有规律的变化,膜通道由备用状态经历激活、失活和复活等过程,兴奋性随之发生相应的周期性改变。兴奋性的这种周期性变化,影响心肌细胞对重复刺激的反应能力,对心肌的收缩反应和兴奋的产生及传导过程都具有重要的影响。

慢反应细胞发生动作电位过程中及随后的兴奋性的周期性改变与心室肌细胞类似,但是细节尚未完全阐明。

(二)自动节律性

组织与细胞能够在没有外来刺激的条件下,自动地发生节律性兴奋的特性,称为自动节律性,简称自律性。衡量自动节律性的指标包括频率和规则性,前者指组织或细胞在单位时间(每分钟)内能够自动发生兴奋的次数,即自动兴奋的频率;后者则是指在单位时间内这种自动兴奋的分布是否整齐或均匀。在正常情况下,心肌组织自动发生的兴奋都较规则,因此常以自动兴奋的频率作为衡量自律性的指标。临床上,则需要同时获取兴奋频率(心率)与兴奋是否规则(节律整齐)两方面的指标。

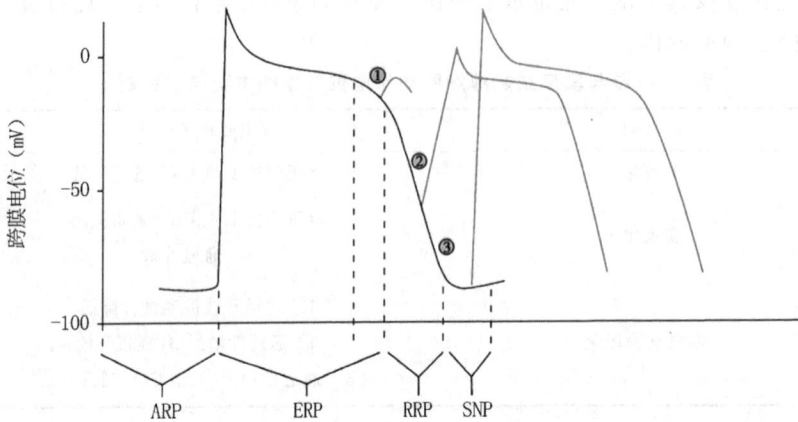

图 1-12 心室肌细胞动作电位期间及随后的兴奋性变化

ARP.绝对不应期；ERP.有效不应期；RRP.相对不应期；SNP.超常期。①、②、③分别是
在有效不应期、相对不应期、超常期给予不同强度额外刺激引发的细胞膜电位变化

心脏的特殊传导系统具有自律性,但是特殊传导系统的不同部位的自律性存在等级差别(表 1-3)。心脏始终依照当时情况下由自律性最高的部位所发出的兴奋来进行活动。正常情况下,窦房结的自律性最高,它自动产生的节律性兴奋向外扩布,依次激动心房肌、房室结、房室束、心室内传导组织和心室肌,引起整个心脏兴奋和收缩。窦房结是主导整个心脏兴奋和搏动的正常部位,故称之为正常起搏点(normal pacemaker)或原发起搏点(primary pacemaker),所形成的心脏节律称为窦性节律。而其他部位的自律组织并不表现出它们自身的自律性,只是起着传导兴奋的作用,故称之为潜在起搏点(latent pacemaker)。当疾病情况下,上级起搏点不能发放兴奋,则次一级起搏点就接替主导整个心脏的兴奋和搏动。但是,一般认为,浦肯野纤维由于内在起搏频率过低无法承担主导整个心脏起搏点的作用。

表 1-3 心脏内自律细胞的三级起搏点

部位	起搏点	内在起搏频率(次/分)
窦房结	原发起搏点	100
房室结	次级起搏点	40
蒲肯野纤维	三级起搏点	≤20

自律细胞的自动兴奋是 4 期自动去极化使膜电位从最大复极电位达到阈电位水平而引起的。因此,4 期自动去极化速度、最大复极电位水平与阈电位水平影响自律细胞的自律性高低(图 1-13)。

值得指出的是,正常心房肌与心室肌细胞的 4 期基本稳定,无法自动去极化达到阈电位水平引发动作电位。但是,当在病理情况如心肌缺血时,这些心肌细胞可以转变为异位起搏点(ectopic pacemaker)发放动作电位,主导整个或部分心脏的兴奋与收缩。

(三)传导性

细胞与组织具有传导兴奋(动作电位)的能力,称为传导性。传导性的高低可用兴奋的扩布速度来衡量。

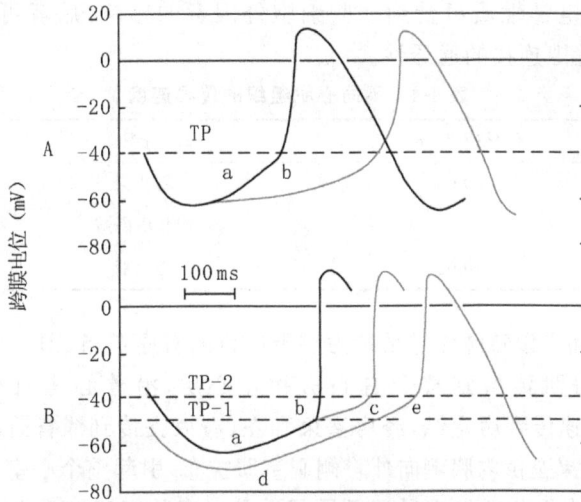

图 1-13　影响自律性的因素

A.起搏电位斜率由 a 减小到 b 时,自律性降低;B.最大复极电位水平由 a 达
到 d,或阈电位由 TP-1 升到 TP-2 时,自律性均降低;TP.阈电位

心脏内,心肌细胞与细胞之间通过闰盘端对端互相连接。闰盘内的缝隙连接保证了兴奋的跨细胞扩布。心肌细胞的兴奋以局部电流的形式通过缝隙连接直接进入邻近细胞(图 1-14),引发动作电位并迅速扩布,实现同步性活动,使整个心房或心室成为一个功能性合胞体(functional syncytium)。因此,在心脏任何部位发生的动作电位也会通过这种细胞-细胞的传导方式扩布到整个心室肌或者心房肌。

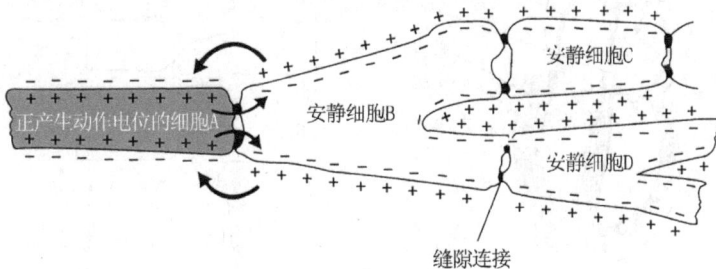

图 1-14　局部电流与心肌细胞动作电位的细胞-细胞传导

兴奋在心脏内不同组织的传导速度并不相等(表 1-4)。以浦肯野纤维的传导速度最快,而在窦房结与房室结内的传导速度最慢。房室结是正常时兴奋由心房进入心室的唯一通道。由于房室结细胞的直径较小,兴奋在房室结内的传导速度缓慢,通过房室结到达房室束时耗费了一定时间,这一现象称为房-室延搁(atrioventricular delay)。房-室延搁使心室在心房收缩完毕之后才开始收缩,不至于产生心房和心室收缩发生重叠的现象,有利于心室的充盈和射血。

心肌细胞的兴奋传导速度至少受到 3 类因素的影响:①传导速度与心肌纤维的直径大小呈正变关系。直径小的细胞因其细胞内电阻大,产生的局部电流小于直径大的细胞,兴奋传导速度也较后者缓慢。②传导速度与局部去极化电流大小呈正变关系。动作电位 0 期去极化速度与幅度大,引起的局部电流密度大、影响范围广,兴奋传导速度就快。③传导速度与心肌细胞膜的被动电学特性、缝隙连接和胞质性质有关。细胞膜的被动电学特性和胞质性质的改变可以影响细

21

胞内电阻。缝隙连接的电学性质可受到一些细胞外因素的影响,后者可引起连接蛋白的磷酸化/去磷酸化进而影响缝隙连接的通透性。

表 1-4　不同心肌组织的传导速度

组织	传导速度(m/s)	组织	传导速度(m/s)
窦房结	0.05	希氏束	1
心房传导通路	1	浦肯野纤维	4
房室结	0.02	心室肌	1

兴奋在心脏内的传播是以特殊传导系统为主干进行的有序扩布(图 1-15)。正常情况下,窦房结发出的兴奋通过心房肌传播到整个右心房和左心房,沿着心房肌组成的优势传导通路(preferential pathway)迅速传到房室结,经房室束和左、右束支传到浦肯野纤维网,引起心室肌兴奋,再直接通过心室肌将兴奋由内膜侧向外膜侧心室肌扩布,引起整个心室兴奋。如图 1-15 所示,心脏不同部位动作电位去极化的发生时间显示了心脏兴奋从窦房结发源、然后按照一定顺序到达心脏的不同部位。动作电位在通过房室结时传导非常缓慢,房室结细胞的 4 期自动去极化比窦房结以外的心肌细胞要快。兴奋在心室内的传导要比心房内传导要快得多。那些晚去极化的、具有较短动作电位时程的心室肌细胞反而先复极化,该现象的原因尚未完全阐明,但是会影响心电图表现。

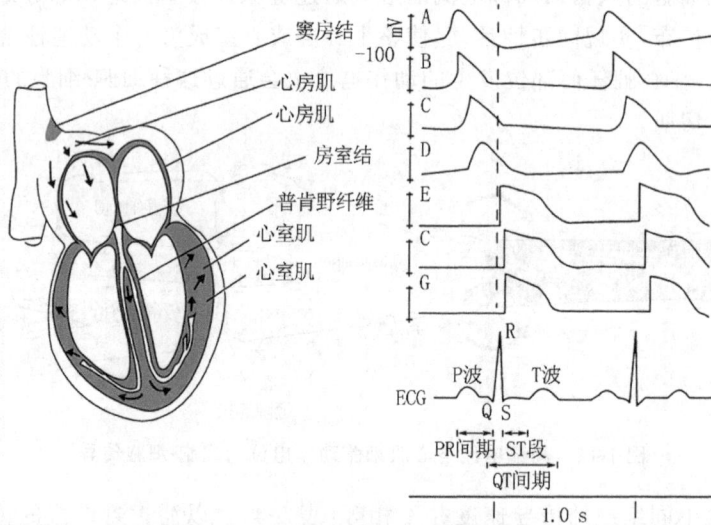

图 1-15　心脏不同部位的动作电位与心电图
A.窦房结;B、C.心房肌;D.房室结;E.浦肯野纤维;F、G.心室肌

三、心电图

心脏各部分在兴奋过程中出现的电活动通过细胞外液等导电物质传导,可以在身体表面用电极和仪器测到,即心电图。心电图是反映心脏兴奋的产生、传导和恢复过程中的生物电变化,是记录电极之间的电位差,而与心脏的机械收缩活动无直接关系。

在心电活动周期的某一瞬间,心电图记录的是众多心肌细胞此刻产生的电活动所形成的许多微弱电场的总和。当较多心肌细胞同时去极化或复极化,心电图上观察到的电压变化也较大。

正常时,由于通过心脏的电兴奋波(动作电位)以同样的途径扩布,在体表两点之间记录到的电压变化的时间模式也是一致的,可以在每个心电周期重复观察到。

临床常规使用的心电图记录是通过一套国际通用的标准导联系统测量得到的。常规心电图导联共包括 12 个导联,在体表的规定部位放置探测电极,通过导联线与心电图机相连。由于电极放置位置不同,不同的导联记录到的心电图波形也有所不同。但心脏每次兴奋在心电图记录中基本上都包括一个 P 波,一个 QRS 波群和一个 T 波,以及各波形之间形成的间期或时间段(图 1-16,表 1-5)。

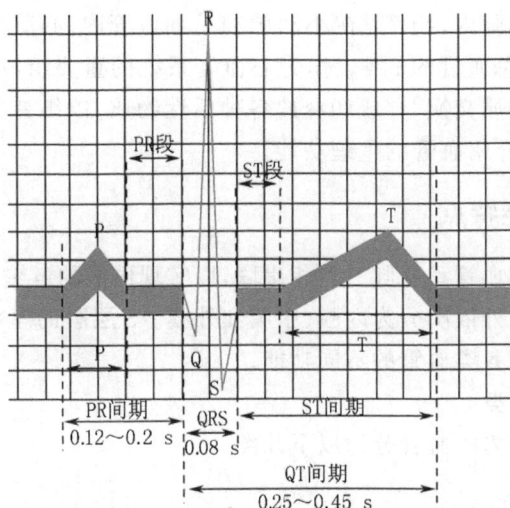

图 1-16　正常人心电图(标准 Ⅱ 导联记录模式图)

表 1-5　心电图波形与时程及其意义

波形与时间	心电活动
波形	
P 波	左右心房去极化过程
QRS 波群	左右心室去极化过程
T 波	心室复极过程
时程	
PR 间期(或 PQ 间期): 从 P 波起点到 QRS 波起点之间的时程	兴奋由心房、房室结和房室束到达心室并引起心室肌开始兴奋所需要的时间,即房室传导时间
QRS 时程: 从 Q 波开始到 S 波结束之间的时程	心室去极化
QT 间期: 从 QRS 波起点到 T 波终点的时程	从心室开始去极化到完全复极化所经历的时间
ST 段: 从 QRS 波群终点到 T 波起点之间的线段	心室各部分心肌细胞均处于动作电位的平台期

(贾辉辉)

第五节　血管的生理

无论体循环还是肺循环,血液都由心室射出,依次流经动脉、毛细血管和静脉,然后流入心房,再返回到心室,如此循环往复。体循环中的血量约占全身总血量的84%,其中约64%在静脉系统内,约13%在大、中动脉内,约7%在小动脉和毛细血管内;心脏的血量约占全身总血量的7%;肺循环中的血量约占总血量的9%。作为心血管系统的重要组成部分,血管不仅仅是运输血液的管道,而且还参与物质交换、合成和释放各种活性物质,以维持机体内环境稳态及生命活动的正常进行。本章主要介绍血管的生理功能。

一、各类血管的功能特点

血管系统中动脉、毛细血管和静脉三者相串联,以实现血液的运输和物质交换。除毛细血管外,动脉和静脉管壁从内向外依次分为内膜、中膜和外膜。3层膜的厚度和组成成分在不同类型的血管中存在差异,以适应各类血管的不同功能。

(一)血管的功能性分类

从生理功能上,可将体内的血管分为以下几类。

1.弹性储器血管

主动脉、肺动脉主干及其发出的最大分支,其管壁厚,富含弹性纤维,具有明显的弹性和可扩张性,称为弹性储器血管。当心室收缩射血时,大动脉压升高,一方面推动血液快速向前流动,另一方面使大动脉扩张,暂时储存了一部分血液。当心室舒张时,动脉瓣关闭,扩张的大动脉管壁依其弹性回缩,将在射血期储存的那部分血液继续运向外周,从而维持了血流的连续性,同时避免了心动周期中血压的剧烈波动。大动脉的这种功能称为弹性储器作用。

2.分配血管

从弹性储器血管以后到分支为小动脉前的动脉管道,即中动脉,可将血液输送分配到机体的各器官组织,称为分配血管。

3.毛细血管前阻力血管

小动脉和微动脉的管径小,对血流的阻力较大,称为毛细血管前阻力血管。微动脉的管壁富含平滑肌,其舒缩活动可使微动脉口径发生明显变化,从而影响对血流的阻力和所在器官组织的血流量。

4.毛细血管前括约肌

在真毛细血管的起始部常环绕有平滑肌,称为毛细血管前括约肌。它的舒缩活动可控制毛细血管的开放或关闭,因此可以决定某一时间内毛细血管开放的数量。

5.交换血管

真毛细血管的管壁仅由单层血管内皮细胞组成,其外包绕一薄层基膜,具有较高的通透性,因此成为血管内血液和血管外组织液进行物质交换的场所,故将真毛细血管称为交换血管。

6.毛细血管后阻力血管

微静脉的管径小,对血流也产生一定的阻力,称为毛细血管后阻力血管。微静脉的舒缩可影响毛细血管前阻力与毛细血管后阻力的比值,继而改变毛细血管血压以及体液在血管和组织间隙中的分配。

7.容量血管

与同级动脉相比,体内的静脉数量多、口径大、管壁薄、易扩张,故其容量大。安静状态下,循环血量的 60%～70% 都储存在静脉中,故将静脉称为容量血管。当静脉的口径发生较小变化时,静脉内容纳的血量就可发生很大的变化,明显影响回心血量。因此,静脉在血管系统中起着血液储存库的作用。

8.短路血管

小动脉和小静脉之间的直接吻合支,称为短路血管。它们可使小动脉内的血液不经毛细血管而直接流入小静脉。在手指、足趾、耳郭等处的皮肤中有许多短路血管存在,在功能上与体温调节有关。

(二)血管的内分泌功能

1.血管内皮细胞的内分泌功能

生理情况下,血管内皮细胞能合成和释放多种生物活性物质,以调节血管的收缩与舒张。其中,缩血管活性物质主要有内皮素、血栓素 A_2 等;舒血管活性物质主要有一氧化氮、前列腺素等。这两类血管活性物质相互制约,保持动态平衡。如果血管内皮细胞受损,其释放的血管活性物质明显减少,将会引发高血压、动脉粥样硬化等疾病。

2.血管平滑肌细胞的内分泌功能

血管平滑肌细胞可合成和分泌肾素、血管紧张素,以调节血管的紧张性和血流量。

3.血管其他细胞的内分泌功能

血管壁中的脂肪细胞、肥大细胞和淋巴细胞等也能分泌多种血管活性物质,以旁分泌、自分泌的形式调节血管的舒缩活动。

二、血流动力学

血液在心血管系统内流动的力学,称为血流动力学,属流体力学的一个分支,主要研究血流量、血流阻力、血压以及它们之间的相互关系。

(一)血流量和血流速度

单位时间内流经血管某一横截面的血量,称为血流量,又称为容积速度,其单位通常为 mL/min 或 L/min。血流速度是指血液中某一质点在血管内移动的线速度。血液在血管中流动时,其血流速度与血流量成正比,与血管的横截面积成反比。机体内主动脉的总横截面积最小,而毛细血管的总横截面积最大,故主动脉内的血流速度最快,而毛细血管内的血流速度最慢。

1.泊肃叶定律

Poiseuille 研究了液体在管道系统内流动的规律,提出单位时间内液体的流量(Q)与管道两端的压力差(P_1-P_2)和管道半径(r)的 4 次方成正比,而与管道的长度(L)和该液体的黏度(η)成反比,即:

$$Q=\pi(P_1-P_2)r^4/8\eta L$$

该公式即为泊肃叶定律,其中 π 为圆周率,是个常数。

2.层流和湍流

血液在血管内流动时可呈现两种截然不同的方式,即层流和湍流。在层流的情况下,血液中每个质点的流动方向是一致的,即都与血管的长轴平行,然而各质点的流速并不相同,血管轴心处流速最快,越靠近管壁,流速越慢。如图 1-17A 所示,箭头方向表示血流的方向,箭头的长度表示流速。因此,在血管的纵剖面上,各箭头的顶端相连而形成一抛物线。泊肃叶定律适用于层流的情况。当血流速度加快到一定程度时,层流情况即被破坏,此时血液中每个质点的流动方向不再一致,彼此交叉而出现漩涡,即形成湍流(图 1-17B)。在湍流的情况下,泊肃叶定律不再适用。

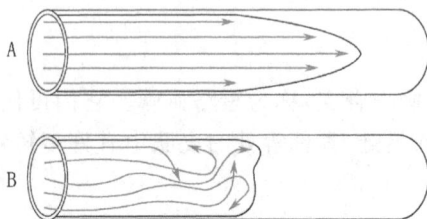

图 1-17　层流和湍流示意图

A.血管中的层流;B.血管中的湍流

关于湍流的形成条件,Reynolds 提出了一个经验公式,即:

$$Re = VD\rho/\eta$$

式中 Re 为 Reynolds 常数,无单位,V 为血液的平均流速,单位为 cm/s,D 为管腔的直径,单位为 cm,ρ 为血液的密度,单位为 g/cm^3,η 为血液的黏度,单位为 $dyn \cdot s/cm^2$,又称为泊。一般来说,当 $Re > 2\ 000$ 时即可发生湍流。由上式可知,当血流速度快、血管口径大及血液的黏度低时,容易产生湍流。在生理情况下,心室腔和主动脉内的血流是湍流。但在病理情况下发生血管狭窄时,可因局部血流加速而出现湍流,并可在相应的体表处听到血管杂音。

(二)血流阻力

血液在血管内流动时所遇到的阻力,称为血流阻力,是由于血液流动时与血管壁以及血液内部分子之间相互摩擦而产生的。摩擦会消耗一部分能量,因此随着血液不断向前流动,压力将逐渐降低。发生湍流时,血液中各质点不断变换流动的方向,故血流阻力更大,消耗的能量较层流时更多。

血流阻力一般不能直接测量,需通过计算得出。在层流的情况下,血流量(Q)与血管两端的压力差($P_1 - P_2$)成正比,而与血流阻力(R)成反比。即:

$$Q = (P_1 - P_2)/R$$

结合泊肃叶定律,可以得到血流阻力的计算公式,即:

$$R = 8\eta L/\pi r^4$$

这一公式表示,血流阻力与血管的长度(L)和血液的黏度(η)成正比,而与血管半径(r)的4 次方成反比。由于血管的长度和血液的黏度在一段时间内变化很小,因此血流阻力主要取决于血管的半径。当血管半径增大时,血流阻力将减小,血流量就增多;反之,当血管半径减小时,血流阻力将增大,血流量就减少。机体正是通过控制各器官阻力血管口径的大小,从而调节各器官的血流量。生理情况下,主动脉及大动脉产生的血流阻力约占总阻力的 9%,小动脉约占16%,微动脉约占 41%,毛细血管约占 27%,静脉系统约占 7%。由此可见,富含平滑肌的小动脉和微动脉是产生血流阻力的主要部位。

在某些生理和病理情况下,血液黏度可以改变。影响血液黏度的因素主要有以下几个方面。

1.血细胞比容

血细胞比容是决定血液黏度的最重要因素。血细胞比容越大,血液的黏度就越高。

2.血流的切率

在层流的情况下,相邻两层血液流速之差与液层厚度的比值称为血流的切率。匀质液体(如血浆)的黏度不随切率的变化而变化,这种液体称为牛顿液,而非匀质液体(如全血)的黏度则随切率的减小而增大,这种液体称为非牛顿液。切率越大,层流现象越明显,即红细胞集中在血流的中轴,其长轴与血管的纵轴平行,红细胞移动时发生的旋转以及红细胞之间的相互撞击都很小,故血液的黏度就很低。反之,切率越小,红细胞聚集越多,血液的黏度就增高。

3.血管口径

大血管对血液的黏度影响较小,但当血液在口径小于0.3 mm的微动脉内流动时,只要切率足够高,血液的黏度将随血管口径的变小而下降,从而显著降低血液在小血管内流动时的阻力。

4.温度

血液的黏度可随温度的降低而升高。如果将手指浸在冰水中,局部血液的黏度可增加2倍。

(三)血压

血压(blood pressure,BP)是指血管内流动的血液对单位面积血管壁的侧压力,也即压强。血压的国际标准单位是帕(Pa),因帕的单位较小,故常用千帕(kPa)表示,但传统习惯上血压通常以毫米汞柱(mmHg)为单位,1 mmHg=0.133 kPa。当血液从心室射出,依次流经动脉、毛细血管和静脉时,由于存在血流阻力,导致血压逐渐下降,即动脉血压>毛细血管血压>静脉血压(图1-18)。通常所说的血压指的是动脉血压。

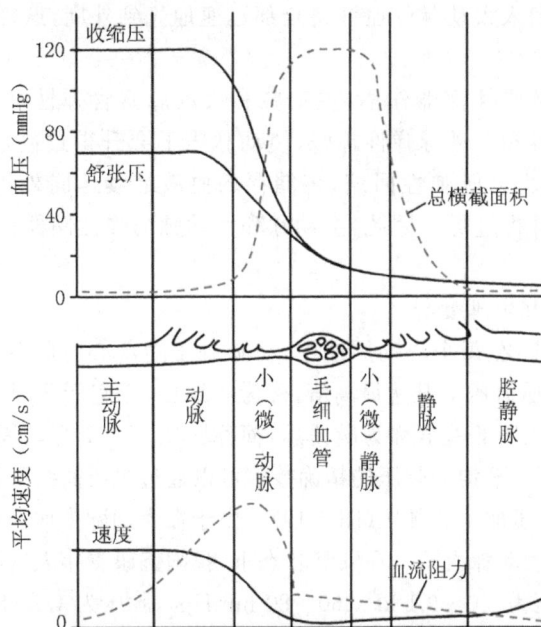

图1-18 不同血管的血压、总横截面积、血流速度和血流阻力的变化示意图

三、动脉血压和动脉脉搏

动脉内流动的血液对单位面积血管壁的侧压力,称为动脉血压,通常是指主动脉血压。每个

心动周期中,动脉血压发生周期性的波动。这种周期性的压力变化可引起动脉血管发生搏动,称为动脉脉搏。在一些浅表动脉(如桡动脉等)部位,用手指能直接触到动脉搏动。

(一)动脉血压

1.动脉血压的形成

动脉血压的形成条件主要包括以下几个方面。

(1)循环系统内有足够的血液充盈:这是动脉血压形成的前提条件。循环系统内的血液充盈程度可用循环系统平均充盈压来表示。电刺激用苯巴比妥麻醉的犬,使其发生心室颤动,以暂时停止心脏射血,血液流动也就暂停,此时在循环系统中各处所测得的压力都是相同的,这一压力数值就是循环系统平均充盈压,约为 0.9 kPa(7 mmHg)。人的循环系统平均充盈压估计接近 0.9 kPa(7 mmHg)。循环系统平均充盈压的高低取决于循环血量与血管系统容量之间的相对关系。如果循环血量增多或血管系统容量减小,循环系统平均充盈压就升高;反之,如果循环血量减少或血管系统容量增大,则循环系统平均充盈压就降低。

(2)心脏射血:这是动脉血压形成的必要条件。心室收缩时释放的能量分为两部分:一部分成为血液的动能,推动血液向前流动;另一部分则转化为势能(压强能),形成对血管壁的侧压并使大动脉扩张。当心室舒张时,大动脉弹性回缩,将储存的势能转变为推动血液向前流动的动能。因此,虽然心室射血是间断性的,但是血液在血管内的流动却是连续的。

(3)外周阻力:外周阻力主要指小动脉和微动脉对血流的阻力,这是动脉血压形成的另一基本条件。由于外周阻力的存在,心室每次收缩射出的血液大约只有 1/3 能在心室收缩期流至外周,其余约 2/3 的血液暂时储存在主动脉和大动脉中,并使动脉血压升高。可以设想,如果没有外周阻力,则心室收缩时射入大动脉的血液将全部迅速地流到外周,这样就不能维持正常的动脉血压。

(4)主动脉和大动脉的弹性储器作用:主动脉和大动脉富含弹性纤维,具有弹性储器作用。当心室收缩射血时,主动脉和大动脉弹性扩张,使动脉压不会升得过高,同时又储存了一部分血液;当心室舒张时,扩张的大动脉弹性回缩,将储存的血液继续运向外周,既维持了血流的连续性,同时又使动脉压不会降得过低。因此,主动脉和大动脉的弹性储器作用可减小每一心动周期中动脉血压的波动幅度。

2.动脉血压的正常值和生理变异

(1)动脉血压的正常值:在每个心动周期中,动脉血压随着心室的收缩与舒张而发生较大幅度的变化。心室收缩时动脉血压上升达最高值,称为收缩压,心室舒张时动脉血压下降达最低值,称为舒张压。收缩压和舒张压的差值称为脉搏压,简称脉压。一个心动周期中每一瞬间动脉血压的平均值,称为平均动脉压。平均动脉压的精确数值可以通过血压曲线面积的积分来计算,粗略计算,平均动脉压约等于舒张压加 1/3 脉压(图 1-19)。由于在大动脉中血压的降幅很小,因此通常用上臂测得的肱动脉压来代表动脉血压。在安静状态下,我国健康青年人的收缩压为 13.3~16.0 kPa(100~120 mmHg),舒张压为 8.0~9.1 kPa(60~80 mmHg),脉压为 4.0~5.3 kPa(30~40 mmHg),平均动脉压接近 13.3 kPa(100 mmHg)。

(2)动脉血压的生理变异:动脉血压除存在个体差异外,还有性别和年龄的差异。一般来说,女性的血压在更年期前略低于同龄男性,而更年期后则与同龄男性基本相同或略有升高。男性和女性的血压都随年龄的增长而逐渐升高,并且收缩压比舒张压升高更显著。此外,正常人的血压还呈现明显的昼夜波动节律。大多数人的血压在凌晨 2~3 时最低,上午 6~10 时和下午 4~

8时各有一个高峰,晚上8时以后血压呈缓慢下降趋势。这种现象在老年人中尤为多见。

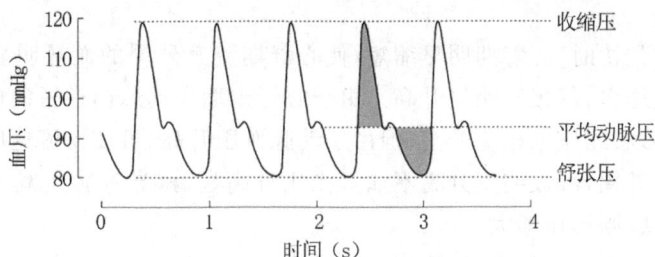

图1-19　正常青年人肱动脉压曲线

3.动脉血压的测量方法

动脉血压主要有两种测量方法,即直接测量法和间接测量法。

(1)直接测量法:目前的生理学实验中多采用直接测量法,即将导管的一端插入动脉,另一端连接压力换能器,通过将压强能的变化转变为电能的变化,可以精确测算出心动周期中每一瞬间的血压数值。此法具有一定的创伤性,并且操作技术要求也较高,故在临床上较少应用。

(2)间接测量法:目前临床上多采用无创、简便的Korotkoff音听诊法间接测量动脉血压。首先,将血压计的袖带缠于上臂中部,袖带下缘距肘窝2～3 cm,然后将听诊器胸件置于肘窝肱动脉搏动最明显处。向袖带内充气至肱动脉搏动消失(听不到任何声音)后再继续上升2.7～4.0 kPa(20～30 mmHg),随后缓慢放气。当听到第一个搏动声(Korotkoff音)时,血压计水银柱所指刻度即为收缩压;当搏动声突然变弱或消失时,血压计水银柱所指刻度即为舒张压(图1-20)。

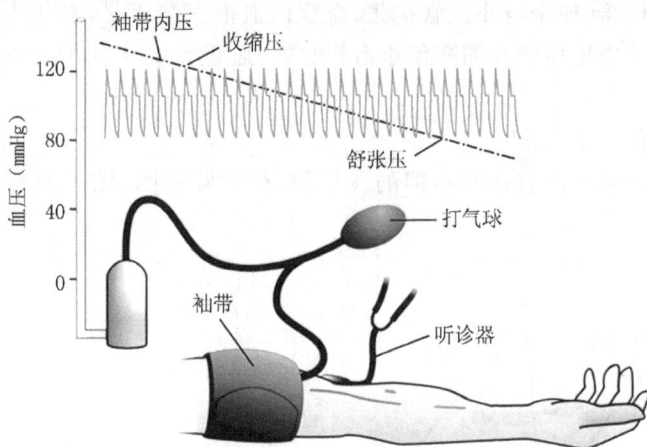

图1-20　Korotkoff音听诊法间接测量肱动脉血压的示意图

4.影响动脉血压的因素

凡是参与动脉血压形成的各种因素,都能影响动脉血压,而且只要其中一个因素发生变化,其他因素也可能会随之发生变化。因此,生理情况下动脉血压的变化往往是多种因素综合作用的结果。为便于理解和讨论,下面单独分析某一影响因素时,都是假定其他因素不发生变化。

(1)每搏输出量:当每搏输出量增大时,心缩期射入主动脉的血量增多,动脉壁所承受的侧压力增大,故收缩压明显升高。同时由于动脉血压升高,使血流速度加快,则流向外周的血量增多,到心舒末期大动脉内存留的血量并无明显增多,所以舒张压升高不明显,导致脉压增大。反之,当每搏输出量减少时,则主要使收缩压降低,导致脉压减小。因此,收缩压的高低主要反映每搏输出量的多少。

(2)心率:当心率加快时,心舒期明显缩短,使心舒期流至外周的血量明显减少,故心舒末期主动脉内存留的血量增多,舒张压明显升高。由于心舒末期主动脉内存留的血量增多,使心缩期主动脉内的血量增多,收缩压也相应升高,但由于动脉血压升高,可使血流速度加快,则心缩期内可有较多的血液流至外周,故收缩压升高不如舒张压升高显著,导致脉压减小。反之,当心率减慢时,舒张压明显降低,则脉压增大。

(3)外周阻力:当外周阻力加大时,心舒期中血液流向外周的速度减慢,使心舒末期存留在主动脉内的血量增多,故舒张压升高;在心缩期,由于动脉血压升高使血流速度加快,因此此收缩压升高不如舒张压升高明显,故脉压减小。外周阻力减小时,舒张压降低也较收缩压明显,脉压增大。由此可见,在一般情况下,舒张压的高低主要反映外周阻力的大小。

(4)主动脉和大动脉的弹性储器作用:如前所述,由于主动脉和大动脉的弹性储器作用,使动脉血压的波动幅度明显小于心室内压的波动幅度。老年人由于动脉壁硬化,大动脉的弹性储器作用减弱,故脉压增大。

(5)循环血量和血管系统容量的比例:循环血量和血管系统容量的比例适当,才能使血管系统足够地充盈,从而产生一定的体循环平均充盈压。在正常情况下,循环血量和血管系统的容量是相适应的,血管系统充盈程度的变化不大。失血后,循环血量减少,此时如果血管系统的容量改变不大,则体循环平均充盈压必然降低,使动脉血压下降,甚至危及生命,故对大失血患者的急救措施主要是及时补充血量。在另一些情况下,如果循环血量不变而血管系统容量增大,例如药物过敏或细菌毒素的侵袭,使全身小血管扩张,血管内血液充盈不足,血压则急剧下降。对这种患者的急救措施主要是应用血管收缩药使小血管收缩,血管容积减小,使血压迅速回升。

(二)动脉脉搏

1.动脉脉搏的波形

用脉搏描记仪记录到的浅表动脉脉搏的波形图,称为脉搏图(图1-21),一般包括上升支和下降支。

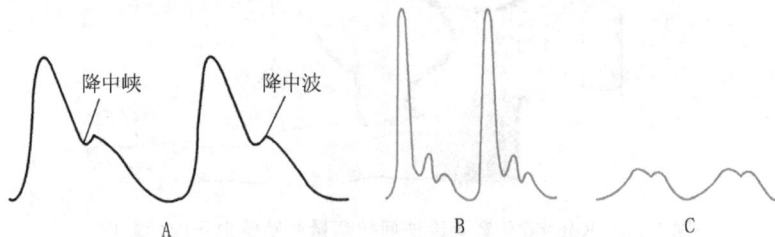

图 1-21　正常及病理情况下的动脉脉搏图
A 正常;B 主动脉瓣关闭不全;C 主动脉瓣狭窄

(1)上升支:在心室快速射血期,动脉血压迅速上升,其管壁扩张,形成脉搏波形中的上升支。当射血速度慢、心排血量少及射血阻力大时,可使上升支的斜率和幅度都减小;反之则都增大。

(2)下降支:在心室减慢射血期,射血速度减慢,使进入主动脉的血量少于由主动脉流向外周的血量,故被扩张的大动脉开始回缩,动脉血压逐渐下降,形成脉搏波形中下降支的前段。随后,心室开始舒张,动脉血压继续下降,形成下降支的后段。在主动脉记录脉搏图时,其下降支上有一个切迹,称为降中峡(dicrotic notch),其后出现一个短而向上的小波,称为降中波(图 1-21A)。降中波是由于心室舒张时主动脉内反流的血液受到主动脉瓣阻挡后而形成的一个折返波。下降支的形状可大致反映外周阻力的大小。外周阻力大时,下降支的下降速率慢,降中峡的位置较高;反之,则下降支的下降速率快,降中峡的位置较低。

在某些病理情况下,动脉脉搏的波形可出现异常。例如,主动脉瓣关闭不全时,由于心舒期部分血液反流入心室,导致主动脉压迅速下降,故下降支陡峭;主动脉瓣狭窄时,射血阻力增大,则上升支的斜率和幅度都减小(图 1-21B,图 1-21C)。

2.动脉脉搏波的传播速度

动脉脉搏波可沿动脉管壁向外周血管传播,其传播速度远比血流速度快。一般说来,动脉管壁的可扩张性越大,脉搏波的传播速度就越慢。主动脉脉搏的传播速度为 $3\sim5$ m/s,到大动脉为 $7\sim10$ m/s,而到小动脉段则加快到 $15\sim35$ m/s。由于小动脉和微动脉对血流的阻力大,故在微动脉段以后脉搏波动明显减弱,到毛细血管时脉搏已基本消失。

四、静脉血压和静脉回心血量

静脉不仅是血液回流入心脏的通道,而且还起着血液储存库的作用。静脉的收缩与舒张可有效调节回心血量和心排血量,从而使机体适应各种生理状态下的需要。

(一)静脉血压

当体循环血液流经动脉和毛细血管到达微静脉时,血压已下降到 $2.0\sim2.7$ kPa($15\sim20$ mmHg);到体循环的终点右心房时,血压最低,接近于零。通常将右心房和胸腔内大静脉的血压称为中心静脉压(central venous pressure,CVP),而将各器官静脉的血压称为外周静脉压。中心静脉压的高低取决于心脏射血能力和静脉回心血量之间的相互关系。如果心脏射血能力强,可及时将回流入心脏的血液射入动脉,中心静脉压就较低。反之,当心脏射血能力减弱时,则中心静脉压较高。另一方面,如果静脉回心血量过多,或静脉回流速度过快,中心静脉压也会升高。因此,中心静脉压是反映心血管功能的重要指标。临床上在用输液治疗休克时,除须观察动脉血压的变化外,也要观察中心静脉压的变化。中心静脉压的正常变动范围为 $0.4\sim1.2$ kPa($4\sim12$ cmH$_2$O)。如果中心静脉压偏低或有下降趋势,常提示输液量不足,而如果中心静脉压高于正常并有进行性升高的趋势,则提示输液过快或心脏射血功能减弱。

(二)重力对静脉压的影响

血管内的血液因受地球重力场的影响,可对血管壁产生一定的静水压。因此,各部分血管内的血压除由于心脏做功形成以外,还要加上该部分血管处的静水压。血管静水压的高低取决于人体当时的体位。当人体平卧时,由于身体各部分血管大致都与心脏处于同一水平,故静水压也大致相同。但当人体从平卧位转为直立位时,则足部血管内的血压要比平卧位时高约 10.7 kPa(80 mmHg),其增高的部分相当于从足到心脏这一段血柱所产生的静水压(图 1-22);而心脏水平以上的血管内血压则比平卧位时低,如颅顶矢状窦内压可降低到 -1.3 kPa(-10 mmHg)。

重力形成的静水压,对处在同一水平的静脉的影响远大于动脉,这是因为静脉较动脉壁薄,故静脉的充盈程度受跨壁压的影响较大。跨壁压是指血管内血液对管壁的压力和血管外组织对管壁的压力之差。一定的跨壁压是维持静脉充盈扩张的必要条件,跨壁压越大,静脉就越充盈,容积也越大,当跨壁压减小到一定程度时,静脉就会发生塌陷。

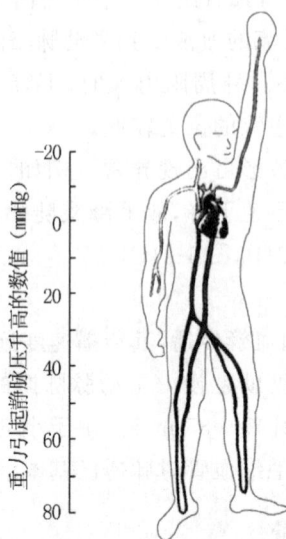

图 1-22　直立体位对静脉压的影响

(三)静脉回心血量

单位时间内由静脉回流入心脏的血量,称为静脉回心血量。静脉回心血量取决于外周静脉压和中心静脉压之差,以及静脉对血流的阻力。

1.静脉对血流的阻力

在静脉系统中,由微静脉至右心房的血压降落仅约 2.0 kPa(15 mmHg),可见静脉对血流的阻力很小,这与其保证回心血量的功能是相适应的。

作为毛细血管后阻力血管的微静脉,其舒缩活动可影响毛细血管前、后阻力的比值,继而改变毛细血管血压。微静脉收缩时,使毛细血管后阻力升高,如果毛细血管前阻力不变,则毛细血管前、后阻力的比值变小,进而升高毛细血管血压,造成组织液生成增多。因此,机体可通过对微静脉舒缩活动的调节来控制血液和组织液之间的液体交换,并能间接调节静脉回心血量。

前面已经提及,跨壁压可影响静脉的充盈扩张,继而改变了静脉对血流的阻力。大静脉在处于扩张状态时,血流阻力很小;但当管壁塌陷时,静脉的总横截面积减小,导致血流阻力增大。另外,血管周围组织对静脉的压迫,如锁骨下静脉在跨越第 1 肋骨处受肋骨的压迫、腹腔内大静脉受腹腔器官的压迫等,都可增加静脉对血流的阻力。

2.影响静脉回心血量的因素

凡能影响外周静脉压、中心静脉压以及静脉阻力的因素,都能影响静脉回心血量。

(1)体循环平均充盈压:体循环平均充盈压的高低取决于循环血量和血管系统容量之间的相对关系。当循环血量增多或容量血管收缩时,体循环平均充盈压升高,静脉回心血量即增多;反之,当循环血量减少或容量血管舒张时,体循环平均充盈压降低,静脉回心血量则减少。

(2)心脏收缩力量:心脏收缩力量增强时,射血量增多,而心室内剩余血量较少,则心室舒张末期压力就较低,从而对心房和大静脉内血液的抽吸力量增强,故静脉回心血量增多;相反,则静脉回心血量减少。例如,右心衰竭时,右心室收缩力量显著减弱,致心室舒张末期压力明显升高,使血液淤积在右心房和大静脉内,静脉回心血量显著减少,此时患者出现颈外静脉怒张、下肢水肿等体征。左心衰竭时,血液淤积在左心房和肺静脉内,造成肺淤血和肺水肿。

(3)体位改变:当人体从平卧位转为直立位时,身体低垂部分静脉扩张,容量增大,故静脉回心血量减少。这种变化在健康人由于神经系统的迅速调节而不易被察觉,而长期卧床的患者,由于其静脉管壁的紧张性较低,更易扩张,同时下肢肌肉收缩力量减弱,故由平卧位突然直立时,可因大量血液淤滞在下肢,导致静脉回心血量过少而发生晕厥。

(4)骨骼肌的挤压作用:骨骼肌收缩时挤压肌肉内和肌肉间的静脉,使静脉血流加快,加之有静脉瓣的存在,使血液只能向心脏方向回流而不能倒流。这样,骨骼肌和静脉瓣一起,对静脉回流起着"泵"的作用,称为"静脉泵"或"肌肉泵"。当下肢肌肉进行节律性舒缩活动时,如步行或跑步,可使肌肉泵作用得到很好发挥,在一定程度上加速了全身的血液循环,对心脏的泵血起辅助作用。肌肉泵的这种作用,对于在直立情况下降低下肢静脉压、减少下肢静脉内血液潴留具有重要的生理意义。但是,如果肌肉不做节律性的舒缩,而呈持续性收缩状态,则静脉因持续受压导致回心血量明显减少。

(5)呼吸运动:胸膜腔内压通常低于大气压,为负压。吸气时,胸腔容积增大,胸膜腔负压增大,使胸腔内大静脉和右心房更加扩张,中心静脉压降低,因而静脉回心血量增加;呼气时则相反,使静脉回心血量减少。可见,呼吸运动对静脉回流也起着"泵"的作用,称为"呼吸泵"。如果在站立时呼吸加深,可以促进身体低垂部分的静脉血液回流。但是,呼吸对肺循环静脉回流的影响与对体循环的影响不同。吸气时,随着肺的扩张,肺部的血管容积显著增大,能储存较多的血液,故由肺静脉回流至左心房的血量减少,左心室的输出量也相应减少。呼气时的情况则相反。

五、微循环

微动脉和微静脉之间的血液循环,称为微循环。作为血液与组织细胞之间进行物质和气体交换的场所,微循环对维持组织细胞的新陈代谢和内环境稳态具有重要作用。

(一)微循环的组成

各器官、组织的结构和功能不同,微循环的结构也有所不同。典型的微循环由微动脉、后微动脉、毛细血管前括约肌、真毛细血管、通血毛细血管、动-静脉吻合支和微静脉组成(图1-23)。

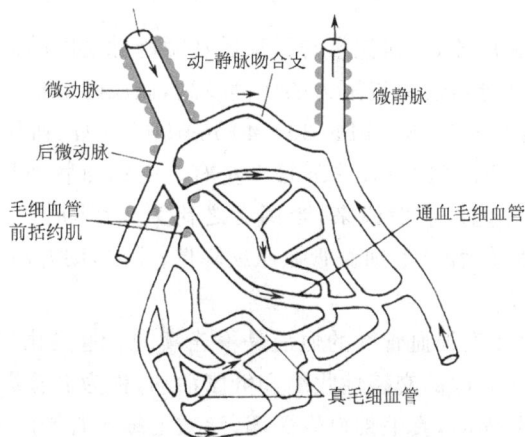

图 1-23 微循环的组成模式图

微循环的起点是微动脉,其管壁有环行的平滑肌,通过平滑肌的收缩和舒张可控制微循环的血流量,故微动脉起"总闸门"的作用。微动脉分支成管径更细的后微动脉,每根后微动脉向一至数根真毛细血管供血。真毛细血管起始端通常有1～2个平滑肌细胞,形成环状的毛细血管前括约肌,其舒缩活动可控制进入真毛细血管的血流量,故毛细血管前括约肌起"分闸门"的作用。真毛细血管仅由单层内皮细胞组成,细胞间有裂隙,故具有较高的通透性。人体内约有400亿根毛细血管,总的有效交换面积将近1 000 m²。毛细血管的血液经微静脉进入静脉。最细的微静脉口径不超过30 μm,其管壁没有平滑肌,属于交换血管。较大的微静脉管壁有平滑肌,其舒缩活动可影响毛细血管血压,故微静脉为毛细血管后阻力血管,起"后闸门"的作用。

(二)微循环的血流通路

微循环有3条血流通路,分别具有不同的生理意义。

1.迂回通路

血液从微动脉经后微动脉、毛细血管前括约肌、真毛细血管汇集到微静脉的通路,称为迂回通路。该通路因真毛细血管数量多且迂回曲折而得名,加之管壁薄、通透性大、血流缓慢,因此是血液和组织液之间进行物质交换的场所,故又称营养通路。该通路中的真毛细血管是交替开放的,安静状态下,同一时间内约有20%的真毛细血管开放,从而使微循环的血流量与组织的代谢活动相适应。

2.直捷通路

血液从微动脉经后微动脉和通血毛细血管进入微静脉的通路,称为直捷通路。通血毛细血管是后微动脉的直接延伸,其管壁平滑肌逐渐稀少以至消失。直捷通路经常处于开放状态,血流速度较快,在物质交换上意义不大。它的主要功能是使一部分血液快速进入静脉,以保证回心血量。直捷通路在骨骼肌中较为多见。

3.动-静脉短路

血液从微动脉经动-静脉吻合支流入微静脉的通路,称为动-静脉短路。该通路多见于人体的皮肤和皮下组织,特别是手指、足趾、耳郭等处,其主要功能是参与体温调节。当人体需要大量散热时,动-静脉吻合支开放增多,皮肤血流量增加,皮肤温度升高,有利于发散身体热量。

(三)微循环的血流动力学

1.微循环的血流阻力

微循环中的血流一般为层流,其血流量与微动脉和微静脉之间的血压差成正比,与微循环中总的血流阻力成反比。微动脉占总血流阻力的比例较高,血压降落也最显著。因而,血液流到毛细血管靠动脉端时,血压降至4.0～5.3 kPa(30～40 mmHg),中段血压为3.3 kPa(25 mmHg),至靠静脉端血压为1.3～2.0 kPa(10～15 mmHg)左右。毛细血管血压的高低取决于毛细血管前阻力和毛细血管后阻力之比。一般说来,当两者之比为5∶1时,毛细血管的平均血压约为2.7 kPa(20 mmHg)。比值增大时,毛细血管血压就降低;反之,则升高。

2.微循环血流量的调节

通常情况下,通过微循环毛细血管网的血液是不连续的。这是由于后微动脉和毛细血管前括约肌不断发生每分钟5～10次的交替性收缩和舒张活动,称为血管舒缩活动,以此控制真毛细血管开放或关闭。当它们收缩时,真毛细血管关闭,导致毛细血管周围组织中乳酸、CO_2、组胺等代谢产物积聚以及O_2分压降低。代谢产物和低氧又能反过来引起局部后微动脉和毛细血管前括约肌舒张,于是真毛细血管开放,局部组织内积聚的代谢产物被血流清除。随后,后微动脉和毛细血管前括约肌又收缩,使真毛细血管关闭,如此周而复始。当组织代谢活动加强时,处于开放状态的真毛细血管增多,可使血液和组织细胞之间的交换面积增大,交换距离缩短,以满足组织代谢的需要。

(四)血液和组织液之间的物质交换

微循环的基本功能是实现血液和组织液之间的物质交换,主要通过以下几种方式进行。

1.扩散

扩散是血液和组织液之间进行物质交换的最主要方式。某种溶质分子在单位时间内扩散的速率与其在血浆和组织液中的浓度差、毛细血管壁对该分子的通透性以及毛细血管壁的有效交换面积等成正比,而与毛细血管壁的厚度成反比。脂溶性物质如 O_2、CO_2 等可直接透过毛细血管壁进行扩散,故扩散速率极快。非脂溶性物质如 Na^+、葡萄糖等,其直径小于毛细血管壁孔隙,也能通过管壁进出毛细血管,但分子越小,就越容易通过毛细血管壁孔隙,故扩散速率越大。

2.吞饮

毛细血管内皮细胞外侧的物质可被细胞膜包裹并吞饮入细胞内,形成吞饮泡,继而被运送至细胞的另一侧,并被排出细胞外。一般认为,多数大分子物质如血浆蛋白等可以通过这种方式进行毛细血管内外的交换。

3.滤过和重吸收

当毛细血管壁两侧的静水压和渗透压不等时,水分子就会通过毛细血管壁从高压力一侧向低压力一侧移动。生理学中,将液体由毛细血管内向外的移动称为滤过,而将液体向相反方向的移动称为重吸收。血液和组织液之间通过滤过和重吸收方式进行的物质交换,仅占很小一部分,对于物质交换来说并不起主要作用,但对于组织液的生成来说具有重要意义。

六、组织液的生成与回流

组织液是血浆经毛细血管滤过到组织间隙而形成的,其主要成分是胶原纤维和透明质酸细丝,故组织液绝大部分呈胶冻状,不能自由流动,因而不致因重力作用而流至身体的低垂部位,也难从组织间隙中抽吸出来。组织液中有极小一部分呈液态,可自由流动。组织液中各种离子成分与血浆基本相同,但组织液中蛋白质含量明显低于血浆。

(一)组织液的生成

组织液生成的动力是有效滤过压,它取决于以下 4 个因素,即毛细血管血压、血浆胶体渗透压、组织液静水压和组织液胶体渗透压。其中,毛细血管血压和组织液胶体渗透压是促使液体向毛细血管外滤过的力量,而血浆胶体渗透压和组织液静水压则是促使液体重吸收入毛细血管的力量(图 1-24)。滤过的力量与重吸收的力量之差,称为有效滤过压(effective filtration pressure,EFP)。可用下式表示:

有效滤过压＝(毛细血管血压＋组织液胶体渗透压)－(血浆胶体渗透压＋组织液静水压)

如图 1-24 所示,在毛细血管动脉端,有效滤过压为 1.7 kPa(13 mmHg),表示液体滤出毛细血管而生成组织液;而在毛细血管静脉端,有效滤过压为－0.7 kPa(－5 mmHg),表示大部分组织液又重吸收回毛细血管。总的说来,流经毛细血管的血浆,0.5%～2%在毛细血管动脉端被滤出到组织间隙,其中约90%的滤出液在静脉端被重吸收回血液,其余约10%进入毛细淋巴管,成为淋巴液。

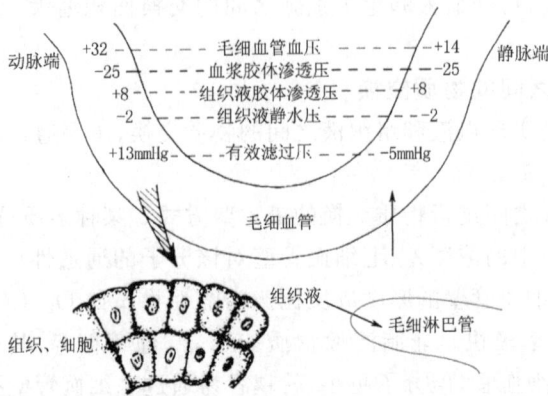

图 1-24　组织液生成与回流示意图(图中数值单位为 mmHg)

(二)影响组织液生成与回流的因素

正常情况下,组织液的生成与回流维持动态平衡,以保证体液的正常分布。一旦这种平衡遭到破坏,造成组织液生成过多或回流减少,则组织间隙中有过多的液体潴留,产生水肿。

1.毛细血管血压

当毛细血管前、后阻力的比值增大时,毛细血管血压降低,则有效滤过压减小,组织液生成减少;反之,比值变小时,毛细血管血压升高,组织液生成增多。右心衰竭的患者,因静脉回流受阻,毛细血管血压逆行升高,有效滤过压加大,组织液生成增多而回流减少,常出现全身水肿。

2.血浆胶体渗透压

血浆胶体渗透压主要取决于血浆蛋白的浓度。当人体患某些肾脏疾病时,常排出蛋白尿,或者肝功能不佳时,蛋白质合成减少,从而导致血浆蛋白含量降低,使血浆胶体渗透压下降,有效滤过压增大,组织液生成增多,从而出现水肿。

3.毛细血管壁的通透性

正常情况下,毛细血管壁对蛋白质几乎不通透。但在感染、过敏、烧伤等情况下,毛细血管壁的通透性增加,部分血浆蛋白滤出毛细血管,使病变部位组织液胶体渗透压升高,有效滤过压增大,导致组织液生成增多,出现水肿。

4.淋巴回流

正常情况下,从毛细血管滤出的液体约 10% 经淋巴系统回流入血。当局部淋巴管病变或肿物阻塞淋巴管时,可使淋巴回流受阻,导致受阻部位远端的组织液回流障碍,出现局部水肿。

(赵　伟)

第六节　心血管活动的调节

正常情况下,在内外环境发生变化时,机体通过心血管活动的调节,包括神经调节、体液调节和自身调节等方式使心排血量、动脉血压和器官血流量等发生相应变化,从而适应机体和各器官组织在不同情况下的代谢水平和对血流量的需要。

一、心血管活动的神经调节

心脏和各部分血管的活动主要受自主神经和体液等因素的调节,通过调节心排血量和外周阻力以维持血压的相对稳定,并满足机体组织器官在不同功能和代谢状态下的血供需要。同时,心血管活动在一定程度还可受到自身的调节。

(一)心脏和血管的传出神经支配

心肌和血管平滑肌都受自主神经的支配。

1.心的传出神经支配

心脏受到心交感神经和心迷走神经双重支配。前者兴奋可加强心脏活动,后者兴奋则对心脏活动具有抑制作用,二者既对立又统一地调节心脏的活动。此外,心肌还受肽能神经元支配。

(1)心交感神经及其作用:心交感神经的节前纤维来自于第1~5胸椎段脊髓中间外侧柱的神经元,其轴突末梢释放的递质为乙酰胆碱(acetylcholine,ACh),后者激活节后神经元膜上的烟碱型乙酰胆碱受体(nicotinic acetylcholine receptor,nAChR)。心交感神经节后神经元位于星状神经节或颈交感神经节内,其节后纤维支配心脏的各个部分,包括窦房结、房室交界、房室束、心房肌和心室肌。

心交感神经节后纤维末梢释放的递质为去甲肾上腺素(norepinephrine,NE),后者与心肌细胞膜上的 β_1 肾上腺素能受体(β_1-adrenergic receptor,β_1 受体)结合后,激活细胞膜上的兴奋型 G 蛋白(stimulatory G protein,Gs),进而激活胞质侧的腺苷酸环化酶(adenylate cyclase,AC),后者使细胞内的 ATP 转变为环磷酸腺苷(cyclic adenosine monophosphate,cAMP),激活蛋白激酶 A(protein kinase A,PKA),使细胞膜上的蛋白磷酸化,进而通过影响细胞膜的离子转运功能引起一系列生理效应,包括自律性增高,心率加快,即正性变时作用;心肌收缩力加强,即正性变力作用;传导速度加快,即正性变传导作用。PKA 还可引起膜内的蛋白磷酸化,糖原分解酶活性增强,促进糖原分解,使细胞内葡萄糖浓度升高,有氧代谢增强,生成 ATP 增多,以提供心肌活动所需的能量。

在心交感神经的作用下,窦房结细胞膜上 L 型 Ca^{2+} 通道开放,Ca^{2+} 内流增多;起搏电流 If 增强,使窦房结细胞 4 期自动去极化速度加快,从而引起正性变时作用。窦房结发出的冲动由特殊传导系统迅速传导至左、右心室,使两心室同时进入兴奋和收缩状态。心交感神经可使房室交界区慢反应细胞 Ca^{2+} 内流增加,动作电位 0 期去极速度加快,动作电位幅度增高,从而引起正性变传导作用。心交感神经可使心房和心室肌细胞动作电位 2 期 Ca^{2+} 内流增加,激动肌浆网上的 ryanodine 受体和 Ca^{2+} 泵,分别促进肌浆网释放 Ca^{2+} 和对 Ca^{2+} 的回收,从而引起正性变力作用。心交感神经兴奋时,肌浆内 Ca^{2+} 浓度升高,兴奋-收缩耦联过程加强,心肌收缩能力增强;在舒张期,肌钙蛋白与 Ca^{2+} 的亲和力降低,使 Ca^{2+} 与肌钙蛋白的解离加速,肌浆网上的 Ca^{2+} 泵活动增强,加速肌浆内 Ca^{2+} 回收入 Ca^{2+} 库,同时 Na^+-Ca^{2+} 交换活动增强,使细胞排出 Ca^{2+} 增加,从而使肌浆内 Ca^{2+} 浓度迅速下降,导致心肌舒张过程加强。心室肌收缩能力增强可使搏出量增多,而舒张过程加强有利于心室的血液充盈。

两侧心交感神经对心不同部位的支配存在差异,右侧交感神经以支配窦房结为主,兴奋时主要引起心率加快;左侧交感神经对房室交界和心室肌的作用为主,兴奋时主要引起房室传导加快和心室收缩能力增强。

心交感神经对心脏多方面的作用是互相协调的。在心交感神经兴奋引起心率加快、收缩期和舒张期都缩短的情况下,心室舒张加速和心房收缩能力增强可减小因心室舒张期缩短对心室血液充盈造成的影响。心室收缩能力增强和收缩的同步性增强使射血量不致因心脏收缩期缩短而减少。所以,在心交感神经兴奋时,心率加快、搏出量不变或有所增加,心排血量明显增加。

在生理学中,将神经或肌肉等组织一定程度的持续性活动称为紧张。机体在安静状态下,心交感神经都有一定频率的动作电位传出,维持心脏处于一定程度的活动状态,这种作用称为心交感紧张。意思是心交感神经对心脏具有经常性的紧张性支配作用。

(2)心迷走神经及其作用:心迷走神经节前纤维起源于延髓迷走神经背核和疑核,行走于迷走神经干中,进入心脏后与心内神经节发生突触联系,末梢释放的递质也是乙酰胆碱,其受体也是节后神经元膜上的 nAChR;节后纤维支配窦房结、心房肌、房室交界、房室束及其分支,也有少量纤维支配心室肌,其末梢释放的递质也是 ACh。

1920 年,美籍德裔学者 O.Loewi 将两蛙心离体后,刺激 A 蛙心的迷走神经可使其活动减弱,A 蛙心的灌流液也可使 B 蛙心活动减弱,说明迷走神经兴奋时通过释放某种化学物质使两心活动减弱,该研究首次发现了化学信息传递物质(递质),后经证实该物质为 ACh。O.Loewi 为此获得 1936 年诺贝尔生理学或医学奖。

ACh 与心肌细胞膜上的毒蕈碱型乙酰胆碱受体(M 受体)结合,通过抑制腺苷酸环化酶,使 cAMP 生成减少,PKA 的活性降低,Ca^{2+} 通道开放减少;同时,还通过 G 蛋白直接激活 ACh 依赖型 K^+ 通道,导致细胞膜对 K^+ 的通透性增大,K^+ 外流增多,由此对心肌细胞产生负性变时作用、负性变力作用和负性变传导作用。心迷走神经兴奋时,心率减慢,搏出量和心排血量减少。

由于 K^+ 外流增加,使窦房结细胞发生超极化,最大复极电位增大,Ik 衰减过程减弱,4 期自动去极化速率降低,从而引起负性变时作用。ACh 在增高心肌细胞膜对 K^+ 通透性的同时,还抑制其对 Ca^{2+} 的通透性。Ca^{2+} 内流减少,房室交界区心肌细胞动作电位 0 期去极化速率减慢,引起负性变传导作用。心肌细胞因 K^+ 通透性增加,复极化时 K^+ 外流加快而致动作电位时程缩短,同时因 cAMP 浓度降低而抑制 Ca^{2+} 通道,因此动作电位 2 期进入细胞的 Ca^{2+} 量减少,触发肌浆网释放 Ca^{2+} 减少,肌浆内 Ca^{2+} 浓度降低,从而引起负性变力作用。

两侧心迷走神经对心不同部位的支配也存在差异,右侧以支配窦房结为主,兴奋时主要引起心率减慢;左侧以支配房室交界区为主,兴奋时主要引起房室传导减慢。

心迷走神经也具有紧张性活动,持续性抑制心脏的活动,称为心迷走紧张。

心交感紧张和心迷走紧张此消彼长,共同调节心脏的活动。人体窦房结的自律性约为 100 次/分,但机体在安静状态下,心迷走紧张占优势,因此心率仅约 70 次/分。经常进行体育锻炼的个体,安静时心迷走神经的紧张性较高,心率可以慢于 60 次/分。如果用 M 受体阻断剂阿托品阻断迷走神经的紧张性作用,则心率可加快到 150~180 次/分;如果用美托洛尔等 β_1 受体阻断药阻断心交感紧张,则心率可减慢到大约 50 次/分。在运动状态下,心交感紧张增强,心迷走紧张减弱,共同引起心率加快,心肌收缩力增强,心排血量增多,以满足机体活动增强的需要。

(3)肽能神经元及其作用:在心内还存在着一些肽能神经元,它们可释放血管活性肠肽、降钙素基因相关肽、神经肽 Y、阿片肽等肽类物质。这些物质与上述的神经递质共存。目前,对于肽能神经元的功能了解不多,已知血管活性肠肽对心肌有正性变力作用和舒张冠状血管的作用,降钙素基因相关肽有正性变时、正性变力和血管舒张作用,并被认为是体内最强的舒血管物质。

2.血管的传出神经支配

除真毛细血管以外,所有血管都有平滑肌。而绝大部分血管平滑肌的活动都受自主神经系统的调节;毛细血管前括约肌的神经分布很少,其舒缩活动主要受局部代谢产物的影响。引起血管平滑肌收缩的神经称为缩血管神经,引起血管平滑肌舒张的神经称为舒血管神经,二者统称为血管运动神经。

(1)缩血管神经及其作用:缩血管神经都属于交感神经,故一般称为交感缩血管神经。交感缩血管神经节前神经元位于第 1 胸椎至第 3 腰椎节段脊髓灰质的中间外侧柱,其末梢释放 ACh,其受体亦为 nAChR;节后神经元位于椎旁神经节和椎前神经节,其末梢释放去甲肾上腺素,可分别作用于血管平滑肌细胞膜 α 肾上腺素能受体(α-adrenergic receptor,α 受体)和 β₂肾上腺素能受体(β₂-adrenergic receptor,β₂受体),作用于 α 受体导致血管平滑肌收缩,而作用于 β₂受体则引起血管平滑肌舒张。

去甲肾上腺素与 α 受体结合的能力比与 β₂受体结合的能力强,故缩血管神经兴奋时主要引起缩血管效应。

除毛细血管前括约肌外,全身所有血管平滑肌都受交感缩血管神经支配,但对于不同部位的血管,其密度有所不同。皮肤血管的交感缩血管神经分布密度最大;其分布密度在骨骼肌和内脏血管次之;而在冠状血管和脑血管中的分布最少。在同一器官的血管,交感缩血管神经分布的密度也有差异。动脉的交感缩血管神经分布密度高于静脉;在微动脉的分布密度最大;毛细血管前括约肌不受交感缩血管神经支配。

在安静状态下,交感缩血管神经持续发放约 1～3 次/秒的低频冲动,称为交感缩血管紧张。这种紧张性活动使血管平滑肌保持一定程度的收缩状态。当交感缩血管紧张增强时,血管平滑肌进一步收缩;交感缩血管紧张减弱时,血管平滑肌收缩程度降低,血管舒张。在不同的生理情况下,交感缩血管神经的放电频率在 1 次/秒至 8～10 次/秒的范围内变动,可引起血管口径在很大范围内发生变化,从而调节不同器官的血流阻力和血流量。

(2)舒血管神经及其作用:体内有少部分血管平滑肌同时接受舒血管神经支配。①交感舒血管神经及其作用:在动物实验中发现,支配骨骼肌微动脉的交感神经中除有缩血管纤维外,还有舒血管纤维。交感舒血管神经节后纤维释放 ACh,引起骨骼肌血管平滑肌舒张,阿托品可阻断该效应。交感舒血管神经在平时并无紧张性活动,只有在机体情绪激动和运动等情况下才发放冲动,使骨骼肌血管舒张,血流量增多。在这种情况下,体内其他器官的血管则因交感缩血管神经的活动增强而发生收缩,体内血液重新分配,从而使骨骼肌得到充足的血液供应。②副交感舒血管神经及其作用:脑膜、唾液腺、胃肠道外分泌腺和外生殖器等少数部位的血管除接受交感缩血管神经支配外,还接受副交感舒血管神经的支配。例如,面神经中有支配软脑膜血管的副交感纤维,迷走神经中有支配肝血管的副交感纤维,盆神经中有支配盆腔器官血管的副交感纤维等。这些神经纤维末梢释放 ACh,与血管平滑肌细胞膜上的 M 受体结合,引起血管舒张。副交感舒血管神经平时没有紧张性活动,而且只对局部组织血流起调节作用,故对循环系统总的外周阻力影响很小。③脊髓背根舒血管神经及其作用:皮肤伤害性感觉传入纤维在外周末梢处可发出分支到邻近的微动脉。当皮肤受到伤害性刺激时,感觉冲动在沿脊神经背根传入纤维向中枢传导的同时,也可沿着其末梢分支传至受刺激部位邻近的微动脉,引起微动脉舒张,使局部皮肤出现红晕。这是仅通过轴突外周部位即可完成的反应,称为轴突反射。这类神经称为背根舒血管神经,其末梢释放的递质还不清楚,免疫细胞化学方法证明脊神经节感觉神经元中有降钙素基因相关肽与 P 物质共存。④血管活性肠肽神经元及其作用:有些自主神经元内有血管活性肠肽和 ACh 共存。这些神经元兴奋时,其末梢一方面释放 ACh,引起腺细胞分泌,另一方面释放血管活性肠肽,引起舒血管效应,使局部组织血流量增加。

综上所述,在安静状态下,交感缩血管神经的紧张性活动即可维持机体适宜的外周阻力和动脉血压的稳定;在运动状态下,支配骨骼肌的交感舒血管神经和分布在内脏器官的交感缩血管神经均兴奋,既保证了运动着的骨骼肌得到足够血液供应,又维持了适宜的外周阻力;在某些特殊情况下,副交感舒血管神经兴奋,使局部组织血流量增加。

(二)心血管中枢

心血管中枢是指与心血管活动调节有关的神经细胞集中的部位。调节心血管活动的神经细胞群分布在从脊髓到大脑皮质的各级水平,它们各具不同的功能但又密切联系,使心血管系统的活动与整体功能协调一致。

1.延髓心血管中枢

早在19世纪70年代,即有学者提出,最基本的心血管中枢位于延髓。动物实验依据为:①在延髓上缘横断脑干后,动物的血压并无明显变化,而且刺激坐骨神经引起的升压效应仍然存在。②横断水平逐步移向延髓尾端时,动物的血压逐渐降低,刺激坐骨神经引起的升压效应也逐渐减弱。③横断水平后移至延髓闩部时,血压降低至大约$5.3~kPa$(40 mmHg)。以上结果表明,心血管的正常紧张性活动不是起源于脊髓或支配心血管的传出神经,而是起源于延髓头端。只要保留延髓及其以下中枢部分的完整,就能维持心血管的正常紧张性活动,并完成基本的心血管反射。

进一步研究表明,延髓心血管中枢包括四个功能部位。①缩血管区:缩血管区位于延髓头端腹外侧部,包括心交感中枢和交感缩血管中枢,是心交感紧张和交感缩血管紧张的起源部位。该区神经元的轴突下行,支配脊髓中间外侧柱心交感神经节前神经元和交感缩血管神经节前神经元,维持心交感紧张和交感缩血管紧张。②心抑制区:心抑制区位于延髓迷走神经背核和疑核,亦称为心迷走中枢,产生和维持心迷走紧张。③舒血管区:舒血管区位于延髓尾端腹外侧部,该区的神经元在兴奋时可抑制缩血管区神经元的活动,导致交感缩血管紧张降低,血管舒张。④传入神经接替站,即延髓孤束核。该区一方面接受来自颈动脉窦和主动脉弓压力感受器、颈动脉体和主动脉体化学感受器、心肺感受器和肾等内脏感受器的传入信息,以及来自端脑、下丘脑、小脑、脑干其他区域和脊髓等处与心血管调节有关的核团的纤维投射,另一方面又发出纤维投射到心迷走中枢、心交感中枢、交感缩血管中枢、脑桥臂旁核和下丘脑室旁核等区域,继而影响心血管活动。

2.延髓以上的心血管中枢

在延髓以上的脑干部分以及大脑和小脑中,都存在影响延髓心血管中枢活动的神经元。它们在心血管活动调节中所起的作用更加高级,表现为对心血管活动与机体其他功能活动之间的复杂整合作用。例如下丘脑在机体的体温调节、摄食、水平衡和情绪反应等功能活动的整合中起着重要作用。在动物实验中可以观察到,电刺激下丘脑的一些区域,可引起躯体肌肉以及心血管、呼吸和其他内脏活动的变化,这些变化往往是通过精细整合,在功能上相互协调的。电刺激下丘脑的"防御反应区",可引起动物的防御反应,表现为骨骼肌肌紧张加强和防御姿势等行为反应。机体处于紧张和恐惧等状态时,出现心率加快,心肌收缩能力增强,血压升高,以及呼吸活动加强和其他内脏功能活动的相应变化。边缘系统参与机体心血管活动与情绪活动的整合。大脑皮质运动区除引起骨骼肌收缩外,还通过交感舒血管神经引起骨骼肌血管的舒张。大脑皮质还参与心血管活动条件反射的建立。

3.脊髓心血管神经元

在脊髓胸、腰段灰质中间外侧柱有支配心血管的交感节前神经元,在脊髓骶部有支配血管的副交感节前神经元。这些神经元的活动受高位中枢的调节,在完成各种心血管反射中起传出通路的作用。

(三)心血管反射

机体在不同功能状态下,可通过多种心血管反射来调节心血管的活动,使心排血量与机体代谢水平相适应。

1.颈动脉窦和主动脉弓压力感受性反射

颈动脉窦和主动脉弓压力感受性反射,是指机体动脉血压升高时,通过增强对颈动脉窦和主动脉弓压力感受器的刺激作用,反射性地引起心排血量减少和外周阻力减小,使动脉血压迅速回降过程,又称为降压反射。反之,当机体动脉血压降低时,对压力感受器的刺激作用减弱,该反射活动减弱,引起心排血量增加和外周阻力增大,使动脉血压迅速回升。可见,该反射是一种负反馈调节机制。需要指出的是颈动脉窦和主动脉弓压力感受性反射必须是在血压快速变化时才能表现出来,对于血压变化缓慢的个体则不能发生该反射。这就是为什么高血压患者不能通过自身的颈动脉窦和主动脉弓压力感受性反射达到降压目的的原因。

(1)压力感受器的特性:颈动脉窦和主动脉弓压力感受器是分布在颈动脉窦和主动脉弓血管壁外膜下的感觉神经末梢,通常称其为动脉压力感受器。颈动脉窦压力感受器的传入神经为颈动脉窦神经,它并入舌咽神经;主动脉弓压力感受器的传入神经为迷走神经。家兔主动脉弓压力感受器的传入神经自成一束,与迷走神经伴行,称为主动脉神经或减压神经。颈动脉窦和主动脉弓压力感受器的适宜刺激是血管壁的机械性牵张。当动脉血压升高时,管壁被牵张的程度增大,压力感受器传入的神经冲动随之增多,因此压力感受器在本质上属于牵张感受器。实验条件下,快速牵拉已阻断血流的颈动脉窦区,尽管此时颈动脉窦内压力很低,但牵拉仍可成为有效刺激而致窦神经传入冲动增加,导致血压急剧下降。由此证明,这种感受器的适宜刺激为任何原因对血管壁的机械牵张。

在同一血压水平,压力感受器对脉动性压力变化更为敏感。而且,脉动性压力变化速率愈快,感受器受到的刺激作用愈强,传入冲动频率就愈高。因此,压力感受性反射对急剧血压变化具有强而迅速的调节作用。研究表明,颈动脉窦压力感受器对牵张刺激比主动脉弓更敏感,故在心血管活动的压力感受性反射调节中更为重要。

体液中的某些物质,如心房钠尿肽和血管升压素等,可与压力感受器细胞膜上的相应受体结合,具有提高压力感受性反射敏感性的作用。

(2)压力感受器:传入神经与中枢的联系颈动脉窦和主动脉弓压力感受器的传入神经纤维将传入冲动传递到延髓孤束核,后者再通过延髓内的神经通路,兴奋心迷走中枢,使心迷走紧张增强;抑制心交感中枢和交感缩血管中枢,使心交感紧张和交感缩血管紧张减弱;此外,还可通过延髓内其他神经核团以及脑干和下丘脑等部位的一些神经核团使交感紧张减弱。

(3)反射效应:动脉血压升高时,对压力感受器的刺激增强,窦神经和迷走神经传入孤束核的冲动增多,通过延髓心血管中枢的整合作用,使心交感中枢和交感缩血管中枢的紧张性活动减弱,心迷走中枢的紧张性活动加强,进而引起心交感神经传出冲动减少和心迷走神经传出冲动增多,使心率减慢,心肌收缩力减弱,心排血量减少;同时交感缩血管神经传出冲动减少,外周血管平滑肌紧张性减弱,血管舒张,血流阻力减小,导致动脉血压迅速回降。

相反,当动脉血压降低时,对颈动脉窦和主动脉弓压力感受器的刺激减弱,传入孤束核的冲动减少,经延髓心血管中枢整合后,心交感中枢紧张性加强,心迷走中枢的紧张性减弱,引起心交感神经传出冲动增多而心迷走神经传出冲动减少,使心率加快,心肌收缩力增强,心排血量增多;同时,交感缩血管中枢紧张性增强,全身血管广泛收缩,外周阻力增大,导致动脉血压迅速回升。

这里需要提及的是,长期卧床的患者,整体功能状态差,压力感受器对动脉血压变化的敏感性降低,因此在临床工作中,要注意避免这类患者发生直立性低血压。另外,在做颈部手术时,应避免对颈动脉窦区的牵拉刺激,因为对颈动脉窦压力感受性反射敏感的患者,牵拉刺激可能导致心率过慢甚至心搏骤停。

(4)压力感受性反射的意义:由于压力感受器传入神经的传入冲动引起的反射具有缓冲血压的作用,故称为缓冲神经。在对正常犬的实验中观察到,在24小时内,动脉血压仅在偏离平均动脉压1.3~2.0 kPa(10~15 mmHg)的范围内变化;在切除两侧缓冲神经的犬,24小时内平均动脉压虽然并未明显高于正常水平,但动脉血压的波动范围可高达平均动脉压上下各6.7 kPa(50 mmHg)。可见压力感受器反射的生理意义在于经常监视动脉血压的变化。在动脉血压升高或降低时,通过压力感受器传入冲动频率的增多或减少,经心血管中枢的整合,调整心排血量和外周阻力,使机体动脉血压维持相对稳定。压力感受性反射对动脉血压快速变化的调节作用显著,故该反射主要参与机体短时性血压变化的调节。

在动物实验中,将颈动脉窦区与其他部分分离,仅通过窦神经保留与中枢的联系,在这种情况下,人为地改变颈动脉窦区的灌注压,就可以引起体循环动脉血压的变化。据此可做出反映颈动脉窦内压与主动脉血压之间的关系曲线,即压力感受性反射功能曲线。由该曲线可见,其中部较陡,两端渐趋平坦,表明当窦内压在正常平均动脉血压水平范围内变化时,压力感受性反射最为敏感,调节作用最强;动脉血压偏离正常水平越远,压力感受性反射的调节作用越弱。在慢性高血压病患者,由于压力感受器对牵张刺激的敏感性降低而产生适应现象,压力感受性反射功能曲线向右移位,提示压力感受性反射在高于正常的血压水平发挥作用,这种现象称为压力感受性反射的重调定。压力感受性反射重调定的机制比较复杂,可发生在感受器水平,也可发生在反射的中枢部分。

2.颈动脉体和主动脉体化学感受性反射

化学感受性反射的感受器位于颈总动脉分叉处和主动脉弓区域,分别为颈动脉体和主动脉体,其传入神经同样分别为窦神经和迷走神经。化学感受器的血液供应非常丰富,其适宜刺激是血中CO_2分压、H^+浓度升高以及O_2分压降低。化学感受器受到刺激后,经窦神经和迷走神经传入孤束核,引起延髓呼吸中枢和心血管中枢的活动发生变化。一般认为,在生理情况下,化学感受性反射主要参与对呼吸运动的调节,只有在低氧、窒息、酸中毒、失血、动脉血压过低等情况下,才参与对心血管活动的调节。例如,当机体失血导致血压降低到8.0 kPa(60 mmHg)或更低时,可通过化学感受性反射引起心率加快,心排血量增加;腹腔内脏和骨骼肌血管收缩,外周阻力增大,动脉血压升高。因此,有时将化学感受性反射称为加压反射。

3.心肺感受器引起的心血管反射

在心房、心室和肺循环大血管壁存在许多调节心血管活动的感受器,总称为心肺感受器。心肺感受器可接受机械牵张刺激或化学刺激。在生理情况下,心房壁的牵张主要是由血容量增多引起的,故心房壁的牵张感受器又称为容量感受器。心肺感受器的传入神经纤维行于迷走神经干内。大多数心肺感受器受刺激时引起的效应是心交感紧张和交感缩血管紧张减弱,心迷走紧张增强,导致心率减慢、心排血量减少、外周阻力降低,动脉血压下降。在动物实验中证实,心肺感受器受刺激时,对肾交感神经活动的抑制特别明显,使肾血流量增加,肾排水和排 Na^+ 量增多。表明心肺感受器引起的反射在血量及体液成分的调节中具有重要的生理意义。心肺感受器受到压力或化学刺激时,引起肾交感神经活动抑制,肾血流量增多,尿量和尿 Na^+ 排出增多的过程称为心-肾反射,该反射使心肾两个器官的功能活动紧密地联系起来。

4.躯体感受器引起的心血管反射

刺激躯体传入神经可引起多种心血管反射。反射的效应取决于感受器的性质、刺激强度和频率等因素。用弱至中等强度的低频电脉冲刺激骨骼肌传入神经,常引起降血压效应;用高强度和高频率的电脉冲刺激皮肤传入神经,则常引起升血压效应;扩张肺、胃、肠和膀胱等空腔器官以及挤压睾丸或眼球等,均可引起心率减慢和外周血管舒张等效应;脑缺血可以引起交感缩血管中枢的紧张性增强,外周血管强烈收缩,动脉血压升高,称为脑缺血反应。

二、心血管活动的体液调节

血液和组织液中的一些化学物质对心血管活动的调节,称为心血管活动的体液调节。前者通过血液运到全身而广泛作用于心血管系统,属于全身性体液调节;后者在组织中生成,主要对局部的血管和组织起调节作用,属于局部性体液调节。

(一)肾上腺素和去甲肾上腺素

肾上腺素(epinephrine,EPI)和去甲肾上腺素(norepinephrine,NE)在化学结构上都属于儿茶酚胺类。血液中的肾上腺素和去甲肾上腺素主要由肾上腺髓质分泌,其中肾上腺素约占80%,去甲肾上腺素约占20%。不同生理状态下,两者的比例可能发生变化。由肾上腺髓质分泌的肾上腺素和去甲肾上腺素,进入血液循环,作用范围广且持续时间长。而由交感神经节后神经纤维释放的去甲肾上腺素一般只在局部发挥作用,极少量可进入血液循环,所以它的作用快且时间短暂。

血液中的肾上腺素和去甲肾上腺素对心血管的作用既有共性又有各自的特点,它们都是通过与心肌和血管平滑肌上的 α 受体和 β 肾上腺素能受体(β-adrenergic receptor,β 受体)起作用的,但两者与不同肾上腺素受体的亲和力存在差异。另外,肾上腺素受体在心肌和各部位血管平滑肌的分布也存在差异。心肌细胞膜上以 $β_1$ 受体为主,冠状动脉、脑血管、骨骼肌血管和肝的血管平滑肌细胞膜上以 $β_2$ 受体占优势,而皮肤、肾和胃肠道的血管平滑肌细胞膜上以 α 受体为主。肾上腺素与 β 受体的亲和力强,与 α 受体的亲和力较弱。去甲肾上腺素与 α 受体的亲和力强,与 $β_1$ 受体次之,与 $β_2$ 受体的亲和力最弱。因此,肾上腺素主要作用于心肌细胞 $β_1$ 受体,使心肌的活动增强;也作用于皮肤、肾和胃肠道的血管平滑肌细胞 α 受体,引起血管收缩;小剂量肾上腺素可作用于心、脑、骨骼肌和肝的血管平滑肌细胞 $β_2$ 受体,引起血管舒张,但大剂量时则作用于 α 受体引起缩血管效应。去甲肾上腺素广泛作用于血管平滑肌 α 受体,引起血管收缩;作用于心肌 $β_1$ 受体,使心的活动增强,但去甲肾上腺素缩血管作用引起的动脉血压升高可通过压力感受性反射使心率减慢,而且该作用大于其通过心肌细胞 $β_1$ 受体引起的直接兴奋作用,故表现为减慢心率。临床上如果给患者静脉注射去甲肾上腺素可使体内大多数器官的血管广泛收缩,外周阻力增加,动脉血压升高,使压力感受性反射增强,反射性地引起心率降低。从上述可见,肾上腺素主要通过增加心排血量使动脉血压升高,同时对循环血液具有重新分配的作用。该作用保证机体处于运动状态下脑和心肌以及运动着的骨骼肌可以得到充足的血液供应。而去甲肾上腺素主要通过收缩血管而增大外周阻力,使血压升高。因此,在临床上,常把肾上腺素用作强心药,而把去甲肾上腺素用作缩血管的升压药。

(二)肾素-血管紧张素-醛固酮系统

肾素主要来自肾脏,是由近球细胞合成和分泌的一种酸性蛋白水解酶,可以将血浆中由肝生成的血管紧张素原水解为血管紧张素 I(angiotensin I,Ang I)。Ang I 在血浆和组织(主要是肺血管内皮表面)的血管紧张素 I 转换酶(angiotensin I converting enzyme,ACE)的作用下,生成血管紧张素 II(angiotensin II,Ang II);Ang II 在血浆和组织中的血管紧张素酶 A 的作用下水解成血管紧张素 III(angiotensin III,Ang III);Ang III 在氨基肽酶的作用下生成血管紧张素 IV(angiotensin IV,Ang IV)。Ang II 和 Ang III 为强缩血管物质和醛固酮分泌的刺激物,参与调节血压和体液平衡、调节红细胞的生成以及肾脏的发育等。

血管紧张素原经肾素途径生成血管紧张素 I(Ang I),后者又经一系列不同酶的水解,生成许多不同肽段,构成血管紧张素家族,其成员包括:Ang I(1-10)、Ang II(1-8)、Ang III(2-8)、Ang IV(3-8)、Ang 1-9、Ang 1-7、Ang 2-7、Ang 3-7 等。这些物质可通过作用于血管紧张素受体而起作用。

血管紧张素受体简称 AT 受体,目前已发现有四种亚型,分别为 AT_1、AT_2、AT_3 和 AT_4 受体。AT_1 受体分布于人体的血管、心、肝、脑、肺、肾和肾上腺皮质等部位。AT_2 受体主要分布在人胚胎组织和未发育成熟的脑组织中,在成年人心肌部分脑组织中有少量分布。AT_3 受体尚未被克隆,该受体分布和信号通路等都不清楚。AT_4 受体广泛分布于哺乳动物的心血管、脑、肾、肺等处。

Ang I 一般不具有生理活性。Ang II 的主要作用如下:①作用于血管平滑肌细胞膜上的血管紧张素 II 受体 1(angiotensin II receptor 1,AT_1 受体),使全身微动脉收缩,外周阻力增大;使静脉收缩,回心血量增加,心排血量增多,导致动脉血压升高。②作用于脑的某些部位,使交感缩血管中枢的紧张性活动增强。③作用于交感神经末梢,促进去甲肾上腺素释放。④刺激肾上腺皮质球状带细胞合成和释放醛固酮。醛固酮促进肾远曲小管和集合管重吸收 Na^+ 和水,使血容量增多。⑤引起或增强渴觉,导致饮水行为,使血量增多。Ang III 可作用于 AT_1 受体,产生与血管紧张素 II 相似的生物效应,但其缩血管效应仅为 Ang II 的 $10\% \sim 20\%$,而刺激肾上腺皮质球状带合成和释放醛固酮的作用较强。Ang IV 作用于 AT_4 受体,产生与经典 Ang II 不同的甚或相反的生理作用,能抑制左心室收缩并加强其舒张;促进血管收缩的同时,刺激一氧化氮的生成和释放,以调节它的血管收缩作用;还可参与对肾血流量和水盐平衡的调节。

正常状态下,血液中仅含有微量血管紧张素。在机体大量失血和腹泻等原因造成体内细胞外液量减少和血压降低时,肾血流量减少,可刺激肾球旁细胞分泌大量的肾素,引起血液中血管紧张素增多,从而促使血容量增加和血压回升。由于肾素、血管紧张素和醛固酮三者关系密切,故将其称为肾素-血管紧张素-醛固酮系统(renin-angiotensin-aldosterone system,RAAS)。该系统主要在调节血容量和血管收缩等方面发挥作用,因此,在机体动脉血压的长期调节中具有重要意义。如临床上患慢性肾性高血压的患者,由于其肾血管周围发生炎症或血管壁硬化,引起肾血液供应不足时,肾素分泌增加,Ang II 的浓度增高,从而促进血压升高。

(三)血管升压素

血管升压素(vasopressin,VP)由下丘脑室旁核和视上核神经内分泌大细胞合成的九肽激素,经下丘脑-垂体束运送至神经垂体贮存和释放。神经垂体的分泌颗粒中含有神经垂体素运载蛋白。当室旁核和视上核神经元兴奋时,神经冲动到达位于神经垂体的神经末梢,引起钙离子内流,激素与运载蛋白释放进入血液循环。

VP受体有V_{1a}、V_{1b}和V_2三种亚型,前两者主要分布于血管平滑肌和腺垂体,V_2主要分布于肾集合管细胞膜上。VP作用于V_{1a}受体,引起体内血管广泛收缩(脑血管不受影响),导致外周阻力增大。在生理情况下,VP主要作用于V_2受体,促进肾集合管对水的重吸收而起抗利尿效应,故又称为抗利尿激素(antidiuretic hormone,ADH)。在机体失血或失液等病理情况下,血液中的VP浓度明显升高并作用于V_{1a}受体,通过第二信使三磷酸肌醇(inositol trisphosphate,IP_3)/二酯酰甘油(diacylglycerol,DAG)介导的缩血管作用,发挥升压效应,这一效应不属于VP的生理性作用。所以VP主要作用为抗利尿作用。另外,下丘脑室旁核有一些合成VP的神经内分泌小细胞,它们合成的VP通过垂体门脉系统到达垂体前叶,通过V_{1b}受体促进垂体前叶促肾上腺皮质激素的释放。

近年研究表明,VP还可通过提高压力感受性反射的敏感性、兴奋心血管交感中枢、抑制肾交感神经等,使肾素释放量减少。

(四)心房钠尿肽

心房钠尿肽(atrial natriuretic peptide,ANP)是由心房肌细胞合成和释放的一类多肽。心房充盈和离体的心房壁受牵拉均可引起ANP的释放。当血容量增加时,心房肌细胞释放ANP增加,产生利尿利钠作用,从而使血容量恢复至正常。生理状态下,ANP和VP共同调节机体的水盐平衡。

1.对肾脏的作用

心房钠尿肽使肾小球入球动脉舒张,肾小球出球动脉收缩,肾毛细血管血流量增多,血压升高,有效滤过压增大,原尿生成增多;抑制肾集合管对Na^+和水的重吸收;对抗血管升压素和醛固酮对水和Na^+重吸收的促进作用,因而具有很强的利尿和利钠的作用。

2.对心血管的作用

心房钠尿肽可刺激心感受器,经迷走神经传入中枢,使心交感紧张降低,心脏的活动减弱;可与血管平滑肌细胞上的相应受体结合,激活鸟苷酸环化酶(guanylate cyclase,GC),使细胞内环鸟苷酸(cyclic guanosine monophosphate,cGMP)升高,进而激活蛋白激酶G,通过阻断Ca^{2+}通道和增强Ca^{2+}泵活动使血管舒张;使Ang Ⅱ的生成和醛固酮的分泌减少,还可抑制VP的合成和分泌,产生降压作用。

(五)血管内皮细胞生成的血管活性物质

血管内皮细胞可以合成、释放多种血管活性物质,引起血管平滑肌的收缩或舒张。

1.缩血管物质

血管内皮细胞可生成内皮素、Ang Ⅱ、血栓素A_2等多种缩血管物质,统称为内皮缩血管因子。其中内皮素(endothelin,ET)是已知最强烈的缩血管物质,比血管紧张素Ⅱ强10倍以上。在生理情况下,血流对血管壁的切应力可促进内皮素的合成和释放。ET具有强大的正性肌力作用,但其强心作用常被其强烈的收缩冠脉、刺激血管紧张素Ⅱ和去甲肾上腺素释放等作用所掩盖。ET的缩血管效应持久,可能参与血压的长期调节。

2.舒血管物质

血管内皮细胞合成的舒血管物质主要有前列环素和内皮舒张因子。内皮细胞内的前列环素合成酶可以合成前列环素(prostacyclin,PGI_2),后者可降低平滑肌细胞内Ca^{2+}浓度,使血管舒张。目前认为,内皮舒张因子(endothelium-derived relaxing factor)就是一氧化氮(nitric oxide, NO)。L-精氨酸在一氧化氮合酶(nitric oxide synthase,NOS)的作用下产生 NO。血流对血管内皮细胞的切应力、低氧、一些缩血管物质如去甲肾上腺素、血管升压素、血管紧张素等可促进内皮细胞释放 NO;此外,ATP、二磷酸腺苷(adenosine diphosphate,ADP)、P 物质、组胺、ACh 等也可促进内皮细胞释放 NO。NO 可使血管平滑肌内的鸟苷酸环化酶激活,使 cGMP 浓度升高, Ca^{2+} 浓度降低,血管舒张。此外,NO 还通过以下几个途径实现对心血管活动和交感神经的调节。①介导某些舒血管效应,如在冠状动脉,阻断 NO 合成后,由激动肾上腺素受体所引起的舒血管效应明显降低。②抑制交感神经末梢释放去甲肾上腺素。③作用于延髓的心血管中枢,降低交感缩血管紧张。

(六)激肽

激肽是一类具有舒血管活性的多肽类物质,最常见的有缓激肽和血管舒张素。血浆激肽释放酶可使高分子量激肽原水解成为九肽的缓激肽;组织激肽释放酶可使低分子量激肽原水解成为十肽的血管舒张素,后者还可在氨基肽酶作用下脱去一个氨基酸而成为缓激肽。激肽受体分为 B_1 和 B_2 两种亚型。激肽与血管内皮细胞上的 B_2 受体结合,可促进内皮细胞释放 NO 和前列环素等舒血管物质使血管平滑肌舒张,抑制血小板聚集,并增加毛细血管通透性;但激肽对体内其他平滑肌如内脏平滑肌的作用则是引起收缩。

(七)其他生物活性物质

1.前列腺素

前列腺素(prostaglandin,PG)是血管内皮细胞膜上磷脂中的花生四烯酸的代谢产物,由其前体 PGH_2 在前列腺素酶的作用下产生。是一族活性强、种类多的二十碳不饱和脂肪酸。全身各部的组织细胞几乎都含有合成前列腺素的前体及酶,因此都能产生 PG。PG 按其分子结构的差别可分为多种类型,包括 PGE_1、PGE_2、PGF_{2a}、PGI_2 和 PGD_2 等。PGE_2 和 PGI_2 具有强烈的舒血管作用,而 PGF_{2a} 则使静脉收缩。

2.阿片肽

内源性阿片肽(endogenous opioid peptide,EOP)及其受体在心血管系统大量存在。EOP包括 β-内啡肽、脑啡肽和强啡肽等三大家族。阿片受体分为六种亚型: $\mu(\mu_1,\mu_2)$、δ、$\kappa(\kappa_1,\kappa_2)$、$\sigma$、$\varepsilon$ 和 λ。其中与心血管功能调节有关的是 μ、δ 和 κ。在心脏上占主导地位的是 κ 受体。心脏自身可合成 EOP,提示 EOP 对心血管系统具有直接的内分泌调节作用,主要表现为负性肌力作用和舒血管作用。垂体释放的 β-内啡肽和促肾上腺皮质激素一起被释放入血液。β-内啡肽进入脑内,作用于与心血管活动有关的神经核团,使交感紧张减弱,心迷走紧张增强,血压降低。内毒素、失血等可引起 β-内啡肽释放,并可能成为引起休克的原因之一。脑啡肽也可作用于外周血管壁的阿片受体,引起血管舒张。此外,EOP 还可作用于交感缩血管神经纤维末梢的接头前阿片受体,使去甲肾上腺素释放减少。

3.组胺

组胺是由组氨酸脱羧基而生成的。许多组织,特别是皮肤、肺、肠黏膜和神经系统等,含有大量的组胺。组织中的组胺是以无活性的结合型存在于肥大细胞和嗜碱性粒细胞的颗粒中,当组织受到损伤或发生炎症和变态反应时,可引起这些细胞脱颗粒,导致组胺释放。组胺与其受体结合发挥强烈的舒血管作用,并能使毛细血管和微静脉的管壁通透性增加,组织液生成增多,导致局部组织水肿。

4.血管活性肠肽

血管活性肠肽是从小肠黏膜提取的肽,由 28 个氨基酸组成。血管活性肠肽可使体内大多数血管扩张从而降低血压的作用,对冠状动脉和脑血管的舒张作用尤为明显,使局部器官血流阻力降低,血流量明显增多。

5.降钙素基因相关肽

降钙素基因相关肽(calcitonin gene related peptide,CGRP)是一种神经多肽,由 37 种氨基酸组成。广泛地存在于人体各系统中,具有较强的生理活性,研究表明该物质具有强烈的扩张血管作用。具有降低血压、降低外周阻力、舒张肾动脉和增加肾血流量等作用。另外,CGRP 结合于特异性的 CGRP 受体对冠状动脉亦有强大的舒张作用,对粥样硬化的冠状动脉亦有效,其舒张作用比硝酸甘油、硝普钠约强 240 倍。CGRP 对所有的血管均有明显的舒张作用,其作用较 ACh 等物质强。

6.肾上腺髓质素

肾上腺髓质素因最初是从人的肾上腺髓质嗜铬细胞瘤组织中提取的,同时也存在于人的正常肾上腺髓质,故名为肾上腺髓质素。研究表明血浆中的肾上腺髓质素主要来源于血管组织,由血管内皮细胞和血管平滑肌细胞合成与分泌。肾上腺髓质素可强烈舒张外周血管、刺激 NO 的生成和释放、抑制内皮素和血管紧张素 Ⅱ 的缩血管作用,使外周阻力减小,血压降低。

最后需要提及的是,由心血管系统自身合成和释放的心房钠尿肽、肾上腺髓质素和 NO 等,除具有强烈的舒血管作用外,还具有对抗血管紧张素 Ⅱ、内皮素和血管升压素等的作用;血管紧张素和血管升压素等又可促使 NO 的释放,表明这些体液因子是彼此联系和相互作用的,这对于维持适度的血管紧张性和保证组织器官的血液供应均具有重要意义。

三、心血管活动的自身调节

在没有外来神经和体液因素的作用下,在一定的血压变动范围内,器官和组织的血流量通过局部血管依赖自身舒缩活动而实现对局部血流量的调节,称为血管的自身调节。一般认为血管的自身调节主要有以下两类。

(一)代谢性自身调节

组织细胞在代谢活动中,不断地消耗 O_2,以氧化糖和脂肪获得能量,同时不断地产生 CO_2 和 H^+ 等代谢产物。在机体作剧烈运动致 O_2 供给不足时,乳酸和腺苷等生成增多,肌细胞内 K^+ 外流增多使局部 K^+ 浓度升高,乳酸使局部 pH 降低。腺苷、H^+、CO_2、乳酸、K^+ 在局部组织液中浓度升高和 O_2 浓度降低,都具有使微动脉和毛细血管前括约肌舒张的作用。整体情况下,这些代谢产物总是相互协调,共同发挥强大的舒血管效应。当血管舒张时,血流量增多,对组织的 O_2 和营养物质供应增加,同时将代谢产物运送到相应的排泄器官排出,继而局部的微动脉和毛细血管前括约肌收缩,组织的血流量减少。

(二)肌源性自身调节

血管平滑肌本身常保持一定程度的紧张性收缩,称为肌源性活动。血管平滑肌被牵张时其肌源性活动加强。因此,当供应某一器官的血液灌注压突然升高时,由于血管跨壁压增大,血管平滑肌受到牵张刺激而使其收缩活动增强。这种现象在毛细血管前阻力血管特别明显,平滑肌受到牵张刺激而收缩,从而引起血流阻力增大,使器官或组织的血流量不致因灌注压升高而增多。相反,当灌注压降低时,血管平滑肌将舒张,使器官或组织血流量增加。肌源性自身调节在肾血管表现得最为明显,在脑、心、肝、肠系膜和骨骼肌的血管也能观察到。当使用抑制平滑肌收缩的药物如罂粟碱或水合氯醛后,肌源性自身调节的现象就不存在了。

总之,心血管系统活动的调节是由多种机制参与的复杂过程。神经调节一般是快速的、短期的调节,主要通过对心脏活动的阻力血管口径的调节来实现;体液调节多数较慢,但作用时间较长。另外,心血管系统还可以通过自身调节以及机体其他器官的相互协调来维持内环境的相对恒定。

四、心血管活动的短期调节和长期调节

动脉血压的长期稳定有赖于体内神经、体液和自身调节,使心血管功能能够适应机体活动的改变。根据各种神经、体液因素对动脉血压调节的进程,可将动脉血压调节分为短期调节和长期调节。

(一)动脉血压的短期调节

动脉血压的短期调节是指通过反射性活动对动脉血压变化进行的即刻(数秒至数分钟)调节。例如对机体直立性低血压的反射性调节。当正常机体从平卧位突然转为直立位时,静脉回心血量突然减少,心排血量减少,血压降低。这种变化立即通过压力感受性反射使心血管交感神经紧张性活动加强,引起心率加快,外周血管收缩,血压迅速回升到正常范围。而长期卧床的患者,从平卧位突然转为直立位时,发生严重的直立性低血压,且血压恢复到正常范围的时间延长,则是由于整体功能状态降低,压力感受性反射对血压变化的敏感性减弱所致。除压力感受性反射外,化学感受性反射也是一种短期的血压调节机制。在血压的短期调节中,有一些机制属于前馈调节,例如肌肉运动开始时以及防御反应时的心率加快和骨骼肌血管舒张就是这样。这些变化发生在肌肉代谢增强之前,所以属于前馈调节。这种调节需延髓以上的有关心血管中枢同时参与才能完成。此外,在短期调节中也有可能对压力感受性反射进行重调定的情况。例如,在防御反应时出现血压升高和心率加快,就是由于压力感受性反射发生重调定,心率不会因血压升高而减慢。

(二)动脉血压的长期调节

动脉血压的长期调节是指动脉血压在较长时间内(数小时,数天,数月或更长)发生变化时,单纯的神经调节不足以将血压调节到正常水平,需要通过体液因素的作用才能实现的调节。对心脏活动的调节主要是通过改变心肌收缩力和心率,从而增加或减少心排血量,改变血压。对血管活动的调节则主要通过改变血管平滑肌的舒缩状态,从而改变阻力血管和容量血管的口径,进而调节外周阻力,改变血压。

通过肾脏的调节,体内细胞外液量可维持稳定,通常将这一调节途径称为肾-体液控制系统。肾-体液控制系统的活动主要受血管升压素、RAAS 和心房钠尿肽的影响。当体内细胞外液量增多,循环血量增多时,血量和循环系统容量之间的相对关系发生改变,使动脉血压升高,进而通过以下机制使之恢复到正常水平:①血管升压素释放减少,肾集合管对水的重吸收减少,肾脏排水量增多,有利于血量的恢复。②血管紧张素 II 生成减少,引起血管收缩的作用减弱;醛固酮分泌减少,使肾小管对 Na^+ 和水的重吸收减少。③心房钠尿肽分泌增多,使肾集合管对 Na^+ 和水的重吸收减少,肾排 Na^+ 和排水增多。主要通过上述体液因素的作用,使血量和血压下降到正常范围。反之,在循环血量减少时,肾-体液控制系统的活动则发生相反的变化,使血量和血压增加到正常范围。

(张正利)

第二章　心血管疾病常见症状与体征

第一节　心　悸

心悸是患者自觉心慌、心跳的一种症状。当心率加快时多伴有心前区不适感,心率缓慢时则感搏动有力。心悸时心率可快、可慢,也可有心律失常、心搏增强,部分患者心率和心律亦可正常。

一、发生机制

心悸发生机制尚未完全清楚,一般认为心脏活动过度是心悸发生的基础,常与心率及心搏出量改变有关。

在心动过速时,舒张期缩短、心室充盈不足,当心室收缩时心室肌与心瓣膜的紧张度突然增加,可引起心搏增强而感心悸。

心律失常如期前收缩,在一个较长的代偿期之后的心室收缩,往往强而有力,这时患者可出现心悸。心悸出现与心律失常出现及存在时间长短有关,如突然发生的阵发性心动过速,心悸往往较明显,而在慢性心律失常,如心房颤动,患者可因逐渐适应而无明显心悸。

心悸的发生常与精神因素及注意力有关,焦虑、紧张及注意力集中时易于出现。心悸可见于心脏病者,但与心脏病不能完全等同,心悸患者不一定患有心脏病,反之心脏病患者也可不发生心悸。

二、病因

(一)心脏搏动增强

心脏收缩力增强引起的心悸,可分为生理性心悸或病理性心悸。

1.生理性心悸

生理性心悸见于下列情况。

(1)健康人在剧烈运动或精神过度紧张时。

(2)饮酒、进食浓茶或咖啡后。

(3)应用某些药物:如肾上腺素、麻黄碱、咖啡因、阿托品、甲状腺片等。

2.病理性心悸

病理性心悸见于下列情况。

（1）心室肥大：高血压心脏病、各种原因所致的主动脉瓣关闭不全、风湿性二尖瓣关闭不全等引起的左心室肥大，心脏收缩力增强，可引起心悸；动脉导管未闭、室间隔缺损回流量增多，增加心脏的工作量，导致心室增大，也可引起心悸；此外脚气性心脏病，因微小动脉扩张，阻力降低，回心血流增多，心脏工作量增加，也可出现心悸。

（2）其他引起心脏搏出量增加的疾病。甲状腺功能亢进：由于基础代谢与交感神经兴奋性增高，导致心率加快；贫血：以急性失血时心悸为明显，贫血时血液携氧量减少，器官及组织缺氧，机体为保证氧的供应，通过增加心率，提高心排血量来代偿，于是心率加快导致心悸；发热时基础代谢率增高，心率加快，心排血量增加，也可引起心悸；低血糖症、嗜铬细胞瘤引起的肾上腺素释放增多，心率加快，也可发生心悸

（二）心律失常

心动过速、过缓或心律不齐时，均可出现心悸。

1.心动过速

各种原因引起的窦性心动过速、阵发性室上性或室性心动过速等，均可发生心悸。

2.心动过缓

高度房室传导阻滞（二、三度房室传导阻滞）、窦性心动过缓或病态窦房结综合征，由于心率缓慢，舒张期延长，心室充盈度增加，心搏强而有力，引起心悸。

3.心律失常

房性或室性的期前收缩、心房颤动，由于心脏跳动不规则或有一段间歇，使患者感到心悸甚至有停跳感觉。

（三）心脏神经官能症

由自主神经功能紊乱所引起，心脏本身并无器质性病变，多见于青年女性。临床表现除心悸外尚有心率加快、心前区或心尖部隐隐作痛以及疲乏、失眠、头晕、头痛、耳鸣、记忆力减退等神经衰弱表现，且在焦虑、情绪激动等情况下更易发生。肾上腺素能受体反应亢进综合征也与自主神经功能紊乱有关，易在紧张时发生，其表现除心悸、心动过速、胸闷、头晕外尚可有心电图的一些改变，如出现窦性心动过速，轻度 ST 段下移及 T 波平坦或倒置，其易与心脏器质性病变相混淆。

三、伴随症状

（一）伴心前区痛

心前区痛见于冠状动脉硬化性心脏病（如心绞痛、心肌梗死）、心肌炎、心包炎，亦可见于心脏神经官能症等。

（二）伴发热

发热见于急性传染病、风湿热、心肌炎、心包炎、感染性心内膜炎等。

（三）伴晕厥或抽搐

晕厥或抽搐见于高度房室传导阻滞、心室颤动或阵发性室性心动过速、病态窦房结综合征等。

（四）伴贫血

贫血见于各种原因引起的急性失血，此时常有虚汗、脉搏微弱、血压下降或休克，慢性贫血则心悸多在劳累后较明显。

(五)伴呼吸困难

呼吸困难见于急性心肌梗死、心包炎、心肌炎、心力衰竭、重症贫血等。

(六)伴消瘦及出汗

消瘦及出汗见于甲状腺功能亢进。

(仝泰瑞)

第二节 发　绀

发绀是指血液中还原血红蛋白增多,使皮肤、黏膜呈青紫色的表现。广义的发绀还包括少数由异常血红蛋白衍化物(高铁血红蛋白、硫化血红蛋白)所致皮肤黏膜青紫现象。发绀在皮肤较薄、色素较少和毛细血管丰富的部位,如口唇、鼻尖、颊部与甲床等处较为明显,易于观察。

一、发生机制

发绀是由血液中还原血红蛋白绝对含量增多所致。还原血红蛋白浓度可用血氧的未饱和度表示。正常动脉血氧未饱和度为5%,静脉内血氧未饱和度为30%,毛细血管中血氧未饱和度约为前二者的平均数。每1 g血红蛋白约与1.34 mL氧结合。当毛细血管血液的还原血红蛋白量超过50 g/L时,皮肤黏膜即可出现发绀。

临床实践表明,此学说不完全可靠,因为以正常血红蛋白浓度150 g/L计算,50 g/L为还原血红蛋白时,提示已有1/3血红蛋白不饱和。当动脉血氧饱和度为66%时,相应动脉血氧分压已降低至4.5 kPa(34 mmHg)的危险水平。

二、病因与临床表现

由于病因不同,发绀可分为血液中还原血红蛋白增多和血液中存在异常血红蛋白衍化物两大类。

(一)血液中还原血红蛋白增多

1.中心性发绀

此类发绀是由心、肺疾病导致动脉血氧饱和度降低引起。发绀的特点是全身性的,除四肢与面颊外,亦见于黏膜(包括舌及口腔黏膜)与躯干的皮肤,但皮肤温暖。中心性发绀又可分为以下2种。

(1)肺性发绀:见于各种严重呼吸系统疾病,如呼吸道(喉、气管、支气管)阻塞、肺部疾病(肺炎、阻塞性肺气肿、弥漫性肺间质纤维化、肺淤血、肺水肿、急性呼吸窘迫综合征)和肺血管疾病(肺栓塞、原发性肺动脉高压、肺动静脉瘘)等,其发生机制是由于呼吸功能衰竭,通气或换气(通气/血流比例、弥散)功能障碍,肺氧合作用不足,致体循环血管中还原血红蛋白含量增多而出现发绀。

(2)心性混血性发绀:见于发绀型先天性心脏病,如法洛四联症、艾森门格综合征等,其发绀机制是由于心与大血管之间存在异常通道,部分静脉血未通过肺进行氧合作用,即经异通道分流混入体循环动脉血中,如分流量超过心排血量的1/3时,即可引起发绀。

2.周围性发绀

此类发绀是由周围循环血流障碍所致,发绀特点是发绀常见于肢体末梢与下垂部位,如肢端、耳垂与鼻尖,这些部位的皮肤温度低、发凉,若按摩或加温耳垂与肢端,使其温暖,发绀即可消失。此点有助于与中心性发绀相鉴别,后者即使按摩或加温青紫也不消失。周围性发绀又可分为2种。

(1)淤血性周围性发绀:如右心衰竭、渗出性心包炎、心脏压塞、缩窄性心包炎、局部静脉病变(血栓性静脉炎、上腔静脉综合征、下肢静脉曲张)等,其发生机制是因体循环淤血、周围血流缓慢,氧在组织中被过多摄取所致。

(2)缺血性周围性发绀:常见于重症休克,由于周围血管痉挛收缩及心排血量减少,循环血容量不足,血流缓慢,周围组织血流灌注不足、缺氧,致皮肤黏膜呈青紫、苍白。

局部血循环障碍,如血栓闭塞性脉管炎、雷诺现象、肢端发绀症、冷球蛋白血症、网状青斑、严重受寒等,由于肢体动脉阻塞或末梢小动脉强烈痉挛、收缩,可引起局部冰冷、苍白与发绀。真性红细胞增多症所致发绀亦属周围性,除肢端外口唇亦可发绀。其发生机制是由红细胞过多,血液黏稠,致血流缓慢,周围组织摄氧过多,还原血红蛋白含量增高所致。

3.混合性发绀

中心性发绀与周围性发绀并存,可见于心力衰竭(左心衰竭、右心衰竭和全心衰竭),因肺淤血或支气管、肺病变,致肺内氧合不足以及周围血流缓慢,毛细血管内血液脱氧过多所致。

(二)血液中存在异常血红蛋白衍化物

1.药物或化学物质中毒所致的高铁血红蛋白血症

由于血红蛋白分子的二价铁被三价铁所取代,致失去与氧结合的能力,当血中高铁血红蛋白含量达 30 g/L 时,即可出现发绀。此种情况通常由伯氨喹、亚硝酸盐、氯酸钾、次硝酸铋、磺胺类、苯丙砜、硝基苯、苯胺等中毒引起。其发绀特点是急骤出现,暂时性,病情严重,经过氧疗青紫不减,抽出的静脉血呈深棕色,暴露于空气中也不能转变成鲜红色,若静脉注射亚甲蓝溶液、硫代硫酸钠或大剂量维生素 C,均可使青紫消退。分光镜检查可证明血中高铁血红蛋白的存在。由于大量进食含有亚硝酸盐的变质蔬菜,而引起的中毒性高铁血红蛋白血症,也出现发绀,称"肠源性青紫症"。

2.先天性高铁血红蛋白血症

患者自幼即有发绀,有家族史,而无心肺疾病及引起异常血红蛋白的其他原因,身体一般健康状况较好。此外,有所谓特发性阵发性高铁血红蛋白血症,见于女性,发绀与月经周期有关,机制未明。

3.硫化血红蛋白血症

硫化血红蛋白并不存在于正常红细胞中。凡能引起高铁血红蛋白血症的药物或化学物质也能引起硫化血红蛋白血症,但须患者同时有便秘或服用硫化物(主要为含硫的氨基酸),在肠内形成大量硫化氢为先决条件。所服用的含氮化合物或芳香族氨基酸则起触媒作用,使硫化氢作用于血红蛋白,而生成硫化血红蛋白,当血中含量达 5 g/L 时,即可出现发绀。发绀的特点是持续时间长,可达几个月或更长时间,因硫化血红蛋白一经形成,不论在体内或体外均不能恢复为血红蛋白,而红细胞寿命仍正常;患者血液呈蓝褐色,分光镜检查可确定硫化血红蛋白的存在。

三、伴随症状

(一)伴呼吸困难

常见于重症心、肺疾病和急性呼吸道阻塞、气胸等;先天性高铁血红蛋白血症和硫化血红蛋白血症虽有明显发绀,但一般无呼吸困难。

（二）伴杵状指（趾）

病程较长，主要见于发绀型先天性心脏病及某些慢性肺部疾病。

（三）急性起病伴意识障碍和衰竭表现

见于某些药物或化学物质急性中毒、休克、急性肺部感染等。

（仝泰瑞）

第三节 胸 痛

胸痛主要由胸部疾病引起，少数由其他部位的病变所致，心血管系统疾病是胸痛的常见原因，但其他部位的疾病亦可引起胸痛症状，如肝脓肿等。因痛阈个体差异性大，胸痛的程度与原发疾病的病情轻重并不完全一致。

一、病因

（一）胸壁疾病

肋软骨炎、带状疱疹、流行性肌炎、颈胸椎疾病、胸部外伤、肋间神经痛和肋骨转移瘤。

（二）呼吸系统疾病

胸膜炎、肺炎、支气管肺癌和气胸。

（三）纵隔疾病

急性纵隔炎、纵隔肿瘤、纵隔气肿。

（四）心血管疾病

心绞痛、心肌梗死、心包炎、胸主动脉瘤、肺栓塞和夹层动脉瘤等。

（五）消化系统疾病

食管炎、胃十二指肠溃疡、胆囊炎、胰腺炎等。

（六）膈肌疾病

膈疝、膈下脓肿。

（七）其他

骨髓瘤、白血病胸骨浸润、心脏神经官能症等。

二、临床表现

（一）发病年龄

青壮年胸痛，应注意结核性胸膜炎、自发性气胸、心肌炎、心肌病、风湿性心瓣膜病；年龄在40岁以上患者还应注意心绞痛、心肌梗死与肺癌。

（二）胸痛部位

（1）局部有压痛，炎症性疾病，尚伴有局部红、肿、热表现。

（2）带状疱疹是成簇水疱沿一侧肋间神经分布伴剧痛，疱疹不越过体表中线。

（3）非化脓性肋骨软骨炎多侵犯第1～2肋软骨，对称或非对称性，呈单个或多个肿胀隆起，局部皮色正常，有压痛，咳嗽、深呼吸或上肢大幅度活动时疼痛加重。

（4）食管及纵隔病变，胸痛多位于胸骨后，进食或吞咽时加重。

（5）心绞痛和心肌梗死的疼痛多在心前区与胸骨后或剑突下，疼痛常放射至左肩、左臂内侧，达环指与小指，亦可放射于左颈与面颊部，患者误认为牙痛。

（6）夹层动脉瘤疼痛位于胸背部，向下放射至下腹、腰部及两侧腹股沟和下肢。

（7）自发性气胸、胸膜炎和肺梗死的胸痛多位于患侧腋前线与腋中线附近，后二者如累及肺底、膈胸膜，则疼痛也可放射于同侧肩部。肺尖部肺癌（肺上沟癌、Pancoast 癌）以肩部、腋下痛为主，疼痛向上肢内侧放射。

（三）胸痛性质

（1）带状疱疹呈刀割样痛或灼痛，剧烈难忍。

（2）食管炎则为烧灼痛。

（3）心绞痛呈绞窄性并有重压窒息感。

（4）心肌梗死则疼痛更为剧烈并有恐惧、濒死感。

（5）纤维素性胸膜炎常呈尖锐刺痛或撕裂痛。

（6）肺癌常为胸部闷痛，而 Pancoast 癌则呈火灼样痛，夜间尤甚。

（7）夹层动脉瘤为突然发生胸背部难忍撕裂样剧痛。

（8）肺梗死亦为突然剧烈刺痛或绞痛。常伴呼吸困难及发绀。

（四）持续时间

（1）平滑肌痉挛或血管狭窄缺血所致疼痛为阵发性。

（2）炎症、肿瘤、栓塞或梗死所致疼痛呈持续性。如心绞痛发作时间短暂，而心肌梗死疼痛持续时间很长且不易缓解。

（五）影响胸痛因素

影响胸痛因素包括诱因、加重与缓解因素。劳累、体力活动、精神紧张，可诱发心绞痛发作，休息、含服硝酸甘油或硝酸异山梨酯，可使心绞痛缓解，而对心肌梗死疼痛则无效。胸膜炎和心包炎的胸痛则可因深呼吸和咳嗽而加剧。反流性食管炎的胸骨后灼痛，饱餐后出现，仰卧或俯卧位加重，服用抗酸剂和促动力药多潘立酮或西沙必利后可减轻或消失。

三、胸痛伴随症状

（1）胸痛伴吞咽困难或咽下痛者，提示食管疾病，如反流性食管炎。

（2）胸痛伴呼吸困难者，提示较大范围病变，如大叶性肺炎、自发性气胸、渗出性胸膜炎和肺栓塞等。

（3）胸痛伴面色苍白、大汗、血压下降或休克表现时，多考虑心肌梗死、夹层动脉瘤、主动脉窦瘤破裂和大块肺栓塞等。

（仝泰瑞）

第四节　呼　吸　困　难

呼吸困难是指患者主观上感到氧气不足、呼吸费力；客观上表现为用力呼吸，重者鼻翼翕动、张口耸肩,甚至出现发绀,并伴有呼吸频率、深度与节律的异常。

一、病因

引起呼吸困难的原因主要是呼吸系统和心血管系统疾病。

(一)肺源性呼吸困难

1.气道阻塞

咽后壁脓肿、喉头水肿、支气管哮喘、慢性阻塞性肺疾病及喉、气管与支气管的炎症、水肿、肿瘤或异物所致狭窄或阻塞,主动脉瘤压迫等。

2.肺疾病

如大叶性或支气管肺炎、肺脓肿、肺气肿、肺栓塞、肺淤血、肺水肿、肺泡炎、弥漫性肺间质纤维化、肺不张、细支气管肺泡癌等。

3.胸膜疾病

胸腔积液、气胸、胸膜肿瘤、胸膜肥厚粘连、脓胸等。

4.胸廓疾病

如严重胸廓脊柱畸形、气胸、大量胸腔积液和胸廓外伤等。

5.神经肌肉疾病

如脊髓灰质炎病变累及颈髓、急性多发性神经根神经炎和重症肌无力累及呼吸肌,药物(肌松药、氨基苷类药等)导致呼吸肌麻痹等。

6.膈运动障碍

纵隔气肿、纵隔肿瘤、急性纵隔炎、膈麻痹、高度鼓肠、大量腹水、腹腔巨大肿瘤、胃扩张和妊娠末期等。

(二)心源性呼吸困难

风湿性心脏病、缩窄性心包炎、心肌炎、心肌病、急性心肌梗死、肺心病等所致心力衰竭、心脏压塞、原发性肺动脉高压和肺栓塞等。

(三)血液和内分泌系统疾病

重度贫血、高铁血红蛋白血症、硫化血红蛋白血症、甲状腺功能亢进或减退、原发性肾上腺功能减退症等。

(四)神经精神因素

脑血管意外、脑水肿、颅内感染、颅脑肿瘤、脑膜炎等致呼吸中枢功能障碍;精神因素所致呼吸困难,如癔症等。

(五)中毒性呼吸困难

酸中毒、一氧化碳中毒、氰化物中毒、亚硝酸盐中毒、吗啡类药物中毒、农药中毒、尿毒症糖尿病酮症酸中毒等。

二、发生机制及临床表现

从发生机制及症状表现分析,将呼吸困难分为如下几种类型。

(一)肺源性呼吸困难

肺源性呼吸困难是由呼吸系统疾病引起通气、换气功能障碍,导致缺氧和/或二氧化碳潴留所引起的。临床上分为3种类型。

1.吸气性呼吸困难

特点是吸气费力,重者由于呼吸肌极度用力,胸腔负压增大,吸气时胸骨上窝、锁骨上窝和肋间隙明显凹陷,称"三凹征",常伴有干咳及高调吸气性喉鸣。吸气性呼吸困难见于各种原因引起的喉、气管、大支气管的狭窄与阻塞:①喉部疾病,如急性喉炎、喉水肿、喉痉挛、喉癌、白喉会厌炎等;②气管疾病,如气管肿瘤、气管异物或气管受压(甲状腺肿大、淋巴结肿大或主动脉瘤压迫等)。

2.呼气性呼吸困难

特点是呼气费力,呼气时间明显延长,常伴有干啰音。这主要是由肺泡弹性减弱和/或小支气管狭窄阻塞(痉挛或炎症)所致;当有支气管痉挛时,可听到哮鸣音。呼气性呼吸困难常见于支气管哮喘、喘息型慢性支气管炎、弥漫性细支气管炎和慢性阻塞性肺气肿合并感染等。此外,后者由于肺泡通气/血流比例失调和弥散膜面积减少,严重时导致缺氧、发绀、呼吸增快。

3.混合性呼吸困难

特点是吸气与呼气均感费力,呼吸频率增快、变浅,常伴有呼吸音异常(减弱或消失),可有病理性呼吸音。其原因是由肺部病变广泛或胸腔病变压迫,致呼吸面积减少,影响换气功能所致。混合性呼吸困难常见于重症肺结核、大面积肺不张、大块肺栓塞、肺尘埃沉着症、肺泡炎、弥漫性肺间质纤维化、肺泡蛋白沉着症、大量胸腔积液、气胸、膈肌麻痹和广泛显著胸膜增厚等。后者发生呼吸困难主要与胸壁顺应性降低,呼吸运动受限,肺通气明显减少,肺泡氧分压降低引起缺氧有关。

(二)心源性呼吸困难

主要由左心衰竭和右心衰竭引起,两者发生机制不同,左心衰竭所致呼吸困难较为严重。

1.左心衰竭

左心衰竭引发呼吸困难的主要原因是肺淤血和肺泡弹性降低。其机制为:①肺淤血,使气体弥散功能降低。②肺泡张力增高,刺激牵张感受器,通过迷走神经反射兴奋呼吸中枢。③肺泡弹性减退,其扩张与收缩能力降低,肺活量减少。④肺循环压力升高对呼吸中枢的反射性刺激。

急性左心衰竭时,常出现阵发性呼吸困难,多在夜间睡眠中发生,称为夜间阵发性呼吸困难。其发生机制为:①睡眠时迷走神经兴奋性增高,冠状动脉收缩,心肌供血减少,心功能降低。②小支气管收缩,肺泡通气减少。③仰卧位时肺活量减少,下半身静脉回心血量增多,致肺淤血加重。④呼吸中枢敏感性降低,对肺淤血引起的轻度缺氧反应迟钝,当淤血程度加重、缺氧明显时,才刺激呼吸中枢做出应答反应。

发作时,患者常于熟睡中突感胸闷憋气惊醒,被迫坐起,惊恐不安,伴有咳嗽,轻者数分钟至数十分钟后症状逐渐减轻、缓解;重者高度气喘、面色青紫、大汗,呼吸有哮鸣声,咳浆液性粉红色泡沫样痰,两肺底部有较多湿性啰音,心率增快,可有奔马律。此种呼吸困难,又称"心源性哮喘",常见于高血压性心脏病、冠状动脉性心脏病、风湿性心瓣膜病、心肌炎和心肌病等。

2.右心衰竭

右心衰竭引发呼吸困难的原因主要是体循环淤血所致。其发生机制为:①右心房与上腔静脉压升高,刺激压力感受器反射性地兴奋呼吸中枢。②血氧含量减少以及乳酸、丙酮酸等酸性代谢产物增多,刺激呼吸中枢。③淤血性肝大、腹水和胸腔积液,使呼吸运动受限,肺受压气体交换面积减少。

(三)中毒性呼吸困难

在急、慢性肾衰竭,糖尿病酮症酸中毒和肾小管性酸中毒时,血中酸性代谢产物增多,强烈刺激颈动脉窦-主动脉体化学感受器或直接兴奋、强烈刺激呼吸中枢,从而导致出现深长、规则的呼吸,可伴有鼾声,称为酸中毒大呼吸(Kussmaul 呼吸)。

急性感染和急性传染病时,由于体温升高和毒性代谢产物的影响,兴奋呼吸中枢,使呼吸频率增快。

某些药物和化学物质如吗啡类、巴比妥类、苯二氮䓬类药物和有机磷杀虫药中毒时,呼吸中枢受抑制,致呼吸变缓慢、变浅,且常有呼吸节律异常如 Cheyne-Stokes 呼吸或 Biots 呼吸。

某些毒物可作用于血红蛋白,如一氧化碳中毒时,一氧化碳与血红蛋白结合成碳氧血红蛋白;亚硝酸盐和苯胺类中毒时,可使血红蛋白转变为高铁血红蛋白,失去携氧功能致组织缺氧。氰化物和含氰化物较多的苦杏仁、木薯中毒时,氰离子抑制细胞色素氧化酶的活性,影响细胞的呼吸作用,导致组织缺氧,可引起呼吸困难,严重时可引起脑水肿抑制呼吸中枢。

(四)神经精神性呼吸困难

重症颅脑疾病如颅脑外伤、脑出血、脑炎、脑膜炎、脑脓肿及脑肿瘤等,呼吸中枢因受增高的颅内压和供血减少的刺激,使呼吸变慢变深,并常伴呼吸节律的异常,如呼吸遏制(吸气突然终止)、双吸气(抽泣样呼吸)等。

癔症患者由于精神或心理因素的影响可有呼吸困难发作,其特点是呼吸浅表而频繁,1分钟可达 60~100 次,并常因通气过度而发生呼吸性碱中毒,出现口周、肢体麻木和手足搐搦,严重时可有意识障碍。

有叹息样呼吸的患者自述呼吸困难,但并无呼吸困难的客观表现,偶然出现一次深大吸气,伴有叹息样呼气,在叹息之后自觉轻快,这实际上是一种神经症的表现。

(五)血液病

重度贫血、高铁血红蛋白血症或硫化血红蛋白血症等,因红细胞携氧减少,血氧含量降低,致呼吸加速,同时心率加快。大出血或休克时,因缺血与血压下降刺激呼吸中枢,也可使呼吸加速。

三、伴随症状

(一)发作性呼吸困难伴有哮鸣音

发作性呼吸困难伴有哮鸣音见于支气管哮喘、心源性哮喘;骤然发生的严重呼吸困难,见于急性喉水肿、气管异物、大块肺栓塞、自发性气胸等。

(二)呼吸困难伴一侧胸痛

呼吸困难伴一侧胸痛见于大叶性肺炎、急性渗出性胸膜炎、肺梗死、自发性气胸、急性心肌梗死、支气管癌等。

(三)呼吸困难伴发热

呼吸困难伴发热见于肺炎、肺脓肿、胸膜炎、急性心包炎、咽后壁脓肿等。

(四)呼吸困难伴咳嗽、咳脓痰

呼吸困难伴咳嗽、咳脓痰见于慢性支气管炎、阻塞性肺气肿并发感染、化脓性肺炎肺脓肿、支气管扩张症并发感染等,后二者脓痰量较多;呼吸困难伴大量浆液性泡沫样痰,见于急性左心衰竭和有机磷杀虫药中毒。

(五)呼吸困难伴昏迷

呼吸困难伴昏迷见于脑出血、脑膜炎、尿毒症、糖尿病酮症酸中毒、肺性脑病、急性中毒等。

(仝泰瑞)

第五节 水　肿

人体组织间隙有过多的液体积聚使组织肿胀称为水肿。水肿可分为全身性水肿与局部性水肿。当液体在体内组织间隙呈弥漫性分布时呈全身性水肿（常为凹陷性）；液体积聚在局部组织间隙时呈局部性水肿；发生于体腔内称积液，如胸腔积液、腹水、心包积液。一般情况下，水肿这一术语，不包括内脏器官局部的水肿，如脑水肿、肺水肿等。

一、发生机制

在正常人体中，一方面血管内液体不断地从毛细血管小动脉端滤出，至组织间隙成为组织液，另一方面组织液又不断地从毛细血管小静脉端回吸入血管中。两者经常保持动态平衡，因而组织间隙无过多液体积聚。

保持这种平衡的主要因素有：①毛细血管内静水压；②血浆胶体渗透压；③组织间隙机械压力（组织压）；④组织液的胶体渗透压。当维持体液平衡的因素发生障碍出现组织间液的生成大于回吸收时，则可产生水肿。

产生水肿的主要因素为：①钠与水的潴留，如继发性醛固酮增多症；②毛细血管滤过压升高，如右心衰竭；③毛细血管通透性增高，如急性肾炎；④血浆胶体渗透压降低，如血浆清蛋白减少；⑤淋巴回流受阻，如丝虫病。

二、病因与临床表现

（一）全身性水肿

1.心源性水肿

风心病、冠心病、肺心病等各种心脏病引起右心衰竭时出现。

心源性水肿主要由有效循环血量减少，肾血流量减少，继发性醛固酮增多引起水、钠潴留以及静脉淤血，毛细血管滤过压增高，组织液回吸收减少所致。前者决定水肿程度，后者决定水肿的部位。水肿程度可由于心力衰竭程度而有不同，可自轻度的踝部水肿以至严重的全身性水肿。

心源性水肿的特点是水肿首先出现于身体下垂部位（下垂部位流体静水压较高）。能起床活动者，水肿最早出现于踝内侧，行走活动后明显，休息后减轻或消失；经常卧床者以腰骶部水肿最为明显。水肿为对称性、凹陷性。此外通常有颈静脉曲张、肝大、静脉压升高，严重时还出现胸腔积液、腹水等右心衰竭的其他表现。

2.肾源性水肿

见于急慢性肾炎、肾盂肾炎、急慢性肾衰竭等，发生机制主要是由多种因素引起肾排泄水、钠减少，导致水、钠潴留，细胞外液增多，毛细血管静水压升高，引起水肿。水、钠潴留是肾性水肿的基本机制。导致水、钠潴留的因素如下：①肾小球超滤系数及滤过率下降，而肾小管回吸收钠增加（球-管失衡），导致水、钠潴留。②大量蛋白尿致低蛋白血症，血浆胶体渗透压下降致使水分外渗。③肾实质缺血，刺激肾素-血管紧张素-醛固酮系统，醛固酮活性增高，导致水、钠潴留。④肾内前列腺素产生减少，致使肾排钠减少。

肾源性水肿水肿特点是疾病早期晨间起床时有眼睑与颜面水肿,以后发展为全身水肿(肾病综合征时为重度水肿)。常有尿改变、高血压、肾功能损害的表现。

3.肝源性水肿

任何肝脏疾病引起血浆清蛋白明显下降时均可引起水肿。

失代偿期肝硬化主要表现为腹水,也可首先出现踝部水肿,逐渐向上蔓延,而头、面部及上肢常无水肿。

门脉高压症、低蛋白血症、肝淋巴液回流障碍、继发醛固酮增多等因素是水肿与腹水形成的主要机制。肝硬化在临床上主要有肝功能减退和门脉高压两方面表现。

4.营养不良性水肿

慢性消耗性疾病长期营养缺乏、神经性厌食、胃肠疾病、妊娠呕吐、消化吸收障碍、重度烧伤、排泄或丢失过多、蛋白质合成障碍等所致低蛋白血症或 B 族维生素缺乏均可产生水肿。

营养不良性水肿特点是水肿发生前常有消瘦、体重减轻等表现。皮下脂肪减少所致组织松弛,组织压降低,加重了水肿液的潴留。水肿常从足部开始逐渐蔓延至全身。

5.其他原因的全身水肿

(1)黏液性水肿时产生非凹陷性水肿(由于组织液所含蛋白量较高),颜面及下肢水肿较明显。

(2)特发性水肿为一种原因不明或原因尚未确定的综合征,多见于妇女,特点为月经前 7～14 天出现眼睑、踝部及手部轻度水肿,可伴乳房胀痛及盆腔沉重感,月经后水肿逐渐消退。

(3)药物性水肿,可见于糖皮质激素、雄激素、雌激素、胰岛素、萝芙木制剂、甘草制剂等疗程中。

(4)内分泌性水肿,腺垂体功能减退症、黏液性水肿、皮质醇增多症、原发性醛固酮增多症等。

(5)其他可见于妊娠中毒症、硬皮病、血管神经性水肿等。

(二)局部性水肿

(1)局部炎症所致水肿为最常见的局部水肿,见于丹毒、疖肿、蛇毒中毒等。

(2)淋巴回流障碍性水肿多见于丝虫病、非特发性淋巴管炎、肿瘤等。

(3)静脉阻塞性水肿常见于肿瘤压迫或肿瘤转移、静脉血栓形成、血栓性静脉炎、上腔或下腔静脉阻塞综合征等。

(4)变态反应性水肿见于荨麻疹、血清病以及食物、药物等引起的变态反应等。

(5)血管神经性水肿属变态反应或神经源性病变,部分病例与遗传有关。

三、伴随症状

(1)水肿伴肝大可为心源性、肝源性与营养不良性水肿,而同时有颈静脉曲张者则为心源性水肿。

(2)水肿伴重度蛋白尿常为肾源性水肿,而轻度蛋白尿也可见于心源性水肿。

(3)水肿伴呼吸困难与发绀常提示由心脏病、上腔静脉阻塞综合征等所致。

(4)水肿与月经周期有明显关系可见于特发性水肿。

(5)水肿伴失眠、烦躁、思想不集中等见于经前期紧张综合征。

(仝泰瑞)

第三章　心血管急危重症常用治疗技术

第一节　气管插管术

将导管插入气管内建立人工气道的方法称为"气管插管术",是抢救及治疗急危重症患者的基本操作之一。气管插管术的作用有:①保持呼吸道通畅;②便于呼吸管理或进行机械通气;③减少无效腔和降低呼吸道阻力,从而增加有效气体交换量;④便于清除气道分泌物或脓血;⑤防止呕吐或反流致误吸、窒息的危险;⑥便于气管内用药(吸入或滴入);⑦特殊类型的气管导管如支气管导管(双腔导管)可分隔两侧肺而实现单肺通气,便于手术操作及防止患侧肺污染健侧肺。因此,气管插管术在急危重症患者的抢救与治疗中有极其重要的作用。

一、适应证

需要接受有创机械通气的患者首先应建立人工气道,提供与呼吸机连接的通道,其主要用于呼吸心搏骤停、呼吸衰竭、呼吸肌麻痹和呼吸抑制者等。

(一)实施机械通气

存在意识障碍的肥胖患者,口、鼻、咽及喉部软组织损伤者,异物等均可引起上呼吸道梗阻。

(二)上呼吸道梗阻

生理性的吞咽、咳嗽反射可以保护呼吸道,如果意识改变或支配这些反射的脑神经(迷走神经为主)受损或麻醉时,气道的保护性机制受损,易发生反流、误吸乃至窒息。

(三)气道保护性机制受损

咳嗽反射受损时,分泌物潴留易导致肺部感染及肺不张。此时,建立人工气道,清除分泌物是控制肺部感染的重要措施。

二、禁忌证

紧急抢救时,经口气管插管无绝对禁忌证,但患者存在上呼吸道烧伤、喉头水肿及颈椎损伤时,应慎重操作或选择其他建立人工气道的方法。其中,各种原因导致上呼吸道水肿且已经出现呼吸困难者,说明狭窄已非常严重,一次插管不成功即可因操作导致患者因水肿进一步加重而窒息,故应尽可能选用气管切开等方式解决气道问题。若别无选择,也应选用可保证患者基本通气要求的小号导管。颈椎损伤患者原则上采用纤维支气管镜插管,以避免加重颈椎损伤。

三、操作要点

根据插管的途径不同,气管插管术可分为经口腔插管和经鼻腔插管。亦可根据插管时是否用喉镜显露声门,将气管插管术分为明视插管和盲探插管。患者清醒,在表面麻醉下进行插管,为清醒插管,还可行全麻下插管等,但临床急救中最常用的是经口腔明视插管。

(一)经口明视插管

1.物品准备

(1)喉镜:成人用弯镜片,小儿用直镜片。

(2)气管导管:经口插管时,男性一般用内径(ID)7.5～8 号的气管导管,女性用 7～7.5 号的气管导管,经鼻者小 0.5 号;向套囊内注入气体看导管是否漏气,润滑前端。早产儿用 2～2.5 号的气管导管,足月儿用 2.5～3 号的气管导管,6.5 岁以下小儿按年龄/3＋3.5 选用号数,6.5 岁以上按年龄/4＋4.5 选用号数。

(3)管芯:前端勿超出斜口。

(4)牙垫:急用时可用注射器代替。

(5)简易呼吸球囊连接氧气及吸引设备,必要时准备呼吸机、插管钳。

2.麻醉问题

为顺利地进行气管插管术,常需对患者进行麻醉(吸入、静脉或表面麻醉),使嚼肌松弛,咽喉反射迟钝或消失。但用于急救时,应视患者病情而定:①凡嚼肌松弛、咽喉反射迟钝或消失的患者(如深昏迷、心肺复苏时),均可直接行气管内插管;②嚼肌松弛适当,但喉镜下见咽喉反射较活跃者,可对咽喉、声带和气管黏膜进行表面麻醉;③躁动又能较安全地接受麻醉药的患者,可静脉注射地西泮 10～20 mg 或硫喷妥钠 100～200 mg 和琥珀酰胆碱 50～100 mg,待肌肉完全松弛后插管,并应同时进行人工通气;④凡估计气管插管有困难(如体胖、颈短、喉结过高、气管移位等),插管时可能发生反流误吸窒息(如胃胀满、呕吐频繁、消化道梗阻、上消化道大出血等),口、咽、喉部损伤并出血,气道不全梗阻(如痰多、咯血、咽后壁脓肿等)或严重呼吸循环抑制的患者,应在经环甲膜穿刺或经口施行咽喉喷雾表面麻醉后行清醒插管。

3.体位

患者仰卧,头后仰,颈上抬,使口、咽、喉三轴线接近一直线。对于少数插管困难患者,可于头下垫薄枕使其头部略微前倾,此操作甚至可使患者由勉强窥视会厌变成完全暴露声门。

4.对喉镜的操作

术者用右手拇指推开患者下唇和下颌,示指抵住上门齿,必要时使用开口器。左手持喉镜沿患者右侧口角进入口腔,压住舌背,将舌体推向左侧,镜片得以移至口腔中部,显露腭垂(为暴露声门的第一标志)。喉镜顺弧度前进,顶端抵达舌根,即可见到会厌(为暴露声门的第二标志)。

5.显露声门

成人弯型镜片前端应抵达会厌谷,向上提起镜片即显露声门,而不需要直接挑起会厌;婴幼儿直型镜片前端应放在会厌喉面后壁,即插管体位的会厌下方,需挑起会厌才能显露声门。暴露不佳时,可略微调整镜片前端位置及轻微上挑,上提时一般沿镜柄轴线,亦可略向竖直方向。轻微上挑时注意要以手腕为支撑点,严禁以上门齿为支撑点。助手轻按甲状软骨并调整按压方向有助于暴露声门。

6.直视下插入气管导管

右手以握笔式手势持气管导管(握持部位在导管的中后 1/3 段交界处),沿喉镜片压舌板凹槽送入声门裂 1 cm(心肺复苏时,建议仅于此时停止按压)后,拔出管芯再前进。把气管导管送至距声门 4～6 cm(儿童 2～3 cm 处)。一般情况下,男性患者插入深度为距上门齿 22～24 cm,女性患者为 20～22 cm,小儿患者为(年龄/2＋12)cm。确认插管深度后,一般充气 5～10 mL。

7.确定导管是否在气管内

(1)出气法:快而轻地冲击样按压患者胸骨,耳听及用脸颊感受管口是否有气流呼出。此法最为实用,所受干扰最少。

(2)进气法:球囊通气,观察患者的双侧胸廓是否均匀抬起,同时听诊患者两肺有无对称的呼吸音,而上腹部无气过水声,以确定导管已在气管内。然后安置牙垫,拔出喉镜。

注意:①导管进入食管亦可因胃部积气外溢而致导管壁出现水雾;②重症哮喘达"静默肺"、肺部大面积实变或大量积液等患者,球囊通气可无呼吸音且胸廓起伏微弱,此时需确保目视导管进入声门并坚持正压通气;③肺及胸壁传导良好的患者,即使导管进入食管也可听到"呼吸音",此时应结合胃部是否有气过水声、逐渐隆起及血氧饱和度变化综合判断;④危重患者插管后血氧饱和度上升可作为插管位置正确的依据,相反则意义不大;⑤呼吸机波形符合设置模式,进出潮气量差值小且稳定,或患者呛咳时呼吸机出现高压提示插管位置正确;⑥按压胃部,观察导管中是否有气流溢出,注意区分是否由口腔溢出;⑦插管后双侧呼吸音不对称除考虑插管过深外,可结合叩诊及气管是否居中判断是否为其他原因引起;⑧呼气末二氧化碳水平正常或升高可确定导管已在气管内,二氧化碳水平明显减低接近于 0 考虑误入食管内或心脏停搏;⑨胸片有助于调整导管深度,以前端距隆突 2～3 cm 为宜。

8.固定导管

确定导管在气管内以后,再进行外固定:用两条胶布十字交叉,将导管固定于患者面颊部;第一条胶布应先在导管与牙垫上分开缠绕一圈后,再将两者捆绑在一起。

(二)其他类型的插管

1.经鼻盲探插管

(1)准备:鼻咽腔用 1％的利多卡因表面麻醉,用麻黄碱滴鼻收缩黏膜血管使鼻腔通畅,在鼻腔及导管前 1/2 涂润滑剂。

(2)操作:右手持导管,先沿鼻孔方向插入,导管斜口正对着鼻中隔,以减少对鼻甲的损伤。导管插入鼻孔后,即以与鼻纵线垂直的方向,沿鼻底经总鼻道出鼻后孔,从导管衔接管口即可听到呼吸声。左手托起患者头部调整头位,右手持导管并倾听导管口的吸气声,最响亮时迅速进行探插。如患者清醒探插常出现呛咳,证明插管成功。

盲探插管受阻时的纠正方法如下:①误入梨状隐窝:如盲探插管受阻,管口呼吸声中断,在颈侧近喉结处可见隆起,应退管 2～3 cm,向反方向旋转 45°～90°,再向中线探插,同时用左手压患者的甲状软骨使声门接近插管路径。②误入会厌谷:患者颈部可见甲状软骨上方隆起,常为头位过度后伸,导管前端置于会厌谷所致。应稍退导管,使患者头位抬高前屈,再沿最大气流声探插导管。③导管误入食管:导管探插阻力消失而管口呼吸声也中断,多为患者头前屈过度、导管误入食管所致,应稍退导管,将患者的头后伸,使导管向前转向插入气管。④导管误入咽后间隙:多为导管抵鼻后孔遇阻力时施行暴力探插所致。应将导管逐渐后退,听到气流声后,稍将导管旋转 90°,重新探插,多能离开"盲道"抵达咽喉腔。如盲探插管困难,又允许经口置入喉镜,则可在明视下用气管插管钳把出鼻后孔的鼻导管夹住,送入声门内。

2.纤维支气管镜引导插管法

本法尤其适用于对插管困难的患者施行清醒插管。本法不需要将患者的头颈摆成特殊姿势,又避免了插管时麻醉或用药可能发生的意外,故更能安全地用于呼吸困难处于强迫体位或呼吸循环处于严重抑制状态患者的气管插管。建议采用经鼻插管,除非存在双侧鼻道狭窄、颅底骨折等问题,否则不建议采用经口插管,因经口插管一旦出现咬管,即使隔着导管也会严重损坏纤维支气管镜。插管时,先润滑鼻道、导管内外及纤维支气管镜,将气管导管套在纤维支气管镜的镜杆上,由鼻腔、鼻咽部到声门,一路朝着视野中的"最大黑洞"前行即可。到达会厌后方时,先不触碰会厌,调整角度近距离对准声门,于患者吸气时快速插入,然后再引导气管导管进入气管,深度以纤维支气管镜抵住隆突后退 3 cm 可见导管尖端为宜。该法插管较可靠,但耗时长,一般需4～5分钟,患者出血、痰多时耗时尤长,心肺复苏等紧急情况下不宜采用。

气道水肿明显及伴有大量痰液、出血的患者应用纤维支气管镜插管并非易事,因为插管过程中镜头易被痰、血遮盖而使视野不清,反复退出清洗会耽误抢救时间。此时可直接将导管经鼻插入 14～16 cm,并按经鼻盲探插管法调整位置,再行纤维支气管镜插管。因气道水肿、痉挛而插入后无法分辨气管与食管的患者其实并不少见,此时气管环可水肿至完全看不见,气道也可完全痉挛致前后壁紧贴。快速辨别的方法为纤维支气管镜一直前行,途中窥见支气管分叉即为气管,前进至完全深入而管路仍不变窄即为食管。

3.其他方法

其他方法大致为以上方法的改动与结合。

(1)纤维喉镜引导插管法结合了支气管镜引导插管与经口明视插管的特点。

(2)可视喉镜法为普通喉镜前端加一摄像头,并将图像传导至镜柄上方的显示器,操作过程与经口明视插管的方法无异,与塑形管芯配合,可大幅度提高初学者的成功率。

(3)另有顺行、逆行引导气管插管法,随着纤维支气管镜的广泛应用,且引导丝在导管插入过程中存在被插入盲道而起不到引导作用的情况,现已少用。

(4)支气管插管(双腔导管)在急救中较少使用。

四、注意事项

(一)操作

经口明视插管操作不应超过 40 秒,如一次操作不成功,应立即对患者面罩给氧,待血氧饱和度上升后再操作。注入导管套囊内的气量以辅助或控制呼吸时不漏气和囊内压不超过 4 kPa 为宜,一般充气 5～10 mL。高容低压套囊不需要定期放气与充气。

(二)气管导管套囊的管理注意事项

(1)尽可能避免交叉感染。

(2)尽可能避免气管黏膜损伤。

(3)避免因吸痰而引起或加重缺氧。

(4)预防因吸痰而致心搏骤停。

(三)防止意外拔管

(1)正确、牢固地固定气管插管,每天检查,并及时更换固定胶布或固定带。

(2)检查气管插管的深度,过浅容易脱出。

(3)对烦躁或意识不清者,可用约束带将其手臂固定,防止患者拔管。

(4)呼吸机管道不宜固定过牢,应具有一定的活动范围,以防患者翻身或头部活动时导管被牵拉而脱出。

(四)吸痰是气管插管后保持呼吸道通畅的主要措施

每次吸痰前,操作者应把手洗净并消毒,以手指持吸痰管,轻轻送入有痰的部位吸引。吸痰管所处部位有无痰液正在吸出、是否贴壁等是可以用手感受到的,声音也有所不同。无痰时,将吸痰管匀速外退,退至有痰部位停住,吸引干净后继续外退。吸引过程中感觉贴壁时(顿住、无痰音及气音),立即放开吸痰管外侧的通气口,稍向外退后再行吸引。床旁应准备多根无菌吸痰管,每根吸痰管只用一次。先吸导管内的痰,再吸口腔和鼻腔内的痰。为避免吸痰时引起或加重缺氧,应注意:①每次吸痰前后应输给患者高浓度氧;②视患者自主呼吸强弱,一次吸痰时间原则上不超过 10～15 秒,具体视血氧饱和度及患者生命体征变化、呼气终末正压(PEEP)依赖性而定;③除有特殊需要,吸痰管不要太粗,负压不要太大;④不能边送入吸痰管边吸引,以免吸痰管口贴壁引起气道损伤,可在启动吸引器后进行吸引前,用手指压闭吸痰管外端,待吸痰管进入有痰部位后再松指吸引。气管切开可减少解剖无效腔,部分恢复声带功能,改善气道分泌物廓清情况,增加患者的舒适感,甚至有可能允许患者经口进食。对于数周内拔管无望者,宜早行气管切开,切开时机最好在 1 周左右,也有学者建议 2～3 周。对于小儿、年轻女性及需要反复插管者(如慢性阻塞性肺疾病患者),则需严格掌握切开指征。

(五)气管切开的注意事项

(1)缺氧:每次操作时间不超过 30～40 秒,监测血氧饱和度,一旦低于 90% 应停止插管,保证氧供。

(2)损伤:损伤包括口腔、舌、咽喉部的黏膜擦伤、出血,牙齿脱落和喉头水肿。为了避免损伤,插管动作应规范,严禁以上门齿为杠杆上撬上颌部。

(3)误吸:插管时可引起呕吐和胃内容物误吸,导致严重的肺部感染和呼吸衰竭。必要时可在插管前放置胃管,尽可能吸尽胃内容物,避免误吸。

(4)插管位置不当:导管远端开口嵌顿于隆突、气管侧壁或支气管的情况多见于导管插入过深或位置不当等应,立即调整气管插管的位置。

(5)痰栓或异物阻塞管道:应进行有效的人工气道护理,如充分湿化、保温、气道抽吸等。

(6)气道出血:可因吸痰操作不当引起。

(林晓君)

第二节　气管切开术

气管切开术是一种切开颈段气管前壁并插入气管套管,使患者可以通过新建立的通道进行呼吸的手术。

一、适应证

(1)需要长时间接受机械通气的重症患者。

（2）喉阻塞，如喉部炎症、肿瘤、外伤、异物等原因引起的喉阻塞，呼吸困难明显而病因不能消除者。

（3）下呼吸道分泌物阻塞，严重颅脑外伤、胸部外伤、肺部感染，各种原因所致的昏迷、颅脑病变、神经麻痹、呼吸道烧伤或胸部大手术后等，咳嗽反射受抑制或消失，致下呼吸道分泌物潴留者。气管切开不仅可通过气管套管用吸引器充分吸出阻塞之分泌物，减少呼吸道无效腔和呼吸阻力，增加肺部的有效气体交换，而且可将药物直接送入下呼吸道，提高治疗效果。患者在呼吸停止时，还可用人工呼吸器控制呼吸。

（4）预防性气管切开术，作为口腔、咽、喉，或颈部大手术的辅助手术。

（5）极度呼吸困难、无条件行气管插管和无时间、不允许行正规气管切开术时，可行紧急气管切开术。

二、禁忌证

气管切开术无绝对禁忌证，有明显出血倾向时慎用。慢性阻塞性肺疾病（COPD）反复合并呼吸衰竭者应权衡利弊，避免过早行气管切开术。

三、操作要点

（一）传统气管切开术

1.体位

患者一般取仰卧位，肩部垫高，头后仰呈正中位，使颈段气管保持在颈中线上并与皮肤接近，便于手术时暴露气管。若后仰使呼吸困难加重，则可使患者头部稍平，或待切开皮肤分离筋膜后再逐渐将其头部后仰。如呼吸困难严重不能平卧时，可采用半坐位或坐位，但暴露气管比平卧时困难。

2.消毒与麻醉

常规消毒（范围自下颌骨下缘至上胸部）后铺巾，以 1% 的普鲁卡因溶液或 1%～2% 的利多卡因溶液做颈部前方皮肤与皮下组织的浸润麻醉。病情十分危急时，可不消毒麻醉而立即做紧急气管切开术。

3.切口选择

（1）横切口：在环状软骨下约 2 cm 处沿皮肤横纹横行切开长 2～3 cm 的皮肤及皮下组织。

（2）纵切口：术者站于患者右侧，以左手拇指和中指固定环状软骨，示指抵住甲状软骨切迹，以环状软骨下约 2 cm 处为中点，沿颈正中线切开皮肤与皮下组织（切口长度约 3 cm），暴露两侧颈前带状肌交界处的白线。纵切口所需手术时间稍短，但遗留瘢痕明显。目前的常规气管切开术中，纵切口已逐渐被横切口取代，但对病情严重、颈部粗短或肿胀的患者，宜采用纵切口并使切口加长，以便于操作及缩短手术时间。

4.分离气管前组织

用血管钳沿中线分离气管前组织，将胸骨舌骨肌及胸骨甲状肌向两侧分开。分离时，可能遇到怒张的颈前静脉，必要时可将其切断、结扎。如覆盖于气管前壁的甲状腺峡部过宽，可在其下缘稍行分离后，用拉钩将峡部向上牵引，必要时可将峡部切断、缝扎，以便暴露气管。在分离过程中，始终保持头正中位，切口双侧拉钩的力量应均匀，并常以手指触摸环状软骨及气管，以便手术始终沿气管前中线进行。注意不要损伤可能暴露的血管，并禁止向气管两侧及下方深部分离，以免损伤颈侧大血管和胸膜顶而致大出血和气胸。

5.确认气管

分离甲状腺后,可透过气管前筋膜隐约看到气管环,并可用手指摸到环形的软骨结构。确认气管有困难时,可用注射器穿刺,视有无气体抽出,以免在紧急时把颈部大血管误认为气管。在确认气管已显露后,尽可能不分离气管前筋膜,否则切开气管后,空气可进入该筋膜下并下溢,导致纵隔气肿。

6.切开气管

确定气管后,于第3～4软骨环处,用刀尖于气管前壁正中自下向上挑开两个气管环。刀尖切勿插入过深,以免刺伤气管后壁和食管前壁,引起气管食管瘘。切口不可偏斜,否则插入气管套管后容易将气管软骨环压迫塌陷;切开部位过高则易损伤环状软骨而导致术后瘢痕性狭窄。如气管套管需留置较长时间,为避免软骨环长期受压坏死或发生软骨膜炎,可在插管部位的气管前壁切一圆形瘘孔。

7.插入气管套管

切开气管后,用弯血管钳或气管切口扩张器插入切口,向两侧撑开。再将带有管芯的套管外管顺弧形方向插入气管,并迅速拔出管芯,放入内管。若有分泌物自管口流出,证实套管确已插入气管;如无分泌物流出,可将少许纱布纤维置于管口,视其是否随呼吸飘动,不飘动即为套管不在气管内,需拔出套管重新插入。

8.创口处理

插入套管后,仔细检查创口并充分止血。如皮肤切口过长,可缝合1～2针,一般不缝下端,因下端缝合过紧的话,气管套管和气管前壁切口的下部间隙可有空气溢出至皮下组织而致皮下气肿。将套管两侧缚带系于患者颈侧部固定,注意松紧要适度,不要打活结,以防套管脱出而突然导致患者窒息。可用止血带套于缚带外以减轻皮肤损伤,最后在套管底板下垫一切口纱。

有时在行气管切开术前,可先插入气管插管,以便有充裕的时间施行手术。也可插入纤维支气管镜以便寻找气管,这适用于病情危急,需立即解除呼吸困难者。方法是以左手拇指和中指固定患者喉部,在正中线自环状软骨下缘向下,一次性纵行切开皮肤、皮下组织、颈阔肌,直至气管前壁,在第2～3气管软骨环处向下切开2个软骨环,立即用血管钳撑开气管切口,或用手术刀柄插入气管切口后再转向撑开,随后迅速插入气管套管。呼吸道阻塞解除后,按常规方法处理套管和切口。

(二)经皮扩张气管切开术

(1)体位、消毒麻醉、切口选择同传统气管切开术。但麻醉进针至2 cm左右开始回抽,回抽出气体后快速注射所剩麻药至气管内,以减轻切开过程中的呛咳程度,同时记住进针深度(局麻会使进针深度比实际增加2～3 mm)。对于原有气管插管者,此步极易刺破套囊导致漏气,故切开前应充分吸痰,并后退导管套囊至声门以下。

(2)切开皮肤时建议不切开皮下组织,宽度2～2.5 cm即可。对于有凝血功能障碍的患者,深度更应尽可能表浅。

(3)穿刺钢丝引导套管时按麻醉过程预计深度估算进针深度,于切口中点垂直进针或略向下肢倾斜,钢针斜面朝向下肢,接近目标深度时回抽,无气体则采用"突发突止"的爆发式进针法,到达目标深度后回抽出气体,固定钢针,前推钢丝引导套管1 cm,退出钢针。

有时用纤维支气管镜观察可见,若缓慢进针(包括后续步骤),则气管前后壁可被挤压至近乎紧贴,反而容易损伤气管后壁。若到达预定深度仍无法回抽出气体,应确认患者的头、气管、进针正中位及进针方向,然后每次继续前进2~3 mm即回抽。带气管导管者,钢针穿刺到导管时有不同于人体组织的"韧"感。

(4)沿钢丝引导套管置入引导钢丝,钢丝弯头向下,退出钢丝引导套管。

(5)扩张:套入预扩张器后,由穿刺路径扩张,挤压有突破感证明穿破气管环。退出预扩张器后,可有少量气体溢出。若达目标深度仍无突破感,则考虑预扩张器偏离原路径进入盲道,应后退钢丝3~4 cm看是否扭曲,并依扭曲方向判断偏离方向以便调整,同时理直钢丝,避免钢丝对扩张器边缘造成磨损。预扩张后,有引导管的气切包置入引导管,没有者直接行扩张器扩张,步骤同前,扩张气管环时仍有突破感,同样注意按原路径。有引导管的气切包用扩张器扩张后直接进入下一步操作,没有者接着用专用扩张钳套入钢丝至接近气管深度,扩张气管至浅组织,退出后夹钳再次套入,挤压突破气管环后再次扩张,此时可有大量气体溢出。部分气切包不需用扩张器扩张。

(6)将事先充分放气并润滑的套管套入钢丝后,沿扩张路径置入,退出管芯后有气体呼出即为插管成功。连管芯带钢丝一起退出,套囊充气,缚带固定套管。一般不需缝合。

经皮扩张气管切开术需专门的气管切开包、扩张器,但出血少,除非患者有严重凝血功能障碍,否则即使应用抗血小板药物治疗的患者也可手术。

四、注意事项

在气管两侧、胸锁乳突肌的深部,有颈内静脉和颈总动脉等重要血管。在环状软骨水平,上述血管距中线位置较远,向下逐渐移向中线,于胸骨上窝处与气管靠近。

(一)应注意气管切开的正确部位

气管切开术应在以胸骨上窝为顶以胸锁乳突肌前缘为边的安全三角区内沿中线进行,不得高于第2气管环或低于第5气管环。术前选好合适的气管套管是十分重要的。气管套管多用合金制成,分外管、内管和管芯三部分,应注意这三部分的长短、粗细是否一致,管芯插入外管和内管插入外管时是否相互吻合(无间歇而又灵活)。套管长短与管径大小要与患者年龄相适合,一般成年女性用5号气管套管(内径9.0 mm,长度75 mm),成年男性用6号(内径10 mm,长度80 mm)气管套管。在合理的范围内,应选用较粗的套管,它有以下优点:①减少呼吸阻力;②便于吸痰;③套管较易居于气管中央而不易偏向一侧;④气囊内注入少量气体即可在较低的压力下使气管密闭。应用塑料套管时,成年男性可用8号,成年女性可用7.5号,并建议采用配备声门下吸引管的套管。

(二)选择合适的气管套管

此为术后护理的关键。应随时吸除过多的分泌物和擦去咳出的分泌物。内管一般12小时清洗和煮沸消毒1次。如分泌物过多,应根据情况增加次数(4~6小时1次),但每次取出内管的时间不宜过长,以防外管分泌物结成干痂发生堵塞,最好有同号的两个内管交替使用。外管使用10天后,每周更换一次。外管脱出或临时、定期换管时,应注意:①换管全部用具及给氧急救药品、器械都应事先准备好;②换管时给予高浓度氧吸入;③首先吸净咽腔内的分泌物;④摆好患者体位,头颈位置要摆正,头后仰;⑤术后1周内,气管软组织尚未形成窦道;若套管脱出或必须更换时,重新插入可能有困难,要在良好的照明下,细心地将原伤口扩开,认清方向,借助气管切开扩张器找出气管内腔,然后送入。也可在吸痰后剪断吸痰管时保留足够长度于套管内,拔除旧套管时不拔出吸痰管,为插入新套管起引导作用。

(三)保证气管套管通畅

室内应保持适宜的温度(22 ℃)和湿度(相对湿度 90％以上),以免分泌物干稠结痂堵塞套管,同时减少下呼吸道感染的机会。可用 1～2 层无菌纱布以生理盐水湿润后覆盖于气管套管口。每 2～4 小时向套管内滴入数滴含有糜蛋白酶或 1％碳酸氢钠的溶液,以防止发生气管黏膜炎症及分泌物过于黏稠。

(四)维持下呼吸道通畅

气管切开后患者若再次发生呼吸困难,应考虑如下几种原因并及时处理:①套管内管阻塞:迅速拔出套管内管患者呼吸即可改善,说明内管阻塞,应清洁后再放入。②套管外管阻塞:拔出内管后患者仍无呼吸改善,滴入无菌液体并吸出管内渗出分泌物后患者的呼吸困难即可缓解。③套管脱出:套管脱出的原因多见于套管缚带太松或是气囊漏气、活结易解开;套管太短或颈部粗肿、皮下气肿及剧烈咳嗽、挣扎等也会造成套管脱出。如套管脱出,应立刻重新插入。应经常检查套管是否在气管内。

(五)防止套管阻塞或脱出

为防止套管阻塞或脱出,应每天至少更换消毒剪口纱布和伤口消毒一次,并酌情应用抗生素。

(六)防止伤口感染

气道阻塞或引起呼吸困难的病因去除后,可以准备拔管。先可试行塞管,用软木塞或胶布先半堵,后全堵塞套管各 12～24 小时(堵管 24～48 小时),使患者经喉呼吸。若患者在活动与睡眠时呼吸皆平稳则可拔管,拔管时应做好抢救准备。确保上呼吸道无梗阻者可在半堵管数小时后拔管。

(七)拔管

拔管时应行床边观察。拔出套管后,用蝶形胶布将创缘拉拢,数天内即可愈合;如不愈合,再考虑缝合。拔管后 1～2 天仍应准备好气管切开器械与气管套管。拔管困难除因呼吸困难的原发病未愈外,还可能为气管软骨塌陷、气管切口部肉芽组织向气管内增生、环状软骨损伤或发生软骨膜炎而致瘢痕狭窄所致,也可因带管时间长,拔管时患者过于紧张与恐惧而发生喉痉挛等所致。需针对不同情况予以相应的处理。

(八)术后并发症的防治

气管切开术常见的并发症如下:①皮下气肿最常见,多因手术时气管周围组织分离过多、气管切口过长或切口下端皮肤缝合过紧等所致。切开气管或插入套管时发生剧烈咳嗽易促使气肿形成。吸气时,气体经切口进入颈部软组织中,沿肌肉、筋膜、神经、血管壁间隙扩散而达皮下,轻者仅限于颈部切口附近,重者可蔓延至颅面部、胸部、背部、腹部等。皮下气肿一般在 24 小时内停止发展,可在 1 周左右自行吸收。严重者应立即拆除伤口缝线,以利气体逸出。皮下气肿范围太大者应注意有无气胸或纵隔气肿。②气胸与纵隔气肿:患者呼吸极度困难时,胸腔负压很大而肺内气压很小,气管切开后,大量空气骤然进入肺泡,加上剧烈咳嗽,使肺内气压突然剧增,可导致肺泡破裂而形成气胸。手术时损伤胸膜顶也是直接造成气胸的原因。过多分离气管前筋膜时,气体可由此进入纵隔致纵隔气肿。少量气肿可自行吸收,严重者可行胸腔穿刺排气或引流;纵隔气肿可由气管前向纵隔插入钝针头或塑料管排气。③出血:出血分为原发性出血和继发性出血。原发性出血较常见,多因损伤颈前动脉、静脉、甲状腺等,术中止血不彻底或血管结扎线头脱落所致。术后少量出血可在套管周围填入无菌纱条,压迫止血。若出血多,应立即打开伤口,结扎出血点。继发性出血较少见,其原因为气管切口过低,套管下端过分向前弯曲磨损无名动脉、静脉,引起大出血。遇有大出血时,应立即换入带气囊的套管或麻醉插管,气囊充气,在保持呼吸道通畅的同时采取积极的抢救措施。④拔管困难:应行喉镜、气管镜检查及喉侧位 X 线拍片等,了解气管套管的位置是否正常,气道局部有无感染,查明原因后加以治疗。⑤气管切开段再狭窄:拔管后气管切开段结缔组织增生,瘢痕牵缩,可导致气管切开段再狭窄。⑥其他并发症可能有伤口与下呼吸道感染、气管食管瘘、气管狭窄、气管扩张和软化等。

(林晓君)

第三节 经鼻高流量氧疗

呼吸支持的目的是维持患者的通气和氧合,氧疗是最常见的呼吸支持技术之一。目前常用的氧疗技术包括鼻塞吸氧、鼻导管吸氧和面罩吸氧等方式,但传统的氧疗方式在吸气流速、湿化和温化、吸气氧浓度及患者耐受性上有一定的局限性。近年来,经鼻高流量吸氧(HFNC)逐渐受到关注。HFNC 通过空氧混合器提供精确的吸入氧浓度(21%～100%),流量最高达 70 L/min,并且可提供经过充分温化和湿化(相对湿度 100%,温度 37 ℃)的吸入气体,以达到更佳的氧疗效果。HFNC 于 2000 年应用于临床,最初主要应用于新生儿和儿童患者,目前已在各种类型的呼吸衰竭患者中有广泛的应用。

一、经鼻高流量吸氧的装置及应用

HFNC 由空氧混合装置、加温加湿装置和储氧式鼻塞等组成。近年来生产的 HFNC 装置已经将这三部分整合到一起,但其基本结构与作用仍然是一致的。

空氧混合装置可用来调节氧气的浓度和流量,有不同的种类与型号,以提供准确流量的气体。初期的 HFNC 提供的最大流量为 60 L/min,目前部分机型可达到 70 L/min 的最大流量。HFNC 的氧浓度同样可以通过空氧混合装置进行精确调控,可以提供 21%～100% 的吸入氧浓度。

加温加湿装置有两种类型:一种类型以斐雪派克(Fisher&Paykel)公司生产的 850 型加热器为代表,通过加热底盘和湿化罐连接一根带有温控加热导丝的管路,对吸入气体进行加温加湿,使吸入气体得到充分的湿化和温化;另外一种类型则是 VAPO 公司的加热板加热系统,其技术与传统技术的不同之处在于使用了加热板系统(蒸汽筒技术),使气体先被加热到一定温度,再将水蒸气扩散到呼吸系统中。WAPO 公司的设备采用了三腔循环暖水套包住传输管路来实现上述功能,并且可防止冷凝水的过度沉淀。

储氧式鼻塞是 HFNC 和患者的连接装置,是专为高流量吸氧而设计的,其尖端被设计成柔软的斜面型出口,使用一个带有弹性的头带固定于患者面部,最多可以提供 70 L/min 的流量。

HFNC 的使用非常简单:首先选择适合患者的储氧式鼻塞及管路,然后将管路与湿化器进行连接,湿化器内加入蒸馏水;打开加湿器,温度调节至 37 ℃,调节空氧混合器,设定患者需要的吸入氧浓度和流量,将储氧式鼻塞连接患者鼻部就可使用。

二、经鼻高流量吸氧的作用机制

HFNC 是一个开放的系统,通过加热管道和鼻塞提供经过温化、湿化的精确浓度的高流量含氧气体,其本身并不提供潮气量和呼吸频率,目前在急/慢性呼吸衰竭中均有较多的应用。HFNC 主要有以下几个可能的作用机制。

(一)高流量气体冲洗咽部生理无效腔

HFNC 最高流量可达到 70 L/min,与吸气峰流速基本相当。在呼气末,咽腔内存在高二氧化碳低氧气体,高流量的新鲜气体通过冲洗咽部生理无效腔,使吸气末咽部生理无效腔内的气体被更换为经过温化、湿化的高氧无二氧化碳气体,在下一次吸气的过程中,吸入气体中含有更多的氧和更少的二氧化碳,从而在分钟通气量相同的情况下增加了肺泡通气所占的比例,提高了换气效率。

(二)降低上呼吸道阻力和呼吸功

鼻腔侧壁可提供较大的表面积以接触吸入气体,对吸入气体进行温化和湿化。在吸入气体的过程中,吸入气体的阻力主要来源于鼻腔与吸入气体以及吸入气体内部的摩擦,约占总气道阻力的 50%。鼻腔在呼吸过程中的扩大与缩小会影响气道阻力:在吸气相,鼻咽腔扩张,但是其表面积也相应增大,与呼气相比较,气体经过鼻腔时吸气相阻力反而增大。HFNC 通过给予大于或等于吸气峰流速的温湿化气体流量,使鼻咽部在吸气过程中毋需扩张以对气体进行温湿化,从而降低了吸气阻力和呼吸功。

(三)降低代谢消耗

鼻腔最重要的生理功能之一是将吸入气体温化和湿化(相对湿度 100%,温度 37 ℃),在此过程中将消耗相应的能量,具体计算公式为:$E_{total}/L = E_g \times (37 - T_{amb}) + E_{vap} \times (44 \text{ mg} - AH_{amb})$,式中,$E_{total}/L$ 是对吸入的 1 L 气体进行温化和湿化所需的能量,E_g 代表使 1 L 气体升高 1 ℃ 所需能量(大约为 1.2 J),T_{amb} 代表吸入气体的外界温度,E_{vap} 代表使 1 mg 的水从 37 ℃ 上升 1 ℃ 需要的能量加上使 1 mg 水蒸发所需的能量(0.263 J+2.260 J),AH_{amb} 代表吸入气体的绝对湿度。假设患者吸入气体的外界温度是 21 ℃,相对湿度是 50%(9 mg),那么人体需要将气体的温度升高 16 ℃,同时需要将 35 mg 的水蒸发后加入吸入气体中。如果一个成人每次呼吸潮气量为 500 mL,频率为 12 次/分,根据上述公式,吸入气体温化、湿化消耗的能量约为 653 J/min。HFNC 系统可以将吸入气体加温至 37 ℃,并且湿化至 100% 的相对湿度,从而减少鼻黏膜的代谢功。

(四)鼻咽腔正压和肺泡复张效果

尽管 HFNC 是一个开放系统,但高流量也可以在鼻咽腔形成正压。虽然这个压力无法和密闭的无创正压通气(noninvasive ventilation,NIV)的压力相比较,但是也可部分增加肺容积,同时复张萎陷肺泡,其作用类似呼气末正压(positive end expiratory pressure,PEEP)。这个压力并不是持续而恒定的,会随患者的呼吸周期不停变动,也受到患者张口和闭口呼吸的影响。患者在张口呼吸时压力下降,闭口呼吸时压力相应上升。有研究表明,该压力在 0.3~0.4 kPa 之间波动。由于有鼻咽腔正压的存在,其压力可以向气道远端传递,在肺泡形成类似于 PEEP 的作用,在呼气过程中也保持一定的压力,维持气道和肺泡的开放,防止肺不张的发生。即使出现肺不张,其也有部分的肺泡复张作用,促使肺泡重新开放。有研究人员通过电阻抗断层扫描技术来评估心脏术后患者肺容积的变化,发现使用 HFNC 可以显著增加呼气末肺阻抗和气道压力,呼气末肺阻抗和呼气末肺容积呈线性关系；同时还发现，体重指数大的患者获益更多。该研究表明HFNC可以改善患者的氧合，降低呼吸频率。

(五)保持气道纤毛黏液系统的功能完整

通过传统的氧气面罩或鼻导管等吸氧方式吸入的气体均未能充分温化和湿化，长期吸入存在面部不适、口鼻干燥、眼刺激和胃胀气等不良反应，同时吸入干冷气体也会导致气道纤毛黏液系统功能受损，排痰困难。HFNC可提供经过充分温化和湿化的气体，吸入舒适性更好，并且能保证纤毛黏液系统的正常功能。有研究发现，使用HFNC的患者吸入舒适性更好，并且湿化气体更能维持体外培养的人呼吸道上皮细胞的结构和功能，减少炎症的发生。纤毛黏液清除系统是肺的重要防线，该系统对于湿度非常敏感，在长期吸入干燥气体的情况下，纤毛黏液系统可受损，影响气体交换，其可能的机制为：①黏液层增厚，分泌物附着力增强；②水分的减少导致纤毛活动减慢或停止；③上皮细胞热量丢失，导致纤毛摆动的频率减慢。HFNC可以提供最适宜的吸入温度与湿度，避免气道干燥，减少炎症反应，减少气道收缩并且降低呼吸功，有助于改善氧合。

三、经鼻高流量吸氧的临床应用

(一)高碳酸性呼吸衰竭

高碳酸性呼吸衰竭在临床上很常见，近年来NIV成为该类患者呼吸支持的主要方法，但是部分患者并不能耐受无创面罩，从而导致NIV治疗的失败。有人使用HFNC治疗因NIV不耐受而治疗失败的患者获得了成功。对HFNC在健康志愿者、COPD患者及特发性肺纤维化(idiopathic pulmonary fibrosis,IPF)患者中的比较研究结果显示：COPD和IPF患者的潮气量增加，而健康志愿者的潮气量下降；呼吸频率和分钟通气量在三组中均出现下降。有研究证明，只要3小时/天、连续7天的湿化和温化治疗，就可以显著增加肺纤毛黏液系统的清除功能。还有研究对COPD患者使用HFNC进行了12个月的长期温化和湿化吸入治疗(1~2小时/天)，结果显示长时间的湿化可以显著减少COPD急性加重天数，延长急性加重的间隔，减少急性加重的频次，提高患者的生活质量。

(二)低氧性呼吸衰竭

维持低氧性呼吸衰竭患者的氧合需要稳定的吸入氧浓度和PEEP。传统的氧疗方式，无论是鼻导管、鼻塞还是面罩等，其输送氧气的流量都较为有限，导致在吸气过程中，吸气峰流速远大于供氧流速，进而导致吸入氧浓度的波动。HFNC由于其高流量，通过储氧式鼻塞对患者鼻咽腔进行冲洗，使患者吸入的氧气浓度与设定的氧浓度基本相当，能够维持一个稳定的吸入氧浓度。在患者呼气的过程中，呼出气体和HFNC输送进入鼻咽腔的气流相互作用，在鼻咽腔产生一个压力，虽然这个压力并不能与机械通气的PEEP相比，但是也能维持气道和肺泡的开放，促进肺复张，并且改善氧合。

多项研究发现HFNC在轻、中度低氧性呼吸衰竭的治疗中有效。有报道称，20例轻、中度急性呼吸衰竭(acute respiratory failure,ARF)患者，使用面罩吸氧15 L/min，呼吸频率为28次/分，脉氧是93%；再使用HFNC后，呼吸频率下降到24.5次/分，脉氧上升到98.5%($p=0.0003$)。在另外一项研究中，对38例社区获得性肺炎引起呼吸衰竭的患者使用HFNC治疗后，患者呼吸频率下降，心率减慢，呼吸困难评分指数降低，氧合显著改善。在该研究中，最终只有6名患者需要行气管插管机械通气，HFNC可以避免部分患者气管插管，成功率达70%。

还有研究发现,对轻、中度 ARF 患者使用 HFNC 和面罩进行治疗,HFNC 组的 29 例患者中最终只有 3 例(10.3%)需要气管插管,面罩组的 27 例患者中则有 8 例(29.6%)需要进行气管插管。

(三)气管插管前及拔管后应用

对于重症患者,气管插管术很常见,一般使用简易呼吸器或面罩提高患者的氧储备。在插管过程中,由于使用喉镜导致无法使用简易呼吸器或面罩给氧。HFNC 的储氧式鼻塞并不影响喉镜的使用,在气管插管的过程中仍可使用并保证氧供给。有研究发现,在给实验动物小猪气管插管的过程,中使用该方法能延迟低氧血症的发生时间。

拔除气管插管后,常规的氧疗方式为面罩或鼻导管给养。近年来,有研究人员使用 HFNC 缓解拔管后的呼吸窘迫。如有研究发现,相对于文丘里(venturi)面罩,使用 HFNC 患者的后呼吸频率、氧合、呼吸困难指数和舒适度均有显著改善,并且大大降低了再插管率。

(四)急性心力衰竭

一般情况下,患者的急性心力衰竭稳定后,仍然会有一定程度的呼吸困难和低氧的情况,使用普通氧疗难以纠正。有研究发现,对于经过 NIV 治疗稳定后的心力衰竭的患者,再使用 HFNC 可使其呼吸困难程度明显减轻,呼吸急促症状改善,血氧饱和度提高。其作用机制可能和 HFNC 能提供持续而恒定的氧流量、减少呼吸的生理无效腔以及鼻咽腔内存在一定正压等有关。

(五)阻塞性睡眠呼吸暂停综合征(obstructive sleep apnea syndrome,OSAS)

对于 OSAS,目前最有效的治疗方法是持续气道正压(continuous positive airway pressure,CPAP)通气,但是部分患者因不能耐受鼻面罩而导致治疗失败。有研究发现,无论对于儿童还是成人,HFNC 均能缓解上气道的梗阻,并且能降低呼吸暂停低通气指数(apnea-hypopnea index,AHI)。

(六)支气管镜检查

支气管镜检查过程中,低氧血症是最常见的不良反应,其原因可能为气体交换受阻和/或通气量下降。一项随机研究发现,相对于文丘里面罩,HFNC 在减少支气管镜检查时出现低氧血症方面有更好的效果,并且更加方便。

(七)在急诊中的应用

呼吸困难和低氧血症是急诊患者常见的症状,而氧疗也是最常用的治疗方法。传统的氧疗方法由于提供的氧气浓度并不准确,并且没有经过很好的温化和湿化,因此患者耐受性较差。在一项前瞻性研究中发现,选择急诊科 17 例 ARF 且需要大于 9 L/min 氧气治疗或氧气治疗后仍有呼吸窘迫的患者,接受面罩吸氧后,再换用 HFNC,结果发现 HFNC 可以显著改善呼吸困难评分、视觉模拟评分、呼吸频率和指脉氧。

四、小结

HFNC 是一种简便易行的氧疗方式,与传统的鼻导管、鼻塞或面罩等氧疗方式相比,HFNC 有广泛的适应范围,并且有更好的疗效和舒适性。HFNC 不能理解为"简单的"CPAP,其作用机制和生理效应与 CPAP 有类似之处,但不完全相同。这并不是说 HFNC 比 CPAP 更好或更差,只是各有特性,在患者选择哪种呼吸支持方式上,还需要根据病情进行具体分析来决定。但由于 HFNC 操作更加简便,因此可能会有更广泛的应用。对于 HFNC 应用过程中可能出现的感染风险、气道压力和尚未明确的不良反应,需要通过进一步的观察研究来明确。

（林晓君）

第四节 心脏电复律

心脏电复律是用较强的脉冲电流通过心肌,使心肌各部分在瞬间同时除极,以终止异位心律,使之恢复窦性心律的一种方法。它是除药物与人工心脏起搏之外治疗异位快速性心律失常的另一种方法,具有作用快、疗效高、比较安全与操作简便的特点,但不能防止心律失常的复发。该方法最早用于消除心室颤动(VF),故称为"电除颤";后来进一步用于纠正心房颤动、心房扑动、阵发性室上速和室性心动过速等,故称为"电复律",又通称"心脏电休克"。

一、心脏电复律器

心脏电复律器就是进行心脏电复律时所用的装置,亦称"心脏电除颤器",由电极、蓄电和放电装置、同步触发装置、心电示波仪、电源供应等几部分组成。直流电复律器是将几千伏的高电压存储在 $16\sim32~\mu F$ 的大电容中,然后将电容所存储的电能在几毫秒(ms)的极短时间内,直接(体内复律,电极接触心肌)或间接(体外复律,电极接触胸壁)地向心脏放电,从而达到复律或除颤的目的。这种高能脉冲电流波形既往多采用顶端呈椭圆形的单相衰减正弦波(monophonic damped sinusoidal waveform,MDSW)。根据心脏电除颤器发放脉冲是否与 R 波同步,又分为同步电复律与非同步电复律。同步电复律是指除颤器由 R 波的电信号激发放电,即电流刺激落在心室肌的绝对不应期,从而避免在心室的易损期放电导致室性心动过速(VT)或心室颤动(VF),主要用于治疗除 VF、心室扑动以外的快速性心律失常,电复律前一定要核查仪器上的"同步"功能,使其处于开启状态。非同步电复律(即非同步电除颤)是指电除颤器在心动周期的任何时间都可放电,主要用于治疗 VF、心室扑动,此时患者已无心动周期,心电图上也无 QRS-T 波,无从避开心室易损期,应即刻于任何时间放电。

近年来已广泛使用双相波电除颤器,行双相波形电除颤,即一次充电、两次放电除颤。其除颤阈值低,复律除颤成功率高,对心肌的损伤也较小,已逐渐取代了既往的单相波电复律器。目前已有两种不同波形的双相波形电除颤器,即双相截断指数波形(biphasic truncated exponential waveform,BTEW)电除颤器和直线双相波形电除颤器。前者首次电击能量为 $150\sim200$ J,后者电击能量选择 120 J。目前已研制成功并已广泛应用的自动体外除颤器(automated external defibrillator,AED)具有自动分析、操作简单、携带方便的特点,已成为基本生命支持(BLS)设备中的重要组成部分。

二、心脏电复律机制

利用电能终止异位快速性心律失常的基础是:①引起异位快速性心律失常的机制最常见的是环行或折返现象所致,低能量脉冲电流或恰为足量的电流通过心脏,能使折返环路中的一部分心肌除极,而不再接受从折返环传递过来的冲动,从而中断这一折返途径而终止心动过速;②对于因异位兴奋灶的自律性增高(包括触发活动)所致的心律失常,在短时间内给心肌通以高能量脉冲电流,可使心肌各部(不论是处于应激期还是不应激期)在瞬间同时除极,暂时地使各处异位兴奋灶失去自律性,此时心脏起搏传导系统中具有最高自律性的窦房结可以恢复其主导功能,再行控制整个心动和心律。

电刺激的直接作用是在使所有心肌细胞除极的同时,也使心脏自主神经系统兴奋。电复律后短暂出现的各种类型的期前收缩是由于交感神经兴奋、心肌有局部性肾上腺素能介质释放所致。电复律后出现心动过缓,则提示副交感神经被激惹。

心脏电复律过程中所用的高压电流仅能在极短的时间内起作用,复律能否成功取决于下列因素:①所用电击能量的大小:过小的电击能量不足以使心肌整体除极或参与折返环路心肌除极,将不能消除异位兴奋灶或中断折返环路等机制。②心肌异位起搏点兴奋性的高低:如心肌异位起搏点的兴奋性过高,则即使心肌整体除极后,心搏仍有可能再为异位起搏点所控制。③窦房结起搏功能状况:如窦房结起搏功能低下,则心肌整体除极后,窦房结仍将无控制心搏的能力。

发生 VF 时,心室肌所处激动位相很不一致,一部分心肌尚在不应期,而另一部分心肌已经复极,故在任何时候通以高压脉冲电流都足以使所有心肌纤维同时除极,称为"非同步电复律"或"非同步电除颤"。其他异位快速性心律失常中,心室肌激动位相是一致的,任意通以高压脉冲电流时,如电流在心动周期的兴奋期或相对不应期中(尤其是易损期中)通过,则可诱发 VF 而危及生命。因此,对 VF 以外的异位快速性心律失常施行电复律时,电流的发放必须与患者的心搏同步,将电流发放在患者 QRS 波群 R 波的降支或 R 波开始后 30 毫秒以内的心室绝对不应期中,才能达到心肌整体除极而不诱发 VF 的目的,称为""同步电复律"。一般即利用患者自己的 R 波作为同步触发放电。鉴于同步电复律需要患者自己的 R 波来触发放电,在发生 VF 时由于 R 波消失,因而无从触发放电,只能用非同步电复律。

三、非同步电除颤

VF 及心室扑动是非同步电除颤的绝对适应证。当发生 VF 或心室扑动后,患者已失去知觉,电击时无须任何麻醉剂,应在积极行心肺复苏术(CPR)时即刻进行非同步除颤。选用的电功率宜大,如 300～360 J(单相波除颤仪)或 150～200 J(双相波除颤仪),以期一次除颤成功。若室颤波幅小,可注射肾上腺素,以增大颤动波,使再次除颤有希望成功。如诱发 VF 的因素仍存在(如电解质与酸碱平衡失调、缺氧、心肌梗死、休克等),需同时积极加以处理,以防 VF 再发。有时快速的 VT 或预激综合征合并快速房颤均有宽大的 QRS 波和 T 波,除颤仪在同步工作方式下无法识别 QRS 波而不放电,此时也可用非同步电除颤,以免延误病情。

电除颤的操作步骤:①首先通过心电(图)监护确认存在 VF;②打开除颤器电源开关,并检查选择按钮是否置于"非同步"位置(一般为除颤器开机后的定式),将能量选择键调至所需的除颤能量水平;③电极板涂上导电糊或包以数层浸过盐水的纱布,将电极板上缘分别置于患者胸骨右缘第 2 肋间及左腋中线第 4 肋间,两个电极板至少相隔 10 cm;④按下"充电"按钮,将除颤器充电到所需水平,并关闭氧气;⑤环顾患者四周,确定操作者和周围人员与患者无直接或间接接触;⑥对电极板施加一定的压力(3～5 千克力),以保证有较低的阻抗,有利于除颤成功;⑦再次观察心电示波,确认有电复律指征,双手拇指同时按压放电按钮,当观察到除颤器放电后再放开按钮;⑧放电后立即观察患者的心电图,观察除颤是否成功并决定是否需要再次电除颤;若首次电除颤未能成功,则宜继续心肺复苏 2 分钟后再次除颤,所用能量同首次电除颤或稍高于首次电除颤;⑨电除颤完毕,关闭除颤器电源,将电极板擦干净,收存备用。

四、同步电复律

除室扑外,凡异位快速性心律失常药物治疗无效者,均是同步电复律治疗的指征。临床上主要有两种情况需同步电复律治疗:①急性的快速异位心律失常,如室速(VT)、室上速、阵发性快速房颤(扑),尤其是预激综合征(WPW)引起的房颤;②持续性房颤或房扑。在复律前应了解患者的发病原因,做出有针对性的积极处理。

(一)适应证

当 VT 的心室率超过 150 次/分时,常引起明显的血流动力学障碍。当药物治疗效果不佳,出现心力衰竭、休克等情况,或 VT 发生于急性心肌梗死(AMI)时,宜及时进行同步电复律,所需能量一般为 100~200 J,即时成功率可达 97%。洋地黄中毒所致 VT 禁忌电击。

1.室性心动过速

室性心动过速是同步电复律最常见的适应证。对预激综合征并发房颤伴血流动力学障碍者,电复律是首选治疗方法。慢性房颤的复律则需仔细权衡利弊,有下列情况者可考虑电复律治疗:①房颤在半年以内,心脏病变较轻或已做过效果较为令人满意的二尖瓣手术;②甲状腺功能亢进或其他诱因经治疗控制后房颤继续存在;③经足量洋地黄及其他药物治疗后心室率无法控制;④经复律后能维持 3~6 个月以上,并有明显症状改善的复发病例。治疗所需能量一般为100~200 J。

2.心房颤动

心房颤动的药物治疗效果较差,而同步电复律所需能量较低(仅需 50~100 J),即时转复成功率高达 100%,可作为首选的治疗方法。尤其是伴有心室率快及血流动力学障碍的患者(如房扑 1∶1 传导时),更适合同步电复律治疗。

3.心房扑动

用刺激迷走神经的方法和药物治疗无效者,可选用直流电同步电复律,复律能量一般为100~150 J,成功率为 75%~85%。若已用洋地黄类药物,则宜考虑食管快速心房起搏治疗。

4.室上性心动过速

异位性心动过速性质属室上性(如室上速伴心室差异性传导)抑或室性尚未明确,以致选用药物有困难者;以及 WPW 并快速性心律失常,临床上应用药物有困难者,均可考虑同步电复律治疗。对反复短阵发作(几秒钟)的各类异位快速心律失常不宜用电复律治疗,因为发作能自行停止,而电复律并不能防止其复发。

(二)禁忌证

有下列情况者绝对禁用电复律。

(1)拟进行心脏瓣膜病外科手术者。

(2)洋地黄过量或低血钾患者,电复律应在纠正后进行。

(3)甲状腺功能亢进伴房颤而未对前者进行正规治疗者。

(4)心力衰竭未纠正、在风湿活动期或有急性心肌炎者。

(5)心脏明显扩大者。

(三)电复律操作要点

为了对可能发生的并发症做及时处理,电复律前除了准备心电监护和记录、全身麻醉药物等外,尚应准备心肺复苏的药品、设备,如抗心律失常药、升压药、心脏起搏器、氧气、抽吸器、气管插管和人工呼吸器等设备。复律前应多次检查复律器的同步性能。患者应禁食数小时,并在复律前排空小便,卸去义齿,建立静脉输液通道。具体操作要点如下。

1.体位

患者宜仰卧于硬木板床上,不与周围的金属物体接触,将所有与患者连接的仪器接地,开启复律器电源。

2.心电监护

除常规描记心电图外,选择 R 波较高的导联进行示波观察。电复律器的"工作选择"设置为 R 波同步类型,再次检查与患者 R 波同步的准确性。

3.麻醉

用地西泮 20～40 mg 以 5 mg/min 的速度静脉推注,边注射边令患者数数,当其中断数数处于朦胧状态、睫毛反射消失、痛觉消失即可进行电复律。地西泮目前已逐渐被丙泊酚(负荷量1～3 mg/kg)及咪达唑仑(负荷量 0.03～0.3 mg/kg)所替代。麻醉前后应给患者吸氧。

4.安置电极

电极板的放置位置有如下两种:①胸前左右法:一个电极置于患者右锁骨下方、胸骨右缘第2肋间处,电极板中心在右锁骨中线上;另一电极置于患者左乳头下方心尖处,电极板中心在左腋前线上,两电极板相距应在 10 cm 以上,此法最常用。②胸部前后法:一个电极置于患者前胸部胸骨左缘第4肋间,电极板中心在左锁骨中线上;另一电极置于患者背部左肩胛下区,电极板中心在左肩胛中线处。应先将两电极板涂以导电糊或包以浸过生理盐水的纱布,再置于上述位置。

5.充电

按充电按钮,充电到预定的复律能量(房扑 50～100 J,房颤 100～200 J,阵发性室上速 100～150 J,室速 100～200 J)。

6.复律

按"放电"按钮,进行电复律,此时患者的胸部肌肉和上肢将抽动一下。随即观察患者的心电图变化,了解复律成功与否,主要是密切观察放电后 10 余秒患者的心电图情况,此时即使出现1～2 次窦性心动,亦应认为该次电复律是有效的,此后心律失常的再现正是说明窦性心律不稳定或异位兴奋灶兴奋性极高。如未转复,可增加复律能量,间隔 2～3 分钟再次进行电击。用地西泮麻醉的患者如需再次放电,常需给原剂量 1/2～2/3 的药量再次麻醉。如反复电击 3 次或能量达到 300 J 以上仍未转复为窦性,应停止电复律治疗。

7.密切观察

转复窦性心律后,应密切观察患者的呼吸、血压、心率与心律变化,直至患者清醒后 30 分钟,让患者卧床休息 1 天。

五、电复律的并发症及其防治

电复律较安全且疗效迅速,其并发症一般不多也较轻,发生严重并发症者多为病例选择失误、操作不慎或电复律前处理不当所致,常见的有以下几种。

(一)皮肤灼伤

几乎所有的患者在电复律后电极接触部位均有皮肤灼伤,可见局部红斑,尤其是在操作时按压不紧、导电糊不足时尤为明显。该情况通常无须特殊处理。

(二)心律失常

心律失常多数在复律后即刻出现,主要有各种期前收缩和逸搏,分别为电刺激和窦房结暂时受抑制所致,无须特殊处理。如室早频发呈二联律或短阵 VT,可静脉注射利多卡因或胺碘酮治疗。VF 极少出现,可因心脏本身病变程度严重、低血钾、洋地黄中毒、酸中毒、对奎尼丁过度敏感等多种因素所致,应立即予以非同步电除颤治疗。心房颤动电击后转为心房扑动,可能是复律能量小,仅使环行节律减慢而未能终止所致;亦有心房扑动电击后转为心房颤动者,可能是电击恰在心房的易损期所致。凡遇上述情况,应先观察片刻,若仍不转复,可加大能量再次电击。

(三)心肌损害

心肌损害的临床表现为局部性 ST 段暂时抬高,血清谷草转氨酶(AST)、乳酸脱氢酶(LDH)、肌酸激酶(CK)水平轻度升高,低热,血压暂时性轻度下降等。心肌损害的程度与复律能量、电极面积及两电极安置的距离有关。因此,应避免使用不必要的高能量,宜用适当大的电极,并避免两电极距离过近。

(四)栓塞

栓塞的发病率为 1.2%～5.0%,多发生于房颤持续时间较长、左房显著增大的患者,尤以术前未接受抗凝治疗者为多,多发生于电复律后 24～48 小时。过去有栓塞史者术前和术后给予抗凝治疗可起到预防作用。

(五)急性肺水肿

急性肺水肿多发生在二尖瓣和/或主动脉瓣病变伴房颤电复律后 1～3 小时,发病率约 3%,可能系经电击后虽恢复了窦性心律,但左心房及左心室功能不全所致,应按急性左心衰竭处理。极少数可能是由肺栓塞引起,应按肺栓塞处理。

六、自动体外除颤器的操作方法

AED 的使用已成为 BLS 的重要组成部分。AED 仪器面板上有 3 个不同颜色的按钮:①绿色按钮:开关(ON/OFF);②黄色按钮:分析(Analysis);③红色按钮:电击(Shock)。操作时有声音和文字提示,具体操作步骤如下。

(1)开机:按绿色开关按钮。

(2)连接:将一次性使用的除颤电极贴在患者胸廓的前侧位,即前电极放在患者右上胸锁骨下放心胸骨右缘,侧电极则放在患者躯干的左下胸乳头左侧,电极中心点放在患者左腋中线上。同时将电极与 AED 连接,仪器迅速提示正在分析,并告知操作者分析结果。

(3)放电除颤:如 AED 语音提示建议电击除颤,操作者要求相关人员离开患者身体,按压红色电击按钮,即可进行电击除颤。对持续 VF/VT 患者,可做 1 次电击(双相波者电击能量为150～200 J)。

(4)操作者在为患者除颤后,不应立即检查患者的脉搏,而应先再次做心肺复苏。自胸外按压开始,在 5 个循环(约 2 分钟)的 CPR 后再检查患者的脉搏。如无脉搏,继续 CPR 2 分钟,再次除颤。

(林晓君)

第五节　床旁血液滤过

床旁血液滤过(continue blood purification,CBP),是指采用每天24小时或接近24小时的一种长时间、连续的、以替代受损肾功能的体外血液净化疗法。因其不仅能维护患者的肾脏功能,调节水、电解质平衡,而且具有血流动力学稳定,生物相容性好,可提供营养支持,清除各种代谢产物、毒物和致病性生物分子等优势,已被逐渐应用于各种临床危重症疾病的救治过程中。但危重症患者可能存在凝血、纤溶系统功能紊乱,因此切实、有效的抗凝治疗是CBP能够正常进行的前提和基础。

连续性肾脏替代治疗(continue renal replace therapy,CRRT)需长时间进行血液体外循环,而危重症患者往往合并血流动力学异常和凝血功能障碍,同时由于滤器管路材料本身的理化特性,选择正确的抗凝方式就显得尤为重要。CRRT过程中可能出现的管路和/或滤器凝血会导致治疗效果下降,血液成分不同程度的丢失,增加治疗费用和/或发生血栓的风险。所以,必须予以患者恰当的个体化血滤模式,选择效果最佳的滤器材质,采用个体化抗凝方式,以达到治疗效果。本节将对以上三个因素的临床应用情况及研究发展前景进行介绍,可作为临床治疗的参考。

一、血液滤过装置

(一)透析器

透析器也称"血滤器",可为多层平板型或中空纤维型,是血流滤过装置的重要组成部件。血滤器的膜用高分子聚合物制成,此膜为非对称双层结构,内层超薄膜厚1 μm,为选择层,可滤过水及溶质。膜上的孔径大小均一,孔道长度相等,其间无交通支存在,是根据需要制作的;外层厚100～300 μm,结构疏松,为支持层,可保证滤过膜承受较大的跨膜压。

(二)血液滤过机

血液滤过机主要由血泵、超滤泵、输液泵组成,用以保持和调整滤出液和置换液的平衡。血液滤过机还辅有肝素泵及监护器等装置。近年来,临床上使用的新型电脑控制的血滤机具有在线式配制输入系统,可自动生成置换液,从而省去了置换液配制、包装、运输等环节,可减少污染,预防铝中毒和实现碳酸氢盐血液滤过,同时操作简单、安全。

(三)血管通路

血液滤过的血管通路与血液透析相同,一般要求血流量大于250 mL/min。

二、置换液

(一)置换液

血液滤过时需大量补充置换液。置换液的成分及渗透压接近血浆,但不含蛋白质。应用较广泛的置换液基本配方含钠、钾、钙、镁、氯、葡萄糖及碱性物质,其浓度如下:Na^+浓度135～143 mmol/L,K^+浓度1.0～4.0 mmol/L,Ca^{2+}浓度1.62～2.00 mmol/L,Mg^{2+}浓度0.5～1.0 mmol/L,Cl^-浓度101～117 mmol/L,乳酸盐浓度33.75～45 mmol/L,葡萄糖浓度0～11.1 mg/L。

(二)置换液的输入

1.输入方法

(1)前稀释法:从血滤器的动脉端输入平衡液,血液先被稀释,再经血滤器滤过。前稀释法的优点是血液阻力小,不可滤过物不易在滤过膜上形成蛋白覆盖层,滤过量稳定,停止滤过后血滤器内残留血量少;缺点是需使用较多的置换液(每次血液滤过需置换 50～70 L),清除率较低。

(2)后稀释法:从血滤器的静脉端输入平衡液,血液经血滤器滤过时尚未被稀释。后稀释法的优点是清除率高,使用置换液少(每次需 20～35 L);缺点是膜上易形成覆盖层。

2.置换液输入量的计算

血液滤过清除中,分子物质的量是血液透析的 2 倍,而对尿素、肌酐等小分子物质的清除率还不到血液透析的 1/2,所以要滤出足够多的液量才能达到治疗的目的。目前,后稀释法基本上是每周开展 3 次,每次置换 20 L。为了更好地改善患者症状,应当用更适合个体需要的液量。置换液输入量可按下列公式计算。

(1)尿素动力学计算法:此法可使蛋白摄入量不同的患者在每次治疗前,将 BUN 维持在理想水平。

$$每周置换量(L) = \frac{每天蛋白摄入量(g) \times 0.12 \times 7}{0.7\ g/L}$$

式中,0.12 为每克蛋白质代谢后所产生的 BUN 的克数,7 为每周天数,0.7 g/L 为滤过液中的平均 BUN 浓度。

(2)体重计算法:要使 BUN 的浓度降低一半,每次需置换液的量为:$V_{1/2} = 0.7 \times BW - 3.03$,式中 $V_{1/2}$ 为 BUN 降低 1/2 时每次治疗所需置换液的量,BW 为患者体重(kg)。

(3)残余肾功能计算法:HF 时,输入 1 mL 置换液相当于 1 mL 滤过液的尿素清除率,所以要使患者总清除率维持在一定水平,可按下列公式计算所需置换液的量:

所需平衡液的量(L)=预期达到的总清除率(mL/min)×60 min×24

例如,患者肾功能为 0,欲达到总清除率为 5 mL/min,所需平衡液的量＝5 mL/min×60 min×24＝7.2 L。通常每周交换量为 60～90 L。

三、抗凝方式

在前两种因素确定的前提下,抗凝方式的选择对血滤效果的影响将尤为重要。抗凝是为了尽量减轻滤器膜和管路对凝血系统的激活作用,尽量降低全身出血的发生率,将抗凝作用局限于体外管路。目前大多数抗凝方式都作用于全身,仅有个别的作用于局部。

(一)普通肝素抗凝

肝素是一种粘多糖酯,大多通过肾脏代谢,其主要通过与血浆中的抗凝血酶Ⅲ(ATⅢ)起作用,抑制Ⅱa因子和Ⅹa因子而达到抗凝效果。对于无出血倾向及凝血障碍的患者,肝素可作为CRRT 的抗凝方式。CRRT 肝素抗凝分体外肝素化和全身肝素化两种,前者在血液回到体内前需用鱼精蛋白中和,后者则不需要中和。有研究表明,对于活化部分凝血活酶时间(APTT)小于 60 秒、国际标准化比值(INR)低于 2.5、术后超过 48 小时、血小板超过 60×10^9/L 的患者,两种措施的效果无明显差异。在临床应用中,可根据患者的出血风险分为高、中、低危组,初始肝素剂量分别为 10 U/kg、15～25 U/kg、50U/kg,维持 APTT 在 30 秒、45 秒、60 秒,CRRT 过程中每 2～4 小时复查 APTT,调整肝素追加剂量。也可定期监测活化的凝血酶原时间(ACT),对于中危和低危患者,该指标需控制在 140～180 秒;对于高危患者,需控制在 120 秒左右。该抗凝方式在临床中应用较为广泛,是目前最常用的抗凝方法之一,具有起效快、半衰期短、过量可用鱼精蛋白中和、使用过程中易监测(APTT、ACT)、价格低廉等优势。大剂量肝素可干扰凝血酶诱发的血小板聚集,导致出血时间延长。随着 APTT 的延长,出血风险逐渐增大。同时,该方式还可能出现肝素诱导性血小板减少症(heparin-induced thrombocytopenia,HIT)且病死率较高。目前有文献报道,CRRT 中 HIT 发生率为 1%～6.25%。患者一旦出现血小板减少,应立即停止使用肝素,并及时给予对症处理。此外,患者还可能出现肝素抵抗、高钾血症、肝功能异常等不良反应。

(二)低分子肝素抗凝

低分子肝素(low molecular weight heparins,LMWH)由普通肝素酶解后生成,与ATⅢ的结合能力强于普通肝素,与Ⅱa 的结合能力弱,具有较强的抗栓活性而抗凝作用较弱,临床中应用较多的包括那曲肝素、达肝素钠、依诺肝素钠等。LMWH 对凝血酶的依赖性低,不易引起血小板减少,产生出血的并发症概率较普通肝素低,但随着 CRRT 治疗时间的延长,管路、滤器凝血的发生率会逐渐升高,且一旦发生出血,鱼精蛋白不能与之充分中和。低分子肝素的临床实际应用方法多种多样,可选用滤过前低分子肝素钙 6 000 U 一次性注射,中途不再追加;也可选用透析前 30 分钟给予低分子肝素钙 1 000～2 000 U;或者初始剂量 15～20 U/kg,追加剂量 7.5～10 U/(kg·h),监测 APTT 以及血管路动脉压和静脉压变化,根据管路及滤器凝血情况调整剂量,治疗结束前 1～2 小时停用。LMWH 在肾脏排泄快,所以对于出血风险高的患者,可减少50%使用量。以依诺肝素为例,将其剂量由 0.8～1.0 mg/kg 降为 0.4～0.5 mg/kg 即可起到抗凝作用。在临床使用过程中,该抗凝方法的个体差异性较小,滤器使用时间较长,缺点是半衰期长,约为普通肝素的 2 倍,且由于肾脏为其主要代谢器官,故肾功能损伤者面临的蓄积风险较大。临床治疗时监测的 APTT、PT 不能反映其是否过量,需动态监测 X 因子的活性,但基层医院一般不具备监测该指标的条件,同时缺少特效拮抗剂。

(三)无肝素抗凝

临床常用的肝素抗凝或低分子肝素抗凝措施由于存在出血倾向、血小板减少等风险,因此对于存在活动性出血、高危出血倾向以及存在肝素使用禁忌证者,可选择无体内肝素抗凝,方法是血液透析前使用浓肝素盐水(100 mL 生理盐水含 12 500 IU 肝素)对灌流前管路进行预冲,彻底排气后,再用生理盐水彻底冲净体外循环管路中的肝素。在患者可耐受范围内尽量调快血流速度,一般为 250～300 mL/min,每 30 分钟定时使用生理盐水对管路进行冲洗,以防凝血。有报道认为,无肝素透析已经成为肾衰竭患者的首选治疗方法,安全性高。但该方法管路中发生凝血的可能性较大,同时由于需定时行生理盐水冲洗,故对有液体负荷的患者的超滤带来了困扰。近期有临床病例统计表明,对无肝素抗凝方法进行改进,通过加大预冲肝素量,调整透析过程中生理盐水冲洗的时间,可以达到减少生理盐水用量,提高实际超滤量,延长治疗时间的目的,同时还提高了该方法的安全性。

(四)局部枸橼酸抗凝

局部枸橼酸钠抗凝(regional citrate anticoagulation,RCA)主要通过枸橼酸钠与血液中的钙离子结合,形成螯合的枸橼酸钙,以阻止凝血酶原转化成为凝血酶,同时在外周静脉血中补充足够的离子钙,对恢复体内凝血机制有重要作用,在起到体外抗凝作用的同时而无全身抗凝作用。枸橼酸根进入体内后在肝脏内参加三羧酸循环,很快被代谢为碳酸氢根,不产生遗留效应。该法适用于合并活动性出血或高出血倾向的患者,仅在肝功能障碍或严重低氧血症患者中应用受限。在 CRRT 中,从体外循环的动脉端输入枸橼酸钠,在静脉端血液返回体内之前补充足够的离子钙,确保体内凝血机制的有效运行,同时枸橼酸根则被代谢。有实验证明,枸橼酸根在血液中浓度为 2.5～5 mmol/L 时,血液不会凝固。在实际的临床应用中,枸橼酸抗凝溶液的配方往往不尽相同,随着医疗水平的提高,目前市场上出现了商品化的枸橼酸-葡萄糖溶液,但其临床效果分析尚不完善。使用本方法抗凝时,需定时检测血气、体内外钙离子浓度、ACT、APTT。监测时间较多选在 CRRT 开始前及开始后第 2、4、24 小时。一般认为,体外静脉端 ACT 较同期体内延长 1 倍以上可达到较为满意的抗凝效果。有前瞻性对照研究显示,实行 CRRT 的危重症患者选择 RCA 抗凝与全身使用普通肝素抗凝相比,可降低出血风险。同时多项关于此抗凝方式的临床试验结果表明,RCA 可降低死亡率,提高肾功能恢复概率,该作用可能与其有一定的抗炎作用有关。近期一项关于普通肝素与 RCA 的荟萃分析表明,两种抗凝方式对 CRRT 滤器寿命的影响没有明显差异,RCA 可使出血减少,但易引起体内酸碱代谢及离子水平(尤其是钙离子)失衡。所以有严重出血倾向的患者进行 CRRT 时可能更适宜采用枸橼酸抗凝,存在严重的碱血症时慎用枸橼酸作为抗凝剂。综合优劣,RCA 是目前临床上较为安全有效的抗凝方式,在使用过程中需密切监测钙离子浓度,避免电解质平衡紊乱。

(五)肝素类似物

传统的肝素类似物是包括肝素、硫酸软骨素和硫酸皮肤素在内的黏多糖类复合物。硫酸皮肤素与肝素结合后形成与 II 因子类似的结构,在钝化 IIa 因子的过程中起到重要作用,同时其他氨基糖苷类(如达肝素钠)通过 ATIII 抑制 Xa 的活化。人工合成的肝素类似物如磺达肝素、依达肝素正逐渐应用于临床。由于磺达肝素半衰期长达 21 小时,故可在透析前一次性给予负荷量。目前推荐剂量为在 RRT 或延长式间断性肾脏替代治疗(PIRRT)前给予 1.5～5.0 mg,可使抗 Xa 活性降至 0.2～0.4 U/mL。

(六)抗血小板治疗

抗血小板治疗常用的药物包括前列环素、前列腺素 I2、前列腺素 E 等,其通过抑制血小板聚集达到抗凝效果,对体内凝血机制影响小,使用过程中可直接由外周或中心静脉泵入。以前列环素为例,其半衰期仅 2 分钟,无特效拮抗剂,一旦剂量过大可出现严重的低血压、胃肠道反应等。由于前列环素为血管扩张剂,故推荐剂量为血滤前预冲速度为 2.5～10 ng/(kg·min),然后以 0.5 ng/(kg·min) 的速度维持,以避免低血压的产生。其中,40% 的前列环素在血滤过程中会被清除。前列环素在临床治疗中通常与肝素抗凝合用,往往不单独使用。

(七)其他

阿加曲班为人工合成的高度选择性凝血酶抑制剂,属于第二代直接凝血酶抑制剂。第一代凝血酶抑制剂以重组水蛭素为代表,重组水蛭素在体内的半衰期长,可长达 50 小时。由于其存在时间过长,会导致体内逐渐产生抗重组水蛭素抗体,这种抗体不仅可降低肾小球滤过率,同时还可增强水蛭素的活性,进而导致重组水蛭素在体内的聚集,使患者出血风险增高。而阿加曲班能特异性与凝血酶活性部位可逆性结合,因此具有良好的抗纤维蛋白形成和抗血小板积聚作用。阿加曲班主要通过肝脏代谢,肾功能不全者无须调整剂量。目前有临床试验研究表明,阿加曲班应用方便,抗凝效果好,出血风险低,大剂量使用时可能出现出血,对此只有通过输注新鲜血浆来处理。近年来,关于阿加曲班抗凝的研究逐渐增多,与 RCA 相比,其不会影响体内钙离子水平,且疗效与 APACHE II 评分呈负相关,可以通过 APACHE II 评分来调整其用量。

萘莫司他是一种人工合成的小分子丝氨酸蛋白酶抑制剂,半衰期5~8分钟,不易引起出血,对血脂无影响,是一种很有希望的抗凝剂,其抗凝效果可通过床边检测 ACT、APTT 来实现。有临床试验表明,萘莫司他可延长 CRRT 回路寿命,但不会引起出血风险增加,也很少出现变态反应、嗜酸性粒细胞增多、粒细胞减少等不良反应。

目前,上述两种抗凝剂的循证医学证据尚不完善,故尚未在临床治疗中广泛使用。

CRRT 可供选择的抗凝方式有多种,理想的抗凝方式具有小剂量即可发挥作用、较强的生物相容性、抗栓作用强、抗凝作用弱、监测简单、存在有特效拮抗剂等特点。目前临床中尚无一种同时具备以上特点的抗凝剂。

四、血液滤过的适应证

血液滤过的适应证基本上与血液透析相同,但在下列情况下血液滤过比血液透析效果更佳。

(一)高血容量所致心衰

高血容量所致心衰行血液滤过能迅速清除体内过多的水分,使血浆蛋白浓度相对增高,减轻水肿。血液滤过治疗中不需使用醋酸盐,避免了血管扩张和对心肌收缩力的抑制,因此是治疗心衰的有效方法。

(二)顽固性高血压

血液滤过可清除体内过多的水和钠及血浆中的加压物质,对血液透析和药物治疗无效的顽固性高血压有良好的降压作用。

(三)低血压伴严重的水、钠潴留

当患者有低血压伴严重的水、钠潴留时,不能通过血液透析排出体内多余的水分,否则患者会出现虚脱现象。改为 HF 则血浆溶质浓度变动小,去甲肾上腺素分泌增加会使外周阻力增加,不引起低血压等不适症状。

(四)慢性肾衰竭

若患者的心血管功能不稳定,则血液透析时易发生低血压和心功能不全,因此血液滤过更安全。慢性肾衰竭合并严重高血压、低血压、高脂血症、高磷血症,易于发生失衡综合征和对血液透析耐受性差的患者常选择血液滤过治疗。由于血液滤过中能有效清除中等大小的分子物质,所以治疗与中等大小的分子物质潴留有关的疾病,如尿毒症性心包炎、周围神经病变、代谢紊乱时,血液滤过的疗效较好。

(五)其他

血液滤过可治疗急性肾衰竭;对多脏器功能衰竭的患者,血液滤过比血液透析更安全。血液滤过还可用于治疗急进性肾炎、肝性脑病等疾病。

五、并发症的监测及防护

血液滤过的并发症较血液透析少,比较常见的有以下并发症。

(一)血压下降、抽搐

其主要为液体进出平衡掌握不好,脱水过快所致。目前采用高精密度电脑控制的平衡装置可控制超滤量和置换液平衡。在治疗中应严格记录出入水量,对高血容量需减少体液量的患者可滤出一定的液体后再补充置换液。

(二)液体污染

由于置换液输入量大、污染机会多，可能发生败血症导致发热，所以必须严格行无菌操作，置换液必须保证无菌、无致热原。

(三)体内生物活性物质的丢失

血液滤过可清除体内各种激素，如胃泌素、胰岛素、甲状旁腺激素、促甲状腺激素、游离 T_3 和 T_4 等，还可清除高分子物质，少数患者可出现丢失综合征，因此必要时应补充某些激素、微量元素和氨基酸。

(四)其他

血液滤过患者可出现透析性骨病和某些微量元素慢性中毒，如铅中毒。

（林晓君）

第四章　心搏骤停与心血管生命支持

第一节　心搏骤停

心搏骤停是指各种原因所致的心脏射血功能突然中止,其最常见的机制为心室颤动(VF)或无脉性室性心动过速(VT),其次为心室静止及无脉电活动(PEA)。心搏骤停后患者即出现意识丧失,脉搏消失,呼吸停止,经及时有效的心肺复苏部分患者可存活。心脏性猝死(SCD)是指未能预料的于突发心脏症状1小时内发生的心因性死亡。心搏骤停不治是心源性猝死最常见的直接死亡原因。

心肺复苏(CPR)是抢救生命最基本的医疗技术和方法之一,包括胸外按压、开放气道、人工通气、电除颤纠正(VF/VT)以及药物治疗等,目的是使患者的自主循环恢复和自主呼吸恢复,并最终实现脑复苏。

一、心搏骤停的原因

引起心搏骤停的原因有很多,了解并掌握心搏骤停的常见原因(表4-1)有助于指导心肺复苏和诊断性检查。

二、病理生理机制

心搏骤停会导致全身血流中断,然而不同器官对缺血损伤的敏感性不同,甚至同一器官的不同部位对缺血损伤的敏感性也有所差别。脑是人体中最易受缺血损伤的重要器官,其中尤以分布在大脑皮质层、海马和小脑的神经元损伤最为明显;其次易受缺血损伤的器官是心脏;肾脏、胃肠道、骨骼肌较脑和心脏耐受缺血的能力更强。

正常体温下,心脏停搏10秒,会出现意识丧失、抽搐;心脏停搏20秒,会出现叹气样呼吸或呼吸断续;心脏停搏40秒,会出现瞳孔散大;心脏停搏60秒时,由于延髓缺血缺氧使呼吸中枢抑制,呼吸功能停止;心脏停搏3分钟,开始出现脑水肿;心脏停搏5分钟后,脑细胞开始发生不可逆的缺血损害;心脏停搏8分钟内未行心肺复苏,患者将脑死亡。心搏骤停与心肺复苏相关的缺血再灌注损伤的病理生理机制按时间可依次划分为骤停前期、骤停期、复苏期、复苏后期四个阶段。

表 4-1　心搏骤停的常见原因

分类	原因	疾病或致病因素
心脏		冠心病、心肌病、心脏结构异常、瓣膜功能不全
呼吸	通气不足	中枢神经系统疾病、神经-肌肉接头疾病、中毒或代谢性脑病
	上呼吸道梗阻	中枢神经系统疾病、气道异物阻塞、感染、创伤、新生物
	呼吸衰竭	哮喘、COPD、肺水肿、肺栓塞
循环	机械性梗阻	张力性气胸、心脏压塞、肺栓塞
	有效循环血量过低	出血、脓毒血症、神经源性休克
代谢	电解质紊乱	低钾血症、高钾血症、低镁血症、高镁血症、低钙血症
中毒	药物滥用	抗心律失常药、洋地黄类药物、β受体拮抗剂、钙离子通道阻抗剂、三环类抗抑郁药
	毒品滥用	可卡因、海洛因
	有毒物质中毒	一氧化碳、氰化物
环境		雷击、触电、高/低温、淹溺

(一)骤停前期

心搏骤停前,机体潜在的疾病及促发心搏骤停的因素能明显影响心肌细胞的代谢状态,也将影响复苏后心肌细胞的存活能力。如窒息引起的心搏骤停,之前的低氧血症和低血压状态消耗了细胞能量储备,导致酸中毒,又可明显加剧复苏中缺血损伤的程度。相反,心肌细胞能对慢性或间断性缺血产生预处理效应,从而对较长时间的缺血有较好的耐受性。

(二)骤停期

心搏骤停引起血液循环中断后,数秒内即可导致组织缺氧和有氧代谢中断。在这种情况下,细胞代谢转为无氧代谢。无氧代谢所产生的三磷酸腺苷极少,难以维持细胞存活所必需的离子浓度梯度。能量消耗的速度因组织不同而不同,同时取决于其能量储备和代谢需求程度。心肌能量的消耗与心搏骤停时的心律失常相关,与无脉电活动或心室停搏相比较,发生颤动的心肌要消耗更多的能量。能量的耗竭导致细胞膜去极化,从而触发启动了一系列代谢反应,包括细胞内钙超载、大量自由基产生、线粒体功能异常、基因异常表达、降解酶的激活和炎症反应等。

(三)复苏期

复苏期仍是全身缺血病理过程的延续,标准的胸外按压产生的心排血量仅为正常时的30%左右,并随着复苏开始时间的延迟和胸外按压时间的延长而下降。大量研究表明,标准心肺复苏所产生的灌注压远不能满足基础状态下心和脑的能量需求。最初数分钟,发生内源性儿茶酚胺和血管活性肽的大量释放,增加了次要组织血管的收缩,使血液优先供应脑和心脏。血液灌注的优先分配机制在心肺复苏期具有重要的意义,因为心肺复苏的目的就是产生足够的心肌血液灌注使心脏重新恢复有效的节律机械收缩功能,减少重要器官(脑)的缺血损伤。然而,机体在自主循环恢复后持续存在着血管收缩状态,对血流动力学有着明显不良的影响。复苏成功后,血管收缩导致后负荷明显增加,给已相当脆弱的心脏增加了额外负担,同时导致一些次要缺血器官继续保持缺血状态。关于该期有以下两个理论。

1.心泵理论

胸外按压时心脏受到胸骨和胸椎的挤压,使心脏和大动脉之间产生压力梯度,这种压力梯度驱使血液流向体循环和肺循环。心脏瓣膜能防止血液倒流,然而随着复苏时间的延长,除了主动脉瓣以外,其他瓣膜的功能将逐渐减弱。

2.胸泵理论

胸外按压时胸腔内压力增高,在胸腔内血管和胸腔外血管之间形成了压力梯度,血液顺着压力梯度流向外周动脉系统。由于上腔静脉和颈内静脉连接部位的静脉瓣具有防止血液逆流的功能,故在按压情况下逆流到静脉系统的血液量受限。根据胸泵理论,由于右心室和肺动脉之间没有压力梯度,故此时具有的作用仅为血流的被动通道。

(四)复苏后期

复苏后期的病理生理类似于休克综合征,其特征表现为持续缺血诱发的代谢紊乱和再灌注启动的一系列级联代谢反应,两者都会导致细胞的继发性损伤。在初始缺血阶段存活下来的心肌细胞可能由于随后的再灌注损伤而导致死亡。复苏后综合征是指严重的全身系统缺血后多器官功能障碍或衰竭。

心搏骤停复苏成功后心脏功能会明显受抑制,受抑制的心肌称为"心肌顿抑"。复苏后心功能不全的程度和可逆性与诱发心搏骤停的前驱致病事件、心搏骤停期间的心脏节律、心搏骤停持续时间以及复苏期间应用肾上腺素能药物的总剂量相关。复苏后内脏器官缺血所释放的心肌抑制因子可使心功能不全进一步恶化。在相当多的患者中,既往和发病时的进行性、局灶性心肌缺血(心绞痛或心肌梗死)可引发心脏其他部位的心肌功能不全。

三、临床表现

心搏骤停的典型表现为意识突然丧失、呼吸停止、大动脉搏动消失的"三联征"。

四、诊断

(一)诊断要点

(1)患者意识突然丧失,面色可由苍白迅速呈现发绀。

(2)大动脉搏动消失,触摸不到颈动脉、股动脉搏动。

(3)呼吸停止或开始叹息样呼吸,呼吸逐渐缓慢,进而停止。

(4)双侧瞳孔散大。

(5)可伴有短暂抽搐、大小便失禁或口眼歪斜,随即全身松软。

(6)心电图表现:①心室颤动;②无脉性室性心动过速;③心室静止;④无脉性电活动。

(二)具体诊断方法

1.病史及体征

向家人、目击者和急救医疗服务体系(EMSS)人员详细询问发病过程,可为判断患者的发病原因和预后提供重要信息。收集的发病情况包括患者心搏骤停时是否被目击、发病时间、当时状态(吃饭、运动、受伤)、服用何种药物、开始心肺复苏的时间、初始心电图表现、急救人员所采取的措施等。既往史包括既往健康状况和精神状态,有无心脏、肺脏、肾脏疾病或其他恶性肿瘤史,有无感染或出血,有无冠心病或肺栓塞的高危因素,同时需要了解患者当前服用的药物和过敏史等。

仔细的体格检查具有重要意义,包括:①检查气道是否通畅,确保人工通气顺利;②查实患者心搏骤停的诊断依据;③寻找患者心搏骤停病因的证据;④动态监测有无干预措施所引起的并发症。体格检查必须在心肺复苏不受影响的情况下进行,复苏后需多次重复查体,以了解治疗效果和复苏可能带来的并发症(表4-2)。

表 4-2　异常体征提示心搏骤停可能的原因及相关并发症

查体	异常体征	可能病因
一般表现	苍白、冰凉	出血、低温
气道	分泌物、呕吐物或血液	误吸、气道阻塞
	正压通气阻力异常增高	张力性气胸、气道阻塞、支气管痉挛
颈部	颈静脉怒张	张力性气胸、心脏压塞、肺栓塞
	气管移位	张力性气胸
胸部	胸骨切开术瘢痕	既往心脏手术史
	单侧呼吸音	张力性气胸、插管进入右侧支气管、误吸
肺脏	呼吸音遥远，无呼吸音或无胸廓起伏	插管误入食管、气管阻塞、严重支气管痉挛
	哮鸣音	误吸、支气管痉挛、肺水肿
	啰音	误吸、肺水肿、肺炎
心脏	听不清心音	血容量过低、心脏压塞、张力性气胸、肺栓塞
腹部	膨胀和浊音	腹主动脉破裂、宫外孕破裂
	膨胀和鼓音	气管插管误入食管、胃胀气
直肠	鲜血、黑便	消化道出血
肢体末端	动脉搏动双侧不对称	主动脉夹层
	肾透析动/静脉分流或瘘管	高钾血症
皮肤	针孔痕迹或溃疡	静脉药瘾
	烧伤	烟雾吸入、触电

2.复苏的有效性监测

心肺复苏过程中，通常根据心电波形和大动脉搏动判断复苏的有效性。心肺复苏过程中的心肌血流量是由主动脉舒张压和右心房舒张压之差，即冠状动脉灌注压（CPP）决定的。心搏骤停和复苏过程中心电图监测只显示心电活动，不能反映心肌收缩功能。以下搏动指标被用于临床和实验研究。

（1）冠状动脉灌注压：冠状动脉灌注压大小与心肌灌注量呈正相关，被认为是反映心肺复苏有效性的"金标准"和可靠性指标。实验和临床研究均表明，维持冠状动脉灌注压在 2.0 kPa（15 mmHg）以上是复苏成功的必要条件。由于有创性 CPP 监测的操作费时费力，故复苏的紧迫性限制了其实际应用。

（2）中心静脉血液饱和度：这是另一种能较可靠地监测复苏有效性的指标。由于复苏过程中机体氧耗、动脉血液饱和度和血红蛋白浓度相对不变，因此中心静脉血液饱和度能更直接地反映心排血量的多少。正常情况下中心静脉血液饱和度波动于 $60\%\sim80\%$，复苏过程中如中心静脉血液饱和度低于 40%，则几乎没有自主循环恢复的机会。但中心静脉血液饱和度的监测同样牵涉到有创置管的问题，并限制了其在临床上的广泛使用。

（3）呼气末 CO_2 分压（ET CO_2）：这是心肺复苏期间反映心排血量的可靠指标。研究表明，ET CO_2 与冠状动脉灌注压、脑灌注压变化呈正相关。在未使用血管药物的情况下，ET CO_2 低于 1.3 kPa（10 mmHg）提示预后不良。此指标具有无创、简便、反应灵敏的特点。

（屈朝法）

第二节 基础心血管生命支持

一、目的

成人基础心血管生命支持的目的是早期识别心搏骤停并迅速启动紧急医疗服务体系（emergency medical service system，EMSS），尽快实施心肺复苏术（CPR）以及电除颤，重建的自主循环及呼吸功能，最终实现拯救生命的目的。

二、适应证

成人基础生命支持的适应证是心搏骤停，即突然意识丧失，同时无正常呼吸或完全无呼吸，并伴有大动脉搏动消失的患者。呼吸、心跳停止的患者被分为两类，即目击倒地和意识丧失。

三、禁忌证

成人基础生命支持无绝对禁忌证，在下列情况下可不实施心肺复苏。

(1)周围环境可能对施救者产生严重或致命的伤害，且被抢救者无法移动。

(2)被抢救者已经出现不可逆死亡的明显临床体征（如尸僵、尸斑、断头、横断损伤或尸体腐烂等）。

(3)被抢救者立有有效的"不进行心肺复苏"的生前预嘱。

四、操作前准备

(1)施救者必须接受过基础生命救护相关培训。

(2)一旦发现患者突然倒地并失去反应，立即启动 EMSS。

(3)如现场有危险因素存在，应迅速将患者转移至安全地带，在保证施救者、患者及其他人员安全的环境下进行心肺复苏。

五、操作步骤

(一)各项动作要领

1.识别

(1)有反应标准：患者出现任何肢体运动、眼部运动或发出声音（格拉斯哥评分大于 3 分）。

(2)判断意识：双手拍患者的双侧肩部并呼唤患者，看患者是否有反应（图 4-1）。

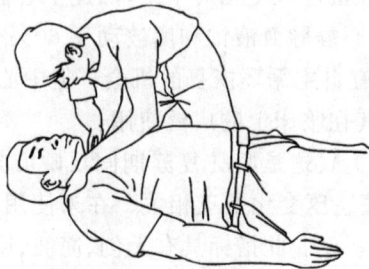

图 4-1　判断意识

2.判断呼吸

看患者是否有呼吸动作,无正常呼吸("揣气")等同于呼吸停止。判断时间不超过10秒(图4-2)。

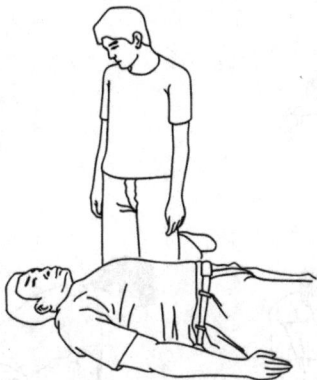

图4-2 判断呼吸

3.检查脉搏

此项操作仅限于医务人员。施救者用一手的示指及中指指尖触患者的甲状软骨,并向近抢救者一侧滑动2 cm左右,在肌间沟处触及颈动脉(在甲状软骨水平、胸锁乳突肌内侧),感受其搏动(图4-3)。检查时间不超过10秒。

此项检查假阳性率、假阴性率都很高,因此对非医务人员不要求操作。

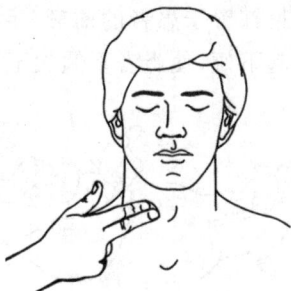

图4-3 检查脉搏

(二)胸外按压

尽快开始有效的胸外按压是心搏骤停复苏成功的基础。

(1)**体位**:将患者摆放为平卧位,置于硬板床或地上,撤出头及身下的一切物品(图4-4)。

(2)**按压部位**:按压患者的胸骨下半部分(图4-5)。

(3)**按压方法**:操作者一手掌根部放于按压处,另一手掌重叠于手背上,两手交叉互扣,指尖抬起,避免接触患者胸壁;双臂伸直,身体前倾,使肩、肘、腕关节的连线与地面垂直,双肩在患者胸骨正上方,用上半身的重量及肩臂肌力量向下用力均匀按压(图4-6)。

(4)**按压频率**:不少于100次/分。

(5)**按压深度**:按压深度不小于5 cm。

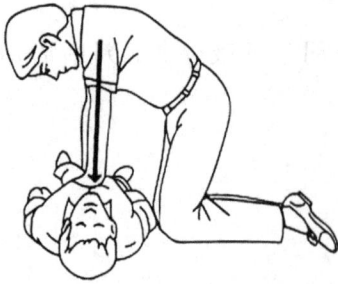

图 4-4 胸外按压体位

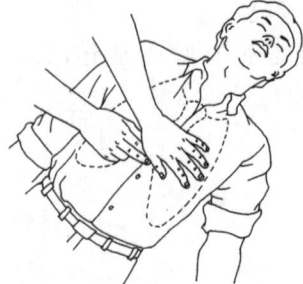

图 4-5 胸外按压部位

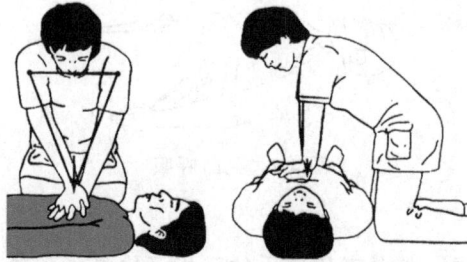

图 4-6 胸外按压方法

(三)开放气道

1.仰头举颏法

急救者位于患者一侧,一手的掌根部置于患者的前额,手掌向后方施加压力,另一手的示指和中指托住患者下颏的骨性部分,举起下颏,使患者下颌尖至耳垂的连线与地面垂直(图 4-7)。

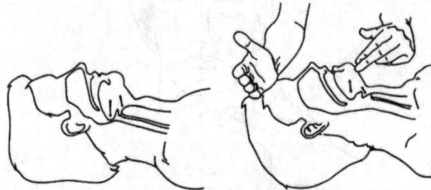

图 4-7 仰头举颏法

2.推举下颌法

怀疑患者颈椎损伤时采用此方法。急救者位于患者头侧,两手拇指置于患者口角旁,其余四指托住患者的下颌部位,保证患者头部和颈部固定,用力将患者的下颌角向上抬起(图 4-8)。

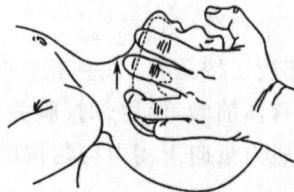

图 4-8 推举下颌法

(四)人工通气

1.口对口人工通气

(1)在开放气道的情况下,急救者用按前额手的拇指与示指捏紧患者鼻孔(图 4-9)。

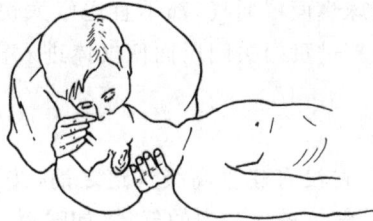

图 4-9　口对口人工通气

（2）急救者自然吸气后，将患者的口完全包被在自己的口中，将气体吹入患者肺内，使患者胸廓抬举。

（3）吹气完毕后，急救者离开患者口部，并松开捏紧患者鼻孔的手指，可见患者胸部向下回弹。继续第二次通气。

（4）每次吹气时间不少于 1 秒。

2.球囊面罩通气

球囊面罩又称"简易呼吸器"或"复苏球"，由面罩、氧气导管、球体、单向阀、氧气储气阀和氧气储气囊等部分组成（图 4-10）。

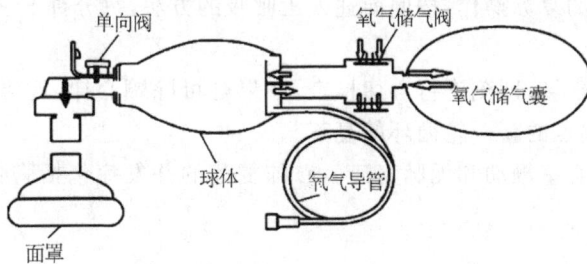

图 4-10　球囊面罩的结构组成

（1）连接球囊相应部件，并将氧气源连好，将氧气流量调至 12～15 L/min。无氧气时，可以直接通空气。

（2）单人操作时，用一只手持球体，另一只手持面罩。

（3）将面罩贴紧扣在患者的口鼻处，尖端朝向患者头部，宽端朝向患者脚侧。

（4）在保持气道开放的条件下，以"E-C 手法"固定面罩，使之不漏气（图 4-11）。

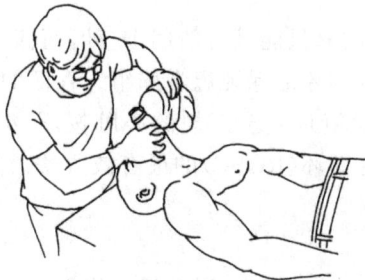

图 4-11　E-C 手法

（5）挤压球体，使气体送入患者肺内。

（6）挤压时间不少于 1 秒，挤压强度以看到患者胸廓有起伏动作为宜。

无论是口对口人工通气还是球囊面罩通气,都不宜送气太快、太强,因为这样可能造成患者气管、口鼻腔内的压力突然升高,超过贲门关闭压而使气体进入胃内。

(五)心肺复苏操作流程

1.胸外按压与通气比例

无论单人复苏还是双人复苏,在没有建立高级气道之前,按压与呼吸之比均为30∶2。"高级气道"是指能够使全部或大部分气体进入肺内的气道,如喉罩、气管插管等。

2.复苏流程

复苏流程为:判断意识→呼救→判断呼吸、大动脉搏动→心脏按压→开放气道→人工通气→心脏按压。判断意识时,患者可能没有意识,也可能有意识,急救者应当对两者的处理都能够掌握。

(六)特殊情况

1.患者有意识

询问患者跌倒的原因,进行基本检查。

2.患者无意识,有呼吸

将患者摆放为昏迷体位,防止误吸,同时呼叫救援,安排转运。

3.患者无意识,无呼吸,有心跳

进行"只人工呼吸"的复苏操作,按照前述人工呼吸的方法,每分钟8~10次。

4.除颤

只要除颤器一到达现场,即刻进行心律检查,如果是可除颤心律,应当立即除颤。除颤后立即开始"以心脏按压为起点的新一轮循环的复苏"。

"可除颤心律"包括心室颤动和无脉室速。心肺复苏的并发症包括胸骨,肋骨骨折,气胸,血胸,腹腔脏器破裂等。

六、相关知识

(一)复苏伦理

(1)理论上,心肺复苏只针对"心搏骤停"的患者,但复苏的目的包括抢救患者,同时也包括对家属的心理安慰,因此除断头和出现尸僵、尸斑等明确死亡者,可能都需要进行"复苏"。

(2)患者有明确的"不接受复苏意愿",并有明确依据,可以不进行复苏操作。

(3)在不确定患者的意愿时,要采取"患者利益最大化"原则。

(二)时间是最关键因素

(1)当心搏骤停时,脑内储存的氧只能维持使用15秒,而糖只能维持使用4~6分钟,这就是为什么必须在4~6分钟内开始复苏才能保证患者脑组织存活的原因。

(2)恢复自主循环是关键。即使是完全正规的心脏按压,射血量也只有自主心律的30%。对于可除颤心律,除颤是恢复自主循环(ROSC)的最有效方法。除颤每延误1分钟,患者生存的可能性便下降7%~10%。

(三)防止复苏后综合征

防止复苏后综合征也是复苏的关键因素,因此根据指南,生存链的环节增加为5个。

尽快识别与呼救急救系统,尽快CPR,尽快除颤,尽快进行有效的高级心血管生命支持,心搏骤停后的综合治疗。

(屈朝法)

第三节　高级心血管生命支持

高级心血管生命支持(ACLS)通常由专业急救人员到达现场或在医院内进行,通过应用辅助设备、特殊技术和药物等,进一步提供更有效的呼吸、循环支持,以恢复患者的自主循环和呼吸功能。

ACLS是在基本生命支持的基础上,对已有自主循环恢复和未恢复的心搏骤停患者,使用人工气道或机械通气,建立静脉液体通路并给予复苏药物的进一步治疗。可归纳为 A、B、C、D,即A(airway)人工气道;B(breathing)机械通气;C(circulation)建立液体通道,使用血管加压药物及抗心律失常药物;D(differential fiagnosis)寻找心搏骤停的原因。ACLS 包含了生存链中早期电除颤和早期高级生命支持"两个环节。

一、人工气道及机械通气

CPR 过程中进行人工通气的目的是维持血液充分氧合和清除二氧化碳潴留。在 BLS 和 ACLS 阶段应给患者吸 100%的氧、使动脉血液饱和度达到最大化。心搏骤停最初数分钟内,心脑氧供受到血流中断的影响最大,此时胸外按压较人工通气更重要,应尽可能避免因建立人工气道和检查心律等影响胸外按压。

应该熟练掌握球囊-面罩供氧和通气方法。在 CPR 过程中,插入气管导管或喉罩气道势必会影响胸外按压,因此急救时应该权衡两者当时的重要性,可以在对患者 CPR、电除颤无反应,或自主循环恢复后再建立高级人工气道。

二、复苏药物的选择

(一)给药途径的选择

1.静脉途径

急救时应放置较大的外周静脉注射针,一般药物经由外周静脉到达心脏需要 1~2 分钟的时间,静脉注射后再推入 20 mL 液体有助于药物进入中心循环。但建立外周静脉通路不应中断CPR,此时 CPR 要比药物干预更重要。

2.经气管途径

如果静脉通路不能建立,复苏药物可经由气管内给予,用量是经静脉给药剂量的 2~2.5 倍。给药应当用 5~10 mL 注射用水或生理盐水稀释后注入气管内。

3.经骨髓途径

由于骨髓内有不会塌陷的血管丛,因此是另一种可供选择的给药途径,其效果相当于中心静脉通道。如果无法建立静脉通道的话,可建立经骨髓给药通道。

(二)给药时机

在 1~2 次电击和/或 CPR 后,如室颤/室性心动过速(VF/VT)持续存在,推荐给予血管加压药物,但不能因给药而中断 CPR。应当在 CPR 过程中和检查心律后尽快给药,其流程为CPR→检查心律→给药→电除颤。药物准备应当在心律检查前完成,以便其后尽快给药,从而可以在随后的 CPR 中到达中心循环。

在 2～3 组电除颤、CPR 和应用血管收缩药后,若 VF/VT 仍持续存在,可使用抗心律失常药物;对有长 QT 间期的尖端扭转型室性心动过速,可选用镁剂。

(三)复苏药物的选择

1.血管加压药物

有证据表明,应用血管加压药物有助于患者初始阶段的自主循环恢复。

(1)肾上腺素:肾上腺素在复苏过程中的作用主要是激动 α 受体,提高复苏过程中心脏和脑的灌注压。目前推荐成人患者给予肾上腺素 1 mg,每隔 3～5 分钟可重复给药一次。

(2)血管升压素:血管升压素是非肾上腺素能外周血管收缩剂,能同时导致冠状动脉和肾动脉收缩。多个动物实验表明,血管升压素较肾上腺素有益,但无证据证明血管升压素(每次 40 IU)比肾上腺素(每次 1 mg)更有效。可选用血管升压素代替首次或第 2 次肾上腺素治疗。

2.阿托品

目前无前瞻性对照研究支持或反对在心室静止或 PEA 中应用阿托品。由于迷走神经张力过高可导致和/或加剧心室静止,故阿托品可以用于心室静止或 PEA。推荐剂量为每次 1 mg,每隔 3～5 分钟重复给药一次,最大剂量为 3 mg。

3.抗心律失常药物

(1)胺碘酮:应用胺碘酮(300 mg 或 5 mg/kg)比利多卡因(1.5 mg/kg)更能提高患者的入院存活率,并能提高 VF/VT 对电除颤的反应。对 CPR、电除颤和血管升压素无反应的 VF/VT,可首选胺碘酮 300 mg 静脉注射,无效可再加用 150 mg。

(2)利多卡因:利多卡因可降低自主循环恢复率和使心室静止增加,可以作为无胺碘酮时的替代药物。初始剂量为 1～1.5 mg/kg,静脉注射;如 VF/VT 持续,可给予额外剂量 0.5～0.75 mg/kg,每隔 5～10 分钟静脉推注 1 次,最大剂量为 3 mg/kg。

(3)镁剂:镁剂能有效中止尖端扭转型室性心动过速。可用 1～2 g 硫酸镁溶于 5% 的葡萄糖溶液 10 mL 中缓慢静脉推注,而后可用 1～2 g 硫酸镁溶于 5% 的葡萄糖溶液 50～100 mL 中静脉滴注(5～60 分钟)。

三、体外膜肺氧合技术(ECMO)

ECMO 是"体外膜肺氧合"的英文简称,又称"体外维生系统",其起源于体外循环技术(CPB),最初是通过体外血液气体交换来治疗可逆性的呼吸衰竭,继而成为手术室外各种原因引起的心肺功能衰竭的暂时性替代措施,并取得了一定的治疗效果。它是代表一个医院,甚至一个地区、一个国家的危重症急救水平的一门技术。

(一)ECMO 的发展简史

1953 年,投入使用的鼓泡式氧合器为心脏手术的实施提供了体外循环,具有划时代的意义,其不但使心脏外科迅猛发展,同时也将为急救专科谱写新的篇章。1956 年,有人研发了气体交换膜,随后膜式氧合器(膜肺)逐渐在临床普及使用。膜肺的气体交换能力强,生物相容性好,血液破坏少,气栓发生率低,尤其是纤维膜肺,其良好的稳定性和安全性为长时间体外氧合应用提供了可能。于是,学者们立即有了将此技术转化为一门支持抢救技术的想法,但始终突破不了维持数小时的时间限制。直到 1972 年,有人报道了 3 天的体外循环成功抢救外伤患者,于是一些医院相继开展了 ECMO,但很快因成功率低而告一段落。20 世纪 80 年代,一些医院将 ECMO

用于治疗新生儿呼吸衰竭并取得了成功,这是吸入 NO、高频振荡通气、肺泡表面活性物质替代等治疗措施都无法实现的。1989 年以来,登记在体外生命支持组织(ELSO)中的临床应用ECMO 的例数超过了 2.4 万例,多数为新生儿,因而 ECMO 已经成为新生儿急性肺损伤的标准治疗手段。ECMO 对成人肺损伤的疗效尚存在争议,但普遍认为此技术是一项安全有效的维持生命的临时救治手段。至 1994 年有了阶段性的总结:ECMO 对新生儿的疗效优于成人,对呼吸功能衰竭的疗效优于心脏功能衰竭。随着医疗技术、材料技术、机械技术的不断发展,ECMO 的支持时间不断延长,对成人的疗效不断提高,从而被更广泛地用于临床危重症急救。甚至一些医疗中心将 ECMO 装置定为救护车的基本配置,使 ECMO 走向院前而更好地发挥急救功能。

(二)ECMO 同传统的体外循环的区别

ECMO 同传统的体外循环的区别有以下几点:①ECMO 是密闭性管路,无体外循环过程中的储血瓶装置,体外循环则有储血瓶作为排气装置,是开放式管路;ECMO 采用的是肝素涂层材质,并且是密闭系统管路,无相对静止的血液。②激活全血凝固时间(ACT)为 200～250 秒,体外循环则要求 ACT 大于 480 秒;ECMO 维持时间 1～2 周,有超过 100 天的报道,体外循环一般不超过 8 小时;体外循环需要行开胸手术,需要时间长,要求条件高,很难实施。③ECMO 多数不必行开胸手术,可在简陋的条件下以极快的速度建立循环,熟练的团队可将时间缩短到 10 分钟以内,这使 ECMO 可广泛应用于临床急救。

(三)ECMO 的原理和类型

1.原理

ECMO 治疗时,先将患者体内的静脉血液引流至储血罐,然后由机械泵将血泵入氧合器,经膜肺将血液氧合、排出 CO_2 并加温后,再通过另一路管道回输患者体内。引流体外和泵入体内的管道之间有一备用的短路,其作用是一旦回路发生或机械故障时,可迅速将机体与 ECMO 系统脱离,从而确保临床使用安全。

2.类型

ECMO 主要分为两种模式:V-V ECMO 模式与 V-A ECMO 模式。

(1)V-V ECMO 模式经静脉将静脉血引出,经氧合器氧合并排出 CO_2 后泵入静脉。通常选择股静脉引出,颈内静脉泵入,也可根据患者情况选择双侧股静脉。其原理是静脉血在流经肺之前已部分行气体交换,以弥补肺功能的不足。在 ECMO 支持下可降低呼吸机的吸入氧浓度(<60%)和气道压(<4 kPa),从而避免或减轻肺损伤。(V-V ECMO)模式适合单纯肺功能受损、无心脏停搏危险的病例,其使血液重复转流,效率低于 V-A ECMO 模式,因而不适用于心功能不能及时得到纠正的心衰患者。

(2)V-A ECMO 模式经静脉将静脉血引出,经氧合器氧合并排出 CO_2 后泵入动脉。成人通常选择股动/静脉,新生儿及幼儿选择颈动/静脉,也可行开胸手术进行动/静脉置管。V-A ECMO 模式的优点是可同时支持心肺功能,其缺点是干扰了正常循环的血液分配和搏动方式,可造成脑、肺、心肌的损害,气栓的发生率较高,此外动脉置管结扎后(尤其在小儿)容易发生血管重构畸形。V-A ECMO 模式适合心功能衰竭、肺功能严重衰竭并有心脏停搏可能的病例。由于V-A ECMO 管路是与心肺并联的管路,故运转过程中会增加心脏后负荷,同时流经肺的血量减少。当心脏完全停止跳动时,V-A ECMO 模式下心肺血液滞留,容易产生血栓而导致不可逆损害。如果超声诊断心脏完全停止跳动超过 3 小时,则应立即开胸置管,转换成 A-A-A 模式。两条插管分别从左、右心房引出,经氧合器氧合并排除 CO_2 后泵入动脉,防止心肺内血栓形成及肺发生水肿。

ECMO 方式的选择要参照病因、病情,灵活选择。总体来说,V-V ECMO 模式为肺替代的方式,V-A ECMO 方法为心肺联合替代的方式。心脏功能衰竭及心肺衰竭病例选 V-A ECMO 模式,肺功能衰竭选用 V-V ECMO 模式,长时间心跳停止选 A-A-A 模式。而在病情的变化过程中,还可能不断更改转流方式。

(四)ECMO 的适应证

1.新生儿肺疾病

适应 ECMO 治疗的新生儿肺疾病包括胎粪吸入综合征、先天性膈疝、肺部感染等所导致的肺动脉高压。一般认为,新生儿氧合指数(OI)≥40 时为 ECMO 的启用标准(氧合指数＝平均气道压力×吸入氧浓度×100÷动脉氧分压)。ECMO 的目标是维持机体的正常气体交换,通常 V-A ECMO 模式应维持回路中静脉血氧饱和度高于 75%,而采用 V-V ECMO 模式时脉搏氧饱和度监测应在 85% 以上。一旦转流稳定,肺内机械通气一般调整为低呼吸频率(5~10 次/分)、低气道压和一定的 PEEP,FiO_2 在 21%~40%。因新生儿很少有慢性基础肺疾病,故应用 ECMO 支持后生存率相对较高。对药物和常规呼吸支持治疗无效的持续性肺高压患儿,采用 ECMO 治疗在保证充分氧供的同时,避免了常规机械通气对肺的进一步损伤,并可降低肺血管阻力,从而为患儿重新建立正常的体-肺循环和存活创造了条件。

2.肺损伤

急性呼吸衰竭、急性肺损伤、ARDS 误吸、创伤、严重肺部感染、脓毒血症等可直接或间接造成肺损伤,继而引起的呼吸衰竭和 ARDS 是 ECMO 的适应证,特别适用于小儿或成人的急性肺损伤。在传统方法治疗过程中,如病情继续进展或伴心血管功能不稳定的呼吸衰竭患者,为保持良好的气体交换,避免通气过度和气道高压,ECMO 也不失为一种临时挽救生命的手段。目前对何时该启用 ECMO 尚无统一标准,成人 ARDS 的一个入选指标是吸入纯氧 2 小时后 PaO_2 <6.7 kPa,但该指标的合理性和严谨性仍需进一步评估和统一。由于 ECMO 只是暂时的替代措施,因此不适用于不可逆的心、肺、脑疾病和预后不良的患者。相对禁忌证则包括老年、免疫抑制、脑外伤、左心衰竭、肝素诱导的血小板减少症等。

3.心脏手术

CPB 脱机困难的心脏手术患者,治疗期间必须保证正常肺通气以防肺不张,并注意维持正常的动脉血 CO_2 和 O_2 分压。极少数先天性心脏病新生儿行心脏手术前,也有使用 ECMO 作为心脏过渡训练。

4.肺梗死或气道梗阻

对急性肺梗死和气道梗阻的患者,快速建立 ECMO 是一种有效的抢救措施。

5.心肺移植手术

ECMO 不仅可为晚期心肺功能衰竭而等待移植手术的患者争取足够的时间,也可改善患者的全身状况,对预后有利。ECMO 还可为顺利渡过手术和术后恢复期"保驾护航",如肺移植术后的再灌注水肿和呼吸衰竭者,尤其是对肺动脉高压行单肺移植者。在心脏移植术后,心肌顿抑常导致顽固性的心功能衰竭,而 ECMO 支持则心肌顿抑的恢复创造了条件。虽然主动脉内球囊反搏更常用于临床,但它只针对左心系统,不能对严重心衰患者提供足够的循环支持,且在股动脉较细的小儿患者中使用受限。在这些情况下,ECMO 能代替球囊反搏或两者联合治疗。

6.其他

ECMO 在临床上难于处理的代谢性酸中毒、心肌炎、顽固性休克、无心跳供体的脏器保护等方面也能发挥特殊的治疗价值。并发或并存急性肾衰竭、肝衰竭时,需要行血液透析治疗,可将血透机或其他支持装置连接在 ECMO 回路上,用于支持多脏器功能。

ECMO 本身并不能治疗以上疾病,其应用的必要性体现在能克服上述治疗方法的不足,提供暂时性的全身支持,为心肺功能的恢复赢得时间,从而提高患者的生存机会。

(五)ECMO 的管理

ECMO 支持过程中必须掌握好氧供和氧耗的平衡。氧供在一定程度上反映了膜肺氧合功能,氧耗反映了组织有氧代谢的情况。ECMO 可因温度降低、麻醉和肌松药的应用、自身心肺的休息状态使氧耗下降,也可因肌颤、高儿茶酚胺、高温、感染等使氧耗增加。氧供和氧耗的比值在一般情况下为 4:1。如果动脉血氧合完全,机体的代谢正常,其最佳的静脉氧饱和度应为 75%。当供氧量明显减少时,组织将发生缺氧并伴有酸中毒、低血压、乳酸血症等。在 ECMO 治疗中,氧供和氧耗比值的重要性比动脉血氧饱和度达到 100% 更为重要。最好的方法是连续监测静脉氧饱和度,努力使其维持 65%~75%,静脉氧饱和度可大致反映氧代谢情况。也应连续检测血气分析。通常 ECMO 中 PaO_2 维持在 10.7~16.0 kPa(80~120 mmHg,$PaCO_2$ 维持在(4.7~6.0 kPa)35~45 mmHg。膜肺气体交换有很高的调节作用,以 FiO_2 控制 PaO_2,以通气量控制 $PaCO_2$。

ECMO 过程中需全身肝素化,除开始给的肝素外,以后每小时给肝素 30~60 U/kg,使 ACT 维持在 200~250 秒。ACT 影响因素多,单纯 ACT 监测应动态判读。如条件允许,可进行凝血功能检测,另外如血栓弹力图和凝血分析仪(Sonoclot)凝血与血小板功能监测已经在不少临床机构获得应用,从而有助于对凝血机制进行全面、快速的动态监测。

ECMO 过程中,维持多少血细胞比容(Hct)为最佳尚无定论。如果溶血较严重,出现血红蛋白尿,应适当碱化尿液,促进血红蛋白的排出,保护肾功能。ECMO 期间,如靠药物肾脏不能充分调节酸碱和水电解质平衡,可在 ECMO 旁路中应用透析器或超滤器,可有效纠正高钾,排出肌酐、尿素氮等物质,但超滤时应注意液体进出平衡。

ECMO 支持期间,动脉血压可稍低,特别是在 ECMO 初期较明显。血压低的原因是多方面的,如血液稀释、平流灌注、炎性介质释放等。ECMO 中,平均动脉压不宜太高,在 6.7~8.0 kPa(50~60 mmHg)即可。组织灌注的情况主要根据静脉血气或末梢经皮氧饱和度监测未反映。

ECMO 需要良好的配合,长期的肝素化、气管插管可使患者口腔、鼻腔出血,要经常对上述部位进行清洗。患者应经常适度翻身,避免发生压疮。常规给予抗生素预防感染。血液在体外循环时温度有下降的趋势,应注意保持体温在 35~36 ℃。温度太高,氧耗增加;温度太低,易发生凝血和血流动力学紊乱。ECMO 过程中还应重视能量的补充,可通过 CO_2 的产生量计算出能量的消耗,平均每天补充的热量为 238.49 kJ/kg。ECMO 过程中膜肺可出现血浆渗漏、气体交换不良、栓塞等一系列功能障碍,如情况严重应紧急更换膜肺。

通常 ECMO 持续 3 天到数周。随着 ECMO 的持续支持,患者的心肺功能也在逐渐恢复。当 ECMO 循环流量仅为患者血流量的 10%~20%,可维持正常代谢时,应考虑终止 ECMO。如果患者在终止 ECMO 1~3 小时内情况稳定,可拔除循环管道,并对血管进行修复。ECMO 终止 24~48 小时后,呼吸机可逐渐撤离。

(六)ECMO 治疗的并发症

ECMO 治疗的并发症主要包括机械性原因和生理性原因两大类。

(1)机械性原因包括氧合器功能不良、回路血栓堵塞或脱落、机械泵或加热器故障、置管和拔管相关并发症等。一旦发生上述并发症,应迅速让患者机体从 ECMO 上脱离,并恢复治疗前的机械通气,同时处理相应的回路问题。

(2)生理性原因主要包括出血及血栓形成、脑损伤等。ECMO 一般采用全身肝素化,故出血不可避免,但严重出血将危及患者生命。处理原则依然是保证外科充分止血,精确调整抗凝强度,及时补充消耗的凝血因子、血小板和纤维蛋白原,监测患者全身凝血系统变化。婴幼儿由于大多经颈部插管,可能造成脑损伤。另外,无论婴幼儿或成人,都可能出现因颅内出血或血栓造成的脑损伤。

(七)ECMO 的终止

终止指标:①不可逆性脑损伤;②其他重要器官严重衰竭;③顽固性出血;④肺部出现不可逆损伤。一旦明确上述情况应终止 ECMO,避免人力、物力的浪费。

(八)新型 ECMO 的研发与应用

1.A-V ECMO

A-V ECMO 模式是血液从动脉经过专门用于该模式的低阻力体外膜肺回流到静脉,血流直接依靠动静脉之间的压力差推动,因而无须血泵装置。研究表明,10%～15%的心搏量经过气流量5 L/min的A-V ECMO可满足 CO_2 的清除,而对 O_2 交换意义较小。血流量主要取决于管道直径和平均动脉压。A-V ECMO临床应用的可行性和安全性已得到证实,它可使高碳酸血症患者的 $PaCO_2$ 明显下降。A-V ECMO 模式的最大优点在于避免了与机械泵有关的并发症,减少了血液破坏和简化了临床管理;缺点为动脉置管并发症增多,心脏负荷增加。A-V ECMO 模式适用于急性呼吸衰竭、高碳酸血症、需行保护性肺通气又要避免高 CO_2 分压的 ARDS 合并脑损伤患者。其禁忌证包括心衰、休克和外周动脉阻塞性疾病。当然,对于这种新的 A-V ECMO 模式,尚需更多的研究和临床实践,才能对其作出正确的评价。

2.小型膜肺及微型可植入型膜肺

整合血泵动力和氧合功能,甚至能加热血液的微型人工心肺装置正在开发研制中,其将大大减少血液的破坏和提高效率,更有利于临床操作和应用。其中一种是将简易化设计的微型氧合器置入腔静脉内,但由于压力较低的静脉血经过氧合器时流速缓慢,氧合效率很低,故无法满足ARDS 患者的氧合需求。于是有人设想研制一种将阻力较小的氧合器和微轴血泵相结合的血管内肺膜。还有一种设想是通过右心房的压力作为泵动力,利用可植入性氧合器获得长期气体交换辅助,这一设计思路已在动物(绵羊)试验中获得成功,正在投入临床试验。

总之,ECMO 的临床应用给体外循环带来了新的理念和定位,它是心肺辅助循环的一种拓展。众多实验和临床资料证实,ECMO 对改善机体氧合、排出多余 CO_2、维持血流动力学的稳定、促进心肺功能的恢复十分有效。而只有正确掌握适应证和选择转流方式,加强 ECMO 期间的管理,尽可能降低和减少相关并发症,才能更好地提高对危重症患者治疗的成功率。

(屈朝法)

第五章　心电图诊断

第一节　12导联心电图的原理和技术

用2块导电的金属板电极,分别置于体表不同部位,再用导联线与心电图机连接成完整的电路,即可描记出心电图,这种连接方式和描记方法称为心电图的导联。心电图导联系统的建立是心电图的重要组成部分。根据电子学测试原理,任何心电导联系统本质上讲都是双极导联。将双极导联的两极(正极和负极)置于人体表面上任意2点都能记录出心电波波形来。100年来心电学者们先后制定过标准导联、加压单极肢体导联、单极胸壁导联、双极胸壁导联、F导联、XYZ导联等一百余种心电图导联系统。每一种导联系统在创建时都有它一定的理论依据。经过长期的临床检验,有的心电图导联系统缺陷太多或使用不方便而遭淘汰。在临床心电图工作中,为了便于对同一患者不同时期所做的心电图进行比较,特别是对所有受检人群,必须遵循心电图描记标准。国际上公认的常规12导联是标准导联 I、II、III,加压单极肢体导联 aVR、aVL、aVF 和单极胸壁导联 $V_1 \sim V_6$。特殊情况下加做 $V_{3R} \sim V_{6R}$、V_7、V_8、V_9 导联等,以弥补12导联系统的不足。

一、标准导联

自1903年Einthoven创建心电图以来,直至20世纪40年代创建单极导联以前,描记心电图仅有这一套导联系统。这并不是说这一导联系统比下面将要介绍的加压肢体单极导联"标准",而是习惯上把这一导联系统称为"标准导联"。

(一)标准 I 导联(简称 I 导联)

左上肢电极板连接于正极,右上肢电极板连于负极,组成双极 I 导联,反映了2个电极间的电位差。左上肢电位高于右上肢时,描记出正向波;反之,右上肢电位高于左上肢时,描记出负向波;左上肢电位先正后负时,描记出正负双向波;左上肢电位先负后正时,描记出负正双向波(图 5-1)。

(二)标准 II 导联(简称 II 导联)

左下肢电极板连接于正极,右上肢电极板连于负极,组成双极 II 导联,反映了2个电极间的电位差。左下肢电位高于右上肢时,描记出正向波;反之,右上肢电位高于左下肢时,描记出负向波;左下肢电位先正后负时,描记出正负双向波;左下肢电位先负后正时,描记出负正双向波。

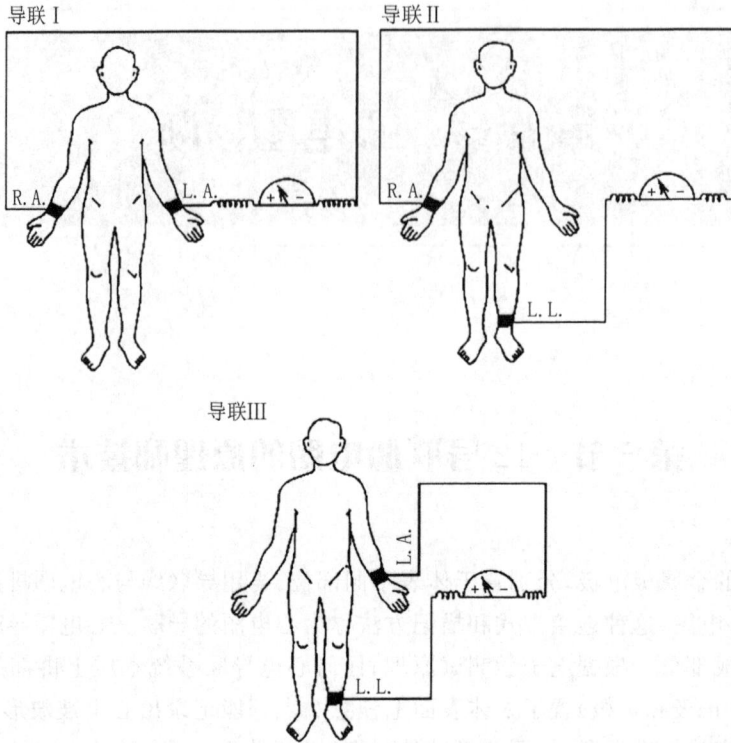

图 5-1 标准导联的连线方式

(三)标准Ⅲ导联(简称Ⅲ导联)

左下肢电极板连接于正极,左上肢电极板连于负极,组成双极Ⅲ导联,反映了2个电极间的电位差。左下肢电位高于右上肢时,描记出正向波;反之,左上肢电位高于左下肢时,描记出负向波;左下肢电位先正后负时,描记出正负双向波;左下肢电位先负后正时,描记出负正双向波。

除右位心患者,可有意识地将左、右手电极反接后描记心电图以外,在心电图常规检查工作中,应时刻警惕不要将四肢电极正负极的位置接错。常见的是左右手电极反接,目前具有自动纠错左右上肢接错导联系统的心电图机已经问世。

二、加压单极肢体导联

20世纪40年代,Wilson在实验动物的心脏外膜上放上一个电极导联描记心电图,他把这种电极称为"探查电极",把另一个电极放在距心脏尽可能远的躯体表面上称为无关电极。应用这种导联的目的是想通过单极导联系统直接记录探查电极下的心电变化。从而更加准确地了解局部心肌的电生理病理变化情况。应用这种导联心电图,称为"直接单极导联心电图"。因电极直接与心肌膜接触,心电波形振幅异常高大。然而直接导联心电图是不可能在临床上得到推广应用的。Wilson又继续从事他的研究工作,他把探查电极放在胸壁的相应位置上,描记出来的心电图振幅较小,但波形与直接导联心电图极为相似。并把这种导联称为"半直接导联"。另一个问题又出现了,把另一个电极放在身体的哪一个部位,才能使其电位经常处于0电位的状态呢?Wilson根据Einthoven的学说发展了一个"中心电端"。他把安放在右上肢、左上肢与左下肢的电极连通,由于身体各部皮肤阻抗高低不等,足以影响中心电端的电压,为了消除这个干扰,在每根导线上各加上 5 000 Ω 电阻,经过数学演算,中心电端的电压是零。因而可以看作是一个无关电极。根据 Einthoven 假说,心脏激动过程中左上肢电压与它的心脏间距离(r)的平方成反比,与角的余弦($\cos\theta$)成正比,列出公式如下。

$$右上肢电位差:E_R = \frac{K\cos(\theta+120°)}{r^2}$$

$$左上肢电位差:E_L = \frac{K\cos\theta}{r^2}$$

$$左下肢电位差:E_F = \frac{K\cos(\theta+240°)}{r^2}$$

中心电端是由这 3 点组成的,其电压点是 3 处电压的平均值。

经测定结果表明,中心电端并非在任一瞬间都是"零"电位点。电位浮动在 $-0.84 \sim +0.89$ mV,一般偏正。

为了满足临床应用,把中心电端看作是一个接近于"无关电极",在左、右上肢和左下肢各接上一根电极,每根导线各通过 5 000 Ω 电阻,以减少皮肤阻力差别的影响,将这 3 根导线连接起来,组成一个中心电端(图 5-2)。将这个中心电端与心电图机负极连接,探查电极与心电图机正极连接,便成为 20 世纪 40 年代以来广泛应用于临床的单极导联。

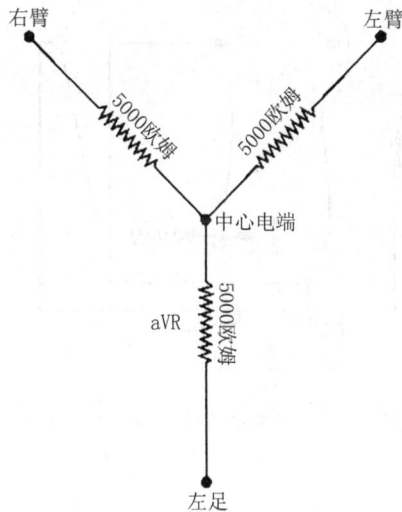

图 5-2 中心电端的组成

三、单极肢体导联

将探查电极分别置于右上肢、左上肢及左下肢,与心电图机的正极连接,负极与中心电端连接起来,把这样的导联分别称为 VR、VL、VF 导联(图 5-3)。

四、加压单极肢体导联

在临床心电图实践中发现用 VR、VL、VF 导联系统记录出来的心电图波幅较小,不便于分析测量,也与标准导联心电图波幅不匹配。随后,Goldberger 改用加压单极肢体导联系统,方法很简单,在描记某一肢体单极导联心电图时,便将那个肢体的导联与中心电端的联系切断,心电图波幅增大 50%,而不影响 Wilson 提出的"单极"导联的特性,这种导联称为 Goldberger 的 aVR、aVL、aVF 导联或称加压单极肢体导联,并一直沿用至今(图 5-4)。

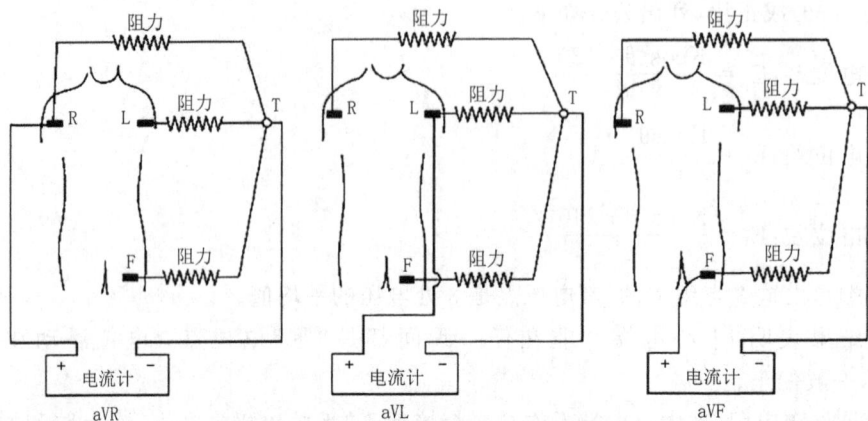

图 5-3　单极肢体导联的连接方式

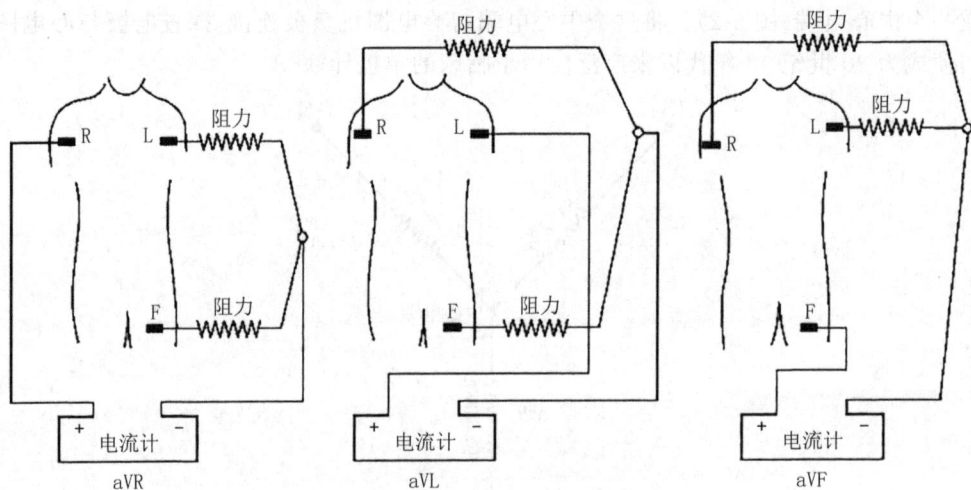

图 5-4　加压单极肢体导联的连接方式

(一)aVR 导联

探查电极置于右手腕内侧,中心电端与左手腕和左下肢导线组成的中心电端相连。

(二)aVL 导联

探查电极置于左手腕内侧,中心电端与右手腕和左下肢导线组成的中心电端相连。

(三)aVF 导联

探查电极置于左下肢,中心电端与左、右手腕导线组成的中心电端相连。

在实际工作中,不需要操作者这样一个一个地去连接电极,只要一次连接右上肢、左上肢、左下肢电极加上一根地线即可,工程技术人员生产心电图仪器时,在其内部已经规范化心电图导联系统,只需按动导联键,即可记录出所选择的任何导联心电图。

Wilson 创建单极导联理论的要点:它比双极导联更具有一定的优越性,能单纯记录出探查电极下那一部分心肌的电位活动。例如,对心肌缺血、损伤、坏死的定位诊断等有很大帮助。

aVR 导联面对右心室腔,反映了右心腔的电位变化。aVL 导联面对左心室高侧壁,反映出高侧壁心电变化。aVF 导联面对下壁,反映下壁心肌的电位变化。以及下面将要介绍的单极胸壁导联 $V_1 \sim V_6$ 反映了从心室间隔部到侧壁的电活动情况。

用向量观点评价单极概念是错误的,但是单极概念至今仍有一定的指导意义。Wilson 创建的单极导联系统与 Einthoven 创建的标准导联系统,是举世公认的常规 12 导联系统。

五、胸壁导联

早在 20 世纪 30~40 年代,Wilson 就倡导用 $V_1 \sim V_6$ 这 6 个"半单极胸壁导联"。当时成为心电图学上的重大进展,至此,12 导联系统心电图体系已宣告成立。胸壁导联电极的连接方式:无干电极与肢体导联组成中心电端连接,探查电极置于胸壁特定的部位(图 5-5、图 5-6)。

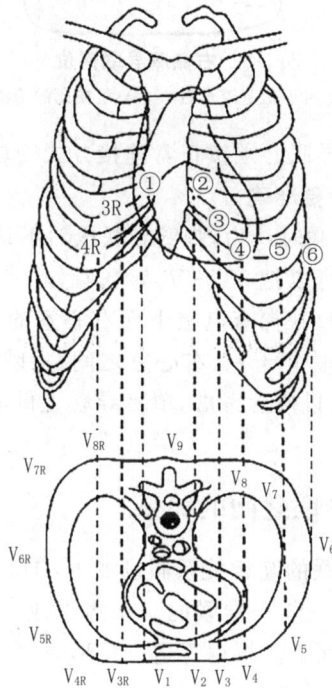

图 5-5 胸壁导联电极安放部位

V_1 导联:探查电极置于胸骨右缘第 4 肋间。V_2 导联:探查电极置于胸骨左缘第 4 肋间。V_3 导联:探查电极置于 $V_2 \sim V_4$ 连线的中点。V_4 导联:探查电极置于左锁骨中线第 5 肋间。V_5 导联:探查电极置于左腋前线与 V_4 处于同一水平上。V_6 导联:探查电极置于左腋中线与 V_4、V_5 处于同一水平上。特殊情况下加做下列导联:V_7 导联:探查电极置于左腋后线与 $V_4 \sim V_6$ 同一水平。V_8 导联:探查电极置于左肩胛线与 $V_4 \sim V_6$ 同一水平。V_9 导联:探查电极置于后正中线与 $V_4 \sim V_6$ 同一水平。V_{3R} 导联:探查电极置于 V_3 导联的对应部位。V_{4R} 导联:探查电极置于 V_4 导联的对应部位。V_{5R} 导联:探查电极置于 V_5 导联的对应部位。V_{6R} 导联:探查电极置于 V_6 导联的对应部位。

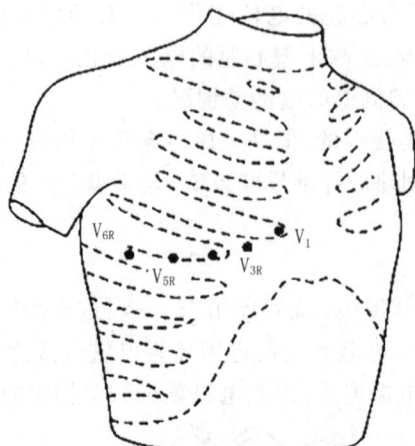

图 5-6　右侧胸导联部位
主要用于儿童以及右心室心肌梗死的检测

　　描记胸壁导联心电图时,肢体导联必须按正常连接方式安放好电极。否则,记录不出心电图来。胸壁导联的电极安放部位一定要准确。

　　Wilson 在提倡应用 $V_1 \sim V_6$ 导联时认为,胸壁导联虽然不是直接安放在心脏表面的"直接导联",但电极与心脏只隔一层胸壁,可以把 $V_1 \sim V_6$ 导联看作"半直接胸壁导联"。他从单极概念出发,认为 V_1、V_2 导联比较单纯地反映探查电极下面右心室的电位变化,$V_4 \sim V_6$ 导联是反映探查电极下左心室的电位变化,V_3 导联介于左、右心室之间,反映的是"过渡区"的电位变化,这是盛行一时的单极导联系统。用心向量概念考虑,单极导联上的心电图波形是立体心向量环经过两次投影产生的。

六、标准导联与加压肢体导联之间的关系

　　Einthoven 建立的 3 个标准导联的互相关系假设如下:①心脏激动过程中,犹如一对电偶在活动,人体是一个近圆形的良导体;②3 个导联的 3 条边组成一个等边三角形;③心脏恰好位于等边三角形的中心,又在 1 个额平面上。根据等边三角形原理,可以任意自 2 个标准导联测定心电轴。形成了早期的临床心电图学基础。

　　Einthoven 定律是由以下实际情况计算出来的。用 R、L、F 分别代表右上肢、左上肢及左下肢,V 代表电压的数值。

　　已知 Ⅰ 导联＝VL－VR,Ⅱ 导联＝VF－VR,Ⅲ 导联＝VF－VL。

　　所以 Ⅰ＋Ⅲ＝VL－VR＋VF－VL＝VF－VR＝Ⅱ。

　　VF－VR＝Ⅱ,代入上式内,即得 Ⅰ＋Ⅲ＝Ⅱ。

　　这项公式称为 Einthoven 定律。在同一组心搏上(多导联同步记录),Ⅰ 导联＋Ⅲ 导联的电压＝Ⅱ 导联电压。

　　Einthoven 定律的实际意义在于帮助我们判断导联电极有无接错,导联标记是否正确和心电轴度数。

　　标准导联系统在理论上有不足之处,如标准导联的 3 条边所组成的并不是等边三角形,心脏也不是恰好位于等边三角形的中点等。以后有学者提出了斜边三角形及矫正的肢导联角度,但应用价值不大,又未被国际上所承认。实际上,将左下肢电极放置在右下肢。描记的肢体导联

(包括标准导联)心电图波形并无变化。因此,矫正的导联系统也就随之失去了意义。

加压单极肢体导联 aVR＋aVL＋aVF＝0。

用向量观点考虑由标准导联和加压单极肢体导联组成的 Bailey 六轴系统可知,加压单极肢体导联实质上也是双极导联。它与标准导联没有优劣之分,而且它们均处于同一平面上。两种导联系统的不同之处:①各导联所处的角度不同,每根导联的夹角均相差 30°。以Ⅰ导联为水平线,Ⅱ为 0°,顺钟向排列,－aVR 为＋30°,Ⅱ为＋60°,aVF 为＋90°,Ⅲ为＋120°,－aVL 为＋150°,－Ⅰ为±180°,aVR 为 210°(－150°),－Ⅱ为 240°(－120°),－aVF 为 270°(－90°),－Ⅲ为 300°(－60°),aVL 为 330°(－30°)。②各导联轴反映的量不同。标准导联＝加压单极肢体导联电压×1.15。临床上测量 P、QRS、T 波电轴时,如果用Ⅰ与 aVF 导联测量,aVF 导联所测得的结果需×1.15,方较准确。从这一关系式还可以看出来加压单极肢体导联偏小。如果标准导联低电压,加压单极肢体导联也是低电压。

七、矫正后的导联

Barger 等认为 Einthoven 的三角学说有欠缺,心脏并非位于人体正中,Ⅰ、Ⅱ、Ⅲ导联间的距离并非相等,所以不是等边三角形。他根据校正计算,Ⅰ、Ⅱ、Ⅲ导联相互比例不同,实际上是一个不等边三角形,各导联距心脏的距离不等和长短不一,敏感性不一样。导联越长,即正负极之间的距离越大,正侧与负侧的长短差别越大,所测的电势差就越大,其敏感性越大。根据成人心脏的平均位置,Burger 设计的三角形如图 5-7 所示。可见Ⅲ导联最长,Ⅰ导联最短。根据心脏平均位置计算各导联的矫正系数。

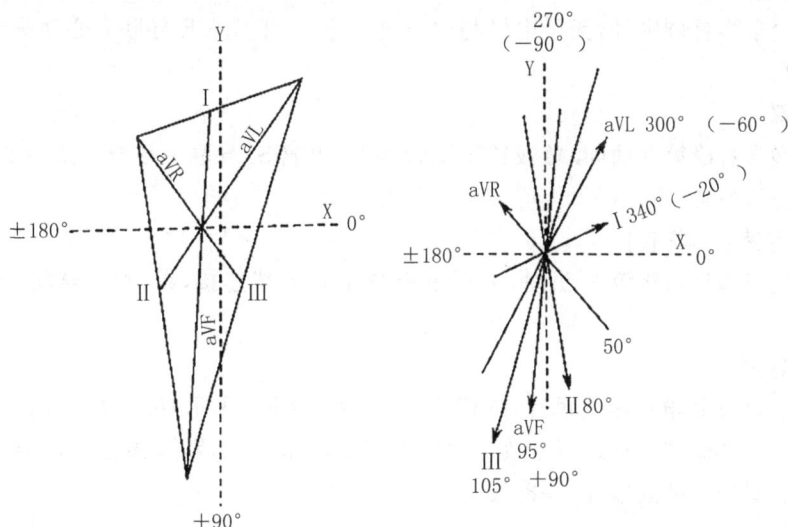

图 5-7　斜三角形与矫正后的肢体导联角度关系及其敏感性(导联轴愈长,表示愈敏感)
Ⅰ导联 1.0;aVL 1.0;Ⅱ导联 0.56;aVR 1.0;Ⅲ导联 0.5;aVF 0.8

若Ⅰ导联记录到的为 3 mV,则 3×1.0 仍等于 3。Ⅲ导联记录到的是 2 mV,2×0.5＝1.0。可见Ⅰ导联为最可靠,Ⅲ导联为最不可靠。

胸壁校正后的导联角度,V_2 导联振幅最大,最敏感。V_6 导联振幅最小,最可靠。

八、不常用的导联

(一)双极胸导联

将正极置于胸壁特定位置,负极置于肢体,即成为双极胸壁导联。负极可置于右上肢、左上肢或左下肢,分别称之为 CR、CL、CF 导联。正极可分别置于单极胸壁导联相同的部位。如将正极置于 V_1 导联部位,负极置于右上肢,则以 CR1 表示;如将正极置于 V_5 导联,负极置于右上肢,则以 CR5 表示。CL 及 CF 导联依此类推,其描出的波形与单极胸导联相似,但振幅偏小。

(二)右胸导联

将探查电极置于右侧胸壁,相当于 $V_3 \sim V_8$ 导联相对应的部位,无干电极接于中心电端,称为右胸导联,可分别以 $V_{3R} \sim V_{8R}$ 表示。常用于右心室肥大或右心室扩大、右心室梗死、右位心及心脏移位等情况。

(三)V_7、V_8、V_9 导联

将探查电极分别后移至左腋后线、左肩胛线及后正中线,与 V_4、V_5、V_6 导联同一水平部位,描记 V_7、V_8、V_9 导联心电图,对疑有左心室肥大、心肌梗死或心脏移位等情况,采用一般导联又难以肯定时,可加做 $V'_1 \sim V'_6$ 及 $V''_1 \sim V''_6$ 导联。

有时需在相邻的 2 个电极之间加做一个导联,如在 $V_3 \sim V_4$ 导联位置之间加做一个导联用 $V_3 \sim V_4$ 表示。

胸壁的特殊导联用于心肌梗死、身躯高大、胸廓宽阔的受检者。

(四)VE 导联

探查电极置于胸骨剑突处,无干电极与中心电端连接,组成 VE 导联。心律失常与心肌梗死时可加做此导联。

(五)S_5 导联

正极置于胸骨右缘第 3 肋间,负极置于胸骨柄处,组成 S_5 导联。该导联显示心房波较清晰,描记用于分析心律失常。

(六)心房导联(A 导联)

探查电极置于胸骨右缘第 3 肋间,无干电极与中心电端连接,组成 A 导联,能清楚地显示 P 波。

(七)食管导联

用"E"表示,将食管电极距离鼻孔(或门齿)的距离(用 cm 表示)标记在 E 的右下,如电极距离鼻孔 30 cm,则用"E30"表示。至于放入食管内多少厘米为宜,随人体身长而异。一般单极食管导联正常心电图分 3 种波形(图 5-8、图 5-9)。

1.心房上波形

食管导联电极在 25~35 cm 时,P 波倒置,QRS 波群呈 QS 或 Qr 型,T 波倒置。

2.心房水平波形

在 30~40 cm 时,P 波呈大的正负双相波,QRS 波群呈 Qr 型,Q 波宽而较深,T 波倒置。此后心室水平有一过渡区,P 波逐渐转为直立,Q 波变小,R 波增高,T 波由倒置转为直立。

3.心室水平波形

约超过 40 cm 时,P 波直立,QRS 波群通常呈 Qr 或 qRs 型,T 波直立,与一般 V_5、V_6 导联的波形相似。但如心脏呈横位时亦可出现 rS 图形。

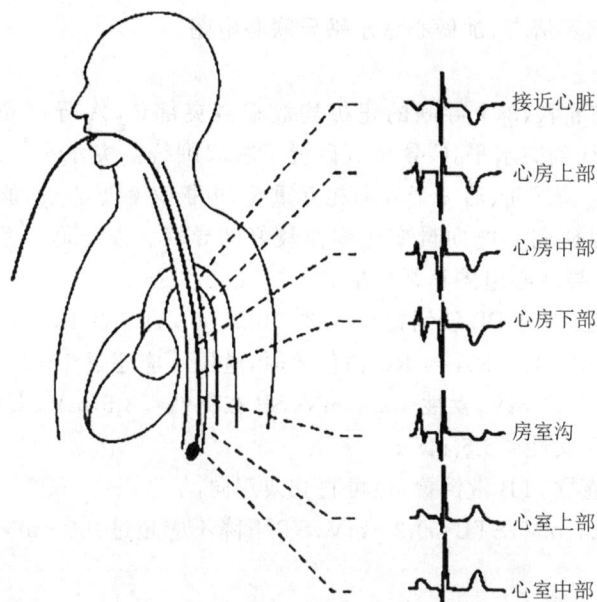

图 5-8 单极食管导联心电图示意图

图示探查电极在心房水平记录到的心电图 P 波高尖,QRS 波群呈 Qr 型,T 波倒置;左心室水平记录到的心电图 P 波小,QRS 波群呈 qR 型,T 波直立

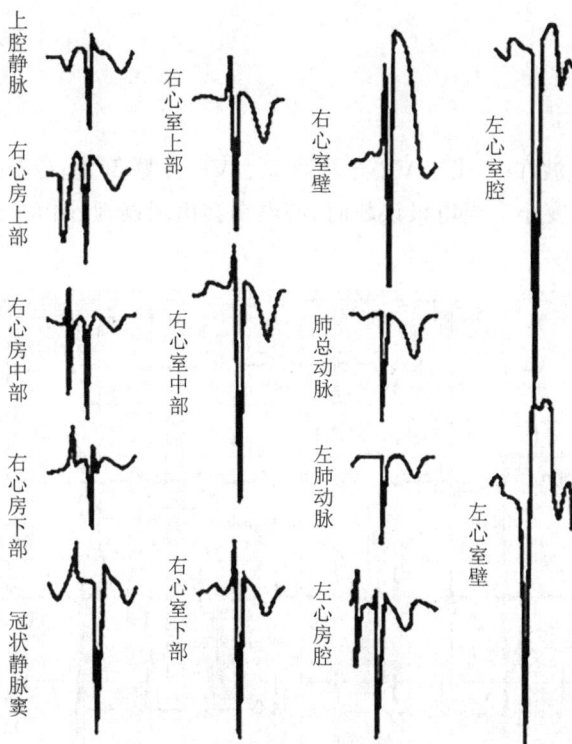

图 5-9 单极心腔内心电图形

食管导联主要用于:①确定心律失常起搏的部位,是否有心房除极波,特别是对室性与室上性异位心律的鉴别有重要意义,常用心房水平导联;②心房调搏;③较小面积的后壁(膈面)心肌

梗死,常规肢体导联诊断不清者,加做心室水平导联心电图。

(八)ABC 导联

ABC 导联为双极胸导联,3 个导联的正极均放在剑突部位,A 导联负极置于胸骨柄正中,B 导联负极置于左腋中线剑突水平,C 导联负极置于右肩胛线剑突水平。A、B、C 3 个导联轴相交于剑突,并在上、下、左、右、前、后 3 个方向相互重叠,电极又靠近心脏,能较好地反映出心电向量的变化,该导联系统是研究心电向量变化规律较好的导联。A 导联心房波振幅高大,有助于心律失常的分析。ABC 导联心电图正常标准如下。

(1)各导联 P 波直立,偶见 PB 波倒置,PA 波<0.25 mV,PB 及 PC<0.20 mV。

(2)R 波特点,RB/SB<1.0,RA 与 RC 占优势时,电压不应超过 1.0 mV。

(3)SA、SC 在男性<2.5 mV,女性<2.0 mV,SB 在男性<3.5 mV,女性<3.0 mV,SA、SB、SC 相加,男性<8.0 mV,女性<6.5 mV。

(4)T 波特点,TA 直立,TB 常倒置,也可直立或双向。

(5)ST 段,抬高<0.1 mV,STB<0.20 mV,ST 下降不应超过 0.05 mV。

(刘立红)

第二节　电极误放与干扰

一、电极误放

电极位置正常时,P 波在 Ⅰ、Ⅱ、aVF 导联直立、aVR 导联倒置;QRS 波群从 V₁ 到 V₆ 导联,R 波逐渐增高,S 波逐渐变小。当电极误放时,心电图会出现误判(图 5-10 和图 5-11 为同一人的心电图)。

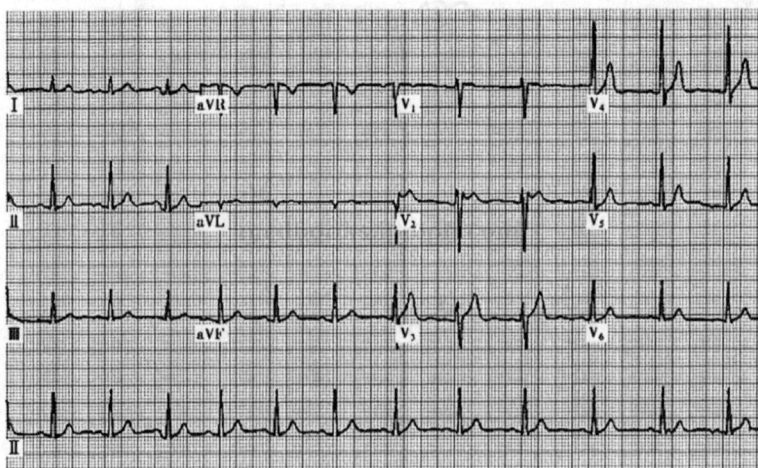

图 5-10　电极位置正常时的心电图

(一)肢体导联电极误放

(1)左、右两上肢的导联电极连接颠倒,使描出的 6 个肢体导联心电图图形酷似右位心改变,即Ⅰ导联倒置、Ⅱ导联与Ⅲ导联互换、aVR导联与aVL导联互换、aVF导联无变化,但胸导联心电波形无变化(图5-11)。

由图5-11可见Ⅰ导联QRS波群主波向下。乍一看是电轴右偏,不过P波也是负相波,又似乎是右位心的心电图表现,但是胸前导联的QRS波群从V_1导联到V_4导联R波振幅逐渐增高,从V_1导联到V_6导联R/S逐渐增大,符合正常心电图的变化规律。实际上,这是左右上肢导联连接错误造成的。

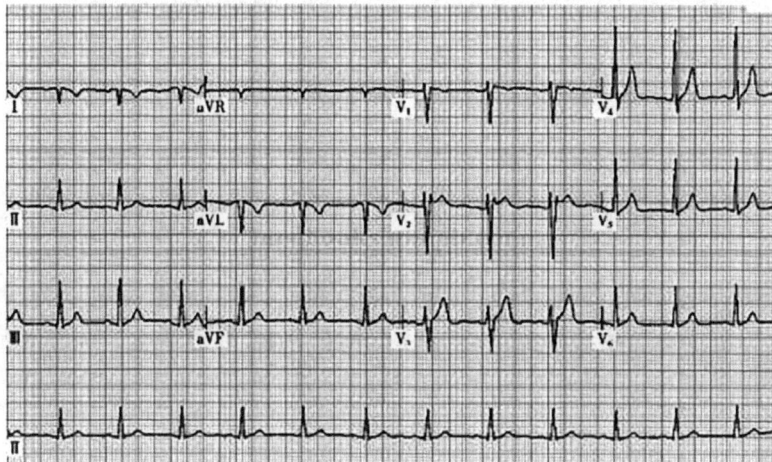

图5-11 左、右两上肢导联电极连接颠倒的心电图

Ⅰ导联P波为负向波,而胸前导联QRS波群形态正常时,左右上肢导联电极连接错误的可能性较大,要注意检查电极的连接方式。如果患者不在现场,或者是以前记录的心电图,或者由于一过性的变化无法重新记录心电图时,可将Ⅰ导联正向波看成负向波,负向波看成正向波(或者从背面倒着看就是原来的心电图),Ⅱ导联和Ⅲ导联、aVR导联和aVL导联分别互换,可能就是原来的心电图。

(2)左手、左足导联电极连接颠倒,Ⅰ导联实际为Ⅱ导联,Ⅱ导联实际为Ⅰ导联,Ⅲ导联倒置,aVR导联无变化,aVL导联与aVF导联互换(图5-12)。

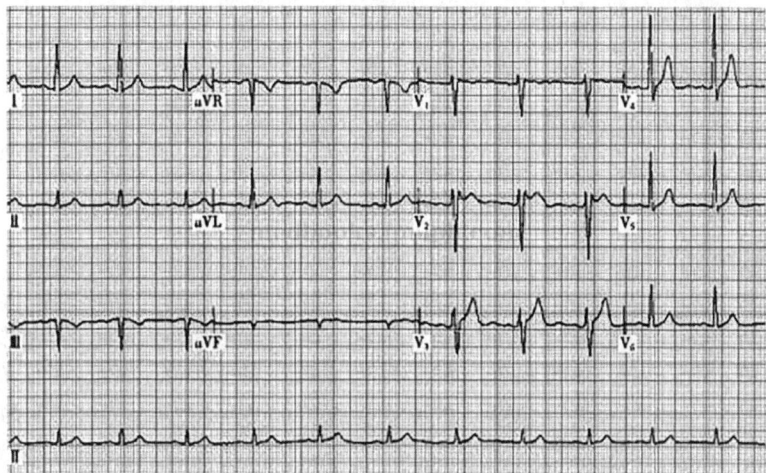

图5-12 左手、左足导联电极连接颠倒的心电图

(3)右手、左足导联电极连接颠倒，Ⅰ导联实际为倒置的Ⅲ导联，Ⅱ导联倒置，Ⅲ导联实际为倒置的Ⅰ导联，aVR导联与aVF导联互换，aVL导联无变化(图5-13)。

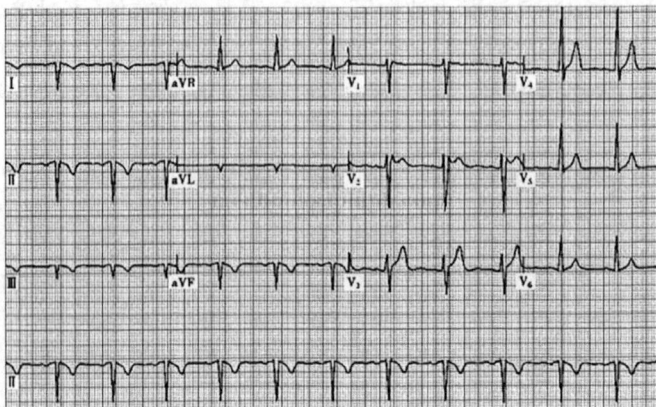

图 5-13　右手、左足导联电极连接颠倒的心电图

(4)左手、左足导联电极连接颠倒，Ⅰ导联实际为Ⅲ导联，Ⅱ导联实际为倒置的Ⅰ导联，Ⅲ导联实际为倒置的Ⅱ导联，aVR导联实际为aVL导联，aVL导联实际为aVF导联，aVF导联实际为aVR导联(图5-14)。

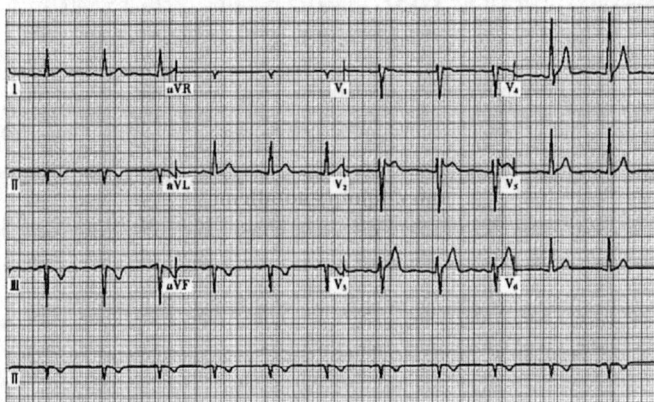

图 5-14　左手、左足导联电极连接颠倒的心电图

(5)左手、右手导联电极连接颠倒，Ⅰ导联实际为倒置的Ⅱ导联，Ⅱ导联实际为倒置的Ⅲ导联，Ⅲ导联实际为Ⅰ导联，aVR导联实际为aVF导联，aVL导联实际为aVR导联，aVF导联实际为aVL导联(图5-15)。

(二)胸导联电极误放

胸导联电极位置正常时，QRS波群从 V_1 到 V_6 导联，R波逐渐增高，S波逐渐变小(图5-16)。如果胸导联电极位置发生误放，胸导P-QRS-T波会发生相应变化，图5-17为胸导联 V_1 和 V_3 导联互换时的心电图，从 $V_1 \sim V_3$ 导联表现为貌似R波递增不良的图形，但无ST-T波的相应变化，亦无相关病史，如将 V_1 和 V_3 导联互换后，其图形与图5-17完全相同。图5-18为 V_4 和 V_6 导联互换时的心电图， V_4 导联S波突然消失，但 V_5 和 V_6 导联又出现S波，这与胸导联QRS波群的变化规律不同。若将 V_4 和 V_6 导联互换后，其图形与图5-17完全相同。如果发现胸导联P-QRS-T的变化不好解释，应确认有无胸导电极误放的可能(图5-17、图5-18为同一人的心电图)。

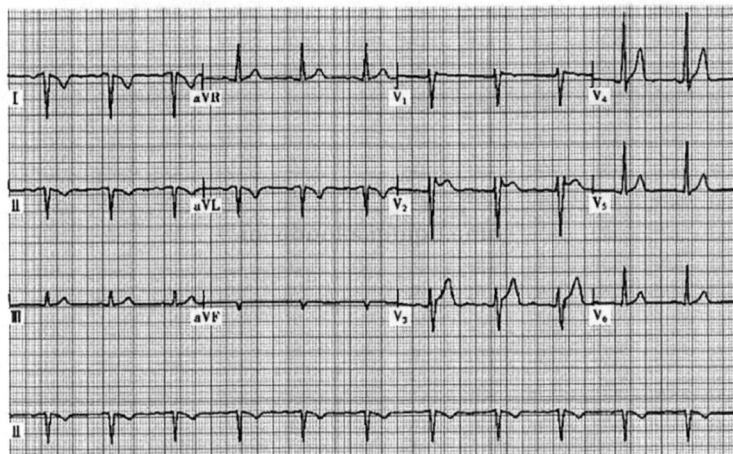

图 5-15　左手、右手导联电极连接颠倒的心电图

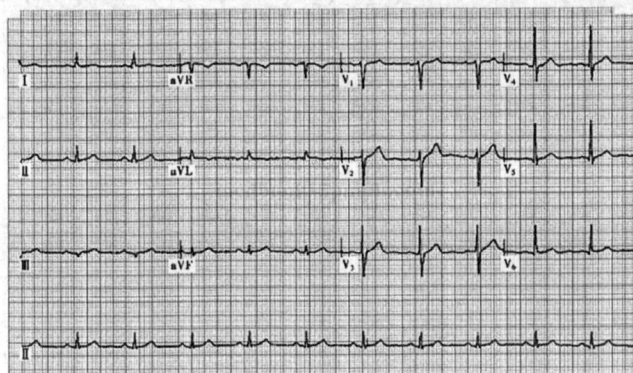

图 5-16　胸导联电极位置正常时的心电图

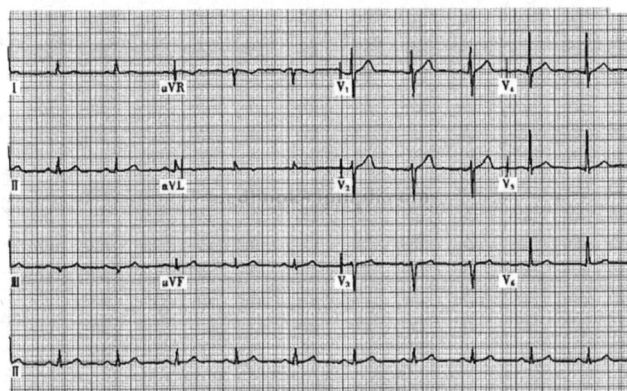

图 5-17　胸导联 V_1 和 V_3 导联互换时的心电图

二、干扰

(一)交流电干扰

交流电干扰表现在心电图上呈规律性 50 次/秒的细小波纹。这种干扰往往遮盖了原来心电

图中的细小波形改变,影响心电图诊断(图 5-19)。

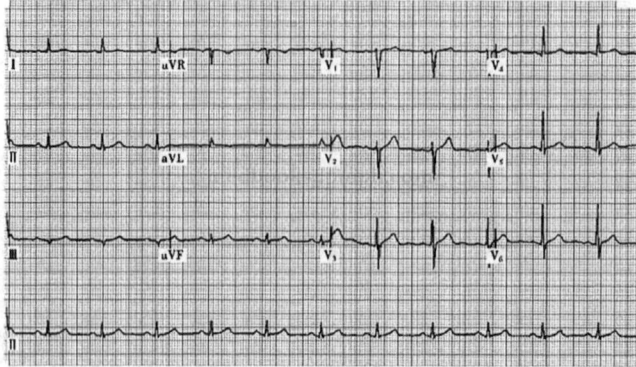

图 5-18　胸导 V_4 和 V_6 导联互换时的心电图

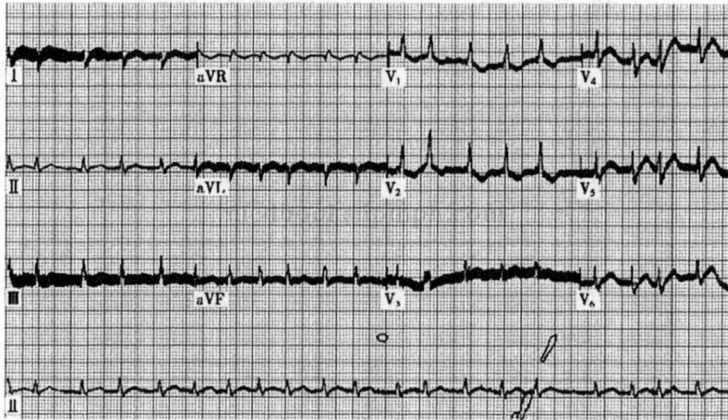

图 5-19　交流电干扰

(二)肌电干扰

肌电干扰的频率多在 10～300 次/秒,表现为不规则的细小波纹,使心电图波形模糊不清,很容易误认为心房颤动(图 5-20)。

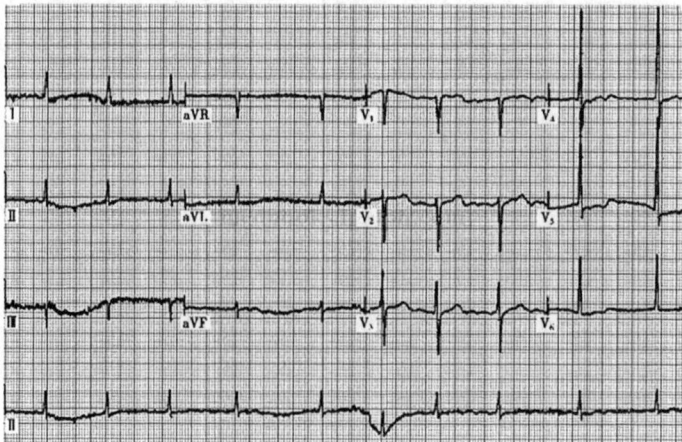

图 5-20　肌电干扰

（三）其他干扰

图 5-21 中最下面的连续记录为中央监护系统记录的心电图图形,其他为心电图机记录的心电图图形,两者合成后形成的图形。在记录心电图的过程中,显示屏的图形为窦性心律伴多发期前收缩,心电图自动诊断为窦性心律,中央监护系统记录的心电图图形亦为窦性心律,但打印出来的心电图图形很像心房颤动(f 波和频发期前收缩引起的 R-R 间期不匀齐)。其干扰来源在计算机的打印系统。

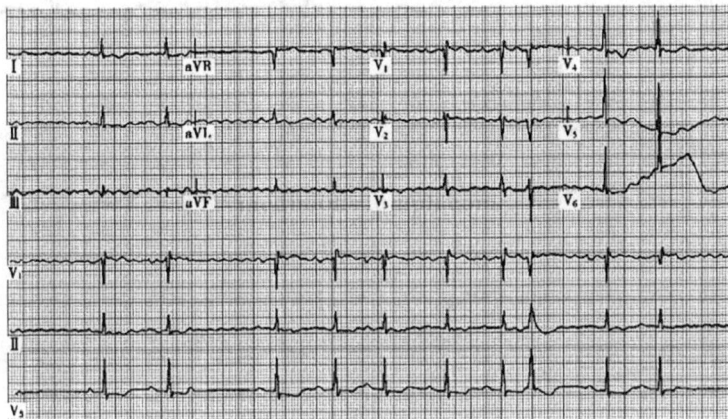

图 5-21　其他干扰

（刘立红）

第三节　窦性心律与窦性心律失常的心电图诊断

一、正常窦性心律

由于窦性心律(正常心律)时心脏的激动始于窦房结,该结位于心房的右上方,所以心房的激动是从右上指向左下。因位于心房右上方的导联(aVR)处于心房除极过程的电穴上,故 aVR 导联的 P 波朝下;因 II 导联处于心房除极过程的电源上,故 II 导联的 P 波朝上。呼吸运动常可影响膈肌位置而改变额面 P 波电轴,使 P 波形态发生变异。如深吸气时膈肌下降,P 波电轴可增至 $+90°$ 左右,使 aVL 导联处于 P 电轴的负侧,故 P_{aVL} 倒置;反之,呼气末可因膈肌上升使额面 P 波电轴减至 $0°$ 左右,使 III 导联处于 P 电轴的负侧,故 P_{III} 倒置。此外,体型、体位以及妊娠等情况均可引起窦性 P 波形态变异。由于正常心房除极的程序是右房先于左房,故 P_{V_1} 在多数情况下呈先正后负的双相波。起始的正相波主要反映右心房除极的向量,而终末负相波主要反映左心房的除极向量。

窦性心律的心电图特点如下所述(图 5-22)。

(1)窦性 P 波:aVR 导联 P 波倒置是诊断窦性心律的先决条件。此外,II 导联 P 波一般是直立的,只有在 P 波电轴重度左偏(超过 $-30°$)时,P_{II} 才会倒置;每个窦性 P 波(后简称窦 P)之后一般跟随一个 QRS 波群,但房室传导阻滞(或房室干扰)时可不跟随 QRS 波群,都不妨碍窦性心律的诊断。单凭窦 P 的存在即可确诊窦性心搏。

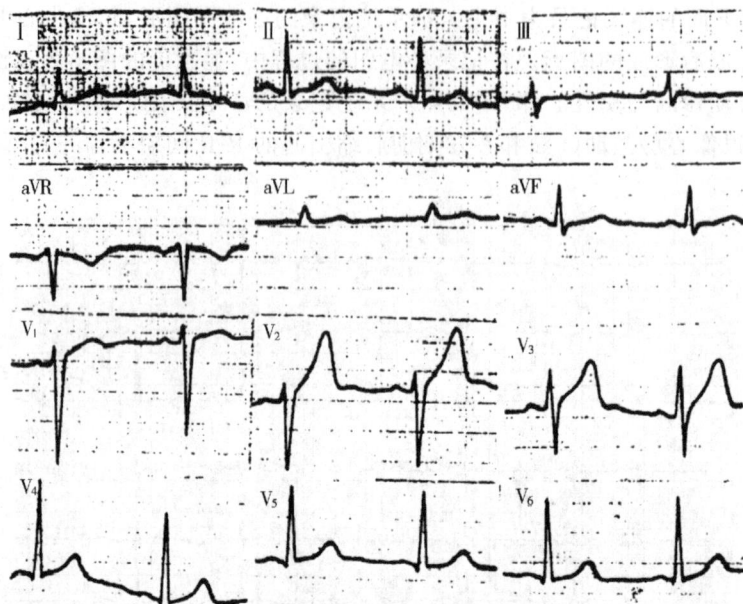

图 5-22　正常窦性心律

(2)P-R 间期≥0.12 秒。

(3)P 波频率多为 60～100 次/分,但最大范围可达 30～160 次/分。

图 5-22 中 P 波顺序发生(P_{aVR}↓、P_{II}↑);P-P(R-R)间距 0.84 秒,心率 71 次/分;P-R 间期 0.14 秒,为窦性心律。正常人左侧导联Ⅰ、Ⅱ、aVF、$V_{4\sim6}$ 的 QRS 综合波主波向上,T 波与主波方向一致。右侧导联 aVR 的 QRS 综合波主波向下,T 波与 QRS 主波方向一致;$V_1\sim V_2$ 的 QRS 综合波主波向下,T 波可与 QRS 主波一致,也可不一致。Ⅲ、aVL 导联 QRS 综合波主波方向视心室电轴情况可以向上,也可以向下;当心室电轴在 +30°～+60°时,二者均主波向上;当心室电轴大于 +60°时,Ⅲ导联 QRS 主波向上,aVL 导联主波向下;当心室电轴小于 +30°时,Ⅲ导联主波向下,aVL 导联主波向上。Ⅲ、aVL 导联的 T 波可与 QRS 主波方向一致,也可不一致。V_3 为过渡导联,其 QRS 波群常为 RS 型,R≈S,T 波多与主波方向一致,少数也可与主波方向相反。图中各导联的 ST 段均无偏移。本例属正常心电图。

二、窦性心动过速

(一)窦性心动过速的诊断标准

心电图符合窦性心律的诊断标准,而频率大于 100 次/分者,诊为窦性心动过速,简称窦速。在年轻人心率可达 180 次/分,在儿童可达 230 次/分(图 5-23)。

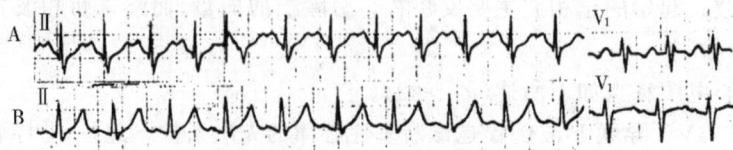

图 5-23　窦性心动过速

(二)窦性心动过速的鉴别诊断

当窦性心动过速的频率达到 160 次/分时,仅靠心电图不一定能与阵发性室上性心动过速鉴别开来。此时需结合临床考虑是属于哪一种心动过速。以下几点可供鉴别时参考。

(1)窦性心动过速见于发热、结核病、甲亢、心肌炎、贫血、血容量不足时,而使用引起心率加快的某些药物(如肾上腺素、阿托品等)之后,通常也可使心率加快。而室上速与上述原因无必然联系。

(2)窦性心动过速是逐渐发生的,室上速的特点是突发突止。

(3)窦性心动过速的 P 波若能辨认,在 aVR 导联是倒置的,且 P-R 间期≥0.12 秒。阵发性房性心动过速的 P 波虽然在 aVR 导联也可以是倒置的,但常比正常窦性 P 波小。阵发性交界性心动过速的 P 波在 aVR 导联是朝上的,P-R 间期<0.12 秒。

(4)机械刺激副交感神经,如压迫双侧眼球、刺激咽部黏膜、压迫颈动脉窦等,有时可使部分室上速突然停止;而对窦性心动过速则是使心率逐渐减慢,刺激停止后窦速复原。

(5)窦性心动过速的频率常<160 次/分,而室上速的频率常≥160 次/分。

(6)窦性心动过速可随运动稍有增加,而室上速的频率与运动无关。

图 5-23 来自脑肿物患者。图 A 中 P_{II}↑,P-R 间期 0.12 秒,P-P 间距 0.40 秒,心率 150 次/分,为窦性心动过速。II 导联的 QRS 波形态呈 qRs 型,S_{II} 增宽,V_1 呈 M 型,QRS 波时间 0.08 秒,为不完全性右束支传导阻滞表现,是频率依赖性右束支传导阻滞(或 3 相阻滞)。图 B 是心率减慢时的 II 导联和 V_1 导联心电图。P_{II}↑,P-R 间期 0.12 秒,P-P 间距为 0.46 秒,心率 130 次/分,仍为窦性心动过速。但因比图 A 心率减慢,V_1 的 QRS 波形态由 M 型恢复为 rS 型,S_{II} 不再增宽,说明右束支的 3 相阻滞随心率减慢而消失。

三、窦性心动过缓

窦性心动过缓的诊断标准:心电图符合窦性心律的诊断标准,而频率<60 次/分者诊为窦性心动过缓(图 5-24)。正常时常见于喜爱运动者,病理情况下常见于病态窦房结综合征。

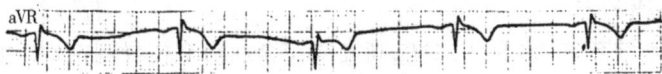

图 5-24 窦性心动过缓

P_{aVR}↓,P-R 间期 0.18 秒,P-P(R-R)间距 1.24～1.28 秒,基本
整齐,窦性心率 48 次/分,<60 次/分,诊为窦性心动过缓

四、窦性心律不齐

窦性心律不齐是由于窦房结发放冲动的节律紊乱所致。此时,心室和心房的节律也同样不规则。每个 QRS 波群之前均有 P 波存在,且 P-R 间期正常。窦性心律不齐最常见于儿童和青年人,到成年人则倾向于消失,但到老年却又重新出现。

(一)窦性心律不齐的诊断标准

心电图符合窦性心律的诊断标准,但 P-P 间期不等,相差>0.12 秒(图 5-25)。

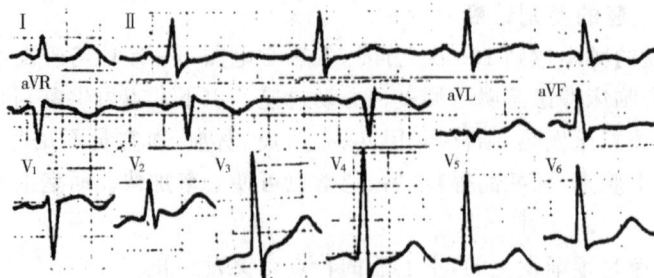

图 5-25　窦性心律不齐

图中 $P_{aVR}\downarrow$、$P_{II}\uparrow$，为窦性心律。由 aVR 导联测知，P-P(R-R)间距
1.03～0.86 秒，相差 0.17 秒，>0.12 秒，为窦性心律不齐

(二)窦性心律不齐的分类

1.原发性窦性心律不齐

(1)呼吸周期性窦性心律不齐：最常见，在儿童中尤为明显。特点：P-P 时间随吸、呼气呈周期性逐渐缩短及延长，深呼吸时上述变化更明显，甚至最长的 P-P 间距可为最短的 P-P 间距的两倍以上，屏气后窦性心律不齐即消失。

呼吸周期性窦性心律不齐的产生原理：①呼吸时肺泡受到刺激，通过神经反射，使交感神经与迷走神经张力发生周期性改变。吸气时肺循环或体循环(主动脉根部和颈动脉窦等)中的末梢感受器受刺激，而下视丘和延髓中的心脏-呼吸神经中枢波动，引起交感神经兴奋，使心率加快；呼气时迷走神经兴奋，使心率减慢。②呼吸中枢本身周期性地传出激动，通过神经作用，使窦房结的自律性强度呈周期性增减。

(2)非呼吸周期性窦性心律不齐：P-P 间距长短与呼吸周期无关，屏气后窦性心律不齐并不消失。

(3)病理性呼吸性窦性心律不齐：见于潮式呼吸，于呼吸幅度增大时心率减慢，呼吸幅度减小时心率加快。

2.继发性窦性心律不齐

(1)室相性窦性心律不齐：多见于二度、高度或完全性房室传导阻滞时，也可见于某些室性期前收缩或房室交界区期前收缩中。含有 QRS 波的两个窦性 P 波之间的时距短于两个不含有 QRS 波的窦性 P 波之间的时距。产生原理是：①心室的机械性收缩使窦房结的血供增加，窦房结自律性增强，频率加快，P-P 时距缩短。②心室收缩使心房内压力升高，通过明氏反射抑制迷走神经，增强了窦房结的自律性，使 P-P 时距缩短。③心室收缩牵动窦房结，使其自律性增强。④当窦性激动被阻滞时，心室血液充盈增多，窦房结动脉压减低，血供减少，则窦房结自律性减低，P-P 时距延长。

(2)窦性节律重整或抑制后窦性心律不齐：在某些室上性早搏或伴有逆 P 的室早后，最初数个窦 P 的节律不齐，大多先慢后快，早搏后的第一、二个窦性 P-P 间距较早搏前的窦性 P-P 间距为长。这是因为早搏逆行激动了窦房结，引起了窦房结的节律顺延，并对窦房结产生了抑制作用，使其自律性暂时降低，以致早搏后的窦性 P-P 间距延长，以后又逐渐恢复为正常的窦性周期，这是一种抑制后起步现象。

(3)神经性窦性心律不齐：例如压迫颈动脉窦或眼球后，或某些疾病导致颈动脉窦神经反射而产生的窦性心律不齐。

各种窦性心律不齐的程度可以较为明显,P-P 时间的差别一般不超过一个最短的 P-P 时间的1倍,但少数可超过 1～2 倍。此时需与窦性停搏及二度窦房阻滞相鉴别。

五、游走性起搏点

窦性起搏点可以从窦房结的上部移到窦房结的下部(尾部),或者从窦房结移到房室交界区,起搏点的这种位移现象,称为"游走性起搏点"。

(一)游走性起搏点的原因

(1)迷走神经兴奋和各种拟迷走神经药物均可使起搏点移位。这种拟迷走神经作用在窦房结和房室交界区的细胞中比在心肌传导纤维中更明显,所以心房传导径路可能是异位起搏点出现的部位。尽管两侧迷走神经都支配窦房结和房室交界区,但窦房结主要还是受右侧迷走神经支配,而房室交界区则主要受左侧迷走神经支配。刺激两侧迷走神经能引起心搏显著变慢,单独刺激左侧迷走神经,则易引起 P-R 间期恒定型(二度Ⅱ型)房室传导阻滞。

(2)随呼吸周期所引起的迷走神经紧张性变化,也可使起搏点发生规律性位移。在吸气时自律性纤维过度伸展,自律性增强。

(3)异位性期搏动(如窦房结周围的房性早搏)可暂时地抑制窦房结,形成游走性起搏点。

(4)在窦房阻滞时,潜在起搏点不定期地夺获了心房,并发放和传播可使窦房结除极化的冲动,即抑制了窦房结。

(二)游走性起搏点的分类诊断

1.窦房结内的游走性节律

必须同时具备以下两条:①窦性 P 波:P_{aVR} 倒置。②在同一导联中随着心率快(即 P-P 间期短)、慢(即 P-P 间期长)的变化 P 波振幅由高变低,P-R 间期由长变短(但 P-R 间期必须 >0.12 秒)。较高 P 波和长 P-R 间期见于起自窦房结头部较快的激动;较低 P 波和短 P-R 间期见于起自窦房结尾部的激动。

2.自窦房结到房室交界区的游走性节律

诊断条件:①必备条件:在同一导联中,随着心率快慢的变化,P 波大小、形态及方向逐渐发生变化,从窦性 P 波(P_{aVR}倒置,$P_{Ⅱ}$直立)逐渐演变成房室交界性 P 波(P_{aVR}直立,$P_{Ⅱ}$倒置)。②P-R 间期由≥0.12 秒逐渐演变成<0.12 秒(图 5-26、图 5-27)。

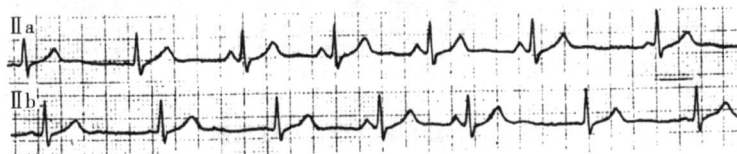

图 5-26 窦房结至房室交界区的游走节律

图中,Ⅱa 和Ⅱb 是Ⅱ导联连续记录,Ⅱa 和Ⅱb 两行中间部分的搏动 P 波高大,两端 P 波低小,所有 P 波后面均继以室上性 QRS 波。P-P 间距不等,由 0.80 秒至 1.12 秒,P-P 间距长者 P 波低小,P-R 间期短(最短者 0.07 秒);P-P 间距短者 P 波高大,P-R 间期长(最长者 0.14 秒)。心电图诊断:窦房结至房室交界区的游走节律

因呼吸影响心脏位置,P 波的大小和方向在同一导联中可能有变化,但仅见于Ⅱ、aVL、aVF 导联中,且 P-R 间期无变化。

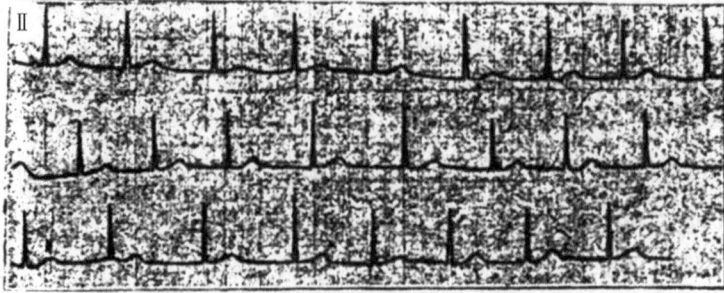

图 5-27　窦房结至房室交界区的游走节律

图为Ⅱ导联连续记录。P波形态随着心率由快变慢而从直立(第1行的第
1个P波,第3行倒数第2个P波)逐渐变成倒置(第1行第2个P波,第
3行倒数第1个P波),P-R间期由大于0.12秒逐渐变为小于0.12秒

六、窦性停搏

窦房结在较长时间不能产生和发出激动,致使心房和心室未被激动而暂时停搏,称窦性
停搏。

(一)窦性停搏的心电图特征

若心电图上出现一个长短不一的无窦P的长间歇,不是窦性周期的整数倍数,这种无窦P
的长间歇被诊为短暂性或较久性窦性停搏。若全部心电图上均不见窦性P波,即诊为持久性或
永久性窦性停搏。短暂性及较久性窦性停搏,可继发或不继发逸搏;持久性或永久性原发性窦性
停搏,必然继发逸搏心律或过缓的逸搏心律,否则将导致全心停搏,心电图表现为等电位线。

窦性停搏后的继发性心律有:①交界性逸搏或逸搏心律,最常见(图 5-28)。②室性逸搏或
逸搏心律。③房性逸搏或逸搏心律。④全心停搏(即交界性停搏、室性停搏或房性停搏同时发
生),可以是短暂的,也可以是永久性的。

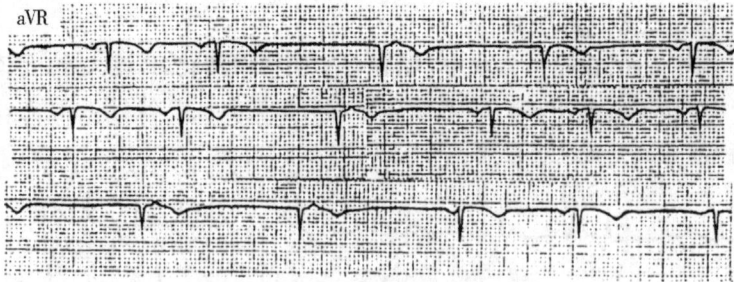

图 5-28　窦性停搏伴交界性逸搏

本图是 aVR 导联的连续记录。基本心律为窦性,P_{aVR} ↓,P-R 间期 0.16 秒,P-P 间距 0.92～1.20 秒,为窦性心律
不齐,平均窦性心动周期 1.01 秒。第 1 行的第 2 个搏动和第 5 个搏动之间未见窦性 P 波,第 3 个搏动为交界性,
R-P′间期 0.08 秒。第 4 个搏动与第 3 个搏动的间距为 1.40,和第 3 个搏动至第 2 个搏动的间距相等,为交界
性逸搏的固有周期。第 4 个 QRS 波之后的 0.08 秒缺少一个向上的逆 P,是因在逆 P 位置有一个窦 P 与交界性逆
P 共同形成房性融合波(振幅为 0)。自第 2 个窦 P 至房性融合波的距离为 3.12 秒,不是窦性搏动周期(1.01 秒)
的整数倍数,故 3.12 秒的长间歇为窦性停搏伴交界性逸搏。同理,其他长间歇亦为窦性停搏伴交界性逸搏。但
由于存在窦性心律不齐,二度Ⅱ型窦房传导阻滞或高度窦房传导阻滞伴交界性逸搏的诊断不完全排除

(二)窦性停搏的鉴别诊断

1.持久性或永久性窦性停搏须与下列心律失常鉴别

(1)明显的窦性心动过缓频率低于合并的房性逸搏心律或伴有室房传导的交界性或室性逸搏心律。若在同一次或其他次心电图上,窦性心动过缓的频率超过了逸搏心律的频率,呈现为单纯窦性心动过缓(或窦缓与逸搏心律形成干扰性脱节),则有助于窦缓的诊断。

(2)完全性窦房传导阻滞。当其他次心电图上曾有二度窦房阻滞时,有利于完全性窦传导房阻滞的诊断。由于单凭体表心电图不能鉴别持久性窦性停搏和完全性窦房传导阻滞,故遇此情况,宁愿诊为窦性停搏。

(3)伴有室房传导的交界性逸搏心律逆 P 埋在 QRS 波中。此时,交界性激动的室房传导侵入窦房结,引起一系列的窦性节律顺延。当交界区内的起搏点发生转移,埋在 QRS 波中的逆 P 显露出来时,方可确诊。若采用食道内导联因逆 P 振幅增大,有助于诊断。

(4)窦室传导。因弥漫性完全性心肌传导阻滞,窦性激动只能沿房内束下传至房室交界区及心室肌,形成 QRS 波,但不能激动丧失了兴奋性和传导性的心房肌,故 P 波缺如。有助于诊断窦室传导的要点是:高血钾,临床上有导致高血钾的病因;QRS 波宽大畸形;T 波尖耸如篷状。

(5)窦性心律伴心房肌电麻痹。如在心电图动态观察中,看到 P 波消失之前有波幅的逐渐减低(反映心房肌的兴奋性逐渐丧失),却不伴有 P 波频率的逐渐减慢,或 P 波宽度逐渐增加(反映心房肌传导性逐渐减退),则可诊为心房肌兴奋性丧失。此时 P 波缺如,但可有宽大畸形的室性逸搏心律或交界性逸搏心律伴室内差异传导。心房肌的电麻痹与窦室传导的区别是:前者宽大畸形的 QRS 波频率比窦 P 消失前的 P 波频率慢,是交界区以下部位的逸搏频率;而后者宽大畸形的 QRS 波频率与窦 P 消失前的 P 波频率一致。

2.短暂性或较久性窦性停搏须与下列心律失常鉴别

(1)埋在 T 波中未下传的房性早搏。由于这种房早的代偿间歇是不完全的,长间歇不是窦性周期的2倍而好像窦性停搏。

(2)明显的窦性心律不齐的慢相。窦性心律不齐的慢相 P-P 时间不是快相 P-P 时间的整倍数,而貌似窦性停搏,但快相与慢相之间的 P-P 时间长短不一,有渐慢与渐快的过渡阶段,有利于窦性心律不齐的诊断。

(3)二度Ⅰ型(文氏型)窦房阻滞。此时,长的 P-P 时间逐渐缩短,然后突然延长,P-P 时间呈周期性变化,可以借此与窦性停搏鉴别。

(4)二度Ⅱ型窦房阻滞。此时,无窦 P 的长间歇是窦性周期的整数倍,但若在窦性心律不齐基础上发生的二度Ⅱ型窦房阻滞,就很难与窦性停搏鉴别。

(三)窦性停搏的病因

原发性窦性停搏可见于:①冠心病、急性心肌梗死、心肌炎和心肌病等心肌损害时。②药物(如洋地黄、奎尼丁等)过量或中毒时。③迷走神经张力亢进的正常人也可发生短暂的窦性停搏。继发性窦性停搏只发生在各种快速心律失常(如早搏性房速、房扑、房颤及交界性心动过速等)突然停止后,是窦房结起搏点的自律性受到心动过速的超速抑制而发生的一种短暂的窦性停搏。

七、病态窦房结综合征

病态窦房结综合征(SSS)又称窦房结功能障碍综合征,系由于窦房结及其周围组织的器质性病变造成起搏和传导功能异常,以致产生一系列心律失常和血液动力学障碍,从而造成心、肾、脑供血不足表现的一组综合征,严重者可发生阿-斯综合征或猝死。

病态窦房结综合征的病理改变,包括缺血、炎症、退行性变、纤维化、窦房结动脉闭塞等。病变范围除窦房结之外,尚可波及心房或房室交界区,如波及束支及浦氏纤维,称为"全传导系统缺陷"。病因包括冠心病(占 50%)、心肌病(占 15%)、心肌炎(占 5%),其他还有风心病、克山病、家族性窦房结病、结缔组织病、代谢病、退行性变等,而原因不明者占 20%。

病态窦房结综合征的心电图表现如下。

(一)主要的心电图表现

窦房结功能衰竭(图 5-29):①明显的呈间歇性或持续性出现的长时间的窦性心动过缓,窦性心律多数时间频率≤50 次/分;同时阿托品试验阳性(即注射阿托品后窦性心律频率<90 次/分)。②窦房阻滞。③窦性停搏(持续 2 秒以上)。

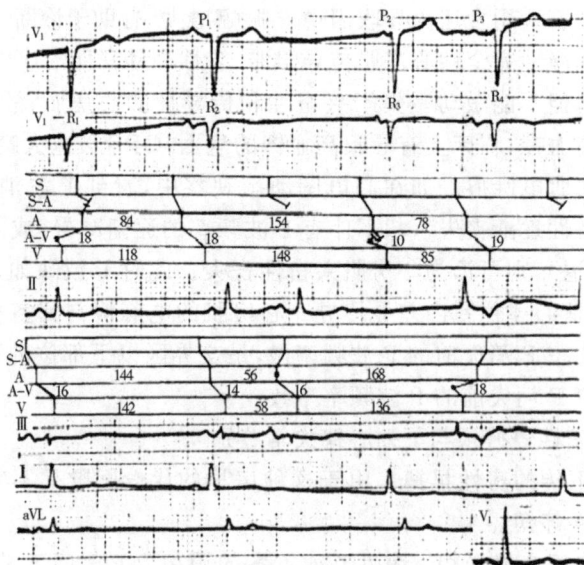

图 5-29 病态窦房结综合征

窦房结功能衰竭的基础上发生短阵的快速的呈室上性心律失常

(二)次要的心电图表现

(1)在窦房结功能衰竭(表现为心率缓慢)的基础上发生短阵的快速的室上性心律失常如房性早搏、房性心动过速、心房扑动、心房颤动及交界性心动过速等。发作终止时出现一较长时间的窦性停搏(≥2 秒),然后再恢复缓慢的窦性心律。此即所谓心动过速-心动过缓综合征(快-慢综合征)。快速房性心律失常的原因主要是心房肌本身病变所致。此外,心动过缓对心房肌的电生理产生了不良影响。

(2)房室交界区功能障碍:由于窦房结功能衰竭,常出现异位被动心律-逸搏心律。这是对窦房结功能衰竭的代偿,对保持有效血液循环(即保障生命)有重要意义。逸搏的类型包括:①交界性逸搏心律(频率40~60 次/分),最常见,反映交界区自律功能良好。②过缓的交界性逸搏心律(频率<35 次/分或逸搏周期>2 秒),反映交界区自律功能减退,是"双结病变"的证据之一。③室性逸搏心律(频率为25~40 次/分)或过缓的室性逸搏心律(频率<25 次/分),提示有交界区自律功能衰竭(交界性停搏),是"双结病变"的证据之二。除了过缓的交界性逸搏心律、交界性停搏(或室性逸搏心律)之外,亦可出现二度房室传导阻滞和三度房室传导阻滞。当窦房结功能衰

竭合并房室结自律功能减退或丧失,或合并房室传导阻滞时,即称为"双结病变"。

(3)心室停搏:心电图表现为未见任何波形的等电位线(持续时间达 2 秒以上),是昏厥、阿-斯综合征和猝死的直接原因。全心停搏反映在"双结病变"基础上,出现房性和室性起搏点自律功能的暂时或持久丧失。

为了明确诊断,可进行电生理检查,测定窦房结恢复时间(正常值<1400 ms)和校正的窦房结恢复时间(正常值<550 ms)。也可做 24 小时动态心电图(Holter)检查,查明患者 24～48 小时内最快和最慢的心律,是否有短阵室上速或房颤,最重要的是查明 24～48 小时内最长的 R-R 间隔,若 R-R 间隔长达2.5～3.0 秒,可确诊"病窦"。此外,在基层卫生单位可做阿托品试验(在青光眼患者中禁用,在前列腺肥大患者中慎用)。方法是:1 mg 阿托品加入 20 mL 生理盐水内稀释后以中速静注,在注射后 20 分钟内心电图监测心率<90 次/分判断为阳性,诊为病态窦房结综合征。该病患者应及时安装永久性人工起搏器治疗。

图 5-29 来自一 60 岁男性患者。V_1 和 V_2 的第 1 至第 3 个 P 波为窦性 P 波,Pv_1 正负双相,第 1 个窦性搏动的 P-R 间期(P_1-R_2)0.18 秒,第 3 个搏动(R_3)为交界性逸搏,与其前的窦 P(P_2)的间期 0.10 秒无固定关系,P_2 与 R_3 在房室交界区发生干扰性脱节。第 4 个搏动为窦性,P-R 间期(P_3-R_4)0.19 秒。从梯形图可见,长间歇(P_1-P_2)的时间(1.54 秒)是短间期(P_2-P_3)时间(0.78 秒)的 2 倍,提示在长间歇中有一个窦性激动受阻于窦房连接处而形成一次心房漏搏。虽然 V_1、V_2 导联不是连续记录,但系同一次心电图记录到的图形,在两个导联中均存在长 P-P 间歇是短 P-P 间期的 2 倍,因此,长间歇不是窦性停搏而是二度Ⅱ型窦房传导阻滞。此外本图窦性搏动的间期只有两种,即长间歇和短间期,前者的时间总是后者的2 倍,不呈渐长渐短现象,因此不考虑窦性心律不齐。

在Ⅱ、Ⅲ导联中,长 P-P 间歇分别为 1.44 秒和 1.48 秒,提示稍有窦性心律不齐。在第 2 个窦性搏动之后有一个提前出现的 P'-QRST 波群,配对时间 0.56 秒,P'-R 间期 0.16 秒,为房性早搏。在早搏后1.36 秒和 1.38 秒处分别出现交界性逸搏,与Ⅰ及 aVL 导联的逸搏周期(1.44 秒)分别相差 0.08 秒和0.06 秒,提示轻度交界性心律不齐。Ⅱ及 V_2 导联的 Q-T 间期比较清晰易测,为 0.42 秒,ST 段长度为0.18～0.24 秒。Ⅱ、Ⅲ导联的第 4 个搏动为交界性逸搏,T 波负正双相,负相波十分尖锐,占据 ST 段的后半部,考虑为逆行 P 波,提示交界性起搏点在交界区下部,R-P″间期 0.18 秒(大于 0.16 秒),提示交界性激动有逆行传导延缓。在 V_1R_1 的 ST 段的后半部,可见一个向上的 P'波,为逆行 P 波,R-P'间期0.18 秒,与其他导联交界性逸搏的 R-P'间期相等。aVL 导联的 R_1－R_2＝R_2－R_3＝1.44 秒,这是窦房传导阻滞引发的交界性逸搏心律的逸搏周期,与窦性搏动的长间歇(Ⅱ导联的 P_1－P_2)相等。由于窦性心律与交界性心律均有轻度不齐,当含有心房漏搏的长 P-P 间歇较逸搏周期短时,则窦性激动抢先除极心房和心室,形成窦性搏动;当含有心房漏搏的长 P-P 间歇长于一个逸搏周期时,则出现交界性搏动。此外,Ⅰ、aVL 及 V_5 导联的 T 波低平,提示左心室侧壁供血不足。V_1 导联的 QRS 波群呈 QS 型,左侧导联 V_5、Ⅰ、Ⅱ及 aVL 呈 R 型,V_5 无 q 波等特点是左束支传导阻滞表现。从 V_2 测得 QRS 波时间(最宽)为0.09 秒,未超出正常,故左束支传导阻滞为不完全性。

心电图诊断:①窦性心律。②二度Ⅱ型窦房传导阻滞。③房性早搏。④交界性逸搏心律。⑤病态窦房结综合征。⑥慢性冠状动脉供血不足。⑦不完全性左束支传导阻滞。

(三)心房调搏测定窦房结功能

1.心内间接法测定窦房传导时间（$SACT_I$）

心内间接法测定窦房传导时间可分心房单次刺激法（或程序房早法）测定窦房传导时间（$SACT_P$）和心房连续刺激法测定窦房传导时间（$SACT_C$）两种。心内心房连续刺激法测定窦房传导时间的方法是：将电极导管经股静脉穿刺送入右心房内，导管远端贴近右心房上部的侧壁。每例先描记自然窦性心律至少 10 个心动周期，取 A-A（P-P）间期的平均值作为基础窦性心律的周期（A_1-A_1）。然后用远端的 2 个电极，进行短暂、连续、低速率的双极心房起搏，起搏电压 3V。起搏频率较基础窦性频率高 5 次/分或 10 次/分，连续刺激 8～10 次以夺获心房，然后突然停止起搏，待心房恢复自然窦性心律。设起搏前的窦性 P 波为 A_1，最后一个起搏心房波为 A_2，恢复窦性心律的第一个心房波（P 波）为 A_3，其后顺次为 A_4、A_5……。A_2-A_3 间期为窦性恢复周期，则：$SACT_C = [(A_2-A_3)-(A_1-A_1)] \div 2 (ms)$（Strauss 法）或者 $SACT_C = [(A_2-A_3)-(A_3-A_4)] \div 2 (ms)$（Breithardt 法）。

有人把从心内窦房结电图（SNE）上直接测量的窦房传导时间（$SACT_d$）与心内间接法测定的窦房传导时间（$SACT_I$）包括心房单次刺激法测定的 $SACT_P$ 和心房连续刺激法测定的 $SACT_C$ 进行对照，并分别以 $[(A_2-A_3)-(A_3-A_4)] \div 2$ 和 $[(A_2-A_3)-(A_1-A_1)] \div 2$ 计算，结果发现以心内 SNE 测出的 $SACT_d$20 例均值为 69.1 ms±16.8 ms，短于 $SACT_I$。但各种间接法测定值与 $SACT_d$ 都有直线相关性，而以 $[(A_2-A_3)-(A_3-A_4)] \div 2$ 比 $[(A_2-A_3)-(A_1-A_1)] \div 2$ 所测值相关性更高，提示以 A_3-A_4 代替 A_1-A_1 计算为优，有利于排除期外刺激对窦房结抑制作用所造成的测定误差。

有人经直接法从窦房结电图上测得 10 例非病窦患者的 $SACT_d$ 平均为 77.6 ms±6.1 ms，1 例病窦患者的 $SACT_d$ 为 199 ms。用心房连续起搏法测得 7 例非病窦患者的 $SACT_C$ 平均为 78.4 ms±10.1 ms；2 例病窦患者的 $SACT_C$ 分别为 242.5 ms 和 120 ms。这说明直接法测得的 $SACT_d$ 比间接法 $SACT_C$ 短。部分病例 A_3-A_4 比 A_1-A_1 长，甚至 A_4-A_5 仍然稍长于 A_1-A_1，说明心内心房连续起搏法能抑制部分患者的窦房结自律性或延长 SACT，因而间接法的测值可能与实际的数值不同。一般说来，间接法测定的窦房传导时间比直接法测得的窦房传导时间长，但两者在统计学上无显著性差异。

2.食道心房调搏法测定窦房传导时间（SACT）

将 7F 双极起搏导管（电极间距 3 cm）自鼻腔插入食道，插入深度 30～40 cm，以记录到最大振幅的双向心房波为准。

食道心房调搏法测定窦房传导时间分连续起搏法和心房单次刺激法 2 种。心房连续刺激法是连续起搏心房 8～10 次停止起搏，测定最后一次起搏脉冲信号（S）至下一个窦性激动 A_3（即 P 波）的间期。如此，$SACT_C = [(S-A_3)-(A_1-A_1)] \div 2$ 或者 $SACT_C = [(S-A_3)-(A_3-A_4)] \div 2$，其中，$A_1$-$A_1$ 为基本窦性心律。SACT 正常值<160 ms。SACT 与年龄有关，如文献报道，50 例 19～64 岁的正常人测得 SACT 为113.3 ms±22.1 ms（60～160 ms）；52 例 65 岁以上老年人非病窦者测得 SACT 132.7 ms±25.1 ms（85～210 ms）。

经食道心房调搏测定窦房结功能的方法已逐渐成熟。鉴于经食道心房调搏与经右房内调搏法测定窦房结功能的结果对比无显著性差异，而前者属无创性检查、特异性强、重复性好、不良反应小，故认为食道心房调搏法是一种较实用的电生理学检查方法，适合于临床广泛应用。有人为了确定经食道心房调搏测定 SACT 的可靠性，选择 8 例非病窦患者直接行右房内调搏，测得

SACT$_I$ 83.1 ms±23.7 ms(50～120 ms);同时经食道心房调搏测得 SACT 100 ms±22.5 ms(60～125 ms)。可见经食道心房调搏测得的 SACT 较长,可能与房内传导时间有关。右房调搏时,脉冲刺激靠近窦房结,而经食道左房调搏时脉冲刺激远离窦房结,激动在心房内的传导顺序和时间各异,这或多或少会影响到 S-A$_3$ 的时距,因此,必然影响到 SACT 的测值。所以,不同测量方法的 SACT 正常值应该有所不同。一般而言,从 SNE 上直接测得的 SACT$_d$ 短于右房内调搏间接测得的 SACT$_I$,右房内调搏测得的 SACT$_I$ 短于经食道内左房调搏测得的 SACT。正因为如此,经食道心房调搏的 SACT 正常值不能引起心内右房调搏的 SACT$_I$ 正常值。

3.食道心房调搏测定窦房结恢复时间(SNRT)

心房调搏拟订以高于窦性频率 10 次/分开始,每次递增 10 次/分,起搏至 130 次/分或 150 次/分,每次刺激 30～60 秒,停止刺激时,计算最后一个起搏脉冲至第 1 个恢复的窦性 P 波(即 A$_3$)开始的间期(S-A$_3$),即为 SNRT。正常值<1 500 ms。SNRT 减去原来的窦性周期(A$_1$-A$_1$),即为校正的窦房结恢复时间(SNRTC),正常值<525 ms。SNRT 与(A$_1$-A$_1$)的比值称为窦房结恢复时间指数(SNRT I)。SNRT I = SNRT/A$_1$A$_1$×100%,正常值<150%。

4.食道心房调搏法测定窦房结有效不应期(SNERP)

应用电脑程控心脏电生理诊疗仪。基本起搏周期长度(PCL)从短于窦房结自身周期100 ms开始,每系列刺激由 10 个基本刺激(S$_1$)及 1 个早搏刺激(S$_2$)组成。早搏后的窦性 P 波为 A$_3$。S$_2$-A$_3$ 为窦性恢复周期。早搏刺激从短于基本 PCL20 ms开始,以 10 ms为单位递减。当 S$_1$-S$_2$ > SNERP 时,因 S$_2$ 的窦房结抑制,A$_3$ 比预期的推迟出现,则 S$_2$-A$_3$ > A$_3$-A$_4$。当 S$_1$-S$_2$ < SNERP 时,S$_2$ 不能重整窦房结,进入 SNERP 的 S$_2$ 呈完全性或不完全性插入,使 S$_2$-A$_3$ 间期突然缩短,此时最长的 S$_2$-A$_3$ 间期为 SNERP,正常值≤600 ms。在联合应用普萘洛尔及阿托品阻滞自主神经后,SNERP 缩短,对于严重窦性心律不齐者,可考虑在自主神经联合阻滞下进行 SNERP 测定。窦房阻滞、窦性静止是造成恢复周期(S$_2$-A$_3$)紊乱的原因之一,此时 SNERP 无法检测。

测定 SNERP 的适应证:主要是心律规则的可疑病窦患者及原因不明持续而显著的窦缓(小于50 次/分)患者。刺激迷走神经后,窦性周期延长,但 SNERP 与迷走神经刺激前的差异不显著,表明单纯的窦缓患者不会造成 SNERP 延长。

与食道心房调搏法测定 SNERP 相似,经食道左房起搏时,不引起 A$_2$ 的最长 S$_1$-S$_2$ 间期,即为心房有效不应期(AERP)。

5.自主神经联合阻滞及固有心率的测定

实测固有心率(IHR$_0$):在静注普萘洛尔 5 mg、阿托品 2 mg 后取联合用药 5～10 分钟内最快的窦性心律频率即为 IHR$_0$。IHR$_0$ 与年龄有关,随年龄增长而减慢。其预计值(IHR$_P$)按 Jose 公式计算:IHR$_P$ = 118.1 - (0.57×年龄)。45 岁以上者正常范围±18%,45 岁以下者正常范围±14%。如 IHR$_0$≤IHR$_P$ 的最低值提示窦房结功能不良。

药物阻滞前安静心率(RHR)和药物阻滞后固有心率(IHR)的比值,对了解自主神经张力有一定价值。有报告显示,155 例正常人 IHR 均>RHR,提示安静时正常人的迷走神经占优势。而 51 例病窦患者 33%IHR<RHR,提示约 1/3 的病窦患者表现为代偿性交感神经亢进,在休息状态下依赖儿茶酚胺的过度释放维持起码的心率和心排血量。

有人通过各种窦房结功能试验将病窦分为三型。①固有自律性低下型:表现为 SNRT 延长,SACT 正常。②窦房传导阻滞型:表现为 SACT 延长,SNRT 正常或延长。③迷走神经高敏型:SNRT 可变,SACT 延长,药物阻滞后恢复正常。

有的学者认为,一部分病窦患者可能就是由于原发性自主神经功能不全引起。电生理研究证明,有的单纯窦缓患者,自主神经药物阻滞前 SNRT 和 SACT 均正常,阻滞后明显延长,SNRT>1 500 ms,SACT>150 ms,IHR。为 60 次/分,明显低于预计值,符合病窦的电生理诊断标准。这种窦缓患者,可能原有窦房结功能不全,而平时被代偿性交感神经兴奋所掩盖,休息状态下借助儿茶酚胺的过度释放维持起码心率和心排血量,药物去神经作用后,则暴露出窦房结功能低下。

(四)窦房结电图

1977 年 Cramer 等于兔离体右心房标本同步记录窦房结自律细胞内的跨膜动作电位(TAP)和细胞外窦房结电图,发现细胞外记录导联在 A 波前存在 1 个与 TAP 起点一致的低频、低振幅波,考虑是窦房结电位。经快钠通道阻滞剂 TTX 灌注前后观察证实,在离体实验条件下可记录到细胞外窦房结电图(SNE)。该 SNE 由 2 个斜坡组成:第 1 个斜坡被命名为舒张期斜坡(DS),与窦房结细胞动作电位的(4)一致,是窦房结细胞自动除极形成;第 2 个斜坡被称为陡升斜坡(US),与窦房结细胞的动作电位(O)相一致,由窦房结细胞除极形成。后来在犬的心表记录到与离体兔右房标本细胞外 SNE 相似的图形,谓心表 SNE。后经观察,从心内膜记录的窦房结电图与从心外膜记录到的图形特征一致,称心内 SNE。1986 年郑昶等经食道测定窦房结电图的研究获得成功。这样,使 SNE 的记录方法发展到三种:心表法、心内法和食道法。

1.窦房结电图的特征

窦房结电图是描记窦房结电位的工具,从窦房结电图上记录到的窦房结电活动称窦房结电位。窦房结电图的特征是在于体表心电图或(和)心房内电图同步记录时,在 T 波或 u 波后的等电位线之后,心房内电图的 A 波(或体表心电图的 P 波)之前低振幅缓慢上升的斜坡,其后部与高大而陡峭多向的 A 波融合(图 5-30)。

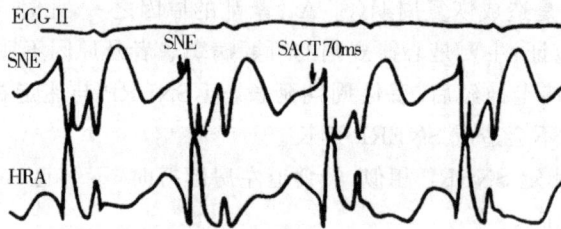

图 5-30 窦房结电图

从上至下分别为Ⅱ导联体表心电图(ECG)、窦房结电图
(SNE)及高位右心房电图(HRA)。箭头所指为窦房结电
图的部位及窦房传导时间(SACT,本例为 70 ms)

2.窦房结电图的记录方法

(1)心内记录法:一般经右股静脉经皮穿刺插入一条 6 号 4 极导管,导管上的电极间距1 cm,在 X 线荧光屏监视下插到上腔静脉与右心房连接处的外侧壁,相当于窦房结的部位,调整导管直到 A 波前面出现平坦上斜的窦房结电位。电极导管远端的 2 个电极作为双极导管记录 SNE,近端的 2 个电极记录右心房高位或中位的心房内电图。

(2)心表记录法:用于心脏手术时确定窦房结的精确位置,以防止损伤窦房结。

1)双极记录法:用一个包含 3 对电极的探头,每对电极的距离分别为 6 mm、7 mm、8 mm。将一横列 3 个电极端置于临近界沟的窦房结预计部位,另外 3 个电极置于右心房的心外膜面。

2)单极记录法:用记录希氏束电图的探查电极,共有 3 个电极端,呈三角形排列,各电极相隔 1 mm。记录单极 SNE 只用其中的一个电极端,置于预计窦房结区域,但需另外配 1 个无关电极,置于靠近上腔静脉和主动脉的心包上。探头的另外 2 个电极构成一对双极电极,在窦房结附近记录高位右房电图。

(3)食道内记录法:用 7F 四极电极导管经鼻腔进入食道,远端第 1 极定位于左房中部,以食道电极上的心房波正负双向为准。然后将电极与前置放大仪相连,用双极记录,适当调整电极位置,直到记录到理想的窦房结电位。

由于窦房结电位很小,且在记录过程中存在噪声干扰,因此,必须经过前置放大仪和滤波器等技术处理,才能在记录仪上显示出较清晰的窦房结电位。

3.窦房结电图的临床应用

(1)了解窦房结功能:窦房结功能失常分为起搏异常和传导异常两种。在常规心电图上,窦性停搏和三度窦房传导阻滞不能鉴别。一度窦房传导阻滞一般也无法诊断,但通过 SNE 可以做出鉴别和诊断。在 SNE 上窦性停搏时窦房结电位不复存在。一度窦房传导阻滞时,窦房传导时间(SACT)显著延长,窦房结电位呈半圆形;在二度Ⅰ型窦房传导阻滞时,SACT 逐渐延长,直至窦房结电位后无 A 波;二度Ⅱ型窦房传导阻滞时,未阻滞的 SACT 正常,阻滞发生时窦房结电位后有心房漏搏现象。三度窦房传导阻滞时,窦房结的激动均不能下传,窦房结电位后均无相关心房波(A 波)。但是在窦性周期短的患者,窦房结电位可能与u波重叠,甚至 u 波与 A 波重叠,使窦房结电位不能显示。在显著窦性心律不齐时,每次心搏的窦房结电位形态和时限各异,可影响 SACT 测量的精确度,这些都是 SNE 的局限性。在体表心电图上 P 波频率35 次/分的患者,可能是起搏功能低下的严重窦性心动过缓,也可能是 2∶1 窦房传导阻滞引起的"假"窦性心动过缓,这种情况只能借助 SNE 才能鉴别。窦性心动过缓时,在 SNE 上窦房结电位后均有 A 波;而在 2∶1 窦房传导阻滞时,SNE 上窦房结电位与其后的 A 波比例为 2∶1。在病窦与非病窦患者之间直接测得的 SACT 有一定的重叠,反映了一部分病窦患者主要是起搏功能障碍,其传导功能是正常的。

1)窦房传导时间(SACT):从 SNE 上直接测定窦房传导时间($SACT_d$)是从窦房结电位起点到心房激动起点的时间。非病窦患者的窦房传导时间一般在 $70\sim110$ ms,而病窦患者一般超过 120 ms。虽然 SACT 可用心房调搏或食管(心房)调搏法进行间接推算,但其方法是假定 S-A 和 A-S 传导时间相等为前提条件的,而事实上并非如此。根据窦房结电图的研究,直接测定与间接推算的 SACT 两者的相关系数为 $0.78\sim0.88$。在间接推算法中,持续起搏法优于期前刺激法。前者的相关系数大于后者。实验证明,用程序刺激仪行期前刺激(A_2)可使窦性节律受到抑制,表现为早搏后的窦性周期长于早搏前的窦性周期,即 $A_3\text{-}A_4 > A_1\text{-}A_1$ 以及 A_3 后延。由于间接测定的 $SACT = 1/2(A_2A_3\text{-}A_1A_1)$,因 A_2A_3 延长,使得 SACT 也变长,而实际的窦房传导未必延迟。

2)房窦传导时间(ASCT)的测量:显性房窦传导时,可以从 SNE 上直接测量窦房结电位的持续时间,从心房激动波的起点至窦房结超射斜坡起点的距离;在无显性房窦传导时,$ASCT = A_2A_3 - A_1A_1 - SACT_d$。

(2)研究和诊断窦性及窦房连接处性心律失常:通过对窦房传入阻滞者作 SNE 检查,发现有的 SACT 是正常的,这说明有传入阻滞者,外出传导可以正常,这为窦性并行心律的存在提供了直接证据。窦房结内阻滞的表现是在心房静止时,SNE 上的窦性周期进行性缩短,直至突然延长,突然延长的周期短于其前周期的 2 倍。

(3)研究和诊断自律性房性异位心律:有人用心内记录 SNE 的方法将导管置于冠状窦口(冠状窦电图),在每一个 A 波之前可记录到心房异位灶的除极电位,为一舒张期斜坡,对于确定心房异位起搏点的位置和异-房传导时间等提供了临床资料。

(4)研究药物对窦房结功能的影响:当给患者静注地高辛 0.75 mg,45 分钟之后直接和间接测定的 SACT 均延长。

(5)防止心脏手术时损伤窦房结:心表法记录 SNE 可以辨明窦房结的确切位置,防止手术损伤窦房结。

(刘立红)

第四节　心房肥大的心电图诊断

心房腔内血容量增加或压力增大时心房主要表现为扩张,有的伴不同程度的肥厚。由于心房腔扩大,心房除极的心向量环增大、形态变异,造成心电图的 P 波时间延长、形态变异。由于右心房除极先于左心房 30~50 毫秒,持续时间约 75 毫秒,故 P 波的初始部由右心房单独除极形成;由于左心房除极持续到整个心房除极的最后,故 P 波的终末部分是由左心房单独除极形成;P 波的中间部分(即波峰)为左、右心房同时除极形成。当因左心房内压力增高或容量负荷过重而引起左房肥厚、扩张及房内传导障碍,则左房除极时间延长、向量增大,表现为 P 波终末部时间延长,P 波增宽;由于左心房除极时间延长,使得右心房除极的后一半时间与左心房除极的前一半时间不再重叠,从而形成 P 波的双峰,前峰主要由右心房除极形成,后峰主要由左心房除极形成,前后峰间距常超过 0.04 秒;在横面导联中右心房除极的综合向量向前,较小,左心房除极的综合向量向后,较大,因而 V_1 导联 P 波呈正负双向,负向波大于正向波,负向波称为 V_1 导联 P 波的终末电势(tf),通过对这一 P_{V_1} 负值量的测定,有助于对左房肥大的诊断。V_1 的 P 波终末电势测定方法是:取 V_1 导联 P 波后半部负向波的深度(mm)乘宽度(s),如 $P_{tfV_1} \leqslant -0.04$ mm·s,则符合左房肥大的心电图诊断。P_{tfV_1} 负值增大也可见于冠心病,尤其心肌梗死伴左室功能不全者。由于左心房肥大的 P 波改变多见于二尖瓣病变,故又称"二尖瓣型 P 波"。当右心房扩大,其除极时间虽较正常延长,但仍在左心房除极结束之前即终止,故整个心房除极的时间不延长,P 波不增宽。由于右心房扩大时前额面 P 环向右下的电力增大,使 Ⅱ、Ⅲ、aVF 导联振幅增高,P 波高耸而尖锐,电压≥0.25 mV。在水平面上,P 波向前的电力增大,使 V_1 导联上的整个 P 波或 P 波前部高尖。由于右心房靠近前胸壁,右心房扩大时 P_{V_2} 振幅增高,可大于 0.15 mV。由于右心房肥大的 P 波改变常见于慢性肺源性心脏病、肺动脉高压等疾病,故又称"肺型 P 波"。

一、左心房肥大的心电图诊断条件

(1)P 波时间增宽,≥0.12 秒;P 波常出现双峰,峰距≥0.04 秒。这些变化以 Ⅱ、Ⅲ、aVF 导联较为多见。

(2)V_1 导联 P 波终末向量负值变小,即:$P_{tfV_1} < -0.02$ mm·s。一般 P_{V_1} 负向波时间>0.04 秒,深度>1 mm(图 5-31)。

符合以上条件之一者,即可诊为左房肥大。

二、右心房肥大的心电图诊断条件

(1)$P_{II、III、aVF}$振幅≥0.25 mV(图 5-31)。

(2)P_{V_2}振幅>0.15 mV(图 5-31)。

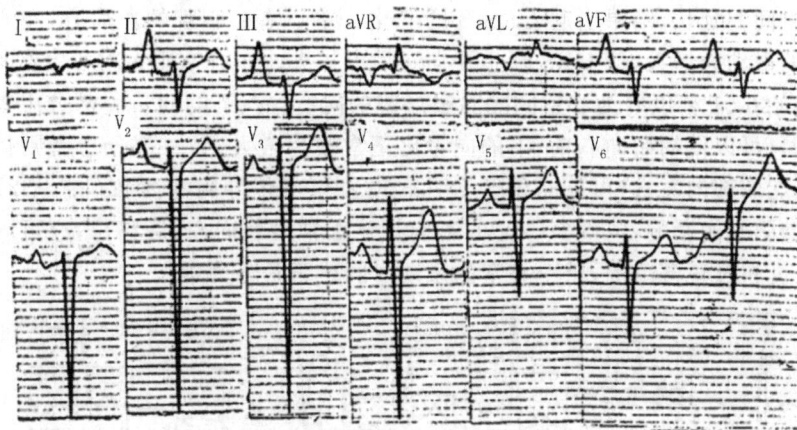

图 5-31 右心房肥大;右心室肥大

图 5-31 患者男,56 岁。患慢性气管炎 30 余年,肺心病史 6 年。心电图特点:$P_{aVR}↓$,$P_{II、III、aVF}↑$,P-R间期 0.14 秒,P-P 间距 0.56 秒,为窦性心律,频率 107 次/分;P 波振幅增大,以 II、III、aVF 导联为著,II、III 导联 P 波高达 0.45 mV,P_{V_2}振幅 0.16 mV。I、II、III 导联 QRS 呈 rS 型;aVR 的 QRS 主波向上;胸前各导联 QRS 主波向下,V_5 的 R/S=1;心电轴+262°;QRS 时间0.08 秒;ST-T 无变化。心电图诊断:①窦性心动过速;②右心房肥大;③右心室肥大;④符合肺心病

三、双心房肥大的心电图诊断条件

如果 P 波在 II、III、aVF 导联中电压增高,同时 P 波时间超过正常且呈双峰型,即可诊断为双心房肥大。

(刘立红)

第五节 心室肥大的心电图诊断

心室肥大的原因是其收缩期负荷过重或舒张期负荷过重。引起心室排血负荷过重的原因有 2 种:一种是压力负荷过重,即心室在排血时遇到的阻力过大,如主动脉瓣、肺动脉瓣、左心室或右心室流出道狭窄,高血压或肺动脉高压等所引起的心室肥大,常以心肌的肥厚为主;另一种是容积负荷过重,即心室排出的血容量增多,如主动脉瓣或肺动脉瓣关闭不全、具有左向右分流的先天性心脏病、重度贫血等所引起的心室肥大,常以扩张为主。心室的肥厚与扩大和心室肥大引起的心脏位置改变,以及伴发的传导阻滞可引起心向量图及心电图上的变化,这些变化即成为临床上诊断心室肥大的一项重要依据。在心室肥厚而尚未扩大时,心电图及心向量图的变化常较

127

体征或 X 线上为明显。

一、左心室肥大

(一)左心室肥大的心向量变化

左心室肥大时,心肌纤维的横截面增大,左心室的表面积与体积增大,并可有心室激动程序的改变和除极时间的延长,结果引起 QRS 环的变化。左心室在心脏的左后方,左心室肥大时心脏除极向左后的电动力增大,使 QRS 环主要向左后方扩大。左心室肥大时心室激动的程序最初与正常相似,初始 0.01 秒以内为心室间隔除极形成的向右、前、下的向量。部分患者有左心室间隔部心肌的肥厚,可以使初始向右前、下的向量比正常略为增大;另一部分患者则初始向右的向量小或不明显,起始部向左,这可能是由于合并轻度左束支传导阻滞所致(图 5-32)。0.02 秒以后因受左心室壁肥厚的影响,致 0.02~0.06 秒向量比正常显著向左、后移位,亦可同时略向上移位,向量环的长度超过正常范围,整个心室的激动时间比正常略为延长。

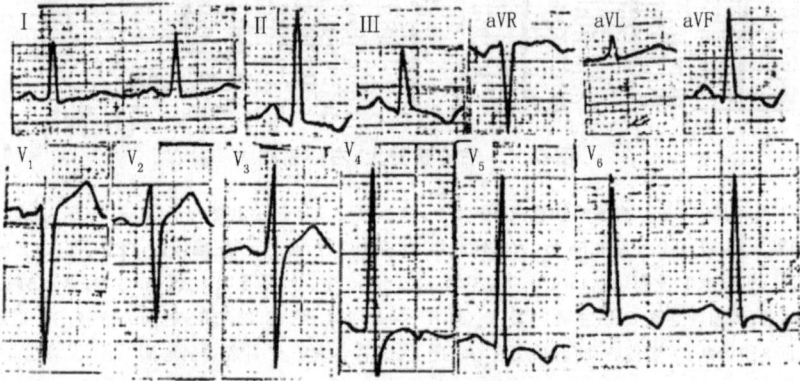

图 5-32　左心室肥大兼劳损

图 5-32 患者男,40 岁,高血压病史 5 年。心电图表现:P_{aVR}↓,P-R 间期 0.14 秒,P-P 周期 0.66 秒,窦性心律频率 91 次/分。QRS 波群时间 0.10 秒。心电轴+60°。V_1 呈 rS 型,$V_{5~6}$ 呈 qRs 型,$R_{V_5}+S_{V_1}=4.1$ mV,$ST_{V_4~V_6}$ 下移>0.05 mV,$T_{V_4~V_6}$、Ⅱ、Ⅲ、aVF 倒置。心电图诊断:①窦性心律;②左心室肥大兼劳损

左心室肥大时,在左心室基底部完成除极之前,左心室壁的心内膜面心肌已开始复极,右心室的复极也已从心内膜面开始。由于占优势的左心室的复极方向与正常相反,使 T 向量环与 QRS 向量环的夹角增大,但常在 45°~180°。当 QRS-T 夹角达 150°~180°时常伴有 ST 向量,其方向与 T 环最大向量一致,多数指向右、前、上或下。

(二)左心室肥大的心电图诊断

1.QRS 波群电压改变

总的说来,在左室肥大时 QRS 向量环的环体是增大的,其在某主导联轴上的投影增长,QRS 波群的电压相应的增高,在水平面导联上,V_5、V_6 的 R 波显著增高,而 V_1、V_2 导联上的 S 波加深。因左室肥大的起始向量与正常相似,故 V_1、V_2 导联上有 r 波,V_5、V_6 导联上有 q 波(图 5-33、图 5-34)。如伴有左心室间隔的肥厚,则 V_1、V_2 导联上的 r 波和 V_5、V_6 导联上的 q 波可以增大。在左室肥大时,QRS 向量环主要向左、后方扩大,对水平面上的导联影响较大;加之,左室扩大后与胸壁探查电极的距离接近,故胸导联上 QRS 波群的改变比肢体导联显著。由于左

室肥大时 QRS 向量的方位变化比较大,肢体导联上的改变就比较不一致,由于 QRS 向量大多数向左增大时略向上移,故在Ⅰ、aVL 导联上可出现较高的 R 波。

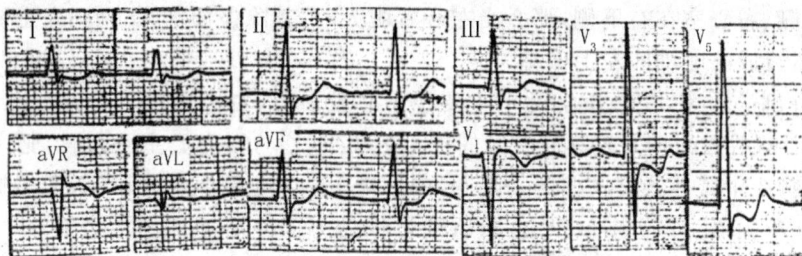

图 5-33　加速的交界性逸搏心律;左心室肥大兼劳损

图 5-33 患者男,60 岁,因高血压病入院。心电图表现:各导联未见 P 波,R-R 间距 0.72 秒,规则,心室搏动频率 83 次/分;心电轴+70°;QRS 时间 0.12 秒,形态为室上性;$R_{V_5}=2.8$ mV,$R_{V_5}+S_{V_1}=4.4$ mV;Ⅰ,Ⅱ,aVF,V_3,V_5 的 ST 下移>0.05 mV;V_3,V_5 的 T 波负、正双向。心电图诊断:①加速的交界性逸搏心律;②左心室肥大兼劳损

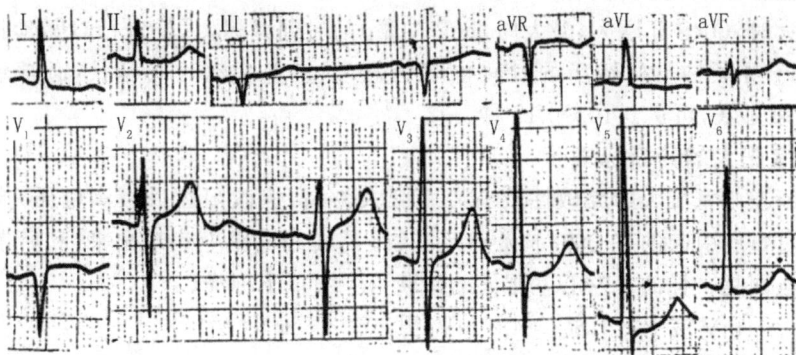

图 5-34　左心室肥大兼劳损合并不完全性左束支传导阻滞

图 5-34 中心电图表现:P_{aVR}↓,$P_Ⅱ$↑,P-R 间期 0.14 秒,P-P 周期 1.14 秒,窦性心律频率 53 次/分;QRS 时间 0.10 秒,心电轴 0°;V_1 呈 QS 型,V_5 呈 Rs 型,$R_{V_5}=3.4$ mV,Ⅰ、aVL 及 V_6 呈 R 型;$ST_{V_4\sim V_6}$ 下移 0.05~0.15 mV,T_{aVL} 平坦。根据 V_1 导联 r 波消失,左侧导联 V_6、Ⅰ、aVL 导联 q 波消失呈R型,QRS 无明显增宽,可诊为不完全左束支传导阻滞。根据 R_{V_5} 高电压加左侧导联ST-T 改变,可诊为左心室肥大兼劳损。心电图诊断:①窦性心动过缓;②左心室肥大兼劳损合并不完全性左束支传导阻滞

2.ST 段与 T 波改变

左室肥大时,QRS 向量环体向左后、上扩大,严重时环体不能合拢,出现 ST 向量。T 环常位于右前方,与 QRS 环的方向相反,与 ST 向量方向一致。在 QRS 波群基本向上的导联(如Ⅰ、Ⅱ、aVL、aVF、V_5、V_6)ST 段下降、T 波倒置。倒置的 T 波近肢下行缓慢而远肢上升较快,形成不对称的倒置 T 波。Q-T 时间一般不延长。左室肥大的 ST-T 改变是由于心室除极程序改变使复极程序发生了相应的变化之故,是继发性改变。若由于左室肥大引起心肌损害或合并冠状动脉供血不足,则可出现原发性 ST-T 改变。此时 T 波近肢与远肢对称,波峰比较尖锐,倒置较深的 T 波可出现于 R 波不高的导联(如 $V_2\sim V_4$);ST 段有时抬高,向上凸出;另外 Q-T 时间可延长。

3.心电轴改变

心电轴大致反映了心室除极向量环的最大向量在额面投影上的角度。若左心室的解剖位置恰好位于左上侧、右心室在右下侧,那么当左心室肥大时,其除极面增大,则向左上侧的除极电位影响增加,必然造成心电轴向左上偏移。

然而,自解剖学看来,左心室实际上主要位于心脏后方,右心室位于前方,故当左心室肥大时,QRS 向量环向后方的扩大较其向左侧的扩大更明显。不过,左心室肥大时,肥厚扩张了的左心室往往受到胸腔中其他器官及横膈的限制,向后向下扩大也受到一定限制,于是扩大的左心室便沿其长轴(从心尖看)作逆钟向转位,即原来位于后方的左心室向左上方转动。这便使额面QRS 向量环的最大向量朝向左上方,心电轴便会呈现"左偏"。然而,左心室肥大时,并不是都有心脏转位,即使发生转位,也未必是"逆钟向"的。有时,由于横膈位置较低,有可能呈现顺钟向转位。在这种情况下,QRS 的电压固然增加,但心电轴并不左偏。可见心电图中无心电轴左偏,并不能除外左心室肥大。但是如果出现了明显的心电轴左偏($-30°$以上),则有 $65\%\sim90\%$ 的可能系因左心室肥大所致。

4.左心室壁激动时间延长

左心室肥大时,QRS 环增大,最大向量(R 向量)的时间延迟,总的运行时间延长,因此,R 向量投影到 V_5、V_6 导联轴上所经历的时间也略延长,即室壁激动时间延长,通常超过 0.05 秒。QRS 时限常轻度延长,可达 0.10~0.11 秒。

(三)左心室肥大的诊断标准

心电图诊断左心室肥大的灵敏性较右心室肥大为高,但假阳性(R_{V_5} 高电压)亦较多。左心室收缩期负荷过重所引起的左心室"向心性"肥大最易在心电图上表现出来,和所谓的左心室肥大伴劳损的心电图是一样的。左心室肥大的诊断可参考以下标准。

1.$R_{V_5, V_6}>2.5$ mV 或 $R_{V_5}+S_{V_1}>4.0$ mV(男),>3.5 mV(女)

符合以上条件并伴有下述 4 条之一者可确诊为左室肥大。

(1)表现左室劳损图形:在主波向上的左侧导联(如 I、aVL、$V_4\sim V_6$)中,ST 段下移和 T 波倒置。

(2)QRS 电轴明显左偏。

(3)V_5 的室壁激动时间>0.05 秒。

(4)横置型心电位时,$R_{aVL}>1.2$ mV 或垂悬型心电位时 $R_{aVF}>2.0$ mV。

根据心电图与病理的对照,有人提出用计分法诊断左室肥大,标准如下:①QRS 波群电压符合下列标准之一或更多者 3 分:肢体导联最大的 R 波或 S 波>2.0 mV;$V_{1\sim3}$ 导联中最大的 S 波>2.2 mV;$V_{4\sim6}$ 导联中最大的 R 波>2.5 mV。②ST-T 异常改变:未用强心苷者 3 分;已用强心苷有典型左室劳损图形者 1 分。③电轴左偏$<-15°$者 2 分。④QRS 时间>0.09 秒者 1 分。⑤V_5 的 VAT>0.04 秒者 1 分。

总分数达 5 分或以上为左室肥大,4 分可能为左室肥大。这种综合判断方法,比较客观,假阳性率很低。

2.$R_{V_5}>2.5$ mV

仅 $R_{V_5}>2.5$ mV,S_{V_1} 电压不深,无其他任何改变,此时仅报告"R_{V_5} 高电压",多见于儿童或胸壁不厚的消瘦者。"R_{V_5} 高电压"可以时有时无。

3.左心室收缩期负荷过重心电图

左心室收缩期负荷过重心电图多见于严重主动脉瓣狭窄、严重高血压病及梗阻性心肌病等。心电图特征为心前区导联的 R 波电压增高及 ST 段压低与 T 波低平或倒置。心电图表现和左心室肥大兼劳损相同。

4.左心室舒张期负荷过重心电图

左心室舒张期负荷过重心电图多见于严重主动脉瓣关闭不全、重度二尖瓣关闭不全、重度动脉导管未闭等左心室舒张期血容量增多的情况下。心电图表现除 R_{V_5} 电压增高外，$ST_{V_5 \sim V_6}$ 上移，$T_{V_5 \sim V_6}$ 高耸直立，$V_{5 \sim 6}$ 的室壁激动时间延长。

二、右心室肥大

(一)右心室肥大的心向量变化

右心室肥大的心向量变化与左心室肥大不同。左心室肥大时 QRS 向量环的变化主要是"量"的增加，即左心室壁厚度比右心室更增厚，造成 QRS 波群时间延长，R_{V_5} 增高，S_{V_1} 加深等"量"的增大。右心室肥大则不然，单纯的右心室肥大改变了左右心室壁肌层厚度的比例，使 QRS 的空间向量及 QRS 波群形态和正常时完全相反。右心室肥大较轻时，左心室电力占优势的情形未改变，心向量图上改变不明显；右心室肥大达一定程度，心向量图上便有相应的变化，即 QRS 向量由正常情况下指向左下变成右室肥大时的指向右前下。此时 QRS 环的投影在右胸导联的正侧，其 QRS 波群以 R(或 R′)波为主，aVR 呈高 R 波；相反，投影在左胸导联和 I 导联的负侧，故其 QRS 波群以 S 波为主，电轴右偏。在解剖上因有右心室壁、室上嵴与右心室后底部肥厚的区别，QRS 环也有不同的变化。当右心室压力负荷过重，随着心室负荷的加重，QRS 环的终末部渐偏向右后，以后发展为主体部偏向右下或右上，有的偏向前。部分病例 QRS 环起始部位于左前下，但主体部的大部分与终末部位于右后上，此时水平面、右侧面与前额面 QRS 环均作顺钟向运行。这部分病例多数 QRS 环起始部(膈向量)指向左前，使心电图上 V_1 导联呈 qR 型。对 V_1 呈 qR 型的解释是：重度右心室肥大时引起心脏转位，心室间隔也因而被推向左，除极波自后膈面指向前膈，平均向量指向左前，因此初始向量向左，使 V_1 导联呈现 qR 型。此种图形反映重度右心室肥大。

右心室压力负荷过重时，除水平面 QRS 运行方向有一定差别外，右侧面与前额面 QRS 环都是顺钟向运行或以顺钟向运行为主。各平面 QRS 环形态上比较圆钝，环所括面积较大，QRS 环的运行时间不超过 0.12 秒。右心室压力负荷过重的 QRS 环形态变化一般认为主要反映右心室间隔部和右心室自由壁的肥大。右心室容量负荷过重(以心房间隔缺损为最常见病因)的心向量图 QRS 环形态多不规则，一部分终末向量运行缓慢，QRS 时间长达 0.12 秒左右，一般反映右室流出道和室上嵴肥大；另一部分各平面 QRS 环无终末部运行缓慢，QRS 时间多在 0.11 秒以内，环形改变反映右心室壁与流出道均有肥大，可能以室壁肥大更为明显。

右心室肥大时，其激动时间延长，复极可开始于其完成除极之前，且方向与正常时相反，自心内膜面心肌向心外膜面进行。如心脏除极时右心室的电力占优势，则 T 环最大向量与 QRS 环最大向量之间的夹角增大，右胸导联可出现 T 波平坦或倒置。此时亦常有 ST 向量存在，其方向与 T 环最大向量一致，使 ST 向 T 波方向移位。

(二)右心室肥大的心电图诊断

1.QRS 波群电压改变

左心室肥大时,大多数心向量环在额面和横面均有增大,因而测定肢体导联的电压有助于左心室肥大的诊断。但在右心室肥大时,向量环的形状和位置固然变化很显著,但环体往往不增大,额面向量环多仅表现比正常偏右,故虽然常引起心电轴改变,但大多数肢体导联的电压并无明显增大,唯 R_{aVR} 电压可能增高。因右心室肥大时横面向量环显著向右突出,因此多引起横面导联的 QRS 电压改变,包括① V_1 的 R/S>1(图 5-35、图 5-36、图 5-37), V_5 的 R/S<1, V_1 的 R/S> V_2 的 R/S 或 V_{3R} 的 R/S> V_1 的 R/S;② V_1 的 R 波超过 0.7~1.0 mV;③ R_{V_1} + S_{V_5} >1.2 mV;④aVR的 R 波>0.5 mV 并 R 波>Q 波。

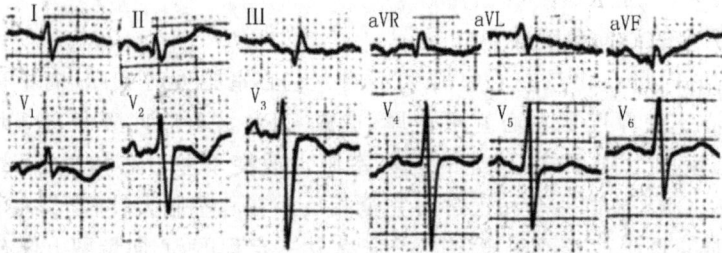

图 5-35 右心室肥大

图 5-35 患者男,52 岁,有肺心病史。P_{aVR} ↓,P_{II} ↑,P-R 间期 0.16 秒,窦性心律。$P_{V_1\sim V_3}$ 正负双向,正向波大于负向波;肢体导联电压<0.5 mV;QRS 时间 0.09 秒;心电轴+150°;V_1 的 R/S >1,V_5 的 S 波加深;aVR 的 R>Q;$V_1\sim V_3$ 的 ST 段下移,T 波倒置。上述心电图特点支持肺源性心脏病、右心室肥大的诊断。此外,II、III、aVF 导联呈 QR 或 QRS 型,Q 波>R/4 波,Q 波时间等于 0.03 秒,为病理性 Q 波,类似陈旧性下壁心肌梗死图形。但由于本例无心绞痛病史,下壁导联不伴有 ST-T 改变,且肺心病患者也可于 II、III、aVF 导联出现异常 Q 波,故本例也可能不属陈旧性下壁心肌梗死。如果令患者深吸气后再描记 II、III、aVF 心电图,Q 波消失或明显减小,可除外心肌梗死;若 Q 波无变化,多是陈旧性梗死。可惜本例未做这种鉴别诊断。鉴于本例 II、III、aVF 3 个导联的 Q 波均>R/4,患者年龄在 40 岁以上,既往心绞痛史可能被肺心病症状掩盖,故心电图诊断不能排除陈旧性下壁心肌梗死。心电图诊断:①窦性心律;②低电压;③心电轴右偏;④右心室肥大;⑤符合肺源性心脏病;⑥陈旧性下壁心肌梗死未除外

2.ST 段与 T 波改变

ST 段与 T 波改变与左心室肥大相似,当右心室因肥大而除极延缓,其复极过程也多呈继发性改变,即右心室壁的复极程序趋于与除极程序相似(大致系自内膜面向外膜面进展),这便使 T 环最大向量与 QRS 环最大向量之间的夹角增大,并常出现 ST 向量,ST 向量常与 T 环最大向量一致。这样,在 V_1 导联中往往呈 ST 段轻度下移、T 波双向或倒置,而 V_5、V_6 等导联中却往往有直立的 T 波。

3.心电轴改变

自右心室肥大的额面向量图中可以看出,向量环的改变大多是环体向右向下突出,这样便会使向量环的投影在 I 导联轴的负侧及 III 导联轴的正侧,因而出现电轴右偏。由于在正常成人中心电轴右偏是比较少见的,所以,心电轴右偏对右心室肥大往往有较大的诊断意义。

4.右心室壁激动时间延长

右心室肥大时右心室完成除极的时间比正常长,右心室的除极向量投影于 V_1、V_2 导联上所

经历的时间——右心室壁激动时间也延长,通常大于 0.03 秒。但 QRS 时间一般不延长,部分重度肥大者可达0.10 秒左右。

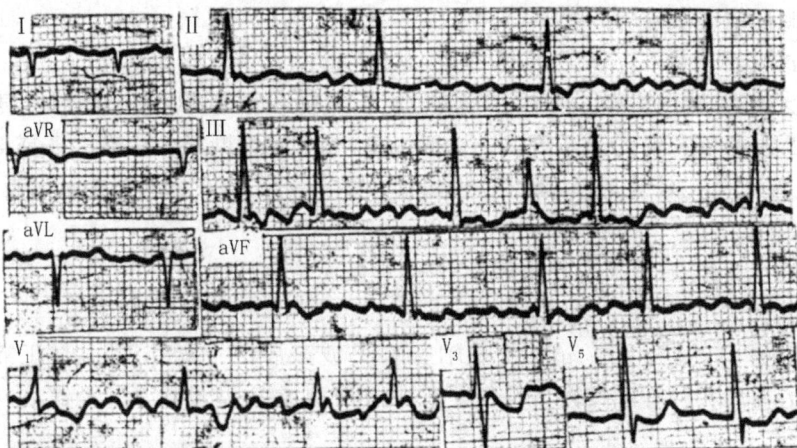

图 5-36 心房纤颤;右心室肥大患者

图 5-36 男,43 岁,有风湿性心脏病史数年。P 波消失,代之以 f 波,II、III、aVF、aVL 及 V_1 的f波最清晰,频率480 次/分;R-R 间距绝对不等,平均频率90 次/分。QRS 时间 0.08 秒;心电轴＋104°。V_1 室壁激动时间 0.04 秒;V_1 的 R/S＞1,R_{V_1} 振幅 0.5 mV;ST_{V_1} 斜形下移,T_{V_1} 倒置。心电图诊断:①心房纤颤;②右心室肥大

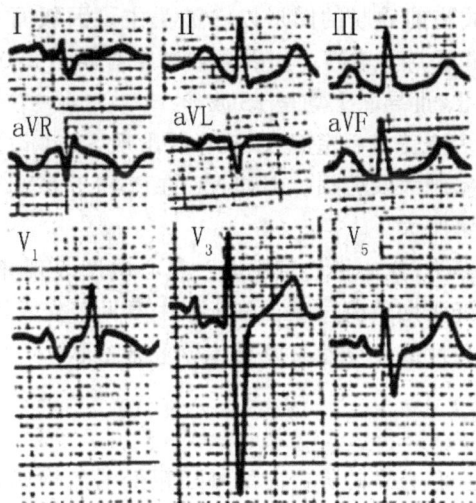

图 5-37 右心室肥大;左心房肥大

图 5-37 患者男,23 岁,风湿性心脏病史数年。心电图特点:P_{aVR}↓,$P_{II,III,aVF}$↑,P-R 间期 0.16 秒,为窦性心律。I、II、aVR、aVF 及 V_1 导联的 P 波时间≥0.12 秒,P_I 有切迹;P_{V_1} 负向波电压 2 mm,时间 0.07 秒(＞0.04 秒),P_{tfV_1} ＝－0.14 mm·s(＜－0.04 mm·s)。I导联呈 rS 型,aVL 呈 QS 型,II、III、aVF 呈 RS 型;V_1 呈 RS 型,R_{V_1} ＝0.5 mV,V_1 的 R/S ＞1;V_5 的 S 波加深,呈 RS 型;V_1 室壁激动时间0.04 秒;T_{V_1} 倒置;心电轴＋96°。心电图诊断:①窦性心律;②右心室肥大;③左心房肥大

(三)右心室肥大的诊断条件

(1)QRS 波群电压和波形的改变:R_{V_1}≥1.0 mV;V_1 的 R/S＞1,V_5 的 R/S＜1;$R_{V_1}＋S_{V_5}$

$\geq$1.2 mV；R_{aVR}>0.5 mV，aVR 的 R/Q>1；V_1 或 V_{3R} 的 QRS 波群呈 RS、R 或 qR 型。

（2）心电轴右偏，特别是>+110°者。

（3）V_1 导联的室壁激动时间（VAT_{V_1}）>0.03 秒。

（4）ST-T 改变：V_1 或 V_{3R} 导联 ST 段下移>0.05 mV，T 波双向或倒置。

右心室肥大的心电图诊断主要靠 QRS 波群电压与波形的改变以及心电轴右偏，室壁激动时间延长及 ST-T 改变仅有辅助诊断价值。一般说来，若上述诊断条件中有 2 条或 2 条以上为阳性，则诊断右心室肥大比较有把握，阳性条件数目愈多及每项条件超过正常范围越大，则诊断的准确性也越大。

若 V_1 呈 qR 型而非右束支传导阻滞所引起，即使 R_{V_1} 电压未超过 1.0 mV；或 R_{V_1} 电压达到 1.5 mV 时，均可诊为"重度右心室肥大"。

若 V_1 的 R/S>1，但 R<0.7 mV，无电轴右偏，P 波正常，V_5 的 R/S>1，属正常心电图。

如果把右心室肥大的程度按轻重顺序排列，则 qR 型或 R 型最重，RS 型次之，rsr′及 rsR′型最轻。

有人认为根据心电图波形可判定右心室肥大的病变类型：①V_1 呈 rsr′型或 rsR′型提示右心室的室上嵴肥大；②V_1 呈 rsR′型，R′>2.5 mV，提示右心室流出道肥大；③V_1 呈 qR 型或 R 型，提示右心室壁肥大。

胸导联 V_1～V_5 均呈 rS 型多由慢性肺源性心脏病引起。此时由于心室乳头肌近室间隔和室上嵴处心肌异常肥大，加之心脏下移和极度顺钟向转位使 QRS 向量环位于右后上方，环体大部分位于横面 X 轴的后方，故胸前导联的图形以 S 波为主。因额面 QRS 环的主体部与最大向量常在右侧，故常有电轴右偏，$R_{aVR、Ⅲ}$ 增高。如因电轴过度右偏达 210°～270°（-150°～-90°）而呈"电轴假性左偏"，则在Ⅰ、Ⅱ、Ⅲ导联上均呈 rS 波形。

完全性右束支传导阻滞多掩盖右心室肥大表现，并出现 ST-T 改变。因此，在完全性右束支传导阻滞时多不再诊断右心室肥大及劳损。但如 V_1 的 R>1.5 mV、V_5 的 S 加深、电轴右偏，可考虑右束支传导阻滞合并右室肥大。

右心室收缩期负荷过重多为"向心性心室肥大"，其心电图表现和所说的右心室肥大兼劳损的心电图表现相似。右心室舒张期负荷过重在临床上主要见于先天性心脏病心房间隔缺损的心电图改变。心电图表现为部分性或完全性右束支传导阻滞图形。

三、双侧心室肥大

左右心室合并肥大时，左、右心室的除极向量可互相抵消而构成正常或非特异性的图形；也可左（或右）心室的肥大表现较为突出而掩盖了右（或左）心室肥大，表现为一侧心室肥大的图形；少数病例可同时表现左、右心室肥大的征象，包括：①左侧及右侧胸前导联分别出现左右心室肥大的心电图变化，中间有过渡型 QRS 波群，即 RS 型者。②心电图上有左心室肥大的明确表现，但 V_5 中 S>R，aVR 中 R>Q。③心电图上有明确的左心室肥大图形，但心电轴却明显右偏。

四、心室劳损

"心室劳损"一词早先用以表示因心室肌纤维过度疲劳所引起的一种心电图改变。这种心电图改变主要是 S-T 段及 T 波变化。其发生机制有认为系劳损之肌纤维周围液体的 pH 增加所致；有认为系肌纤维内钾含量丧失所致；有认为系心肌缺氧或局部缺血所致。心室劳损有急性左室或右室劳损及慢性左室或右室劳损。急性左室劳损主要见于甲亢危象、阵发性心动过速、注射大剂量肾上腺素或其他升压药物;急性右室劳损主要见于急性肺梗死时。急性左室或右室劳损均为一过性的,原因解除后可以恢复。慢性左室或右室劳损主要见于左室或右室收缩期负荷过重,最终引起心脏向心性肥大。慢性劳损多是恒久性的,虽经治疗也难消退。左室或右室舒张期负荷过重,在心电图上很少看到劳损样心电图形。

（一）劳损的心电图表现

左心室劳损心电图呈现凸面向上的 ST 段下移,T 波呈负正双向,ST-T 融合似波浪状,在对侧心室面导联上出现相反图形,即 ST 段呈凸面向下的上抬伴 T 波正负双向。上述心电图改变在横置型心电位时可单独见于 aVL 导联,在垂悬型心电位时可单独见于 aVF 导联,但大多数同时见于 I、aVL 及 $V_{5\sim6}$ 导联上。右心室劳损心电图呈现 $V_1 \sim V_3$ 的 T 波倒置,重度劳损时 $V_1 \sim V_6$ 的 T 波均倒置,并呈现高度顺钟向转位心电图形。

（二）"心室劳损"在心电图诊断上的应用

"心室劳损"心电图不应和急、慢性冠状动脉功能不全、心肌损伤、洋地黄影响、低血钾等心电图混淆。因为"劳损"有其独特的含意,它代表一个方面的病理生理改变。尽管有时鉴别比较困难,也应尽量加以区别。

（1）心电图表现左心室或右心室肥大伴有上述 ST-T 改变,尤其结合临床符合收缩期负荷过重时,可以诊断心室肥大兼劳损。

（2）临床上有甲亢危象、阵发性心动过速、急性肺梗死、冠脉造影、注射肾上腺素或间羟胺等升压药物引起符合上述改变的 ST-T 变化者,可以诊断为"心室劳损"。

（3）心电图表现符合劳损图形,结合临床表现不能用冠状动脉功能不全、洋地黄影响、心肌炎（心肌损伤）、低血钾解释者,并且有引起劳损的可能因素,如有高血压病、嗜铬细胞瘤等,虽无心室肥大心电图表现,可以单独诊断"心室劳损"。

（三）晚期高血压病心电图表现

左心室肥大兼劳损和高血压合并冠心病心电图表现冠状动脉功能不全的鉴别,可以参照以下三方面。

（1）患者有无心绞痛发作。

（2）心电图上 ST-T 形态改变的特点。

（3）慢性劳损心电图为持续性,而冠状动脉功能不全心电图常有"动态"改变。

（刘立红）

第六章　冠状动脉粥样硬化性心脏病

第一节　动脉粥样硬化

　　动脉粥样硬化是西方发达国家的流行性疾病,随着我国人民生活水平提高和饮食习惯的改变,该病亦成为我国的主要死亡原因。动脉粥样硬化始发于儿童时代而持续进展,通常在中年或中老年出现临床症状。由于动脉粥样硬化斑块表现为脂质和坏死组织的聚集,因此以往被认为是一种退行性病变。目前认为本病变是多因素共同作用的结果,首先是局部平滑肌细胞、巨噬细胞及 T 淋巴细胞的聚集;其次是包括胶原、弹力纤维及蛋白多糖等结缔组织基质和平滑肌细胞的增生;再者是脂质积聚,其中主要含胆固醇结晶及游离胆固醇和结缔组织,粥样硬化斑块中脂质及结缔组织的含量决定斑块的稳定性以及是否易导致急性缺血事件的发生。

一、病因与发病机制

　　本病的病因尚不完全清楚,大量的研究表明本病是多因素作用所致,这些因素称为危险因素。

(一)病因

1.血脂异常

　　血脂在血液循环中以脂蛋白形式转运,脂蛋白分为乳糜微粒、极低密度脂蛋白(VLDL)、低密度脂蛋白(LDL)、中等密度脂蛋白(IDL)及高密度脂蛋白(HDL)。各种脂蛋白导致粥样硬化的危险程度不同:富含三酰甘油(TG)的脂蛋白如乳糜微粒和 VLDL 被认为不具有致粥样硬化的作用,但它们脂解后的残粒如乳糜微粒残粒和 IDL 能导致粥样硬化。现已明确 VLDL 代谢终末产物 LDL 以及脂蛋白(a)[Lp(a)]能导致粥样硬化,而 HDL 则有心脏保护作用。

　　血脂异常是指循环血液中的脂质或脂蛋白的组成成分浓度异常,可由遗传基因和/或环境条件引起,使循环血浆中脂蛋白的形成、分解和清除发生改变,血液中的脂质主要包括总胆固醇(TC)和 TG。采用 3-羟甲基戊二酰辅酶 A(HMG-CoA)还原酶抑制剂(他汀类)降低血脂,可以使各种心血管事件的危险性降低 30%。其中心肌梗死危险性下降 60% 左右。调整血脂治疗后还可能使部分粥样硬化病灶减轻或消退。

2.高血压

无论地区或人种,血压和心脑血管事件危险性之间的关系连续一致,持续存在并独立于其他危险因素。年龄在 40～70 岁,收缩压在 15.3～24.0 kPa(115～185 mmHg)、舒张压在 10.0～15.3 kPa(75～115 mmHg)的个体,收缩压每增加 2.7 kPa(20 mmHg),舒张压每增加 1.3 kPa(10 mmHg),其心血管事件的危险性增加 1 倍,临床研究发现,降压治疗能减少 35%～45% 的脑卒中、20%～25% 的心肌梗死。

3.糖尿病

胰岛素依赖型和非胰岛素依赖型糖尿病是冠心病的重要危险因素,在随访观察 14 年的 Rancho Bemardo 研究中,与无糖尿病者相比,非胰岛素依赖型糖尿病患者的冠心病死亡相对危险度在男性是 1.9,在女性是 3.3。糖尿病患者中粥样硬化发生较早并更为常见,大血管疾病也是糖尿病患者的主要死亡原因,冠心病、脑血管疾病和周围血管疾病在成年糖尿病患者的死亡原因中占75%～80%。

4.吸烟

Framingham 心脏研究结果显示,平均每天吸烟 10 支,能使男性心血管病死率增加 18%,女性心血管病死率增加 31%。此外,对有其他易患因素的人来说,吸烟对冠心病的病死率和致残率有协同作用。

5.遗传因素

动脉粥样硬化有在家族中聚集发生的倾向,家族史是较强的独立危险因素。冠心病患者的亲属比对照组的亲属患冠心病的危险增大 2.0～3.9 倍,双亲中有 70 岁前患心肌梗死的男性发生心肌梗死的相对危险性是 2.2。阳性家族史伴随的危险性增加,可能是基因对其他易患因素介导而起作用,如肥胖、高血压、血脂异常和糖尿病等。

6.体力活动减少

定期体育活动可减少冠心病事件的危险,不同职业的发病率回顾性研究表明,与积极活动的职业相比,久坐的职业人员冠心病的相对危险增加 1.9。从事中等度体育活动者中,冠心病病死率比活动少的人降低 1/3。

7.年龄和性别

病理研究显示,动脉粥样硬化是从婴儿期开始的缓慢发展的过程;出现临床症状多见于 40 岁以上的中、老年人,49 岁以后进展较快;致死性心肌梗死患者中约 4/5 是 65 岁以上的老年人,高胆固醇血症引起的冠心病病死率随年龄增加而增高。本病多见于男性,男性的冠心病病死率为女性的 2 倍。

8.酒精

大量观察表明,适量饮酒可以降低冠心病的病死率。这种保护作用被认为与酒精对血脂及凝血因子的作用有关,适量饮酒可以升高 HDL 及载脂蛋白并降低纤维蛋白原浓度,另外还可抑制血小板聚集。以上都与延缓动脉粥样硬化发展、降低心脑血管疾病病死率有关。但是大量酒精摄入可导致高血压及出血性脑卒中的发生。

(二)发病机制

曾有多种学说从不同角度来阐述该病的发病机制。最早提出的是脂肪浸润学说,该学说认为血液中增高的脂质侵入动脉壁,堆积在平滑肌细胞、胶原和弹性纤维之间,引起平滑肌细胞增生。后者与来自血液的单核细胞一样可吞噬大量脂质成为泡沫细胞。脂蛋白降解而释放出胆固醇、胆固醇酯、TG和其他脂质,LDL-C还和动脉壁的蛋白多糖结合产生不溶性沉淀,都能刺激纤维组织增生,所有这些成分共同组成粥样斑块。其后又提出血小板聚集和血栓形成学说以及平滑肌细胞克隆学说。前者强调血小板活化因子(PAF)增多,使血小板黏附和聚集在内膜上,释出血栓素 A_2(TXA$_2$)、血小板源生长因子(PDGF),成纤维细胞生长因子(FGF)、第Ⅷ因子、血小板第 4 因子(PF4)等,促使内皮细胞损伤、LDL 侵入、单核细胞聚集、平滑肌细胞增生和迁移、成纤维细胞增生、血管收缩、纤溶受抑制等,都有利于粥样硬化形成。后者强调平滑肌细胞的单克隆性增殖,使之不断增生并吞噬脂质,形成动脉粥样硬化。

二、病理解剖

动脉粥样硬化是累及体循环系统从大型弹力型(如主动脉)到中型肌弹力型(如冠状动脉)动脉内膜的疾病。其特征是动脉内膜散在的斑块形成,严重时这些斑块也可以融合。每个斑块的组成成分不同,脂质是基本成分。内膜增厚严格地说不属于粥样硬化斑块而是血管内膜对机械损伤的一种适应性反应。

正常动脉壁由内膜、中膜和外膜 3 层构成,动脉粥样硬化斑块大体解剖上有的呈扁平的黄斑或线(脂质条纹),有的呈高起内膜表面的白色或黄色椭圆形丘(纤维脂质性斑块)。前者(脂质条纹)见于 5~10 岁的儿童,后者(纤维脂质性斑块)始见于 20 岁以后,在脂质条纹基础上形成。

根据病理解剖,可将粥样硬化斑块进程分为 6 期。

(1)第Ⅰ期(初始病变):单核细胞黏附在内皮细胞表面,并从血管腔面迁移到内皮下。

(2)第Ⅱ期(脂质条纹期):主要由含脂质的巨噬细胞(泡沫细胞)在内皮细胞下聚集而成。

(3)第Ⅲ期(粥样斑块前期):Ⅱ期病变基础上出现细胞外脂质池。

(4)第Ⅳ期(粥样斑块期):两个特征是病变处内皮细胞下出现平滑肌细胞以及细胞外脂质池融合成脂核。

(5)第Ⅴ期(纤维斑块期):在病变处脂核表面有明显结缔组织沉着形成斑块的纤维帽。有明显脂核和纤维帽的斑块为Ⅴa 型病变(图 6-1);有明显钙盐沉着的斑块为Ⅴb 型病变;主要由胶原和平滑肌细胞组成的病变为Ⅴc 型病变。

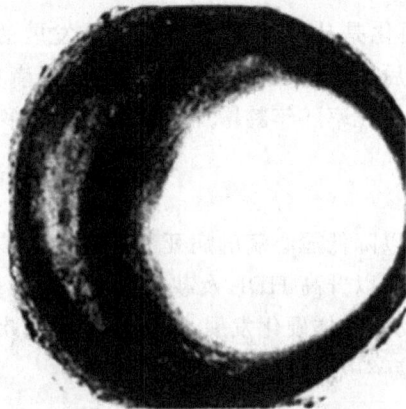

图 6-1 动脉粥样硬化Ⅴa 型病变
可见薄纤维帽和较大的脂核

(6)第Ⅵ期(复杂病变期):此期又分为 3 个亚型。Ⅵa 型病变为斑块破裂或溃疡,主要由

Ⅳ期和Ⅴa型病变破溃而形成；Ⅵb型病变为壁内血肿，是由斑块内出血所致；Ⅵc型病变指伴血栓形成的病变，多由于在Ⅵa型病变的基础上并发血栓形成，可导致管腔完全或不完全堵塞。

三、临床表现

根据粥样硬化斑块的进程可将其临床过程分为4期。

(一)无症状期或隐匿期

其过程长短不一，对应于Ⅰ～Ⅲ期病变及大部分Ⅳ期和Ⅴa型病变，粥样硬化斑块已形成，但尚无管腔明显狭窄，因此无组织或器官受累的临床表现。

(二)缺血期

由于动脉粥样硬化斑块导致管腔狭窄、器官缺血所产生。对应于Ⅴb和Ⅴc及部分Ⅴa型病变。根据管腔狭窄的程度及所累及的靶器官不同，所产生的临床表现也有所不同。冠状动脉狭窄导致心肌缺血可表现为心绞痛，长期缺血可导致心肌冬眠及纤维化。肾动脉狭窄可引起顽固性高血压和肾功能不全。在四肢动脉粥样硬化中以下肢较为多见，尤其是腿部动脉。由于血供障碍，引起下肢发凉、麻木和间歇性跛行，即行走时发生腓肠肌麻木、疼痛以至痉挛，休息后消失，再走时又出现，严重时可持续性疼痛，下肢动脉尤其是足背动脉搏动减弱或消失。其他内脏器官血管狭窄可产生靶器官缺血的相应症状。

(三)坏死期

由于动脉管腔堵塞或血管腔内血栓形成而产生靶器官组织坏死的一系列症状。冠状动脉闭塞表现为急性心肌梗死。下肢动脉闭塞可表现为肢体的坏疽。

(四)纤维化期

组织坏死后可经纤维化愈合，但不少患者可不经坏死期而因长期缺血进入纤维化期，而在纤维化期的患者也可发生缺血期的表现。靶器官组织纤维化、萎缩而引起症状。心脏长期缺血纤维化，可导致心脏扩大、心功能不全、心律失常等表现。长期肾脏缺血可导致肾萎缩并发展为肾衰竭。

主动脉粥样硬化大多数无特异症状，叩诊时可发现胸骨柄后主动脉浊音区增宽，主动脉瓣区第二心音亢进而带金属音调，并有收缩期杂音。收缩期血压升高，脉压增宽，桡动脉触诊可类似促脉。X线检查可见主动脉结向左上方凸出，主动脉影增宽和扭曲，有时可见片状或弧状钙质沉着阴影。主动脉粥样硬化还可形成主动脉瘤，以发生在肾动脉开口以下的腹主动脉处最为多见，其次在主动脉弓和降主动脉。腹主动脉瘤多在体检时因见腹部有搏动性肿块而发现，腹壁上相应部位可听到杂音，股动脉搏动可减弱。胸主动脉瘤可引起胸痛、气急、吞咽困难、咯血、声带因喉返神经受压导致声音嘶哑、气管移位或受压、上腔静脉或肺动脉受压等表现。X线检查可见相应部位血管影增大。

四、实验室检查

(一)实验室检查

本病尚缺乏敏感而又特异的早期实验室诊断方法。血液检查有助于危险因素如脂质或糖代谢异常的检出，其中的脂质代谢异常主要表现为TC增高、LDL-C增高、HDL-C降低、TG增高、Apo-A降低、Apo-B和Lp(a)增高。部分动脉的病变(如颈动脉、下肢动脉、肾动脉等)可经体表超声检测到。X线平片检查可发现主动脉粥样硬化所导致的血管影增宽和钙化等表现。

(二)特殊检查

CT或磁共振成像有助于判断脑动脉的功能情况以及脑组织的病变情况。电子束CT根据钙化的检出,来评价冠状动脉病变,而随着技术的进步,多排螺旋CT血管造影技术已被广泛用于无创性地评价动脉的病变,包括冠状动脉。静息和负荷状态下的放射性核素心脏检查、超声心动图检查、ECG检查以及磁共振技术,有助于诊断冠状动脉粥样硬化所导致的心肌缺血。数字减影血管造影(DSA)可显示动脉粥样硬化病变所累及的血管如冠状动脉、脑动脉、肾动脉、肠系膜动脉和四肢动脉的管腔狭窄或动脉瘤样病变以及病变的所在部位、范围和程度,有助于确定介入治疗或外科治疗的适应证和选择施行手术的方式。血管内超声显像(IVUS)和光学相干断层扫描(OCT)是侵入性检查方法,可直接观察粥样硬化病变,了解病变的性质和组成,因而对病变的检出更敏感和准确。血管镜检查在识别粥样病变基础上的血栓形成方面有独特的应用。

五、诊断和鉴别诊断

本病的早期诊断相当困难。当粥样硬化病变发展引起管腔狭窄甚至闭塞或血栓形成,从而导致靶器官出现明显病变时,诊断并不困难。年长患者有血脂异常,动脉造影发现血管狭窄性病变,应首先考虑诊断本病。主动脉粥样硬化引起的主动脉变化和主动脉瘤,需与梅毒性主动脉炎和主动脉瘤鉴别,胸片发现主动脉影增宽还应与纵隔肿瘤相鉴别。其他靶器官的缺血或坏死表现需与其他原因的动脉病变所引起者相鉴别。冠状动脉粥样硬化引起的心绞痛和心肌梗死,需与其他原因引起的冠状动脉病变如冠状动脉炎、冠状动脉畸形、冠状动脉栓塞等相鉴别。心肌纤维化需与其他心脏病特别是原发性扩张型心肌病相鉴别。肾动脉粥样硬化所引起的高血压,需与其他原因的高血压相鉴别,肾动脉血栓形成需与肾结石相鉴别。四肢动脉粥样硬化所产生的症状,需与多发性动脉炎等其他可能导致动脉病变的原因鉴别。

六、防治和预后

首先应积极预防其发生,如已发生应积极治疗,防止病变发展并争取逆转。已发生器官功能障碍者,应及时治疗,防止其恶化,延长患者寿命。血运重建治疗可恢复器官的血供,其效果取决于可逆性缺血的范围和残存的器官功能。

(一)一般预防措施

1.发挥患者的主观能动性配合治疗

经过防治,本病病情可得到控制,病变可能部分消退,患者可维持一定的生活和工作能力。此外,病变本身又可以促使动脉侧支循环的形成,使病情得到改善。因此说服患者耐心接受长期的防治措施至关重要。

2.合理的膳食

(1)膳食总热量不能过高,以维持正常体重为度,40岁以上者尤应预防发胖。正常体重的简单计算方法为:身高(cm)－105＝体重(kg);或BMI＜24为正常,可供参考。

(2)超过正常标准体重者,应减少每天饮食的总热量,食用低脂、低胆固醇食物,并限制摄入蔗糖及含糖食物。

(3)年过40岁者即使血脂无异常,也应避免经常食用过多的动物性脂肪和含胆固醇较高的食物,如肥肉、肝、脑、肾、肺等内脏,鱿鱼、墨鱼、鳗鱼、骨髓、猪油、蛋黄、蟹黄、鱼子、奶油及其制品、椰子油、可可油等。如血TC、TG等增高,应食用低胆固醇、低动物性脂肪食物,如鱼肉、鸡肉、各种瘦肉、蛋白、豆制品等。

(4)已确诊有冠状动脉粥样硬化者,严禁暴饮暴食,以免诱发心绞痛或心肌梗死。合并有高血压或心衰者,应同时限制盐的摄入。

(5)提倡饮食清淡,多食富含维生素C(如新鲜蔬菜、瓜果)和植物蛋白(如豆类及其制品)的食物,在可能条件下,尽量以豆油、菜籽油、麻油、玉米油、茶油、米糠油、红花油等为食用油。

3.适当的体力劳动和体育锻炼

一定的体力劳动和体育活动对预防肥胖、锻炼循环系统的功能和调整血脂代谢均有益,是预防本病的积极措施。体力活动量根据个体的身体情况、体力活动习惯和心脏功能状态来规定,以不过多增加心脏负担和不引起不适感觉为原则。体育活动要循序渐进,不宜勉强做剧烈活动;对老年人提倡散步、做保健体操、打太极拳等。

4.合理安排工作和生活

生活要有规律,保持乐观、愉快的情绪,避免过度劳累和情绪激动,注意劳逸结合,保证充分睡眠。

5.积极治疗与本病有关的一些疾病

与本病有关的一些疾病包括高血压、肥胖症、高脂血症、痛风、糖尿病、肝病、肾病综合征和有关的内分泌病等。不少学者认为,本病的预防措施应从儿童期开始,即儿童也应避免摄食过量高胆固醇、高动物性脂肪的饮食,防止肥胖。

(二)药物治疗

1.降血脂药

降血脂药又称调脂药物,血脂异常的患者,经上述饮食调节和进行体力活动后仍未正常者,可按血脂的具体情况选用下列调血脂药物。

(1)HMG-CoA还原酶抑制剂(他汀类药物):HMG-CoA还原酶是胆固醇合成过程中的限速酶,他汀类药物部分结构与HMG-CoA结构相似,可和HMG-CoA竞争酶的活性部位,从而阻碍HMG-COA还原酶的作用,因而抑制胆固醇的合成,血胆固醇水平降低。细胞内胆固醇含量减少又可刺激细胞表面LDL受体合成增加,从而促进LDL、VLDL通过受体途径代谢降低血清LDL含量。常见的不良反应有乏力、胃肠道症状、头痛和皮疹等,少数病例出现肝功能损害和肌病的不良反应,也有横纹肌溶解症致死的个别报道,长期用药要注意监测肝、肾功能和肌酸激酶。常用制剂有洛伐他汀$20\sim40$ mg,普伐他汀$20\sim40$ mg,辛伐他汀$10\sim40$ mg,氟伐他汀$40\sim80$ mg,阿托伐他汀$10\sim40$ mg,瑞舒伐他汀$5\sim20$ mg,均为每天1次。一般他汀类药物的安全性高和耐受性好,其疗效远远大于产生不良反应的风险,但对高龄、低体重、基础肾功能不全及严重心功能不全者应密切监测。

(2)氯贝丁酯类:又称贝丁酸或纤维酸类。其降血TG的作用强于降总胆固醇,并使HDL-C增高,且可减少组织胆固醇沉积。可选用以下药物:非诺贝特100 mg,3次/天,其微粒型制剂200 mg,1次/天;吉非贝齐(吉非罗齐)600 mg,2次/天;苯扎贝特200 mg,2~3次/天;环丙贝特50~100 mg,1次/天。这类药物有降低血小板黏附性、增加纤维蛋白溶解活性和减低纤维蛋白原浓度、削弱凝血的作用,与抗凝药合用时,要注意抗凝药的用量。少数患者有胃肠道反应、皮肤发痒和荨麻疹以及一过性血清转氨酶增高和肾功能改变。宜定期检查肝、肾功能。

(3)烟酸类:烟酸口服,3次/天,每次剂量从0.1 g逐渐增加到最大量1.0 g,有降低血三酰甘油和总胆固醇、增高HDL-C以及扩张周围血管的作用。可引起皮肤潮红和发痒、胃部不适等不良反应,故不易耐受;长期应用还要注意检查肝功能。同类药物有阿昔莫司(吡莫酸),口服250 mg,3 次/天,不良反应较烟酸少,适用于血 TG 水平明显升高、HDL-C 水平明显低者。

(4)胆酸螯合树脂类:为阴离子交换树脂,服后吸附肠内胆酸,阻断胆酸的肠肝循环,加速肝中胆固醇分解为胆酸,与肠内胆酸一起排出体外而使血 TC 下降。常用的有:考来烯胺(消胆胺)4~5 g,3 次/天;考来替泊 4~5 g,3~4 次/天。胆酸螯合树脂类药物可引起便秘等肠道反应,近年采用微粒型制剂,不良反应减少,患者较易耐受。

(5)PCSK9 抑制剂:PCSK9 是由 PCSK9 基因编码的丝氨酸蛋白酶,主要由肝脏产生,不但参与肝脏再生,调节神经细胞凋亡,还能与肝细胞表面的低密度脂蛋白受体(LDL-R)结合,使 LDL-R 降解,血浆 LDL-C 水平升高。PCSK9 抑制剂能结合 PCSK9 并抑制循环型 PCSK9 与 LDL-R 的结合,从而阻止 PCSK9 介导的 LDL-R 降解。该类抑制剂是一种降血脂新药,目前已获得批准上市的有阿利西尤单抗和依洛尤单抗。

(6)其他调节血脂药:①普罗布考 0.5 g,2 次/天,有抗氧化作用并可降低胆固醇,但 HDL-C 也降低,主要的不良反应包括胃肠道反应和 Q-T 间期延长。②不饱和脂肪酸类,包括从植物油提取的亚油酸、亚油酸乙酯等和从鱼油中提取的多价不饱和脂肪酸如 EPA 和 DHA,后两者用量为 3~4 g/d。③维生素类,包括维生素 C(口服至少 1 g/d)、维生素 B_6(口服 50 mg,3 次/天)、泛酸的衍生物泛硫乙胺(口服200 mg,3 次/天)、维生素 E(口服 100 mg,3 次/天)等,其降脂作用较弱。

2.抗血小板药物

抗血小板黏附和聚集的药物,可防止血栓形成,有助于防止血管阻塞性病变病情发展。可选用的药物有以下几种。

(1)阿司匹林:主要抑制 TXA_2 的生成,较少影响前列环素的产生,建议剂量 50~300 mg/d。

(2)替格瑞洛:替格瑞洛及其主要代谢产物能可逆性地与血小板 ADP 受体相互作用,阻断信号传导和血小板活化。推荐剂量为每次 90 mg,口服,每天 2 次。最常见的不良反应为出血和胃肠道反应,因联合用药可导致替格瑞洛的暴露量大幅度增加,禁止替格瑞洛与强效 CYP3A4 抑制剂(如酮康唑、克拉霉素、奈法唑酮、利托那韦和阿扎那韦)联合用药。

(3)吲哚布芬:通过抑制血小板环氧化酶,使血栓素 B_2 生成减少,发挥抗血小板聚集作用。口服,每日两次,每次 100~200 mg。常见不良反应有消化不良、腹痛、便秘、皮肤过敏反应、齿龈出血等。应避免与其它抗凝血药或阿司匹林等同时服用。

(4)氯吡格雷或噻氯匹定:通过 ADP 受体抑制血小板内 Ca^{2+} 活性,并抑制血小板之间纤维蛋白原桥的形成,氯吡格雷 75 mg/d,噻氯匹定 250 mg,1~2 次/天,噻氯匹定有骨髓抑制的不良反应,应随访血常规,已较少使用。

(5)血小板糖蛋白Ⅱb/Ⅲa(GPⅡb/Ⅲa)受体阻滞剂,能通过抑制血小板 GPⅡb/Ⅲa 受体与纤维蛋白原的结合而抑制血小板聚集和功能,静脉注射制剂有阿昔单抗、替罗非班等,主要用于 ACS 患者,口服制剂的疗效不肯定。

(6)双嘧达莫 50 mg,3 次/天,可使血小板内环磷酸腺苷增高,抑制 Ca^{2+} 活性,可与阿司匹林合用。

(7)西洛他唑是磷酸二酯酶抑制剂,50~100 mg,2 次/天。

（三）预后

本病的预后随病变部位、程度、血管狭窄发展速度、受累器官受损情况和有无并发症而不同。重要器官如脑、心、肾动脉病变导致脑卒中、心肌梗死或肾衰竭者，预后不佳。

（徐杰长）

第二节 急性冠状动脉综合征

急性冠状动脉综合征（ACS）指心血管疾病中急性发病的临床类型，包括 ST 段抬高型心肌梗死（STEMI）、非 ST 段抬高型心肌梗死（NSTEMI）和不稳定型心绞痛（UA）。近年又将前者称为 ST 段抬高型 ACS，约占 1/4（包括小部分变异型心绞痛），后两者合称为非 ST 段抬高型 ACS，约占 3/4。它们主要涵盖了以往分类中的 Q 波型急性心肌梗死（AMI）、非 Q 波型 AMI 和不稳定型心绞痛。

一、不稳定型心绞痛和非 ST 段抬高型心肌梗死

UA 指介于稳定型心绞痛和急性心肌梗死之间的临床状态，包括了除稳定型劳力性心绞痛以外的初发型、恶化型劳力性心绞痛和各型自发性心绞痛。它是在粥样硬化病变的基础上，发生了冠状动脉内膜下出血、斑块破裂、破损处血小板与纤维蛋白凝集形成血栓、冠状动脉痉挛以及远端小血管栓塞引起的急性或亚急性心肌供氧减少所致。它是 ACS 中的常见类型。若 UA 伴有血清心肌坏死标志物明显升高，此时可确立 NSTEMI 的诊断。

（一）发病机制

ACS 有着共同的病理生理学基础，即在冠状动脉粥样硬化的基础上，粥样斑块松动、裂纹或破裂，使斑块内高度致血栓形成的物质暴露于血流中，引起血小板在受损表面黏附、活化、聚集，形成血栓，导致病变血管完全性或非完全性闭塞。冠脉病变的严重程度，主要取决于斑块的稳定性，与斑块的大小无直接关系。不稳定斑块具有如下特征：脂质核较大，纤维帽较薄，含大量的巨噬细胞和 T 淋巴细胞，血管平滑肌细胞含量较少。UA/NSTEMI 的特征是心肌供氧和需氧之间平衡失调，目前发现其最常见原因是心肌血流灌注减少，这是由于粥样硬化斑块破裂发生的非阻塞性血栓导致冠状动脉狭窄所致。血小板聚集和破裂斑块碎片导致的微血管栓塞，使得许多患者的心肌标志物释放。其他原因包括动力性阻塞（冠状动脉痉挛或收缩）、进行性机械性阻塞、炎症和/或感染、继发性 UA 即心肌氧耗增加或氧输送障碍的情况（包括贫血、感染、甲状腺功能亢进、心律失常、血液高黏滞状态或低血压等），实际上这 5 种病因相互关联。

（二）病理解剖

冠状动脉病变或粥样硬化斑块的慢性进展，即使可导致冠状动脉严重狭窄甚至完全闭塞，由于侧支循环的逐渐形成，通常不一定产生心肌梗死。若冠状动脉管腔未完全闭塞，仍有血供，临床上表现为 NSTEMI 即非 Q 波型心肌梗死或 UA，心电图仅出现 ST 段持续压低或 T 波倒置。如果冠脉闭塞时间短，累计心肌缺血<20 分钟，组织学上无心肌坏死，也无心肌酶或其他标志物的释出，心电图呈一过性心肌缺血改变，临床上就表现为 UA；如果冠脉严重阻塞时间较长，累计心肌缺血>20 分钟，组织学上有心肌坏死，血清心肌坏死标志物也会异常升高，心电图上呈持续

性心肌缺血改变而无 ST 段抬高和病理性 Q 波出现,临床上即可诊断为 NSTEMI 或非 Q 波型心肌梗死。NSTEMI 虽然心肌坏死面积不大,但心肌缺血范围往往不小,临床上依然很高危;这可以是冠状动脉血栓性闭塞已有早期再通,或痉挛性闭塞反复发作,或严重狭窄的基础上急性闭塞后已有充分的侧支循环建立的结果。NSTEMI 时的冠脉内附壁血栓多为白血栓;也可能是由斑块成分或血小板血栓向远端栓塞所致。

(三)临床表现

(1)静息时或夜间发生心绞痛常持续 20 分钟以上。

(2)新近发生的心绞痛(病程在 2 个月内)且程度严重。

(3)近期心绞痛逐渐加重(包括发作的频度、持续时间、严重程度和疼痛放射到新的部位)。发作时可有出汗、皮肤苍白湿冷、恶心、呕吐、心动过速、呼吸困难、出现第三心音或第四心音等表现。而原来可以缓解心绞痛的措施此时变得无效或不完全有效。UA 患者中约 20% 发生 NSTEMI 需通过心肌肌钙蛋白和心肌酶检查来判定。UA 和 NSTEMI 患者中很少有严重的左心室功能不全所致的低血压(心源性休克)发生。

(四)危险分层

由于不同的发病机制,造成不同类型 ACS 的近、远期预后有较大的差别,因此正确识别 ACS 的高危人群并给予及时和有效的治疗可明显改善其预后,这具有重要的临床意义。对于 ACS 的危险性评估遵循以下原则:首先是明确诊断,然后进行临床分类和危险分层,最终确定治疗方案。

1.高危非 ST 段抬高型 ACS 患者的评判标准

美国心脏病学会/美国心脏病协会(ACC/AHA)将具有以下临床或心电图情况中的 1 条作为高危非 ST 段抬高型 ACS 患者的评判标准。

(1)缺血症状在 48 小时内恶化。

(2)长时间进行性静息性胸痛(>20 分钟)。

(3)低血压,新出现杂音或杂音突然变化、心力衰竭,心动过缓或心动过速,年龄>75 岁。

(4)心电图改变:静息性心绞痛伴一过性 ST 段改变(>0.05 mV),新出现的束支传导阻滞,持续性室性心动过速。

(5)心肌标志物(TnI、TnT)明显增高(>0.1 μg/L)。

2.中度危险性 ACS 患者的评判标准

中度危险为无高度危险特征但具备下列中的 1 条。

(1)既往心肌梗死、周围或脑血管疾病,或冠脉搭桥,既往使用阿司匹林。

(2)长时间(>20 分钟)静息性胸痛已缓解,或过去 2 周内新发 CCS 分级Ⅲ级或Ⅳ级心绞痛,但无长时间(>20 分钟)静息性胸痛,并有高度或中度冠状动脉疾病可能;夜间心绞痛。

(3)年龄>70 岁。

(4)心电图改变:T 波倒置>0.2 mV,病理性 Q 波或多个导联静息 ST 段压低<0.1 mV。

(5)TnI 或 TnT 轻度升高(即<0.1 μg/L,但>0.01 μg/L)。

3.低度危险性 ACS 患者的评判标准

低度危险性为无上述高度、中度危险特征,但有下列特征。

(1)心绞痛的频率、程度和持续时间延长,诱发胸痛阈值降低,2 周至 2 个月内新发心绞痛。

(2)胸痛期间心电图正常或无变化。

（3）心脏标志物正常。近年来,在结合上述指标的基础上,将更为敏感和特异的心肌生化标志物用于危险分层,其中最具代表性的是心肌特异性肌钙蛋白、C-反应蛋白、高敏C-反应蛋白（HsCRP）、脑钠肽（BNP）和纤维蛋白原。

（五）实验室检查和辅助检查

1.心电图检查

应在症状出现10分钟内进行。UA发作时心电图有一过性ST段偏移和/或波倒置;如心电图变化持续12小时以上,则提示发生NSTEMI。NSTEMI时不出现病理性Q波,但有持续性ST段压低≥0.1 mV（aVR导联有时还有V_1导联则ST段抬高）,或伴对称性T波倒置,相应导联的R波电压进行性降低,ST段和T波的这种改变常持续存在。

2.心脏标志物检查

UA时,心脏标志物一般无异常增高;NSTEMI时,血CK-MB或肌钙蛋白常有明显升高。TnT或TnI及C-反应蛋白升高是协助诊断和提示预后较差的指标。

3.其他

需施行各种介入性治疗时,可先行选择性冠状动脉造影,必要时行血管内超声或血管镜检查,明确病变情况。

（六）诊断

对年龄＞30岁的男性和＞40岁的女性（糖尿病患者更年轻）主诉符合上述临床表现的心绞痛时应考虑ACS,但须先与其他原因引起的疼痛相鉴别。随即进行一系列的心电图和心脏标志物的检测,以判别为UA、NSTEMI抑或是STEMI。

（七）鉴别诊断

1.急性心包炎

尤其是急性非特异性心包炎,可有较剧烈而持久的心前区疼痛,心电图有ST段和T波变化。但心包炎患者在疼痛的同时或以前已有发热和血白细胞计数增高,疼痛常于深呼吸和咳嗽时加重,坐位前倾时减轻。体检可发现心包摩擦音。

2.急性肺动脉栓塞

肺动脉大块栓塞常可引起胸痛、咯血、气急和休克,但有右心负荷急剧增加的表现,如发绀、肺动脉瓣区第二心音亢进、三尖瓣区出现收缩期杂音、颈静脉充盈、肝大、下肢水肿等。发热和白细胞增多出现也较早,多在24小时内。心电图示电轴右偏,Ⅰ导联出现S波或原有的S波加深,Ⅲ导联出现Q波和T波倒置,aVR导联出现高R波,胸导联过渡区向左移,右胸导联T波倒置等。血乳酸脱氢酶总值增高,但其同工酶和肌酸磷酸激酶不增高,D-二聚体可升高,其敏感性高但特异性差。肺部X线检查、放射性核素肺通气-灌注扫描、CT和必要时选择性肺动脉造影有助于诊断。

3.急腹症

急性胰腺炎、消化性溃疡穿孔、急性胆囊炎、胆石症等,患者可有上腹部疼痛及休克,可能与ACS患者疼痛波及上腹部者混淆。但仔细询问病史和体格检查,不难作出鉴别。心电图检查和血清肌钙蛋白、心肌酶等测定有助于明确诊断。

4.主动脉夹层分离

以剧烈胸痛起病,颇似ACS。但疼痛一开始即达高峰,常放射到背、肋、腹、腰和下肢,两上肢血压及脉搏可有明显差别,少数有主动脉瓣关闭不全,可有下肢暂时性瘫痪或偏瘫。X线胸片示主动脉增宽,CT 或 MRI 主动脉断层显像以及超声心动图探测到主动脉壁夹层内的液体,可确立诊断。

5.其他疾病

急性胸膜炎、自发性气胸、带状疱疹等心脏以外疾病引起的胸痛,依据特异性体征、X 线胸片和心电图特征不难鉴别。

(八)治疗

ACS 是内科急症,治疗结局主要受是否迅速诊断和治疗的影响,因此应及早发现和及早住院,并加强住院前的就地处理。UA 或 NSTEMI 的治疗目标是稳定斑块、治疗残余心肌缺血、进行长期的二级预防。溶栓治疗不宜用于 UA 或 NSTEMI。

1.一般治疗

UA 或 NSTEMI 患者应住入冠心病监护病室,卧床休息至少 12~24 小时,给予持续心电监护。病情稳定或血运重建后症状控制,应鼓励患者早期活动。下肢被动运动可防止静脉血栓形成。活动量的增加应循序渐进。应尽量对患者进行必要的解释和鼓励,使其能积极配合治疗而又解除焦虑和紧张,可以应用小剂量的镇静剂和抗焦虑药物,使患者得到充分休息和减轻心脏负担。保持大便通畅,便时避免用力,如便秘可给予缓泻剂。有明确低氧血症或存在左心室功能衰竭时才需补充氧气。在最初 2~3 天,饮食应以流质食物为主,以后随着症状减轻而逐渐增加粥、面条等及其他容易消化的半流质食物,宜少量多餐,钠盐和液体的摄入量应根据汗量、尿量、呕吐量及有无心力衰竭而做适当调节。

2.抗栓治疗

抗栓治疗可预防冠状动脉进一步血栓形成、促进内源性纤溶活性溶解血栓和减少冠状动脉狭窄程度,从而可减少事件进展的风险和预防冠状动脉完全阻塞的进程。

(1)抗血小板治疗:主要药物包括以下几种。

1)环氧化酶抑制剂:阿司匹林可降低 ACS 患者的短期和长期病死率。若无禁忌证,ACS 患者入院时都应接受阿司匹林治疗,起始负荷剂量为 160~325 mg(非肠溶制剂),首剂应嚼碎,加快其吸收,以便迅速抑制血小板激活状态,以后改用小剂量维持治疗。除非对阿司匹林过敏或有其他禁忌证外,主张长期服用小剂量 75~100 mg/d 维持。

2)二磷酸腺苷(ADP)受体拮抗剂:氯吡格雷和噻氯匹定能拮抗血小板 ADP 受体,从而抑制血小板聚集,可用于对阿司匹林不能耐受患者的长期口服治疗。氯吡格雷起始负荷剂量为 300 mg,以后 75 mg/d 维持;噻氯匹定起效较慢,不良反应较多,已少用。对于非 ST 段抬高型 ACS 患者不论是否行介入治疗,阿司匹林加氯吡格雷均为常规治疗,应联合应用 12 个月,对于放置药物支架的患者这种联合治疗时间应更长。

3)血小板膜糖蛋白Ⅱb/Ⅲa(GPⅡb/Ⅲa)受体拮抗剂:激活的 GPⅡb/Ⅲa 受体与纤维蛋白原结合,形成在激活血小板之间的桥梁,导致血小板血栓形成。阿昔单抗是直接抑制 GPⅡb/Ⅲa 受体的单克隆抗体,在血小板激活起重要作用的情况下,特别是患者进行介入治疗时,该药多能有效地与血小板表面的GPⅡb/Ⅲa受体结合,从而抑制血小板的聚集;一般使用方法是先静脉注射冲击量0.25 mg/kg,然后10 μg/(kg·h)静脉滴注 12~24 小时。合成的该类药物还包括替罗非班和依替巴肽。以上 3 种GPⅡb/Ⅲa受体拮抗剂静脉制剂均适用于 ACS 患者急诊 PCI(首选阿昔单抗,因目前其安全性证据最多),可明显降低急性和亚急性血栓形成的发生率,如果在PCI 前6 小时内开始应用该类药物,疗效更好。若未行 PCI,GPⅡb/Ⅲa 受体拮抗剂可用于高危患者,尤其是心脏标志物升高或尽管接受合适的药物治疗症状仍持续存在或两者兼而有的患者。GPⅡb/Ⅲa受体拮抗剂应持续应用24～36小时,静脉滴注结束之前进行血管造影。

(2)抗凝治疗:除非有禁忌证(如活动性出血或已应用链激酶或复合纤溶酶链激酶),所有患者应在抗血小板治疗的基础上常规接受抗凝治疗,抗凝治疗药物的选择应根据治疗策略以及缺血和出血事件的风险。常用抗凝药包括普通肝素、低分子肝素、磺达肝癸钠和比伐芦定。

3.抗心肌缺血治疗

(1)硝酸酯类药物:硝酸酯类药物可选择口服,舌下含服,经皮肤或经静脉给药。硝酸甘油为短效硝酸酯类,对有持续性胸部不适、高血压、急性左心衰竭的患者,在最初24～48小时的治疗中,静脉内应用有利于控制心肌缺血发作。先给予舌下含服0.3～0.6 mg,继以静脉点滴,开始5～10 μg/min,每5～10分钟增加5～10 μg,直至症状缓解或平均压降低10%但收缩压不低于12.0 kPa(90 mmHg)。目前推荐静脉应用硝酸甘油的患者症状消失24小时后,就改用口服制剂或应用皮肤贴剂。药物耐受现象可能在持续静脉应用硝酸甘油24～48小时内出现。由于在NSTEMI患者中未观察到硝酸酯类药物具有减少病死率的临床益处,因此在长期治疗中此类药物应逐渐减量至停用。

(2)镇痛剂:如硝酸酯类药物不能使疼痛迅速缓解,应立即给予吗啡,10 mg稀释成10 mL,每次2～3 mL静脉注射。哌替啶50～100 mg肌内注射,必要时1～2小时后再注射1次,以后每4～6小时可重复应用,注意呼吸功能的抑制。给予吗啡后如出现低血压,可仰卧或静脉滴注生理盐水来维持血压,很少需要用升压药。如出现呼吸抑制,应给予纳洛酮0.4～0.8 mg。有使用吗啡禁忌证(低血压和既往过敏史)者,可选用哌替啶替代。疼痛较轻者可用罂粟碱,30～60 mg肌内注射或口服。

(3)β受体阻滞剂:β受体阻滞剂可用于所有无禁忌证(如心动过缓、心脏传导阻滞、低血压或哮喘)的UA和NSTEMI患者,可减少心肌缺血发作和心肌梗死的发展。使用β受体阻滞剂的方案如下:①首先排除有心力衰竭、低血压[收缩压<12.0 kPa(90 mmHg)]、心动过缓(心率<60次/分)或有房室传导阻滞(P-R间期>0.24秒)的患者;②给予美托洛尔,静脉推注每次5 mg,共3次;③每次推注后观察2～5分钟,如果心率<60次/分或收缩压<13.3 kPa(100 mmHg),则停止给药,静脉注射美托洛尔的总量为15 mg;④如血流动力学稳定,末次静脉注射后15分钟,开始改为口服给药,每6小时50 mg,持续2天,以后渐增为100 mg,2次/天。作用极短的β受体阻滞剂艾司洛尔静脉注射50～250 μg/(kg·min),安全而有效,甚至可用于左心功能减退的患者,药物作用在停药后20分钟内消失,用于有β受体阻滞剂相对禁忌证,而又希望减慢心率的患者。β受体阻滞剂的剂量应调整到患者安静时,心率为50～60次/分。

(4)钙通道阻滞剂:钙通道阻滞剂与β受体阻滞剂一样能有效地减轻症状。但所有的大规模临床试验表明,钙通道阻滞剂应用于UA,不能预防急性心肌梗死的发生或降低病死率,目前仅推荐用于全量硝酸酯和β受体阻滞剂之后仍有持续性心肌缺血的患者或对β受体阻滞剂有禁忌的患者,应选用心率减慢型的非二氢吡啶类钙通道阻滞剂。对心功能不全的患者,应用β受体阻滞剂后再加用钙通道阻滞剂应特别谨慎。

(5)血管紧张素转换酶抑制剂(ACEI):近年来一些临床研究显示,对UA和NSTEMI患者,短期应用ACEI并不能获得更多的临床益处。但长期应用对预防再发缺血事件和死亡有益。因此除非有禁忌证(如低血压、肾功能衰竭、双侧肾动脉狭窄和已知的过敏),所有UA和NSTEMI患者都可选用ACEI。

(6)调脂治疗:所有 ACS 患者应在入院 24 小时之内评估空腹血脂谱。近年的研究表明,他汀类药物可以稳定斑块,改善内皮细胞功能,因此如无禁忌证,无论血基线 LDL-C 水平和饮食控制情况如何,均建议早期应用他汀类药物,使 LDL-C 水平降至<800 g/L。常用的他汀类药物有辛伐他汀 20～40 mg/d、普伐他汀 10～40 mg/d、氟伐他汀 40～80 mg/d、阿托伐他汀 10～80 mg/d或瑞舒伐他汀 10～20 mg/d。

4.血运重建治疗

(1)经皮冠状动脉介入术(PCI):UA 和 NSTEMI 的高危患者,尤其是血流动力学不稳定、心脏标志物显著升高、顽固性或反复发作心绞痛伴有动态 ST 段改变、有心力衰竭或危及生命的心律失常者,应早期行血管造影术和 PCI。PCI 能改善预后,尤其是同时应用 GPⅡb/Ⅲa 受体拮抗剂时。对中危患者以及有持续性心肌缺血证据的患者,PCI 可以识别致病的病变、评估其他病变的范围和左心室功能。对中高危患者,PCI 或 CABG 具有明确的潜在益处。但对低危患者,不建议进行常规的介入性检查。

(2)冠状动脉旁路移植术(CABG):对经积极药物治疗而症状控制不满意及高危患者(包括持续 ST 段压低、cTnT 升高等),应尽早(72 小时内)进行冠状动脉造影,根据下列情况选择治疗措施:①严重左冠状动脉主干病变(狭窄>50%),应及时行外科手术治疗。②有多支血管病变,且有左心室功能不全(LVEF<50%)或伴有糖尿病者,应进行 CABG。③有两支血管病变合并左前降支近段严重狭窄和左心室功能不全(LVEF<50%)或无创性检查显示心肌缺血的患者,建议施行 CABG。④对 PCI 效果不佳或强化药物治疗后仍有缺血的患者,建议施行 CABG。⑤弥漫性冠状动脉远端病变的患者,不适合行 PCI 或 CABG。

二、ST 段抬高型心肌梗死

(一)病理解剖

若冠状动脉管腔急性完全闭塞,血供完全停止,导致所供区域心室壁心肌透壁性坏死,临床上表现为典型的 STEMI,即传统的 Q 波型心肌梗死。在冠状动脉闭塞后 20～30 分钟,受其供血的心肌即有少数坏死,开始了 AMI 的病理过程。1～2 小时后绝大部分心肌呈凝固性坏死,心肌间质则充血、水肿,伴多量炎性细胞浸润。以后,坏死的心肌纤维逐渐溶解,形成肌溶灶,随后渐有肉芽组织形成。坏死组织 1～2 周后开始吸收,并逐渐纤维化,在 6～8 周后进入慢性期形成瘢痕而愈合,称为陈旧性或愈合性心肌梗死。瘢痕大者可逐渐向外凸出而形成室壁膨胀瘤。梗死附近心肌的血供随侧支循环的建立而逐渐恢复。病变可波及心包出现反应性心包炎,波及心内膜引起附壁血栓形成。在心腔内压力的作用下,坏死的心壁可破裂(心脏破裂),破裂可发生在心室游离壁、乳头肌或心室间隔处。

心肌梗死时冠脉内血栓既有白血栓(富含血小板),又有红血栓(富含纤维蛋白和红细胞)。STEMI 的闭塞性血栓是白、红血栓的混合物,从堵塞处向近端延伸部分为红血栓。

(二)病理生理

1.左心室功能

冠状动脉急性闭塞时相关心肌依次发生 4 种异常收缩形式:①运动同步失调,即相邻心肌节段收缩时相不一致;②收缩减弱,即心肌缩短幅度减小;③无收缩;④反常收缩,即矛盾运动,收缩期膨出。于梗死部位发生功能异常同时,正常心肌在早期出现收缩增强。由于非梗死节段发生收缩加强,使梗死区产生矛盾运动。然而,非梗死节段出现代偿性收缩运动增强,对维持左心室整体收缩功能的稳定有重要意义。若非梗死区有心肌缺血,即"远处缺血"存在,则收缩功能也可降低,主要见于非梗死区域冠脉早已闭塞,供血主要依靠此次心肌梗死相关冠脉者。同样,若心肌梗死区心肌在此次冠脉闭塞以前就已有冠脉侧支循环形成,则对于心肌梗死区乃至左心室整体收缩功能的保护也有重要意义。

2.心室重构

心肌梗死致左心室节段和整体收缩、舒张功能降低的同时,机体启动了交感神经系统兴奋、肾素血管紧张素-醛固酮系统激活和 Frank-Starling 等代偿机制,一方面通过增强非梗死节段的收缩功能、增快心率、代偿性增加已降低的心搏量(SV)和心排血量(CO),并通过左心室壁伸展和肥厚增加左心室舒张末容积(LVEDV)进一步恢复 SV 和 CO,降低升高的左心室舒张末期压(LVEDP);但另一方面,也同时开启了左心室重构的过程。

心肌梗死发生后,左心室腔大小、形态和厚度发生变化,总称为心室重构。重构过程反过来影响左心室功能和患者的预后。重构是左心室扩张和非梗死心肌肥厚等因素的综合结果,使心室变形(球形变)。除了梗死范围以外,另两个影响左心室扩张的重要因素是左心室负荷状态和梗死相关动脉的通畅程度。左心室压力升高有导致室壁张力增加和梗死扩张的危险,而通畅的梗死区相关动脉可加快瘢痕形成,增加梗死区组织的修复,减少梗死的扩展和心室扩张的危险。

(三)临床表现

1.诱发因素

本病在春、冬季发病较多,与气候寒冷、气温变化大有关,常在安静或睡眠时发病,以清晨6 时至午间 12 时发病最多。大约有 1/2 的患者能查明诱发因素,如剧烈运动、过重的体力劳动、创伤、情绪激动、精神紧张或饱餐、急性失血、出血性或感染性休克,主动脉瓣狭窄、发热、心动过速等引起的心肌耗氧增加、血供减少都可能是心肌梗死的诱因。在变异型心绞痛患者中,反复发作的冠状动脉痉挛也可发展为 AMI。

2.先兆

半数以上患者在发病前数天有乏力、胸部不适,活动时心悸、气急、烦躁、心绞痛等前驱症状,其中以新发生心绞痛(初发型心绞痛)或原有心绞痛加重(恶化型心绞痛)为最突出。心绞痛发作较以往频繁、性质较剧、持续较久、硝酸甘油疗效差、诱发因素不明显;疼痛时伴有恶心、呕吐、大汗和心动过速,或伴有心功能不全、严重心律失常、血压大幅度波动等;同时心电图示 ST 段一过性明显抬高(变异型心绞痛)或压低,T 波倒置或增高,应警惕近期内发生心肌梗死的可能。发现先兆及时积极治疗,有可能使部分患者避免发生心肌梗死。

3.症状

(1)疼痛:是最先出现的症状,疼痛部位和性质与心绞痛相同,但常发生于安静或睡眠时,疼痛程度较重,范围较广,持续时间可长达数小时或数天,休息或含用硝酸甘油片多不能缓解,患者常烦躁不安、出汗、恐惧,有濒死之感。在我国,1/6~1/3 的患者疼痛的性质及部位不典型,如位于上腹部,常被误认为胃溃疡穿孔或急性胰腺炎等急腹症;位于下颌或颈部,常被误认为牙病或骨关节病。部分患者无疼痛,多为糖尿病患者或老年人,一开始即表现为休克或急性心力衰竭;少数患者在整个病程中都无疼痛或其他症状,而事后才发现患过 MI。

(2)全身症状:主要是发热,伴有心动过速、白细胞增高和血细胞沉降率增快等,由坏死物质吸收所引起。一般在疼痛发生后 24~48 小时出现,程度与梗死范围常呈正相关,体温一般在 38 ℃上下,很少超过 39 ℃,持续 1 周左右。

（3）胃肠道症状：约 1/3 有疼痛的患者，在发病早期伴有恶心、呕吐和上腹胀痛，与迷走神经受坏死心肌刺激和心排血量降低组织灌注不足等有关；肠胀气也不少见；重症者可发生呃逆（以下壁心肌梗死多见）。

（4）心律失常：见于 75%～95% 的患者，多发生于起病后 1～2 周内，尤以 24 小时内最多见。各种心律失常中以室性心律失常为最多，尤其是室性期前收缩；如室性期前收缩频发（每分钟 5 次以上），成对出现，心电图上表现为多源性或落在前一心搏的易损期时，常预示即将发生室性心动过速或心室颤动。冠状动脉再灌注后可能出现加速性室性自主心律与室性心动过速，多数历时短暂，自行消失。室上性心律失常则较少，阵发性心房颤动比心房扑动和室上性心动过速更多见，多发生在心力衰竭患者中。窦性心动过速的发生率为 30%～40%，发病初期出现的窦性心动过速多为暂时性，持续性窦性心动过速是梗死面积大、心排血量降低或左心功能不全的反映。各种程度的房室传导阻滞和束支传导阻滞也较多，严重者发生完全性房室传导阻滞。发生完全性左束支传导阻滞时 MI 的心电图表现可被掩盖。前壁 MI 易发生室性心律失常。下壁（膈面）MI 易发生房室传导阻滞，其阻滞部位多在房室束以上，预后较好。前壁 MI 而发生房室传导阻滞时，往往是多个束支同时发生传导阻滞的结果，其阻滞部位在房室束以下，且常伴有休克或心力衰竭，预后较差。

（5）低血压和休克：疼痛期血压下降常见，可持续数周后再上升，但常不能恢复以往的水平，未必是休克。如疼痛缓解而收缩压低于 10.7 kPa（80 mmHg），患者烦躁不安、面色苍白、皮肤湿冷、脉细而快、大汗淋漓、尿量减少（<20 mL/h）、神志迟钝，甚至昏厥者，则为休克的表现。休克多在起病后数小时至 1 周内发生，见于 20% 的患者，主要是心源性，为心肌广泛（40% 以上）坏死、心排血量急剧下降所致，神经反射引起的周围血管扩张为次要的因素，有些患者还有血容量不足的因素参与。严重的休克可在数小时内致死，一般持续数小时至数天，可反复出现。

（6）心力衰竭：主要是急性左心衰竭，可在起病最初数天内发生或在疼痛、休克好转阶段出现，为梗死后心脏舒缩力显著减弱或不协调所致，发生率为 20%～48%。患者出现呼吸困难、咳嗽、发绀、烦躁等，严重者可发生肺水肿或进而发生右心衰竭的表现，出现颈静脉怒张、肝肿痛和水肿等。右心室 MI 者，一开始即可出现右心衰竭的表现。

4.体征

AMI 时心脏体征可在正常范围内，体征异常者大多数无特征性：心脏可有轻至中度增大；心率增快或减慢；心尖区第一心音减弱，可出现第三心音或第四心音奔马律。前壁心肌梗死的早期，可能在心尖区和胸骨左缘之间扪及迟缓的收缩期膨出，是由心室壁反常运动所致，常在几天至几周内消失。有 10%～20% 的患者在发病后 2～3 天出现心包摩擦音，多在 1～2 天内消失，少数持续 1 周以上。发生二尖瓣乳头肌功能失调者，心尖区可出现粗糙的收缩期杂音；发生心室间隔穿孔者，胸骨左下缘出现响亮的收缩期杂音，常伴震颤。右心室梗死较重者可出现颈静脉怒张，深吸气时更为明显。除发病极早期可出现一过性血压增高外，几乎所有患者在病程中都会有血压降低，起病前有高血压者，血压可降至正常；起病前无高血压者，血压可降至正常以下，且可能不再恢复到起病之前的水平。

（四）并发症

并发症可分为机械性、缺血性、栓塞性和炎症性。

1.机械性并发症

（1）心室游离壁破裂：3% 的 MI 患者可发生心室游离壁破裂，是心脏破裂最常见的一种，占

MI 患者死亡的 10%。心室游离壁破裂常在发病 1 周内出现,早高峰在 MI 后 24 小时内,晚高峰在 MI 后 3~5 天。早期破裂与胶原沉积前的梗死扩展有关,晚期破裂与梗死相关室壁的扩展有关。心脏破裂多发生在第一次 MI、前壁梗死、老年和女性患者中。其他危险因素包括 MI 急性期的高血压、既往无心绞痛和心肌梗死、缺乏侧支循环、心电图上有 Q 波、应用糖皮质激素或非甾体抗炎药、MI 症状出现后 14 小时以后的溶栓治疗。心室游离壁破裂的典型表现包括持续性心前区疼痛、心电图 ST-T 改变、迅速进展的血流动力学衰竭、急性心包压塞和电机械分离。心室游离壁破裂也可为亚急性,即心肌梗死区不完全或逐渐破裂,形成包裹性心包积液或假性室壁瘤,患者能存活数月。

(2)室间隔穿孔:比心室游离壁破裂少见,有 0.5%~2% 的 MI 患者会发生室间隔穿孔,常发生于 AMI 后 3~7 天。AMI 后,胸骨左缘突然出现粗糙的全收缩期杂音或可触及收缩期震颤,或伴有心源性休克和心力衰竭,应高度怀疑室间隔穿孔,此时应进一步作 Swan-Ganz 导管检查与超声心动图检查。

(3)乳头肌功能失调或断裂:乳头肌功能失调总发生率可高达 50%,二尖瓣乳头肌因缺血、坏死等使收缩功能发生障碍,造成不同程度的二尖瓣脱垂或关闭不全,心尖区出现收缩中晚期喀喇音和吹风样收缩期杂音,第二心音可不减弱,可引起心力衰竭。轻症者可以恢复,其杂音可以消失。乳头肌断裂极少见,多发生在二尖瓣后内乳头肌,故在下壁 MI 中较为常见。后内乳头肌大多是部分断裂,可导致严重二尖瓣反流伴有明显的心力衰竭;少数完全断裂者则发生急性二尖瓣大量反流,造成严重的急性肺水肿,约 1/3 的患者迅速死亡。

(4)室壁膨胀瘤:或称室壁瘤。绝大多数并发于 STEMI,多累及左心室心尖部,发生率为 5%~20%。为在心室腔内压力影响下,梗死部位的心室壁向外膨出而形成。见于 MI 范围较大的患者,常于起病数周后才被发现。发生较小室壁瘤的患者可无症状与体征;但发生较大室壁瘤的患者,可出现顽固性充血性心力衰竭以及复发性、难治的致命性心律失常。体检可发现心浊音界扩大,心脏搏动范围较广泛或心尖抬举样搏动,可有收缩期杂音。

2.缺血性并发症

(1)梗死延展:指同一梗死相关冠状动脉供血部位的 MI 范围的扩大,可表现为心内膜下 MI 转变为透壁性 MI 或 MI 范围扩大到邻近心肌,多有梗死后心绞痛和缺血范围的扩大。梗死延展多发生在 AMI 后的 2~3 周内,多数原梗死区相应导联的心电图有新的梗死性改变且 CK 或肌钙蛋白升高时间延长。

(2)再梗死:指 AM 4 周后再次发生的 MI,既可发生在原来梗死的部位,也可发生在任何其他心肌部位。如果再梗死发生在 AMI 后 4 周内,则其心肌坏死区一定受另一支有病变的冠状动脉所支配。通常再梗死发生在与原梗死区不同的部位,诊断多无困难;若再梗死发生在与原梗死区相同的部位,尤其是 NSTEM 的再梗死、反复多次的灶性梗死,常无明显的或特征性的心电图改变,可使诊断发生困难,此时迅速上升且又迅速下降的酶学指标如 CK-MB 比肌钙蛋白更有价值。CK-MB 恢复正常后又升高或超过原先水平的 50% 对再梗死具有重要的诊断价值。

3.栓塞性并发症

MI 并发血栓栓塞主要是指心室附壁血栓或下肢静脉血栓破碎脱落所致的体循环栓塞或肺动脉栓塞。左心室附壁血栓形成在 AMI 患者中较多见,尤其在急性大面积前壁 MI 累及心尖部时,其发生率可高达 60% 左右,而体循环栓塞并不常见,国外一般发生率在 10% 左右,我国一般在 2% 以下。附壁血栓的形成和血栓栓塞多发生在梗死后的第 1 周内。最常见的体循环栓塞为脑卒中,也可产生肾、脾或四肢等动脉栓塞;如栓子来自下肢深部静脉,则可产生肺动脉栓塞。

4.炎症性并发症

(1)早期心包炎:发生于 MI 后 1～4 天内,发生率约为 10%。早期心包炎常发生在透壁性 MI 患者中,系梗死区域心肌表面心包并发纤维素性炎症所致。临床上可出现一过性的心包摩擦音,伴有进行性加重的胸痛,疼痛随体位而改变。

(2)后期心包炎(心肌梗死后综合征或 Dressier 综合征)发病率为 1%～3%,于 MI 后数周至数月内出现,并可反复发生。其发病机制迄今尚不明确,推测为自身免疫反应所致;而 Dressier 认为它是一种变态反应,是肌体对心肌坏死物质所形成的自身抗原的变态反应。临床上可表现为突然起病,发热,胸膜性胸痛,白细胞计数升高和血沉增快,心包或胸膜摩擦音可持续 2 周以上,超声心动图常可发现心包积液,少数患者可伴有少量胸腔积液或肺部浸润。

(五)实验室和辅助检查

1.心电图检查

(1)特征性改变。在面向透壁心肌坏死区的导联上出现以下特征性改变:①宽而深的 Q 波(病理性Q 波)。②ST 段抬高呈弓背向上型。③T 波倒置,往往宽而深,两支对称;在背向梗死区的导联上则出现相反的改变,即 R 波增高,ST 段压低,T 波直立并增高。

(2)动态性改变:①起病数小时内,可尚无异常,或出现异常高大、两支不对称的 T 波。②数小时后,ST 段明显抬高,弓背向上,与直立的 T 波连接,形成单向曲线。数小时到 2 天内出现病理性 Q 波(又称Q 波型 MI),同时 R 波减低,为急性期改变。Q 波在 3～4 天内稳定不变,以后 70%～80%永久存在。③如不进行治疗干预,ST 段抬高持续数天至 2 周左右,逐渐回到基线水平,T 波则变为平坦或倒置,是为亚急性期改变。④数周至数月以后,T 波呈 V 形倒置,两支对称,波谷尖锐,为慢性期改变,T 波倒置可永久存在,也可在数月到数年内逐渐恢复。

2.心脏标志物测定

(1)血清酶学检查。以往用于临床诊断 MI 的血清酶学指标包括肌酸磷酸激酶(CK 或 CPK)及其同工酶 CK-MB、天门冬酸氨基转移酶(AST,曾称 GOT)、乳酸脱氢酶(LDH)及其同工酶,但因 AST 和 IDH 分布于全身许多器官,对 MI 的诊断特异性较差,目前临床已不推荐应用。MI 发病后,血清酶活性随时相而变化。CK 在起病 6 小时内增高,24 小时内达高峰,3～4 天恢复正常。

(2)心肌损伤标志物测定:在心肌坏死时,除了血清心肌酶活性的变化外,心肌内含有的一些蛋白质类物质也会从心肌组织内释放出来,并出现在外周循环血液中,因此可作为心肌损伤的判定指标。这些物质主要包括肌钙蛋白和肌红蛋白。肌钙蛋白(Tn)是肌肉组织收缩的调节蛋白,心肌肌钙蛋白(cTn)与骨骼肌中的 Tn 在分子结构和免疫学上是不同的,因此它是心肌所独有,具有很高的特异性。

3.放射性核素心肌显影

利用坏死心肌细胞中的钙离子能结合放射性锝焦磷酸盐或坏死心肌细胞的肌凝蛋白可与其特异性抗体结合的特点,静脉注射^{99m}Tc-焦磷酸盐或^{111}In-抗肌凝蛋白单克隆抗体进行"热点"显像;利用坏死心肌血供断绝和瘢痕组织中无血管以至^{201}Tl 或^{99m}Tc-MIBI 不能进入细胞的特点,静脉注射这些放射性核素进行"冷点"显像;均可显示 MI 的部位和范围。前者主要用于急性期,后者用于慢性期。用门电路 γ 闪烁显像法进行放射性核素心腔造影(常用^{99m}Tc 标记的红细胞或白蛋白),可观察心室壁的运动和左心室的射血分数。有助于判断心室功能,判断梗死后造成的室壁运动失调和室壁瘤。

(六)诊断

WHO 的 AMI 诊断标准依据典型的临床表现、特征性的心电图改变、血清心肌坏死标志物水平动态改变,3 项中具备 2 项特别是后 2 项即可确诊,一般并不困难。无症状的患者,诊断较困难。凡年老患者突然发生休克、严重心律失常、心力衰竭、上腹胀痛或呕吐等表现而原因未明者,或原有高血压而血压突然降低且无原因可寻者,都应想到 AMI 的可能。此外有较重而持续较久的胸闷或胸痛者,即使心电图无特征性改变,也应考虑本病的可能,都宜先按 AMI 处理,并在短期内反复进行心电图观察和血清肌钙蛋白或心肌酶等测定,以确定诊断。当存在左束支传导阻滞图形时,MI 的心电图诊断较困难,因它与 STEMI 的心电图变化相类似,此时,与 QRS 波同向的 ST 段抬高和至少 2 个胸导联 ST 段抬高 >5 mm,强烈提示 MI。一般来说,有疑似症状并新出现的左束支传导阻滞应按 STEMI 来治疗。无病理性 Q 波的心内膜下 MI 和小的透壁性或非透壁性或微型 MI。

(七)预后

STEMI 的预后与梗死范围的大小、侧支循环产生的情况、有无其他疾病并存以及治疗是否及时有关。总病死率约为 30%,住院病死率约为 10%,发生严重心律失常、休克或心力衰竭者病死率尤高,其中休克患者病死率可高达 80%。死亡多在第 1 周内,尤其是在数小时内。出院前或出院 6 周内进行负荷心电图检查,运动耐量好不伴有心电图异常者预后良好,运动耐量差者预后不良。MI 长期预后的影响因素中主要为患者的心功能状况、梗死后心肌缺血及心律失常、梗死的次数和部位以及患者的年龄、是否合并高血压和糖尿病等。AMI 再灌注治疗后梗死相关冠状动脉再通与否是影响 MI 急性期良好预后和长期预后的重要独立因素。

(八)治疗

1.再灌注治疗

及早再通闭塞的冠状动脉,使心肌得到再灌注,挽救濒死的心肌或缩小心肌梗死的范围,是一种关键的治疗措施。它还可极有效地解除疼痛。

(1)溶栓治疗:纤维蛋白溶解(纤溶)药物被证明能减小冠脉内血栓,早期静脉应用溶栓药物能提高 STEAMI 患者的生存率,其临床疗效已被公认,故明确诊断后应尽早用药,来院至开始用药时间应 <30 分钟。而对于非 ST 段抬高型 ACS,溶栓治疗不仅无益反而有增加 AMI 的倾向,因此标准溶栓治疗目前仅用于 STEAMI 患者。

(2)介入治疗:直接经皮冠状动脉介入术(PCI)是指 AMI 的患者未经溶栓治疗直接进行冠状动脉血管成形术,其中支架植入术的效果优于单纯球囊扩张术。近年试用冠脉内注射自体干细胞希望有助于心肌的修复。目前直接 PCI 已被公认为首选的最安全有效的恢复心肌再灌注的治疗手段,梗死相关血管的开通率高于药物溶栓治疗,尽早应用可恢复心肌再灌注,降低近期病死率,预防远期的心力衰竭发生,尤其对来院时发病时间已超过 3 小时或对溶栓治疗有禁忌的患者。一般要求患者到达医院至球囊扩张时间 <90 分钟。在适宜于做 PCI 的患者中,PCI 之前应给予抗血小板药和抗凝治疗。

(3)冠状动脉旁路移植术(CABG)。下列患者可考虑进行急诊 CABG:①实行了溶栓治疗或 PCI 后仍有持续的或反复的胸痛;②冠状动脉造影显示高危冠状动脉病变(左冠状动脉主干病变);③有 MI 并发症如室间隔穿孔或乳头肌功能不全所引起的严重二尖瓣反流。

2.其他药物治疗

(1)抗血小板治疗：抗血小板治疗能减少 STEMI 患者的主要心血管事件(死亡、再发致死性或非致死性 MI 和卒中)的发生，因此除非有禁忌证，所有患者应给予本项治疗。

(2)抗凝治疗：除非有禁忌证，所有 STEMI 患者无论是否采用溶栓治疗，都应在抗血小板治疗的基础上常规接受抗凝治疗。抗凝治疗能建立和维持梗死相关动脉的通畅，并能预防深静脉血栓形成、肺动脉栓塞以及心室内血栓形成。

(3)硝酸酯类药物：对于有持续性胸部不适、高血压、大面积前壁 MI、急性左心衰竭的患者，在最初 24～48 小时的治疗中，静脉内应用硝酸甘油有利于控制心肌缺血发作，缩小梗死面积，降低短期甚至可能长期病死率。

(4)β受体阻滞剂：MI 发生后最初数小时内静脉注射β受体阻滞剂可通过缩小梗死面积、降低再梗死率、降低室颤的发生率和病死率而改善预后。无禁忌证的 STEMI 患者应在 MI 发病的 12 小时内开始β受体阻滞剂治疗。

(5)血管紧张素转换酶抑制剂(ACEI)：近来大规模临床研究发现，ACEI 如卡托普利、雷米普利、群多普利等有助于改善恢复期心肌的重构，减少 AMI 的病死率，减少充血性心力衰竭的发生，特别是对前壁 MI 或心力衰竭或心动过速的患者。因此，除非有禁忌证，所有 STEMI 患者都可选用 ACEI。

(6)钙通道阻滞剂：非二氢吡啶类钙通道阻滞剂维拉帕米或地尔硫草用于急性期 STEMI，除了能控制室上性心律失常，对减少梗死范围或心血管事件并无益处。因此不建议对 STEMI 患者常规应用非二氢吡啶类钙通道阻滞剂。但非二氢吡啶类钙通道阻滞剂可用于硝酸酯和β受体阻滞剂之后仍有持续性心肌缺血或心房颤动伴心室率过快的患者。血流动力学表现在 Killip Ⅱ级以上的 MI 患者应避免应用非二氢吡啶类钙通道阻滞剂。

3.心力衰竭治疗

治疗取决于病情的严重性。病情较轻者，给予袢利尿剂(如静脉注射呋塞米 20～40 mg，每天 1 次或 2 次)，它可降低左心室充盈压，一般即可见效。病情严重者，可应用血管扩张剂(如静脉注射硝酸甘油)以降低心脏前负荷和后负荷。治疗期间，常通过带球囊的右心导管(Swan-Ganz 导管)监测肺动脉楔压。只要体动脉收缩压持续＞13.3 kPa(100 mmHg)，即可用 ACEI。开始治疗最好给予小剂量卡托普利 3.125～6.25 mg，每 4～6 小时一次；如能耐受，则逐渐增加剂量。一旦达到最大剂量(卡托普利的最大剂量为 50 mg，每天 3 次)，即用长效 ACEI(如福辛普利、赖诺普利、雷米普利)取代作为长期应用。如心力衰竭持续在 NYHA 心功能分级Ⅱ级或Ⅱ级以上，应加用醛固酮拮抗剂。

4.并发症治疗

对于有附壁血栓形成者，抗凝治疗可减少栓塞的危险，如无禁忌证，治疗开始即静脉应用足量肝素，随后给予华法林 3～6 个月，使 INR 维持在 2～3。当左心室扩张伴弥漫性收缩活动减弱、存在室壁膨胀瘤或慢性心房颤动时，应长期应用抗凝药和阿司匹林。室壁膨胀瘤形成伴左心室衰竭或心律失常时可行外科切除术。AMI 时 ACEI 的应用可减轻左心室重构和降低室壁膨胀瘤的发生率。并发心室间隔穿孔、急性二尖瓣关闭不全都可导致严重的血流动力改变或心律失常，宜积极采用手术治疗，但手术应延迟至 AMI 后 6 周以上，因此时梗死心肌可得到最大程度的愈合。如血流动力学不稳定持续存在，尽管手术死亡危险很高，也宜早期进行。急性的心室游离壁破裂外科手术的成功率极低，几乎都是致命的。假性室壁瘤是左心室游离壁的不完全破裂，可通过外科手术修补。心肌梗死后综合征严重病例必须用其他非甾体类抗炎药(NSAIDs)或皮质类固醇短程冲击治疗,但大剂量 NSAIDs 或皮质类固醇的应用不宜超过数天,因它们可能干扰 AMI 后心室肌的早期愈合。肩手综合征可用理疗或体疗。

5.康复和出院后治疗

出院后最初 3~6 周体力活动应逐渐增加。鼓励患者恢复中等量的体力活动(步行、体操、太极拳等)。如 AMI 后 6 周仍能保持较好的心功能,则绝大多数患者都能恢复其所有正常的活动。与生活方式、年龄和心脏状况相适应的有规律的运动计划可降低缺血事件发生的风险,增强总体健康状况。对患者的生活方式提出建议,进一步控制危险因素,可改善患者的预后。

(岳宝霞)

第三节 慢性心肌缺血综合征

慢性心肌缺血综合征主要包括慢性稳定型心绞痛、隐匿型冠心病和缺血性心肌病在内的慢性心肌缺血所致的临床类型。其中最具代表性的是稳定型心绞痛。

一、稳定型心绞痛

心绞痛是因冠状动脉供血不足,心肌发生急剧的、暂时的缺血与缺氧所引起的临床综合征,可伴心功能障碍,但没有心肌坏死。其特点为阵发性的前胸压榨性或窒息样疼痛感觉,主要位于胸骨后,可放射至心前区与左上肢尺侧面,也可放射至右臂和两臂的外侧面或颈与下颌部,持续数分钟,往往经休息或舌下含化硝酸甘油后迅速消失。

(一)分类

Braunwald 根据发作状况和机制将心绞痛分为稳定型心绞痛、不稳定型心绞痛和变异型心绞痛 3 种,而 WHO 根据心绞痛的发作性质进行如下分型。

1.劳力性心绞痛

劳力性心绞痛是由运动或其他心肌需氧量增加情况所诱发的心绞痛,包括 3 种类型。

(1)稳定型劳力性心绞痛,1~3 个月内心绞痛的发作频率、持续时间、诱发胸痛的劳力程度及含服硝酸酯类后症状缓解的时间保持稳定。

(2)初发型劳力性心绞痛,1~2 个月内初发。

(3)恶化型劳力性心绞痛,一段时间内心绞痛的发作频率增加,症状持续时间延长,含服硝酸甘油后症状缓解所需时间延长或需要更多的药物,或诱发症状的活动量降低。

2.自发性心绞痛

与劳力性心绞痛相比,疼痛持续时间一般较长,程度较重,且不易为硝酸甘油所缓解,包括 4 种类型:①卧位型心绞痛;②变异型心绞痛;③中间综合征;④梗死后心绞痛。

3.混合性心绞痛

劳力性和自发性心绞痛同时并存。

一般临床上所指的稳定型心绞痛即指稳定型劳力性心绞痛,常发生于劳力或情绪激动时,持续数分钟,休息或用硝酸酯制剂后消失。本病多见于男性,多数患者在 40 岁以上,劳力、情绪激动、饱餐、受寒、阴雨天气、急性循环衰竭等为常见诱因。本病多为冠状动脉粥样硬化引起,还可由主动脉瓣狭窄或关闭不全、梅毒性主动脉炎、风湿性冠状动脉炎、肥厚型心肌病、先天性冠状动脉畸形、心肌桥等引起。

(二)发病机制

对心脏予以机械性刺激并不引起疼痛,但心肌缺血、缺氧则引起疼痛。当冠状动脉的供血和供氧与心肌的需氧之间发生矛盾,冠状动脉血流量不能满足心肌代谢的需要,引起心肌急剧的、暂时的缺血缺氧时,即产生心绞痛。

心肌耗氧量的多少由心肌张力、心肌收缩力和心率所决定,故常用"心率×收缩压"(即二重乘积)作为估计心肌耗氧的指标。心肌能量的产生要求大量的氧供,心肌细胞摄取血液氧含量的65%～75%,而身体其他组织则摄取10%～25%。因此心肌平时对血液中氧的摄取比例已接近于最大,需氧量再增大时,只能依靠增加冠状动脉的血流量来提供。在正常情况下,冠状循环有很大的储备力量,其血流量可随身体的生理情况而有显著的变化:在剧烈体力活动时,冠状动脉适当地扩张,血流量可增加到休息时的6～7倍;缺氧时,冠状动脉也扩张,能使血流量增加4～5倍;动脉粥样硬化而致冠状动脉狭窄或部分分支闭塞时,其扩张性能减弱、血流量减少,且对心肌的供血量相对比较固定。心肌的血液供应减低但尚能应付心脏平时的需要,则休息时可无症状。一旦心脏负荷突然增加,如劳力、激动、左心衰等,使心肌张力增加(心腔容积增加、心室舒张末期压力增高)、心肌收缩力增加(收缩压增高、心室压力曲线的最大压力随时间变化率增加)和心率增快等致心肌耗氧量增加时,心肌对血液的需求增加;或当冠状动脉发生痉挛(吸烟过度或神经体液调节障碍,如肾上腺素能神经兴奋、TXA_2或内皮素增多)或因暂时性血小板聚集、一过性血栓形成等,使冠状动脉血流量进一步减少或突然发生循环血流量减少(如休克、极度心动过速等),冠状动脉血流灌注量突降,心肌血液供求之间矛盾加深,心肌血液供给不足,遂引起心绞痛。严重贫血的患者,在心肌供血量虽未减少的情况下,可因血液携氧量不足而引起心绞痛。慢性稳定型心绞痛心肌缺血的主要发生机制是在心肌因冠状动脉狭窄而供血固定性减少的情况下发生耗氧量的增加。

在多数情况下,劳力诱发的心绞痛常在同一"心率×收缩压"的水平上发生。产生疼痛感觉的直接因素,可能是在缺血缺氧的情况下,心肌内积聚过多的代谢产物如乳酸、丙酮酸、磷酸等酸性物质,或类似激肽的多肽类物质,刺激心脏内自主神经的传入纤维末梢,经1～5胸交感神经节和相应的脊髓段,传至大脑,产生疼痛感觉。这种痛觉反映在与自主神经进入水平相同脊髓段的脊神经所分布的区域,即胸骨后及两臂的前内侧与小指,尤其是在左侧,而多不在心脏部位。有人认为,在缺血区内富有神经供应的冠状血管的异常牵拉或收缩,可以直接产生疼痛冲动。

(三)病理和病理生理

一般来说,至少一支冠状动脉狭窄程度>70%才会导致心肌缺血。稳定型心绞痛的患者,造影显示有1、2或3支冠状动脉狭窄>70%的病变者,分别各有25%左右、5%～10%有左冠状动脉主干狭窄,其余约15%患者无显著狭窄,可因微血管功能不全或严重的心肌桥所致的压迫导致心肌缺血。

1.心肌缺血、缺氧时的代谢与心肌改变

(1)对能量产生的影响:缺血引起的心肌代谢异常主要是缺氧的结果。在缺氧状态下,有氧代谢受限,从三磷腺苷(ATP)、肌酸磷酸(CP)或无氧糖酵解产生的高能磷酸键减少,导致依赖能源活动的心肌收缩和膜内外离子平衡发生障碍。缺氧时无氧糖酵解增强,除了产生的 ATP 明显减少外,乳酸和丙酮酸不能进入三羧酸循环进行氧化,生成增加,冠状静脉窦乳酸含量增高;而乳酸在短期内骤增,可限制无氧糖酵解的进行,使心肌能源的产生进一步减少,乳酸及其他酸性代谢产物积聚,可导致乳酸性酸中毒,降低心肌收缩力。

(2)心肌细胞离子转运的改变及其对心肌收缩性的影响:正常心肌细胞受激动而除极时,细胞质内释出钙离子,钙离子与原肌凝蛋白上的肌钙蛋白 TnC 结合后,解除了对肌钙蛋白 TnI 的抑制作用,促使肌动蛋白和肌浆球蛋白合成肌动球蛋白,引起心肌收缩,这就是所谓兴奋-收缩耦联作用。当心肌细胞受缺血、缺氧损害时,细胞膜对钠离子的渗透性异常增高,钠离子在细胞内积聚过多;加上酸度(氢离子)的增加,减少钙离子从肌浆网释放,使细胞内钙离子浓度降低并可妨碍钙离子对肌钙蛋白的结合作用,使心肌收缩功能发生障碍,因而心肌缺血后可迅速出现收缩力减退。缺氧也使心肌松弛发生障碍,可能因细胞膜上钠-钙离子交换系统的功能障碍及部分肌浆网钙泵对钙离子的主动摄取减少,室壁变得比较僵硬,左心室顺应性减低,充盈的阻力增加。

(3)心肌电生理的改变:心肌细胞在缺血性损伤时,细胞膜上的钠-钾离子泵功能受影响,钠离子在细胞内积聚而钾离子向细胞外漏出,使细胞膜在静止期处于低极化(或部分除极化)状态,在激动时又不能完全除极,产生所谓损伤电流。在体表心电图(ECG)上表现为 ST 段的偏移。心室壁内的收缩期压力在靠心内膜的内半层最高,而同时由于冠状动脉的分支从心外膜向心内膜深入,心肌血流量在室壁的内层较外层为低。因此,在血流供不应求的情况下,心内膜下层的心肌容易发生急性缺血。受到急性缺血性损伤的心内膜下心肌,其电位在心室肌静止期较外层为高(低极化),而在心肌除极后其电位则较低(除极受阻)。因此,左心室表面所记录的 ECG 出现 ST 段压低。在少数病例,心绞痛发作时急性缺血可累及心外膜下心肌,则 ECG 上可见相反的 ST 段抬高。

2.左心室功能及血流动力学改变

由于粥样硬化狭窄性病变在各个冠状动脉分支的分布并不均匀,因此,心肌的缺血性代谢改变及其所引起的收缩功能障碍也常为区域性的。缺血部位心室壁的收缩功能,尤其在心绞痛发作时,可以明显减弱甚至暂时完全丧失,以致呈现收缩期膨出,正常心肌代偿性收缩增强。如涉及范围较大,可影响整个左心室的排血功能,心室充盈阻力也增加。心室的收缩及舒张障碍都可导致左心室舒张期终末压增高,最后出现肺淤血症状。

以上各种心肌代谢和功能障碍常为暂时性和可逆性的,随着血液供应平衡的恢复,可以减解或者消失。有时严重的暂时性缺血虽不引起心肌坏死,但可造成心肌顿抑,心功能障碍可持续1周以上,心肌收缩、高能磷酸键储备及超微结构均异常。

(四)临床表现

1.症状

心绞痛以发作性胸痛为主要临床表现,疼痛的特点如下。

(1)部位:主要在胸骨体上段或中段之后,可波及心前区,有手掌大小范围,甚至横贯前胸,界限不很清楚。常放射至左肩、左臂内侧达无名指和小指,或至颈、咽或下颌部(图 6-2)。

(2)性质:胸痛常为压迫、发闷或紧缩感,也可有烧灼感,但不尖锐,不像针刺或刀扎样痛,偶伴濒死的恐惧感。发作时,患者往往不自觉地停止原来的活动,直至症状缓解。

(3)诱因:发作常由体力劳动或情绪激动(如愤怒、焦急、过度兴奋等)所激发,饱食、寒冷、吸烟、心动过速、休克等亦可诱发。疼痛发生于劳力或激动的当时,而不是在一天劳累之后。典型的稳定型心绞痛常在相似的条件下发生。但有时同样的劳力只有在早晨而不是在下午引起心绞痛,提示与晨间痛阈较低有关。

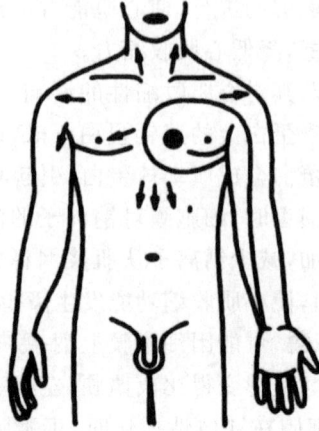

图 6-2　心绞痛发作时的疼痛放射范围

(4)持续时间和缓解方式:疼痛出现后常逐步加重,然后在 3~5 分钟内逐渐消失,一般在停止原来诱发症状的活动后即缓解。舌下含用硝酸甘油也能在几分钟内使之缓解。可数天或数星期发作一次,亦可一天内发作多次。稳定型劳力性心绞痛发作的性质在 1~3 个月内并无改变,即每天和每周疼痛发作次数大致相同,诱发疼痛的劳力和情绪激动程度相同,每次发作疼痛的性质和部位无改变,疼痛时限相仿(3~5 分钟),用硝酸甘油后,也在相同时间内缓解。根据心绞痛的严重程度及其对体力活动的影响,加拿大心血管学会(CCS)将稳定型心绞痛分为 4 级(表 6-1)。

表 6-1　稳定型心绞痛的加拿大心血管学会(CCS)分级

分级	心绞痛的严重程度及其对体力活动的影响
I	一般体力活动如步行或上楼不引起心绞痛,但可发生于费力或长时间用力后
II	体力活动轻度受限。心绞痛发生于快速步行或上楼,或者在寒冷、顶风逆行、情绪激动时。平地行走两个街区(200~400 m),或以常速上相当于 3 楼以上的高度时,能诱发心绞痛
III	日常体力活动明显受限。可发生于平地行走 1~2 个街区,或以常速上 3 楼以下
IV	任何体力活动或休息时均可出现心绞痛

2.体征

胸痛发作间隙期体检通常无特殊异常发现,但仔细体检能提供有用的诊断线索,可排除某些引起心绞痛的非冠状动脉疾病如瓣膜病、心肌病等,并确定患者的冠心病危险因素。胸痛发作期间体检,能帮助发现有无因心肌缺血而产生的暂时性左心室功能障碍,心绞痛发作时常见心率增快、血压升高、表情焦虑、皮肤冷或出汗,有时出现第四心音或第三心音奔马律。缺血发作时,可有暂时性心尖部收缩期杂音,由乳头肌缺血、功能失调引起二尖瓣关闭不全所致;可有第二心音逆分裂或出现交替脉;部分患者可出现肺部啰音。

(五)辅助检查

1.心电图

ECG 是发现心肌缺血、诊断心绞痛最常用的检查方法。

(1)静息 ECG 检查:稳定型心绞痛患者静息 ECG 一般是正常的,所以静息 ECG 正常并不能除外严重的冠心病。最常见的 ECG 异常是 ST-T 改变,包括 ST 段压低(水平型或下斜型)、T 波低平或倒置,ST 段改变更具特异性。少数可伴有陈旧性心肌梗死的表现,可有多种传导障碍,最常见的是左束支传导阻滞和左前分支传导阻滞。不过,静息 ECG 上 ST-T 改变在普通人群常见,在 Framingham 心脏研究中,8.5％的男性和 7.7％的女性有 ECG 上 ST-T 改变,并且检出率随年龄而增加;在高血压、糖尿病、吸烟者和女性中,ST-T 改变的检出率也增加。其他可造成 ST-T 异常的疾病包括左心室肥大和扩张、电解质异常、神经因素和抗心律失常药物等。然而在冠心病患者中,出现静息 ECG 的 ST-T 异常可能与基础心脏病的严重程度有关,包括病变血管的支数和左心室功能障碍。另外,各种心律失常的出现也增加患冠心病的可能。

(2)心绞痛发作时 ECG 检查:据估计,将近 95％的病例心绞痛发作时出现明显的、有相当特征的 ECG 改变,主要为暂时性心肌缺血所引起的 ST 段移位。心内膜下心肌容易缺血,故常见 ST 段压低 0.1 mV 以上,有时出现 T 波倒置,症状缓解后 ST-T 改变可恢复正常,动态变化的 ST-T 对诊断心绞痛的参考价值较大。静息 ECG 上 ST 段压低(水平型或下斜型)或 T 波倒置的患者,发作时可变为无压低或直立的所谓“假性正常化”,也支持心肌缺血的诊断。T 波改变虽然对反映心肌缺血的特异性不如 ST 段,但如与平时 ECG 比较有动态变化,也有助于诊断。

(3)ECG 负荷试验:ECG 负荷试验是对疑有冠心病的患者给心脏增加负荷(运动或药物)而激发心肌缺血的 ECG 检查。EGG 负荷试验的指征为:临床上怀疑冠心病,对有冠心病危险因素患者的筛选,冠状动脉搭桥及心脏介入治疗前后的评价,陈旧性心肌梗死患者对非梗死部位心肌缺血的监测。禁忌证包括急性心肌梗死,急性心肌炎、心包炎,严重高血压,心功能不全,严重主动脉瓣狭窄,肥厚型梗阻性心肌病,静息状态下有严重心律失常,主动脉夹层。静息状态下 ECG 即有明显 ST 段改变的患者如完全性左束支或右束支传导阻滞,或心肌肥厚继发 ST 段压低等也不适合行 ECG 负荷试验。负荷试验终止的指标:ST-T 降低或抬高≥0.2 mV、心绞痛发作、收缩压＞29.3 kPa(220 mmHg)、血压较负荷前下降、室性心律失常(多源性、连续 3 个室早和持续性室速)。

(4)动态 ECG:连续记录 24 小时或 24 小时以上的 ECG,可从中发现 ST-T 改变和各种心律失常,可将出现 ECG 改变的时间与患者的活动和症状相对照。ECG 上显示缺血性 ST-T 改变而当时并无心绞痛症状者,称为无痛性心肌缺血。

2.超声心动图

超声心动图可以观察心室腔的大小、心室壁的厚度以及心肌舒缩状态。另外,还可以观察到陈旧性心肌梗死时梗死区域的运动消失及室壁瘤形成。稳定型心绞痛患者的静息超声心动图大部分无异常表现,与静息 ECG 一样。负荷超声心动图可以帮助识别心肌缺血的范围和程度,包括药物负荷(多巴酚丁胺常用)、运动负荷、心房调搏负荷以及冷加压负荷。

3.放射性核素检查

(1)静息和负荷心肌灌注显像:心肌灌注显像常用 ^{201}Tl 或 ^{99m}Tc-MIBI 静脉注射使正常心肌显影而缺血区不显影的“冷点”显像法,结合运动或药物(双嘧达莫、腺苷或多巴酚丁胺)负荷试验,可查出静息时心肌无明显缺血的患者。

(2)放射性核素心腔造影:用放射性核素标记红细胞或清蛋白行心室血池显影有助于了解室壁运动,可测定 LVEF 及显示室壁局部运动障碍。

4.磁共振成像

可同时获得心脏解剖、心肌灌注与代谢、心室功能及冠状动脉成像的信息。

5.心脏 X 线检查

可无异常发现或见主动脉增宽、心影增大、肺淤血等。

6.CT 检查

电子束 CT(EBCT)可用于检测冠状动脉的钙化、预测冠状动脉狭窄的存在。近年发展迅速的多排螺旋 CT 冠状动脉造影,能建立冠状动脉三维成像以显示其主要分支,并可用于显示管壁上的斑块。随硬件设备和软件的进步,诊断的准确性得到很大的提高,已被广泛地用于无创性地诊断冠状动脉病变。

7.左心导管检查

主要包括冠状动脉造影术和左心室造影术,是有创性检查方法。选择性冠状动脉造影术目前仍是诊断冠状动脉病变并指导治疗方案选择尤其是血运重建术方案的最常用方法,常采用穿刺股动脉或桡动脉的方法,选择性地将导管送入左、右冠状动脉口,注射造影剂使冠状动脉主支及其分支显影,可以准确地反映冠状动脉狭窄的程度和部位。而左心室造影术是将导管送入左心室,用高压注射器将 30~40 mL 造影剂以 12~15 mL/s 的速度注入左心室,以评价左心室整体功能及局部室壁运动状况。

8.其他的有创性检查技术

由于冠状动脉造影只是通过造影剂充填的管腔轮廓反映冠状动脉病变,因此在定性和定量判断管壁上的病变方面存在局限性。而 IVUS 成像是将微型超声探头送入冠状动脉,显示血管的横断面,可同时了解管腔的狭窄程度和管壁上的病变情况,根据病变的回声特性了解病变性质。血管内多普勒血流速度测定技术能测定冠状动脉血流速度及血流储备,评价微循环功能。冠状动脉内压力测定技术得到的血流储备分数可评价狭窄病变导致的机械性梗阻程度。上述有创的技术对冠状动脉病变的形态和冠状动脉循环的功能评价能提供更多有价值的信息。

(六)诊断和鉴别诊断

根据典型的发作特点和体征,休息或含用硝酸甘油后缓解,结合年龄和存在的冠心病危险因素,除外其他疾病所致的心绞痛,即可建立诊断。发作不典型者,诊断要依靠观察硝酸甘油的疗效和发作时 ECG 的变化。未记录到症状发作时 ECG 者,可行 ECG 负荷试验或动态 ECG 监测,如负荷试验出现 ECG 阳性变化或诱发心绞痛时亦有助于诊断。诊断困难者,可行放射性核素检查、冠状动脉 CTA 或选择性冠状动脉造影检查。考虑介入治疗或外科手术者,必须行选择性冠状动脉造影。胸痛患者需考虑多种疾病(表 6-2)。稳定型心绞痛尤其需要与以下疾病进行鉴别。

表 6-2 需与稳定型心绞痛相鉴别的疾病

心源性胸痛	肺部疾患	消化道疾病	神经肌肉疾病	精神性疾病
主动脉夹层	胸膜炎	胃-食管反流	肋间神经痛	焦虑性疾病
心包炎	肺栓塞	食管痉挛	肋骨肋软骨病	情感性疾病(如抑郁症)
心肌病	肺炎	食管失弛缓综合征	带状疱疹	躯体性精神病
重度主动脉瓣狭窄	纵隔肿瘤	食管裂孔疝		思维型精神病
心脏神经症	气胸	消化性溃疡		
心肌梗死		胰腺炎		
		胆囊炎		
		胆囊结石		

1.心脏神经症

本病患者常诉胸痛,但为短暂(几秒钟)的刺痛或持久(几小时)的隐痛,患者常喜欢不时地吸一大口气或作叹息性呼吸。胸痛部位多在左胸乳房下心尖部附近,或经常变动。症状多在疲劳之后出现,而不在疲劳的当时,做轻度体力活动反觉舒适,有时可耐受较重的体力活动而不发生胸痛或胸闷。含用硝酸甘油无效或在 10 多分钟后才"见效",常伴有心悸、疲乏及其他神经衰弱的症状。

2.不稳定型心绞痛和急性心肌梗死

与稳定型劳力性心绞痛不同,不稳定型心绞痛包括初发型心绞痛、恶化型心绞痛及静息型心绞痛,仔细询问病史有助鉴别。急性心肌梗死临床表现更严重,有心肌坏死的证据。

3.其他疾病引起的心绞痛

其他疾病包括主动脉瓣严重狭窄或关闭不全、冠状动脉炎引起的冠状动脉口狭窄或闭塞、肥厚型心肌病、X 综合征等疾病均可引起心绞痛,要根据其他临床表现来鉴别。其中 X 综合征多见于女性,ECG 负荷试验常阳性,但冠状动脉造影阴性且无冠状动脉痉挛,预后良好,与微血管功能不全有关。

4.肋间神经痛

疼痛常累及 1～2 个肋间,但并不一定局限在胸前,为刺痛或灼痛,多为持续性而非发作性,咳嗽、用力呼吸和身体转动可使疼痛加剧,沿神经行经处有压痛,手臂上举活动时局部有牵拉疼痛,故与心绞痛不同。

5.不典型疼痛

还需与包括胃食管反流、食管动力障碍、食管裂孔疝等食管疾病以及消化性溃疡、颈椎病等鉴别。

(七)治疗

有两个主要目的:一是预防心肌梗死和猝死,改善预后,延长患者的生存期;二是减少缺血发作和缓解症状,提高生活质量。

1.一般治疗

发作时立刻休息,一般在停止活动后症状即可消除;平时应尽量避免各种已知的诱发因素,如过度的体力活动、情绪激动、饱餐等,冬天注意保暖;调节饮食,一次进食不宜过饱,避免油腻饮食,戒烟限酒;调整日常生活与工作量;减轻精神负担;保持适当的体力活动,以不发生疼痛症状为度;治疗高血压、糖尿病、贫血、甲状腺功能亢进等相关疾病。

2.药物治疗

药物治疗首先考虑预防心肌梗死和死亡,其次是减少缺血、缓解症状及改善生活质量。

(1)抗心绞痛和抗缺血治疗。

1)硝酸酯类药物:能降低心肌需氧,同时增加心肌供氧,从而缓解心绞痛。除扩张冠状动脉、降低阻力、增加冠状循环的血流量外,还通过对周围容量血管的扩张作用,减少静脉回流心脏的血量,降低心室容量、心腔内压和心室壁张力,降低心脏前负荷;对动脉系统有轻度扩张作用,减低心脏后负荷和心脏的需氧。①硝酸甘油:为即刻缓解心绞痛发作,可使用作用较快的硝酸甘油舌下含片,1～2 片(0.5～1.0 mg),舌下含化,迅速被唾液所溶解而吸收,1～2 分钟即开始起作用,约半小时后作用消失。延迟见效或完全无效者,首先要考虑药物是否过期或未溶解,如属后者可嘱患者轻轻嚼碎后继续含化。服用戊四硝酯片剂,持续而缓慢释放,口服半小时后起作用,持续可达 4~8 小时,每次 2.5 mg。用 2%硝酸甘油油膏或橡皮膏贴片涂或贴在胸前或上臂皮肤而缓慢吸收,适用于预防夜间心绞痛发作。②硝酸异山梨酯(消心痛):口服 3 次/天,每次 5~20 mg,服后半小时起作用,持续 3~5 小时,缓释制剂药效可维持 12 小时,可用 20 mg,2 次/天。本药舌下含化后 2~5 分钟见效,作用维持 2~3 小时,每次可用 5~10 mg。③5-单硝酸异山梨酯:多为长效制剂,每天 20~50 mg,1~2 次。硝酸酯药物长期应用的主要问题是耐药性,其机制尚未明确,可能与巯基利用度下降、RAAS 激活等有关。防止发生耐药的最有效方法是每天保持足够长(8~10 小时)的无药期。硝酸酯药物的不良反应有头晕、头胀痛、头部跳动感、面红、心悸等,偶有血压下降。

2)β受体阻滞剂:机制是阻断拟交感胺类对心率和心收缩力的刺激作用,减慢心率、降低血压、减低心肌收缩力和氧耗量,从而缓解心绞痛的发作。此外,还减少运动时血流动力的反应,使同一运动量水平上心肌氧耗量减少;使不缺血的心肌区小动脉(阻力血管)缩小,从而使更多的血液通过极度扩张的侧支循环(输送血管)流入缺血区。不良反应有心室射血时间延长和心脏容积增加,这虽然可能使心肌缺血加重或引起心肌收缩力降低,但其使心肌耗氧量减少的作用远超过其不良反应。常用的制剂是美托洛尔 25~100 mg,2~3 次/天,其缓释制剂每天仅需口服 1 次;阿替洛尔 12.5~50 mg,1~2 次/天;比索洛尔 5~10 mg,1 次/天。本药常与硝酸酯制剂联合应用,比单独应用效果好。但要注意:①本药与硝酸酯制剂有协同作用,因而剂量应偏小,开始剂量尤其要注意减少,以免引起直立性低血压等不良反应;②停用本药时应逐步减量,如突然停用有诱发心肌梗死的可能;③支气管哮喘以及心动过缓、高度房室传导阻滞者不用为宜;④我国多数患者对本药比较敏感,可能难以耐受大剂量。

3)钙通道阻滞剂(CCB):本类药物抑制钙离子进入心肌内,也抑制心肌细胞兴奋-收缩耦联中钙离子的作用。因而抑制心肌收缩,减少心肌氧耗;扩张冠状动脉,解除冠状动脉痉挛,改善心内膜下心肌的供血;扩张周围血管,降低动脉压,减轻心脏负荷;还降低血液黏度,抗血小板聚集,改善心肌的微循环。常用制剂包括以下几种。①二氢吡啶类:硝苯地平 10~20 mg,3 次/天,亦可舌下含用,其缓释制剂 20~40 mg,1~2 次/天。非洛地平、氨氯地平为新一代具有血管选择性的二氢吡啶类。同类制剂有尼群地平、尼索地平、尼卡地平、尼鲁地平、伊拉地平等。②维拉帕米:40~80 mg,3 次/天,或缓释剂 120~480 mg/d,同类制剂有噻帕米等。③地尔硫草:30~90 mg,3 次/天,其缓释制剂 45~90 mg,1~2 次/天。对于需要长期用药的患者,目前推荐使用控释、缓释或长效剂型。低血压、心功能减退和心衰加重可以发生在长期使用该药期间。该药的不良反应包括周围性水肿和便秘,还有头痛、面色潮红、嗜睡、心动过缓或过速和房室传导阻滞等。CCB 对于减轻心绞痛大体上与β受体阻滞剂效果相当。本类药可与硝酸酯联合使用,其中硝苯地平尚可与β受体阻滞剂同服,但维拉帕米和地尔硫草与β受体阻滞剂合用时则有过度抑制心脏的危险。变异型心绞痛首选 CCB 治疗。

4)代谢类药物:曲美他嗪通过抑制脂肪酸氧化、增加葡萄糖代谢而增加缺氧状态下高能磷酸键的合成,治疗心肌缺血,无血流动力学影响,可与其他药物合用。可作为传统治疗不能耐受或控制不佳时的补充或替代治疗。口服 40~60 mg/d,每次 20 mg,2~3 次/天。

5)窦房结抑制剂——伊伐布雷定:该药是目前唯一的高选择 If 离子通道抑制剂,通过阻断窦房结起搏电流 If 通道、降低心率,发挥抗心绞痛的作用,对房室传导功能无影响。该药适用于对β受体阻滞剂和 CCB 不能耐受、无效或禁忌又需要控制窦性心率的患者。

（2）预防心肌梗死和死亡的药物治疗。

1）抗血小板治疗：稳定型心绞痛患者至少需要服用一种抗血小板药物。常用药物如下。①阿司匹林：通过抑制血小板环氧化酶和 TXA_2，抑制血小板在动脉粥样硬化斑块上的聚集，防止血栓形成，同时也通过抑制 TXA_2 导致的血管痉挛，能使稳定型心绞痛的心血管事件的危险性平均降低33%。在所有急性或慢性缺血性心脏病的患者，无论是否有症状，只要没有禁忌证，就应每天常规应用阿司匹林75～300 mg。不良反应主要是胃肠道症状，并与剂量有关，使用肠溶剂或缓释剂、抗酸剂可以减少对胃的不良作用。禁忌证包括过敏、严重未经治疗的高血压、活动性消化性溃疡、局部出血和出血体质。②氯吡格雷和噻氯匹定：通过二磷酸腺苷（ADP）受体抑制血小板内 Ca^{2+} 活性，并抑制血小板之间纤维蛋白原桥的形成。氯吡格雷的剂量为75 mg，每天1次；噻氯匹定为250 mg，1～2次/天，由于后者胃肠道不适和过敏发生率高，也可以引起白细胞、中性粒细胞（2.4%）和血小板减少，因此要定期做血常规检查，目前已较少使用。前者粒细胞减少的不良反应小并且起效更快，一般不能耐受阿司匹林者可口服氯吡格雷。③其他的抗血小板制剂：西洛他唑是磷酸二酯酶抑制剂，50～100 mg，2次/天。

2）降脂药物：降脂（或称调脂）药物在治疗冠状动脉粥样硬化中起重要作用，胆固醇的降低与冠心病病死率和总病死率降低有明显关系。他汀类药物可以进一步改善内皮细胞的功能，抑制炎症、稳定斑块，使部分动脉粥样硬化斑块消退，显著延缓病变进展。慢性稳定型心绞痛患者即使只是出现轻到中度 LDL-C 升高，也建议采用他汀类治疗，建议目标是将 LDL-C 水平降到<1 g/L。

3）血管紧张素转换酶抑制剂（ACEI）：ACEI 并非控制心绞痛的药物，但可降低缺血性事件的发生。ACEI 能逆转左心室肥厚及血管增厚，延缓动脉粥样硬化进展，能减少斑块破裂和血栓形成，另外有利于心肌氧供/氧耗平衡和心脏血流动力学，并降低交感神经活性。可应用于已知冠心病患者的二级预防，尤其是合并有糖尿病者。对收缩压<12.0 kPa（90 mmHg）、肾衰竭、双侧肾动脉狭窄和过敏者禁用。不良反应主要包括干咳、低血压和罕见的血管性水肿。常用药物包括培哚普利4～8 mg，1次/天，福辛普利10～20 mg，1次/天，贝那普利10～20 mg，1次/天，雷米普利5～10 mg，1次/天，赖诺普利10～20 mg，1次/天，依那普利5～10 mg，2次/天，卡托普利12.5～25 mg，3次/天。

（3）中医中药治疗：以"活血化瘀"法（常用丹参、红花、川芎、蒲黄、郁金、丹参滴丸或脑心通等）、"芳香温通"法（常用苏合香丸、苏冰滴丸、宽胸丸、保心丸、麝香保心丸等）和"祛痰通络"法（通心络等）最为常用。

3.经皮冠状动脉介入术（PCI）

PCI 已成为冠心病治疗的重要手段，介入治疗的手术数量已超过外科旁路手术，与内科药物保守疗法相比，PCI 能使患者的生活质量明显提高（活动耐量增加），但是总体的心肌梗死发生和病死率无显著差异。随着新技术的出现，尤其是新型支架及新型抗血小板药物的应用，PCI 不仅可以改善生活质量，而且对存在大面积心肌缺血的高危患者可明显降低其心肌梗死的发生率和病死率。PCI 的适应证也从早期的简单单支病变扩展为更复杂的病变，如多支血管病变、慢性完全闭塞病变及左主干病变等。

4.冠状动脉旁路手术（CABG）

使用患者自身的大隐静脉或游离内乳动脉或桡动脉作为旁路移植材料，一端吻合在主动脉，另一端吻合在有病变的冠状动脉段的远端；引主动脉的血流以改善该病变冠状动脉所供肌的血流供应。CABG 术在冠心病发病率高的国家已成为最普通的择期性心脏外科手术，对缓解心绞痛和改善患者的生存有较好效果。最近的微创冠状动脉旁路手术,采用心脏不停跳的方式进行冠状动脉旁路手术,并发症少、患者恢复快。

手术适应证:①冠状动脉多支血管病变,尤其是合并糖尿病的患者;②冠状动脉左主干病变;③不适合行介入治疗的患者;④心肌梗死后合并室壁瘤,需要进行室壁瘤切除的患者;⑤闭塞段的远段管腔通畅,血管供应区有存活心肌。

5.运动锻炼疗法

谨慎安排进度适宜的运动锻炼,有助于促进侧支循环的发展,提高体力活动的耐受量而改善症状。

(八)预后

心绞痛患者大多数能生存很多年,但有发生急性心肌梗死或猝死的危险,有室性心律失常或传导阻滞者预后较差,但决定预后的主要因素为冠状动脉病变范围和心功能。左冠状动脉主干病变最为严重,左主干狭窄患者第一年的生存率为70%,三支血管病变及心功能减退患者的生存率与左主干狭窄相同,左前降支近段病变较其他两支的病变严重。患者应积极治疗和预防,二级预防的主要措施可总结为所谓的 ABCDE 方案:A 代表阿司匹林和 ACEI;B 代表 β 受体阻滞剂和控制血压;C 代表控制胆固醇和吸烟;D 代表控制饮食和糖尿病;E 代表健康教育和运动。

二、隐匿型冠心病

隐匿型冠心病是无临床症状,但有心肌缺血客观证据(心电活动、心肌血流灌注及心肌代谢等异常)的冠心病,亦称无症状性冠心病。其心肌缺血的 ECG 表现可见于静息时,或在负荷状态下才出现,常为动态 ECG 记录所发现,又称为无症状性心肌缺血。这些患者经过冠状动脉造影或尸检,几乎均证实冠状动脉有明显狭窄病变。

(一)临床表现

隐匿型冠心病有 3 种临床类型:①患者有因冠状动脉狭窄引起心肌缺血的客观证据,但从无心肌缺血的症状。②患者曾患心肌梗死,现有心肌缺血但无心绞痛症状。③患者有心肌缺血发作,但有些有症状,有些则无症状,此类患者临床最多见。

心肌缺血而无症状的发生机制尚不清楚,可能与下列因素有关:①生理情况下,血浆或脑脊液中内源性阿片类物质(内啡肽)水平的变化,可能导致痛阈的改变;②心肌缺血较轻或有较好的侧支循环;③糖尿病性神经病变、冠状动脉旁路移植术后、心肌梗死后感觉传入径路中断所引起的损伤以及患者的精神状态等,均可导致痛阈的改变。隐匿型冠心病患者可转为各种有症状的冠心病临床类型,包括心绞痛或心肌梗死,亦可能逐渐演变为缺血性心肌病,个别患者发生猝死。及时发现这类患者,可为他们提供及早治疗的机会。

(二)诊断和鉴别诊断

诊断主要根据静息、动态或负荷试验的 ECG 检查、放射性核素心肌显像,发现患者有心肌缺血的改变,而无其他原因解释,又伴有动脉粥样硬化的危险因素。能确定冠状动脉存在病变的影像学检查(包括多排螺旋 CT 造影、有创性冠状动脉造影或 IVUS 检查),有重要诊断价值。

鉴别诊断要考虑能引起 ST 段和 T 波改变的其他疾病,如各种器质性心脏病,尤其是心肌炎、心肌病、心包病,电解质失调,内分泌病和药物作用等情况,都可引起 ECG 的 ST 段和 T 波改变,诊断时要注意摒除。但根据这些疾病和情况的临床特点,不难作出鉴别。心脏神经症患者可因肾上腺素能 β 受体兴奋性增高而在 ECG 上出现 ST 段和 T 波变化,应予鉴别。

（三）防治

采用防治动脉粥样硬化的各种措施,硝酸酯类、β 受体阻滞剂和 CCB 可减少或消除无症状性心肌缺血的发作,联合用药效果更好。药物治疗后仍持续有心肌缺血发作者,应行冠状动脉造影以明确病变的严重程度,并考虑进行血运重建手术治疗。

（四）预后

与冠状动脉病变的范围、程度相关,而与有无症状无关。总缺血负荷,即有症状与无症状缺血之和,可作为预测冠心病患者预后的指标。

三、缺血性心肌病

缺血性心肌病为冠状动脉粥样硬化病变使心肌缺血、缺氧而导致心肌细胞减少、坏死、心肌纤维化、心肌瘢痕形成的疾病。其临床特点是心脏变得僵硬、逐渐扩大,发生心律失常和心力衰竭。因此也被称为心律失常和心衰型冠心病或心肌硬化型冠心病。

（一）病理解剖和病理生理

缺血性心肌病主要由冠状动脉粥样硬化性狭窄、闭塞、痉挛和毛细血管网的病变所引起。心肌细胞的减少和坏死可以是心肌梗死的直接后果,也可因长期慢性心肌缺血累积而造成。心肌细胞坏死,残存的心肌细胞肥大、纤维化或瘢痕形成以及心肌间质胶原沉积增加等均可发生,可导致室壁张力增加及室壁硬度异常、心脏扩大及心衰等。病变主要累及左心室肌和乳头肌,也累及起搏和传导系统。心室壁上既可以有块状的成片坏死区,也可以有非连续性多发的灶性心肌损害。

（二）临床表现

1. 心脏增大

患者有心绞痛或心肌梗死的病史,常伴有高血压。心脏逐渐增大,以左心室增大为主,可先肥厚,以后扩大,后期则两侧心脏均扩大。部分患者可无明显的心绞痛或心肌梗死病史,由隐匿型冠心病发展而来。

2. 心力衰竭

心力衰竭的表现多逐渐发生,大多先出现左心衰竭。在心肌肥厚阶段,心脏顺应性降低,引起舒张功能不全。随着病情的发展,收缩功能也衰竭。然后右心也发生衰竭,出现相应的症状和体征。

3. 心律失常

可出现各种心律失常,这些心律失常一旦出现常持续存在,其中以期前收缩(室性或房性)、房颤、病态窦房结综合征、房室传导阻滞和束支传导阻滞为多见,阵发性心动过速亦时有发现。有些患者在心脏还未明显增大前已发生心律失常。

（三）诊断和鉴别诊断

诊断主要依靠冠状动脉粥样硬化的证据,并且除外可引起心脏扩大、心衰和心律失常的其他器质性心脏病。ECG 检查除可见心律失常外,还可见到冠状动脉供血不足的变化,包括 ST 段压低、T 波平坦或倒置、Q-T 间期延长、QRS 波电压低等;放射性核素检查见心肌缺血;超声心动图可显示室壁的异常运动。如以往有心绞痛或心肌梗死病史,有助于诊断。冠状动脉造影可确立诊断。

鉴别诊断要考虑与心肌病(特别是特发性扩张型心肌病、克山病等)、心肌炎、高血压性心脏病、内分泌病性心脏病等鉴别。

(四)防治

早期的内科防治甚为重要,有助于推迟充血性心衰的发生发展。积极控制冠心病危险因素,治疗各种形式的心肌缺血,对缺血区域有存活心肌者,血运重建术可显著改善心肌功能。治疗心衰以应用利尿剂和 ACEI(或 ARB)为主。β 受体阻滞剂长期应用可改善心功能、降低病死率。能阻滞 β_1、β_2 和 α_1 受体的新一代 β 受体阻滞剂卡维地洛 $12.5\sim100$ mg/d,效果较好。正性肌力药可作为辅助治疗,但强心宜选用作用和排泄快速的制剂,如毒毛花苷 K、毛花苷 C、地高辛等。曲美他嗪可改善缺血,解除残留的心绞痛症状并减少对其他辅助治疗的需要。对既往有血栓栓塞史、心脏明显扩大、房颤或超声心动图证实有附壁血栓者应给予抗凝治疗。心律失常中的病态窦房结综合征和房室传导阻滞出现阿-斯综合征发作者,宜及早安置永久性人工心脏起搏器;有房颤的患者,如考虑转复窦性心律,应警惕同时存在病态窦房结综合征的可能,避免转复窦性心律后心率极为缓慢,反而对患者不利。晚期患者常是心脏移植手术的主要对象。近年来,新的治疗技术如自体骨髓干细胞移植、血管内皮生长因子(VEGF)基因治疗已试用于临床,为缺血性心肌病治疗带来了新的希望。

(五)预后

本病预后不佳,5 年病死率为 $50\%\sim84\%$。心脏显著扩大特别是进行性心脏增大、严重心律失常和射血分数明显降低,为预后不佳的预测因素。死亡原因主要是进行性充血性心力衰竭、心肌梗死和严重心律失常。

(贾辉辉)

第七章 高 血 压

第一节 原发性高血压

原发性高血压是以体循环动脉血压升高为主要临床表现，引起心、脑、肾、血管等器官结构、功能异常并导致心脑血管事件或死亡的心血管综合征，占高血压的绝大多数，通常简称为"高血压"。

一、流行病学

高血压是最常见的慢性病，就全球范围来看，高血压患病率和发病率在不同国家、地区或种族之间有差别；发达国家较发展中国家高；无论男女，随着年龄增长，高血压患病率日益上升；男女之间患病率差别不大，青年期男性稍高于女性，中年后女性稍高于男性。

根据 2002 年调查数据，我国 18 岁以上成人高血压患病率为 18.8%，估计目前我国约有 2 亿多高血压患者，每年新增高血压患者约 1 000 万人。高血压患病率北方高于南方，华北及东北属于高发地区；沿海高于内地；城市高于农村；高原少数民族地区患病率较高。近年来，经过全社会的共同努力，高血压知晓率、治疗率及控制率有所提高，但仍很低。

二、病因

(一)遗传因素

60% 的高血压患者有阳性家族史，患病率在具有亲缘关系的个体中较非亲缘关系的个体高，同卵双生子较异卵双生子高，而在同一家庭环境下具有血缘关系的兄妹较无血缘关系的兄妹高；大部分研究提示，遗传因素占高血压发病机制 35%～50%；已有研究报告过多种罕见的单基因型高血压。可能存在主要基因显性遗传和多基因关联遗传两种方式；高血压多数是多基因功能异常，其中每个基因对血压都有一小部分作用(微效基因)，这些微效基因的综合作用最终导致了血压的升高。动物实验研究已成功地建立了遗传性高血压大鼠模型，繁殖几代后几乎 100% 发生高血压。不同个体的血压在高盐膳食和低盐膳食中也表现出一定的差异性，这也提示可能有遗传因素的影响。

(二)非遗传因素

近年来，非遗传因素的作用越来越受到重视，在大多数原发性高血压患者中，很容易发现环境(行为)对血压的影响。重要的非遗传因素如下。

1.膳食因素

日常饮食习惯明显影响高血压患病风险。高钠、低钾膳食是大多数高血压患者发病最主要的危险因素。人群中,钠盐摄入量与血压水平和高血压患病率呈正相关,而钾盐摄入量与血压水平呈负相关。我国人群研究表明,膳食钠盐摄入量平均每天增加 2 g,收缩压和舒张压分别增高 0.3 kPa(2 mmHg)和 0.2 kPa(1.2 mmHg)。进食较少新鲜蔬菜水果会增加高血压患病风险,可能与钾盐及柠檬酸的低摄入量有关。重度饮酒人群中高血压风险升高;咖啡因可引起瞬时血压升高。

2.超重和肥胖

体重指数(body mass index,BMI)及腰围是反映超重及肥胖的常用临床指标。人群中体重指数与血压水平呈正相关:体重指数每增加 3 kg/m^2,高血压风险在男性增加 50%,女性增加 57%。身体脂肪的分布与高血压发生也相关:腰围男性≥90 cm 或女性≥85 cm,发生高血压的风险是腰围正常者的 4 倍以上。目前认为超过 50% 的高血压患者可能是肥胖所致。

3.其他

长期精神过度紧张、缺乏体育运动、睡眠呼吸暂停及服用避孕药物等也是高血压发病的重要危险因素。

三、发病机制

遗传因素与非遗传因素通过什么途径和环节升高血压,尚不完全清楚。已知影响动脉血压形成的因素包括心脏射血功能、循环系统内的血液充盈及外周动脉血管阻力。目前主要从以下几个方面阐述高血压的机制。

(一)交感神经系统活性亢进

各种因素使大脑皮质下神经中枢功能发生变化,各种神经递质浓度异常,最终导致交感神经系统活性亢进,血浆儿茶酚胺浓度升高。交感神经系统活性亢进可能通过多种途径升高血压,如儿茶酚胺单独的作用与儿茶酚胺对肾素释放刺激的协同作用,最终导致心排血量增加或改变正常的肾脏压力-容积关系。另外,交感神经系统分布异常在高血压发病机制方面也有重要作用,这些现象在年轻患者中更明显,越来越多的证据表明,交感神经系统亢进与心脑血管病发病率和病死率呈正相关。它可能导致了高血压患者在晨间的血压增高,引起了晨间心血管病事件的升高。

(二)肾素-血管紧张素-醛固酮系统

肾素-血管紧张素-醛固酮系统(rennin-angiotensin-aldosterone system,RAAS)在调节血管张力、水电解质平衡和心血管重塑等方面都起着重要的作用。经典的 RAAS:肾小球入球动脉的球旁细胞分泌肾素,激活从肝脏产生的血管紧张素原,生成血管紧张 I (angiotensin I ,Ang I),然后经过血管紧张素转换酶(angiotensin converting enzyme,ACE)生成血管紧张素 II (angiotensin II ,Ang II)。Ang II 是 RAAS 的主要效应物质,可以作用于血管紧张素 II 受体,使小动脉收缩;并可刺激醛固酮的分泌,而醛固酮分泌增加可导致水钠潴留;另外,还可以通过交感神经末梢突触前膜的正反馈使去甲肾上腺素分泌增加。这些作用均可导致血压升高,从而参与了高血压的发病及维持。目前,针对该系统研制的降压药在高血压的治疗中发挥着重要作用。此外,该系统除上述作用外,还可能与动脉粥样硬化、心肌肥厚、血管中层硬化、细胞凋亡及心力衰竭等密切相关。

(三)肾脏钠潴留

相当多的详细证据支持钠盐在高血压发生中的作用。目前研究表明,血压随年龄升高直接与钠盐摄入水平的增加有关。给某些人短期内大量钠负荷,血管阻力和血压会上升,而限钠至 100 mmol/d,多数人血压会下降,而利尿剂的降压作用需要一个初始的排钠过程。在大多数高血压患者中,血管组织和血细胞内钠浓度升高;对有遗传倾向的动物给予钠负荷,会出现高血压。

过多的钠盐必须在肾脏被重吸收后才能引起高血压,因此肾脏在调节钠盐方面起着重要作用,研究表明老年高血压患者中盐敏感性增加,推测可能与肾小球滤钠作用下降及肾小管重吸收钠异常增高有关。另外,其他一些原因也可干扰肾单位对过多钠盐的代偿能力,进而可导致血压升高,如:获得性钠泵抑制剂或其他影响钠盐转运物质的失调;一部分人群由于各种原因导致入球小动脉收缩或腔内固有狭窄而导致肾单位缺血,这些肾单位分泌的肾素明显增多,增多的肾素干扰了正常肾单位对过多钠盐的代偿能力,从而扰乱了整个血压的自身稳定性。

(四)高胰岛素血症和/或胰岛素抵抗

高血压与高胰岛素血症之间的关系已被认识了很多年,高血压患者中约有一半存在不同程度的胰岛素抵抗(insulin resistance,IR),尤其是伴有肥胖者。近年来的一些观点认为胰岛素抵抗是 2 型糖尿病和高血压发生的共同病理生理基础。大多观点认为血压的升高继发于高胰岛素血症。高胰岛素血症导致的升压效应机制:一方面导致交感神经活性的增加、血管壁增厚和肾脏钠盐重吸收增加等;另一方面高胰岛素血症也可导致一氧化氮扩血管作用的缺陷,从而升高血压。

(五)其他可能的机制

(1)内皮细胞功能失调:血管内皮细胞可以产生多种调节血管收缩舒张的介质,如一氧化氮、前列环素、内皮素-1 及内皮依赖性收缩因子等。当这些介质分泌失调时,可能导致血管的收缩舒张功能异常,如:高血压患者对不同刺激引起的一氧化氮释放减少而导致的舒血管反应减弱;内皮素-1,可引起强烈而持久的血管收缩,阻滞其受体后则引起血管舒张,但内皮素在高血压中的作用仍然需要更多研究。

(2)细胞间离子转运失调及多种血管降压激素缺陷等也可能影响血压。

四、病理

高血压的主要病理改变是小动脉的病变和靶器官损害。长期高血压引起全身小动脉病变,主要表现为小动脉中层平滑肌细胞增生和纤维化,管壁增厚和管腔狭窄,导致心、脑、肾等重要靶器官缺血以及相关的结构和功能改变。长期高血压可促进大、中动脉粥样硬化的发生和发展。

(一)心脏

左心室肥厚是高血压所致心脏特征性的改变。长期压力超负荷和神经内分泌异常,可导致心肌细胞肥大、心肌结构异常、间质增生、左心室体积和重量增加。早期左心室以向心性肥厚为主,长期病变时心肌出现退行性改变,心肌细胞萎缩伴间质纤维化,心室壁可由厚变薄,左心室腔扩大。左心室肥厚将引起一系列功能失调,包括冠状动脉血管舒张储备功能降低、左心室壁机械力减弱及左心室舒张充盈方式异常等;随着血流动力学变化,早期可出现舒张功能变化,晚期可演变为舒张或收缩功能障碍,发展为不同类型的充血性心力衰竭。高血压在导致心脏肥厚或扩大的同时,常可合并冠状动脉粥样硬化和微血管病变,最终可导致心力衰竭或严重心律失常,甚至猝死。

（二）肾

长期持续性高血压可导致肾动脉硬化以及肾小球囊内压升高,造成肾实质缺血、肾小球纤维化及肾小管萎缩,并有间质纤维化;相对正常的肾单位可代偿性肥大。早期患者肾脏外观无改变,病变进展到一定程度时肾表面呈颗粒状,肾体积可随病情的发展逐渐萎缩变小,最终导致肾衰竭。

（三）脑

高血压可造成脑血管从痉挛到硬化的一系列改变,但脑血管结构较薄弱,发生硬化后更为脆弱,加之长期高血压时脑小动脉易形成微动脉瘤,易在血管痉挛、血管腔内压力波动时破裂出血;高血压易促使脑动脉粥样硬化、粥样斑块破裂可并发脑血栓形成。高血压的脑血管病变特别容易发生在大脑中动脉的豆纹动脉、基底动脉的旁正中动脉和小脑齿状核动脉,这些血管直接来自压力较高的大动脉,血管细长而且垂直穿透,容易形成微动脉瘤或闭塞性病变。此外,颅内外动脉粥样硬化的粥样斑块脱落可造成脑栓塞。

（四）视网膜

视网膜小动脉在本病初期发生痉挛,以后逐渐出现硬化,严重时发生视网膜出血和渗出以及视神经盘水肿。高血压视网膜病变分为 4 期(图 7-1):Ⅰ期和Ⅱ期是视网膜病变早期,Ⅲ和Ⅳ期是严重高血压视网膜病变,对心血管病死率有很高的预测价值。

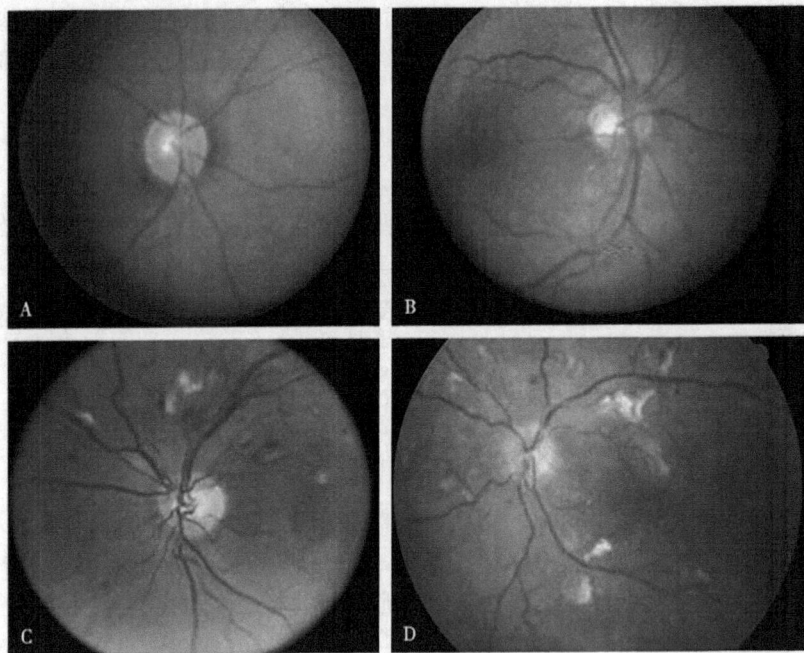

图 7-1　高血压视网膜病变分期

A.Ⅰ期(小动脉局灶性或普遍性狭窄);B.Ⅱ期(动静脉缩窄);
C.Ⅲ期(出血、严重渗出);D.Ⅳ期(视神经盘水肿)

五、临床表现

（一）症状

高血压被称作沉默杀手,大多数高血压患者起病隐匿、缓慢,缺乏特殊的临床表现。有的仅在健康体检或因其他疾病就医或在发生明显的心、脑、肾等靶器官损害时才被发现。临床常见症状有头痛、头昏、头胀、失眠、健忘、注意力不集中、易怒及颈项僵直等,症状与血压升高程度可不一致,上述症状在血压控制后可减轻或消失。疾病后期,患者出现高血压相关靶器官损害或并发症时,可出现相应的症状,如胸闷、气短、口渴、多尿、视野缺损、短暂性脑缺血发作等。

(二)体征

高血压体征较少,除血压升高外,体格检查听诊可有主动脉瓣区第二心音亢进、收缩期杂音或收缩早期喀喇音等。有些体征常提示继发性高血压可能:若触诊肾脏增大,同时有家族史,提示多囊肾可能;腹部听诊收缩性杂音,向腹两侧传导,提示肾动脉狭窄;心律失常、严重低钾及肌无力的患者,常考虑原发性醛固酮增多症。

(三)并发症

1.心力衰竭

长期持续性高血压使左心室超负荷,发生左心室肥厚。早期心功能改变是舒张功能降低,压力负荷增大,可演变为收缩和/或舒张功能障碍,出现不同类型的心力衰竭。同时高血压可加速动脉粥样硬化的发展,增大了心肌缺血的可能性,使高血压患者心肌梗死、猝死及心律失常发生率较高。

2.脑血管疾病

脑血管并发症是我国高血压患者最常见的并发症,也是最主要死因;主要包括短暂性脑缺血发作(transient ischemic attack,TIA)、脑血栓形成、高血压脑病、脑出血及脑梗死等。高血压占脑卒中病因的50%以上,是导致脑卒中和痴呆的主要危险因素。在中老年高血压患者中,磁共振成像(nuclear magnetic resonance imaging,MRI)上无症状脑白质病变(白质高密度)提示脑萎缩和血管性痴呆。

3.大血管疾病

高血压患者可合并主动脉夹层(远端多于近端)、腹主动脉瘤和外周血管疾病等;其中,大多数腹主动脉瘤起源肾动脉分支以下。

4.慢性肾脏疾病

高血压可引起肾功能下降和/或尿清蛋白排泄增加。血清肌酐浓度升高或估算的肾小球滤过率(estimated glomerular filtration rate,eGFR)降低表明肾脏功能减退;尿清蛋白和尿清蛋白排泄率增加则意味着肾小球滤过屏障的紊乱。高血压合并肾脏损害大大增加了心血管事件的风险。大多数高血压相关性慢性肾脏病患者在肾脏功能全面恶化需要透析前,常死于心脏病发作或者脑卒中。

六、诊断与鉴别诊断

高血压患者的诊断:①确定高血压的诊断;②排除继发性高血压的原因;③根据患者心血管危险因素、靶器官损害和伴随的临床情况评估患者的心血管风险。需要正确测量血压、仔细询问病史(包括家族史)及体格检查,安排必要的实验室检查。

目前高血压的定义:在未使用降压药物的情况下,非同日3次测量血压,收缩压(systolic blood pressure,SBP)≥18.7 kPa(140 mmHg)和/或舒张压(diastolic blood pressure,DBP)≥12.0 kPa(90 mmHg)[SBP≥140 mmHg 和 DBP<12.0 kPa(90 mmHg)为单纯性收缩期高血压];患者既往有高血压,目前正在使用降压药物,血压虽然低于18.7/12.0 kPa(140/90 mmHg),也应诊断为高血压。根据血压升高水平,又进一步将高血压分为1级、2级和3级(表7-1)。

表 7-1　血压水平分类和分级

分类	收缩压(kPa)	舒张压(kPa)
正常血压	<16.00	<10.70
正常高值血压	16.00～18.56	10.7～11.87
高血压	≥18.70	≥12.00
1 级高血压	18.70～21.17	12.00～13.20
2 级高血压	21.3～23.87	13.30～14.47
3 级高血压	≥24.0	≥14.70
单纯收缩期高血压	≥18.7	<12.00

注:当收缩压和舒张压分属于不同级别时,以较高的分级为准

　　心血管疾病风险分层的指标:血压水平、心血管疾病危险因素、靶器官损害、临床并发症和糖尿病,根据这些指标,可以将患者进一步分为低危、中危、高危和很高危 4 个层次,它有助于确定启动降压治疗的时机,确立合适的血压控制目标,采用适宜的降压治疗方案,实施危险因素的综合管理等。表 7-2 为高血压患者心血管疾病风险分层标准。

表 7-2　高血压患者心血管疾病风险分层

其他危险因素和病史	高血压		
	1 级	2 级	3 级
无	低危	中危	高危
1～2 个其他危险因素	中危	中危	很高危
≥3 个其他危险因素,或靶器官损伤	高危	高危	很高危
临床并发症或合并糖尿病	很高危	很高危	很高危

七、实验室检查

(一)血压测量

1.诊室血压测量

　　诊室血压是指由医护人员在标准状态下测量得到的血压,是目前诊断、治疗、评估高血压常用的标准方法,准确性好。正确的诊室血压测量规范如下:测定前患者应坐位休息 3～5 分钟;至少测定 2 次,间隔 1～2 分钟,如果 2 次测量数值相差很大,应增加测量次数;合并心律失常,尤其是心房颤动的患者,应重复测量以改善精确度;使用标准气囊(宽 12～13 cm,长 35 cm),上臂围>32 cm 应使用大号袖带,上臂较瘦的应使用小号的袖带;无论患者体位如何,袖带应与心脏同水平;采用听诊法时,使用柯氏第Ⅰ音和第Ⅴ音(消失音)分别作为收缩压和舒张压。第 1 次应测量双侧上臂血压以发现不同,以后测量血压较高一侧;在老年人、合并糖尿病或其他可能易发生直立性低血压者第 1 次测量血压时,应测定站立后 1 分钟和 3 分钟的血压。

2.诊室外血压测量

　　诊室外血压通常指动态血压监测或家庭自测血压。诊室外血压是传统诊室血压的重要补充,最大的优势在于提供大量医疗环境以外的血压值,较诊室血压代表更真实的血压。

　　(1)家庭自测血压:可监测常态下白天血压,获得短期和长期血压信息,用于评估血压变化和

降压疗效。适用于老年人、妊娠妇女、糖尿病、可疑白大衣性高血压、隐蔽性高血压和难治性高血压等;有助于提高患者治疗的依从性。

测量方法:目前推荐国际标准认证的上臂式电子血压计,一般不推荐指式、手腕式电子血压计,肥胖患者或寒冷地区可用手腕式电子血压计。测量方法为每天早晨和晚上检测血压,测量后马上将结果记录在标准的日记上,至少连续 3~4 天,最好连续监测 7 天,在医师的指导下,剔除第 1 天监测的血压值后,取其他读数的平均值解读结果。

(2)24 小时动态血压:可监测日常生活状态下全天血压,获得多个血压参数,不仅可用于评估血压升高程度、血压晨峰、短时血压变异和昼夜节律,还有助于评估降压疗效鉴别白大衣性高血压和隐蔽性高血压,识别真性或假性顽固性高血压等。患者可通过佩戴动态血压计进行动态血压监测,通常佩戴在非优势臂上,持续 24~25 小时,以获得白天活动时和夜间睡眠时的血压值。医师指导患者动态血压测量方法及注意事项,设置定时测量,日间一般每 15~30 分钟测1 次,夜间睡眠时 30~60 分钟测 1 次。袖带充气时,患者尽量保持安静,尤其佩带袖带的上肢。嘱咐患者提供日常活动的日记,除了服药时间,还包括饮食以及夜间睡眠的时间和质量。表 7-3 为不同血压测量方法对于高血压的参考定义。

表 7-3 不同血压测量方法对于高血压的定义

分类	收缩压(kPa)	舒张压(kPa)
诊室血压	≥18.7	≥12.0
动态血压		
白昼血压	≥18.0	≥11.3
夜间血压	≥16.0	≥9.3
全天血压	≥17.3	≥10.7
家测血压	≥18.0	≥11.3

(二)心电图(ECG)

可诊断高血压患者是否合并左心室肥厚、左心房负荷过重以及心律失常等。心电图诊断左心室肥厚的敏感性不如超声心动图,但对评估预后有帮助。心电图提示有左心室肥厚的患者病死率较对照组增高 2 倍以上;左心室肥厚并伴有复极异常图形者心血管病死率和病残率更高。心电图上出现左心房负荷过重亦提示左心受累,还可作为左心室舒张顺应性降低的间接证据。

(三)X 线胸片

心胸比率>0.5 提示心脏受累,多由于左心室肥厚和扩大,胸片上可显示为靴型心。主动脉夹层、胸主动脉以及腹主动脉缩窄亦可从 X 线胸片中找到线索。

(四)超声心动图

超声心动图(ultrasound cardiogram,UCG)能评估左右房室结构及心脏收缩舒张功能。更为可靠地诊断左心室肥厚,其敏感性较心电图高。测定计算所得的左心室质量指数(left ventricular mass index,LVMI),是一项反映左心室肥厚及其程度的较为准确的指标,与病理解剖的符合率和相关性好。如疑有颈动脉、股动脉、其他外周动脉和主动脉病变,应做血管超声检查;疑有肾脏疾病者,应做肾脏超声。

(五)脉搏波传导速度

大动脉变硬以及波反射现象已被确认为是单纯收缩性高血压和老龄化脉压增加的最重要病

理生理影响因素。颈动脉-股动脉脉搏波传导速度（pulse wave velocity，PWV）是检查主动脉僵硬度的"金标准"，主动脉僵硬对高血压患者中的致死性和非致死性心血管事件具有独立预测价值。

(六)踝肱指数

踝肱指数（ankle brachial index，ABI）可采用自动化设备或连续波多普勒超声和血压测量计测量。踝肱指数低（即≤0.9）可提示外周动脉疾病，是影响高血压患者心血管预后的重要因素。

八、治疗

(一)治疗目的

大量的临床研究证据表明，抗高血压治疗可降低高血压患者心脑血管事件，尤其在高危患者中获益更大。高血压患者发生心脑血管并发症往往与血压严重程度有密切关系，因此降压治疗应该确立控制的血压目标值，同时高血压患者合并的多种危险因素也需要给予综合干预措施降低心血管风险。高血压治疗的最终目的是降低高血压患者心、脑血管事件的发生率和病死率。

(二)治疗原则

(1)治疗前应全面评估患者的总体心血管风险，并在风险分层的基础上做出治疗决策。①低危患者：对患者进行数月的治疗性生活方式改变观察，测量血压不能达标者，决定是否开始药物治疗。②中危患者：进行数周治疗性生活方式的改变观察，然后决定是否开始药物治疗。③高危、很高危患者：立即开始对高血压及并存的危险因素和临床情况进行药物治疗。

(2)降压治疗应该确立控制的血压目标值，通常在<60岁的一般人群中，包括糖尿病或慢性肾脏病合并高血压患者，血压控制目标值<18.7/12.0 kPa(140/90 mmHg)；≥60岁人群中血压控制目标水平<20.0/12.0 kPa(150/90 mmHg)，80岁以下老年人如果能够耐受血压可进一步降至18.7/12.0 kPa(140/90 mmHg)以下。

(3)大多数患者需长期、甚至终生坚持治疗。所有的高血压患者都需要非药物治疗，在非药物治疗基础上若血压未达标可进一步药物治疗，大多数患者需要药物治疗才能达标。

(三)高血压治疗方法

1.非药物治疗

非药物治疗主要指治疗性生活方式干预，即去除不利于身体和心理健康的行为和习惯。它不仅可以预防或延迟高血压的发生，而且还可以降低血压，提高降压药物的疗效及患者依从性，从而降低心血管风险。

(1)限盐：钠盐可显著升高血压以及高血压的发病风险，所有高血压患者应尽可能减少钠盐的摄入量，建议摄盐<6 g/d。主要措施：尽可能减少烹调用盐；减少味精、酱油等含钠盐的调味品用量；少食或不食含钠盐量较高的各类加工食品。

(2)增加钙和钾盐的摄入：多食用蔬菜、低乳制品和可溶性纤维、全谷类剂植物源性蛋白（减少饱和脂肪酸和胆固醇），同时也推荐摄入水果，因为其中含有大量钙及钾盐。

(3)控制体重：超重和肥胖是导致血压升高的重要原因之一。最有效的减重措施是控制能量摄入和增加体力活动；在饮食方面要遵循平衡膳食的原则，控制高热量食物的摄入，适当控制主食用量；在运动方面，规律的、中等强度的有氧运动是控制体重的有效方法。

(4)戒烟：吸烟可引起血压和心率的骤升，血浆儿茶酚胺和血压同步改变，以及压力感受器受损都与吸烟有关。长期吸烟还可导致血管内皮损害，显著增加高血压患者发生动脉粥样硬化性疾病的风险。因此,除了对血压值的影响外,吸烟还是一个动脉粥样硬化性心血管疾病重要危险因素,戒烟是预防心脑血管疾病(包括卒中、心肌梗死和外周血管疾病)有效措施;戒烟的益处十分肯定,而且任何年龄戒烟均能获益。

(5)限制饮酒:饮酒、血压水平和高血压患病率之间呈线性相关。长期大量饮酒可导致血压升高,限制饮酒量则可显著降低高血压的发病风险。每天酒精摄入量男性不应超过 25 g;女性不应超过 15 g。不提倡高血压患者饮酒,饮酒则应少量:白酒、葡萄酒(或米酒)与啤酒的量分别少于 50、100、300 mL。

(6)体育锻炼:定期的体育锻炼可产生重要的治疗作用,可降低血压及改善糖代谢等。因此,建议进行规律的体育锻炼,即每周多于 4 天且每天至少 30 分钟的中等强度有氧锻炼,如步行、慢跑、骑车、游泳、做健美操、跳舞和非比赛性划船等。

2.药物治疗

(1)常用降压药物的种类和作用特点:常用降压药物包括钙通道阻滞剂(calcium channel blocker,CCB)、血管紧张素转换酶抑制剂(angiotensin converting enzyme inhibitor,ACEI)、血管紧张素 II 受体阻滞剂(angiotensin II receptor blocker,ARB)、β 受体阻滞剂及利尿剂 5 类,以及由上述药物组成的固定配比复方制剂。5 类降压药物及其固定复方制剂均可作为降压治疗的初始用药或长期维持用药。

1)钙通道阻滞剂(CCB):主要包括二氢吡啶类及非二氢吡啶类,临床上常用于降压的 CCB 主要是二氢吡啶类。二氢吡啶类钙通道阻滞剂有明显的周围血管舒张作用,而对心脏自律性、传导或收缩性几乎没有影响。根据药物作用持续时间,该类药物又可分为短效和长效。长效包括长半衰期药物,例如氨氯地平、左旋氨氯地平;脂溶性膜控型药物,例如拉西地平和乐卡地平;缓释或控释制剂,例如非洛地平缓释片、硝苯地平控释片。已发现该类药物对老年高血压患者卒中的预防特别有效,在延缓颈动脉动脉粥样硬化和降低左心室肥厚方面优于 β 受体阻滞剂,但心动过速与心力衰竭患者应慎用。常见不良反应包括血管扩张导致头疼、面部潮红及脚踝部水肿等。

非二氢吡啶类钙通道阻滞剂主要有维拉帕米和地尔硫䓬,主要影响心肌收缩和传导功能,不宜在心力衰竭、窦房结传导功能低下或心脏传导阻滞患者中使用,同样是有效的抗高血压药物,它们很少引起与血管扩张有关的不良反应,如潮红和踝部水肿。

2)血管紧张素转化酶抑制剂(ACEI):作用机制是抑制血管紧张素转化酶从而阻断肾素血管紧张素系统发挥降压作用。尤其适用于伴慢性心力衰竭、冠状动脉缺血、糖尿病或非糖尿病肾病、蛋白尿或微量清蛋白尿患者。干咳是其中一个主要不良反应,可在中断 ACEI 数周后仍存在,可用 ARB 取代;皮疹、味觉异常和白细胞减少等罕见。肾功能不全或服用钾或保钾制剂的患者有可能发生高钾血症。禁忌证为双侧肾动脉狭窄、高钾血症及妊娠妇女等。

3)血管紧张素 II 受体抑制剂(ARB):作用机制是阻断血管紧张素 II(1 型)受体与血管紧张素受体(T_1)结合,发挥降压作用。尤其适用于应该接受 ACEI,但通常因为干咳不能耐受的患者。禁忌证同 ACEI。

4)β 受体阻滞剂:该类药物可抑制过度激活的交感活性,尤其适用于伴快速性心律失常、冠心病(尤其是心肌梗死后)、慢性心力衰竭、交感神经活性增高以及高动力状态的高血压患者。常见的不良反应是疲乏,可能增加糖尿病发病率并常伴有脂代谢紊乱。β 受体阻滞剂预防卒中的效果略差,可能归因于其降低中心收缩压和脉压能力较小。老年、慢性阻塞型肺疾病、运动员、周围血管病或糖耐量异常者慎用;高度心脏传导阻滞、哮喘为禁忌证,长期应用者突然停药可发生反跳现象。β₁受体阻滞剂具有高心脏选择性,且脂类和糖类代谢紊乱较小及患者治疗依从性较好。

5)利尿剂:主要有噻嗪类利尿剂、袢利尿剂和保钾利尿剂等。起始降压均通过增加尿钠的排泄,并通过降低血浆容量、细胞外液容量和心排血量而发挥降压作用。低剂量的噻嗪类利尿剂对于大多数高血压患者应是药物治疗的初始选择之一。噻嗪类利尿剂常和保钾利尿剂联用,保钾利尿剂中醛固酮受体拮抗剂是比较理想的选择,后者主要用于原发性醛固酮增多症、难治性高血压。袢利尿剂用于肾功能不全或难治性高血压患者,其不良反应与剂量密切相关,故通常应采用小剂量。此外,噻嗪类利尿剂可引起尿酸升高,痛风及高尿酸血症患者慎用。

6)其他类型降压药物:包括交感神经抑制剂,例如利血平、可乐定;直接血管扩张剂,例如肼屈嗪;α₁受体阻滞剂,例如哌唑嗪、特拉唑嗪;中药制剂等。这些药物一般情况下不作为降压治疗的首选,但在某些复方制剂或特殊情况下可以使用。

(2)降压药物选择:应根据药物作用机制及适应证,并结合患者具体情况选药。推荐参照以下原则对降压药物进行优先考虑。

1)一般人群(包括糖尿病患者):初始降压治疗可选择噻嗪类利尿剂、CCB、ACEI 或 ARB。

2)一般黑人(包括糖尿病患者):初始降压治疗包括噻嗪类利尿剂或 CCB。

3)≥18 岁的慢性肾脏疾病患者:(无论其人种以及是否伴糖尿病),初始(或增加)降压治疗应包括 ACEI 或 ARB,以改善肾脏预后。

4)高血压合并稳定型心绞痛患者:首选 β 受体阻滞剂,也可选用长效 CCB;急性冠脉综合征的患者,应优先使用 β 受体阻滞剂和 ACEI;陈旧性心肌梗死患者,推荐使用 ACEI、β 受体阻滞剂和醛固酮拮抗剂。

5)无症状但有心功能不全的患者:建议使用 ACEI 和 β 受体阻滞剂。

(3)药物滴定方法及联合用药推荐:药物滴定方法。以下 3 种药物治疗策略均可考虑:①在初始治疗高血压时,先选用一种降压药物,逐渐增加至最大剂量,如果血压仍不能达标则加用第二种药物。②在初始治疗高血压时,先选用一种降压药物,血压不达标时不增加该种降压药物的剂量,而是联合应用第 2 种降压药物。③若基线血压≥21.3/13.3 kPa(160/100 mmHg),或患者血压超过目标 2.7/1.3 kPa(20/10 mmHg),可直接启用两种药物联合治疗(自由处方联合或单片固定剂量复方制剂)。

若经上述治疗血压未能达标,应指导患者继续强化生活方式改善,同时视患者情况尝试增加药物剂量或种类(仅限于噻嗪类利尿剂、ACEI、ARB 和 CCB 4 种药物,但不建议 ACEI 与 ARB 联合应用)。经上述调整血压仍不达标时,可考虑增加其他药物(如 β 受体阻滞剂、醛固酮受体拮抗剂等)。

联合用药的意义:采用单一药物的明显优点是能够将疗效和不良反应都归因于那种药物。但任何两类高血压药物的联用可增加血压的降低幅度,并远大于增加一种药物剂量所降压的幅度。初始联合疗法的优点是,对血压值较高的患者实现目标血压的可能性更大,以及因多种治疗改变而影响患者依从性的可能性较低,其他优点包括,不同种类的药物间具有生理学和药理学的协同作用,不仅有较大的血压降幅,还可能不良反应更少,并且可能提供大于单一药物所提供的益处。

利尿剂加 ACEI 或 ARB:长期使用利尿剂会可能导致交感神经系统及 RAAS 激活,联合使用 ACEI 或 ARB 后可抵消这种不良反应,增强降压效果。此外,ACEI 和 ARB 由于可使血钾水平稍上升,从而能防止利尿剂长期应用所致的电解质紊乱,尤其低血钾等不良反应。

CCB 加 ACEI 或 ARB:前者具有直接扩张动脉的作用,后者通过阻断 RAAS 和降低交感活性,既扩张动脉,又扩张静脉,故两药在扩张血管上有协调降压作用;二氢吡啶类 CCB 常见产生的踝部水肿可被 ACEI 或 ARB 消除;两药在心肾和血管保护,在抗增殖和减少蛋白尿上亦有协同作用;此外,ACEI 或 ARB 可阻断 CCB 所致反射性交感神经张力增加和心率加快的不良反应。

CCB 加 β 受体阻滞剂:前者具有扩张血管和轻度增加心排血量作用,正好抵消 β 受体阻滞剂的缩血管及降低心排血量作用;两药对心率的相反作用可使患者心率不受影响。不推荐两种 RAAS 拮抗剂的联合使用。

(岳宝霞)

第二节　继发性高血压

继发性高血压是病因明确的高血压,当查出病因并有效去除或控制病因后,作为继发症状的高血压可被治愈或明显缓解。其在高血压人群中占 5%～10%。临床常见病因为肾性、内分泌性、主动脉缩窄、阻塞性睡眠呼吸暂停低通气综合征及药物性等,由于精神心理问题而引发的高血压也时常可以见到。提高对继发性高血压的认识,及时明确病因并积极针对病因治疗将会大大降低因高血压及并发症造成的高致死及致残率。

一、肾性高血压

(一)肾实质性

肾实质性疾病是继发性高血压常见的病因,占 2%～5%。由于慢性肾小球肾炎已不太常见,高血压性肾硬化和糖尿病肾病已成为慢性肾病中最常见的原因。病因为原发或继发性肾脏实质病变,是最常见的继发性高血压之一。常见的肾脏实质性疾病包括急慢性肾小球肾炎、多囊肾、慢性肾小管间质病变、痛风性肾病、糖尿病肾病及狼疮性肾炎等;也少见于遗传性肾脏疾病(Liddle 综合征)、肾脏肿瘤等。

临床有时鉴别肾实质性高血压与高血压引起的肾脏损害较为困难。一般情况下,前者肾脏病变的发生常先于高血压或与其同时出现,血压水平较高且较难控制,易进展为恶性高血压,蛋白尿/血尿发生早、程度重、肾脏功能受损明显。常用的实验室检查:血尿常规、血电解质、肌酐、尿酸、血糖、血脂的测定,24 小时尿蛋白定量或尿清蛋白/肌酐比值,12 小时尿沉渣检查,肾脏 B 超:了解肾脏大小、形态及有无肿瘤,如发现肾脏体积及形态异常,或发现肿物,则需进一步做肾脏计算机断层/磁共振以确诊并查病因;必要时应在有条件的医院行肾脏穿刺及病理学检查,这是诊断肾实质性疾病的"金标准"。

肾实质性高血压应低盐饮食(<6 g/d);大量蛋白尿及肾功能不全者,宜选择摄入高生物效价蛋白;在针对原发病进行有效的治疗同时,积极控制血压在 $<18.7/12.0$ kPa(140/90 mmHg),有蛋白尿的患者应首选 ACEI 或 ARB 作为降压药物,必要时联合其他药物。透析及肾移植用于终末期肾病。

(二)肾血管性

肾血管性高血压是继发性高血压最常见的病因。引起肾动脉狭窄的主要原因包括动脉粥样硬化(90%),主要是出现了其他系统性动脉硬化相关临床症状的老年患者;肌纤维发育不良(不到10%)(图7-2),主要是健康状况较好的年轻女性,常有吸烟史;还有比较少见的多发性大动脉炎。单侧肾动脉狭窄时,患侧肾分泌肾素,激活RAAS,导致水钠潴留。另外,健侧肾高灌注,产生压力性利尿,进一步导致RAAS激活,形成肾素依赖性高血压的恶性循环。双侧肾动脉狭窄时,同样存在RAAS激活,但无压力性利尿,因而血容量扩张使得肾素分泌抑制,因此产生容量依赖性高血压。当血容量减少时,容量依赖性高血压可再转变为肾素依赖性高血压,比如使用利尿剂治疗后容量减少,肾素再次分泌增多,可导致利尿剂抵抗性高血压。

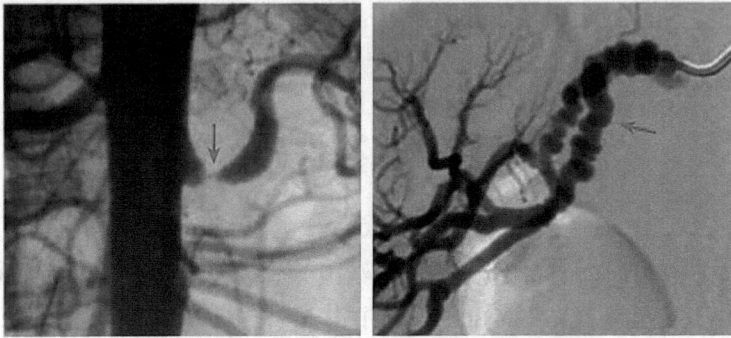

图7-2 肾血管狭窄
左侧为动脉粥样硬化(箭头所示);右侧为肌纤维发育不良(箭头所示)

以下临床证据有助于肾血管性高血压的诊断:所有需要住院治疗的急性高血压;反复发作的"瞬时"肺水肿;腹部或肋脊角处闻及血管杂音;血压长期控制良好的高血压患者病情在近期加重;年轻患者或50岁以后出现的恶性高血压;不明原因低钾血症;使用ACEI或ARB类药物后产生的急进性肾衰竭;左右肾脏大小不等;全身性动脉粥样硬化疾病。

彩色多普勒超声检查是一种无创检查,为诊断肾动脉狭窄的首选方法。造影剂增强性计算机断层X线照相术(contrast-enhanced computed tomography,CTA)以及磁共振血管造影(magnetic resonance angiography,MRA)亦常用于肾动脉狭窄的检查。肌纤维发育异常产生的肾动脉狭窄往往会在肾动脉中部形成一个"串珠样"改变;而动脉硬化导致的肾动脉狭窄其病变一般在动脉近端,且不连续。侵入性肾血管造影是肾动脉狭窄诊断的金标准。

治疗方法包括药物治疗、介入治疗和手术治疗,应根据病因来选择。肌纤维发育不良性肾动脉狭窄常选用球囊血管成形术(PTCA),总体来说预后较好。对于动脉硬化性肾动脉狭窄来说,控制血压及相关动脉硬化危险因素是首选治疗手段,推荐AECI/ARB作为首选,但双侧肾动脉狭窄,肾功能已受损或非狭窄侧肾功能较差者禁用,此外CCB、β受体阻滞剂以及噻嗪类利尿剂等也能用于治疗。目前,进行球囊血管成形术的指征仅包括真性药物抵抗性高血压以及进行性肾衰竭(缺血性肾病)。大多数动脉硬化造成的肾血管损伤并不会导致高血压或进行性肾衰竭,而肾脏血运重建(球囊血管成形术或支架术)对于多数患者来说并无益处,反而存在一些潜在的并发症风险。

二、内分泌性高血压

内分泌组织增生或肿瘤所致的多种内分泌疾病,由于其相应激素如醛固酮、儿茶酚胺及皮质醇等分泌过度增多,导致机体血流动力学改变而使血压升高。这种由内分泌激素分泌增多而致的高血压称为内分泌性高血压,也是较常见的继发性高血压,如能切除肿瘤,去除病因,高血压可被治愈或缓解。临床常见继发性高血压如下(表7-4)。

表 7-4　常见内分泌性高血压鉴别

病因	病史	查体	实验室检查	筛查	确诊试验
库欣综合征	快速的体重增加,多尿、多饮、心理障碍	典型的身体特征:向心性肥胖、满月脸、水牛背、多毛症、紫纹	高胆固醇血症、高血糖	24 小时尿游离皮质醇	小剂量地塞米松抑制试验
嗜铬细胞瘤	阵发性高血压或持续性高血压、头痛、出汗、心悸和面色苍白,嗜铬细胞瘤的阳性家族史	多发性纤维瘤可出现皮肤红斑	偶然发现肾上腺肿块	尿分离测量肾上腺素类物质或血浆游离肾上腺类物质	腹、盆部 CT、MRI、[123]I 标记的间碘苄胍,突变基因筛查
原发性醛固酮增多症	肌无力,有早发性高血压和早发脑血管事件(<40 岁)的家族史	心律失常(严重低钾血症时发生)	低钾血症(自发或利尿剂引起),偶然发现的肾上腺肿块	醛固酮/肾素比(纠正低钾血症、停用影像 RAA 系统的药物)	定性实验(盐负荷实验、地塞米松抑制试验)肾上腺 CT,肾上腺静脉取血

(一)原发性醛固酮增多症

原发性醛固酮增多症(primary hyperaldosteronism,PHA),通常简称原醛症,是由于肾上腺自主分泌过多醛固酮,而导致水钠潴留、高血压、低血钾和血浆肾素活性受抑制的临床综合征,常见原因是肾上腺腺瘤、单侧或双侧肾上腺增生,少见原因为腺癌和糖皮质激素可调节性醛固酮增多症。近年的报告显示该病在高血压中占 5%~15%,在难治性高血压中接近 20%。

诊断原发性醛固酮增多症的步骤分 3 步:筛查、盐负荷试验及肾上腺静脉取血(图7-3)。筛查包括测量血浆肾素和醛固酮水平。尽管用醛固酮/肾素比率测定法来筛选所有高血压患者的前景乐观,但这种方法的应用还是有很多局限性,比率升高完全可能仅由低肾素引起。阳性结果应该基于血浆醛固酮水平升高(>15 ng/dL)和被抑制的低肾素水平。因此,筛查仅被推荐用于以下高度可能患有原发性醛固酮增多症的高血压患者:①没有原因的难以解释的低血钾;②由利尿剂引发的严重的低钾血症,但对保钾药有抵抗;③有原发性醛固酮增多症的家族史;④对合适的治疗有抵抗,而这种抵抗又难以解释;⑤高血压患者中偶然发现的肾上腺腺瘤。

如果需检测血浆醛固酮和肾素水平的话,无论是口服还是静脉都应进行盐抑制试验以明确自主性醛固酮增多症。如果存在,则应行肾上腺静脉取样,区分单侧性的腺瘤和双侧增生,并确定需经腹腔镜手术切除的腺体。CT 或 MRI 影像学可以帮助鉴别肾上腺腺瘤和双侧肾上腺增生症(图7-4)。

一旦诊断原发性醛固酮增多症并确立病理类型,治疗方法的选择就相当明确:单发腺瘤应通过腹腔镜行肿瘤切除术;双侧肾上腺增生的患者可予以醛固酮受体拮抗剂治疗,螺内酯或依普利酮,必要时还可给予噻嗪类利尿剂和其他降压药。腺瘤切除后,约有半数患者血压会恢复正常,而另一些尽管有所改善但仍是高血压状态,这可能与原来就存在的原发性高血压或长期继发性高血压损害引起的肾脏有关。

高血压±低钾

↓

血浆醛固酮及肾素水平
（避免检查前使用利尿剂、ACEI、ARB、螺内酯等药物）

提示：肾素<0.5 ng/（mL·h）　　　　　　　排除：肾素>0.5 ng/（mL·h）

醛固酮>15 ng/dL　　　　　　　　　　　　　醛固酮<15 ng/dL

确诊：4小时口服2 L生理盐水后血浆醛固酮>10 ng/dL，或盐负荷连续4天，第4天的24小时尿醛固酮>14 μg/d（口服10～12 g NaCl，伴24小时尿钠>200 mmol/d）
定位：CT或MRI
如果以上检查仍不能明确诊断，可行肾上腺静脉取样
治疗：单侧可手术切除；双侧或无法手术者可予螺内酯、依普利酮或阿米洛利＋氢氯噻嗪

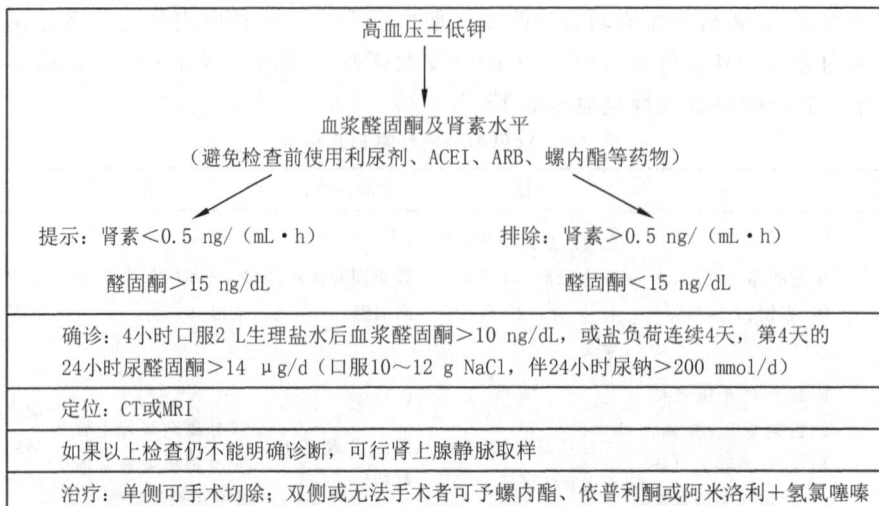

图 7-3　原发性醛固酮增多症患者的诊断及治疗流程

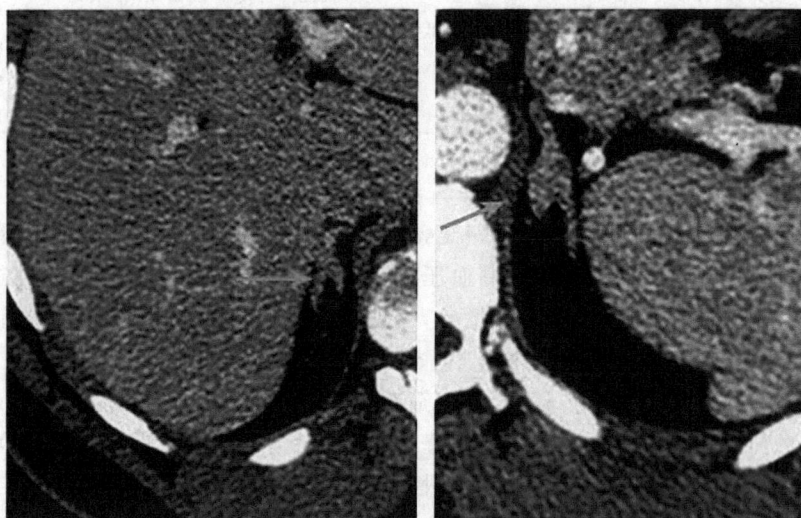

图 7-4　CT 提示的肾上腺肿块

CT 显示的左肾上腺肿块（右侧图片黑色箭头处）与右侧肾上腺对比（左侧图片黑色箭头处）

（二）库欣综合征

库欣综合征又称皮质醇增多症，是由于多种病因引起肾上腺皮质长期分泌过量皮质醇所产生的一组综合征（表 7-5）。80％的库欣综合征患者均有高血压，如不治疗，可引起左心室肥厚和充血性心力衰竭等，其存在时间越长，即使病因去除后血压恢复正常的可能性也越小。

推荐对以下人群进行库欣综合征的筛查：①年轻患者出现骨质疏松、高血压等与年龄不相称的临床表现；②具有库欣综合征的临床表现，且进行性加重，特别是有典型的症状如肌病、多血质、紫纹、瘀斑和皮肤变薄的患者；③体重增加而身高百分位下降，生长停滞的肥胖儿童；④肾上腺意外瘤患者。如果临床特点符合，则通过测定 24 小时尿游离皮质醇或血清皮质醇昼夜节律检测进行筛查。当初步检测结果异常时，则应行小剂量地塞米松抑制试验进行确诊。当存在有异常筛查结果时，多数学者建议行另一项额外的大剂量地塞米松抑制试验，即每 6 小时口服 2 mg

地塞米松共服 2 天,然后测定尿液中游离皮质醇和血浆皮质醇水平。如果库欣综合征是由垂体 ACTH 过度分泌所致双侧肾上腺增生,那么尿游离皮质醇与对照组 2.0 mg 剂量相对比将被抑制到 50% 以下,而异位 ACTH 综合征对此负反馈机制不敏感。血浆 ACTH 测定有助于区分 ACTH 依赖性和 ACTH 非依赖性库欣综合征。肾上腺影像学包括 B 超、CT、MRI 检查。推荐首选双侧肾上腺 CT 薄层(2~3 mm)增强扫描。对促皮质激素释放激素的反应以及下颚骨岩下窦取样可用来确定库欣综合征的垂体病因。治疗主要采用手术、放疗及药物方法治疗基础疾病,降压治疗可采用利尿剂或与其他降压药物联用。

表 7-5 库欣综合征的病因分类及相对患病率

病因分类	患病率
一、内源性库欣综合征	
1.ACTH 依赖性库欣综合征	
垂体性库欣综合征(库欣病)	60%~70%
异位 ACTH 综合征	15%~20%
异位 CRH 综合征	罕见
2.ACTH 非依赖性库欣综合征	
肾上腺皮质腺瘤	10%~20%
肾上腺皮质腺癌	2%~3%
ACTH 非依赖性大结节增生	2%~3%
原发性色素结节性肾上腺病	罕见
二、外源性库欣综合征	
1.假库欣综合征	
大量饮酒	
抑郁症	
肥胖症	
2.药物源性库欣综合征	

ACTH:促肾上腺皮质激素;CRH:促皮质素释放激素

(三)嗜铬细胞瘤

嗜铬细胞瘤是一种少见的由肾上腺嗜铬细胞组成的分泌儿茶酚胺的肿瘤,副神经节瘤是更加罕见的发生于交感神经和迷走神经神经节细胞的一种肾上腺外肿瘤。在临床上,嗜铬细胞瘤泛指分泌儿茶酚胺的肿瘤,包括了肾上腺嗜铬细胞瘤和功能性的肾上腺外的副神经节瘤。嗜铬细胞瘤大部分是良性肿瘤。嗜铬细胞瘤可发生在所有年龄段,主要沿交感神经链分布,较少发生在迷走区域。约 15% 的嗜铬细胞瘤是肾上腺外的,即副神经节瘤。

剧烈的血压波动以及发作性的临床症状,常提示嗜铬细胞瘤的可能。然而在 50% 的患者中,高血压可能是持续性的。高血压可能合并头痛、出汗、心悸等症状。在以分泌肾上腺素为主的嗜铬细胞瘤患者中,由于血容量的下降和交感反射减弱易发生直立性低血压。如果在弯腰、运动、腹部触诊、吸烟或深吸气时引起血压反复骤升并在数分钟内骤降,应高度怀疑嗜铬细胞瘤。在发作期间可测定血或尿儿茶酚胺或血、尿间羟肾上腺素类似物,主要包括血浆甲氧基肾上腺素、血浆甲氧基去甲肾上腺素和尿甲氧基肾上腺素、尿甲氧基去甲肾上腺素。应用 CT 或 MRI

进行肿瘤定位。

嗜铬细胞瘤多数为良性肿瘤,约 10% 的嗜铬细胞瘤为恶性。手术切除效果较好,手术前应使用 α 受体拮抗剂,手术后血压多能恢复正常。手术前或恶性病变已多处转移无法手术者,可选用 α 和 β 受体拮抗剂联合治疗。

三、主动脉缩窄

主动脉缩窄多数为先天性,少数由多发性大动脉炎所致。先天性主动脉缩窄可发生在胸主动脉或腹主动脉,常起源于左锁骨下动脉起始段远端或动脉导管韧带的远端。主动脉缩窄的典型特征有上臂高血压、股动脉搏动微弱或消失、背部有响亮杂音。二维超声可检测到病变,诊断需依靠主动脉造影(图 7-5)。治疗主要为介入扩张支架置入或血管手术。病变纠正后患者可能仍然有高血压,应该仔细监测并治疗。

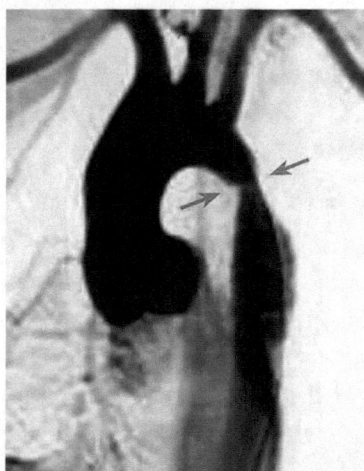

图 7-5 主动脉造影提示降主动脉缩窄
降主动脉缩窄(箭头示)

四、妊娠期高血压

妊娠合并高血压的患病率占孕妇的 5%～10%,妊娠合并高血压分为慢性高血压、妊娠期高血压和先兆子痫/子痫 3 类。慢性高血压指的是妊娠前即证实存在或在妊娠的前 20 周即出现的高血压;妊娠期高血压为妊娠 20 周以后发生的高血压,不伴有明显蛋白尿,妊娠结束后血压可以恢复正常;先兆子痫定义为发生在妊娠 20 周后首次出现高血压和蛋白尿,常伴有水肿与高尿酸血症,可分为轻、重度,如出现抽搐可诊断为子痫。对于妊娠高血压,非药物措施(限盐、富钾饮食、适当活动、情绪放松)是安全有效的,应作为药物治疗的基础。由于所有降压药物对胎儿的安全性均缺乏严格的临床验证,而且动物试验中发现一些药物具有致畸作用,因此,药物选择和应用受到限制。妊娠期间的降压用药不宜过于积极,治疗的主要目的是保证母子安全和妊娠的顺利进行。必要时谨慎使用降压药,常用的静脉降压药物有甲基多巴、拉贝洛尔和硫酸镁等;口服药物包括 β 受体阻滞剂或钙通道阻滞剂。妊娠期间禁用 ACEI 或 ARB。

五、神经源性高血压

神经系统与血压调控密切相关。多种中枢和周围神经系统病变可以导致高血压。其机制主要与颅内压增高使血管舒缩中心的交感神经系统冲动增加及自主神经功能障碍有关。当今世界,社会压力大,精神心理疾病患病率大大提高,而精神心理异常可通过多种渠道导致血压升高,成为双心医学探讨的主要内容。

(一)颅内压增高与高血压

正常成人颅腔是由颅底骨和颅盖骨组成的腔体,有容纳和保护其内容物的作用。除了出入颅腔的血管系统(特别是颈静脉)及颅底孔(特别是枕骨大孔)与颅外相通外,可以把颅腔看作一个完全密闭的容器,而且由于组成颅腔的颅骨坚硬而不能扩张,所以每个人的颅腔容积是恒定的。

1.病因

(1)脑血管疾病:包括脑出血、蛛网膜下腔出血、大面积脑血栓形成、脑栓塞和颅内静脉窦血栓形成等。

(2)颅内感染性疾病:如病毒、细菌、结核、真菌等引起的脑膜炎、脑炎、脑脓肿等。

(3)颅脑损伤:如脑挫裂伤、颅内血肿、手术创伤、广泛性颅骨骨折、颅脑火器伤、外伤性蛛网膜下腔出血等。

(4)颅内占位性病变:包括各种癌瘤、脓肿、血肿、肉芽肿、囊肿、脑寄生虫等。

(5)各种原因引起的交通性和非交通性脑积水。

(6)各种原因引起的缺血缺氧代谢性脑病:如呼吸道梗阻、窒息、心搏骤停、肝性脑病、酸中毒、一氧化碳中毒、铅中毒、急性水中毒和低血糖等。

(7)未得到有效控制的癫痫持续状态。

(8)良性颅内压增高。

(9)先天性异常:如导水管的发育畸形、颅底凹陷和先天性小脑扁桃体下疝畸形等,可以造成脑脊液回流受阻,从而继发脑积水和颅内压增高狭颅症,由于颅腔狭小,限制了脑的正常发育,也常发生颅内压增高。

2.临床表现

(1)头痛:是因为颅内有痛觉的组织(如脑膜、血管和神经)受到压力的牵张所引起。颅内压增高引起的头痛的特点:头痛常是持续性的,伴有阵发性的加剧,常因咳嗽或打喷嚏等用力动作而加重。头痛的部位以额、颞、枕部明显;头痛的性质呈胀痛或搏动性疼痛;急性颅内压增高的患者,头痛常非常剧烈,伴烦躁不安,并常进入昏迷状态。儿童及老年人的头痛相对较成年人为少。

(2)呕吐:呕吐是头痛的伴发症状,典型表现为喷射性呕吐,一般与饮食无关,但较易发生于进食后,因此患者常常拒食,可导致失水和体重锐减。也可见非喷射性呕吐。恶心、呕吐可因肿瘤直接压迫迷走神经核或第四脑室底部而引起。有人认为是因为迷走神经核团或其神经根受到刺激所引起。脑干肿瘤起源于迷走神经核团附近者,呕吐有时是其早期唯一的症状,可造成诊断上的困难,有时可误诊为"功能性呕吐"。

(3)视盘水肿:视盘水肿是颅内压增高的特征性体征之一。它是因颅内压增高使眼底静脉回流受阻所致。与颅内压增高发生发展的时间、速度和程度有关。颅内压增高早期或急性颅内压增高时,视盘水肿可不明显,对视力影响不大。而慢性颅内压增高的患者,70%以上均有视盘水肿,如视盘边界模糊,生理凹陷不清,静脉充盈、迂曲,视盘周围火焰状出血等。此时,视力减退。随着视盘水肿的加重,可继发视神经萎缩,常伴不可逆视力减退甚至失明。

(4)意识障碍:意识障碍的病理解剖学基础是颅内压增高导致的全脑严重缺血缺氧和脑干网状结构功能受累。患者可呈谵妄、呆木、昏沉甚至昏迷。

(5)库欣反应：是指在严重颅内压增高时出现的血压上升、心率缓慢和呼吸减慢等现象。其结果是确保一定的脑灌注压，使肺泡 O_2 和 CO_2 充分交换，增加脑供氧，是机体总动员和积极代偿的表现。

(6)复视：因展神经在颅底走行较长，极易受到颅内压增高的损伤，出现单侧或双侧展神经麻痹，早期表现为复视。颅内压增高持续较久的病例，眼球外展受限，甚至使眼球完全内斜。

(7)抽搐及去大脑强直：抽搐及去大脑强直多系脑干受压所致，表现为突然意识丧失、四肢强直、颈和背部后屈，呈角弓反张状。

(8)视野缺损：系后颅窝病变引起的脑室积水，第三脑室扩大压迫视交叉后部并引起蝶鞍的扩大所致。常可误诊为垂体瘤。

(9)脑疝的表现：颅内压升高到一定程度，部分脑组织发生移位，挤入硬脑膜的裂隙或枕骨大孔，压迫附近的神经、血管和脑干，产生一系列症状和体征。幕上的脑组织（颞叶的海马回、钩回）通过小脑幕切迹被挤向幕下，称为小脑幕切迹疝或颞叶钩回疝或海马沟回疝。幕下的小脑扁桃体及延髓经枕骨大孔被挤向椎管内，称为枕骨大孔疝或小脑扁桃体疝。一侧大脑半球的扣带回经镰下孔被挤入对侧分腔，称为大脑镰下疝或扣带回疝。

1)小脑幕切迹疝（颞叶钩回疝）：同侧动眼神经麻痹，表现为眼睑下垂，瞳孔扩大，对光反射迟钝或消失，不同程度的意识障碍，生命体征变化，对侧肢体瘫痪和出现病理反射。小脑幕切迹疝的临床表现如下。①颅内压增高：表现为头痛加重，呕吐频繁，躁动不安，提示病情加重。②意识障碍：患者逐渐出现意识障碍，由嗜睡、朦胧到浅昏迷、昏迷，对外界的刺激反应迟钝或消失，系脑干网状结构上行激活系统受累的结果。③瞳孔变化：最初可有时间短暂的患侧瞳孔缩小，但多不易被发现。以后该侧瞳孔逐渐散大，对光发射迟钝、消失，说明动眼神经背侧部的副交感神经纤维已受损。晚期则双侧瞳孔散大，对光反射消失，眼球固定不动。④锥体束征：由于患侧大脑脚受压，出现对侧肢体力弱或瘫痪，肌张力增高，腱反射亢进，病理反射阳性。有时由于脑干被推向对侧，使对侧大脑脚与小脑幕游离缘相挤，造成脑疝同侧的锥体束征，需注意分析，以免导致病变定侧的错误。⑤生命体征改变：表现为血压升高，脉缓有力，呼吸深慢，体温上升。到晚期，生命中枢逐渐衰竭，出现潮式或叹息样呼吸，脉频弱，血压和体温下降；最后呼吸停止，继而心跳亦停止。

2)枕骨大孔疝（小脑扁桃体疝）：①枕下疼痛、项强或强迫头位，疝出组织压迫颈上部神经根，或因枕骨大孔区脑膜或血管壁的敏感神经末梢受牵拉，可引起枕下疼痛。为避免延髓受压加重，机体发生保护性或反射性颈肌痉挛，患者头部维持在适当位置。②颅内压增高，表现为头痛剧烈，呕吐频繁，慢性脑疝患者多有视神经盘水肿。③后组脑神经受累，由于脑干下移，后组脑神经受牵拉，或因脑干受压，出现眩晕、听力减退等症状。④生命体征改变，慢性疝出者生命体征变化不明显；急性疝出者生命体征改变显著，迅速发生呼吸和循环障碍，先呼吸减慢，脉搏细速，血压下降，很快出现潮式呼吸和呼吸停止，如不采取措施，不久心跳也停止。与小脑幕切迹疝相比枕骨大孔疝的特点：生命体征变化出现较早，瞳孔改变和意识障碍出现较晚。

3)大脑镰下疝：引起病侧大脑半球内侧面受压部的脑组织软化坏死，出现对侧下肢轻瘫、排尿障碍等症状。一般活体不易诊断。

(10)与颅内原发病变相关的症状体征：主要是与病变部位相关的神经功能刺激症状或局灶体征，如癫痫、失语、智能障碍、运动障碍、感觉障碍和自主神经功能障碍等。

(11)心血管舒缩中枢障碍症状体征：可表现为血压忽高忽低，高时可达 29.3/18.7 kPa

(220/140 mmHg)以上,低时达 12.0/8.0 kPa(90/60 mmHg)以下;伴心动过速、心动过缓或心律不齐。心率或心律、血压具有波动幅度大、不稳定及对药物干预敏感等特点。

(12)与血压增高相关的症状体征:头痛、头晕、心悸、气短、耳鸣、乏力等,甚至出现高血压所致的心、脑、肾、眼等靶器官损害的表现。

3.治疗

颅内原发疾病的治疗是解除颅内压增高所致高血压的根本,而降低颅压治疗是降低血压的直接手段,如手术清除颅内血肿、脓肿、肉芽肿、肿瘤等颅内占位病变;脑室穿刺引流或脑脊液分流,改善脑脊液循环;脑静脉血栓局部溶栓,促进脑静脉回流等。多数情况下,随着颅内压的下降,血压恢复或接近正常。所以对血压的调控应持谨慎的态度,不能盲目地予以降压药物干预。降颅内压治疗应当是一个平衡的、逐步的过程。从简单的措施开始,降颅内压治疗需同步监测颅内压和血压,以维持脑灌注压>9.3 kPa(70 mmHg)。具体措施如下。

(1)抬高头位:床头抬高 30°,可减少脑血流容积,增加颈静脉回流,降低脑静脉压和颅内压,且安全有效。理想的头位角度应依据患者 ICP 监测的个体反应而定,枕部过高或颈部过紧可导致 ICP 增加,应予以避免。

(2)止痛和镇静:当颅内压顺应性降低时,躁动、对抗束缚、行气管插管或其他侵入性操作等均可使胸腔内压和颈静脉压增高,颅内压增高;另焦虑或恐惧使交感神经系统功能亢进,导致心动过速,血压增高,脑代谢率增高,脑血流增加,颅内压增高。因此,积极进行镇静治疗尤为重要。胃肠外镇静剂有呼吸抑制和血压降低的危险,所以必须先行气管插管和动脉血压监测,然后再用药。异丙酚是一种理想的静脉注射镇静药,其半衰期很短,且不影响患者的神经系统临床评估,还有抗癫痫及清除自由基作用,通常剂量为 0.3~4 mg/(kg·h)。应避免使用麻痹性神经肌肉阻滞剂,因其影响神经系统功能的正确评估。

(3)补液:颅内压增高患者只能输注等渗液如 0.9%生理盐水,禁用低渗液如 5%右旋糖酐或0.45%盐水。应积极纠正机体低渗状态(<280 mOsm/L),轻度高渗状态(>300 mOsm/L)对病情是有利的。CPP 降低可使 ICP 反射性增加,可输注等渗液纠正低血容量。不应使用 5%或10%葡萄糖溶液,禁忌使用 50%高渗葡萄糖溶液。因为会增加脑组织内乳酸堆积,加重脑水肿和神经元损害。当然,临床医师应根据患者血糖和血浆电解质含量动态监测及时调整补液种类和补液量。

(4)降颅压。①渗透性利尿剂:如甘露醇、甘油、高渗盐水等;②人血清蛋白:应用人血清蛋白可明显地增加血浆胶体渗透压,使组织间水分向血管中转移,从而减轻脑水肿,降低颅内压,尤其适用于血容量不足、低蛋白血症的颅内高压、脑水肿患者;③髓袢利尿剂:主要为呋塞米,作用于髓袢升支髓质部腔面的细胞膜,抑制 Na^+ 和 Cl^- 重吸收;④糖皮质激素:主要是利用糖皮质激素具有稳定膜结构的作用减少了因自由基引发的脂质过氧化反应,从而降低脑血管通透性、恢复血管屏障功能、增加损伤区血流量及改善 Na^+-K^+-ATP 酶的功能,使脑水肿得到改善。

(5)巴比妥类药物:巴比妥类药物具有收缩脑血管、降低脑代谢率、抑制脑脊液分泌、减低脑耗氧量和脑血流量及抑制自由基介导的脂质过氧化作用。大剂量巴比妥可使颅内压降低。临床试验证实,输入戊巴比妥负荷剂量 5~20 mg/kg,维持量 1~4 mg/(kg·h),可改善难治性颅内压增高。美国和欧洲脑卒中治疗指南推荐可用大剂量巴比妥类药物治疗顽固性高颅压,但心血管疾病患者不宜使用。

(6)过度通气:过度换气可使肺泡和血中的二氧化碳分压降低,导致低碳酸血症,低碳酸血症使脑阻力血管收缩和脑血流减少,从而缩小脑容积和降低颅内压。也有认为是增加呼吸的负压使中心静脉压下降,脑静脉血易于回流至心脏。因而使脑血容量减少。但当 $PaCO_2$ 低于 4.0 kPa (30 mmHg)时,会引起脑血管痉挛,导致脑缺血缺氧,加重颅内高压。以往认为采用短时程(<24 小时)轻度过度通气($PaCO_2$ 4.0~4.7 kPa(30~35 mmHg),这样不但可以降低颅内压,而且不会导致和加重脑缺血。近年来随着脑组织氧含量直接测定技术的问世,研究发现短时程轻度过度通气亦不能提高脑组织氧含量,相反会降低脑组织氧含量。所以,国内外学者已不主张采用任何形式过度通气治疗颅内高压,而采用正常辅助呼吸,维持动脉血 $PaCO_2$ 在正常范围为宜。

(7)亚低温治疗:动物实验证实,温度升高使脑的氧代谢率增加,脑血流量增加,颅内压增高,尤其是缺血缺氧性损伤恶化。通常每降低 1 ℃,脑耗氧量与血流量即下降 6.7%,有资料表明当体温降至 30 ℃时,脑耗氧量为正常时的 50%~55%,脑脊液压力较降温前低 56%。因此,首先应对体温增高的患者进行降温治疗(应用对乙酰氨基酚、降温毯、吲哚美辛等)。近年来,随着现代重症监护技术的发展,亚低温降颅压治疗的研究发展很快。无论是一般性颅内压增高还是难治性颅内压增高,亚低温治疗都是有效的,且全身降温比孤立的头部降温更有效。降温深度依病情而定,以 32~34 ℃ 为宜,过高达不到降温目的,过低有发生心室纤颤的危险。降温过程中切忌发生寒战、冻伤及水电解质失调,一般持续 3~5 天即可停止物理降温,使患者自然复温,逐渐减少用药乃至停药。在欧洲、美国、日本等国家已推广使用。但由于亚低温治疗需要使用肌松剂和持续使用呼吸机,目前国内中小医院尚难以开展此项技术。

(8)减少脑脊液:以迅速降低颅内压,缓解病情。也是常用的颅脑手术前的辅助性抢救措施之一。①脑脊液外引流:是抢救脑疝危象患者的重要措施。控制性持续性闭式脑室引流,既可使脑脊液缓慢流出以将颅内压控制在正常范围,从而避免突然压力下降而导致脑室塌陷、小脑上疝、脑充血、脑水肿加重或颅内压动力学平衡的紊乱,而且有利于保持引流的通畅。关闭式引流有利于预防感染。②脑脊液分流术:不论何种原因引起的阻塞性或交通性脑积水,凡不能除去病因者均可行脑脊液分流术。根据阻塞的不同部位,可使脑脊液绕过阻塞处到达大脑表面,再经过蛛网膜颗粒吸收,以达到降低颅内压的目的。或将脑脊液引流到右心房或腹腔等部位而被吸收。若分流术成功,效果是比较肯定的。常用的脑脊液分流方法有侧脑室-枕大池分流术、侧脑室-右心房分流术、侧脑室-腹腔引流术、腰椎蛛网膜下腔-腹腔分流术。目前临床最常用的是侧脑室-腹腔引流术。③乙酰唑胺:一种碳酸酐酶抑制剂,它能使脑脊液产生减少 50%,从而降低颅内压。常用剂量是每次 0.25 g,每天 3 次。

(9)颅内占位病变:如肿瘤、脑脓肿等颅内占位性病变应手术切除,若不能切除可考虑脑室引流或行颅骨切开去骨瓣减压,可迅速降低颅内压。有学者认为,通过各种降颅压措施,如脱水、过度换气、巴比妥昏迷、亚低温等治疗不能控制的颅内高压,应考虑标准大骨瓣开颅术。

(10)去大骨瓣减压术:能使脑组织向减压窗方向膨出,以减轻颅内高压对重要脑结构的压迫,尤其是脑干和下丘脑,以挽救患者生命。但越来越多的临床实践证明去大骨瓣减压术不但没有降低重型颅脑伤者死残率,而且可能会增加重型颅脑伤者残死率。原因:①去大骨瓣减压术会导致膨出的脑组织在减压窗处嵌顿、嵌出的脑组织静脉回流受阻、脑组织缺血水肿坏死,久之形成脑穿通畸形;②去大骨瓣减压术不缝合硬脑膜会增加术后癫痫发作;③去大骨瓣减压术会导致脑室脑脊液向减压窗方向流动,形成间质性脑水肿;④去骨瓣减压术不缝合硬脑膜,使手术创面渗血进入脑池和脑室系统,容易引起脑积水;⑤去大骨瓣减压术不缝合硬脑膜会导致脑在颅腔内不稳定,会引起再损伤;⑥去大骨瓣减压术不缝合硬脑膜会增加颅内感染、切口裂开机会等。

(11)预防性抗癫痫治疗:越来越多的临床研究表明使用预防性抗癫痫药不但不会降低颅脑损伤后癫痫发生率,而且会加重脑损害和引起严重毒副作用。严重脑挫裂伤脑内血肿清除术后是否常规服用预防性抗癫痫治疗仍有争议,也无任何大规模临床研究证据。国外学者不提倡预防性抗癫痫治疗。但若颅脑损伤患者一旦发生癫痫,则应该正规使用抗癫痫药。

(12)高压氧治疗:当动脉二氧化碳分压正常而氧分压增高时,也可使脑血管收缩,脑体积缩小,从而达到降颅内压的目的。在两个大气压下吸氧,可使动脉氧分压增加到 133.3 kPa(1 000 mmHg)以上,使增高的颅内压下降 30%,然而这种治疗作用只是在氧分压维持时才存在。如血管已处于麻痹状态,高压氧则不能起作用。有文献报道高压氧吸入后因肺泡与肺静脉氧分压差的增大,血氧弥散量可增加近 20 倍,从而大大提高组织氧含量,可中断因为脑缺血缺氧导致的脑水肿,可促进昏迷患者的觉醒,减少住院天数,能显著改善脑损伤患者的认知功能障碍,有利于机体功能的恢复,对抢救生命和提高生存质量有较好的疗效。绝对禁忌证:未经处理的气胸、纵隔气肿,肺大疱,活动性内出血及出血性疾病,结核性空洞形成并咯血,心脏二度以上房室传导阻滞。相对禁忌证:重症上呼吸道感染,重症肺气肿,支气管扩张症,重度鼻窦炎,血压高于21.3/13.3 kPa(160/100 mmHg),心动过缓<50 次/分,未做处理的恶性肿瘤,视网膜脱离,早期妊娠(3 个月内)。

(13)调控血压:调控血压时应考虑系统动脉血压与颅内压和脑灌注压的关系。尤其是脑卒中急性期的血压管理,脑卒中急性期降压治疗目前仍无定论。由于病灶周边脑组织的充分血液供应对挽救缺血半暗带区濒危脑细胞至关重要,而这时 CBF 自我调节机制受损,CPP 严重依赖MAP,但血压过高也会引起血-脑屏障破坏及其他相关脏器功能损伤。大量研究结果表明,75%以上的脑卒中患者急性期血压升高,尤其是那些既往有高血压病史的患者。在脑卒中发生后的1 周内、血压有自行下降的趋势、有些患者数小时内即可看到血压明显降低。因此,对脑卒中急性期的血压,要持慎重的态度,而非简单的降低血压。

(二)自主神经功能障碍与高血压

自主神经主要分布于内脏、心血管和腺体。由于内脏反射通常是不能随意控制,故名自主神经。自主神经系统的功能在于调节心肌、平滑肌和腺体的活动,交感和副交感神经对内脏的调节具有对立统一作用。血管运动中枢位于脑干,它通过胸腰段交感神经元及第Ⅸ、Ⅹ 对脑神经(副交感神经)对主动脉弓、窦房结、颈动脉压力感受器的控制,调节和维持交感神经和副交感神经的相对平衡,保持心血管系统的稳定性。因此,凡累及自主神经系统的病变大多可引起血压的变化。

1.脊髓损伤后自主神经反射不良

自主神经反射不良(autonomic dysreflexia,AD)或称自主神经反射亢进,是指脊髓 T_6 或以上平面的脊髓损伤(spinal cord injury,SCI)而引发的以血压阵发性骤然升高为特征的一组临床综合征。常见的 SCI 的病因有外伤、肿痛、感染等。

2.致死性家族性失眠症

致死性家族性失眠症(fatal familial insomnia,FFI)是罕见的家族性人类朊蛋白(prion protein,PrP)疾病,是常染色体显性遗传性疾病,也是近年来备受关注的人类可传播性海绵样脑病(transmissible spongiform encephalopathy,TSH)之一。1986 年,意大利 Bologna 大学医学院Lugaresi 等首先报道并详细描述了本病的第一个病例,以进行性睡眠障碍和自主神经失调为主要表现,尸检证实丘脑神经细胞大量脱失,命名为致死性家族性失眠症。随着基因监测技术的发展和对朊蛋白疾病认识的深入,全世界 FFI 散发病例及家系报道逐渐增多。因 FFI 是罕见病,目前为止尚无流行病学资料。FFI 由于自主神经失调可表现出高血压征象;同时可因严重睡眠障碍导致血压昼夜节律异常。

3.吉兰-巴雷综合征与高血压

吉兰-巴雷综合征(guillain-barre syndrome,GBS)是一类免疫介导的急性炎性周围神经病。临床特征为急性起病,症状多在 2 周左右达到高峰,主要表现为多发神经根及周围神经损害,常有脑脊液蛋白-细胞分离现象,多呈单时相自限性病程,静脉注射免疫球蛋白和血浆置换治疗有效。该病还包括急性炎性脱髓鞘性多发神经根神经病(acute inflammatory demyelinating poly-neuropathies,AIDP)、急性运动轴索性神经病(acute motor axonal neuropathy,AMAN)、急性运动感觉轴索性神经病(acute motor-sensory axonal neuropathy,AMSAN)、Miller Fisher 综合征(Miller Fisher syndrome,MFS)、急性泛自主神经病(acute sensory neuropathy,ASN)等亚型。其中 AIDP 和 ASN 常损害自主神经,引起包括血压波动在内的诸多自主神经功能障碍的症状体征。国外报道 GBS 自主神经损害发生率 65%,国内杨清成报道 54%,鹿寒冰等报道 39.4%,略低于国外。因自主神经的损害与 GBS 预后直接相关,临床上应引起足够的重视。

4.自主神经性癫痫

自主神经性癫痫又称间脑癫痫、内脏性癫痫等。间脑位于中脑之上,尾状核和内囊的内侧,可分为五个部分,即丘脑、丘脑上部、丘脑底部、丘脑后部、丘脑下部,后者是自主神经中枢。间脑癫痫是指这个部位病变引起的发作性症状,实际上病变并非累及整个间脑。但由于这一名称应用已久,所以至今仍被临床上沿用。1925 年 Heko 报道首例间脑癫痫,至 1929 年 Penfield 提出间脑性癫痫的概念。这是一种不同病因引起的下丘脑病变导致的周期性发作性自主神经功能紊乱综合征。同其他自主神经病变一样,此类癫痫可致阵发性血压的升高,临床表现复杂多样,且缺乏特异性,易误诊。

(岳宝霞)

第八章 心律失常

第一节 窦性心动过速

正常窦房结发放冲动的频率易受自主神经的影响,且取决于交感神经与迷走神经的相互作用。此外,还受其他许多因素的影响,包括缺氧、酸中毒、温度、机械张力和激素(如三碘甲状腺原氨酸)等。

窦性心率一般在 60~100 次/分,成人的窦性心率超过 100 次/分即为窦性心动过速,包括生理性窦性心动过速和不适当窦性心动过速。

生理性窦性心动过速是一种人体对适当的生理刺激或病理刺激的正常反应,是常见的窦性心动过速。

不适当窦性心动过速是指静息状态下窦性心率持续增快,或窦性心率的增快与生理、情绪、病理状态或药物作用水平无关或不相一致,是少见的一种非阵发性窦性心动过速。

一、原因

生理性窦性心动过速与生理、情绪、病理状态或药物作用有关。健康人运动、情绪紧张和激动、体力活动、吸烟、饮酒、喝茶和咖啡,及感染、发热、贫血、失血、低血压、血容量不足、休克、缺氧、甲状腺功能亢进、呼吸功能不全、心力衰竭、心肌炎和心肌缺血等均可引起窦性心动过速。药物的应用如儿茶酚胺类药物、阿托品、氨茶碱和甲状腺素制剂等也是引起窦性心动过速的原因。其发生机制通常认为是由于窦房结细胞舒张期 4 相除极加速引起了窦性心动过速。窦房结内起搏细胞的位置上移也可使发放冲动的频率增加。

不适当窦性心动速见于健康人。其发生机制可能是窦房结本身的自律性增高,或者是自主神经对窦房结的调节失衡,表现为交感神经兴奋性增高,迷走神经张力减低。也见于导管射频消融治疗房室结折返性心动过速术后。

二、临床表现

生理性窦性心动过速时,频率通常逐渐加快,再逐渐减慢至正常,心率一般在 100~180 次/分,有时可高达 200 次/分。刺激迷走神经的操作如按摩颈动脉窦、Valsalva 动作等均可使窦性心动过速逐渐减慢,当增高的迷走神经张力减弱或消失时,心率可恢复到以前的水平。患者大多感觉心悸不适,其他症状取决于原发疾病。

不适当窦性心动过速患者绝大多数为女性,约占 90%。主要症状为心悸,也可有头晕、眩晕、先兆晕厥、胸痛、气短等不适表现。轻者可无症状,只是在体格检查时发现;重者活动能力受限制。

三、心电图与电生理检查

(一)生理性窦性心动过速

表现为窦性 P 波,频率>100 次/分,P-P 间期可有轻度变化,P 波形态正常,但振幅可变大或高尖。P-R 间期一般固定。心率较快时,有时 P 波可重叠在前一心搏的 T 波上。

(二)不适当窦性心动过速

诊断有赖于有创性和无创性的检查。

(1)心动过速及其症状呈非阵发性。

(2)动态心电图提示患者出现持续性窦性心动过速,心率超过 100 次/分。

(3)P 波的形态和心内激动顺序与窦性心律时完全相同。

(4)排除继发性窦性心动过速的原因,如甲状腺功能亢进等。

四、治疗

(一)生理性窦性心动过速

生理性窦性心动过速的治疗主要在于积极查找并去除诱因,治疗原发疾病,如戒烟、避免饮酒、勿饮用浓茶和咖啡;感染者应予以控制,发热者应退热,贫血者应纠治,血容量不足者应补液等。少数患者可短期服用镇静剂,必要时选用 β 受体阻滞剂、非二氢吡啶类钙通道阻滞剂等以减慢心率。

(二)不适当窦性心动过速

是否需要治疗主要取决于症状。药物治疗首选 β 受体阻滞剂,非二氢吡啶类钙通道阻滞剂也能奏效。对于症状明显、药物疗效不佳的顽固性不适当窦性心动过速患者,有报道采用导管射频消融改善窦房结功能能取得了较好的效果。利用外科手术切除窦房结或闭塞窦房结动脉的方法进行治疗也有成功的个案报道。

(岳宝霞)

第二节 窦性心动过缓

由窦房结控制的心率,成人每分钟小于 60 次者,称为窦性心动过缓。

一、病因

窦性心动过缓常因为迷走神经张力亢进或交感神经张力减弱及窦房结器质性疾病引起。常见原因如下。

（1）正常情况：健康青年人不少见，尤其是运动员或经常锻炼的人，也见于部分老年人。正常人在睡眠时心率可降至 35 次/分，尤以青年人多见，并可伴有窦性心律不齐，有时可以出现 2 秒或更长的停搏。颈动脉窦受刺激也可引起窦性心动过缓。

（2）病理状态：颅内压增高（脑膜炎、颅内肿瘤等）、黄疸、急性感染性疾病恢复期、眼科手术、冠状动脉造影、黏液性水肿、低盐、Chagas 病、纤维退行性病变、精神抑郁症等。窦性心动过缓也可发生于呕吐或血管神经性晕厥。

（3）各种原因引起的窦房结及窦房结周围病变。

（4）药物影响：迷走神经兴奋药物、锂剂、胺碘酮、β 受体阻滞剂、可乐定、洋地黄和钙通道阻滞剂等。

二、临床表现

一般无症状。心动过缓显著或伴有器质性心脏病者，可有头晕、乏力，甚至晕厥，可诱发心绞痛甚至心力衰竭。心率一般在 50 次/分左右，偶有低于 40 次/分者。急性心肌梗死时约 10%～15% 可发生窦性心动过缓，若不伴有血流动力学失代偿或其他心律失常，心肌梗死后的窦性心动过缓比窦性心动过速可能更为有益，常为一过性并多见于下壁或右心室心肌梗死。窦性心动过缓也是溶栓治疗后常见的再灌注性心律失常，但心脏停搏复苏后的窦性心动过缓常提示预后不良。

三、心电图表现

（1）P 波在 QRS 波前，形态正常，为窦性。

（2）P-P 间期（或 R-R 间期）＞1 秒；无房室传导阻滞时 P-R 间期固定且＞0.12 秒，为 0.12～0.20 秒，常伴有窦性心律不齐（图 8-1）。

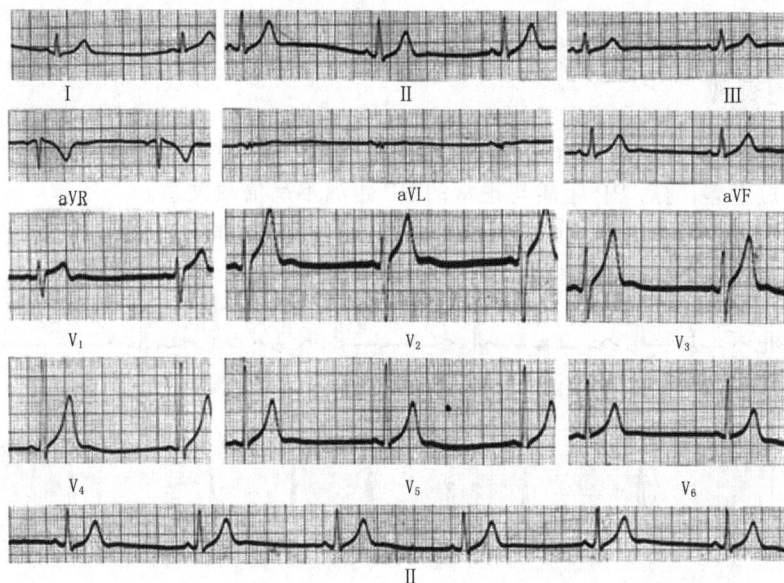

图 8-1　窦性心动过缓

四、治疗

无症状者可以不治疗,有症状者针对病因治疗。窦性心动过缓出现头晕、乏力等症状者,可对症治疗,常用阿托品 0.3~0.6 mg,每天 3 次,或沙丁胺醇 2.4 mg,每天 3 次口服。长期窦性心动过缓引起充血性心力衰竭或心排血量降低的患者则需要电起搏治疗。心房起搏保持房室顺序收缩比心室起搏效果更佳。对于持续性窦性心动过缓,起搏治疗比药物治疗更为优越,因为没有一种增快心率的药物长期应用能够安全有效而无明显不良反应。

(岳宝霞)

第三节　窦性停搏

窦房结在某个时间内兴奋性低下,不能产生激动而使心脏暂时停止活动,称为窦性停搏或窦性静止。

一、病因

迷走神经张力增高、颈动脉窦过敏、高血钾;洋地黄、奎尼丁、乙酰胆碱等药物;也见于各种器质性心脏病、窦房结变性、纤维化导致窦房结功能障碍。

二、临床表现

临床症状轻重不一,轻者无症状或偶尔出现心搏暂停,严重者窦房结活动长时间停顿,心脏活动依靠下级起搏点维持。如果下级起搏点功能低下,则长时间心脏停搏,可出现头晕,近乎晕厥,短暂晕厥甚至阿-斯综合征。

三、心电图表现

(1)在正常的窦性心律中,突然出现较长时间的间歇,长间歇中无 P 波出现。

(2)间歇长短不等,前后 PP 距离与正常的 PP 距离不呈倍数关系。

(3)长间歇中往往出现交界性或室性逸搏心律,发作间歇心电图可无异常(图 8-2)。

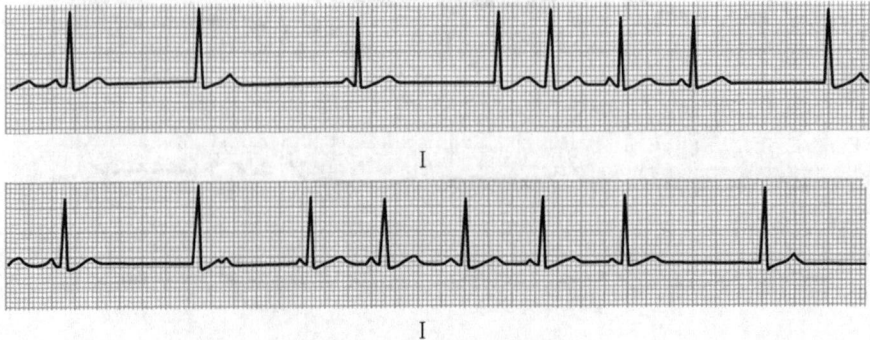

I

I

图 8-2　窦性停搏伴交界区逸搏

四、治疗

窦性停搏可以自然恢复正常或在活动后转为正常,也可引起猝死。有症状的窦性停搏,针对病因治疗,如停用有关药物,纠正高血钾。频繁出现时可用阿托品、麻黄碱或异丙肾上腺素治疗。有晕厥发作者或慢性窦房结病变者常需永久起搏器治疗。

(岳宝霞)

第四节　窦房传导阻滞

窦房传导阻滞是窦房结与心房之间发生的阻滞,属于传导障碍,是窦房结内形成的激动不能使心房除极或使心房除极延迟,属较为少见的心律失常。由于窦房结的激动受阻没有下传至心房,心房和心室都不能激动,使心电图上消失一个或数个心动周期,P 波、QRS 波及 T 波都不能看到。急性窦房传导阻滞的病因为急性心肌梗死、急性心肌炎、洋地黄或奎尼丁类药物作用和迷走神经张力过高。慢性窦房传导阻滞常见于冠心病、原发性心肌病、迷走神经张力过高或原因不明的窦房结综合征。按阻滞的程度不同,窦房传导阻滞分为 3 度。

一、一度窦房传导阻滞

一度窦房传导阻滞为激动自窦房结发出后,延迟传至心房,即窦房传导的延迟现象。由于常规体表心电图上看不见窦房结激动,故一度窦房传导阻滞在心电图上无法诊断。

二、二度窦房传导阻滞

二度窦房传导阻滞是窦房结激动有部分被阻滞,而未能全部下传至心房,心电图上消失一个或数个 P 波,又可以分为2 型。

(一)二度窦房传导阻滞Ⅰ型(即莫氏或 MobitzⅠ型)

心电图表现:①PP 间距较长的间歇之前的 PP 间距逐渐缩短,以脱漏前的 PP 间距最短;②较长间距的 PP 间距短于其前的 PP 间距的 2 倍;③窦房激动脱漏后的 P-P 间距长于脱漏前的P-P 间距,P-R 间期正常且固定。此型应与窦性心律不齐相鉴别,后者无以上规律并且往往随呼吸而有相应的变化。

(二)二度窦房传导阻滞Ⅱ型(即莫氏或 MobitzⅡ型)

心电图上表现为窦性 P 波脱漏,间歇长度约为正常 P-P 间距的 2 倍或数倍(图 8-3)。

三、三度窦房传导阻滞(完全性窦房传导阻滞)

此型心电图上无窦性 P 波。若无窦房结电图难以确定诊断。此型在体表心电图上无法和房室交界性心律(P 波与 QRS 波相重叠)或窦性静止相区别。但如果用阿托品后出现Ⅱ度窦房传导阻滞则可考虑该型。

治疗主要针对病因。轻者无须治疗,心动过缓严重者可以用麻黄碱、阿托品或异丙肾上腺素等治疗。顽固而持久并伴有晕厥或阿-斯综合征的患者应安装起搏器。

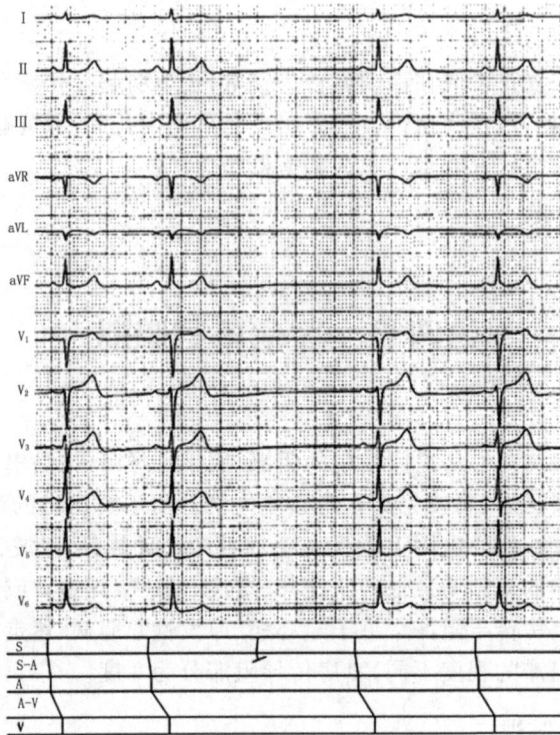

图 8-3　Ⅱ度二型窦房传导阻滞

（岳宝霞）

第五节　病态窦房结综合征

病态窦房结综合征（SSS）简称病窦综合征，又称窦房结功能不全。最初在1967年由 Lown 提出，其在研究电复律过程中发现有些患者在房颤转复后窦性心律不稳定，出现紊乱的房性心律失常、窦房阻滞等表现，首次提出病态窦房结综合征的术语，并沿用至今，已被临床广泛使用。

目前认为病态窦房结综合征是由于窦房结及其邻近组织病变引起窦房结起搏功能和/或窦房传导障碍，从而产生多种心律失常和临床症状的综合征。病态窦房结综合征是心源性晕厥的原因之一，严重者可以发生心脏性猝死，临床上已引起普遍重视。

一、病因

按照病程长短，Bashout 将病态窦房结综合征分为急性和慢性两类，每类又可分为器质性和功能性两种。

（一）急性病态窦房结综合征

1.器质性

（1）缺血性：急性下壁心肌梗死时，5％可伴发病态窦房结综合征，多在急性心肌梗死最初

4 天内出现,1 小时内最多。这种急性窦房结功能不全大多在随后的 1～7 天内恢复,少数由于瘢痕形成而演变为慢性病态窦房结综合征。

心肌梗死发生窦性心动过缓是由于:①右冠状动脉主干闭塞,使窦房结动脉供血中断,或由于左旋支闭塞导致窦房结的供血中断。②窦房结具有丰富的胆碱能神经纤维末梢,急性缺血时,胆碱分泌增高,心动过缓,当心率小于 50 次/分时可导致心排血量下降、血压下降,晕厥发生。

冠状动脉严重痉挛可诱发心绞痛伴窦房结暂时性缺血,可伴有过缓性心律失常、快速异位心律,甚至晕厥。

(2)炎症性:急性心包炎、心肌炎和心内膜炎均可使窦房结受累而发生功能障碍。因窦房结动脉属于小动脉,累及全身小动脉的结缔组织病变也可影响窦房结的供血。

(3)创伤性:右心耳是心脏外科手术的重要途径,可由心脏手术损伤窦房结。

(4)浸润性:肿瘤细胞浸润可造成窦房结细胞功能单位减少,影响窦房结功能。

2.功能性

(1)神经性:自主神经功能失调、迷走神经张力升高是最常见的原因。

(2)药物性:急性药物中毒,如洋地黄、β 受体阻滞剂、维拉帕米、胺碘酮等,均可抑制窦房结的自律性或造成冲动形成障碍。

(3)代谢性:高血钾、高血钙、阻塞性黄疸可抑制窦房结的起搏和传导功能。

(4)医源性:颈动脉窦按摩、Valsalva 动作、压迫眼球、药物或电复律后、冠状动脉造影术中导管刺激右冠状动脉等都可引起缓慢性心律失常。

(二)慢性病态窦房结综合征

1.器质性

(1)缺血性:冠状动脉粥样硬化性心脏病,导致窦房结长期供血不足、纤维化,发展为病窦综合征。

(2)特发性:不能肯定病因者称为特发性,多由窦房结退行性病变所致。

(3)内分泌性:甲状腺功能亢进性心脏病,因甲状腺素毒性造成广泛心肌损害,可累及窦房结。黏液性水肿因代谢率低,对儿茶酚胺的敏感性降低,引起显著窦性心动过缓。

(4)创伤性:心脏手术后纤维组织增生,瘢痕形成,累及窦房结。

(5)家族性:家族性病窦综合征少见,国内外文献报道中多为常染色体显性和常染色体隐性遗传。

2.功能性

(1)神经性:窦房结细胞正常,但由于迷走神经张力异常增高,明显抑制窦房结功能,导致过缓性心律失常,伴有一系列症状。

(2)药物性:个别老年人,窦房结功能处于临界状态,对抗心律失常药物特别敏感,长期用药后显示窦房结功能不全。一旦快速心律失常控制,停用有关药物,不会再次出现过缓性心律失常。

上述原因导致窦房结起搏功能低下或衰竭后,心脏下部的起搏点发出较窦房结频率为慢的逸搏,以保证心脏继续搏动而不致停跳,但临床上病态窦房结综合征患者常因心脏停搏而引起急性脑缺血综合征。这反映其下部起搏点不能发出逸搏,可以理解其病变范围包括了下部传导系统。这种房室交界区也有功能失常者被称为双结病变或双结综合征。

二、临床表现

病态窦房结综合征病程发展大多缓慢，从出现症状到症状严重可长达 10 年或更久。各个年龄组均可发生，以老年人居多。临床表现轻重不一，可呈间歇发作性。症状多以心率缓慢所致脑、心、肾等脏器供血不足为主。

（一）脑症状

头晕、眼花、失眠、瞬间记忆力障碍、反应迟钝或易激动等，进一步发展可有黑蒙、眩晕、晕厥或阿-斯综合征。

（二）心脏症状

主要表现为心悸。无论心动过缓、过速或心律不齐，患者均可感到心悸。部分患者合并短阵室上性心动过速发作，又称慢-快综合征。慢-快综合征房性快速心律失常持续时间长者，易致心力衰竭。一般规律为心动过速突然终止后可有心脏暂停伴或不伴晕厥发作；心动过缓转为过速，则出现心悸、心绞痛甚至心力衰竭加重。

（三）肾脏和胃肠道症状

心排血量过低，可以影响肾血流灌注，使肾血流量降低，引起尿量减少；胃肠道供血不足，表现为食欲缺乏、消化吸收不良、胃肠道不适。

三、心电图表现

心电图表现主要包括窦房结功能障碍本身及继发于窦房结功能失常的逸搏和/或逸搏心律，还可以并发短阵快速心律失常和/或传导系统其他部位受累的表现。

（一）过缓性心律失常

病态窦房结综合征的基本特征，包括：①单纯的窦性心动过缓，心率多在 60 次/分以下，有时低至 40 次/分；②窦房传导阻滞；③窦性停搏，它可自发也可发生于心动过速后，持续时间短者为数秒，长者为十几秒。

（二）过速性心律失常

常见的有：①阵发性房性心动过速，常由房内或房室交界区形成折返所致；②阵发性交界性心动过速，也是因折返机制所致；③心房扑动；④心房颤动。

（三）心动过缓-过速综合征

阵发或反复发作短阵心房颤动、心房扑动或房性心动过速，与缓慢的窦性心律形成所谓慢-快综合征。快速心律失常自动停止后，窦性心律常于 2 秒以上的间歇后出现（图 8-4）。

上述这些心律失常可以单独存在、相继出现，也可合并存在，因此病态窦房结综合征患者心律和心率变化明显。

四、诊断

患者有心动过缓伴头晕、晕厥或有心动过缓-心动过速表现者应首先考虑本综合征的可能，但必须排除某些生理性表现、药物的作用及其他病变的影响。诊断主要基于窦房结功能障碍的心电图表现。早期或不典型病例的窦房结功能障碍可能呈间歇性发作，或以窦性心动过缓为主要或唯一表现，常难以确诊本病。下列检查有助于评估窦房结功能。

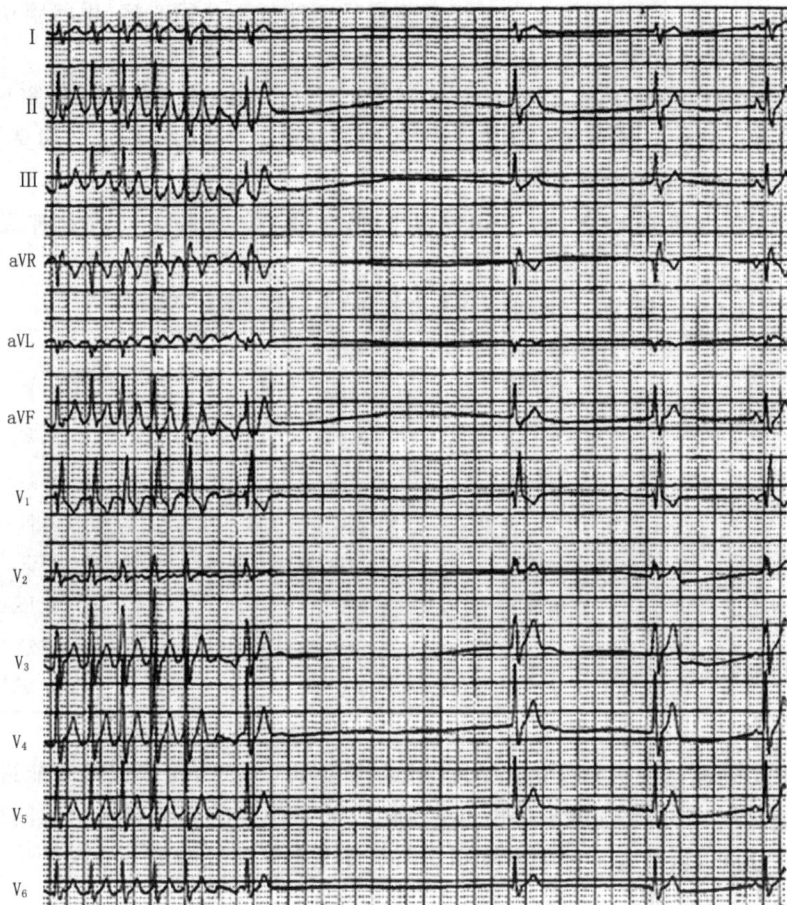

图 8-4　病态窦房结综合征患者快速心律失常停止后出现长间歇

（一）动态心电图

可发现心脏节律变化的特征，借以得到更为有意义的资料，提高病态窦房结综合征的诊断率，结果阴性时可于短期内重复检查。

（二）窦房结功能激发试验

通过分析病史、连续观察心电图不能确定诊断者，则需要做窦房结功能激发试验。常用的试验有以下几种。

（1）运动试验：窦房结功能不全者，可以显示运动负荷试验不能使窦性节律加速，而呈现异常反应，包括踏车次极量负荷试验和活动平板次极量负荷试验，病态窦房结综合征患者的最高心率显著低于对照组，但这不能作为一种排除或诊断病窦综合征的有识别力的方法。

（2）阿托品试验：阿托品是抗胆碱药，主要作用是阻断 M 型胆碱反应系统，使迷走神经张力减小，消除迷走神经对窦房结的影响。因此如果心动过缓是由于迷走神经张力过高导致的，注射阿托品后（静脉注射阿托品 1～2 mg）心率可立即提高；如果与迷走神经张力无关，是窦房结本身功能低下所致，则注射阿托品后心率不能显著提高（＜90 次/分）或诱发心律失常。对于青光眼患者和前列腺肥大患者，此试验禁用。高温季节也应避免使用。

（3）异丙肾上腺素试验：通过刺激 β 受体，兴奋窦房结，提高窦房结的自律性。静脉推注或滴

注1~2 μg,心率<90次/分或增加<25%提示窦房结功能低下。冠心病、甲状腺功能亢进、高血压、严重室性心律失常者禁用。

(4)窦房结功能电生理检查:主要有心脏固有心率(IHR)、窦房结电图、窦房结恢复时间(SNRT)和矫正窦房结恢复时间(CSNRT)及窦房结传导时间(SACT)测定。病窦综合征患者的SNRT和SACT常显著超过正常高限。

(5)Fisher结合电生理检查:将SSS分为起搏障碍、传导阻滞及迷走神经过敏3种类型(表8-1)。

表8-1 明显的SSS患者的窦房结功能障碍的类型

	迷走神经张力	窦房结实验	结果
起搏障碍(固有自律性低下)	降低	SNRT	延长
		SACT	正常
窦房结传导阻滞或正常	降低	SNRT	延长
		SACT	延长
迷走神经过敏症	增加	SNRT	可变
迷走神经张力亢进	过度增加	SACT	延长
对正常张力的敏感	降低	SNRT	正常
		SACT	正常

迷走神经张力增高延长SA传导时间,此时进行SNRT试验,快速起搏未能进入窦房结,因此不能产生超速抑制,但是窦性激动传出也会受阻。起搏激发的心动过速所致的迷走神经张力增高可使SNRT延长,当迷走神经张力增高是由于窦性心律恢复的第一心跳产生的高血压所致时,有可能产生第二次停搏。

五、治疗

治疗应针对病因,无症状者可以定期随访,密切观察病情。

(一)药物治疗

心率缓慢显著或伴自觉症状者可以试用药物。但是用于提高心率的药物缺乏长期治疗作用,仅能作为暂时的应急处理,为起搏治疗争取时间。常用的药物有阿托品、沙丁胺醇、异丙肾上腺素、氨茶碱。当快速心律失常发作时,可慎用洋地黄、胺碘酮。心房扑动或心房颤动发作时不宜进行电复律。

(二)起搏治疗

有下列情况的患者需进行起搏治疗(《ACC/NASPE指南》)。

Ⅰ类适应证:①病态窦房结综合征表现为症状性心动过缓,或必须使用某些类型和剂量的药物进行治疗,而这些药物又引起或加重心动过缓并产生症状者;②因窦房结变时性不佳而引起症状者。

Ⅱ类适应证:①Ⅱa:自发或药物诱发的窦房结功能低下,心率<40次/分,虽有心动过缓的症状,但未证实与所发生的心动过缓有关;不明原因的晕厥,经电生理检查发现窦房结功能不全。②Ⅱb:清醒状态下心率长期低于40次/分,但症状轻微。

Ⅲ类适应证:①无症状的患者,包括长期应用药物所致的窦性心动过缓(心率<40次/分);②虽有类似心动过缓的症状,但已证实该症状并不是由窦性心动过缓造成的;③非必须应用的药

物引起的症状性心动过缓。

病态窦房结综合征患者约 50％有双结病变,因此以 VVI 或房室序贯型起搏较好。有条件者可以应用程控式 VVI 起搏器。DVI、DDD 起搏器虽能按需起搏心房,并备有按需心室起搏功能,附以多参数程控装置可达到生理起搏与抗 SVT、心房扑动的目的,但仍无法终止心房颤动。带有程控自动扫描功能的起搏器是治疗慢-快综合征的一种较理想的起搏器,心动过缓时按 VVI 起搏,心动过速发作时则由 VVI 转为 VVT,发放扫描刺激或短阵快速刺激终止心动过速的发作。

(岳宝霞)

第六节 期 前 收 缩

期前收缩也称早搏、期外收缩或额外收缩,是指起源于窦房结以外的异位起搏点提前发出的激动。期前收缩是临床上最常见的心律失常。

一、期前收缩的分类

期前收缩可起源于窦房结(包括窦房交界区)、心房、房室交界区和心室,分别称为窦性、房性、房室交界性和室性期前收缩。前 3 种起源于希氏束分叉以上,统称为室上性期前收缩。室性期前收缩起源于希氏束分叉以下部位。在各类期前收缩中,以室性期前收缩最为常见,房性和交界性期前收缩次之,而窦性期前收缩极为罕见,且根据心电图不易做出肯定的诊断。

(1)根据期前收缩发生的频度可分为偶发和频发期前收缩。一般将每分钟发作＜5 次称为偶发期前收缩,每分钟发作≥5 次称为频发期前收缩。

(2)根据期前收缩的形态可分为单形性和多形性期前收缩。

(3)依据发生部位分为单源性和多源性期前收缩,单源性期前收缩是指期前收缩的形态和配对间期均相同,而多源性期前收缩的形态和配对间期均不同。

期前收缩与主导心律心搏成组出现称为"联律"。"二联律""三联律"和"四联律"指主导心律搏动和期前收缩交替出现,每个主导心律搏动后出现一个期前收缩称为二联律;每两个主导心律搏动后出现一个期前收缩称为三联律;每 3 个主导心律搏动后出现一个期前收缩称为四联律。两个期前收缩连续出现称为成对的期前收缩,3～5 次期前收缩连续出现称为成串或连发的期前收缩。一般将≥3 次连续出现的期前收缩称为心动过速。

期前收缩按照发生机制可分为自律性增高、触发激动和折返激动。目前认为折返激动是期前收缩发生的主要原因,也是大部分心动过速发生的主要机制。

二、期前收缩的病因

期前收缩可发生于正常的人,但器质性心脏病患者更常见,也可以由心脏以外的因素诱发。期前收缩可以发生于任何年龄,在儿童相对少见,但随着年龄增长发病率升高,在老年人较多见。炎症、缺血、缺氧、麻醉、心导管检查、外科手术和左心室假腱索等均可使心肌受到机械、电、化学性刺激而发生期前收缩。期前收缩常见于冠心病、心肌病、风湿性心脏病、肺心病、高血压左心室肥厚、二尖瓣脱垂患者,尤其是在发生急性心肌梗死和心力衰竭时。洋地黄、酒石酸锑钾、普鲁卡因胺、奎尼丁、三环类抗抑郁药中毒等也可以引起期前收缩。电解质紊乱可诱发期前收缩,特别是低钾。期前收缩也可以因神经功能性因素引起,如激烈运动、精神紧张、长期失眠,过量摄入烟、酒、茶、咖啡等。

三、临床表现

期前收缩患者的主要症状是心悸,表现为短暂心搏停止的漏搏感。偶发期前收缩者可以无任何症状,或仅有心悸、"停跳"感。期前收缩次数过多者可以有头晕、乏力、胸闷甚至晕厥等症状。

心脏体检听诊时,发现节律不齐,有提前出现的心脏搏动,其后有较长的停搏间歇。期前收缩的第一心音可明显增强,也可减弱,主要与期前收缩时房室瓣的位置有关。第二心音大多减弱或消失。室性期前收缩因左、右心室收缩不同步而常引起第一心音、第二心音的分裂。期前收缩发生越早,心室的充盈量和搏出量越少,桡动脉搏动也相应地减弱,甚至完全不能扪及。

四、心电图检查

(一)窦性期前收缩

窦性期前收缩是窦房结起搏点提前发放激动或在窦房结内折返引起的期前收缩。

心电图特点:①在窦性心律的基础上提前出现 P 波,与窦性 P 波完全相同;②期前收缩的配对间期多相同;③等周期代偿间歇,即代偿间歇与基本窦性周期相同;④期前收缩下传的 QRS 波群多与基本窦性周期的 QRS 波群相同,少数也可伴室内差异性传导而呈宽大畸形。

(二)房性期前收缩

房性期前收缩是起源于心房并提前出现的期前收缩。

心电图特点:①提前出现的房波(P′波),P′波有时与窦性 P 波很相似,但是多数情况下二者有明显差别;当基础窦性节律不断变化时,房性期前收缩较难判断,但房波(P′波与窦性 P 波)之间形态的差异可提示诊断;发生很早的房性期前收缩的 P′波可重叠在前一心搏的 T 波上而不易辨认造成漏诊,仔细比较 T 波形态的差别有助于识别 P′波。②P′-R 间期正常或延长。③房性期前收缩发生在舒张早期,如果适逢房室交界区仍处于前次激动过后的不应期,该期前收缩可产生传导的中断(称为未下传的房性期前收缩)或传导延迟(下传的 P′-R 间期延长,>120 ms);前者表现为 P′波后无 QRS 波群,P′波未能被识别时可误诊为窦性停搏或窦房阻滞。④房性期前收缩多数呈不完全代偿间歇,因 P′波逆传使窦房结提前除极,包括房性期前收缩 P′波在内的前后两个窦性下传 P 波的间距短于窦性 PP 间距的 2 倍,称为不完全代偿间歇;若房性期前收缩发生较晚或窦房结周围组织的不应期较长,P′波未能影响窦房结的节律,期前收缩前后两个窦性下传P 波的间距等于窦性 PP 间距的 2 倍,称为完全代偿间歇。⑤房性期前收缩下传的 QRS 波群大多与基本窦性周期的 QRS 波群相同,也可伴室内差异性传导而呈宽大畸形(图 8-5)。

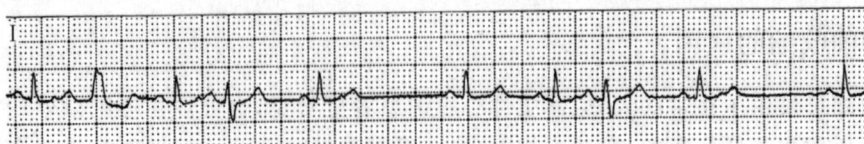

图 8-5　房性期前收缩

提前发生的 P′波,形态不同于窦性 P 波,落在其前的 QRS 波群的 ST 段上,P′-R 间期延长,在 T 波后产生 QRS 波群,呈不同程度的心室内差异性传导,有的未下传,无 QRS 波群,均有不完全代偿间歇

(三)房室交界性期前收缩

房室交界性期前收缩是起源于房室交界区并提前出现的期前收缩。提前的异位激动可前传激动心室和逆传激动心房(P′波)。

心电图特点:①提前出现的 QRS 波群,形态与窦性相同,部分可伴室内差异性传导而呈宽大畸形;②逆行 P′波可出现在 QRS 波群之前(P′-R 间期<0.12 秒)、之后(R-P′间期<0.20 秒),也可埋藏在QRS波群之中;③完全代偿间歇,因房室交界性期前收缩起源点远离窦房结,逆行激动常与窦性激动在房室交界区或窦房交界区发生干扰,窦房结的节律不受影响,表现为包含房室交界性期前收缩在内的前后两个窦性P波的间距等于窦性节律P-P间距的2倍(图8-6)。

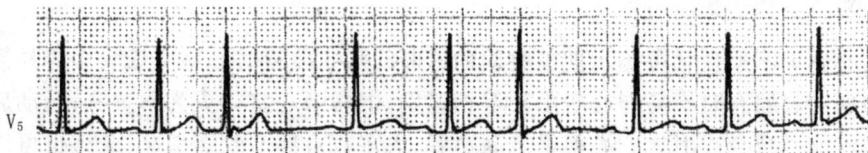

图 8-6 房室交界性期前收缩

第 3 个和第 6 个 QRS 波群提前发生,畸形不明显,前无相关 P 波,后无逆行的 P′波,完全代偿间歇

(四)室性期前收缩

室性期前收缩是由希氏束分叉以下的异位起搏点提前激动产生的期前收缩。

心电图特点:①提前发生的宽大畸形的 QRS 波群,时限通常≥0.12 秒,T 波方向多与 QRS 波群的主波方向相反;②提前的 QRS 波群前无 P 波或无相关的 P 波;③完全代偿间歇,因室性期前收缩很少能逆传侵入窦房结,故窦房结的节律不受室性期前收缩的影响,表现为包含室性期前收缩在内的前后 2 个窦性下传搏动的间距等于窦性节律 RR 间距的 2 倍(图 8-7)。

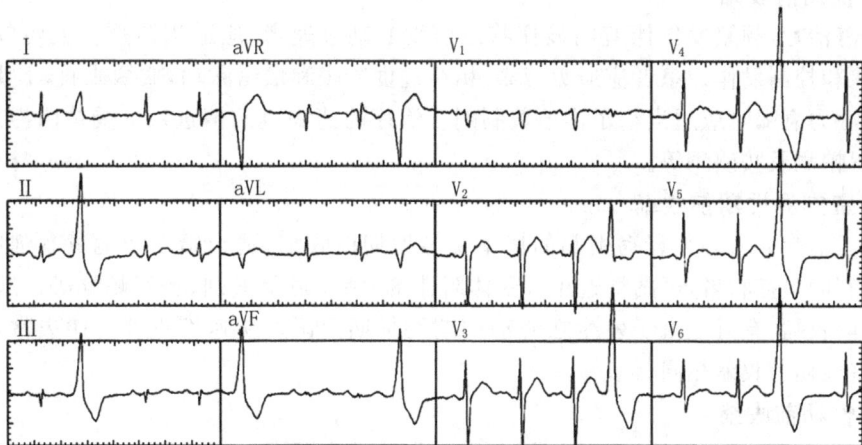

图 8-7 室性期前收缩

各导联均可见提前发生的宽大畸形 QRS 波群及 T 波倒置,前无 P 波,代偿间歇完全

室性期前收缩可表现为多种类型:①插入性室性期前收缩:这种期前收缩发生在两个正常窦性搏动之间,无代偿间歇;②单源性室性期前收缩:起源于同一室性异位起搏点的期前收缩,形态和配对间期完全相同;③多源性室性期前收缩:同一导联出现两种或两种以上形态和配对间期不同的室性期前收缩;④多形性室性期前收缩:在同一导联上配对间期相同但形态不同的室性期前收缩;⑤室性期前收缩二联律:每一个室性期前收缩和一个窦性搏动交替发生,具有固定的配对

间期;⑥室性期前收缩三联律:每两个窦性搏动后出现一个室性期前收缩;⑦成对的室性期前收缩:室性期前收缩成对出现;⑧R-on-T型室性期前收缩:室性期前收缩落在前一个窦性心搏的T波上;⑨室性反复心搏:少数室性期前收缩的冲动可逆传至心房,产生逆行P波(P′波),后者可再次下传激动心室,形成反复心搏;⑩室性并行心律:室性期前收缩的异位起搏点以固定间期或固定间期的倍数规律的自动发放冲动,并能防止窦房结冲动的入侵,其心电图表现为室性期前收缩的配对间期不固定而QRS波群的形态一致,异位搏动的间距有固定的倍数关系,偶有室性融合波。

五、诊断

患者的心悸等不适症状可提示期前收缩的诊断线索。体检时心脏听诊大多容易诊断期前收缩。频发的期前收缩有时不易与心房颤动等相鉴别,但后者心室律更为不整齐;运动后心率增快时部分期前收缩可减少或消失。心搏呈二联律者,大多数由期前收缩引起,此外也可以是房室传导阻滞3:2房室传导。

心电图检查是明确期前收缩诊断的重要步骤,并能进一步确定期前收缩的类型。尤其是某些特殊类型的期前收缩,如未下传的房性期前收缩、插入性期前收缩、多源性期前收缩等,更需要心电图确诊。

六、治疗

(一)窦性期前收缩

通常不需治疗,应针对原发病处理。

(二)房性期前收缩

一般不需治疗,频繁发作伴有明显症状或引发心动过速者,应适当治疗。主要包括去除诱因、消除症状和控制发作。患者应避免劳累、精神过度紧张和情绪激动,戒烟戒酒,不要饮用浓茶和咖啡。有心力衰竭时应适当给予洋地黄制剂。治疗的药物可酌情选用β受体阻滞剂、钙通道阻滞剂、普罗帕酮及胺碘酮等。

(三)房室交界性期前收缩

通常不需治疗。由心力衰竭引起的房室交界性期前收缩,适当给予洋地黄制剂即可控制。频繁发作伴有明显症状者,可酌情选用β受体阻滞剂、钙通道阻滞剂、普罗帕酮等。起源于房室结远端的期前收缩,有可能由于发生在心动周期的早期而诱发快速性室性心律失常,这种情况下,治疗与室性期前收缩相同。

(四)室性期前收缩

首先应积极消除引起室性期前收缩的诱因、治疗基础疾病。室性期前收缩本身是否需要治疗取决于室性期前收缩的临床意义。

(1)临床上大多数室性期前收缩患者无器质性心脏病,室性期前收缩不增加这类患者心源性猝死的危险,可视为良性室性期前收缩,如果无明显症状则不需要药物治疗。对于这些患者,不应过分强调治疗室性期前收缩,以避免引起过度紧张焦虑。如果患者症状明显,则给予治疗,目的在于消除症状。患者应避免劳累、精神过度紧张和焦虑,戒烟戒酒,不饮用浓茶和咖啡等,鼓励适当的活动,如果无效则应给予药物治疗,包括镇静剂、抗心律失常药物等。β受体阻滞剂可首先选用,如果室性期前收缩随心率的增加而增多,β受体阻滞剂特别有效。无效时可改用的其他药物有美西律、普罗帕酮等。

患者无器质性心脏病客观依据,若室性期前收缩起源于右心室流出道,可首选 β 受体阻滞剂,也可选用普罗帕酮;若室性期前收缩起源于左心室间隔,首选维拉帕米。对于室性期前收缩频发、症状明显、药物治疗效果不佳的患者,可考虑射频导管消融治疗,大多数患者能取得良好的效果。

(2)发生于急性心肌梗死早期的室性期前收缩,尤其是频发、成对、多源、R-on-T 型室性期前收缩,应首先静脉使用胺碘酮,也可选用利多卡因。如果急性心肌梗死患者早期出现窦性心动过速伴发室性期前收缩,则早期静脉使用 β 受体阻滞剂等能有效减少心室颤动的发生。室性期前收缩发生于某些暂时性心肌缺血的情况下,如变异型心绞痛、溶栓和冠状动脉介入治疗后的再灌注心律失常等,可静脉使用利多卡因。

器质性心脏病伴轻度心功能不全(EF 40%～50%)时发生的室性期前收缩,如果无症状,原则上积极治疗基础心脏病,并去除诱因,不必针对室性期前收缩采用药物治疗。如果症状明显,可选用 β 受体阻滞剂、美西律、普罗帕酮、莫雷西嗪、胺碘酮。

器质性心脏病合并中重度心力衰竭时发生的室性期前收缩,心源性猝死的危险性增加。β 受体阻滞剂对于减少室性期前收缩的疗效虽不明显,但能降低心肌梗死后猝死的发生率。胺碘酮对于心肌梗死后心力衰竭伴有室性期前收缩的患者能有效抑制室性期前收缩,致心律失常作用发生率低,对心功能抑制轻微,可小剂量维持使用以减少不良反应的发生。CAST 试验结果显示,某些 Ic 类抗心律失常药物用于治疗心肌梗死后室性期前收缩,尽管药物能有效控制室性期前收缩,但是总死亡率反而显著增加,原因是这些药物本身具有致心律失常作用。因此,心肌梗死后室性期前收缩应当避免使用 I 类,特别是 Ic 类抗心律失常药物。

二尖瓣脱垂患者常见室性期前收缩,但很少出现预后不良,治疗可依照无器质性心脏病并发室性期前收缩的处理原则。如患者合并二尖瓣反流及心电图异常表现,发生室性期前收缩时有一定的危险,可首先选用 β 受体阻滞剂,无效时再改用 I 类或 III 类抗心律失常药物。

(岳宝霞)

第七节　房室传导阻滞

房室间的传导障碍统称房室传导阻滞,是指冲动从心房传到心室的过程中异常延迟,传导被部分阻断或完全阻断。

房室传导过程中(即心房内、房室结、房室束及束支-浦肯野系统),任何部位的传导阻滞都可以引起房室传导阻滞。从解剖生理的角度看,房室结、房室束与束支的近端为传导阻滞的好发部位。房室结的结区传导速度慢而且不均匀,房室束的主干(或称穿入部分)位于两个房室瓣的瓣环间,手术损伤、先天性缺损或瓣环钙化均可累及这个部分,并且房室束的主干、分支、终末部分及左束支前后分支与右束支的近端均呈小束支状,范围不大的病变可以累及全支,甚至同时累及二、三支。

来自心房的冲动经房室束及三分支快速地同时传导至左右心室。三分支的一支或两支传导阻滞并不引起房室传导阻滞,当三分支同时发生同等或不同程度的传导阻滞时,可以形成不同程度的房室传导阻滞合并束支传导阻滞。

房室传导阻滞的分类：①按照阻滞程度分类：分为不全性与完全性房室传导阻滞；②按照阻滞部位分类：分为房室束分支以上与房室束分支以下阻滞两类，其病因、临床表现、发病规律和治疗各不相同；③按照病程分类：分为急性和慢性房室传导阻滞，慢性还可以分为间断发作型与持续发作型；④按照病因分类：分为先天性与后天性房室传导阻滞。从临床角度看，按阻滞程度和阻滞部位分类不但有利于估计阻滞的病因、病变范围和发展规律，还能指导治疗，比较切合临床实际。

一、病因

(一)先天性房室传导阻滞

主要见于孤立性先天性房室传导阻滞、合并其他心脏畸形的先天性心脏传导系统缺损、Kearns-Sayre 综合征。

(二)原发性房室传导阻滞

主要见于特发性双束支纤维化、特发性心脏支架退行性变。

(三)继发性房室传导阻滞

主要见于各种急性心肌炎性病变(如急性风湿热、细菌性和病毒性心肌炎)、急性心肌缺血或坏死性病变(如急性心肌梗死)、迷走神经功能亢进、缺氧、电解质紊乱(如高血钾)、药物作用(如洋地黄、奎尼丁、普鲁卡因胺等)、损伤性病变(心脏外科手术及射频消融术)及传导系统钙化等原因导致的房室传导阻滞。

儿童及青少年房室传导阻滞的主要原因为急性心肌炎和炎症所致的纤维性病变，少数为先天性。老年人持续房室传导阻滞的病因以原因不明的传导系统退行性变较为多见。

二、病理

一度及二度Ⅰ型房室传导阻滞，其阻滞部位多在房室结(或房室束)，病理改变多不明显或为暂时性的房室结缺血、缺氧、水肿或轻度炎症；二度Ⅱ型房室传导阻滞部位多在两侧束支；三度房室传导阻滞部位多在两侧束支，病理改变较广泛而严重，且持久存在，包括传导系统的炎症或局限性纤维化。急性大面积心肌梗死时，累及房室束、左右束支，引起坏死的病理改变。如果病理改变为可逆的，则阻滞可以在短期内恢复，否则呈持续性。此外，先天性房室传导阻滞患者中可见房室结或房室束的传导组织完全中断或缺如。

三、分型

房室传导阻滞可以发生在窦性心律或房性、交界性、室性异位心律中。冲动自心房向心室方向发生传导阻滞(前向传导或下传阻滞)时，心电图表现为 P-R 间期延长，或部分甚至全部 P 波后无 QRS 波群。

(一)一度房室传导阻滞

一度房室传导阻滞(A-VB)是指激动从窦房结发出后，可以经心房传导到心室，并产生规则的心室律，仅传导时间延长。心电图上 P-R 间期在成人超过 0.20 秒，老年人超过 0.21 秒，儿童超过0.18 秒。一度房室传导阻滞可以发生于心房、房室结、房室束、左右束支及末梢纤维的传导系统中的任何部位。据统计发生在房室结的阻滞约占 90%，因为房室结的传导纤维呈网状交错,激动在传导中相互干扰,易使传导延迟。在房室束中,由于传导纤维呈纵行排列,所以传导速度较快,正常不易受到阻滞,但在房室束发生病变时,也可使房室传导延迟。发生在束支及末梢部位的阻滞约占6%,发生机制多为传导系统相对不应期的病理性延长。心房率的加速或颈动脉窦按摩引起的迷走神经张力增高可导致一度房室传导阻滞转化为二度Ⅰ型房室传导阻滞,反之,二度Ⅰ型房室传导阻滞在窦性心率减慢时可以演变为一度房室传导阻滞。

1.心电图特点

P-R间期大于0.20秒,每次窦性激动都能传到心室,即每个P波后都有一个下传的QRS波(图8-8)。P-R间期显著延长时,P波可以隐伏在前一个心搏的T波内,引起T波增高、畸形、切迹,或延长超过P-P间距,而形成一个P波越过另一个P波传导。后者多见于快速房性异位心律。显著窦性心律不齐伴二度Ⅰ型房室传导阻滞时,P-R间期可以随着其前面的R-P间期的长或短而相应地缩短或延长。如果体表心电图显示QRS波群的时间与形态正常,则房室传导延迟几乎均发生于房室结,而非希氏束本身;如果QRS波群呈现束支阻滞图形,传导延迟可能发生于房室结和/或希普系统,希氏束电图有助于后一类型的传导阻滞的正确定位。

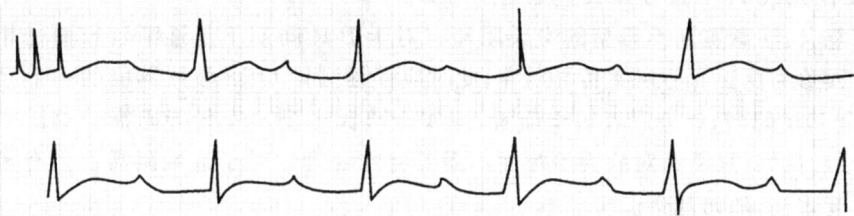

图 8-8　一度房室传导阻滞

2.希氏束电图特点

希氏束电图可反映阻滞部位:①心房内阻滞:P-A间期>60 ms,而A-H和H-V间期都正常;②房室结传导阻滞(最常见):A-H间期延长(>140 ms),而P-A、H-V间期正常;③希氏束内阻滞:H-H′间期延长(>20 ms);④束支阻滞:H-V间期延长>60 ms。

3.鉴别希氏束近端阻滞与希氏束远端阻滞的临床意义

绝大多数一度房室传导阻滞系希氏束近端阻滞,见于各种感染性心肌炎、风心病和冠心病患者,或迷走神经张力亢进的正常人,表现为A-H间期延长而H-V间期正常,预后良好。而当希氏束电图示H-V间期延长,则提示希氏束远端阻滞,预后较前者差。

(二)二度房室传导阻滞

二度房室传导阻滞是激动自心房至心室的传导有中断,即一部分室上性激动因阻滞而发生QRS波群脱漏,同时也可伴有房室传导的现象,属于不完全性房室传导阻滞中最常见的一种类型。P波与QRS波群可成规则的比例(如3∶1,5∶4等)或不规则比例。二度房室传导阻滞的心电图表现可以分为两型,即莫氏Ⅰ型(MobitzⅠ型)和莫氏Ⅱ型(MobitzⅡ型)。

1.莫氏Ⅰ型房室传导阻滞

该型又称文氏型阻滞。心电图的基本特点是:P-R间期逐渐延长,以致出现一个P波后的QRS波脱漏,其后的P-R间期重新回到最短(可以正常,也可不正常)。从P-R间期最短的心动周期开始到出现QRS波脱漏的心动周期为止,称为一个文氏周期。这种文氏周期反复出现,称为文氏现象。

(1)心电图特点:P波和下传的 QRS 波的比例可以用数字表示,如 4∶3 阻滞,表示每 4 个 P 波有 3 个下传,脱漏 1 个。其特征可归纳为:①P-R 间期逐渐延长,直至脱漏一次,脱漏前 P-R 间期最长,脱漏后的 PR 间期最短;②P-R 间期逐渐延长的增加量逐次减少,由此出现 R-R 间期逐渐缩短的现象;③含有未下传的 QRS 波的 R-R 间期小于最短的 R-R 间期的 2 倍(图 8-9)。

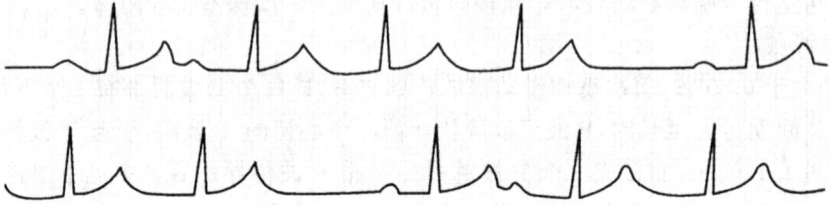

图 8-9　二度Ⅰ型房室传导阻滞

(2)希氏束电图特点:莫氏Ⅰ型房室传导阻滞的部位约 80% 在希氏束的近端,表现为 A-H 间期进行性延长,直至完全阻滞,而 H-V 间期正常。少数患者也可以在希氏束本身或希氏束远端阻滞,H-H′间期或 H-V 逐渐延长直至完全阻滞。

(3)临床意义:注意鉴别不典型的文氏阻滞。对于 P-R 间期不是逐渐延长而是相对稳定的文氏阻滞,易误诊为莫氏Ⅱ型房室传导阻滞,此时应仔细测量 QRS 波脱落前的一个 P-R 间期与脱落后的一个 P-R 间期,如果后者短于前者,应属于莫氏Ⅰ型房室传导阻滞。莫氏Ⅰ型房室传导阻滞一般预后良好,只需针对病因治疗而不需要特殊处理。对于远端阻滞而伴有晕厥等临床症状者,应引起重视,随访观察。

2.莫氏Ⅱ型房室传导阻滞

房、室呈比例的传导中断,多发生于房室结以下的传导系统病变时,其次为房室结,主要由于心脏的传导系统绝对不应期呈病理性延长,少数的相对不应期也有延长,致使 P-R 间期延长。如房室呈 3∶1 或 3∶1 以上阻滞,称为高度房室传导阻滞。

(1)心电图特点:P-R 间期固定(多数情况下 P-R 间期正常,但也可以延长),若干个心动周期后出现一个 QRS 波脱漏,长 R-R 间期等于短 R-R 间期的 2 倍。房室传导比例可固定,如 3∶1 或 3∶2,也可不定,如 3∶2 到 5∶4 等。下传的 QRS 波可正常或宽大畸形(图 8-10)。

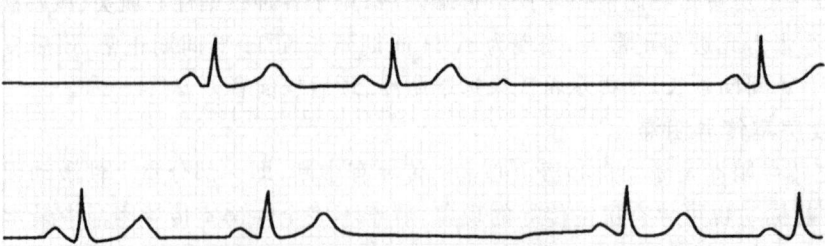

图 8-10　二度Ⅱ型房室传导阻滞

(2)希氏束电图特点:莫氏Ⅱ型阻滞部位大多在希氏束远端,约占 70%。①希氏束近端阻滞的特点:A-H 间期延长,但下传的 H-V 间期正常,QRS 波也正常,说明冲动可下传,在房室结呈不完全阻滞,而QRS波不能下传时 A 波后无 V 波。②希氏束远端阻滞:A-H 间期正常,H-V 间期延长,冲动不能下传时,心搏的 H 波后无 V 波。

(3)临床意义:莫氏Ⅱ型房室传导阻滞多发生在希氏束远端,常为广泛的不可逆性病变所致,易发展为持续的高度或完全性房室传导阻滞。预后较莫氏Ⅰ型房室传导阻滞差,有晕厥者需安装心脏起搏器治疗。

莫氏Ⅰ型和莫氏Ⅱ型房室传导阻滞需进行鉴别,尽管两者都属于二度房室传导阻滞,但是由于阻滞部位多不相同,前者大部分在房室结,而后者几乎都在希氏束-浦肯野系统,因而,两者的治疗和预后显著不同。在心电图中的鉴别关键是有下传的 QRS 波的 P-R 间期是否恒定。在 P-P 间期恒定的情况下,凡 P-R 间期固定不变者,可判断为莫氏Ⅱ型房室传导阻滞。如果 P-P 间期不恒定,P-R 间期在莫氏Ⅱ型房室传导阻滞中的变化也不会超过 5 ms。具体鉴别见表 8-2。

表 8-2　二度房室传导阻滞Ⅰ型和Ⅱ型的比较

	Ⅰ型	Ⅱ型
病变性质	多见于功能改变、炎症、水肿	多见于坏死、纤维化、钙化、退行性病变
病因	下壁心肌梗死、心肌炎、药物、迷走神经功能亢进	前间壁心肌梗死、原发性传导系统疾病、心肌病
P-R 间期	脱漏前 P-R 间期逐渐延长,至少脱漏前 P-R 间期比脱漏后的第一次 P-R 间期延长	下传搏动的 P-R 间期固定
QRS 波群	多正常	长宽大畸形(可呈束支阻滞图形)
对血流动力学影响	较少,症状不明显	较严重,可出现晕厥、黑蒙、阿-斯综合征
治疗	病因治疗,一般不需人工起搏器	病因治疗和对症治疗,必要时考虑人工起搏
预后	常为一过性,多能恢复,预后较好	多为永久性并进行性加重,预后较差

(三)近乎完全性房室传导阻滞

绝大多数 P 波后无 QRS 波群,心室基本由房室交界处或心室自主心律控制,QRS 波群形态正常或呈束支传导阻滞型畸形增宽。在少数 P 波后有 QRS 波群,形成一个较交界处或心室自主心律提早的心搏,称为心室夺获。心室夺获的 QRS 波群形态与交界处的自主心律相同,而与心室自主心律不同。

(四)三度房室传导阻滞

三度房室传导阻滞又称完全性房室传导阻滞。心房的冲动完全不能下传到心室,因此心房受窦房结或房颤、房扑、房速控制而独自搏动,心室则受阻滞部位以下的逸搏点控制,形成缓慢而匀齐的搏动,在心电图表现为 P 波与 QRS 波完全无关,各自搏动的现象,即房室分离。

三度房室传导阻滞多发生在房室交界部,房室束分叉以上(高位)约占 28%,房室束分叉以下(低位)约占 72%。三度房室传导阻滞多为严重的传导系统病变,少数为暂时性的完全性房室传导阻滞,多为高位阻滞,即 QRS 波群不增宽,可由传导系统暂时缺血引起。而低位的完全性房室传导阻滞 QRS 波群增宽畸形,且心室频率缓慢,几乎都是持久性的完全性房室传导阻滞。常见于冠心病、心肌炎后心肌病变、心脏手术后或其他器质性心脏病等。

1.心电图特点

心房激动完全不能下传到心室。即全部 P 波不能下传,P 波和 QRS 波没有固定关系,P-P 间距和 RR 间距基本规则,心房频率较快,PP 间期较短,而心室由低位起搏点激动,心室频率缓慢,每分钟 30~50 次。心室自主心律的 QRS 波群形态与心室起搏部位有关。如果完全阻滞在房室结内,则起搏点在希氏束附近,心电图特点是 QRS 波不宽,心室率在 40 次/分以上。如果完全阻滞在希氏束以下或三束支处,则起搏点低,QRS 波增宽畸形,心室率在 40 次/分以下,且易伴发室性心律失常(图 8-11,图 8-12)。如起搏点位于左束支,QRS 波群呈右束支传导阻滞型;如起搏点位于右束支,QRS 波群呈左束支传导阻滞型。心室起搏点不稳定时,QRS 波形态和 RR 间距可多变。心室起搏点自律功能暂停则引起心室停搏,心电图上仅表现为一系列 P 波。在房颤的心电图中,如果出现全部导联中 R-R 间期都相等,则应考虑有三度房室传导阻滞的存在。完全性房室传导阻滞时偶有短暂的超常传导表现。心电图表现为一次交界处或心室逸搏后出现一次或数次 P 波下传至心室的现象,称为韦金斯基现象。发生机制为逸搏作为对房室传导阻滞部位的刺激,可使该处心肌细胞的阈电位降低,应激性增高,传导功能短暂改善。

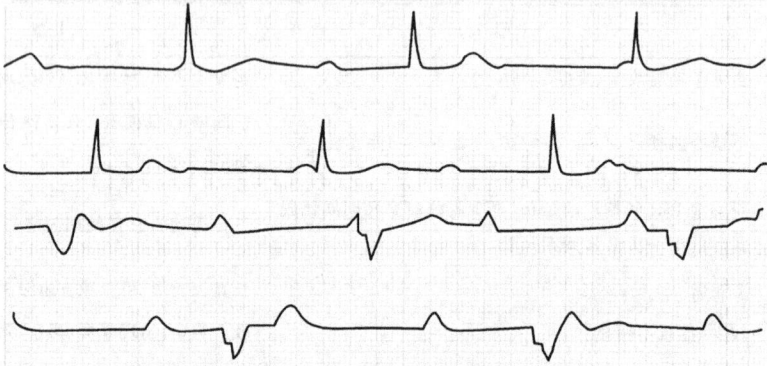

图 8-11 三度房室传导阻滞

2.希氏束电图特点

完全性房室传导阻滞的希氏束电图可以确定阻滞的具体部位,分为希氏束近端、希氏束内和希氏束远端。

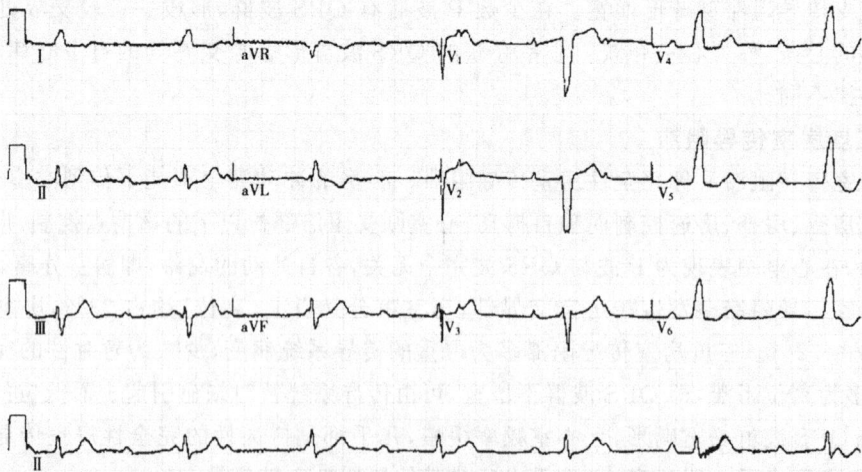

图 8-12 心电图诊断

1.窦性心律不齐;2.三度房室传导阻滞,室性逸搏心律

(1)希氏束近端阻滞:少见,多为先天性疾病引起。希氏束电图表现为 AH 阻滞(房室结内阻滞),A 波后无 H 波,而 V 波前有 H 波,HV 固定,A 波与 V 波无固定关系。

(2)希氏束内阻滞:A 波后有 H 波,AH 固定且正常,A 波与 V 波无关,HH′中断,每个 V 波前有 H′波,V 波可以正常。

(3)希氏束远端阻滞:表现为 HV 阻滞,绝大多数为完全性房室传导阻滞。特征为 A 波后无 V 波,AH 固定,但 H 波不能下传,其后无 V 波,完全阻滞于 HV 之间。

3.鉴别诊断

希氏束近端阻滞和远端阻滞的鉴别:①临床症状:有晕厥或阿-斯综合征者,多为希氏束远端阻滞;长期稳定,症状轻的多为希氏束近端阻滞。②心电图 QRS 波宽大畸形者多为远端阻滞,而 QRS 波<0.11 秒多为近端阻滞。③室性逸搏心率>45 次/分多为近端阻滞,而心率在 40 次/分左右或以下者多为远端阻滞。三度房室传导阻滞还应与干扰性房室分离相鉴别,后者是一种生理性传导阻滞。二者的鉴别要点在于前者的心房率大于心室率,而后者的心房率小于心室率。

四、临床表现

一度房室传导阻滞很少有症状,听诊第一心音可略减弱。二度房室传导阻滞可有心脏停顿或心悸感,听诊可有心音脱漏,脉搏也相应脱漏,心室率缓慢时可有头晕、乏力、易疲倦、活动后气促,甚至短暂晕厥。三度房室传导阻滞时症状较明显,除上述症状外,还可以进一步出现心脑供血不足的表现,如智力减退、心力衰竭等。三度房室传导阻滞造成血流动力学的影响取决于心室逸搏频率的快慢。在希氏束分支以上的三度房室传导阻滞起搏点频率较快,可达 60 次/分,且心室除极顺序正常,对血流动力学影响较小,患者多不出现晕厥。而在希氏束分支以下的三度房室传导阻滞,逸搏心率缓慢,20~40 次/分,甚至更低,且心室收缩协调性差,血流动力学影响显著,患者出现晕厥、阿-斯综合征,甚至猝死,此外尚可有收缩压增高、脉压增宽、颈静脉搏动、心音不一致,及心脏增大等体征,偶可闻及心音。三度房室传导阻滞的特异性体征是心室率缓慢且规则,并伴有第一心音强弱不等,特别是突然出现的增强的第一心音,即"大炮音",是由于房室收缩不同步造成的,当房室收缩相距较近时(P-R 间期 0.04~0.10 秒),第一心音明显增强。

心室率过慢、心室起搏点不稳定或心室停搏时,可有短暂的意识丧失。当心室停搏较长时间,可出现晕厥、抽搐和发绀,即所谓的阿-斯综合征发作。迅速恢复心室自主心率可立即终止发作,神志也可立即恢复,否则将导致死亡。

五、治疗

房室传导阻滞的治疗方法原则上取决于房室传导阻滞发生的原因(病因是否能消除)、病程(急性还是慢性)、阻滞的程度(完全性阻滞还是不完全性阻滞)及伴随症状。房室束分支以上阻滞形成的一至二度房室传导阻滞并不影响血流动力学状态,主要针对病因治疗。房室束分支以下阻滞者,不论是否引起房室传导阻滞,均必须结合临床表现和阻滞的发展情况慎重考虑电起搏治疗。

急性房室传导阻滞的病因常为急性下壁心肌梗死,急性心肌炎或其他心外因素,如药物影响或电解质紊乱等。多数情况传导系统的损伤是可以恢复的。因此,对于无明显血流动力学障碍的一度或二度 I 型房室传导阻滞可以不必处理。二度 II 型和三度房室传导阻滞应根据阻滞部位和心室率采取相应的措施。如果心率能达到 50 次/分、QRS 波正常者,可以给予阿托品,每 4 小时口服 0.3 mg,尤其适于迷走神经张力过高引起的阻滞,必要时肌内或静脉注射,每 4~6 小时 0.5~1.0 mg;对于血压偏低的患者可以选用异丙肾上腺素滴注;对于心室率不足 40 次/分、QRS 波宽大畸形者,房室传导阻滞部位在希氏束以下的,对药物反应差,应考虑临时起搏器治疗。预防或治疗房室传导阻滞引起的阿-斯综合征发作，宜用异丙肾上腺素溶液静脉滴注，使心率控制在 60～70 次/分。

慢性房室传导阻滞的治疗，主要视阻滞部位、阻滞程度及伴随症状而定，无症状的一度或二度 I 型房室传导阻滞一般不需治疗。若下传的 QRS 波宽大，不能排除有双束支阻滞的，应加强观察，定期随访，必要时进行心电生理检查，特别是已经发生晕厥的患者。慢性二度 II 型房室传导阻滞，因阻滞部位多在希氏束分支以下，心室率缓慢，常伴有头晕、乏力等症状，当发展为 III 度房室传导阻滞时，易发生阿-斯综合征，故应早期植入永久起搏器治疗。慢性三度房室传导阻滞，心室率不超过 60 次/分，在希氏束分支以下者心率仅为 20～40 次/分，可频繁发生晕厥，应尽快安装永久心脏起搏器治疗。

（岳宝霞）

第九章 血管疾病

第一节 主动脉瘤

主动脉瘤是指主动脉一段或几段管腔病理性扩大。一般认为主动脉瘤的定义是：受累的主动脉较正常的主动脉局部持续性扩张至少直径达 1.5 倍。主动脉瘤通常用位置、大小、形态和病因描述。典型的主动脉瘤形态呈梭形（常见的类型）或呈囊形。梭形主动脉瘤形态上比较一致，受累的血管壁呈对称性扩张，而囊形主动脉瘤的扩张常见于局部血管壁向外膨出。除这两类主动脉瘤外，还有假性主动脉瘤，实际上，这并不是真正的主动脉瘤而是血管壁外结缔组织内血液聚集，可能是主动脉壁破裂后包裹所致。主动脉瘤常按解剖学部位分类，分为胸主动脉瘤及腹主动脉瘤。胸主动脉瘤又分为升主动脉瘤、主动脉弓瘤、降主动脉瘤。解剖学分类比较重要，因为各部位动脉瘤的病因、自然病程、治疗措施不同。除此以外，虽然腹主动脉瘤较胸主动脉瘤严重，但腹主动脉瘤最多见，占主动脉瘤的 3/4（65％～80％），胸主动脉瘤占 1/4（20％～35％）。

一、病因与机理

（一）动脉粥样硬化

动脉粥样硬化是腹主动脉瘤的主要病因，它可以产生狭窄性阻塞，常见于肾下段主动脉，也可以产生瘤样扩张。动脉粥样硬化引起主动脉瘤的机制尚不清楚，最近有一种假设认为，肾动脉段主动脉瘤较其他部位多见，其原因是人类该段主动脉中层缺乏滋养血管，因为中层内侧必须通过弥散方式从管腔血液吸取氧气和营养，由于动脉硬化引起内膜增厚，中层所需的氧气和营养弥散更加困难。高血压时动脉壁中层损害，导致主动脉壁张力减弱，时间长便形成梭形主动脉瘤，或者是少见的囊性动脉扩张。按照 Laplace 定律，张力同管壁压力和管腔半径成正比；管腔扩张，管壁张力随之增加，管腔愈大，管壁张力愈大，继之管腔进一步扩大，这种恶性循环导致主动脉扩张进展迅速。

（二）梅毒

梅毒曾是升主动脉瘤的常见病因，但现在大多数医院中已很少见，原因是发病早期即得到积极的抗生素治疗。梅毒螺旋体感染后期的主动脉并发症出现于感染后的 5 年～40 年，但最常见于 10 年～20 年。梅毒第二期，梅毒螺旋体可以直接感染主动脉中层，最常累及升主动脉，肌性和弹性中层结构因感染和炎症反应而破坏,常由钙化的纤维组织替代,导致主动脉壁减弱,进一步引起主动脉瘤进行性扩张。除此之外,感染扩散至主动脉根部可以导致动脉根部扩张,主动脉反流。

(三)感染性主动脉炎

感染性主动脉炎是主动脉瘤的罕见病因,可因主动脉壁的原发性感染引起,感染性或霉菌性动脉瘤常是其他原因所致动脉瘤的继发性感染,感染性动脉瘤可累及升主动脉,常是主动脉内膜炎直接扩散的结果。

(四)遗传

家系发病率研究提示,腹主动脉瘤的形成有遗传倾向,28%的腹主动脉瘤患者一级亲属中有同样病史。最近一项313个家系研究证实了腹主动脉瘤病因中家族性遗传是重要的因素,支持腹主动脉瘤可能是一种显性遗传病的假设,但目前尚无明确的遗传标志可以确定主动脉瘤形成与遗传的相关性,参与的遗传因素似乎是不同源的。

二、临床表现

(一)无症状

40%的胸主动脉瘤患者确诊时没有明显症状,主动脉瘤经常在常规体检或胸部 X 线检查时被发现。腹主动脉瘤的部位靠前,与梅毒性动脉瘤靠后不同,出现症状较晚,大多数无症状。

(二)血管性表现

包括主动脉根部扩张所致的主动脉反流,经常伴继发性充血性心力衰竭,Valsalva 窦扩大可以局部压迫冠状动脉引起心肌缺血或梗死,Valsalva 窦动脉瘤破裂进入右心房引起连续性杂音和充血性心力衰竭,升主动脉瘤常致主动脉瓣关闭不全。

(三)搏动性肿块

腹主动脉瘤最明显的体征是腹部有搏动性肿块。动脉瘤对触诊较敏感,如处于迅速扩张期或即将破裂则有明显触痛,有时瘤体部位可有血管性杂音及震颤。

(四)压迫症状

升主动脉瘤或主动脉弓瘤可引起上腔静脉综合征,这是因为静脉回流经过受压的上腔静脉或无名静脉受阻所致。主动脉弓瘤或降主动脉瘤可以压迫气管或主支气管,导致气管偏移、喘鸣、咳嗽、呼吸困难、咯血、反复性肺炎;压迫食管可以出现吞咽困难;压迫喉返神经可以引起声嘶。患者胸痛和背痛的发生率分别是 37% 和 20%。

腹主动脉瘤压迫脊髓可有脊髓炎表现,压迫幽门、十二指肠可有恶心、呕吐,压迫肾脏或输尿管可有肾盂积水等,阻塞下腔或一侧髂静脉可导致下肢水肿。

(五)疼痛与主动脉瘤破裂

典型的疼痛表现为持续性,深部的,撕裂样的,有时非常剧烈。最常见的主诉是上腹部或下背部疼痛,尽管患者可能在某种体位(如下肢屈曲时)时更舒服,但主动脉瘤疼痛不受体位影响。

腹主动脉瘤破裂时,疼痛突然出现呈持续、剧烈的疼痛,位于背部或下腹部,有时伴有向腹股沟、臀部或大腿方向的放射痛,急性破裂时背痛突然发作,伴腹痛和腹肌紧张,大多数患者可以触及搏动性腹部包块,部分患者表现为低血压。这种腹痛或背痛,搏动性腹部包块、低血压三联症具有特征性诊断价值,但仅见于 1/3 病例,而且主动瘤破裂的表现与其他急腹症(肾绞痛、憩室炎、消化道出血)相似,因此,本病的误诊率高达 30%。

腹主动脉瘤破裂，可以很快出现失血性休克，表现为低血压，血管收缩，花斑样皮肤，大汗，神志迟钝，少尿，最后出现心律失常，心脏停搏。腹膜后出血可以出现胁腹部，腹股沟血肿，破裂进入腹腔时腹部膨隆，进入十二指肠时表现为大量胃肠道出血。偶尔可破入下腔静脉，髂静脉或肾静脉，发生动静脉瘘及腹部出现响亮连续性杂音，或充血性心力衰竭及急性高心排血量心力衰竭。

胸主动脉瘤最危险的情况也是破裂。急性动脉瘤扩张可能预示破裂，可以引起类似的疼痛。破裂伴发非常剧烈疼痛的发作，最常见的是破裂进入右室及胸腔，表现为低血压。降主动脉破裂进入食管(主动脉食管瘘)，表现为致命性出血。

(六)血栓栓塞表现

偶尔未破动脉瘤可发生急性血栓形成，血栓或动脉粥样硬化碎片脱落常可引起下肢栓塞。

三、检查

(一)胸部 X 光片

许多胸主动脉瘤可以直接从胸片观察到，表现为中纵隔增宽，主动脉扩大，气管偏移。但体积较小的动脉瘤，尤其是囊性动脉瘤很难从胸片上发现。从腹部平片(后前位、斜位及侧位)可显示腹主动脉直径明显增宽，若瘤体壁有钙化可见腹主动脉瘤轮廓。

(二)主动脉造影

该技术是判断主动脉瘤范围及其与大血管解剖定位的极好方法，但主动脉造影的缺点是价格昂贵，是有潜在危险性的有创检查。

(三)计算机断层扫描(CT)及磁共振(MRI)

对主动脉瘤的定位及测量是非常精确和有用的首选方法，而且 MRI 对瘤腔特点、轮廓、与周围结构关系(如与肾动脉、后腹膜及脊柱的关系)更为清楚，对腹部其他脏器也提供有用信息。MRI 技术能构建三维图像，所以，可以从一系列投影位置观察主动脉周围解剖关系。但影像时间长，费用昂贵。

(四)腹部超声

腹部超声是筛选腹主动脉瘤最有价值的方法，超声可以从横断面，纵切而探测瘤体，敏感性接近 100%，主要优点是价廉、无创，不需造影剂。然而，超声的缺点是不能探测到瘤体的头侧或盆腔部分，也不能确定瘤体与肠系膜动脉、肾动脉的解剖关系，因此，对腹主动脉瘤的术前评价是不够的。

(五)食管超声心动图

食管超声心动图(transesophageal echocardiogram，TEE)是一种非常精确的评价胸主动脉瘤的方法，已广泛应用于主动脉夹层分离的诊断。

四、诊断及鉴别诊断

(一)诊断

胸主动脉瘤诊断根据患者胸痛或压迫症状或在后前位胸片显示异常主动脉影像，经 CT、MRI 或主动脉造影显示胸主动脉瘤即可诊断。

腹主动脉瘤的诊断根据下列各项条件。

(1)腹主动脉瘤多见于老年人，尤其男性，持续性腹部疼痛，或剧烈腹痛伴失血性休克。

（2）脐周或上中腹部触及搏动性肿块，或伴有压痛和/或有血管杂音或震颤。

（3）腹部平片主动脉有梭形或囊样扩张及钙化，或腹部超声显示腹主动脉瘤样扩张。

（4）主动脉造影、CT 及 MRI 可确定病变部位和形态。

凡符合（1）项～（3）项中 2 项即可诊断。兼有 4 项可确定诊断。

（二）鉴别诊断

腹主动脉瘤疼痛需要与肾结石、肾周围脓肿等鉴别。腹主动脉瘤亦应与主动脉扭曲扩张、胰腺囊肿、腹内肿瘤如胃癌、腹膜后淋巴结肿块、肉瘤、大网膜瘤、肾肿瘤以及搏动性肿瘤如肾上腺血管瘤、肝血管瘤等鉴别。

五、治疗

主动脉瘤最严重的并发症是破裂。破裂的死亡率很高，60％的患者还没有能够到达医院抢救就已死亡，即使能施行手术，手术死亡率也高达 50％，总体死亡率 80％，因此预防破裂非常重要。一般认为，破裂与动脉瘤的直径有密切关系。如果动脉瘤直径＜4 cm，1 年破裂的危险性是 0～2％。如果＞5 cm，2 年内破裂的危险性是 22％。另外，动脉瘤随着时间推移，有 15％～20％的动脉瘤每年增大 0.5 cm。根据 Laplace 定律，动脉瘤越大，增大的速度就越快。

主动脉瘤治疗的主要目的是防止动脉瘤破裂，下面介绍目前主动脉瘤治疗的主要手段。

（一）内科治疗

动脉粥样硬化是动脉瘤的病因，因此所有的动脉粥样硬化的二级预防措施都是合理的。但是更加直接的措施是减少血流对动脉瘤的冲击：①控制高血压；②应用 β 受体阻滞剂降低心肌收缩力；③避免能引起突然动脉压力增高的动作，如咳嗽，喷嚏，Valsalva 动作等。另外如果不做手术，应该加强随访，至少每 6 个月做一次超声检查，观察动脉瘤的增长情况。

特别强调 β 受体阻滞剂的应用。Shore 随机将一组 70 例马方综合征的患者分成 β 受体阻滞剂和无 β 受体阻滞剂治疗组，随访了 10 年，β 受体阻滞剂治疗明显减缓了主动脉扩张的速率，而且降低了主动脉瓣关闭不全、夹层、需要外科手术及心力衰竭死亡的发生率。美托洛尔是一种选择性的第二代 β 受体阻滞剂，而卡维地洛是一种非选择性的第三代 β 受体阻滞剂，具有以下特点：①对 β_1、β_2 受体均有阻滞作用，非心脏选择性 β-受体阻断剂；②对 α_1-受体也有阻滞作用；③无内源性拟交感活性；④有抗自由基、抗氧化损伤作用。因此卡维地洛被认为是一种非常有前途的药物。

（二）外科治疗

凡出现以下三种情况都应该考虑手术治疗：①瘤体直径＞5 cm；②瘤体直径每年增加 0.5 cm；③出现破裂或其他并发症的征象。动脉瘤的直径在 4～5 cm 是否需要立即手术治疗还有较大的争议。最近发表在新英格兰医学杂志上的研究认为，立即手术并不能改善生存率。死亡率在立即手术组为 25.1％，其中，主动脉弓和降主动脉瘤手术的死亡率和并发症更明显的高于升主动脉。因为降主动脉壁脆弱，血管缝合后血管壁撕裂易导致出血，阻断主动脉造成脊髓的永久性损伤导致截瘫，发生率 5％～6％。严密观察，等动脉瘤直径＞5 cm 再手术组为 21.5％。由于腹主动脉瘤患者年老体弱，通常合并其他内科疾病，而且手术切口比较大，步骤较为复杂，因此手术的死亡率较其他一般普外手术要高。择期手术的死亡率一般在 4％～6％，低危患者死亡率 2％，急诊手术 19％，破裂后急诊手术死亡率高达 50％。有的患者动脉瘤还未破裂就死于其他内科疾病，故在决定手术时要平衡手术的危险性和动脉瘤破裂的危险性。

(三)腹主动脉瘤人造血管覆盖支架置入术

1.人造血管覆盖支架的选择

(1)CT 检查和手术计划的制订:这是非常关键的步骤。高质量的增强 CT 是所有测量的基础,对 CT 有特殊要求:①断层厚度 3～6 mm;②断层范围应从肠系膜上动脉到髂内动脉开口以下。在分析 CT 片时,有几点应特别注意:首先要注意瘤体的颈部,也就是肾动脉与瘤体之间的一段动脉,瘤体的颈部是人造血管覆盖支架的固定部位,其健康与否直接与远期效果有关。如查瘤体颈部过短(<10 mm),支架与颈部没有足够的接触,固定就不稳固。如果颈部钙化比较重(动脉常常是椭圆形),不仅固定不牢,而且封闭不严,容易发生内漏。如果颈部有较大的弯曲,支架在大弯的一侧不能紧密贴合,也容易发生内漏。其次髂总动脉是人造血管覆盖支架落脚的地方,是内漏最常发生的部位,如果人造血管覆盖支架的两条腿在髂总动脉内的长度不够,支架的腿容易脱出,导致内漏,因此测量髂总动脉的长度非常重要。另外,还要注意髂动脉是否过度弯曲,估计支架系统能否顺利通过。动脉瘤波及髂总动脉并非少见,如果只是一侧,可以栓塞同侧的髂内动脉,将支架一直延伸到髂外动脉完全健康的动脉段。要注意股动脉内径是否>7 mm,因为现在的支架系统的鞘最小也是 18 F,也就是 6 mm。

(2)量体裁衣式的选择合适的人造血管覆盖支架:尽管各厂家测量的要求不同,但只要能得到以下数据,基本满足定做或是选择组建的要求。图 9-1 是 Talent 支架的测量参数。

1)颈部:直径和长度。

2)瘤体部:直径和长度。

3)髂动脉分叉上部:直径。

4)髂总动脉:直径,到髂内动脉开口处的长度,支架欲固定部位的直径。

5)股动脉:直径。

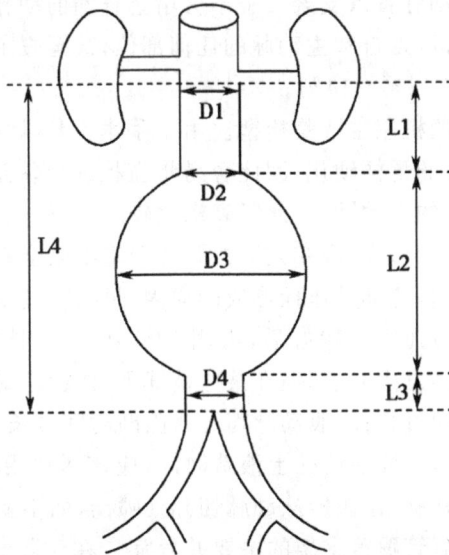

图 9-1　术前需要测量的参数

D1.瘤颈部直径;L1.瘤颈部长度;D3.瘤体直径;L2.瘤体长度;D4.髂动脉分叉上部直径;

L3.髂总动脉直径,到髂内动脉开口处的长度,支架欲固定部位的直径,股动脉直径

2.适应证和禁忌证

与切开手术的适应证基本相同。如果经济状况允许,手术危险性小,即使瘤体不大也可以考虑手术,反之应该继续观察。由于人造血管覆盖支架的特点,有以下情况应谨慎选择这种治疗方法:①动脉瘤与肾动脉的距离太短(L1≤10 mm),支架没有足够的空间锚定;②动脉瘤的颈部弯曲>60°,容易发生内漏;③腹主动脉瘤已经累及两侧髂动脉,估计植入支架会覆盖两侧髂内动脉的开口,仅覆盖一侧髂内动脉是安全的;④一侧髂内动脉已经闭塞,而植入人造血管支架会堵塞另一侧髂内动脉;⑤肠系膜下动脉和腰动脉仍通畅,术后仍会出现内漏;⑥髂动脉过度弯曲,股动脉太小,估计系统通过有很大困难;⑦小儿或青少年患者,估计主动脉仍可能进一步发育。

3.临床效果和并发症

1996 年 2 月,欧洲建立了一个注册登记系统,称为 Eurostar。到目前为止已经收集了 1 500 例,主要的信息是:①操作成功率高达 98%,大部分患者术后很好,18 个月生存率为 85%,大部分的死亡与动脉瘤本身无关;②住院期间死亡率为 2.3%;③内漏的发生率比预期要高,出院时内漏的发生率为 14%,另有 18%发生在 1 年的随访中。内漏的发生一方面与人造血管覆盖支架不能与血管壁紧密贴合有关,另一方面与手术后血管和动脉瘤的变化有关;④人造血管覆盖支架置入后会长期受到血管搏动产生的物理应力,导致人造血管覆盖支架发生变形或磨损;⑤现在应用的人造血管覆盖支架还不是很完善,人造血管覆盖支架的并发症如下。

(1)死亡:Eurostar 注册登记的住院期间死亡率为 2.3%,大部分的死亡与手术操作本身没有直接的关系。因为这一部分患者多合并其他疾病,病情较重,所以不能行外科切开手术,死亡率高也就比较容易理解。

(2)瘫痪:瘫痪一般发生在胸主动脉人造血管覆盖支架置入,因为人造血管有可能堵住发出脊髓前动脉的肋间动脉。80%的脊髓前动脉从 8～12 肋间动脉发出,因此在胸主动脉的近端置入支架相对比较安全。腹主动脉置入支架几乎不会堵塞脊髓前动脉,但这也不是绝对的,在血管变异的情况下,脊髓前动脉可以发自胸主动脉的任何部位,甚至腹主动脉。胸主动脉人造血管支架置入术并发截瘫的发生率为 3%～14%。

(3)肾衰竭:肾衰竭发生的机制主要是栓塞。由于手术操作非常接近肾动脉,腹主动脉瘤内有血栓,腹主动脉本身有严重的粥样硬化,因此容易将血栓或斑块送入肾动脉内,这些碎片往往很细小,栓塞的动脉常是终末的小动脉,因此肾衰竭比较严重,往往是致命的。

(4)人造血管覆盖支架血栓形成:现在人造血管支架基本是全程用支架支撑的。没有支架支撑的人造血管容易塌陷和扭曲,这都是血栓形成的原因,早期人造血管支架血栓形成是很严重和很常见的问题,后来发现,人造血管放置好后,再用 Wallstent 支撑就不容易发生血栓。现在的人造血管覆盖支架基本上不会发生血栓,但在某些情况下,血栓还是会发生。容易发生血栓的因素有:①抗凝不够;②手术时间过长;③股动脉切开后阻断时间过长;④人造血管支架因为血管过度弯曲而扭曲,一旦发生血栓,不要在溶栓上浪费时间,应该尽快用球囊扩张血栓闭塞的人造血管,补足肝素,开放阻断的股动脉,让血栓从动脉切开处喷出,而不要让血栓流到远端血管。

(5)栓塞:栓塞仍是人造血管覆盖支架的主要并发症。在动脉瘤内有大量的血栓,动脉壁又有很多斑块,因此操作难免会将血栓或斑块碰下来。操作要很轻柔,通过瘤腔时要用涂有很滑的亲水涂层的 Terumo 导丝,通过瘤腔后再换常规导丝和导管,送入人造血管覆盖支架时应避免来回退送,遇到阻力应分析原因,不要强迫通过。如前面谈到的,结束手术时应该夹住股动脉切开的远端,松开近端,让含有血栓的血液流出来。

(6)发热:人造血管植入后几乎所有患者都会出现发热,体温可能到达 39 ℃,这与人造血管的异物反应有关。可以用非甾体抗炎药物,如吲哚美辛、布洛芬等,效果很好。

(7)人造血管覆盖支架内漏:是这种手术最常见的并发症。内漏可以分成 4 类。①Ⅰ型内漏:人造血管周围漏,有入口无出口为ⅠA 型,有入口也有出口为ⅠB 型;②Ⅱ型内漏:即逆行内漏,从腰动脉、肠系膜下动脉或其他侧支血管逆行灌注动脉瘤,有入口无出口为ⅡA 型,有入口也有出口为ⅡB 型;③原发内漏:发生在手术后 30 天内;④继发内漏:也称为晚期内漏。根据 Eurostar 注册登记,出院时内漏的发生率为 14%,另有 18% 发生在 1 年的随访。内漏重在预防,应该严格把握适应证。动脉瘤颈部长度>1.5 cm,两髂动脉没有明显的瘤样扩张,没有明显的弯曲,动脉瘤与相邻的主动脉没有明显的夹角(<60°)。另外,人造血管覆盖支架的两端,使人造血管支架尽量与血管壁紧密贴合,很少量的Ⅰ型内漏往往可以自己闭合。如果是晚期的Ⅰ型内漏,而且量比较大,应该积极处理。可以在原来的支架上再套上一个新的支架,如果不能这样做就应该考虑手术治疗。晚期的Ⅱ型内漏可以采取栓塞的方法解决。

(8)人造血管覆盖支架的变形和移位。发生人造血管覆盖支架移位的因素有以下几种:①人造血管覆盖支架直径不够大,不能与主动脉紧密贴合,因此在选择时,支架的直径要比主动脉参考内径大 5 mm 左右。为了预防这个问题,现在的系统都加入了一些防范的措施。在支架近端有一节支架是裸的,在动脉瘤的颈部比较短时,可以将这部分跨过肾动脉(腹主动脉瘤),或跨过锁骨下动脉(胸主动脉瘤),以增加支架与主动脉的接触面积。有的支架近端还有倒钩,防止支架滑入动脉瘤内;②两个支架对接时重叠得不够,如果连接不牢靠,两个支架可能会脱开。由于重叠不够导致两支架分开,后来又在中间加了 1 节人造血管覆盖支架;③动脉瘤被隔绝后缩小,缩短,整个解剖结构发生变化,原先"量体裁衣"做的人造血管支架已经不能适应新的解剖结构。这种情况是目前最关心的问题;④植入人造血管覆盖支架后动脉瘤得到治疗,但主动脉粥样硬化仍在发展,貌似正常的主动脉继续扩张,动脉瘤体继续扩大。

(9)人造血管覆盖支架的肢体血栓形成:最主要的原因是支架出口有血流不畅的因素,可用介入的方法解决,先用导丝穿过闭塞段,球囊扩张,过后留置导管局部溶栓。

(10)血管切开有关的并发症:动脉切开缝合后可能会出现动脉狭窄或假性动脉瘤形成,治疗不是很困难。

(四)胸主动脉人造血管覆盖支架置入术
在人造血管覆盖支架治疗腹主动脉瘤的原理的启发下,人造血管覆盖支架也应用到了胸主动脉瘤,由于胸主动脉外科手术的高风险性,人造血管覆盖支架置入很快被心脏内科医师接受,甚至血管外科医师也开始学习这种半手术半介入的技术。显然,支架几乎毫无争议地优于开胸手术。

1.适应证
凡是左锁骨下动脉以远的真性或假性动脉瘤,只要动脉瘤的近端有相对正常的动脉(1.5～2 cm)可供人造血管覆盖支架固定都是适应证,因为头臂动脉的缘故,目前这种方法还不能用于治疗升主动脉和主动脉弓处的动脉瘤。目前公认的适应证如下。

(1)解剖特征理想(长度、位置、容易操作)。

(2)低危患者动脉瘤直径>5.5 cm。

(3)高危患者动脉瘤直径>6.5 cm。

(4)患者知情同意。

(5)外科手术危险性高。

术前要常规行增强螺旋 CT 检查,从头臂动脉水平到腹腔动脉水平断层,每层 3～5 mm,如果能行三维重建就更好。支架应该超过动脉瘤两端至少各 1.5～2.0 cm,支架的直径比参考血管直径大 4～6 mm。

2.效果和并发症

Dake 是目前做胸主脉瘤最多的医师,1992 年～1997 年他们共做了 103 例胸主动脉瘤。支架是 Cook 公司的 Z 支架,人造血管为 Dacron。83％的患者达到了完全封堵,也就是没有内漏,瘤腔完全无血栓。住院期间死亡率为 9％,截瘫 3％,脑卒中 7％,1 年的存活率为 81％,2 年 73％,到 3.7 年时仅有 53％存活。

六、预后

无论是什么病因的动脉瘤,最危险的并发症仍然是破裂和死亡。未经手术治疗的胸主动脉瘤存活率,1 年 65％,3 年 36％,5 年 20％;32％～47％的死亡是由于破裂。动脉瘤的直径仍然是破裂的重要预测因素。据统计,动脉瘤的发展与最初的动脉瘤直径有密切关系,如果动脉瘤≤5 cm,增长速率仅 0.17 cm/年,如果动脉瘤≥5 cm,增长速率高达 0.79 cm/年。

据 Gliedman 等报道腹主动脉瘤体直径＞6 cm 者约 50％1 年内破裂,＜6 cm 者 1 年内只有 15％～20％破裂。Darling 等已证实破裂的危险性随瘤体增大而增大,目前的评估提示直径 4 cm 的瘤体破裂危险性仅为 0％～2％,而直径大于 5 cm 的瘤体两年内破裂的危险性达 22％,因为 80％的腹主动脉瘤随时间延长而扩张,其中 15％～20％的瘤体扩张迅速,所以破裂的危险性随时间延长而增加。

（赵　伟）

第二节　大 动 脉 炎

大动脉炎是指主动脉及其主要分支的慢性进行性非特异性炎症,以引起不同部位的狭窄或闭塞为主,少数患者因炎症破坏动脉壁的中层,而致动脉扩张或动脉瘤,因病变部位的不同,其临床表现也不同。病变位于主动脉弓及其分支称为主动脉弓综合征;累及锁骨下动脉而造成桡动脉无脉称无脉症;累及肾动脉可引起肾血管性高血压;累及肺动脉可能产生肺动脉高压;影响冠状动脉可产生心绞痛或心肌梗死。本病常为多发性病变,表现一组特异病征。

一、流行病学

本病全球均有报道,多见于东方人,年轻女性,男女比例为 1∶(6～10),国内为 1∶(2～4),发病年龄为 5～45 岁,平均年龄 22 岁,大约 15％患者于 14 岁以内发病,30 岁以内发病约占 90％,病程为 1～28 年以上。本病开始在日本、中国及其他亚洲国家文献报道较多,后在南美、北欧及非洲国家也陆续有报道,但为数较少,英法等西欧国家及北美则罕见。

二、病因和发病机制

病因迄今尚不明确,曾有梅毒、结核、血栓闭塞性脉管炎(Buerger 病)、动脉先天性异常、结缔组织病、风湿病、类风湿病、巨细胞动脉炎、内分泌代谢异常和自身免疫等各种学说,应归属结缔组织病范畴。

(一)自身免疫学说

目前认为本病可能由于链球菌、结核菌、病毒或立克次氏体等感染后体内免疫反应所致。因本病活动期有血沉快,血清蛋白电泳 γ 球蛋白、α_1 及 α_2 球蛋白增高,C 反应蛋白、抗链球菌素"O"与抗粘糖酶异常;胶原病与本病同时存在;主动脉弓综合征与风湿性或类风湿性主动脉炎相类似;激素治疗有明显疗效,但这些特点并非本病免疫学的可靠证据。

尸检发现某些患者体内有活动性结核病变存在,其中多数为主动脉周围淋巴结结核性病变。显微镜检查可见病变部位的动脉壁有新生肉芽肿和朗格汉斯细胞,但属于非特异性病变,未找到结核菌,而且结核菌极少侵犯血管系统。从临床观察来分析,大约 22% 患者合并结核病,其中主要是颈及纵隔淋巴结结核或肺结核,用各种抗结核药物治疗,对大动脉炎无效,说明本病并非由于结核菌直接感染所致。

(二)内分泌异常

本病患者青年女性多见,Numano 等发现大动脉炎患者尿中雌激素排出量显著高于健康妇女。家兔长期用雌激素可在主动脉及其主要分支产生类似大动脉炎的病理改变,临床上,大剂量应用雌性激素易损伤血管壁,长期服用避孕药可发生血栓形成的并发症。Numano 等认为雌激素分泌过多与营养不良因素(如结核)相结合可能为本病发病率高的原因。

(三)遗传因素

我国及日本均有报告孪生姐妹及近亲同患此病者,HLA 分析可见 A_9、A_{10}、B_5、BW40、BW51、BW52 出现频率高,故认为有一种先天性遗传因子与本病可能有关。

(四)感染

如链球菌或结核菌或病毒等各种原发感染,在体内产生抗体,由于再感染引起抗原抗体反应。主动脉系统对这种抗原抗体复合物具有免疫学的亲合性或易感性,故易受影响而产生炎性病变,此为病变的活动期。当清除感染因素或主动脉抗原时,则抗主动脉抗体的产生受抑制,也抑制了体内的免疫机制,而转为病变的稳定期或非活动期。

三、病理

本病可见于主动脉及其主要分支。约 84% 的患者病变侵犯 2 支～9 支动脉,其中的肾动脉、胸腹主动脉、头臂动脉(尤以左锁骨下动脉)及肠系膜上动脉为好发部位。腹主动脉伴肾动脉受累者约占 80%,单纯肾动脉受累者占 20%,并且双侧较单侧多见,其次为腹腔动脉及髂动脉,肺动脉受累较常见,约占 50%。

病变常累及动脉全层,其内膜因结缔组织增生而增厚、变硬、使管腔狭窄,内膜有糜烂和坏死,病程长者呈纤维化和钙化;中层膜的弹性纤维和平滑肌组织变性、坏死、断裂或消失,造成管壁囊性扩张或由纤维肉芽组织代替;外膜亦呈纤维性增厚,在动脉壁全层均可见淋巴细胞、单核细胞和浆细胞的浸润。

四、临床表现

少数患者在局部症状出现前数周,可有全身不适、发热、食欲缺乏、恶心、出汗、体重下降和月经不调等症状,当局部症状或体征出现后,全身症状将逐渐减轻或消失,多数患者则无上述症状。

临床症状视动脉病变部位、动脉缩窄程度、侧支循环形成是否广泛、是否存在严重高血压以及肺动脉等是否受累而各异。

Lupi-Herrera 等根据病变部位分为四型:①头臂动脉型(含主动脉弓综合征);②胸腹主动脉型;③广泛型;④肺动脉型。

(一)头臂动脉型(含主动脉弓综合征)

1.症状

颈动脉和椎动脉狭窄和闭塞,可引起脑部不同程度的缺血,出现头昏、眩晕、头痛、记忆力减退,一侧或双侧视物有黑点,视力减退,视野缩小甚至失明,嚼肌无力和咀嚼时颌部肌肉疼痛。少数患者因局部缺血产生鼻中隔穿孔,上腭及耳壳溃疡,牙齿脱落和面肌萎缩。脑缺血严重者可有反复晕厥、抽搐、失语、偏瘫或昏迷。少数患者由于局部血压和氧分压低或颈动脉与周围组织发生粘连,故颈动脉窦较为敏感,易受外界压力的影响。当头部急剧改变位置或起立时,可产生颈动脉窦性晕厥现象。上肢缺血可出现单侧或双侧上肢无力、发凉、酸痛、麻木甚至肌肉萎缩。少数患者可发生锁骨下动脉窃血综合征,由于一侧锁骨下动脉或无名动脉狭窄 50% 以上或闭塞时,可使同侧椎动脉血压下降(1.33 kPa)10 mmHg 以上,故对侧椎动脉的血液逆流入狭窄或闭塞侧的椎动脉和锁骨下动脉,当患侧上肢活动时,其血流可增加 50%～100%,于狭窄或闭塞部位的远端引起虹吸现象,加重脑部缺血,而发生一过性头晕或晕厥。

2.体征

颈动脉、桡动脉、肱动脉搏动减弱或消失,约半数患者于颈部或锁骨上部可听到 2 级以上收缩期血管杂音,少数伴有震颤,但杂音响度与狭窄程度之间,并非完全成比例,轻度狭窄或完全闭塞的动脉则杂音不明显,如有侧支循环形成,则血流经过扩大弯曲的侧支循环时,可以产生连续性血管杂音。

(二)胸腹动脉型

1.症状

病变影响胸部降主动脉、腹主动脉及其主要分支,大多是因高血压住院,少数病例无症状,有高血压者可有头痛、头晕、心慌。腹主动脉、髂动脉阻塞性病变可引起下肢缺血、无力、疼痛与间歇性跛行。

2.体征

(1)高血压:高血压为本病的一项重要临床表现,尤以舒张压升高明显。其发生机制可能为胸降主动脉严重狭窄,使心排出血液大部分流向上肢而引起的节段性高血压及/或肾动脉狭窄引起的肾血管性高血压,主动脉瓣关闭不全所致的收缩期高血压等。在单纯肾血管性高血压中,其下肢收缩压较上肢高 2.67～5.33 kPa(20～40 mmHg),单纯胸降主动脉狭窄,则上肢血压高,下肢血压低或测不出;若上述两种合并存在时,则上下肢血压水平相差更大,有高血压使心脏后负荷增加,故引起左室肥厚,扩大以致心力衰竭。

(2)血管杂音:约 1/4 患者于背部脊柱两侧或胸骨旁可闻及收缩期血管杂音,其杂音部位有助于判定主动脉狭窄的部位和范围,如胸主动脉严重狭窄,于胸壁可见表浅动脉搏动。大约

80%患者于上腹部可测及 2 级以上高调收缩期血管杂音。

(三)广泛型

病变多发,具有上述两种类型的特征,多数患者病情较重,所需注意的是假如患者实际有高血压,但因上肢及至下肢血管病变而血压并不高,甚至测不出,此时必须注意眼底、心脏等体征,以便及时发现并确诊。

(四)合并肺动脉狭窄型

上述三种类型均可能合并肺动脉病变,约占 50%,而在各类型中伴有或不伴有肺动脉受累之间无明显差别,尚未发现有单纯肺动脉受累者,肺动脉高压多为一种晚期并发症,约占 1/4,多为轻度或中度,而重度则少见。临床上出现心悸气短较多,但症状均较轻,肺动脉瓣区可闻及收缩期杂音和肺动脉瓣第二音亢进,肺动脉狭窄较重的一侧呼吸音减弱,应与其他肺血管疾病,如肺动脉血栓栓塞症或原发性肺动脉高压等进行鉴别。

五、实验室检查

(一)化验及免疫学检查

1.红细胞沉降增速

是反映本病病变活动的一项重要指标。约 43%患者血沉快,可快至 130 mm/h,其中发病 10 年以内者,多数血沉增快,大于 10 年者则病情趋于稳定,血沉恢复正常。

2.C 反应蛋白

其临床意义与血沉相同,阳性率与血沉相似,均为本病病变活动的一项指标。

3.抗链球菌溶血素"O"及粘糖反应

这类抗体的增加仅说明患者近期曾有溶血性链球菌感染,本病仅少数患者出现阳性反应。

4.血常规

少数患者可见白细胞增高,也为炎症活动的一种反应,但中性粒细胞无明显改变,约 1/3 患者出现贫血,常为轻度贫血,是长期病变活动或女性激素增高对造血功能影响所致。

5.血清蛋白电泳

常有 α_1、α_2 及 γ 球蛋白增加,清蛋白下降。

(二)胸部 X 线检查

1.心脏改变

约 1/3 患者有不同程度的心脏扩大,多为轻度左室扩大,重度扩大较少见,其原因主要由于高血压引起的后负荷增加,其次由于主动脉瓣关闭不全或冠状动脉病变引起的心肌损害所致。

2.胸主动脉的改变

常为升主动脉或弓降部的膨隆,凸出扩张,甚至瘤样扩张,可能系高血压的影响或大动脉炎的表现,与病变类型及范围有关。降主动脉,尤其中下段变细内收及搏动减弱等,是胸降主动脉广泛狭窄的重要指征。为了提高诊断的阳性率,可加高胸部照片条件,如高电压摄影,记波及/或体层摄影有助于显示这类征象。

(三)眼底检查

眼底为本病的一种特异性改变,发生率为 8%～12%,可分为三期:第一期(血管扩张期),视神经乳头发红,动静脉扩张,静脉管腔不均,淤血,毛细血管新生,小出血,小血管瘤,虹膜玻璃体正常。第二期(吻合期),瞳孔散大,反应消失,虹膜萎缩,视网膜动静脉吻合形成,周边血管消失。

第三期(并发症期),表现为白内障,视网膜出血和剥离等。

(四)血管造影检查

1.数字减影血管造影(DSA)

数字减影血管造影(DSA)是一种数字图像处理系统,为一项较好的筛选方法。对头颅部动脉、颈动脉、胸腹主动脉、肾动脉、四肢动脉、肺动脉及心脏等均可进行造影,对大动脉炎的诊断价值较大,一般可代替动脉造影。

2.动脉造影

表现为管腔呈粗细不均或比较均匀,边缘较光滑的向心性狭窄及/或阻塞,主动脉分支的病变多侵犯开口部或近心端,有的可波及全长,有些狭窄动脉边缘不规则或有不同程度的扭曲延长,多系动脉外膜周围粘连和继发性动脉硬化所致,胸降主动脉可广泛狭窄,部分患者伴有一或二段以上的局限性狭窄区,有的表现为管腔不规则或呈波纹状或管壁增厚,但无明显狭窄,多见于腹或降主动脉,少数表现腹主动脉完全闭塞,由于管壁狭窄和血栓形成所致,有些表现管腔扩张或动脉瘤形成。冠状动脉造影显示狭窄主要位于冠状动脉入口处或近段,5%患者病变累及左右冠状动脉近段。肺动脉常为多发性狭窄,而以右上肺及左下肺动脉受累较多见,肺叶动脉较肺段动脉以下受累多见,但狭窄程度均较轻。

六、诊断

本病诊断需结合全身情况与局部体征进行考虑。临床表现典型者诊断并不困难,但不典型者则需与其他疾病进行鉴别。年轻女性具有下列一种以上表现者,应怀疑或诊断本病。

(1)单侧或双侧肢体出现缺血症状,伴有动脉搏动减弱或消失,血压降低或测不出者。

(2)脑动脉缺血症状,伴有单侧或双侧颈动脉搏动减弱或消失以及颈部血管杂音。

(3)近期发生的高血压或顽固性高血压,伴有上腹部二级以上高调血管性杂音。

(4)不明原因低热,伴有血管性杂音,四肢脉搏有异常改变者。

(5)眼底改变者。

七、鉴别诊断

(一)动脉粥样硬化

可引起上肢或下肢动脉狭窄或闭塞,可累及主肾动脉开口处或近端 1/3 段,常于 50 岁以后发病,并有动脉硬化的其他临床表现,数字减影血管造影有助于鉴别诊断。

(二)肾动脉纤维肌性结构不良

本病多见于年轻女性,肾动脉造影显示其远端 2/3 及分支狭窄,无大动脉炎的临床表现。

(三)先天性主动脉缩窄

本病与大动脉炎有时易混淆。前者多见于男性,血管杂音位置较高,限于心前区及背部,腹部听不到杂音,全身无炎症活动表现,胸主动脉造影可见特定部位缩窄,婴儿型位于主动脉狭部,成人型位于动脉导管相接处形成局限性缩窄。

(四)血栓闭塞性脉管炎

血栓闭塞性脉管炎(Buerger 病)为周围血管慢性闭塞性炎性改变,主要累及四肢中小动脉和静脉,下肢较常见,好发于年轻男性,多有吸烟史,表现肢体缺血、剧痛、间歇性跛行、足背动脉搏动减弱或消失、游走性表浅静脉炎,重者可有肢端溃疡或坏死等,与大动脉炎的鉴别一般并不困难,但本病形成血栓可波及腹主动脉及肾动脉,引起肾血管性高血压,则需结合临床全面分析,必要时行动脉造影加以鉴别。

(五)结节性多动脉炎

有发热、血沉快及脉管炎表现,但主要发生在内脏小动脉,与大动脉炎表现不同。

(六)胸廓出口综合征

桡动脉搏动减弱,可随头颈及上肢活动其搏动而变化,上肢静脉常出现滞留现象,及臂丛神经受压引起的神经痛,颈部 X 线片示颈肋骨畸形。

八、治疗

(一)肾上腺皮质激素治疗

对活动期最有效的治疗是肾上腺皮质激素,可使患者症状改善,病情缓解,血沉恢复正常。有作者认为血沉在 20～40 mm/h 者可不必用激素,血沉>40 mm/h 者应当使用一般口服泼尼松 20～40 mg/d,4～5 w 后减量至 5～10 mg/d 持续 6 个月至 1 年。少数患者每天服用 5 mg 达15 年～20 年,病情稳定,说明长期小剂量服用激素对控制病变活动是有帮助的,应注意不良反应。如泼尼松无效可改用地塞米松进行治疗,病情危重者可静脉滴注氢化可的松每天 100 mg,但合并结核或其他感染或恶性高血压者,则不宜长时间应用此药。

(二)免疫抑制剂

可试用硫唑嘌呤,环磷氨芥或甲氨蝶呤等治疗,一般均与激素合用,可减少激素用量,又可以增强激素的疗效,效果尚难肯定。

(三)抗血小板药物

阿司匹林 100 mg 每天 1 次,噻氯匹定 250 mg 每天 1 次。

(四)经皮腔内血管成形及支架术

为大动脉炎的治疗开辟了一条新的途径,目前已用于治疗肾动脉狭窄及腹主动脉狭窄等,获得较好的疗效。冠状动脉狭窄可行冠状动脉支架术。

(五)外科手术治疗

手术目的主要是解决肾血管性高血压及脑缺血。

(1)单侧或双侧颈动脉狭窄引起的脑部严重缺血或视力明显障碍者,可经主动脉及颈动脉人工血管重建术或内膜血栓摘除术或颈部交感神经切除术。

(2)胸或腹主动脉严重狭窄者,可行人工血管重建术。

(3)单侧或双侧肾动脉狭窄者,可行肾脏自身移植术,或血管重建术。患侧肾脏明显萎缩者可行肾切除术。

(4)颈动脉窦反射亢进引起反复晕厥发作者,可行颈动脉体摘除术及颈动脉窦神经切除术。

(5)冠状动脉架桥术。

九、预后

本病属于慢性进行性血管病变,受累动脉的侧支循环形成较丰富,绝大多数患者预后较好,可参加轻工作。预后主要取决于高血压的程度及脑供血情况。

(赵 伟)

第三节 颈动脉狭窄

颈动脉狭窄最主要病因为动脉粥样硬化,占90%以上。此外,还有大动脉炎、外伤和放射性损伤等少见原因。不同病因所致的颈动脉狭窄在临床表现、诊断方法、治疗以及与脑卒中的关系等方面均有很大的差异。动脉粥样硬化所致的颈动脉狭窄,尤其是颈总动脉分叉处的病变与缺血性脑卒中有着直接的关系,对其进行治疗在脑卒中的预防上具有重要意义,因此,本节将着重予以介绍。

一、流行病学

脑卒中为当今成年人致残的首要病因,是仅次于心血管疾病和肿瘤的第三大致死病因。脑卒中给家庭和社会带来巨大的经济和心理负担,预防和治疗脑卒中是一项重大的公共卫生问题。

流行病学研究显示,在欧美国家,脑卒中的年发病率为200/10万,其中80%为缺血性脑卒中,20%为出血性脑卒中。在缺血性脑卒中患者中,大约有半数存在着同侧颅外段颈动脉狭窄。在所有脑卒中患者中,超过20%～25%中风的发生与颈总动脉分叉处动脉粥样硬化病变有直接的关系。有症状的颈动脉狭窄脑卒中年发生率为12%,5年发生率为30%～50%。

对无症状性颈动脉狭窄自然病程的研究发现,有83%的患者发生脑卒中前并无脑缺血症状,但约有3/4脑卒中患者颅内病变的同侧存在着严重的颈动脉狭窄。

虽然我国尚无该方面大规模的流行病学调查资料,但国内的一组资料表明,我国脑缺血患者中也存在一定比例的颈动脉狭窄,颈动脉病变与脑缺血症状之间亦有密切关系。

脑卒中的发生与颈动脉狭窄程度密切相关。资料显示,50%的颈动脉狭窄增加4%短暂性脑缺血发作(transient ischemi attack,TIA)和脑卒中发生的危险,75%的颈动脉狭窄增加10.5%～18%的TIA和脑卒中危险,85%的颈动脉狭窄在6月后增加35%的TIA和脑卒中危险,一年后TIA和脑卒中危险则增加至46%。此外,特殊的类型斑块如软斑块、斑块溃疡及斑块内出血等也能增加脑卒中的危险。

二、病理

最好发部位为颈总动脉分叉处,其次为颈总动脉起始段,此外还有颈内动脉虹吸部、大脑中动脉及大脑前动脉等部位。

一般认为,颈动脉斑块主要通过以下两种途径引起脑缺血:一条途径是严重狭窄的颈动脉造成血流动力学的改变,导致大脑相应部位的低灌注;另一条途径是斑块中微栓子或斑块表面的微血栓脱落引起脑栓塞。上述二者机制何者更占优势,目前观点尚不一致,但多数认为斑块狭窄度、斑块形态学特征均与脑缺血症状之间密切相关,二者共同作用诱发神经症状,而狭窄度与症状间关系可更为密切。

三、颈动脉狭窄度的测定方法

尽管超声、计算机X射线断层成像(computerized tomography,CT)、磁共振成像(mag netic

resonance imaging，MRI)等无创性检查在颈动脉狭窄诊断中的作用日益提高，但目前动脉造影仍是诊断颈动脉狭窄的"金标准"。颈动脉狭窄程度的判定依据动脉造影结果。不同研究部门采用了不同的测量方法，国际上常用的测定方法有两种，即北美症状性颈动脉内膜切除术试验协作组（North American Symptomatic Carotid Endarterectomy Trial Collab orators，NASCET)标准和欧洲颈动脉外科试验协作组（European Carotid Surgery Trial Col laborators Group，ECST)标准。

NASCET 狭窄度=(1－颈内动脉最窄处血流宽度/狭窄病变远端正常颈内动脉内径)×100%

ECST 狭窄度=(1－颈内动脉最窄处血流宽度/颈内动脉膨大处模拟内径)×100%

详见图 9-2。

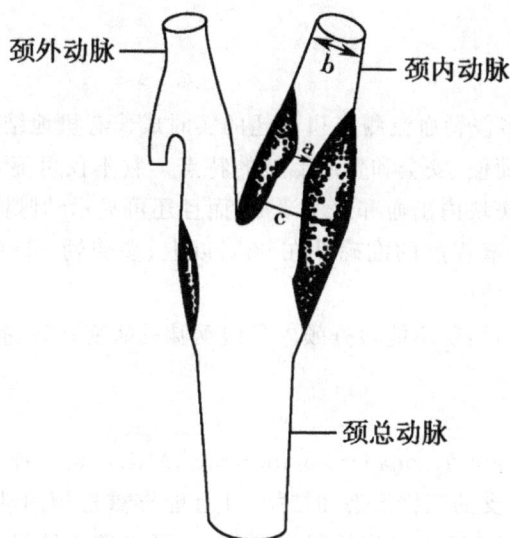

图 9-2 颈动脉狭窄度判断方法的示意图

a 为颈内动脉最窄处血流宽度，b 为狭窄病变远端正常颈内动脉内径，c 为颈内动脉膨大处模拟内径。NASCET 狭窄度=(1－a/b)×100%；ECST 狭窄度=(1－a/c)×100%

上述两种方法都将颈内动脉狭窄程度分为 4 级：①轻度狭窄，动脉内径缩小<30%；②中度狭窄，动脉内径缩小 30%～69%；③重度狭窄，动脉内径缩小 70%～99%；④完全闭塞。

四、临床表现

动脉粥样硬化所致的颈动脉狭窄多见于中、老年人，常伴存着多种心血管危险因素。头臂型大动脉炎造成的颈动脉狭窄多见于青少年，尤其是青年女性。损伤或放射引起的颈动脉狭窄，发病前有相应的损伤或接受放射照射的病史。

临床上依据颈动脉狭窄是否产生脑缺血症状，分为有症状性和无症状性两大类。

(一)有症状性颈动脉狭窄

1.脑部缺血症状

可有耳鸣、眩晕、黑蒙、视物模糊、头昏、头痛、失眠、记忆力减退、嗜睡、多梦等症状。眼部缺血表现为视力下降、偏盲、复视等。

2.TIA

局部的神经功能一过性丧失,临床表现为一侧肢体感觉或运动功能短暂障碍,一过性单眼失明或失语等,一般仅持续数分钟,发病后 24 小时内完全恢复。影像学检查无局灶性病变。

3.缺血性脑卒中

常见临床症状有一侧肢体感觉障碍、偏瘫、失语、颅神经损伤,严重者出现昏迷等,并具有相应的神经系统的体征和影像学特征。

(二)无症状性颈动脉狭窄

许多颈动脉狭窄患者临床上无任何神经系统的症状和体征。有时仅在体格检查时发现颈动脉搏动减弱或消失,颈根部或颈动脉行经处闻及血管杂音。无症状性颈动脉狭窄,尤其是重度狭窄或斑块溃疡被公认为"高危病变",越来越受到重视。

五、辅助检查

(一)多普勒-超声检查

多普勒-超声检查是将多普勒血流测定和 B 超的实时成像有机地结合起来,为目前首选的无创性颈动脉检查手段,具有简便、安全和费用低廉的特点。它不仅可显示颈动脉的解剖图像,进行斑块形态学检查,如区分斑块内出血和斑块溃疡,而且还可显示动脉血流量、流速、血流方向及动脉内血栓。诊断颈动脉狭窄程度的准确性在 95% 以上,多普勒-超声检查已被广泛地应用于颈动脉狭窄病变的筛选和随访中。

超声检查的不足之处包括:①不能检查颅内颈内动脉的病变;②检查结果易受操作人员技术水平的影响。

(二)磁共振血管造影

磁共振血管造影(magnetic resonance angiography,MRA)是一种无创性的血管成像技术,能清晰地显示颈动脉及其分支的三维形态和结构,并且能够重建颅内动脉影像。颈部血管有着直线型的轮廓,是特别适合于 MRA 检查的部位。MRA 可以准确地显示血栓斑块,有无夹层动脉瘤及颅内动脉的情况,对诊断和确定方案极有帮助。

MRA 突出缺点是缓慢的血流或复杂的血流常会造成信号缺失,夸大狭窄度。在显示硬化斑块方面亦有一定局限性。对体内有金属潴留物(如金属支架、起搏器或金属假体等)的患者属 MRA 禁忌。

(三)CT 血管造影

CT 血管造影(CT angiography,CTA)是在螺旋 CT 基础上发展起来的一种非损伤性血管造影技术。方法是经血管注射对比剂,当循环血中或靶血管内对比剂浓度达到最高峰期间进行容积扫描,然后再行处理,获得数字化的立体影像。颅外段颈动脉适宜 CTA 检查,主要原因是颈部动脉走向垂直于 CT 断面,从而避免螺旋 CT 扫描时对于水平走向的血管分辨力相对不足的缺点。CTA 的优点能直接显示钙化斑块。目前三维血管重建一般采用表面遮盖显示法(surface shaded display,SSD),最大密度投影法(maximum intensity projection,MIP)。MIP 重建图像可获得类似血管造影的图像,并能显示钙化和附壁血栓,但三维空间关系显示不及 SDD。但 SDD 不能直接显示密度差异。

CTA 技术已在诊断颈动脉狭窄得到较多应用,但该技术尚不够成熟,需要进一步积累经验加以完善。

(四)数字减影血管造影

目前虽然非创伤性影像学手段已越来越广泛地应用颈部动脉病变的诊断,但每种方法都有肯定的优缺点。高分辨率的 MRA、CTA、多普勒-超声成像对初诊、随访等具有重要的价值。虽然血管造影不再是普查、初诊和随访的方法,但在精确评价病变和确定治疗方案上,数字减影血管造影(digital subtraction angiography,DSA)仍是诊断颈动脉狭窄的"金标准"。颈动脉狭窄的DSA 检查应包括主动脉弓造影、双侧颈总动脉选择性造影、颅内段颈动脉选择性造影、双侧的椎动脉选择性造影及基底动脉选择性造影。DSA 可以详细地了解病变的部位、范围和程度以及侧支形成情况;帮助确定病变的性质如溃疡、钙化病变和血栓形成等;了解并存血管病变如动脉瘤、血管畸形等。动脉造影能为手术和介入治疗提供最有价值的影像学依据。

动脉造影为创伤性检查手段,且费用昂贵,文献报道有 0.3%～7%并发症的发生率。主要的并发症有脑血管痉挛、斑块的脱落造成脑卒中、脑栓塞造影剂过敏和肾功能损害、血管损伤及穿刺部位血肿、假性动脉瘤等。

六、诊断

(一)颈动脉狭窄高危因素和高危人群

动脉粥样硬化是全身性疾病,年龄(＞60 岁)、性别(男性)、长期吸烟、肥胖、高血压、糖尿病和高脂血症等多种心脑血管疾病危险因素,同样适用于动脉粥样硬化所致颈动脉狭窄的筛选。

高危人群包括 TIA 和缺血性卒中患者,下肢动脉硬化闭塞症患者,冠心病(尤其是需要做冠状动脉搭桥或介入治疗)患者以及体检中发现颈动脉血管杂音者。

(二)诊断依据

通过临床表现和无创辅助检查多可诊断颈动脉狭窄,但 DSA 仍是不可缺少的确诊和制订方案的依据。

(三)颈动脉狭窄患者的临床评价

动脉粥样硬化所致的颈动脉狭窄患者临床评价包括以下内容:①危险因素的评价;②心脏检查;③周围血管检查;④脑功能评价,应包括系统的神经系统体检和颅脑 CT 或 MRI 的影像学检查。神经系统体检包括:意识状态、脑神经、运动、感觉和协调性试验等方面。

(赵　伟)

第四节　肾动脉狭窄

肾动脉狭窄病变轻重不等,从明显的肾动脉狭窄至临床上查不出来的肾动脉小支病变。狭窄严重者可引起肾灌流损害,肾小球滤过率(GFR)下降,导致水钠潴留、细胞外液容量增加、高血压和肾衰等。病变较轻者,肾灌流损害不明显,GFR 可以没有什么变化,即便如此,也可以出现高血压。单侧肾动脉狭窄,另一侧虽属正常,也不能防止高血压出现。因此,肾动脉狭窄以高血压为主要表现,是最常见继发性高血压。

一、病因及病理

肾动脉狭窄常见的原因为动脉粥样硬化、纤维肌性结构不良和大动脉炎。大动脉炎为主动脉及主要分支的慢性非特异性炎症,累及肾动脉造成狭窄及肾缺血,好发于 30 岁以下女性。肾动脉肌纤维结构不良,病变多位于肾动脉远端 2/3 及其分支,以青中年妇女多见,可分为内膜纤维增生、中膜纤维肌发育不良和外膜或外膜周围纤维增生等亚型。内膜纤维增生常合并夹层血栓形成,中膜病变常呈现串珠样外观。肾动脉粥样硬化,多见于中年以上男性,病变多发生于主肾动脉开口或近端 1/3 内。

血管造影的回顾性研究,40%~70% 的患者肾动脉狭窄呈进行性发展,有 9%~15% 的病变动脉在 28~56 月内完全闭塞。起初血管造影狭窄在 75% 或双显超声波检查狭窄达 60% 以上者,进展为完全堵塞的危险性最大。根据 Guzman 对一组肾动脉狭窄患者 14 个月随访观察,肾动脉高度狭窄患者中有 26% 肾脏长度缩小达 1 cm 以上。降压治疗对肾动脉狭窄进展的影响甚微,而血清肌苷水平的改变为非解剖学进展的敏感指征。

肾动脉狭窄高血压的病理生理机制分单双侧不同。

两侧肾动脉狭窄发病机制可分两期:第一期维持高血压的主要机制是肾素释放增加,全身与肾内 Ang I 生成增多。在组织,特别是肺组织的内皮细胞内 ACE 作用下,Ang I 很快转化成 Ang II,Ang II 使全身血管收缩,增加醛固酮生成。这些 Ang II、醛固酮增多的作用,目的是增加肾动脉狭窄远端的肾灌注压,从而减少肾素释放。第二期维持高血压的主要机制是水、钠的潴留。水、钠潴留的原因有二:①肾实质的灌注压低,压力依赖的利钠减弱;②肾实质的灌注压低,增加肾内肾素活性,局部 Ang II 增多,Ang II 除了引起肾内血管收缩,还刺激肾小管对钠再吸收,再加上通过刺激醛固酮释放,也增加钠再吸收,血压升高。

单侧肾动脉狭窄:单侧肾动脉狭窄的发病机制比较单纯,单侧肾灌流压下降,肾素增加,Ang II 增加,全身血压上升。高血压作用于非狭窄肾,通过压力-利尿作用,使钠排出增加,但全身性 Ang II 与醛固酮增加。Ang II 的血管收缩作用减少对侧非狭窄肾血流,减少 GFR。Ang II 对肾上腺皮质作用,促进醛固酮生成,也促进水、钠回收。这些作用的结果抵消了对侧非狭窄肾的压力-利尿作用。水、钠平衡只有靠全身血压增高产生的压力-利尿作用来维持。对侧肾长期处于高血压、高 Ang II 作用下也慢慢会发生实质性损害。此外,血管重塑在肾血管性高血压慢性期高血压状态的维持中也起重要作用。

二、临床特征

(一)病史特点

(1)无原发性高血压家族史。

(2)年龄与性别:20 岁之前或 50 岁以后出现中重度高血压。大动脉炎以女性多见,动脉粥样硬化引起者男性为多。

(3)病史较短,病情发展快,无法解释的恶性高血压。

(4)对一般降压药反应欠佳,对血管紧张素转换酶抑制剂较敏感。

(二)体征

(1)高血压血压常大于 26.7/16.0 kPa(200/120 mmHg),以舒张压升高较明显。

(2)四肢血压不对称。

(3)腹部血管杂音。

三、诊断

(一)筛选检查

近年来人们探索采用新的非侵入性显影技术来检查肾血管疾病,目前采用的新技术有以下几种。

1.卡托普利-肾素激发试验

正常情况下,服用转换酶抑制剂卡托普利后,通过抑制血管紧张素Ⅱ的负反馈作用可增强机体的高肾素反应。这种反应在肾动脉狭窄患者中尤为突出,给口服卡托普利一小时之后血浆肾素增高程度显著大于原发性高血压。该项检查的敏感性和特异性可分别达到93%～100%及80%～95%。

2.卡托普利-放射性核素肾图

肾动脉狭窄时刺激肾素-血管紧张素系统活性,通过血管紧张素Ⅱ对出球小动脉的收缩作用有助于维持肾小球内压及肾小球滤过率。使用转换酶抑制剂(如卡托普利)抑制血管紧张素Ⅱ的生成,可降低肾小球内压及肾小球滤过率。在服用卡托普利前和服用之后,用放射性核素技术能够更理想地检测单侧肾脏的缺血情况,其敏感性和特异性可达90%以上。

3.多普勒超声技术

用腹部B超直接检查肾动脉和Doppler测定肾血流技术相结合是目前诊断肾动脉狭窄最常用的筛查方法。统计显示,该技术诊断肾动脉狭窄的阳性与阴性预测值均在90%以上。当然,操作者的经验对于准确诊断十分重要,检查时肾动脉的显影常受到胃肠气体、肥胖、近期外科手术以及附近其他肾血管的影响。

有时腹部B超了解肾脏有无萎缩或形态改变也可作为筛选检查。

4.磁共振成像(MRI)和CT扫描

近年来磁共振成像和断层扫描也被用于肾动脉狭窄的诊断。MRI诊断的特异性可达92%～97%,而最近的报告显示,CT扫描是诊断肾动脉狭窄最敏感的影像学检查,其敏感性和特异性分别可达98%和94%。

(二)确诊检查

筛选检查阳性或虽阴性但临床上高度怀疑者,可做经皮肾动脉造影术。肾动脉造影对肾动脉狭窄诊断最有价值,是诊断肾血管疾病的"金指标",可反映肾动脉狭窄的部位、范围、程度、病变性质、远端分支及侧支循环情况,并可观察肾脏形态和功能改变以及对血管扩张或手术指征的判断。

本病的发病率相对较低,因此一般不提倡对所有高血压患者进行肾血管狭窄的临床筛查。但目前还没有哪一项非侵入性检查其敏感性能够高到足以排除所有的肾动脉狭窄,因此临床上常常出现医师遇到一些高血压患者难以确定其是否为肾血管性高血压的情况。

四、治疗

(一)肾动脉成形术(PTRA)

为治疗本病的首选方法。

1.指征

(1)高血压:若上肢血压测不出,则参考下肢血压水平。

(2)单侧或双侧肾动脉主干或其主要分支,管腔狭窄大于50%,不伴明显肾萎缩者。

(3)肾动脉狭窄远近端收缩压差大于 4.0 kPa(30 mmHg)或平均压差大于 2.7 kPa(20 mmHg)者。

(4)单侧肾动脉狭窄 RVRP≥1.5 和健侧肾静脉 PRA/远端下腔静脉 PRA<1.3。

(5)肾动脉无钙化者。

(6)不能耐受外科手术者。对上述各项指标应从造影形态及功能两个方面综合分析,方能正确选择扩张指征。若肾动脉开口完全阻塞或其远端分支有多发狭窄或缺血侧肾脏重度萎缩者,则不宜做 PTRA。

2.治疗

治疗目的在于纠正肾血管性高血压,防止肾衰竭。扩张术的疗效与病因有密切关系,以肾动脉纤维肌结构不良疗效最佳,痊愈或改善者达 95.5%,其次为大动脉炎 84%,动脉粥样硬化仅54.5%。

(二)外科手术

根据病情可考虑采用血管重建术或自体肾移植术,若患侧肾脏明显萎缩,肾功能严重受损或丧失,或肾动脉分支广泛病变,可考虑行肾切除术。对双侧肾动脉狭窄患者,采用手术与肾动脉成形术相结合的方法进行治疗,可获得较好的疗效。

(三)药物治疗

对于不适合上述介入性或外科手术治疗的患者,可长期服用降压药物治疗。本病对一般降压药物反应不佳,可用 β 受体阻滞剂及钙通道阻滞剂,血管紧张素转换酶抑制剂对双侧肾动脉狭窄或单功能肾(自然或人功移植)属于绝对禁忌证。对单侧肾动脉狭窄所致的肾素依赖性高血压,可考虑用转换酶抑制剂。单侧肾动脉狭窄性高血压用 ACEI,虽可使狭窄一侧肾血流压减少,GFR 下降,但健侧肾血流增加,GFR 增加。由于对全身性 Ang Ⅱ 与肾内 Ang Ⅱ 阻断,使肾钠排除明显增加,对侧肾压力-利钠作用明显恢复,细胞外液与血管内血容量恢复正常,血压下降,但用药期间也应注意肾功改变。

(赵 伟)

第五节 周围动脉栓塞

周围动脉栓塞指周围动脉被来自某个部位的血栓或栓子堵塞,继而造成远端发生急性缺血,表现为急性缺血性疼痛和坏死,并直接影响生活的自主性。除脑动脉栓塞外,最多见的是下肢动脉(髂、股动脉)栓塞,可发生于任何年龄。1965—1977 年国外报道股动脉栓塞率为 85.5%～96%。本节主要讨论肢体动脉(髂、股动脉)急性血栓栓塞。

一、病因

引起急性周围动脉栓塞的主要原因是动脉栓子(血栓或其他类型栓子)。心脏是栓子最常见的来源。合并心房纤颤或二尖瓣狭窄时,左心房血流紊乱,流速减慢,容易形成左房血栓。其他可引起血栓的心脏病包括心肌梗死,心室壁瘤和心肌病;感染性心内膜炎患者的感染性血栓来自二尖瓣或主动脉瓣赘生物;远端的血栓栓子也可以起源于近端主动脉或大动脉病变(如动脉瘤、动脉粥样硬化)。少见情况是静脉栓子经过未闭的卵圆孔进入动脉而引起栓塞。另外,来自钙化瓣膜的钙质碎片、动脉粥样硬化的胆固醇结晶、恶性肿瘤的癌栓及其他异物都可以成为栓子,但极为少见。

以下情况可在原位形成动脉血栓,约 10% 的闭塞性动脉硬化的病例可以发生急性动脉栓塞,而闭塞性脉管炎与结节性多动脉炎则罕见。在某些血液异常如真性红细胞增多症或冷沉球蛋白血症中,尽管血管正常,但血液凝固性增加,也可以发生急性动脉栓塞。动脉的穿透性外伤、置入动脉导管及动脉旁路移植,以及非心血管系统疾病如脓毒血症、肺炎、腹膜炎、结核病、溃疡性结肠炎等都可能引起动脉栓塞。

二、病理与病理生理

来自心脏或动脉瘤的栓子随血流被运送到某一支动脉,容易嵌顿于动脉分叉处或动脉直径变窄处,从而引起血管阻塞。髂、股动脉及其分叉处为好发部位,阻塞部位的远端血液循环障碍或停止,栓子进一步延伸导致远端组织严重缺血甚至坏死。栓子的自然结局不同,部分栓子裂成碎片,被血流冲向远端血管;有些栓子可以自行溶解;有些栓子机化,最后再通。

急性动脉栓塞的病理生理是先有局部病理改变,然后影响全身。动脉血管栓塞后,动脉壁神经末梢受到刺激,通过交感神经的血管中枢反射性引起远端血管及邻近动脉血管痉挛;同时血栓内的血小板释放 5-羟色胺、组胺,加重动脉远端组织器官的缺血。严重的缺血缺氧使组织结构发生退行性改变,血管内膜变性,大量纤维素沉着。如果血管迅速再通,恢复血液供应,这种改变可以逆转而恢复正常。若长时间的阻塞,则动脉内膜下水肿,弹力纤维断裂、增厚。7 天以后,血管内全部血栓形成,间质水肿,纤维素聚合成团状或网状。由于血流缓慢,动脉壁的退行性变,动脉内膜的破坏,血栓释放凝血因子,血小板释放组胺、5-羟色胺、ADP 等,进一步促进凝血作用,继发血栓形成并且向二端延伸。

不同部位的血栓对机体产生不同的影响。其严重程度及广度取决于被阻塞血管的大小、部位及其侧支循环情况。阻塞的动脉越大,缺血程度越重,则影响范围越广。当较大动脉阻塞后(如髂、股动脉),远端急性缺血,下肢皮肤颜色改变,感觉、运动障碍,脉搏搏动消失,继而引起组织细胞的坏死。一般组织细胞坏死发生在栓塞后 6 小时,12 小时后出现坏疽。

血栓栓塞不仅影响栓塞部位的远端,而且影响全身。动脉栓塞后,因血液流动力学、神经、体液等因素对原有的病态心脏增加了负担,必然加重了心脏功能不全。另外,组织的坏死(尤其是大面积坏死)会造成代谢障碍,如氮质血症、高钾血症、蛋白尿、代谢性酸中毒,严重时肾衰竭。一般于栓塞后 10~12 小时开始出现。

三、临床表现

血栓栓塞的临床表现取决于栓塞的部位、持续时间及严重程度。急性动脉栓塞可以发生于任何年龄。风湿性心脏瓣膜病引起的栓塞发病年龄较年轻,冠心病引起者发病年龄较大。在急性肢体动脉栓塞中,最常见的是下肢髂、股动脉栓塞,好发部位在髂、股动脉分叉处及股动脉远端。

(一)疼痛

疼痛是最早出现的症状。大约半数患者于起病后下肢突然发作的剧烈疼痛,性质为锐痛,从小腿向足部放射,同时有组织缺血的表现。

(二)感觉异常

患侧肢体在疼痛的同时伴有麻木、发凉的感觉。栓塞远端皮肤感觉减弱或消失,近端出现感觉过敏,有针刺感及触痛。如果浅表动脉栓塞,栓子所在部位可以有压痛。

(三)运动功能障碍

栓塞导致肢体肌肉急性缺血,活动时疲乏无力,肌力减弱,严重者瘫痪,被动活动肢体时伴疼痛,深反射消失。

(四)肢体动脉搏动消失或减弱

由于栓子阻塞了血流、动脉痉挛以及继发性血栓形成,栓塞远端的动脉搏动消失。如髂动脉栓塞时,股动脉、腘动脉、足背动脉、胫后动脉搏动消失。

(五)皮肤改变

一般于栓塞部位 10 cm 以下出现缺血性皮肤改变,表现为皮肤苍白、花斑样或发绀。由于动脉供血减少或中断而静脉血液的排空,皮肤温度较低,有冰凉感,肢体周径减小。皮肤改变与脉搏搏动消失并存为组织缺血的证据。

另外,栓塞发生于侧支循环丰富的部位时,症状可以不明显或表现为间歇跛行,即患者在行走距离缩短的同时有缺血证据,休息后症状缓解。但如果行走路程进行性缩短,提示病情继续加重。

四、诊断及鉴别诊断

根据患者存在血栓形成的基础疾病(如二尖瓣狭窄、心房纤颤、机械瓣植入术)、动脉栓塞的病史、突发的临床症状和相应的缺血体征,诊断周围动脉栓塞一般不困难。诊断时需要明确:是否动脉栓塞、栓塞的部位、皮肤感觉消失的部位。也可以用有创性或无创性检查来证实诊断,同时也明确了病变部位、范围,并且为选择治疗方法提供依据。

常用的检查方法有:①彩色多普勒超声检查。②磁共振血管造影。③血管造影或数字减影血管造影,它可以提供最为详尽、准确的病情资料,例如病变部位、范围、程度,为血管成形手术或手术方式的选择提供依据。④心电图与 X 线检查,可以了解原发病情况。

本病需要与以下疾病相鉴别。

(一)动脉血栓形成

本病一般发生于动脉本身病变的基础上继发性血栓形成。其症状与动脉血栓栓塞非常相似,但患者起病不如栓塞急骤,病史中常有慢性缺血的表现,如间歇跛行、肢体麻木、趾甲变形、肌肉萎缩,动脉搏动减弱或消失,皮肤温度低,但感觉障碍平面不如栓塞清晰。实验室检查:血中胆固醇增高。X 线可见动脉壁上有钙化斑。动脉造影可见管壁狭窄、不光滑或中断,周围有较多的侧支循环。

(二)深静脉血栓形成

深静脉血栓形成,下肢肿胀明显,皮肤发绀但温度正常或略高,静脉扩张,腓肠肌压痛。但严重水肿压迫动脉产生供血障碍时,容易与动脉栓塞混淆。动脉栓塞后也容易继发深静脉血栓形成。因此需要详细询问病史,并注意症状的变化过程。

(三)髂、股静脉的急性血栓性脉管炎

患者可有动脉搏动的减弱,并且有类似动脉栓塞的缺血性表现。但本病患者有明显的水肿、

静脉充盈以及微弱的动脉搏动,有助于鉴别。

五、治疗

(一)非手术治疗

大部分患者需要手术干预治疗,仅少数患者可以非手术治疗。非手术治疗的适应证包括:因严重的原发病或其他伴随疾病不能耐受手术者;同时伴有内脏栓塞频繁的临危状态者;腘动脉以下的小动脉栓塞并有良好侧支循环者。

1.一般治疗

患者绝对卧床取头高脚低位使下肢低于心脏平面同时密切观察患侧肢体皮肤颜色、皮肤温度、脉搏波动的变化情况以及生命体征。

2.溶栓治疗

当较小血管栓塞或栓塞部位位于不容易接近的地方或患者的全身状态不允许手术,并且无溶栓禁忌证者应尽快采用溶栓治疗。溶栓治疗一般对发生于 3 天以内的新鲜血栓效果好,而超过 7 天者效果差;采用区域性动脉导管滴注比全身用药效果好关于溶栓药物的使用各家采取的剂量、方法有所差异。

3.抗凝治疗

急性动脉栓塞抗凝治疗的目的是防止血栓延伸和继发性血栓形成(包括继发性深静脉血栓形成)住院患者应该立即使用抗凝剂肝素。

4.经皮腔内血管成形术(PTA)

PTA 治疗对于动脉局部病变引起的急性动脉闭塞效果良好。单纯 PTA 的缺点是复发率高随着血管支架的使用复发率明显减少。对大血管的治疗效果比小血管好。PTA 治疗后要继续抗凝治疗。

5.其他用药

(1)右旋糖酐-40(低分子右旋糖酐):可以扩容、降低血黏度防止血栓形成。用法:250～500 mL/d静脉滴注共 7 天。

(2)解痉止痛及血管扩张剂:如山莨菪碱、阿托品;吗啡类;酚妥拉明、妥拉唑林、罂粟碱等。

(3)基因治疗:研究最多的是血管内皮生长因子和成纤维细胞生长因子。利用重组蛋白和基因转导方法将蛋白和基因导入机体细胞使之在缺血缺氧区域表达 VEGF 或 FGF,刺激血管再生。临床试验已经证明,对肢体动脉栓塞患者采用基因转导和腺病毒转染方法进行血管再生治疗,取得了令人鼓舞的效果。

(二)手术治疗

大多数血栓栓塞患者需要手术治疗。手术分为动脉切开取栓术和 Fogarty 球囊导管取栓术,后者因其操作简便、手术条件要求相对较低手术创伤范围小现已广泛使用,并取代了动脉切开取栓术对于大动脉的栓塞,尤其是主动脉分叉处鞍形血栓,动脉切开取栓术仍是最有效的方法。对于肢体其他动脉的栓塞可选用 Fogarty 球囊导管取栓术。

另外在保守治疗中一旦患者出现病情恶化应该立即手术治疗其效果决定于手术治疗的时间若手术失败并发坏疽,则应行截肢处理。

(赵 伟)

第十章 心肌疾病

第一节 限制型心肌病

一、概述

限制型心肌病(RCM),是以心肌僵硬度增加导致舒张功能异常为特征,表现为限制性充盈障碍的心肌病。RCM常常难以界定,因为,RCM病理表现很宽泛,按照2008年ESC的分类,定义为单侧或双侧心室舒张容积正常或减小,收缩容积正常或减小,室壁厚度正常,传统意义上的收缩功能正常,但是,实际上,收缩功能很少正常。

RCM准确的发病率未知,但是,可能是较少见的类型,RCM可以是特发、家族性或者系统性疾病的表现,特别是淀粉样变,结节病,类癌心脏病,硬皮病和蒽环类药物的毒性。家族性RCM常呈常染色体显性遗传,有些为TNI基因突变,有些是其他基因突变。结蛋白基因突变引起的家族性RCM常常合并传导阻滞和骨骼肌受累。常染色体隐性遗传很少见,如HFE基因突变引起的血色病或糖原贮积病,或X-连锁遗传引起的安德森-法布里病。RCM也可以由心内膜病变引起,如纤维化、弹力纤维增生症及血栓形成损害了舒张功能。这些疾病可以进一步分类,如嗜酸粒细胞增多心内膜心肌疾病,心内膜心肌纤维化,感染、药物和营养因素造成的称为获得性心内膜心肌纤维化。

二、临床特征和辅助检查

限制性心肌病的特征包括双房扩大,心室不大或缩小,室壁厚度正常,心室舒张功能异常。其临床表现无特异性,可有呼吸困难、心悸、乏力,严重者还会出现水肿、端坐呼吸、少尿及消化道淤血的症状。体格检查可见血压偏低、脉压小、颈静脉怒张、Kussmaul征阳性(吸气时静脉压升高)。心脏浊音界扩大、心律失常、可闻第三心音、第四心音。当合并有二、三尖瓣关闭不全时,常会听到二、三尖瓣收缩期反流性杂音。双肺可闻湿啰音。肝脏肿大,有时会有腹水。双下肢水肿。

心电图:可见低电压、ST-T改变、异常Q波等。可出现各种心律失常包括:窦性心动过速、心房颤动、心房扑动、室性期前收缩、束支传导阻滞等改变。

X线:可见到心房扩大和心包积液导致的心影扩大,少数可见心内膜钙化影。并可显示肺淤血和胸腔积液的情况。合并右心房扩大者心影可呈球形。

超声心动图:常见双心房明显扩大,心室壁厚度正常或增厚,有时可见左心室心尖部内膜回声增强,甚至血栓使心尖部心腔闭塞。多普勒血流图可见舒张期快速充盈突然中止;舒张中、晚期心室内径无继续扩大,A峰减低,E/A比值增大。

心导管检查是鉴别RCM和缩窄性心包炎的重要方法。半数病例心室压力曲线可出现与缩窄性心包炎相似的典型"平方根"形改变和右心房压升高及Y谷深陷。但RCM患者左、右心室舒张压差值常超过0.7 kPa(5 mmHg),右心室收缩压常>6.7 kPa(50 mmHg)。左室造影可见心室腔缩小,心尖部钝角化,可有附壁血栓及二尖瓣关闭不全。左室外形光滑但僵硬,心室收缩功能基本正常。

磁共振(CMR):是鉴别RCM和缩窄性心包炎最准确的无创伤性检查手段。RCM典型的CMR表现为心房增大,心室正常,心脏轮廓正常。相反,慢性缩窄性心包炎心腔呈管状或向内缩陷。RCM的心室肌常常增厚,但是,慢性缩窄性心包炎则正常。RCM心包正常,但是,缩窄性心包炎心包常常增厚。缩窄性心包炎的钙化区常表现为低信号。RCM可见到心包积液。延迟增强显像可以发现炎症和纤维化病灶。

CMR已经成为诊断心内膜下心肌纤维化的重要手段。实际上可以反映组织学特点。CMR可以确定疾病的发展阶段,在疾病的早期类固醇形成期就可以发现,继而早期治疗,防止发展成为纤维化期。心内膜下心肌渗出病变可见T_2相呈高信号或在心尖部和流入道内膜和内膜下STIR信号增强。随着疾病的进展,可见到心内膜下血栓影像在GRE和SSFP序列表现为低信号。当纤维化形成期表现为心内膜下增强显像。

心内膜心肌活检是确诊RCM的重要手段。根据心内膜心肌病变的不同阶段可有坏死、血栓形成、纤维化三种病理改变。心内膜可附有血栓,血栓内偶有嗜酸性粒细胞;心内膜可呈炎症、坏死、肉芽肿、纤维化等多种改变;心肌细胞可发生变性坏死并可伴间质性纤维化改变。

三、诊断要点

(1)心室腔和收缩功能正常或接近正常。

(2)舒张功能障碍,心室压力曲线呈舒张早期快速下陷,而中晚期升高,呈平台状。

(3)特征性病理改变,如心内膜心肌纤维化、嗜酸性粒细胞增多性心内膜炎、心脏淀粉样变和硬皮病等,可确诊。

四、几种与之易混淆的疾病

(一)缩窄性心包炎

(1)有活动性心包炎的病史。

(2)奇脉。

(3)心电图无房室传导障碍。

(4)CT或MRI显示心包增厚。

(5)胸部X线有心包钙化。

(6)超声心动图示房室间隔切迹,并可见心室运动协调性降低。

(7)心室压力曲线的特点为左右心室充盈压几乎相等,差值<0.7 kPa(5 mmHg)。

（8）心内膜心肌活检无淀粉样变或其他心肌浸润性疾病表现。

(二)肥厚型心肌病

肥厚型心肌病时心室肌可呈对称性或非对称性增厚，心室舒张期顺应性降低，同样表现为心室舒张功能异常。常出现呼吸困难、胸痛、晕厥。但是，超声心动图示病变主要累及室间隔，没有RCM特有的舒张早期快速充盈和舒张中、晚期缓慢充盈的特点，有助于鉴别。但是，限制型心肌病和肥厚型心肌病之间存在灰色地带。特别是，有些限制性心肌病如淀粉样变性的患者也存在心肌肥厚。

(三)缺血性心肌病和高血压性心肌肥厚

两种情况时均可有不同程度的心肌纤维化改变，且均有心室顺应性降低、舒张末压升高及心排血量减少等，与RCM表现相似，但缺血性心肌病有明确的冠状动脉病变证据，冠状动脉造影可确诊；高血压性心肌肥厚多有长期血压升高及左心功能不全的病史；此外，两者在临床上均以左心受累和左心功能不全为特征，而RCM则常以慢性右心衰竭表现更为突出。

(四)肝硬化

本病还应与肝硬化腹水、下肢水肿鉴别。

五、治疗

药物疗效有限，严重者手术可以获益。总的来说，限制性心肌病预后较差。尽管有报道药物治疗可以减轻心肌的渗出和心腔缩小，但是，药物治疗效果有限。有些患者可以从外科手术中获益包括心内膜切除术和瓣膜置换术。术后10年生存率为68%。

(一)病因治疗

对于那些有明确原因的限制型心肌病，应首先治疗其原发病。如对嗜酸细胞增多综合征的患者，嗜酸性粒细胞增多症是该病的始动因素，造成心内膜及心内膜下心肌细胞炎症、坏死、附壁血栓形成、栓塞等继发性改变。因此，治疗嗜酸性粒细胞增多症对于控制病情的进展十分重要。糖皮质激素（泼尼松）、细胞毒药物等，能够有效地减少嗜酸性细胞，阻止内膜心肌纤维化的进展。据报道，可以提高生存率。一些与遗传有关的酶缺乏导致的限制型心肌病，还可进行酶替代治疗及基因治疗。

(二)对症治疗

1.降低心室充盈压

利尿剂和血管扩张剂可以有效地降低前负荷，减轻肺循环和体循环淤血，降低心室充盈压，减轻症状，改善患者生活质量和活动耐量，但不能改善患者的长期预后。但应当注意，限制型心肌病患者的心肌僵硬度增加，血压变化受心室充盈压的变化影响较大，过度的减轻前负荷会造成心排血量下降，血压下降，病情恶化，故应根据患者情况，酌情使用。β受体阻滞剂能够减慢心率，延长心室充盈时间，降低心肌耗氧量，有利于改善心室舒张功能，可以作为辅助治疗药物，但在限制型心肌病治疗中的作用并不肯定。

2.抗心律失常

洋地黄类药物无明显疗效，但房颤时，可以用来控制心室率。对于房颤亦可以使用胺碘酮转复，并口服预防。但抗心律失常药物对于预防限制型心肌病患者的猝死无效，亦可置入ICD治疗。

3.抗凝治疗

本病易发生附壁血栓和栓塞，可给予抗凝或抗血小板药物治疗。

(三)外科治疗

对于严重的心内膜心肌纤维化可行心内膜剥脱术,切除纤维性心内膜,伴有瓣膜反流者可行人工瓣膜置换术。对于有附壁血栓者行血栓切除术。手术死亡率为20%。对于特发性或家族性限制性心肌病伴有顽固性心力衰竭者可考虑行心脏移植。有研究显示儿童限制型心肌病患者即使没有明显的心力衰竭症状,仍有较大的猝死风险,所以主张对诊断明确的患儿应早期进行心脏移植,可改善预后。

(董丽萍)

第二节 扩张型心肌病

扩张型心肌病(dilated cardiomyopathy,DCM)以左心室或双心室扩张并伴收缩功能受损为特征。可以是特发性、家族性(或)遗传性、病毒性和/或免疫性、乙醇性(或)中毒性、或虽伴有已知的心血管疾病但其心肌功能失调程度不能用异常负荷状况或心肌缺血程度来解释。组织学检查无特异性。常表现为进行性心力衰竭、心律失常、血栓栓塞、猝死,且可发生于任何阶段。以中年男性多见,男:女为2.5:1,年发病率为6～10/10万。

一、病因与发病机制

大多数患者病因不明。扩张型心肌病可能代表着由各种迄今尚未确定的因素所导致心肌损害的一种共同表现。尽管病因尚未阐明,但主要的可能机制包括有家族遗传性、病毒感染以及免疫异常。另外,心肌能量代谢紊乱、交感-肾上腺素能系统以及肾素-血管紧张素系统功能紊乱等可能都与扩张型心肌病的发生发展有关。病毒感染在扩张型心肌病的发生机制中占有较重要地位,业已发现病毒性心肌炎可以演变为扩张型心肌病。1/5患者在DCM发生之前患过严重的流感综合征,并在部分患者心肌活检标本中检测到病毒颗粒,同时发现该组患者柯萨奇病毒抗体滴度明显高于健康人。在动物实验中,以肠道病毒感染小鼠引起病毒性心肌炎伴有持久的免疫功能异常,最后发展形成DCM。急性病毒性心肌炎患者经长期随访,有6%～48%可转变为DCM。不少临床诊断DCM患者,心内膜心肌活检发现心肌炎的证据。由病毒性心肌炎发展为DCM的过程是一个心肌重塑的过程,涉及多种细胞膜蛋白、胞质钙超载和核蛋白的调节失控。有作者认为,在病毒性心肌炎向DCM发展的过程中,微循环痉挛发挥了重要作用,内皮细胞感染或免疫损伤导致微血管功能异常,反复的微循环痉挛引起心肌骨架蛋白的溶解,心肌细胞减少,最终导致心力衰竭。病毒性心肌炎向DCM发展的确切机制尚未阐明。也有学者认为,DCM和病毒性心肌炎是同一病理过程中的不同阶段。

(1)病毒感染:在扩张型心肌病患者中已发现体液免疫和细胞免疫功能异常。自身抗体介导的免疫反应在分子水平引起心肌细胞功能紊乱,可能是扩张型心肌病发生、发展的重要机制。扩张型心肌病患者体内可以检出多种自身抗体。

(2)免疫异常:目前,能在患者血清中检测到与DCM相关的自身抗体有抗肌凝蛋白抗体、抗线粒体腺苷载体(ATP/ADP载体)抗体、抗M_7抗原抗体、抗α酮戊二酸脱氢酶支链复合物抗体、抗β受体(β-AR)抗体、抗M_2受体(M_2R)抗体等,抗内皮细胞抗体、抗核抗体和抗心肌纤维抗体也与 DCM 有关。细胞免疫紊乱可能也参与扩张型心肌病的发病过程。有研究显示,扩张型心肌病患者存在细胞毒性 T 细胞、抑制性 T 淋巴细胞和自然杀伤细胞等各种 T 细胞功能异常。流行病学调查发现扩张型心肌病有家族聚集性,但比肥厚型心肌病少见。Abelmann 等根据多个家族性 DCM 的研究认为 DCM 遗传方式有以下三种:①常染色体显性遗传,其特点是有近50%的外显率,家族中可能有一半成员患 DCM,男女患病率相似;②常染色体隐性遗传,特点是家族成员中很少或没有人患 DCM,发病可能与环境因素如病毒感染关系密切;③X-染色体伴性遗传,特点是家族中女性成员携带 DCM 相关基因但不发病,患病者均为男性。目前应用分子遗传学技术发现 DCM 发病与基因异常密切相关。应用免疫组化技术检测 DCM 患者的心肌组织,发现有胎儿型肌凝蛋白重链的重新表达,提示胎儿型肌凝蛋白的重新表达与 DCM 发病有关。心肌病动物模型中某些原癌基因如 c-myc 表达增加,可能与心肌病发病有关。线粒体 DNA(mtDNA)是人体内唯一的核外 DNA,编码呼吸链的 13 种酶的亚单位。DCM 时 mtDNA 异常,心肌内 ATP 酶含量及活性下降,导致能量代谢障碍,从而引发心功能不全。

与疾病关联的特定人类白细胞抗原(HLA)型别作为遗传易感性标志,可反应特定个体对疾病的易感状态。近年来,人白细胞抗原(HLA)多态性被认为是 DCM 发生发展的独立危险因素。已有报道 DCM 患者 $HLA-B_{27}$、$HLA-A_2$、$HLADR_4$、$HLA-DQ_4$、$HLA-DQW_4$、$HLA-DQ_8$ 表达增加,而 $HLADRW_6$ 表达明显减低。

(3)遗传因素:能量代谢是维持心肌细胞结构完整和功能正常的重要支柱。心肌细胞在病理状态下线粒体内 Ca^{2+} 超载以及氧自由基产生过多,导致线粒体损伤,从而损害氧化磷酸化过程,ATP 生成障碍。近来报道,心肌病心肌线粒体 DNA 缺失和突变,其编译相应氧化还原酶的结构和功能异常导致心肌能量代谢紊乱。

(4)心肌能量代谢紊乱。

(5)交感-肾上腺素能系统、肾素-血管紧张素系统及其受体、受体后信号通路的改变可能也参与 DCM 的发病过程。

二、诊断

(一)临床表现特点

本病起病缓慢,多在临床症状明显时方就诊。最突出的症状是左心衰竭的症状,如胸闷、气促、甚至端坐呼吸。疲乏、无力也很常见。右心衰竭属晚期表现,可能提示更差的预后。部分患者有胸痛症状,可能提示合并有缺血性心脏病,也可能与 DCM 时冠状微血管扩张储备能力降低有关。胸痛也可继发于肺栓塞。

体格检查可有心尖冲动外移、心脏浊音界扩大、心音低钝。第二心音往往呈正常分裂,但当存在左束支阻滞时,第二心音也可呈逆分裂。若有肺动脉高压,则第二心音的肺动脉成分增强。收缩期前奔马律(S_4)几乎普遍存在,且往往在明显的充血性心力衰竭之前就已出现。心脏功能一旦失代偿,则通常都会存在室性奔马律(S_3)。如同时伴有心动过速,则可闻及重叠性奔马律。收缩期杂音常见,多为二尖瓣反流引起,也可见于三尖瓣反流。收缩压通常正常或偏低,脉压小。左心衰竭严重时可出现交替脉。右心衰竭时可见颈静脉怒张、肝脏充血性肿大并有搏动、下肢水肿,严重时可出现腹水。来自左心房、左心室的血栓脱落所造成的体循环栓塞以及由下肢静脉系统来源的血栓所造成的肺栓塞可出现相应的症状与体征。约有10%患者心力衰竭时血压升高,心力衰竭控制后血压可正常。

(二)辅助检查

UCG 可提供形态学和血流动力学信息,对 DCM 的诊断和鉴别具有重要价值,可排除心包疾病、瓣膜病、先天性心脏病和肺源性心脏病等。DCM 超声心动图的典型特征可以概括为"一大、一小、一薄、一弱",即心脏扩大、二尖瓣开放幅度小、心室壁变薄、心室壁运动普遍减弱。心脏扩大可以表现为全心扩大,尤以左心室、左心房扩大最为常见,并伴心室收缩功能普遍减弱,收缩或舒张期心室容量增加,室壁厚度可正常、增厚或变薄,但其增厚率降低,二、三尖瓣可因心室显著扩大、瓣环扩张和乳头肌移位而发生相对性关闭不全伴反流。另外也可见心腔内附壁血栓,多发生于左室心尖部。UCG 还可以测定左心室射血分数(LVEF)、左心室内径缩短率、左心室舒张功能以及肺动脉高压等。收缩期末室壁厚度、LVEF 与预后有关,室壁越薄、LVEF 越低,预后越差。UCG 也有助于扩张型心肌病与缺血性心肌病的鉴别诊断。年龄>50 岁,室壁局限性变薄及节段性运动异常,并伴有主动脉瓣区退行性病变,有利于缺血性心肌病的诊断;而年龄较轻,心脏普遍增大,伴多瓣膜反流、右心增大、室壁运动弥漫性减弱则有利于 DCM 诊断。DCM 左心室呈"球形"改变,心尖部心肌不变薄,收缩期可见内缩运动,室壁运动弥漫性减低,二尖瓣与室间隔之间的间距明显增大;而缺血性心肌病则左心室呈"圆拱门形"改变,心尖圆钝变薄且搏动明显减弱,室壁节段性运动减弱及主动脉内径增宽为其特征表现。

1.超声心动图(UCG)

主要包括心血池动态显影和心肌血流灌注显像。心血池动态显影可测定心室腔大小、心室收缩功能、射血分数和局部射血分数,也可观察室壁运动情况。心肌血流灌注显像可用以了解心肌局部血流灌注情况

2.放射性核素显像

和缺血程度,判断心肌病变部位的形态、范围和程度。DCM 放射性核素心血池显影主要特征为:心腔明显扩大,尤以左心室腔扩大显著;心腔容量增加,心腔扩大呈舒张状态,形成球形或椭圆形;室壁运动普遍减弱,整体射血分数及各节段局部射血分数均下降,心室相角程增大;DCM 放射性核素心肌血流灌注显像则可见多节段性花斑状改变或节段性减低。DCM 的心电图表现以多样性、复杂性而又缺乏特异性为特征。可有左室、右室或双侧心室肥大,也可有左房、右房或双侧心房肥大,可有 QRS 低电压、ST 段压低及 T 波低平或倒置,少数病例有病理性 Q 波。DCM 患者出现病理性 Q 波提示病情较重,病死率明显高于无病理性 Q 波者。可见各种心律失常,以室性心律失常、房颤、房室传导阻滞以及束支传导阻滞多见。动态心电图监测可发现 90% 的患者有复杂性心律失常,如多源性室早、成对室早或短阵室速。

3.心电图

病程早期可无变化,随着病情的发展,显示不同程度的心影扩大,心胸比例大于 0.5,心脏搏动减弱,肺淤血征。也可见胸腔积液、心包积液。

4.X 线检查

可见左心室、室间隔和游离壁均变薄,左心室腔明显扩张,致使室间隔凸出向右心室流出道而表现出右心室梗阻,即 Bernheim 综合征。少数情况以左心房或右心室增大为主。有时也可见到心脏内有充盈缺损的附壁血栓。也可测出心肌重量和左室容量增加。亦可见到胸腔积液、心包积液以及肺栓塞的表现。

5.MRI 检查

MRI 可对心肌病患者的心脏结构提出可靠的、可重复的定量信息。DCM 患者行 MRI 检查

可见左、右心室扩大,左心室壁厚度通常正常且均匀一致,左室重量增加。MRI 对心室容量、心室壁厚度以及重量的定量检查准确,重复性好,可用于治疗效果的评价。

6.磁共振血管成像

只对经过选择的扩张型心肌病患者(如主诉有胸痛并怀疑有缺血性心脏病可能的患者)行心导管检查,常可显示左室舒张末压、左房压以及肺动脉楔压增高。中等程度的肺动脉高压常见。重症病例可出现右室扩张、右心衰竭,心导管检查可见右室舒张末压、右房压以及中心静脉压升高。左室造影可证实左室腔扩大,伴有室壁运动弥漫性减弱,射血分数降低,收缩末期容积增大。有时可见左室腔内附壁血栓,表现为左室腔内充盈缺损。二尖瓣反流也可见到。冠脉造影常呈现正常血管影像,但是冠状动脉扩张能力可以受损,这可能与某些病例左室充盈压显著升高有关。对于心电图显示有病理性 Q 波的患者或在非侵入性检查中发现局限性或节段性室壁运动异常的患者,冠脉造影有助于区分病理性 Q 波以及局限性或节段性室壁运动异常究竟是由心肌梗死所致,还是继发于 DCM 广泛局灶性心肌纤维化。

7.心导管和心血管造影检查

可见心肌细胞肥大、变性、间质纤维化等。目前认为,由于 DCM 的心肌组织病理改变缺乏特异性,EMB 对 DCM 的诊断价值有限。但 EMB 仍具有组织形态学诊断价值,有助于与特异性(继发性)心肌病和急性或慢性心肌炎的鉴别诊断。对 EMB 标本行免疫组化、多聚酶链式反应(PCR)或原位杂交等分子生物学检测,有助于感染病因的诊断以及特异性细胞异常的基因分析。

8.心内膜心肌活检(EMB)

EMB 的有创性以及至今尚未找出可用于建立 DCM 诊断或明确其病因的免疫组化、形态结构或生物学标志,均使其应用于临床受到限制而难以推广。以 ELISA 法检测 DCM 患者血清中抗心肌抗体,如抗心肌线粒体 ADP/ATP 载体抗体、抗肌球蛋白抗体、抗 β_1-受体抗体、抗 M_2-胆碱能受体抗体对扩张型心肌病的诊断具有较高的特异性和敏感性。抗 ADP/ATP 载体抗体敏感性 52%～95%、特异性 95%～100%,抗肌球蛋白重链抗体敏感性 44.4%、特异性 96.4%,抗 β-肾上腺素受体抗体敏感性 30%～64%、特异性 88%,抗 M_2-胆碱能受体抗体敏感性 38.8%、特异性 92.5%。检测 T 淋巴细胞亚群和细胞因子,如 IL-1、IL-2、IL-6、INF-γ、TNF,了解患者的免疫调节功能。Th/Ts 比值上升,提示易患自身免疫疾病。检测淋巴细胞 HLA 表型,了解患者的免疫基因和遗传易感性。

另外,血清肌钙蛋白是诊断心肌损伤的高敏感性、高特异性心肌损伤指标。已有研究表明,DCM 病程中血清肌钙蛋白(cTn)T 或 I、CK-MB 增高常提示预后不良。也有研究显示,DCM 患者血清 cTnT、cTnI 值均明显高于正常人,表明对疑诊 DCM 患者测定血清 cTnT、cTnI 有助于 DCM 的临床诊断。

(三)诊断注意事项

特发性(原发性)DCM 是一种原因不明的心肌病,其主要特征是心脏扩大和心肌收缩功能减低。起病隐匿,早期可表现为心室扩大,可有心律失常,静态时射血分数正常,运动后射血分数降低,然后逐渐发展为充血性心力衰竭。

中青年人出现心力衰竭、心律失常或心脏扩大者应考虑有心肌病的可能,通过病史、体检和有关的辅助检查等方法,若无风湿性、高血压性、先天性、冠状动脉性、肺源性心脏病或心包疾病证据,应考虑为心肌病。诊断时须仔细与下列心脏病进行鉴别。心肌病亦可有二尖瓣或三尖瓣区收缩期杂音,但一般不伴舒张期杂音,且在心力衰竭时较响,心力衰竭控制后减轻或消失,风湿性心脏病则与此相反。心肌病时常有多心腔同时扩大,不像风湿性心脏病以左房、左室或右室为主。超声心动图检查有助于区别。

1.风湿性心脏病

心肌病时心尖冲动向左下方移位,与心浊音界的左外缘相符;心包积液时心尖冲动常不明显或处于心浊音界左外缘之内侧。二尖瓣或三尖瓣区收缩期杂音,心电图上心室肥大、异常 Q 波、各种复杂的心律失常,均提示心肌病。超声心动图有助于鉴别。

2.心包积液

心肌病可有暂时性高血压,但舒张压多不超过 14.7 kPa(110 mmHg),且出现于急性心力衰竭时,心力衰竭好转后血压下降。眼底、尿常规、肾功能正常。

3.高血压性心脏病

中年以上患者,有高血压、高血脂或糖尿病等易患因素,室壁活动呈节段性异常者有助于冠心病的诊断。冠脉造影可确诊。

4.冠心病

多数具有明显的体征,心导管检查和超声心动图检查可明确诊断。

5.先天性心脏病

全身性疾病如系统性红斑狼疮、硬皮病、血色病、淀粉样变性、糖原累积症、神经肌肉疾病等都有其原发病的表现可资区别。

6.特异性心肌病

诊断标准如下。

2007 年中华医学会心血管病学分会、中国心肌病诊断与治疗建议工作组提出的扩张型心肌病的诊断参考标准如下。

(1)临床表现为以左室、右室或双心腔扩大和收缩功能障碍等为特征,导致左室收缩功能降低、进行性心力衰竭、室性和室上性心律失常、传导系统异常、血栓栓塞和猝死。DCM 是心肌疾病的常见类型,是心力衰竭的第三位原因。

(2)DCM 的诊断标准:①临床常用左心室舒张期末内径(LVEDd)>50 mm(女性)和>55 mm(男性);②LVEF<45%(或)左心室缩短速率(FS)<25%;③更为科学的是 LVEDd>27 mm/m²,体表面积(m²)=0.0061×身高(cm)+0.0128×体重(kg)-0.1529,更为保守的评价方法是 LVEDd 大于年龄和体表面积预测值的 117%,即预测值的 2 倍标准差(SD)+5%。临床上主要以超声心动图作为诊断依据,X 线胸片、心脏同位素、心脏计算机断层扫描有助于诊断,磁共振检查对于一些心脏局限性肥厚的患者,具有确诊意义。

(3)在进行 DCM 诊断时需要排除引起心肌损害的其他疾病,如高血压、冠心病、心脏瓣膜病、先天性心脏病、酒精性心肌病、心动过速性心肌病、心包疾病、系统性疾病、肺源性心脏病和神经肌肉性疾病等。

三、治疗

目前对 DCM 尚缺乏有效而特异的治疗手段,因而临床上对其治疗的主要目标即在于改善症状、预防并发症和阻止或延缓病情进展、提高生存率,包括抗心力衰竭、抗心律失常及预防血栓栓塞的抗凝治疗等并发症的治疗。对积极的内科治疗无效者,可考虑非药物治疗。

(一)一般治疗

适当休息可减轻心脏负荷,改善重要脏器的供血,有利于水肿消退和心功能改善。休息的方式和时间应视病情而定。重度心力衰竭患者应完全卧床休息,心功能改善后应及早开始活动,以不加重症状为前提逐渐增加活动量。患者的饮食以高蛋白、富含维生素并且容易消化的食物为主。水肿的患者应适当限制钠盐的摄入。适当控制体重也可以减轻心脏的负荷,戒烟酒、防治呼吸道感染均是重要的基础治疗措施。

(二)控制心力衰竭

心力衰竭是 DCM 的主要临床表现。近年来,慢性充血性心力衰竭治疗的主要进展就体现在对扩张型心肌病心力衰竭的治疗。迄今为止,已有 39 个应用治疗的临床试验结果证明可以提高患者生活质量,并可使死亡危险性下降 24%,同时还发现不管何种病因所导致的心功能改变,不论轻、中、重,也无论年龄、性别均因而受益。临床实践中,慢性心功能不全患者不论是收缩性抑或舒张性心功能不全均应使用,有或无症状心功能不全,除非患者不能耐受或存在禁忌证;使用时小剂量开始,逐步增量,达到合适剂量,长期维持治疗。一般每隔 3~7 天剂量倍增 1 次,剂量调整的快慢取决于每个患者的临床情况。对 ACEI 曾有致命性不良反应的患者(如有血管神经性水肿)、无尿性肾衰竭患者或妊娠妇女绝对禁用 ACEI。以下情况

1.血管紧张素转化酶抑制剂(ACEI)

须慎用 ACEI:①双侧肾动脉狭窄;②血肌酐水平显著升高[>225.2 μmol/L(3 mg/dL)];③高血钾(>5.5 mmol/L);④低血压(收缩压<12.0 kPa),低血压患者须经其他处理,待血流动力学稳定后再决定是否应用 ACEI。β 受体阻滞剂是治疗 DCM 慢性心力衰竭的标准用药之一。大型临床试验如美托洛尔控释剂/缓释剂干预充血性心力衰竭试验(MERIT-HF)、比索洛尔心功能不全研究 Ⅱ(CIBIS Ⅱ)、美国卡维地洛治疗心力衰竭研究(US carvedilol heart failure study)、卡维地洛前瞻性随机累积生存试验(COPERNICUS)均证明,β 受体阻滞剂是治疗慢性心力衰竭的有效药物。β 受体阻滞剂成功地用于慢性心力衰竭的治疗正是心力衰竭的治疗从短期的血流动力学措施转为长期的修复性策略的具体体现。目前用于治疗慢性心力衰竭的 β 受体阻滞剂有:美托洛尔、比索洛尔、卡维地洛等。

β 受体阻滞剂治疗慢性心力衰竭的可能机制有:①上调心肌 β 受体密度与活性;②防止儿茶酚胺的毒性作用;③抑制肾素-血管紧张素-醛固酮系统的激活;④抗心律失常作用;⑤扩张冠状动脉,增加冠脉血流量;⑥减慢心率,延长舒张期时间,改善心内膜供血;⑦防止或减轻心室重塑;⑧抗氧化;⑨促使心肌能量代谢由游离脂肪酸代谢向糖代谢转化等。

所有慢性收缩性心力衰竭,NYHA 心功能 Ⅱ~Ⅲ 级患者,LVEF<40%,病情稳定者,均必须应用 β 受体阻滞剂,除非有禁忌证或不能耐受。NYHA 心功能 Ⅳ 级患者,需病情稳定(4 天内未静脉用药、已无液体潴留、体重恒定)后,在严密监护下应用。一般在血管紧张素转换酶抑制和利尿剂应用基础上加用 β 受体阻滞剂,从小剂量开始(美托洛尔 12.5 mg/d、比索洛尔 1.25 mg/d、卡维地洛 3.125 mg/d,每天 2 次),2~4 周剂量倍增,达最大耐受剂量或目标剂量后长期维持。症状改善常在治疗 2~3 个月才出现,即使症状不改善,亦能防止疾病的进展。β 受体阻滞剂的禁忌证有:支气管痉挛性疾病,心动过缓(心率<60 次/分),二度及二度以上房室传导阻滞(除非已安装起搏器),明显液体潴留、需大剂量利尿者。

2.β 受体阻滞剂

与 ACEI 不同,可阻断经 ACE 和非 ACE 途径产生的 Ang Ⅱ 与 1 受体 Ang Ⅱ 结合。因此,理

论上此类药物对 AngⅡ不良作用的阻断比 ACEI 更直接、更完全。应用 ARB 后,血清 AngⅡ水平上升与 2 型 AngⅡ受体结合增加,可能发挥有利的效应。ARB 对缓激肽的代谢无影响,因此不能通过提高血清缓激肽浓度发挥可能对心力衰竭有利的作用,但也不会产生可能与之有关的咳嗽不良反应。大型临床试验如 ELITE(evaluation of losartan in the elderly)、ELITEⅡ(evaluation of losartan in the elderlyⅡ)、Val-HeFT(valsartan heart failure trial)、CHARM(candesartan in heart failure-assessment of reduction in mortality and morbidity)等证实了 ARB 治疗慢性心力衰竭的有效性,但其效应是否相当于或是优于 ACEI 尚未定论,当前仍不宜以 ARB 取代 ACEI 广泛用于心力衰竭治疗。未应用过 ACEI 和能耐受 ACEI 的心力衰竭患者,仍以 ACEI 为首选。ARB 可用于不能耐受 ACEI 不良反应的心力衰竭患者,如有咳嗽、血管神经性水肿时。ARB 和 ACEI 相同,亦能引起低血压、高血钾及肾功能恶化,应用时仍需小心。心力衰竭患者对β受体阻滞剂有禁忌证时,可 ARB 与 ACEI 合用。

3.醛固酮拮抗剂

醛固酮(Ald)除引起低镁、低钾外,可激活交感神经,增加 ACE 活性,升高 AngⅡ水平,并降低副交感神经活性。更重要的是,Ald 有独立于 AngⅡ和相加于 AngⅡ的对心脏结构和功能的不良作用。人类发生心力衰竭时,心室醛固酮生成及活化增加,且与心力衰竭严重程度呈正比。因而,Ald 促进心室重塑,从而促进心力衰竭的发展。心力衰竭患者短期应用 ACEI 时,可降低 Ald 水平,但长期应用时,血 Ald 水平却不能保持稳定、持续的降低,即所谓"醛固酮逃逸现象"。因此如能在 ACEI 应用基础上加用 Ald 拮抗剂,能进一步抑制 Ald 的有害作用,获益可能更大。RALES(randomized aldactone evaluation study)试验显示,对于缺血性或非缺血性心肌病伴重度心力衰竭(近期或目前为 NYHA 心功能Ⅳ级)患者,在常规治疗基础上加用螺内酯(最大剂量 25 mg/d),可以降低心力衰竭住院率和总死亡率。根据上述结果建议,对近期或目前为 NYHA 心功能Ⅳ级心力衰竭患者,可考虑应用小剂量的螺内酯 20 mg/d。EPHESUS 实验证明,新型 Ald 拮抗剂依普利酮对心肌梗死后心力衰竭安全有效。如恰当使用,利尿剂仍是治疗心力衰竭的基石。所有心力衰竭患者,有液体潴留的证据或原先有过液体潴留者,均应给予利尿剂。NYHA 心功能Ⅰ级患者一般不需应用利尿剂。应用利尿剂后心力衰竭症状得到控制,临床状态稳定,亦不能将利尿剂作为单一治疗。一般应与 ACEI 和β受体阻滞剂联合应用。氯噻嗪适用于轻度液体潴留、肾功能正常的心力衰竭患者,如有显著液体潴留,特别当有肾功能损害时,宜选用袢利尿剂如呋塞米。利尿剂通常从小剂量开始(氢氯噻嗪 25 mg/d,呋塞米 20 mg/d)逐渐加量,氯噻嗪 100 mg/d 已达最大效应,呋塞米剂量不受限制。一旦病情控制(肺部啰音消失,水肿消退,体重稳定),即可以最小有效量长期维持,一般无须限期使用。在长期维持期间,仍应根据液体潴留情况随时调整剂量。每天体重的变化是最可靠的监测利尿剂效果和调整利尿剂剂量的指标。利尿剂用量不当有可能改变其他治疗心力衰竭药物的疗效和不良反应。如利尿剂用量不足致液体潴留可减 AECI 的疗效和增加β受体阻滞剂治疗的危险。反之,剂量过大引起血容量减少,可增加 ACEI 和血管扩张剂的低血压反应及 ACEI 和 AngⅡ受体阻滞剂出现肾功能不全的危险。在应用利尿剂过程中,如出现低血压和氮质血症而患者已无液体潴留,则可能是利尿过量、血容量减少所致,应减少利尿剂剂量。如患者有持续液体潴留,则低血压和氮质血症很可能是心力衰竭恶化,终末器官灌注不足的表现,应继续利尿,并短期使用能增加肾灌注的药物如多巴胺或多巴酚丁胺。出现利尿剂抵抗时(常伴有心力衰竭恶化),可用以下方法:①静脉给予利尿剂,如呋塞米持续静脉滴注。②2 种或 2 种以上利尿剂联合应用。③应用增加肾血流的药物,如短期应用小剂量的多巴胺或多巴酚丁胺[2~5 μg/(kg·min)]。

4.地高辛

大型临床试验(digitalis investigation group trial,DIG)证实,地高辛能够改善心力衰竭患者的运动耐量和左室功能,降低心力衰竭住院率,对死亡率的影响是中性的,是正性肌力药中唯一的长期治疗不增加死亡率的药物。DCM心力衰竭时地高辛使用剂量宜适当减小。

非洋地黄正性肌力药物不改善患者的远期预后,不主张对慢性心力衰竭患者长期、间歇静脉滴注此类正性肌力药。

5.洋地黄

在DCM心力衰竭病情危重期间、心脏移植前的终末期心力衰竭、心脏手术后心肌抑制所致的急性心力衰竭以及难治性心力衰竭可考虑短期使用非洋地黄正性肌力药物如多巴酚丁胺或米力农支持3~5天,渡过危重期。推荐剂量:多巴酚丁胺2~5 μg/(kg·min)静脉滴注,米力农50 μg/kg负荷量静脉推注,继以0.375~0.750 μg/(kg·min)静脉滴注。

(三)钙通道阻滞剂

由于缺乏支持钙通道阻滞剂有效性的证据,这类药物不宜用于心力衰竭的治疗。有部分研究提示,地尔硫䓬能够改善DCM患者的心功能和运动耐力,可能适合于DCM的早期干预治疗。然而,有关钙离子拮抗剂用于治疗扩张型心肌病的问题仍属探索的范畴。

(四)抗心律失常治疗

在采用抗心律失常治疗之前,首先应加强对心力衰竭的治疗,消除引起心律失常的一些诱因,如缺氧、心肌缺血、水电解质酸碱平衡紊乱(尤其是低血钾、低血镁)、交感神经和肾素-血管紧张素-醛固酮系统的激活等。DCM心律失常的治疗应认真权衡利弊,大部分抗心律失常药物并不能提高患者的生存率,相反有致心律失常的危险,并有负性肌力作用。因此在选用抗心律失常药物时应充分注意药物对生存率的影响,不宜把心律失常的抑制作为治疗的最终目标。

Ⅱ类抗心律失常药物β受体阻滞剂、Ⅲ类抗心律失常药物胺碘酮可降低心律失常死亡率,可以选用于各种快速性心律失常如房性心动过速、心房颤动、频发室性期前收缩以及室速。而Ⅰ类抗心律失常药物可增加死亡率,尽量避免使用。尽管对于短阵室速患者可以短期静脉应用Ⅰ类抗心律失常药物中的利多卡因,但仍以选用胺碘酮为佳。对于顽固性室速患者,应选用胺碘酮或采用射频消融治疗。新型Ⅲ抗心律失常药物如伊布利特、多非利特的疗效并不优于胺碘酮。室性心律失常引起明显血流动力学障碍时,必须立即予以电复律。发作持续性室速、室颤引起晕厥或心搏骤停的患者需要考虑安装ICD。DCM患者同时有左室功能降低和频繁发作的非持续性室速的患者,猝死危险增大。对于具有室速或室颤的左室功能受损患者,植入ICD可能是可取的。在一项大规模的前瞻性研究中,左室功能降低和频繁发作非持续性室速者占研究人群的10%,植入ICD者的生存率高于经验性胺碘酮治疗者。

(五)抗凝治疗

DCM伴心力衰竭时,心室内血流淤滞,易发生周围动脉栓塞及肺栓塞。尽管抗凝剂对DCM伴心力衰竭的实际效果尚缺乏临床对照实验的证实,但对这类患者仍推荐使用抗凝剂。对于DCM合并心房颤动或以前有缺血性卒中的患者,如无特殊的抗凝剂使用禁忌证,即使从临床或超声心动图上均未发现血栓形成的直接证据,也应进行抗凝治疗。一般选用华法林1~3 mg,每天1次,使凝血酶原时间延长1~1.5倍,国际标准化比值(INR)在2.0~3.0之间。

(六)改善心肌代谢

有的 DCM 发病与心肌能量代谢障碍有关,DCM 发生后也存在一定程度的心肌能量代谢紊乱。适当应用改善心肌能量代谢的药物,可能有助于 DCM 病情的稳定和改善。根据临床情况可以选用辅酶 Q_{10}、辅酶 A、三磷酸腺苷(ATP)、肌苷、维生素 C、极化液、1,6-二磷酸果糖(FDP)、磷酸肌酸、曲美他嗪等。

(七)肾上腺皮质激素

肾上腺皮质激素不宜常规应用。有人认为,心肌活检或核素心肌扫描证实心肌有炎性渗出改变者,应用肾上腺皮质激素可使炎性病灶减轻或消退,有利于改善心功能;合并急性左心衰竭者,短时间使用大剂量肾上腺皮质激素,有利于控制心力衰竭。

(八)免疫调节治疗及中医药治疗

近年来,国内外有学者应用免疫调节剂如干扰素治疗 DCM 取得了良好效果,可使患者血清肠道病毒 RNA、抗 β 受体抗体、抗 M_2 受体抗体明显下降,提高 LVEF,改善心功能,降低顽固室性心律失常和反复心力衰竭的发生率。然而其确切疗效尚有待更多临床试验的验证。

黄芪、牛磺酸、生脉制剂具有抗病毒、调节机体免疫、改善心脏功能的作用。我国完成的一项多中心中西医结合治疗 DCM 的临床研究显示,采用中西医结合治疗(黄芪、生脉、牛磺酸、泛癸利酮及强心、利尿、扩血管等)能够提高患者的 LVEF,改善心功能。中西医结合治疗 DCM 不失为一种可取的药物治疗手段。

(九)其他药物

包括钙离子增敏剂、重组人生长激素(rhGH)、甲状腺素、利钠利尿肽等。已有几项临床试验证明钙离子增敏剂如左西孟旦、利钠利尿肽对充血性心力衰竭有效。由于这些制剂在临床上使用的时间很短,还需要更深入的研究。

(十)其他治疗措施

包括心室再同步化治疗、外科治疗(心脏移植、动力性心肌成形术、部分左心室切除术、心室辅助系统和人工心脏)、心肌干细胞移植等。

DCM 的病程长短各异,一旦发生充血性心力衰竭则预后不良。死亡原因多为心力衰竭、严重心律失常和血栓栓塞,不少患者猝死。以往认为症状出现后 5 年生存率在 40% 左右,近年来,随着治疗手段的进步,存活率有明显提高。对预后影响不良的因素有:①年龄>55 岁;②心胸比例>0.55;③明显心力衰竭,心脏指数<2.5 L/(min·m²),左室舒张末压>2.7 kPa,LVEF<0.30,肺动脉楔压(PCWP)>2.7 kPa;④心脏重量/容积比减少;⑤血浆肾上腺素、心房利钠肽、肾素水平增高,心肌活检示有明显的组织学异常;⑥左室内传导阻滞、复杂性室性心律失常。

(董丽萍)

第三节　肥厚型心肌病

肥厚型心肌病(HCM)是最常见的遗传性心血管病,目前发现引起 HCM 的致病基因有 13 个,均为编码肌原纤维粗、细肌丝蛋白的基因,这些蛋白参与心脏的结构、收缩或调节功能。美国调查显示年轻人的发病率达 0.2%,阜外心血管病医院的研究调查发现成年人群的发病率达

0.08％,HCM是一种原发于心肌的疾病,有猝死的危险性,猝死原因主要是心室颤动。45％的HCM患者存在猝死危险因素。在美国HCM是运动相关性猝死的最常见的原因。常发生于平素健康的年轻人(包括运动员)。

一、临床特点

从毫无症状到心脏性猝死跨度很大。HCM的症状大多开始于30岁以前,见于各个年龄段:婴儿期、儿童期、成年期等,偶见于老年患者,男女患病比例无明显差异。年轻的患者多无或者仅有轻微的临床症状,然而已经出现明显的左室肥厚。主要临床症状有:呼吸困难、胸痛、心慌、乏力、头晕、甚至晕厥,15％~25％的HCM至少发生过一次晕厥。

心源性猝死(SCD):SCD是HCM最为严重的并发症,并有可能是其第一临床表现。HCM是青少年和运动员猝死的主要原因。SCD常见于10~35岁年轻、无其他异常的患者和运动员,相反心力衰竭死亡多发生于中老年患者,HCM有关的房颤导致的中风则几乎都见于老年患者。SCD的危险性随年龄增长而逐渐下降,但不会消失,直至晚年仍会出现。到三级医疗中心就诊的患者年死亡率为2％~4％,儿童患者甚至高达6％。心肌缺血、心律失常、流出道梗阻等是其可能机制之一。

HCM扩张相:为HCM终末阶段表现之一,大约10％~15％的患者出现左心室的扩张,肌肉组织缺失和纤维替代是其机制之一,后者是由供应心肌的小动脉的病变而引起的心肌缺血所致。HCM进展为扩张相其他机制包括:透壁心肌梗死、酗酒和乙醇消融术后左心室几何形状扭曲等,遗传因素也可能参与其中。有人认为HCM扩张相是HCM合并DCM,也有人认为这种观点不正确,应该是HCM的不同发展阶段。

大多数HCM患者无明显的体征。约1/4的患者可出现由于左心室流出道梗阻引发的收缩期杂音,该杂音出现于胸骨左缘,此杂音的一个典型特征是它依赖于心室容积,降低后负荷及静脉回流的生理学和药理学措施能增强杂音的程度(如Valsalva动作的站立位、吸入亚硝酸异戊酯),而增强后负荷及静脉回流的干预则能减低杂音(如Valsalva动作的下蹲位、应用肾上腺素)。这对梗阻性肥厚型心肌病的用药有重要意义。大多数存在明显左心室流出道压力阶差的患者还出现二尖瓣反流。极少数情况下,在肺部可闻及收缩期杂音,这是由于右心室流出道梗阻所致。

根据血流动力学和心肌肥厚的部位等不同,HCM可分为不同的类型。

(一)根据血流动力学的不同分型

根据血流动力学的不同,临床上将HCM分两型。

1.非梗阻性HCM

无论是在静息时还是在受激惹时,左室流出道(LVOT)均无压力阶差出现(超声心动图检查LVOT压力阶差不超过4.0 kPa)。

2.梗阻性HCM(HOCM)

主要表现为LVOT梗阻和左心室中腔的梗阻,可能主要与肥厚的部位有关。一般情况下所说的梗阻性HCM主要指LVOT梗阻。另外根据左心室流出道梗阻的变化情况,可分为静息梗阻型——该型患者静息时即存在左心室流出道压力阶差(超声心动图检查LVOT压力阶差超过4.0 kPa);隐匿梗阻型——该型患者在静息时不存在LVOT压力阶差,但在受激惹后,如吸入亚硝酸异戊酯、期前收缩后等即出现LVOT压力阶差(超声心动图检查LVOT压力阶差超过

4.0 kPa)。这是临床上最常用的分型,有利于指导治疗措施的选择。

(二)根据肥厚的部位分型

根据肥厚的部位,HCM分为以下三型。

1.心室间隔肥厚

此型最多见,其中1/3累及心室间隔基底部,构成主动脉瓣下狭窄,1/3为整个心室间隔肥厚,1/3肥厚的室间隔延长至乳头肌。心室间隔常与左心室后壁厚度之比＞1.3,称为"不对称性HCM"。

2.心尖肥厚

肥厚主要局限于左心室的心尖部,这种类型的肥厚多见于亚洲尤其是日本和中国香港,占所有HCM患者的25～40%,而欧美人群少见。

3.全心肥厚

约5%的HCM表现为心室的弥漫性肥厚,这种类型的肥厚难以与继发性心肌肥厚鉴别。

其他非常少见的还有腱索或乳头肌HCM、单心室或者单心房HCM。

(三)根据家族史和遗传学规律分型

根据家族史和遗传学规律,HCM可分为两种类型。

1.家族性HCM(FHCM)

60～70%的HCM患者呈家族性聚集,我们称之为FHCM,绝大部分的家族性HCM为常染色体显性遗传性疾病,父母双方有一方携带致病的遗传缺陷,后代就有50%的机会继承这个遗传缺陷。

2.散发性HCM

对于无家族性聚集的HCM患者我们称之为散发性HCM。该分型有利于指导遗传学分析。

HCM的诊断和分型主要依靠以下几种检查方法。

(1)超声心动图:超声心动图是诊断HCM极为重要的无创性方法,更重要的是可以根据各种测量数据,将HCM做进一步的分型,以利于临床诊治。超声心动图对于心尖部和非典型部位的诊断灵敏度差。

(2)心电图:80%以上的HCM患者的心电图有ST-T改变,大多数患者冠状动脉正常,少数心尖部局限性心肌肥厚的患者由于冠状动脉异常而有巨大倒置的T波;约60%的患者有左心室肥大;有异常Q波的存在于Ⅰ、aVL、V5、V6导联,大多是深而不宽的Q波,反映不对称性室间隔肥厚;部分患者合并预激综合征。心电图变化较早,且较为灵敏,但特异性差。

(3)动态心电图:24小时动态心电图能够明确心律失常,尤其是室性心动过速,指导HCM的危险分层。

(4)运动试验:根据运动中血压的变化有助于危险分层。

(5)X线检查:X线检查没有明显的特点,可能见到左心室增大,也可能在正常范围。可见肺部淤血,但严重肺水肿少见。

(6)心脏磁共振:其敏感性高于超声心动图,但费用较高,对于诊断特殊部位的肥厚和不典型的肥厚最为灵敏。尤其近年来发现延迟显像可以明确心肌纤维化。

(7)基因诊断:基因诊断有望成为新的诊断标准的重要依据。但目前仅在大的医疗中心中开展,临床上尚未大规模应用。

(8)其他检查:核素心肌扫描可显示心肌肥厚的部位和程度。心肌活检是诊断HCM的金标准之一,但目前我国临床中少有开展。

二、诊断标准——不断在完善但仍有缺陷

2011 年 12 月美国心脏病基金会(ACCF)和美国心脏学会(AHA)发表了肥厚型心肌病诊断与治疗指南,进一步明确了肥厚型心肌病是一种不明原因的以左室肥厚为特征的疾病,且不伴有心室腔扩大,除外了其他引起心脏肥厚的心血管或全身疾病。基因型阳性而表型为阴性者(无明显的心肌肥厚)应高度警惕。临床上,通常认为超声提示最大左室壁厚度≥15 mm(修订了1995 年国际卫生组织≥13 mm 的标准)可诊断为肥厚型心肌病,13 mm 至 14 mm 为临界值,特别是伴有其他危险因素(如 HCM 家族史)。

2007 年中华心血管病杂志发表的我国心肌病诊断与治疗建议制订了 HCM 详细的诊断标准。

(一)HCM 诊断标准

临床诊断 HCM 的主要标准:①超声心动图提示左心室壁或(和)室间隔厚度超过 15 mm;②组织多普勒、磁共振发现心尖、近心尖室间隔部位肥厚,心肌致密或间质排列紊乱。

次要标准:①35 岁以内患者,12 导联心电图 I、aVL、V4-V6 导联 ST 下移,深对称性倒置 T 波;②二维超声室间隔和左室壁厚 11~14 mm;③基因筛查发现已知基因突变,或新的突变位点,与 HCM 连锁。

排除标准:①系统疾病,如高血压病、风湿性心脏病二尖瓣病、先天性心脏病(房间隔、室间隔缺损)及代谢性疾病伴发心肌肥厚;②运动员心脏肥厚。

临床确诊 HCM 标准:符合以下任何一项者:1 项主要标准+排除标准;1 项主要标准+次要标准 3 即阳性基因突变;1 项主要标准+排除标准 2;次要标准 2 和 3;次要标准 1 和 3。

(二)FHCM 诊断标准

除发病就诊的先证者以外,三代直系亲属中有两个或以上成员诊断 HCM 或存在相同 DNA 位点变异。

诊断 FHCM 依据如下:①依据临床表现、超声诊断的 HCM 患者,除本人(先证者)以外,三代直系亲属中有两个或以上被确定为 HCM 或 HCM 致猝死患者;②HCM 患者家族中,两个或以上的成员发现同一基因,同一位点突变,室间隔或左室壁超过 13 mm,青少年成员 11~14 mm;③HCM 患者及三代亲属中有与先证者相同基因突变位点,伴或不伴心电图、超声心动图异常者。符合三条中任何一条均诊断为 FHCM,该家族为 FHCM 家系。

心电图诊断标准:①在至少 2 个导联上出现 Q 波时间>0.04 秒或深度超过其同一导联 R 波的 1/3;②Romhilt-Estes 计分方法判断为左心室肥厚≥4 分。

诊断标准如下。

(1)QRS 波幅:①肢体导联最大的 R 波或 S 波>2.0 mV;②V_1 或者 V_2 导联的 S 波>3.0 mV;③V_5 或 V_6 导联 R 波>3.0 mV。具有以上任何一项者记 3 分。

(2)出现典型的 ST-T 左心室劳损征象:ST-T 向量与 QRS 波平均向量相反:①在未合并应用洋地黄类制剂时出现记 3 分;②在合并应用洋地黄类制剂时出现记 1 分。

(3)出现左心房扩大(Vl 导联 P 波终末负电位>0.1 mV,时限>0.04 秒)时记 3 分。

(4)电轴左倾>-30°时记 2 分。

(5)QRS 波群间期>0.09 秒时记 1 分。

(6)V5 或 V6 内转折时间＞0.05 秒时记 1 分。

在不存在束支传导阻滞的情况下,至少 2 个导联出现复极的异常,即 T 波的倒置。

绝大部分的 HCM 为家族性,因此患者在临床就诊时,医师一般建议患者的亲属也要到医院进行检查。肥厚型心肌病诊断与治疗 2003 年美国心脏病学会/欧洲心脏病学会专家共识中提倡对 HCM 患者的一级亲属(父母和子女)和其他的家族成员进行基因突变筛查,如果当地医院不具备基因诊断技术,也应该每年对有血缘关系的青春期的家系成员(12～18 岁)进行体格检查、12 导心电图和超声心动图检查。而对 18 岁以上的成年家系成员即使临床表现正常,也应该每 5 年进行一次检查,因为有些基因突变所导致的 HCM 在成年后发病,也就是说呈年龄依赖性。而对 12 岁以下的儿童不建议进行常规检查,除非其家族患者危险性较高或者本人从事竞技性的体育运动。通过家族筛查发现的 HCM 患者,应该每 1～1.5 年进行一次临床检查,评定其危险性,有任何不适时应随时就诊。

原发性 HCM 的临床诊断并不难,凡是原因不明的心肌肥厚,不论是全心肥大还是局限性肥大,经超声心动图、心电图、心室造影等检查证实的患者,符合上述诊断标准可诊断。心室间隔增厚与左室游离壁的厚度之比＞1.3 的患者,并不一定为原发性非对称性 HCM 的必需条件。临床中可见有些高血压性心脏病患者比值＞1.3,所以有人提出室间隔增厚与左室游离壁的厚度之比＞1.5,甚至＞1.8 时才能诊断 HCM。HCM 应和以下几种疾病相鉴别。

(1)高血压病引起的心肌肥厚:有长期的高血压病史,常伴有眼底、肾功能等动脉硬化的临床指征。心脏超声检查没有 HCM 的特征表现,尽管有少部分患者可能有心室间隔增厚与左室游离壁的厚度之比＞1.3,但不伴有其他 HCM 的超声特点。目前指南认为对于 HCM 合并高血压的患者,认为有肌小节基因突变或左心室的厚度显著增厚大于 25 mm 或伴有 SAM 现象、左室流出道梗阻(LVOT)者可协助诊断肥厚型心肌病。

(2)冠心病:冠心病患者年龄多 40 岁以上,有冠心病的易患因素,如高血压病、高脂血症、长期吸烟、糖尿病等。冠心病患者的心室间隔可以增厚,很少见,但可能有室壁阶段性运动异常而且也没有 HCM 的超声心动图特征。

(3)主动脉瓣狭窄:该病为瓣膜本身受累,继发出现心肌肥厚,超声心动图可以明确病变特点及部位。

(4)心肌淀粉样变性:心肌淀粉样变性导致的心肌肥厚从传统的检查手段难以与 HCM 鉴别,但一般情况下淀粉样变性患者除心肌受累外,心外器官或者组织受累更为常见,心肌或者腹壁脂肪活检是最为可靠的确诊手段。

此外,在肥厚型心肌病的终末期,需要与扩张型心肌病相鉴别。其他如先天性心室间隔缺损、动脉导管未闭等疾病都各有特点,借助超声心动图、心电图、心导管等技术,可以和 HCM 相鉴别。

三、危险分层

预防猝死是关键。尽管 HCM 的猝死易发生于年轻人(＜30 岁),但也可以发生于中年或更大年龄的患者,因此,年龄较大的患者并不能排除猝死的可能性。对所有 HCM 患者,特别是＜60 岁的患者应该进行完善的、动态的危险分层评估,包括详细询问病史和家族史及体格检查、12 导联 ECG、二维超声心动图、Holter ECG 监测及运动试验。危险分层应该根据时间和临床变化动态分析。HCM 的表现如左室流出道梗阻、诱发性心肌缺血、心房颤动尽管队列分析不是猝死的独立危险因素,但可能增加某些患者的危险性。电生理检查心室程序刺激不作为 HCM 的常规检查,因为,其诱发的室性心动过速为非特异性的。实验室基因分型对患者进行危险分层,目前还未常规用于临床,在研究中心也受到很大限制。

2013 年 O'Mahony 等评估了 2003 年美国心脏病学会和欧洲心脏病学会及 2011 年美国心脏病学会和美国心脏学会关于肥厚性心脏病危险分层和猝死预防策略,发现非持续性室性心动过速、左室极度肥厚、猝死家族史、不明原因的晕厥和运动时出现血压异常反应 5 个危险因素中,危险因素越多,猝死风险越大。

四、治疗注意事项

HCM 治疗的目标是降低疾病的危险性,缓解症状,控制并发症。

应避免劳累、情绪波动等,禁止参加竞技性的体育运动和突然的剧烈的活动,许多患者在登楼梯或者赶公共汽车时突然晕厥或猝死,这时应宜加慎。建议戒烟戒酒,饮酒往往能够使流出道梗阻加重或者激惹静息状态下没有流出道梗阻的患者出现梗阻。体形肥胖的患者应该减肥。禁止使用加强心肌收缩力的药如洋地黄类、异丙肾上腺素以及减轻心脏负荷的药物如硝酸甘油等,因能使左心室流出道梗阻加重。

非梗阻型 HCM 的治疗没有特异性,晚期心脏移植是有效的手段之一。而梗阻型的 HCM 可选择的治疗方法较多。对无症状的 HCM 患者是否用药存在分歧,部分学者主张无症状不用药。

(一)药物治疗

1.β 受体阻滞剂

β 受体阻滞剂是治疗 HOCM 的一线药物,该类药物能使心肌收缩力减弱,减缓收缩期二尖瓣前向运动和减轻流出道梗阻,减少心肌氧耗,增加舒张期心室扩张,而且能减慢心率,延长舒张期,增加心搏出量和心肌有效灌注时间,同时本身有抗心律失常作用。初始用药有效率达60%～80%。使用 β 受体阻滞剂通常从小剂量开始,根据心率、左室流出道压差逐渐调整剂量至最大耐受剂量,以能最大限度改善临床症状而又不引起心率过慢、血压过低为原则。常用的有普萘洛尔、美托洛尔等。

2.钙通道阻断剂

钙通道阻断剂是 β 受体阻滞剂的替代用药,该药阻断钙通道,减少钙内流,降低心肌收缩力,改善心肌的顺应性有利于心脏的舒张。代表药物维拉帕米。常用维拉帕米 240～480 mg/d,顿服或分次口服,可使症状长期缓解;近年来还常用硫氮草酮 30～60 mg,每天 3 次口服,有良好的效果。但对于严重流出道梗阻的患者使用钙通道阻断剂需要慎重。

3.抗心律失常药

主要用于控制快速室性心律失常与心房颤动,常用胺碘酮治疗,不仅能减少恶性心律失常,还可以缓解症状,使心绞痛发作减少。开始从 200 毫克/次,每天 3～4 次口服,5～7 天后心率减慢后,改为每天100～200 mg维持。另外胺碘酮也能和普萘洛尔联合使用,具有缓解心绞痛的优点,但剂量宜适当减少。

4.丙吡胺

丙吡胺为 Ia 类抗心律失常的药物,用于梗阻型 HCM 能够有效地降低流出道的压差,缓解梗阻,减轻患者的不适。日用量 300～600 mg。对于不能耐受 β-受体阻滞剂或者维拉帕米的患者,丙吡胺是有效的选择之一。在 HCM 合并房颤时,丙吡胺可与 β-受体阻滞剂合用。使用此药物时注意监测 QT 间期。丙吡胺具有较强的负性肌力作用,合并心力衰竭时慎用。HCM 患者伴前列腺肥大者不用或慎用。

5.其他

螺内酯、辛伐他汀等药物能够逆转 HCM 心肌纤维化和心肌肥厚,改善心脏功能,有可能成为治疗 HCM 的有效药物,但目前尚缺乏一定规模的临床试验支持。

(二)外科手术治疗

外科手术是治疗内科治疗无效的梗阻型 HCM 的"金"方法,治疗效果较好,病死率较低 1%~2%。适应证:药物治疗无效、症状明显、LVOT 压差静息时≥4.0 kPa 或应激时≥6.7 kPa,且室间隔心肌极度肥厚、能够耐受手术。手术目的是使 LVOT 增宽,消除二尖瓣收缩期前移和间隔与二尖瓣的接触(SAM 征),手术有效率为 70%~80%。最常用的手术方式是经主动脉途径的室间隔心肌切开或部分切除术(Morrow 术),对于二尖瓣前叶明显冗长的患者可同时行二尖瓣前叶缝折术,以减少术后 SAM 征持续存在的可能。目前,外科治疗已经进展为"RPR"修复术式即切除-折叠-松解,对一些前室间隔上段厚度≤18 mm、手术切除易于导致室间隔穿孔或不适当的血流动力学改变者,心室腔中部梗阻、Morrow 术后仍持续有严重症状和 LVOT 梗阻者及二尖瓣本身病变伴严重二尖瓣反流(如二尖瓣脱垂)者,则需行二尖瓣置换术。手术可明显减少 LVOT 压差及二尖瓣关闭不全症状。主要并发症包括完全性房室传导阻滞、室间隔缺损和主动脉瓣反流等。

(三)经皮经腔间隔心肌消融术(PTSMA)

经皮经腔间隔心肌消融术是通过导管将乙醇注入前降支的一条或多条间隔支中,造成相应肥厚部分的心肌梗死,使室间隔基底部变薄,减轻左室流出道压差和梗阻的方法,又称乙醇消融术。从 15 年前开展到目前为止,全世界超过 3 000 例的患者接受了这种治疗措施,中短期的研究显示该方法能够有效地降低流出道压差,改善症状和增加活动耐量,但是,效果不及外科手术。我国目前有 10 数家医院能够开展此类治疗。

1.适应证

超声心动图证实符合 HOCM 的诊断标准,梗阻位于主动脉瓣下而非心室中部或其他部位,室间隔厚度≥15 mm;有明显的临床症状,例如明显劳累性气短、心绞痛、晕厥等;药物治疗效果不佳,或不能耐受药物不良反应;导管测压显示 LVOT 压力阶差静息时≥6.7 kPa,或 LVOTG 静息时在 4.0~6.7 kPa,应激时≥9.3 kPa。若有明显晕厥(需除外其他原因)等临床症状,压差可适当放宽;心脏血管解剖适于行 PTSMA。

2.非适应证

非梗阻型肥厚性心肌病;合并必须进行心脏外科手术的疾病,如严重二尖瓣病变、冠状动脉三支病交等;无或仅有轻微临床症状,即使 LVOT 压差高亦不应进行 PTSMA 治疗;不能确定靶间隔支或球囊在间隔支固定不确切。年龄虽无限制,但原则上对年幼及高龄患者应更慎重,权衡利弊后再决定是否行 PTSMA 治疗。

PTSMA 并发症:①治疗相关死亡率在 2%~4%;②高度或三度房室传导阻,需要安装起搏器治疗,占 2%~10%;③束支阻滞:发生率可达 50%,以右束支为主;④非控制性心肌梗死:与前降支撕裂、乙醇泄漏、注入部位不当等有关;⑤急性二尖瓣关闭不全,需要急诊外科手术治疗。

PTSMA 虽是很有潜力的治疗方法,但有关经验和长期安全性随访资料均有限。因为毕竟是造成了局部的心肌瘢痕,所以术中、术后均会有室性心律失常发生的可能,建议最好局限于一些有经验的医院和专家,以便将治疗危险性降到最低,避免造成不必要的心肌损伤和医源性心律失常。

(四)安置 DDD 型永久起搏器

植入双腔 DDD 起搏器对有严重症状的梗阻型 HCM 可能有用,但其确切的疗效仍有待证实。肥厚型心肌病诊断与治疗 2003 年美国心脏病学会/欧洲心脏病学会专家共识中仍建议把安置 DDD 型永久起搏器作为外科手术的替代措施。缓解梗阻的机制推测与心室电极放置于右心室心尖部,左室壁收缩方式发生变化,收缩时二尖瓣向室间隔移位减少所致。有研究发现,永久起搏缓解梗阻的效果与安慰组相同。因此不鼓励置入双腔起搏器作为药物难治性 HCM 患者的首选方案。

(五)心源性猝死的预防

埋藏式心脏复律除颤器(ICD)是预防 HCM 猝死最有效的治疗措施。有几项研究支持这种观点,包括一个 HCM 高危患者多中心前瞻性研究。3 年中 ICDs 在近 25% 的患者中有效终止了致命性心律失常,无论左室肥厚的特点如何。置入 ICD 每年有 11% 用于二级预防,约 5% 用于一级预防。初次适时放电的平均年龄为 40 岁,为较年轻的 HCM 患者,有 1/4 发生于致命性心律失常。临床上推荐有一个或多个危险因素的患者预防性安装 ICD(如有猝死家族史的患者),作为一级预防。有些调查(大多在欧洲)存在局限性,在考虑安装 ICD 前,患者需要具备 2 个或 2 个以上危险因素。然而,许多尚不够安装 ICD 指征的仅有一个危险因素的 HCM 患者但仍然存在猝死的危险性。如 LV 显著肥厚(≥30 mm),即使没有严重心律失常,仍是未来发生猝死的独立危险因素。对于这样的患者临床上需要慎重考虑。

目前发现 β 受体阻滞剂、钙通道阻滞剂和 I-A 类抗心律失常药(如:奎尼丁、普鲁卡因胺)对预防猝死无效。小剂量胺碘酮能有效改善 HCM 患者的生存率,但是应该监测药物的毒性作用。

(董丽萍)

第四节　未定型心肌病

未定型心肌病(unclassified cardiomyopathy,UCM)是指不适合归类于扩张型心肌病、肥厚型心肌病、限制型心肌病和右室心肌病等类型的心肌病,如弹性纤维增生症、非致密性心肌病、线粒体受累、心室扩张甚轻而收缩功能减弱等。

一、心室肌致密化不全

心室肌致密化不全(noncompaction of ventricular myocardium,NVM)是一种先天性心室肌发育不全性心肌病,主要特征为左心室和/或右心室,腔内存在大量粗大突起的肌小梁及深陷隐窝,常伴或不伴有心功能不全、心律失常及血栓栓塞。1984 年德国的 Engberding 等通过心血管造影和二维超声检查首次发现一成年女性患者左心室肌发育异常,心肌肌束间如海绵状的血液窦状隙持续存在;1985 年德国的 Goebel 等提出此类患者病变可能为一种新型疾病,从而引起人们关注。随着类似病例的不断发现,研究者们曾一度将此病称为"海绵样心肌病",直至 1990 年美国的 Chin 等将其正式命名为"心室肌致密化不全"。我国于 2000 年首次报道,其后 3 年陆续发现 30 余例,近 2 年有增多趋势。

（一）病因

NVM 病因迄今不明,儿童病例多呈家族性。近年基因学研究认为,它可能与 Xq28 染色体上的 G415 基因突变有关,另有报道基因 RKBP12、11p15、LMNA 等也可能与本病相关。通常在胚胎早期,心肌为由心肌纤维形成的肌小梁和深陷的小梁间隙(即隐窝)交织成的"海绵"样网状结构,其中小梁间隙与心室腔相通,血液通过此通道供应心肌。胚胎发育 4～6 周后,心肌逐渐致密化,大部分隐窝压缩成毛细血管,形成冠状动脉微循环系统。心肌致密化过程是从心外膜向心内膜、从基底部向心尖部进行的,在此过程中,若某区域心肌致密化停止,将造成相应区域的致密化心肌减少,而由多个粗大的肌小梁取代,导致心肌供血失常,影响心肌收缩功能;而粗大的肌小梁又可使心室壁顺应性下降、舒张功能障碍。另外,心肌结构的变异、血流的紊乱易致心律失常和附壁血栓形成,甚至发生猝死。

（二）病理

病理学特征为心室腔内有大量粗大突起的肌小梁和与心室腔交通的深陷隐窝,组织学表现为隐窝表面覆以内皮细胞并与心外膜相延续。随着病程进展,心脏逐渐扩大,类似于 DCM,发展到此阶段仍然可见扩大的心室腔内有大量粗大突起肌小梁和与心室腔交通深陷的隐窝,在心脏超声检查中应当注意这种病变的识别。

（三）临床表现

本病起病隐匿,有些患者出生即发病,有些直至中年时才出现症状,也有终身无症状者。病程的进展由非致密化心肌范围和慢性缺血程度决定,临床表现为进行性收缩和/或舒张功能障碍、各种类型的心律失常(以快速室性心律失常多见)和系统性血栓栓塞,少数患儿病例可伴有面部畸形,前额突出、低位耳和高颚弓等。

（四）诊断

由于其临床表现无特异性,冠状动脉造影显示正常,X 线和心电图检查很难将其与 DCM 鉴别,而超声心动图则可显示本病心室肌的异常结构特征与功能。

2001 年 Jenni 等总结提出以下超声心动图诊断标准:①心室壁异常增厚并呈现两层结构,即薄且致密的心外膜层和厚而非致密的心内膜层,后者由粗大突起的肌小梁和小梁间的隐窝构成,且隐窝与左室腔交通而具有连续性。成人非致密化的心内膜层最大厚度/致密化的心外膜层厚度＞0.2,幼儿则＞1.4(心脏收缩末期胸骨旁短轴)。②主要受累心室肌(＞80%)为心尖部、心室下壁和侧壁。③小梁间的深陷隐窝充满直接来自左心室腔的血液(彩色多普勒显示),但不与冠状动脉循环交通。④排除其他先天性或获得性心脏病的存在。

少数 DCM 患者和正常心脏心室腔内也可能存在粗大的肌小梁(通常不超过 3 个),此时若无高质量的超声心动图识别,可通过磁共振成像提供更清晰的形态结构和更高的空间分辨率,心血管造影也可明确诊断。此外,这些影像学检查还可有助本病与肥厚型心肌病、心律失常型心肌病、心脏肿瘤和心室附壁血栓的鉴别。

NVM 在成年人多因心力衰竭就诊时,超声心动图检查表现为左心室扩大,薄且致密的心外膜层和厚而非致密的心内膜层,后者由粗大突起的肌小梁和小梁间的隐窝构成,隐窝与左室腔交通具有连续性,主要累及心尖部、心室下壁和侧壁,小梁间的深陷隐窝充满直接来自左心室腔的血液。在诊断扩张型心肌病时应当注意病因诊断与鉴别诊断。

(五)治疗与预后

目前尚无有效治疗方法。目前主要针对心力衰竭、各种心律失常和血栓栓塞等各种并发症治疗。药物可选用β受体阻滞剂和血管紧张素转化酶抑制药等抗心力衰竭;同时可使用辅酶Q10 和维生素 B 等改善心肌能量代谢;应用阿司匹林或华法林行抗栓治疗;必要时安置 ICD 控制恶性室性心律失常。Oechslin 等对 34 例有症状成人 NVM 患者随访(44±39)个月,18 例(53%)因心力衰竭住院,12 例(35%)死亡(心力衰竭死亡和猝死各 6 例),14 例(41%)出现室性心律失常,8 例(24%)发生血栓栓塞事件,提示本病预后不良。关注超声心动图对 NVM 特征性病变的识别,提高本病早期诊断水平,有助于延缓患者寿命。由于本病为心室肌发育不良,心脏移植是终末阶段的主要治疗方法。

二、线粒体病累及心脏

线粒体病是指编码线粒体基因出现致病突变或与线粒体疾病相关的核 DNA 损害,导致ATP 电子传递链酶的缺陷,ATP 产生障碍,线粒体的形态发生改变而出现的一组多系统疾病。该疾病主要累及神经肌肉系统,心肌组织也是最易受累的组织之一。患者在心脏表现为心肌病,包括肥厚型心肌病、扩张型心肌病及左室致密化不全。廖玉华曾收治一例 16 岁男性线粒体病患者,主要表现为显著的 LVH、心肌酶水平持续升高、静息及运动时乳酸及丙酮酸水平增高,乳酸与丙酮酸比值>20,肌肉与心肌活检显示心肌纤维间大量异型的线粒体堆积,见图 10-1。

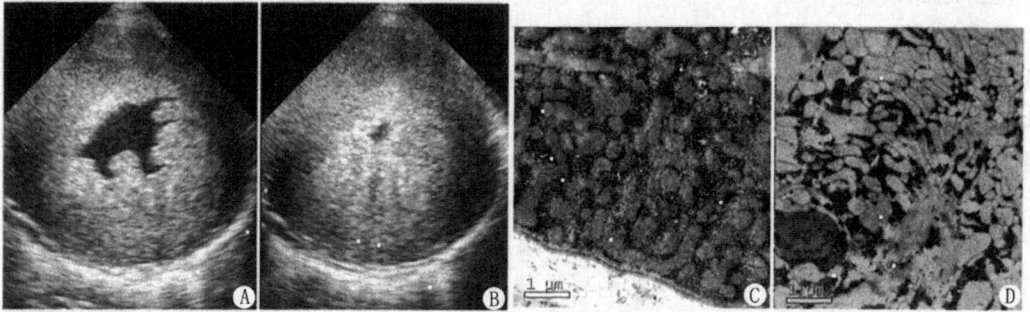

图 10-1　线粒体病累及心肌

二维超声心动图切面:A.左心室大小无明显增大,左心室后壁 3.4 cm,侧壁 3.2 cm;
B.左心室在收缩末期几乎闭塞,内径 1.2 cm。透射电镜:C.股四头肌活检,骨骼肌肌膜下肌原纤维间大量异型线粒体堆积,糖原含量增多;D.心内膜心肌活检,心肌细胞肌纤维排列紊乱粗细不等,肌原纤维间亦可见大量异型线粒体堆积,糖原含量增多

(王红娟)

第五节　右心室心肌病

这是近年来提出的另一种原因不明的心肌病。Fontaine 在 1976 年首先报告右心室心肌病(ARVD),以后欧洲等地及我国都有病例报告,目前,已逐渐受到临床医师的重视。

一、病因

本病病因尚未阐明。有人认为是先天性右心室发育异常所致,在一组大系列的报告中,约35％的病例是家族性的,家系调查呈常染色体显性遗传。也有人认为,本病并非发生在新生儿和婴儿,患者的心肌萎缩并非胚胎发生异常所致,可能是后天获得的疾病。化学性毒素,特别是病毒感染都被提出过为致病因素。

二、病理生理

病理所见均来自尸检报告。右心室心肌部分或全部缺如,由纤维、脂肪组织代替,肌小梁变平,心壁变薄,心内膜可贴近心外膜。病变广泛地累及右室,更多地集中在三尖瓣和肺动脉瓣下及心尖部。镜下见心肌灶性坏死和退行性变,伴有纤维组织增生和脂肪浸润,坏死心肌细胞周围有单核细胞浸润,但并不多见。

心肌病变使右心室心肌收缩力明显减弱,心搏量减低,右心室收缩末期和舒张末期容量增多,射血分数减少,右心室腔扩大,以后发生右心衰竭,部分患者发生起源于右心室的室性心律失常,多为折返机制引起,可致猝死。

三、临床表现

由于病情轻重不同,临床表现差异很大。80％病例发生在7～40岁之间,未见新生儿或婴儿的报告。轻者心脏不增大,也无症状,死后尸检才发现患本病;亦有心脏增大但症状不明显,仅在活动时感觉心悸不适,在体格检查或尸检时才被发现。重者心脏增大,发生室性心律失常,可因反复出现室性心动过速而多次晕厥以致猝死。亦有以猝死为首发表现的患者。无论有无心律失常,本病患者均发生右心衰竭,在病变广泛的患者中尤为如此,心力衰竭前常有乏力,易疲劳等不适。

本病体征不多,近半数患者体检无异常发现,部分患者肺动脉瓣区第二心音呈固定分裂,很少听到病理性杂音,偶可闻及右心室奔马律。右心室显著增大者,心浊音界增大,心前区可隆起,有室性心律失常者听诊或触诊脉搏时可以发现。

四、实验室检查

(一)X 线检查

可见心影正常或增大。右心室已经增大的患者,X线检查未必能显示心影的增大,有时可呈球形。

(二)心电图检查

胸导联 T 波倒置,多局限于 V_1 至 V_3 导联,亦可波及 $V_4 \sim V_6$ 导联。可有右束支传导阻滞,但不多见。出现室性心律失常者,其室早或室速的 QRS 波群多呈左束支传导阻滞,偶有呈右束支传导阻滞者,后者反映左心室受累。病变累及其他部位的患者亦可出现窦性或房性心律失常和窦房或房室传导阻滞。严重者发生心室颤动。心脏不增大亦无症状的患者,运动试验常有诱发室性心动过速的可能。

(三)超声心动图检查

可见右心室扩大或局限性扩张,伴随运动幅度减低,肌小梁排列紊乱;右室射血分数减低。

而左室功能正常。

(四)心导管检查和选择性心血管造影

多数患者右心房和右心室压在正常范围,少数患者右心室舒张压增高,右心房 α 波压力读数增高。右心室造影见心腔扩大,肌小梁消失,室壁活动减弱或室壁节段性运动异常,甚至呈室壁瘤样突出。

(五)心内膜心肌活体组织检查

可见心肌组织变性坏死、纤维化、脂肪浸润和单核细胞浸润等,该项检查对心脏不增大、无明显症状或仅有室性心动过速发作的患者,诊断价值更大。

五、诊断和鉴别诊断

主要依据右心室扩大,发生右心衰竭或晕厥、有室性期前收缩或室性心动过速、右胸导联心电图 T 波倒置、室速发作时心电图 QRS 波群呈左束支传导阻滞型、超声心动图、放射性核素或选择性心血管造影检查示右心室扩大、右心室收缩力减弱或节段性运动异常、左心室功能正常,心内膜心肌活检有助于进一步确诊。凡有不明原因的晕厥或阵发性心动过速患者,宜考虑本病可能,并做进一步检查以确诊。鉴别诊断要注意排除冠状动脉粥样硬化性心脏病和其他类型的心肌病和右心室明显受累的疾病,尤其是三尖瓣病变等。

六、治疗

在心功能代偿期中,宜避免劳累和呼吸道感染以预防发生心力衰竭。有室性心律失常的患者,宜避免剧烈的运动、焦虑或过度兴奋,因为这些情况可导致血中儿茶酚胺浓度的增高而诱发室性心动过速。对有频发的室性早搏者应予抗心律失常药物治疗。β 受体阻滞剂及胺碘酮的有效率各为 33%,如联合使用两种药,有效率可达 83%。通过心脏电生理检查诱发室性心律失常来选择药物,疗效会更好。药物治疗无效时,通过电生理检查确定室性心律失常的起源部位,可施行手术切除或分离病灶,亦可用直流电击、射频波或激光消蚀。发生心室颤动时应立即进行电除颤和其他心肺复苏的措施。

(王红娟)

第六节 酒精性心肌病

长期过度饮酒可以引起心力衰竭、高血压、脑血管意外、心律失常和猝死,过量饮酒是西方国家非缺血性扩张型心肌病的第 2 大病因。据统计,成年人中有一定的酒量者约占 2/3,过量饮酒者在 1/10 以上。与扩张型心肌病相比,酒精性心肌病若能够早期发现并及早戒酒,可以逆转或中止左心室功能减退。

一、发病机制与病理变化

过度饮酒对心肌损害有 3 种途径:①乙醇或其毒性产物对心肌的直接毒性作用;②营养不良,最常见为维生素 B_1 缺乏,引起脚气病性心脏病;③可能与乙醇添加剂(如钴)的毒性有关。乙醇经过肠道吸收后,在肝乙醇脱氢酶作用下,乙醇转化为乙醛,再经乙醛脱氢酶转换为醋酸盐,进入柠檬酸循环,继续氧化分解为 CO_2 和 H_2O。乙醛是导致乙醇中毒的主要中间代谢产物。乙醇和乙醛可以干扰细胞功能,涉及 Ca^{2+} 的转运和结合、线粒体的呼吸、心肌脂代谢、心肌蛋白合成及肌纤维的 ATP 酶活性等方面。乙醇通过抑制钙与肌丝之间的相互作用,干扰离体乳头肌的兴奋-收缩偶联,降低心肌收缩性。乙醇的代谢产物在心肌内蓄积还可以干扰心肌的脂代谢。

酒精性心肌病的心脏病变为非特异性改变。大体解剖及镜检与扩张型心肌病相似。酒精性心肌病的心脏可见血管壁水肿和心肌内冠状动脉周围纤维化,因而推测其心肌损害由心肌壁内小冠状动脉缺血所引起。据一组 30 例有多年饮酒史猝死病例的报道,其中 17 例临死时血液内乙醇浓度增高,与醉酒致死者相比,这些患者心室肥厚、局灶性心肌纤维化和心肌坏死以及单核细胞浸润更为突出。50% 无症状的酒精性心肌病患者有心室肥厚,多数患者早期左心室壁增厚,不伴有心肌收缩功能减退,左心室舒张期末内径仍正常;晚期心室内径增大,室壁无增厚。但是无论心室内径有无增大,所有患者左室舒张末压均有不同程度增高。

乙醇、乙醛不仅可以促使 α-受体张力增高、交感神经兴奋、心率增快、血管收缩,还可能引起心电生理紊乱,心肌细胞膜变性和膜电位改变,尤其同时伴有低血镁和/或低血钾时,可以导致 Ca^{2+} 运转失调,引起除极延缓和复极不均性传导减慢,成为折返和自律性电生理异常的基础。

二、临床表现

酒精性心肌病常见于 30～55 岁的男性,通常都有 10 年以上过度饮酒史。患者的营养状况因其生活条件而异,可伴有酒精性肝硬化和周围血管疾病。患者首次就诊的症状差异颇大,包括胸痛、心悸、晕厥或栓塞等表现。症状一般为隐匿性,有些患者可出现急性左心衰竭。疾病早期表现为酒后感到心悸、胸部不适或晕厥,阵发性心房颤动是早期常见表现之一。随着病情进展,心排血量降低,乏力、肢软最为常见。当患者发生心力衰竭时,表现为劳力性或夜间阵发性呼吸困难、气短和端坐呼吸。体循环栓塞多因左室或左房附壁血栓脱落引起,常在大量饮酒后发生。年轻的酒精性心肌病患者猝死可能由室颤所致。

体征主要包括心脏扩大、窦性心动过速、舒张压增高、脉压减小,常伴有室性或房性奔马律。乳头肌功能失调时,心尖区可出现收缩期吹风样杂音。当发生慢性心力衰竭时,可出现肺动脉高压症。右心衰竭表现轻重不一,多表现为颈静脉怒张和周围水肿。患者常合并有骨骼肌疾病,肌无力症状与心脏表现平行。

在心力衰竭早期,心脏中度扩大,如果不伴乳头肌功能失调所引起的二尖瓣关闭不全,经过治疗肺淤血可获得缓解,心脏大小也有可能恢复正常。

三、辅助检查

(一)心电图

常为酒精性心肌病临床前期的唯一表现,多呈非特异性改变。对嗜酒者定期进行心电图普查,有助于本病的早期发现。一度房室传导阻滞、室内传导阻滞、左心室肥厚、心前区导联 R 波逐渐减低和复极异常是常见的心电图改变。Q-T 延长占无心力衰竭患者的 42.8%。ST 段和 T 波改变非常多见,一般在停止饮酒后可恢复正常。最常见的心律失常是心房扑动、心房颤动和室性期前收缩。饮酒也可在无酒精性心肌病者中诱发心房颤动和心房扑动,另外低血钾、低血镁也参与诱发心律失常。猝死患者可能是心室颤动所致。

(二)胸部 X 线检查

无心力衰竭症状期,17.2％的嗜酒患者胸部 X 线显示心脏扩大,对于长期嗜酒者定期进行 X 线胸片普查,也有助于对本病的早期诊断。胸部 X 线常见表现为心影普遍性增大,合并心力衰竭患者可合并有肺淤血或肺水肿征。晚期患者多有心脏显著扩大、肺淤血和肺动脉高压表现,胸腔积液也常见。

(三)超声心动图

是诊断酒精性心肌病的主要手段。亚临床期,多数患者可有左心室容量增加,室间隔和左心室后壁轻度增厚,左心房内径增大。心力衰竭患者则表现为心脏不同程度扩大,室壁活动减弱,心室功能减退,如左室射血分数和左室周径缩短率降低等。酒精性心肌病的心肌异常声学表现为左心室心肌内散在异常斑点状回声,该征象在伴有左心功能异常的饮酒者中检出率达85.7％,而心功能正常的饮酒者为 37.5％(P<0.05),无饮酒史对照组无此征象。

(四)血流动力学检查

与扩张型心肌病大致相同。较低的心脏指数和较高的左房压力常提示病情较重。

四、诊断

酒精性心肌病的诊断:①符合扩张型心肌病的诊断标准;②长期过量饮酒(WHO 标准:女性>40 g/d,男性>80 g/d,饮酒 5 年以上);③既往无其他心脏病病史;④疾病发现早期戒酒 6 个月后,扩张型心肌病临床状态可得到缓解。饮酒是导致心功能损害的独立原因,建议戒酒 6 个月后再进行临床状态评价。

酒精性心肌病患者常伴有高血压,因为大量饮酒可以引起高血压发病率的增加,二者鉴别诊断主要依据病史。如果高血压的病程难以解释短期内发生的心脏扩大,则应考虑酒精性心肌病的诊断;高血压达到诊断标准的患者,也可以同时诊断高血压病。由于酒精性心肌病常合并有酒精性肝硬化,当患者的腹水难以控制时,除了考虑心力衰竭伴发心源性肝硬化外,还要注意酒精性肝硬化原因。

五、治疗

酒精性心肌病的治疗关键在于早期诊断、立即戒酒。如果出现心功能不全的临床表现仍然持续饮酒,将失去治愈的机会。因本病有维生素 B_1 缺乏的证据,除了戒酒外,可以应用维生素 B_1 20～60 mg,每天3 次。因乙醇、乙醛干扰心肌细胞膜的 Ca^{2+} 的转运,钙通道阻滞剂,如地尔硫草、尼群地平可以试用。辅酶 Q_{10} 每天 10～20 mg,因乙醇、乙醛影响线粒体的呼吸,每天 3 次。本病心力衰竭的治疗与扩张型心肌病相同。

六、预后

酒精性心肌病确诊后仍然持续饮酒,预后不良,40％～60％的患者在 3～6 年死亡。据法国对一组心力衰竭入院的 108 例患者的观察,42 例被诊断为酒精性心肌病,其中 2/3 患者在 3 年内死亡;而非酒精性心肌病患者 3 年内死亡仅占 1/3。另一组 64 例嗜酒患者随访 4 年,戒酒患者 4 年死亡率为 9％,而持续饮酒者的病死率达 57％。日本报道 10 例酒精性心肌病患者戒酒后 10 年生存率可达 100％。因此,酒精性心肌病患者早期诊断、立即戒酒,预后较好;戒酒对病程的影响可能与心肌损害的程度有关,心肌损害程度轻者预后更好。

(王红娟)

第七节　药物性心肌病

　　药物性心肌病是指接受某些药物治疗的患者,因药物对心肌的毒性作用,导致心肌损害,产生类似扩张型心肌病和非梗阻性肥厚型心肌病的心肌疾病。临床上这类药众多,最常见的药物包括抗肿瘤药物,如阿霉素、柔红霉素;抗精神病药物,如氯丙嗪、奋乃静、三氟拉嗪;三环类抗抑郁药,如氯丙咪嗪、阿米替林、多虑平等。

一、诊断

　　主要根据曾服用某些药物,而服药之前无心脏病证据,服药后出现心律失常、心脏增大和心功能不全的征象,又不能用其他心脏病解释者可诊断本病。

二、治疗

　　严格掌握用药适应证和剂量是预防本病的关键。药物性心肌损害可用辅酶 Q_{10} 10～20 mg,每天 3 次以改善心肌能量代谢。另外,针对心律失常和心功能不全可采用相应的治疗措施。

（王红娟）

第十一章　心包疾病

第一节　心包炎

一、急性心包炎

急性心包炎是一种以心包膜急性炎症病变为特点的临床综合征。

(一)病因

(1)急性非特异性。

(2)感染：细菌(包括结核杆菌)、病毒、真菌、寄生虫、立克次体。

(3)肿瘤：原发性、继发性。

(4)自身免疫和结缔组织病：风湿热及其他结缔组织病如系统性红斑狼疮、结节性动脉炎、类风湿关节炎等；心脏损伤后(心肌梗死后综合征、心包切开后综合征)、血清病。

(5)内分泌、代谢异常：尿毒症、黏液性水肿、胆固醇性、痛风。

(6)邻近器官疾病：急性心肌梗死、胸膜炎。

(7)先天性异常：心包缺损、心包囊肿。

(8)其他：外伤、放射治疗、药物等。

(二)病理

急性心包炎根据病理变化可分为纤维蛋白性和渗液性心包炎。心包渗出液体无明显增加时为急性纤维蛋白性心包炎，渗出液增多时称渗液性心包炎。渗液可分为浆液纤维蛋白性、浆液血性、化脓性和出血性几种，多为浆液纤维蛋白性。液体量 $100\sim500$ mL，也可多达 $2\sim3$ L。心包渗液一般在数周至数月内吸收，但也可发生脏层和壁层的粘连。增厚而逐渐形成慢性心包炎。

(三)诊断

1.症状

(1)胸痛：心前区呈锐痛或钝痛，随体位改变、深呼吸、吞咽而加剧，常放射到左肩、背部或上腹部。病毒性者多伴胸膜炎，心前区疼痛剧烈。

(2)呼吸困难：是心包渗液时最突出的症状。在心脏压塞时，可有端坐呼吸、呼吸浅而快、身躯前倾、发绀等。

（3）全身症状：随病变而异。结核性者起病缓慢，低热、乏力、食欲缺乏等。化脓性者起病急，高热及中毒症状严重。病毒性者常有上呼吸道感染及其他病毒感染的表现。

2.体征

（1）心包摩擦音：是纤维蛋白性心包炎的重要体征，呈抓刮样音调，粗糙，以胸骨左缘3、4肋间及剑突下最显著，前倾坐位较易听到。心包摩擦音是一种由心房、心室收缩和心室舒张早期3个成分所组成的三相摩擦音，也可仅有心室收缩早期所组成的双相摩擦音。心包渗液增多时消失，但如心包两层之间仍有摩擦，则仍可听到摩擦音。

（2）心包积液引起的相应体征：心包积液在300 mL以上者心浊音界向两侧扩大，且随体位而改变。平卧时心底浊音区增宽，坐位时下界增宽，心尖冲动减弱或消失，或位于心浊音界左缘之内侧，心音遥远，心率快。大量心包积液可压迫左肺引起左下肺不张，于左肩胛下叩诊浊音，并可听到支气管呼吸音，即左肺受压征（Ewart征）。如积液迅速积聚，可发生急性心脏压塞。患者气促加剧、面色苍白、发绀、心排血量显著下降，产生休克。若不及时解除心脏压塞，可迅速致死；如积液较慢，可形成慢性心脏压塞，表现为发绀、颈静脉怒张、肝大、腹腔积水、皮下水肿、脉压小，常有奇脉。

（四）辅助检查

1.化验检查

感染性者常有白细胞计数增加及血沉增快等炎性反应。

2.X线检查

一般渗液＞200 mL时可出现心影；向两侧扩大，积液多时心影呈烧瓶状，心脏搏动减弱或消失，肺野清晰。

3.心电图检查

主要由心外膜下心肌受累而引起。

（1）常规12导联（除aVR及V_1外）皆出现ST抬高，呈弓背向下。

（2）一至数天后ST段回到基线，出现T波低平以至倒置。

（3）T波改变持续数周至数月，逐渐恢复正常，有时保留轻度异常。

（4）心包积液时可有QRS波群低电压。

（5）心脏压塞或大量渗液时可见电交替。

（6）无病理性Q波。

4.超声心动图检查

M型超声心动图中，右室前壁与胸壁之间或左室后壁之后与肺组织之间均可见液性暗区。二维超声心动图中很容易见有液性暗区，且还有助于观察心包积液量的演变。

5.放射性核素心腔扫描

用^{99m}Tc肌内注射后进行心脏血池扫描，正常人心血池扫描图示心影大小与X线心影基本相符，心包积液时心血池扫描心影正常而X线心影明显增大。两者心影横径的比值小于0.75。

6.心包穿刺

（1）证实心包积液的存在，检查其外观和进行有关的实验室检查，如细菌培养，寻找肿瘤细胞，渗液的细胞分类，解除心脏压塞症状等。

（2）心包腔内注入抗生素、化疗药物。心包穿刺主要指征是心脏压塞和未能明确病因的渗液性心包炎。

7.心包活检

心包活检主要指征为病因不明确而持续时间较长的心包积液,可以通过心包组织学、细菌学等检查以明确病因。

（五）鉴别诊断

1.心脏扩大

心包积液与心脏扩大的鉴别见表 11-1。

2.急性心肌梗死

心包炎者年龄较轻,胸痛之同时体温、白细胞即升高、血沉加快;而急性心肌梗死常在发病后期48～72 小时出现体温、白细胞计数升高、血沉加快。此外,心包炎时多数导联 ST 段抬高,且弓背向下,无对应导联 ST 段压低,ST 段恢复等电位线后 T 波才开始倒置,亦无 Q 波。心肌酶谱仅轻度升高且持续时间较长。

表 11-1　心包积液与心脏扩大的鉴别

项目	心包积液	心脏扩大
心尖冲动	不明显或于心浊音内侧	与心浊音界一致
奇脉	常有	无
心音及杂音	第一心音远,一般无杂音(风湿性例外)	心音较清晰,常有杂音或奔马律
X 线检查	心影呈三角形,肺野清晰	心影呈球形,肺野淤血
心电图	Q-T 间期多正常或缩短或有电交替	Q-T 间期延长,心肌病变者常伴有室内阻滞,左室肥大,心律失常多见
超声心动图	有心包积液征象,心腔大小正常	无心包积液征象,心腔多扩大
放射性核素扫描	心腔扫描大小正常,而 X 线片心影大	心腔大小与 X 线片心影大体一致
心包穿刺	见心包积液	不宜心包穿刺

3.早期复极综合征

本综合征心电图中抬高的 ST 段与急性心包炎早期的心电图改变易混淆,前者属正常变异。以下有助于鉴别,早期复极时 ST 段抬高很少超过 2 mm,在 aVR 及 V_1 导联中 ST 段常不压低,运动后抬高的ST 段可转为正常,在观察过程中不伴有 T 波演变。

（六）治疗

1.一般对症治疗

患者卧床休息,直至疼痛及发热等症状消退;解除心脏压迫和对症处理,疼痛剧烈时可给予镇痛剂如阿司匹林 325 mg,每 4 小时 1 次,吲哚美辛(消炎痛)25 mg,每 4 小时 1 次等。心包积液量多时,行心包穿刺抽液以解除压迫症状。

2.心包穿刺

心包穿刺以解除心脏压塞症状和减轻大量渗液引起的压迫症状,并向心脏内注入治疗药物。

3.心包切开引流

心包切开引流用于心包穿刺引流不畅的化脓性心包炎。

4.心包切除术

心包切除术主要指征为急性非特异性心包炎有反复发作,以致长期致残。

(七)常见几种不同病因的急性心包炎

1.急性非特异性心包炎

急性非特异性心包炎是一种浆液纤维蛋白性心包炎,病因尚未完全肯定。病毒感染和感染后发生变态反应可能是主要病因,起病前1~8周常有呼吸道感染史。

(1)临床表现:起病多急骤,表现为心前区或胸骨后疼痛,为剧烈的刀割样痛,也可有压榨痛或闷痛。有发热,体温在于4小时内达39℃或更高,为稽留热或弛张热。其他症状有呼吸困难、咳嗽、无力、食欲缺乏等。心包摩擦音是最重要的体征。心包渗液少量至中等量,很少发生心脏压塞。部分患者合并肺炎或胸膜炎。

(2)实验室检查:白细胞计数正常或中度升高,心包积液呈草黄色或血性,以淋巴细胞居多,心包液细菌培养阴性。X线检查示有心影增大或伴有肺浸润或胸膜炎改变。心电图有急性心包炎表现。病毒所致者,血清或心包积液的补体结合实验效价常增高。

(3)治疗:本病能自愈,但可多次反复发作。无特异性治疗方法,以对症治疗为主,如休息,止痛剂给予水杨酸钠制剂或吲哚美辛,肾上腺皮质激素可抑制本病急性期,如有反复发作,应考虑心包切除。

2.结核性心包炎

5%~10%的结核患者发生结核性心包炎,占所有急性心包炎的7%~10%,在缩窄性心包炎的比例更大。结核性心包炎常由纵隔淋巴结结核、肺或胸膜结核直接蔓延而来,或经淋巴、血行播散而侵入心包。

(1)临床表现:①起病缓慢,不规则发热。②胸痛不明显,心包摩擦音较少见,心包积液量较多,易致心脏压塞。③病程长,易演变为慢性缩窄性心包炎。

(2)实验室检查:①心包积液多呈血性,积液内淋巴细胞占多数。②涂片、培养及动物接种有时可发现结核杆菌。③结核菌素试验阳性对本病诊断有一定帮助。

(3)治疗:①急性期卧床,增加营养。②抗结核治疗一般用链霉素、异烟肼及对氨基水杨酸钠联合治疗,疗程1.5~2年,亦可用异烟肼5 mg/(kg·d)、乙胺丁醇25 mg/(kg·d)及利福平10 mg/(kg·d)联合治疗。③常用肾上腺皮质激素4~6周,逐渐停药,减少渗出或粘连。④有心包压塞征象者,应进行心包穿刺,抽液后可向心包腔内注入链霉素及激素。⑤若出现亚急性渗液缩窄性心包炎表现或有心包缩窄趋势者,应尽早做心包切除。

3.化脓性心包炎

化脓性心包炎主要致病菌为葡萄球菌、革兰氏阳性杆菌、肺炎球菌等。多为邻近的胸内感染直接蔓延如肺炎、脓胸、纵隔炎等,也可由血行细菌播散,如败血症等,或心包穿刺性损伤带入细菌。偶可因膈下脓肿或肝脓肿蔓延而来。

(1)临床表现:为高热伴严重毒血症,胸痛,心包摩擦音,部分患者可出现心脏压塞。发病后2~12周易发展为缩窄性心包炎。

(2)实验室检查:白细胞总数明显升高,血和心包液细菌培养阳性,心包液呈脓性,中性粒细胞占多数。

(3)治疗:①针对病原菌选择抗生素,抗生素用量要足,并在感染被控制后维持2周。②应及早做心包切开引流。

4.肿瘤性心包炎

心包的原发性肿瘤主要为间皮瘤,且较少见。转移性肿瘤较多见,主要来自支气管和乳房的肿瘤,淋巴瘤和白血病也可侵犯心包。

(1)临床表现:为心包摩擦音、心包渗液的体征,渗液为血性,渗液抽走后又迅速产生,可引起心脏压塞。预后极差。

(2)实验室检查:心包渗液中寻找肿瘤细胞可以确诊。

(3)治疗:包括用心包穿刺术、心包切开术,甚至心包切除术以解除心脏压塞及心包内滴注抗癌药。

5.急性心肌梗死并发心包炎

透壁性心肌梗死累及心包时可引起心包炎,多呈纤维蛋白性,偶有少量渗液。临床发生率 $7\%\sim16\%$,常在梗死后 $2\sim4$ 小时发生,出现胸痛及短暂而局限的心包摩擦音,心电图示 ST 段再度升高,但无与心肌梗死部位方向相反的导联 ST 段压低。治疗以对症处理为主,予以吲哚美辛、阿司匹林等,偶需要用肾上腺皮质激素。

6.心脏损伤后综合征

心脏损伤后综合征包括心包切开术后综合征、心脏创伤后综合征及心肌梗死后综合征,一般症状于心脏损伤后 $2\sim3$ 周或数月出现,反复发作,每次发作 $1\sim4$ 周,可能为自身免疫性疾病,也可能与病毒感染有关。

(1)临床表现:有发热、胸痛、心包炎、胸膜炎渗液和肺炎等。白细胞计数总数增高,血沉加快,半数患者有心包摩擦音,也可有心包渗液。症状有自限性,预后良好,但易复发,每次1周至数周。心脏压塞常见。

(2)治疗:并有心包积液或胸腔积液者,需穿刺抽液。发热胸痛者可用吲哚美辛,重症患者可予以肾上腺皮质激素,有较好效果。

7.风湿性心包炎

风湿性心包炎为风湿性全心炎的一部分,常伴有其他风湿病的临床表现,胸痛及心包摩擦音多见,心脏可有杂音,心包积液量少,多呈草绿色。抗链"O"滴定度及血清黏蛋白增高,血沉增快,抗风湿治疗有效。愈后可有心包粘连,一般不发展为缩窄性心包炎。

8.尿毒症性心包炎

尿毒症性心包炎是急、慢性肾功能不全的晚期并发症,发生率为 $40\%\sim50\%$,通常为纤维蛋白性,少数为浆液纤维蛋白性或血性,机制不明。

(1)临床表现:一般无症状,或有发热、胸痛。心包摩擦音多见,如心包积液量多也可导致心脏压塞。

(2)治疗:除按肾衰竭处理外,对无症状且未充分透析者应加强血液透析,对疑出血性心包炎者应采用局部肝素化或改行腹膜透析,以防心包压塞。如经充分透析,心包积液反见增多者应暂停透析。对心包炎可给予吲哚美辛 25 mg,一天 3 次,部分患者可奏效。对大量心包积液者应予心包穿刺引流,或留置导管作持续引流 $24\sim72$ 小时,并向心包注入不易吸收的肾上腺皮质激素——羟氟烯索 50 mg 也有效。若上述治疗仍不能解除心脏压塞,应考虑做心包胸膜开窗术。已发展成为亚急性或慢窄性心包炎者,在尿毒症基本控制以后,应考虑心包切除术。

9.放射性心包炎

约 5% 接受 4 000 rad 照射的胸部或纵隔肿瘤患者,数月或数年后可患放射性心包炎,尤以霍奇金病中发病率为高。通常表现为急性纤维蛋白性心包炎、心包积液、亚急性渗出缩窄性心包炎或慢性缩窄性心包炎。心肌、心内膜也可受损,发展为纤维化,也可伴发肺炎及胸膜炎。放疗所致心包积液可予激素治疗,有心脏压塞者应做心包穿刺。若出现反复心包压塞或缩窄性心包炎,应施行心包切除。

10.胆固醇性心包炎

胆固醇性心包炎常见于甲状腺功能减退、类风湿关节炎、结核病或其他原因所致高胆固醇血症,也可发生于特发性(非特异性)心包炎。发生机制未明,可能是心包表面细胞坏死,释放出细胞内胆固醇;或心包积血,红细胞溶解,释放出胆固醇;也可能因心包炎影响,减少了心包淋巴引流,使胆固醇的回吸收减少所致。心包渗液中胆固醇含量高,可有胆固醇结晶析出,胆固醇可刺激心包,使渗液增加,心包增厚。临床上表现为缓慢发展的非缩窄性大量积液(除非是血性积液),心包积液混浊而闪光,但也可澄清。胆固醇结晶使渗液呈金黄色。治疗应针对病因,多数患者需做心包切除。由黏液水肿所致者给予甲状腺片,从小剂量始,每天15 mg,以后每1~2周增加15~30 mg,平均每天量为120~180 mg,待症状改善,基础代谢正常后减量维持之。

二、慢性心包炎

急性心包炎以后,可在心包上留下瘢痕粘连和钙质沉着。多数患者只有轻微的疤痕形成和疏松的或局部的粘连,心包无明显的增厚,不影响心脏的功能,称为慢性粘连性心包炎。部分患者心包渗液长期存在,形成慢性渗出性心包炎,主要表现为心包积液,预后良好。少数患者由于形成坚厚的瘢痕组织,心包失去伸缩性,明显地影响心脏的收缩和舒张功能,称为缩窄性心包炎,它包括典型的慢性缩窄性心包炎和在心包渗液的同时已发生心包缩窄的亚急性渗液性缩窄性心包炎,后者在临床上既有心包堵塞又有心包缩窄的表现,并最终演变为典型的慢性缩窄性心包炎。

(一)病因

部分由结核性、化脓性和非特异性心包炎引起,也见于心包外伤后或类风湿关节炎的患者。有许多缩窄性心包炎患者虽经心包病理组织检查也不能确定其病因。心包肿瘤和放射治疗也偶可引起本病。

(二)发病机制及病理改变

在慢性缩窄性心包炎中,心包脏层和壁层广泛粘连增厚和钙化,心包腔闭塞成为一个纤维瘢痕组织外壳,紧紧包住和压迫整个心脏和大血管根部,也可以局限在心脏表面的某些部位,如在房室沟或主动脉根部形成环状缩窄。在心室尤其在右心室表面,疤痕往往更坚厚,常为0.2~2 cm或更厚。在多数患者中,瘢痕组织主要由致密的胶原纤维构成,呈斑点状或片状玻璃样变性,因此不能找到提示原发病变的特征性变化。有些患者则心包内尚可找到结核性或化脓性的肉芽组织。

由于时常发现外有纤维层包裹、内为浓缩血液成分和体液存在,提示心包内出血是形成心包缩窄的重要因素。心脏外形正常或较小,心包病变常累及贴近其下的心肌。缩窄的心包影响心脏的活动和代谢,有时导致心肌萎缩、纤维变性、脂肪浸润和钙化。

(三)临床表现

缩窄性心包炎的起病常隐袭。心包缩窄的表现出现于急性心包炎后数月至数十年,一般为2~4年。在缩窄发展的早期,体征常比症状显著,即使在后期,已有明显的循环功能不全的患者也可能仅有轻微的症状。

1.症状

劳累后呼吸困难常为缩窄性心包炎的最早期症状,是由于心排血量相对固定,在活动时不能相应增加所致。后期可因大量的胸腔积液、腹水将膈抬高和肺部充血,以致休息时也发生呼吸困难,甚至出现端坐呼吸。大量腹水和肿大的肝脏压迫腹内脏器,产生腹部膨胀感。此外可有乏力、食欲缺乏、眩晕、衰弱、心悸、咳嗽、上腹疼痛、水肿等。

2.体征

(1)心脏本身的表现:心浊音界正常或稍增大。心尖冲动减弱或消失,心音轻而远,这些表现与心脏活动受限制和心排血量减少有关。第二心音的肺动脉瓣成分可增强。部分患者在胸骨左缘第三四肋间可听到一个在第二心音后 0.1 秒左右的舒张早期额外音(心包叩击音),性质与急性心包炎有心脏压塞时相似。心率常较快。心律一般是窦性,可出现过早搏动、心房颤动、心房扑动等异位心律。

(2)心脏受压的表现:颈静脉怒张、肝大、腹水、胸腔积液、下肢水肿等与心脏舒张受阻,使心排血量减少,导致水、钠潴留,从而使血容量增加及静脉回流受阻使静脉压升高有关。缩窄性心包炎常有大量腹水,而且较皮下水肿出现得早,与一般心力衰竭有所不同。一些患者可发生胸腔积量,有时出现奇脉,心排血量减少使动脉收缩压降低,静脉淤血,反射性引起周围小动脉痉挛使舒张压升高,因此脉压变小。

(四)影像、心电图及导管检查

1.X 线检查

心脏阴影大小正常或稍大,心影增大可能由于心包增厚或伴有心包积液,左右心缘正常弧弓消失,呈平直僵硬,心脏搏动减弱,上腔静脉明显增宽,部分患者心包有钙化呈蛋壳状,此外,可见心房增大。

2.心电图检查

多数有低电压,窦性心动过速,少数可有房颤,多个导联 T 波平坦或倒置。有时 P 波增宽或增高呈"二尖瓣型 P 波"或"肺型 P 波"表现,左、右心房扩大,也可有右心室肥厚。

3.超声心动图检查

可见右心室前壁或左心室后壁振幅变小,如同时有心包积液,则可发现心包壁层增厚程度。

4.心导管检查

右心房平均压升高,压力曲线呈"M"形或"W"形,右心室压力升高,压力曲线呈舒张早期低垂及舒张晚期高原、的图形,肺毛细楔嵌压也升高。

(五)诊断

有急性心包炎病史,伴有体、肺循环淤血的症状和体征,而无明显心脏增大,脉压小,有奇脉,X 线显示心包钙化,诊断并不困难。

(六)鉴别诊断

本病应与肝硬化门静脉高压症及充血性心力衰竭相鉴别。肝硬化有腹水及下肢水肿,但无静脉压增高及颈静脉怒张等。充血性心力衰竭者多有心瓣膜病的特征性杂音及明显心脏扩大而无奇脉,超声心动图及 X 线检查有助鉴别。

限制型心肌病的血流动力学改变与缩窄性心包炎相似,故其临床表现与钙化的缩窄性心包炎极为相似,很难鉴别,其鉴别要点可参见表 11-2。

表 11-2　缩窄性心包炎和限制性心肌病的鉴别

鉴别项目	缩窄性心包炎	限制型心肌病
疲劳和呼吸困难	逐渐发生,后来明显	一开始就明显
吸气时颈静脉扩张	有	无
心尖冲动	常不明显	常扪及
奇脉	常有	无
二尖瓣与三尖瓣关闭不全杂音	无	常有
舒张期杂音	在第二心音之后较早出现,较响,为舒张早期额外音(心包叩击音)	在第二心音之后较迟出现,较轻,为第三心音,常可听到第四六心音
X 线	心脏轻度增大,常见心包钙化	心脏常明显增大,无心包钙化,可有心内膜钙化
心电图	QRS波群低电压和广泛性 T 波改变,可有心房颤动或提示左房肥大的 P 波改变	可有波群低电压和广泛性 T 波改变,有时出现异常Q 波,常有房室和心室内传导阻滞(特别是左束支传到阻滞)和心室肥大劳损,也有心房颤动
收缩时间间期测定	正常	异常(PEP 延长,LVET 缩短,PEP/LVET 比值增大)
超声心电图		
心房显著扩大	不常见	常见
舒张早期二尖瓣血流速率	有明显的呼吸变化	随呼吸变化极小
彼此相反的心室充盈	有	无
血流动力学检查		
左、右室舒张末期压	相等,相差≤0.67 kPa(5 mmHg)	>0.67 kPa(5 mmHg)
右室收缩压	≤0.67 kPa(5 mmHg)	>50 mmHg
右室舒张末期压	大于 1/3 右室收缩压	<1/3 右室收缩压
计算机化断层显像	心包增厚	心包正常
心内膜心肌活组织检查	正常	异常
洋地黄治疗反应	静脉压不变	静脉压下降

(七)治疗

应及早施行心包剥离术。如病程过久,心肌常有萎缩和纤维变性,影响手术的效果。因此,只要临床表现为心脏进行性受压,用单纯心包渗液不能解释,或在心包渗液吸收过程中心脏受压重征象越来越明显,或在进行心包腔注气术时发现壁层心包显著增厚,或磁共振显像显示心包增厚和缩窄,如心包感染已基本控制,就应及早争取手术。结核性心包炎患者应在结核活动已静止后考虑手术,以免过早手术造成结核的播散。如结核尚未稳定,但心脏受压症状明显加剧时,可在积极抗结核治疗下进行手术。手术中心包应尽量剥离,尤其两心室的心包必须彻底剥离。因心脏长期受到束缚,心肌常有萎缩和纤维变性,所以,手术后心脏负担不应立即过重,应逐渐增加活动量。静脉补液必须谨慎,否则会导致急性肺水肿。由于萎缩的心肌恢复较慢,因此,手术成功的患者常在术后 4～6 月才逐渐出现疗效。

手术前应改善患者一般情况,严格休息,低盐饮食,使用利尿剂或抽除胸腔积液和腹水,必要时给以少量多次输血。有心力衰竭或心房颤动的患者可适应应用洋地黄类药物。

(八)预后

如能及早进行心包的彻底剥离手术,大部分患者可获满意的效果。少数患者因病程较久,有明显心肌萎缩和心源性肝硬化等严重病变,则预后较差。

(张正利)

第二节 心包积液

一、急性心包炎所致心包积液

(一)病因

急性心包炎是由心包脏层和壁层急性炎症引起的综合征。临床特征包括胸痛、心包摩擦音和一系列异常心电图变化。急性心包炎临床表现具有隐袭性,极易漏诊。急性心包炎的病因较多,可来自心包本身疾病,也可为全身性疾病的一部分,临床上以结核性、非特异性、肿瘤性者为多见,全身性疾病如系统性红斑狼疮、尿毒症等病变易累及心包引起心包炎。

(二)病理

急性心包炎根据病理变化,可分为纤维蛋白性亦即干性心包炎和渗液性心包炎。后者可为浆液纤维蛋白性、浆液血性、化脓性等不同类型,急性纤维蛋白性心包炎时,心包的壁层和脏层有纤维蛋白、白细胞和少量内皮细胞构成的渗出物,渗出物可局限于一处,或布满整个心脏表面,但渗出物量一般不很大,若其中液体量增加,则转变为浆液纤维蛋白性渗液,其量可增至 2~3 L。其外观通常为黄而清的液体,有时因有白细胞及脱落的内皮细胞而变混浊,若红细胞含量多则呈血色,为浆液血性渗液。渗液性质可随不同的病因而各具特色,结核心包炎,为纤维蛋白性或浆液血性,量较大,存在时间长,可达数月或更久,渗液吸收后心包脏层和壁层可增厚、粘连而形成缩窄性心包炎;化脓性心包炎渗液含有大量多形核白细胞,成为稠厚的脓液;肿瘤引起的渗液多为血性,红细胞较多伴肿瘤细胞。急性心包炎时心外膜下心肌亦可受累,如范围较广可称之为心肌心包炎。若心包炎的病变严重,炎症可波及纵隔、横膈及胸膜。心包积液一般在数周至数月内吸收,但可伴随发生壁层与脏层的粘连、增厚及缩窄,也可在较短时间内大量聚集产生心脏压塞。

(三)病理生理

急性纤维蛋白性心包炎不会影响血流动力学,若渗出性心包炎渗液量大,可使心包腔内压力升高,导致血流动力学发生相应变化。当心包腔内压力高至一定程度,心室舒张充盈受限,引起体循环静脉压、肺静脉压增高,心排血量减少等心脏受压症状,称为心脏压塞。心脏压塞的发生与心包积液量的大小,积液的性质,积液蓄积的速度,心包的柔韧性及心肌功能等多种因素有关。大量渗液固然可使心包内压大幅上升,引起心脏压塞症状和体征,然而短期内快速增长的少量浆液,即使仅有 200~300 mL 也可造成心脏舒张功能障碍,产生心脏压塞。

(四)临床表现

1.症状

可出现全身症状,如发热、出汗、乏力、焦虑等。最主要的症状为胸痛,尤以急性非特异性心包炎和感染性心包炎时多见;缓慢发展的结核性心包炎或肿瘤性心包炎则不明显。心包炎时胸痛轻重不等,有的疼痛性质较尖锐,位于心前区,可放射至颈部、左肩、左臂、左肩胛骨,有时也可下达上腹部,这类疼痛除心包受累外,胸膜也被波及,所以是胸膜性疼痛,和呼吸运动有关,常因咳嗽或深呼吸而加重。有的是一种沉重的压榨样胸骨后疼痛,与心绞痛或心肌梗死相似,可能与冠状动脉内心神经输入纤维受刺激有关。也有少数患者胸痛可随着每次心脏跳动而发生,以心脏左缘及左肩部明显。上述不同类型的胸痛有时可同时存在。

2.体征

急性纤维蛋白性心包炎的典型体征是心包摩擦音,在心前区可听到心脏收缩期和舒张期都有的双相声音(它不出现在心音之后),往往盖过心音,较表浅,是因心包表面有纤维蛋白渗出,在心脏搏动时不光滑的心包与心脏间的摩擦所致。双相来回粗糙的摩擦音有时需与主动脉瓣的收缩期、舒张期杂音相区别。有时摩擦音很轻而多被漏诊。它持续时间长短不等,有的持续数小时,但可重新出现,也有持续数天或数周之久,结核性心包炎持续时间较长,尿毒症心包炎持续时间较短。如出现渗液,心包摩擦音可消失。

3.辅助检查

(1)实验室检查:结果取决于致病因素。一般都有白细胞计数增加,红细胞沉降率加速等炎症性反应。心包穿刺液的实验室检查,有助于病因学诊断。结核性心包炎渗液,常为血性,比重高,蛋白阳性,可找到结核杆菌;肿瘤心包积液除为血性外尚可找到肿瘤细胞。因此心包渗液都应行穿刺液的常规化验。

(2)心电图检查:急性心包炎因累及心包脏层下的心肌和心包渗液的影响,可出现一系列心电图变化。①ST 段和 T 波改变:与心外膜下心肌缺血、损伤和复极延迟有关;急性心包炎的 ST-T 呈现动态变化,可分 4 个阶段:ST 段呈弓背向下抬高,T 波振幅增高,急性心包炎一般为弥漫性病变,上述改变可出现于除 aVR 和 V_1 外的所有导联,持续 2 天~2 周,V_6 的 J/T$\geqslant$0.25;几天后 ST 段回复到等电位线,T 波低平;T 波呈对称型倒置并达最大深度,无对应导联相反的改变(除 aVR 和 V_1 直立外),可持续数周、数月或长期存在;T 波恢复直立,一般在 3 月内;病变较轻或局限时可有不典型改变,出现部分导联的 ST 段、T 波的改变和仅有 ST 段或 T 波改变。②PR 段移位:除 aVR 和 V_1 导联外,PR 段压低,提示心包膜下心房肌受损。③QRS 波低电压和电交替。④心律失常:窦性心动过速多见,部分发生房性心律失常,如房性期前收缩、房性心动过速、心房扑动或心房纤颤,在风湿性心包炎时可出现不同程度的房室传导阻滞。

(3)其他:X 线、超声心动图、磁共振成像等检查对渗出性心包炎有重要价值。

(五)诊断和鉴别诊断

急性心包炎的诊断可依据症状、体征、X 线和超声心动图做出诊断,有明显胸痛伴全身反应如发热等症状时要考虑到本病的可能,若听到心包摩擦音则诊断可肯定,但心包摩擦音延续时间长短不一,故应反复观察以免漏诊。患者有呼吸困难、心动过速、心浊音界扩大及静脉瘀血征象时,应想到心包渗液的可能,经 X 线和超声心动图检查一般都能确立诊断。如怀疑急性心包炎,检查发现心电图异常表现者,应注意和早期复极综合征、急性心肌缺血相鉴别。不同病因的心包炎临床表现有所不同,治疗也不同,因此,急性心包炎诊断确立后,尚需进一步明确病因,为治疗提供方向,至于不同病因所致心包炎的临床特点详后。

(六)治疗

急性心包炎的治疗包括病因治疗和对症治疗。患者应卧床休息,胸痛者可给予吲哚美辛,阿司匹林,必要时可用吗啡类药物和糖皮质类激素;有急性心脏压塞时,行心包穿刺术以解除压迫症状。化脓性心包炎除用抗生素外,一般需行心包引流术。全身性疾病引起者则根据原发病进行治疗。少数病例反复发生心包渗液可考虑心包切除术。

二、慢性和复发性心包炎所致心包积液

慢性心包炎(病史 3 月以上)包括渗出性、粘连性和缩窄性心包炎,重要的是对炎性渗出和非炎性心包积液(心力衰竭时)的鉴别,其临床表现与慢性心脏压塞及残余心包炎症的程度有关,通常仅有胸痛、心悸和疲乏等轻微症状。

慢性心包炎的临床诊断类似于急性心包炎,对病因明确者治疗成功率高,如结核、弓形体病、黏液水肿、自身免疫病和全身性疾病,对症治疗方面同急性心包炎,同样,心包穿刺可用于诊断和治疗目的,对自身反应性心包炎,心包内滴注非吸收性皮质激素晶体非常有效。慢性心包炎若频繁复发,心包胸膜穿通术和经皮球囊心包切开术可能适用,一旦出现大量心包积液,应考虑行心包切除术。

复发性心包炎包括如下。

1.间断型

未经治疗,存在无症状期,后者可长可短。

2.持续型

抗炎药治疗中断导致复发。

导致复发的机制有:①自身免疫性心包炎患者抗炎药或皮质激素的剂量和/或疗程不足;②早期皮质激素治疗使心包组织病毒 DNA/RNA 复制增多,导致病毒抗原暴露增加;③再感染;④结缔组织病恶化。复发性心包炎的特征性表现为心前区疼痛,其他临床表现包括发热、心包摩擦音、呼吸困难及血沉增快,亦可出现心电图的异常变化,很少出现心脏压塞或心包缩窄。

复发性心包炎患者应限制剧烈运动,饮食治疗同急性心包炎。老年患者应避免使用吲哚美辛,因其可减少冠状动脉血流。秋水仙碱与微管蛋白结合,抑制细胞核有丝分裂及多形核细胞功能,干扰细胞间胶原移动,因而对复发性心包炎有效,尤其在非甾体抗炎药(NSAID)和皮质激素无效时,推荐剂量为 2 mg,1～2 天,随后 1 mg/d。用皮质激素时,应避免剂量不足和撤药太快,推荐方案为泼尼松(强的松)1.0～1.5 mg/kg,至少用 1 月,撤药时间不少于 3 月,如撤药期间症状复发,返回前次剂量 2～3 周后,再开始逐渐减量,撤药行将结束时,建议加用消炎药秋水仙碱或 NSAID,皮质激素疗效不佳时,可加用硫唑嘌呤或环磷酰胺。药物疗效不佳、症状严重且复发率高者,在停用激素数周后方可考虑心包切除术,心包切除术后再复发者可能系心包切除不完全所致。

三、不伴心脏压塞的心包积液

(一)病因

正常心包腔有 20～50 mL 液体,为血浆的超滤液,大于 50 mL 称为心包积液,分为漏出液和渗出液。渗出液包括浆液纤维蛋白性(蛋白浓度 2～5 g/dL、化脓性、浆液血性(血细胞比容约 10%)、血性(血细胞比容＞10%)。另外还有胆固醇及乳糜性积液。渗出性心包积液常见于急性非特异性心包炎、结核、肿瘤、放射治疗及创伤等。药物和结缔组织病、心包切开术后综合征和 Dressler 综合征等也占一定比例。艾滋病是新出现的心包积液的原因。

（二）诊断

1.临床表现

心包积液的症状和体征与积液增长速度、积液量和心包伸展特性有关。少量心包积液,增长速度慢,心包腔内压力升高不显著,可无任何症状。大量心包积液压迫周围组织和器官可产生各种症状,如呼吸困难、咳嗽、吞咽困难、声音嘶哑、呃逆等。心包积液少于 150 mL 可无阳性体征。积液量多时,心浊音界向两侧扩大;心底部浊音界卧位时增宽,坐位时缩小,呈三角形;心尖冲动消失;听诊心音低而遥远或有心包摩擦音;左肩胛角下触觉语颤增强、叩诊呈浊音、可闻及支气管呼吸音,称为 Ewart 征,为心包积液压迫左下肺叶所致。

2.超声心动图检查

超声心动图检查对心包积液诊断极有价值,积液超过 50 mL 即可发现,小量心包积液以 M型超声心动图像较清晰。由于心脏形状很不规则,心包积液分布也不均匀很难精确计算,为临床需要分为小、中和大量心包积液。二维超声心动图检查,少量积液的液性暗区在左室后外侧壁及心尖;中量积液扩展到后壁,暗区大于 1 cm,特别在收缩期;大量心包积液右心室前壁见暗区,右房受压,在心动周期中暗区围绕心脏。超声心动图检查可提示心包有无粘连,有无分隔性积液,还能观察到心包厚度及心内结构,心脏大小,确定心包穿刺位置。

3.胸部 X 线检查

心包积液在 250～300 mL 时,心影可在正常范围,中至大量心包积液时心影普遍向两侧扩大,心脏正常弧度消失,上腔静脉影增宽,主动脉影变短,呈烧瓶状,心脏搏动明显减弱,肺野清晰。

4.实验室检查

心包液实验室检查包括生物化学、细菌学、细胞学和免疫学等。

5.CT 和 MR 检查

CT 扫描很容易发现心包积液,少于 50 mL 液体均可检出。正常心包厚度在 CT 上测量上限为 4 mm,大于 4 mm 为异常。仰卧位 CT 扫描时,少量的心包积液位于左室与右房之后外侧。心上隐窝扩张是心包积液的一个重要征象,较大量积液形成带状水样密度影包围心脏,积液在200 mL 以上。渗出液与血性积液密度较高,似软组织密度。CT 不能区分良性还是恶性病变积液。

MR 和 CT 一样对少量心包积液和局限性心包积液的检出很有价值。右室前壁液体厚度大于 5 mm 示中等量积液。非出血性的心包积液在 T_1 加权像大多为均匀低信号,而慢性肾功能不全、外伤、结核性心包炎,在心包腔某些区域呈中信号或不均匀高信号,提示含高蛋白及细胞成分液体。信号强度增加区域表示炎性渗出物伴大量纤维物质。血性积液或心包积血,视含血液成分的多少,呈中或高信号。恶性肿瘤所致心包积液为不均匀中或高混杂信号。

四、心脏压塞

心脏压塞(cardiac tamponade)系指心包腔内心包积液量增加到压迫心脏使心脏舒张期充盈障碍,心室舒张压升高和舒张顺应性降低,心排血量和全身有效循环血量减少。临床表现取决于心包积液增长的速度、心包顺应性和心肌功能。增长速度快,心包来不及适应性伸展,即使积液量为 100 mL,足使心包腔内压力突然上升至 26.7 kPa 以上,引起急性心脏压塞。急性心脏压塞可在几分钟或 1～2 小时内发生,此时静脉压不能代偿性升高来维持有效血循环,而是通过增加

射血分数至 $70\%\sim80\%$（正常 50%），增加心率及周围小动脉收缩 3 种代偿机制，保证心、脑、肾脏的灌注。如心包积液增长速度缓慢，心包逐渐扩张适应积液量的增加，超过 2 000 mL 时才出现心脏压塞，表现为亚急性或慢性心脏压塞。结核性或肿瘤性心包炎伴严重脱水血容量不足的患者，当心包腔和右房压均衡上升至 $0.7\sim2.0$ kPa 就可引起心室充盈受限，心搏量下降，而出现所谓的低压性心脏压塞。

（一）症状

呼吸困难，端坐呼吸或前倾坐位，口唇青紫，全身冷汗，严重者出现烦躁不安，精神恍惚。

（二）体征

（1）血压下降，心率增快及脉压变小：心包积液使心排血量降低，心率代偿性增快以维持心排血量和动脉压，保证心、脑、肾脏灌注，同时，外围小动脉阻力增加，结果脉压缩小。

（2）颈静脉怒张，呈现 Kussmaul 征象，即吸气时颈静脉充盈更明显，其产生机制为右房不能接纳吸气时静脉回心血量。急性心脏压塞、颈部过短、循环血容量不足时可无颈静脉怒张或 Kussmaul 征象。

（3）奇脉：吸气时桡动脉搏动减弱或消失。因吸气时心包腔内压力下降，回心血量增多，但心脏受束缚，不能相应扩张，导致室间隔左移使左室充盈减少，收缩期血压下降。用袖带测血压检查奇脉，吸气时收缩压下降大于 1.3 kPa（正常人吸气收缩压下降小于 1.3 kPa），同时肱动脉处听诊，吸气时动脉音比呼气时减弱或消失。检查奇脉不应令患者深呼吸，深呼吸如同 Valsalva 动作，可使脉搏减弱而做出错误的判断。奇脉也见于其他疾病，如阻塞性呼吸道疾病、心源性休克、限制型心肌病、肥胖、高度腹水或妊娠者。

（4）心尖冲动不明显，心音遥远，50% 可闻及心包摩擦音。

（5）肝大、腹水，体循环瘀血征象：见于亚急性或慢性心脏压塞。通过代偿机制使肾脏对水钠的重吸收增多，以增加有效循环血量，而血液大部分滞留在体循环的静脉系统，再加之不同程度的静脉收缩，导致静脉压进一步升高。

（三）辅助检查

（1）心电图：QRS 波振幅降低，P、QRS、T 波出现电交替时应考虑心脏压塞。若呼吸频率过快，而影响 QRS 电轴变化，常出现假性 QRS 电交替现象。

（2）心导管检查：心包腔内压力升高，使心脏在整个心动周期过程中持续受压，心房、心室及肺动脉压升高，舒张充盈不足，心搏量降低。血流动力学特征为肺毛细血管楔压、肺动脉舒张压、右室舒张末压与右房压相等；心搏量降低；同时记录心包内、右心、左心压力显示心包内、右房、右室和左心室舒张末压几乎相等，压力升高一般 >2.0 kPa。但需注意下列情况：①当心脏压塞时伴有严重低血容量的患者中，心包内压和右房压力相等但只有轻升高；②若在心脏压塞前左心室舒张压已经升高，此时心包内压力和右心压力升高仍相等，但低于左心室舒张末压；③肺动脉和右心室收缩压一般低于 6.7 kPa，并伴有脉压变小，反映了每搏量的降低；④重度心脏压塞，右室收缩压只稍高于右室舒张压。

（3）超声心动图：右房舒张期塌陷，右室舒张早期塌陷，左房塌陷。吸气时通过三尖瓣血流速度增加，而二尖瓣血流速度降低 $>15\%$。吸气时右室内径增大而左室内径缩小。二尖瓣 EF 斜率下降。下腔静脉瘀血，内径随呼吸的正常变化消失。左室假性肥厚。心脏摆动。心包腔见大量液性暗区。

（四）治疗

心包穿刺或心外科手术排出心包积液,解除心脏压塞是最主要的治疗方法。在紧急情况下某些支持疗法也有一定的治疗作用。静脉输液有助于中心静脉压升高,促进心室充盈,维持心排血量。此外,静脉滴注异丙基肾上腺素和多巴酚丁胺是维持心脏压塞时血循环的有效药物,它可增强心肌收缩力、扩张周围小动脉、缩小心脏体积以减轻心脏压塞,增加心排血量。心脏压塞时避免使用β受体阻滞剂,也不宜单独使用血管扩张剂。

心包穿刺:20世纪70年代前,心包穿刺是在没有超声心动图检查和血流动力学监测下进行的盲目的床边穿刺,危及生命的并发症和死亡的发生率高达20％。目前依据二维超声心动图检查选择穿刺部位,心电监护下心包穿刺,可降低并发症发生率。有人推荐联合进行右心导管检查、动脉压监测和心包穿刺引流和测压,可以评价压塞解除是否充分,可以彻底引流无分隔的心包液体;可以了解存在右房压高的其他原因,在血流动力学监测和透视下行心包穿刺,增加了操作的安全性。心包穿刺时最好使用三通接头,接于18号穿刺针上。三通接头侧管与压力传感器相连,后端连接含有1％利多卡因的注射器,之后可用于抽吸心包积液。穿刺针针座或近端可以经一金属夹与心电图胸导联相连,观察穿刺是否太深损伤心外膜。但必须保证心电图机或心电图监护仪接地以免漏电引起心室纤颤。

心包穿刺部位以剑突下最常用,患者取半卧位20°～30°,背部可垫枕使剑突隆起,穿刺点定在剑突下约5cm和中线左旁1cm处。穿刺针与皮肤成锐角,进针后针头向上略向后沿胸骨后推进。此处穿刺优点为肺脏、胸膜不遮盖心脏,穿刺针不穿过胸腔;不会损伤乳内动脉;心包后下方的积液易抽取,但穿刺针需穿过致密组织,如用力较大可能进针过深而撕裂右室、右房或冠状动脉。左第5肋间也是常用的穿刺部位。取坐位于心浊音界内1～2cm,二维超声心动图定位。穿刺向内、后,按定位方向进针。因左侧心肌较厚,穿通心肌机会少,但针头需经胸腔可使心包积液流入胸腔。若同时伴有左胸腔积液,心包穿刺抽取液体不易辨别液体来源于何处。少量心包积液选此点行心包穿刺不易成功,且有刺伤心肌危险。

五、不同病因所致的急性心包积液

（一）感染性心包积液
1.急性特发性（非特异性或病毒性）心包炎

急性特发性心包炎在国外占心包炎的首位,国内近年有渐增趋向。病因尚不十分清楚,可能是病毒直接侵入感染或感染后自身免疫反应。在这类心包炎患者中,曾有学者分离出柯萨奇B、埃可8型病毒。目前即使在医疗技术先进的国家,对心包液、血液、咽部分泌物和粪便等进行病毒分离和培养,提供病原诊断的可能性仍不大。推测临床上许多特发性心包炎就是病毒性心包炎,因此急性特发性心包炎亦有称之为急性非特异性心包炎或病毒性心包炎。另因此病预后良好,又有学者将其称为急性心包炎。

（1）病理:早期表现呈急性炎症反应,中性粒细胞浸润,纤维蛋白沉积是急性纤维蛋白性或干性心包炎。心包脏层与壁层表面出现含有灰黄色的纤维蛋白、白细胞及内皮细胞组成的渗出物,呈条团块及微细颗粒状,毛绒绒的样子。炎症反应可累及心外膜下心肌,或心包与心外膜之间、心包与邻近的胸骨和胸膜之间发生炎症性反应至纤维粘连。心包炎症进一步发展,液体渗出增加呈渗出性心包炎。

（2）临床表现如下所述。

1）症状：本病多见于男性青壮年，儿童与老年人也有发生。半数以上病例在发病前1～8周曾有上呼吸道感染。前驱症状有发热和肌痛。典型"心包痛"的症状是突然剧烈心前区疼痛，部位和性质多变，常局限于胸骨后和左心前区，可放射至斜方肌、颈部及上肢。咳嗽、深呼吸、吞咽动作、躯体转动时疼痛加剧，前倾坐位疼痛缓解。偶有疼痛局限于上腹部，酷似"急腹症"。若疼痛性质呈压榨感并放射至左上肢又酷似"急性心肌梗死"。有时又与胸膜炎疼痛相似。一般症状持续数天至数周。呼吸与体位变化疼痛加重易与急性肺梗死胸痛相混淆，然而急性肺动脉栓塞后数天，4%患者会并发急性心包炎，应予注意。

2）心包的痛觉神经经膈神经入胸椎第4、5节的脊髓。心包只有壁层前壁，相当于左侧第5、6肋间处对痛敏感。疼痛除心包壁层反应外，心包周围组织和胸膜炎症反应及心包积液心包膜伸展等原因，均可引起胸痛。

呼吸困难表现为呼吸浅速，以减轻心包和胸膜疼痛。发热或大量心包积液压迫邻近支气管和肺实质或并发肺炎，呼吸困难加重。

体征：心包摩擦音是急性心包炎特有的体征。由于心包膜壁层与心外膜炎症性纤维蛋白渗出，表面粗糙在心脏跳动时两者相互摩擦而产生。听诊时有似搔抓、刮擦高频声音，似近在耳旁，心前区胸骨左缘和心尖部摩擦音最清楚，最好取呼吸暂停或前俯坐位，采用膜式听诊器加压听诊。大多数心包摩擦音与呼吸周期无关，但有时吸气状态下声音较响。心包摩擦音由3个时相成分组成，包括心房收缩（收缩期前）、心室舒张快速充盈期和心室收缩。心室收缩期成分，是心包摩擦音最响的成分。心包摩擦音由三相成分组成占58%～60%，双相24%，单相仅有心室收缩成分者占10%～15%，且多在心包炎早期和消退期听到。单相和双相心包摩擦音，需排除器质性心脏病、纵隔嘎吱音和听诊器接触皮肤的人工摩擦音。

（3）辅助检查如下。

1）心电图检查：典型心电图变化分4个阶段。第1阶段，在起病几小时或数天之内，除对应的 aVR、V_1 导联 ST 段常压低外，其他所有导联 ST 段抬高呈凹形，一般＜0.5 mV，部分病例可见 P-R 段压低，约1 w内消失；第2阶段，ST 和 P-R 段回到正常基线，T 波低平；第3阶段，在原有 ST 抬高导联中 T 波倒置，不伴有 R 波降低和病理性 Q 波；第4阶段，可能在发病后数周、数月，T 波恢复正常或因发展至慢性心包炎使 T 波持久倒置。当心包炎心外膜下心肌受损或心包膜不同部位的炎症恢复过程不一致，心电图呈不典型变化，如只有 ST 段抬高或 T 波变化；局限性 ST 和 T 波改变；一份心电图可同时出现心包炎演变过程中不同阶段的 ST 和 T 波变化。如心电图见有Ⅰ度房室传导阻滞或束支传导阻滞，则提示合并广泛性心肌炎症。第1阶段 ST 抬高需与以下疾病鉴别：①急性心肌梗死，心包炎不出现病理性 Q 波，ST 段抬高时无 T 波倒置，演变过程中在 T 波倒置之前表现为正常心电图；②变异性心绞痛，ST 段抬高多为暂时性；③早期复极综合征，ST 段抬高常见于青年人，特别是黑种人、运动员和精神科患者，ST 段没有动态演变，P-R 段不偏移。

2）胸部 X 线检查：急性纤维蛋白性心包炎阶段或心包积液在 250 mL 以下，心影不增大，即使有血流动力学异常，胸部 X 线检查亦可正常。

3）血白细胞正常或增多：分类以淋巴细胞为主。血沉增快，心肌酶谱正常，但当炎症扩展到心外膜下心肌时酶谱水平可升高。

（4）鉴别诊断如下。

急性心肌梗死:急性心包炎早期易与之混淆。发病后 24～36 小时,依临床经过,一系列特征性心电图改变和心肌酶升高可鉴别。

急性主动脉夹层:主动脉夹层发生心包积血,呈血性心包炎时可误诊为急性特发性心包炎,通过超声心动图、CT 或 MRI 检查可获得正确诊断。

(5)治疗:本病自然病程一般为 2～6 周,多数患者可自愈,急性期卧床休息,密切观察心包积液的增长情况,出现心脏压塞即行心包穿刺。胸痛给予止痛药,阿司匹林 0.9 mg,每天 4 次或非类固醇消炎药,如吲哚美辛 75 mg/d、布洛芬 600～1 200 mg/d。经上述治疗数天后仍有剧烈胸痛,心包积液量增多或出现血性心包积液倾向,在排除合并感染后采用激素治疗,泼尼松 40～60 mg/d。症状一旦缓解即迅速逐渐减量和停用。急性特发性心包炎治疗后,头数周或数月内可复发,复发率达 25%。少数慢性复发性心包炎需用小剂量泼尼松 5～10 mg/d,维持治疗数周甚至半年。病情进展至心包缩窄时,可行心包切除术。

2.结核性心包炎

研究表明,结核病患者中约 4% 引起急性心包炎,其中 7‰ 发生心脏压塞,6‰ 发展成心包缩窄,在我国结核病是心包炎的主要原因。患者多通过肺门、纵隔、支气管、胸骨等处直接蔓延,也可通过血行途径将病菌播散至心包,常是急性起病,亚急性发展。急性期心包纤维蛋白沉积伴有浆液血性渗出主要含白细胞,1～2 周后以淋巴细胞为主,蛋白浓度超过 2.5 g/dL。结核性心包积液的产生可能由于对结核杆菌蛋白的高敏反应。亚急性期心包炎呈现肉芽肿性炎症并有内皮组织细胞,朗格罕斯细胞及干酪样坏死。心包渗液或心包组织中也可出现极低浓度的结核杆菌,与脏、壁层心包增厚伴成纤维细胞增生使两层粘连,若同时伴有渗出,即成慢性或粘连期,此种渗出缩窄性心包炎不常见。其后心包腔内无渗液而心包钙化,部分发展为缩窄性心包炎。

(1)临床表现:有全身性疾病的一般症状及心包炎表现,常有发热、胸痛、心悸、咳嗽、呼吸困难、食欲缺乏、消瘦乏力及盗汗等,心界扩大、心音遥远、心动过速,偶有心包摩擦音。40%～50% 并胸腔积液,大量者可致心脏压塞,出现颈静脉怒张、奇脉、端坐呼吸、肝大、下肢水肿。

(2)诊断:绝对证据应是心包渗液或心包膜病检证实有结核杆菌,但阳性率极低(包括培养),活检系创伤性难以接受。其他如体内任何部位查结核杆菌或干酪性坏死肉芽肿组织学证据,即可高度提示为结核性心包炎。结核菌素皮试强阳性或抗结核治疗有效,仅是间接依据。聚合酶联反应(PCR)技术检测结核菌 DNA 的方法尚待进一步完善。

(3)治疗:确诊或怀疑结核性心包炎患者,能排除病因(如病毒、恶性肿瘤、结缔组织病等者)可予抗结核治疗。三联抗结核化疗:异烟肼 300 mg/d,利福平 600 mg/d 与链霉素 1 g/d 或乙胺丁醇15 mg/(kg·d),治疗 9 月可以达满意疗效。

抗结核治疗中仍有心包渗出或心包炎复发,可加用肾上腺皮质激素如泼尼松 40～60 mg/d。可减少心包穿刺次数、降低死亡率,但不能减少缩窄性心包炎的发生。

外科治疗:心包缩窄、心脏压塞或渗出缩窄心包炎均是手术切除心包的指征、争取及早进行。

3.细菌性(化脓性)心包炎

化脓性心包炎自抗感染药物使用后,较以往减少,主要致病菌由肺炎球菌、溶血性链球转为葡萄球菌及革兰氏阴性杆菌、沙门杆菌属、流感嗜血杆菌和其他少见病原体。通常感染由邻近胸、膈下疾病直接蔓延或血行传播。当前成年人化脓性心包炎与胸外科术后或创伤后感染、感染性心内膜炎有关。

(1)临床表现:化脓性心包炎发病开始为感染所致的高烧、寒战、盗汗和呼吸困难。多数无

"心包痛"。心包摩擦音占半数以下,心动过速几乎都有,易被漏诊,颈静脉怒张和奇脉是主要的心包受累依据,且预示将发生心脏压塞。

(2)诊断:根据病史、体检再结合辅助检查白细胞升高、胸部 X 线示心影扩大,纵隔增宽。ECG 示 ST-T 呈心包炎特征改变,交替电压示有心脏压塞可能。P-R 延长、房室分离或束支传导阻滞。

心包液检查多核白细胞增多、可有脓球,葡萄糖定量水平降低,蛋白含量增加,乳酸脱氢酶(LDH)明显增高。

对高度怀疑者应迅速作超声心动图检查确定是否心包积液或判断有无产气菌感染所形成的粘连所致的小腔积液。

(3)治疗:使用足量抗生素外,应行心包切开引流,必须彻底引流,大剂量抗生素控制感染后维持 2 周。

4.真菌性心包炎

(1)病因:组织孢浆菌是真菌性心包炎(fungal pericarditis)最常见的病因,多见于美国。年青者和健康人由于吸入鸟或蝙蝠粪便中的孢子而患病。在城市则与挖掘或建筑物爆破有关。

球孢子菌性心包炎与吸入来自土壤与灰尘的衣原体孢子有关。

其他真菌感染引起心包炎包括曲菌、酵母菌、白色念珠菌等。引起真菌感染传播的危险因素,包括毒瘾者、免疫功能低下、接受广谱抗生素治疗或心脏手术恢复期。

(2)病理解剖:组织孢浆菌性心包炎,心包液增长迅速、量大,可为浆液性或血性,蛋白量增加,多形核白细胞增加。其他病原真菌性心包炎,渗液增长较慢。组织孢浆菌和其他真菌性心包炎,心包渗出液偶尔可机化,心包增厚,心包缩窄和钙化。

(3)临床表现:几乎所有组织孢浆菌心包炎患者都有呼吸道疾病、明显的"心包痛"及典型心电图改变。胸片异常,95%心影增大,胸腔积液和 2/3 患者胸腔内淋巴结肿大。组织孢浆菌心包炎典型表现为急性自限性播散感染,40%以上患者有血流动力学变化或心脏压塞症状,罕见发生严重长期播散感染,如发热、贫血、白细胞计数下降、肺炎-胸腔综合征、肝大、脑膜炎、心肌炎或心内膜炎等症状不常见。严重播散感染多半在婴幼儿、老年男性和应用免疫抑制剂者。

(4)诊断。组织孢浆菌心包炎诊断依据:①永久居住或旅行至流行病区;②青年人或健康成年人,疑心包炎时,补体结合滴定度升高至少 1∶32;③免疫扩散试验阳性。多数患者滴定度并不进行性升高,因为心包炎通常发生在轻或无症状肺炎后,则第 1 次测定时滴度已升高。组织孢浆菌素皮试对诊断没有帮助。组织孢浆菌心包炎多发生在严重播散性感染情况下,必须与结节病、结核、霍奇金病及布氏菌病鉴别。组织孢浆菌进行性播散时,组织学检查和培养是重要的,可从肝、骨髓、溃疡渗出液或痰接种于萨布罗骨髓、溃疡渗出液或痰接种于萨布罗(Sabouraud)琼脂培养基或荷兰猪,随后传代培养。

球孢子菌感染是一局限性或播散性疾病。一般为良性,有时少数发展为急性的播散性致死性的真菌病。此病常发生在美国圣华金山谷,后又在南美、非洲发现。本病不经人传染,多因吸入孢子后感染。本病不易由流行区带至其他非流行区,因非流行区不具备流行区的条件。

诊断球孢子菌性心包炎依据:①有接触流行病区尘土的病史;②有球孢子菌播散至肺和其他器官的特征性临床表现;③感染早期血清学检查沉淀反应、补体结合试验阳性;④活体组织病理检查见特征性的小体。球孢子菌素皮试往往阴性。明确诊断要根据萨布罗琼脂培养鉴定。

其他真菌性心包炎如怀疑由其他真菌引起的心包炎,应做相应的补体结合试验。念珠菌性心包炎对血清学检查和沉淀试验不敏感,也不具有特异性,心包膜活检见真菌感染的特征和心包渗液培养有真菌生长,对诊断念珠菌心包炎有重要意义。

(5)治疗:组织胞浆菌心包炎一般属良性,在2周内缓解,不需要两性霉素B治疗,可用非甾体抗炎药治疗胸痛、发热、心包摩擦音和渗出。大量心包积液至心脏压塞,则需紧急心包穿刺或心包切开引流。心包钙化缩窄不常见。若同时伴有全身严重感染播散可静脉注射两性霉素B。

非组织胞浆菌心包炎生产诊断较罕见,不会自然缓解,多死于原发病或真菌性心包炎及心肌受累。心包炎伴有球孢子菌播散,曲菌病、芽生菌病时的药物治疗可用两性霉素B静脉注射。南美型芽生菌病尚需用氨苯磺胺。伴有真菌败血症和播散感染的念珠菌性心包炎用两性霉素B治疗并心包切开引流。许多非组织胞浆菌的真菌性心包炎,慢性心包炎真菌感染能发展为严重性心包炎,慢性心包炎真菌感染能发展为严重的心包缩窄,而心脏压塞并不常见,因此,心包切开引流是常用的治疗方法。心包内注射抗真菌药不一定有帮助。

长时间应用两性霉素B常伴随严重毒性反应,故强调组织学检查或培养后获得正确诊断的重要性。

伊氏放线菌病和星形诺卡菌属真菌与细菌中间类型,这类病原体可引起无痛性感染,也可由胸腔、腹腔或颜面脓肿侵入心包,发展至心脏压塞和慢性缩窄性心包。

5.寄生虫性心包炎

寄生虫性心包炎极为少见。肠溶组织阿米巴可通过血源性播散或肝脓肿破入心包而引起心包炎。文献已报告100例棘球蚴引起的心包炎,它常由入侵部位蔓延至心包或在心肌形成的囊肿破入心包腔而引起心包炎。

(二)非感染性心包积液

1.急性心肌梗死后综合征(Dressler综合征)

急性心肌梗死后综合征(Dresslersyn drome),多发生于急性心肌梗死后数周至数月,最常见是2～3周。急性起病伴发热、心包炎和胸膜炎。估计Dressler综合征发生率约40%。近年发生率有显著下降。急性心肌梗死溶栓治疗成功再灌注者中,Dressler综合征极罕见。其发生机制尚不完全清楚,可能是机体对坏死心肌组织的一种自身免疫反应,因Dressler综合征患者血中可测到抗心肌抗体;抑或是心肌梗死处血液渗入心包腔引起心外膜迟发免疫反应;也可能由于心肌梗死创伤激活心脏内静止或潜在的病毒。临床表现需与急性心肌梗死、早期心包炎、梗死延展和梗死后心绞痛相鉴别。

(1)病理解剖:心包膜呈非特异性炎症改变、纤维蛋白沉着。与梗死早期心包炎不同,早期心包炎,心包膜炎症改变仅覆盖在梗死灶局部范围,Dressler综合征病理改变呈弥漫性。

(2)临床表现:急性心肌梗死后数周至数月内偶见于1年后发病,可反复发作。急性起病,常见症状为发热、全身不适、心前区疼痛和胸痛。疼痛性质与程度有时易误诊再梗或梗死后心绞痛。查体可闻及心包摩擦音,有时可听到胸膜摩擦音,持续2周。心包积液少至中等量,大量心包积液心脏压塞少见。心包积液为浆液性或浆液血性,偶为血性积液。血化验检查白细胞增多,血沉增快,X线胸片心影扩大,单侧(常为左侧)或双侧胸腔积液,有时可见肺内渗出阴影。超声心动图检查示心包积液。而心肌梗死后可有1/4患者出现少量心包积液,且临床无症状,但并非是Dressler综合征。心电图表现除原有的心肌梗死,ST-T改变外,部分患者有急性心包炎典型ST-T改变。

(3)鉴别诊断如下。

1)急性心肌梗死早期心包炎:多于梗死后1周内发生,常为前壁和广泛前壁心肌梗死,扩展到心外膜引起局限性心包炎。急性心肌梗死头48小时即可听到心包摩擦音,持续2~3天,超过3天提示预后不良。

2)心肌梗死延展或再梗死(Dressler综合征):①具有特征性"心包痛",与呼吸,体位有关,对硝酸甘油治疗无反应。②心电图无新Q波出现。③CK-MB无明显上升,有时心包炎症浸润心外膜下心肌,使CK-MB轻度升高。

3)心肌梗死后长期抗凝治疗继发血性心包积液:X线胸片发现心包积液,肺部浸润性阴影,少数有咯血症状者,还需与肺炎和肺梗死相鉴别。

(4)治疗:Dressler综合征是自限性疾病,易复发,预后良好。突发的严重心包炎应住院观察,以防发生心脏压塞。发热、胸痛应予卧床休息,常用阿司匹林或非类固醇消炎药治疗。Dressler综合征为中等或大量心包积液或复发者,可短期内用肾上腺皮质激素治疗,如泼尼松40 mg/d,3~5天后快速减量至5~10 mg/d,维持治疗至症状消失,血沉恢复正常为止。有报道秋水仙碱可治愈Dressler综合征复发性激素依赖性心包炎,其效果有待进一步证实。患Dressler综合征后停用抗凝剂,以免发生心包腔内出血。心脏压塞即行心包穿刺。Dressler综合征引起缩窄性心包炎则行心包切除术。

2.肿瘤性心包积液

(1)病理解剖:尸解资料肿瘤性心包炎占心包病的5%~10%。肺癌、乳腺癌、白血病、霍奇金病和非霍奇金淋巴瘤占恶性心包炎的80%,除此之外还包括胃肠道癌肿、卵巢癌、宫颈癌、肉瘤、平滑肌肉瘤、多发性骨髓瘤、纵隔畸胎瘤、胸腺瘤和黑色素瘤。

1)原发性心包肿瘤:原发性心包恶性肿瘤罕见,以间皮瘤占优势,其次为良性局限性纤维间皮瘤、恶性纤维肉瘤、血管肉瘤、脂肪瘤和脂肪肉瘤、良性和原发性恶性畸胎瘤。原发性心包肿瘤罕见,偶有与先天性疾病,如结节性硬化症并存报告。分泌儿茶酚胺嗜铬细胞瘤,也是罕见的原发性心包肿瘤。在一些艾滋病患者中,由于卡波济肉瘤和心脏淋巴瘤,引起心包膜和心脏恶性肿瘤病例数增多。感染艾滋病病毒早期可出现心脏压塞,必须与化脓性心包炎及心包恶性肿瘤鉴别,以排除这些疾病。

2)心包转移肿瘤:癌肿转移途径有:①纵隔恶性肿瘤扩散和附着到心包;②肿瘤小结由血行或淋巴播散沉积于心包;③肿瘤弥漫性浸润心包;④原发性心包肿瘤,心包膜局部浸润。大多数病例,心外膜和心肌不受累。

3)肿瘤性心包积液:肿瘤性心包炎渗液呈现浆液血性,发展迅速,可致急性或亚急性心脏压塞。心包肿瘤如肉瘤、间皮瘤和黑色素瘤,能侵蚀心室腔和心包腔内血管,引起急性心包扩张和意外的致死性心脏压塞。心包增厚和心包腔内渗液(渗出-缩窄性心包炎)或肿瘤生长把整个心脏包裹,形成缩窄性心包炎。

4)纵隔肿瘤并发心包积液:并非均为恶性,纵隔淋巴瘤和霍奇金病常出现无症状心包渗液,这些暂时性心包渗液,推测可能是淋巴回流障碍的结果。纵隔胸腺瘤和原发性心脏肿瘤也可并发暂时性心包积液。

(2)临床表现:肿瘤心包炎可无症状仅在尸解时发现。在不明原因的急性心包炎中,估计肿瘤病因占5%。心脏压塞有时是某些癌肿、白血病,或原发性心包肿瘤的首发症状。

呼吸困难是恶性心包炎常见症状,其次包括胸痛、咳嗽、胸廓畸形和咯血。心音遥远和偶闻心包摩擦音。大多数患者是在心脏压塞、颈静脉怒张、奇脉及低血压时而被确诊。

（3）辅助检查：胸部 X 线 90% 以上有胸腔积液、心脏扩大、纵隔增宽、肺门肿块或偶见心脏阴影轮廓呈不规则结节状。

（4）心电图检查：心电图呈非特异性改变。心动过速、ST-T 改变、QRS 低电压和偶见心房纤颤。有些患者的心电图呈持续心动过速、心包炎早期心电图表现。心电图出现房室传导障碍，暗示肿瘤已浸润心肌和心脏传导系统。

（5）诊断和鉴别诊断：癌肿患者并发心包炎并非均是癌肿疾病本身所引起，如放射治疗后心包炎，免疫抑制剂治疗诱发结核性或真菌性心包炎。有少数报告，静脉注射化疗药物多柔比星（阿霉素）、柔红霉素时发生急性心包炎。

肿瘤性心包炎心脏压塞，必须与癌肿患者因其他原因出现的颈静脉怒张、肝大、周围水肿相鉴别。引起这些症状重要原因包括：①多柔比星的心肌毒性或原有心脏病者，左右心功能不全进行性加重；②上腔静脉阻塞；③肝肿瘤门脉高压；④肿瘤播散至肺微血管继发性肺动脉高压。

超声心动图检查可帮助探测心包腔中不规则肿块。CT 和 MRI 检查除可显示心包积液外，还能了解肿瘤位置与心包膜、纵隔和肺之间关系。

心包穿刺和心导管：超声心动图检查发现大量心包积液疑有心脏压塞的癌肿患者，采用心包穿刺留置导管同时联用，可以鉴别：①上腔静脉阻塞，可能同时并存肿瘤性心包炎，心脏压塞，致面部水肿，颈静脉扩张。心导管还能协助区分；②发绀、低氧血症和肺血管阻力升高，不一定是心脏压塞特征。当心包穿刺后，患者的低氧血症和持续性呼吸困难仍存在，强有力支持肺微血管肿瘤（肿瘤性淋巴炎肺播散）。在右心导管肺毛细血管嵌顿处取血样标本，进行细胞学检查能获得诊断的证据。

由于心包积液外观不能区别心包炎的原因是肿瘤性、放射性抑或是特异性病因，需要精细的心包积液细胞学检查鉴别。细胞学检查结果对 85% 的恶性肿瘤心包炎可提供诊断依据。癌肿性心包炎，假阴性细胞学是不常见，但不包含淋巴瘤和间皮瘤。对怀疑肿瘤性心包炎者，心包积液检查应包括癌胚抗原以提高诊断的阳性率。假如细胞学检查结果阴性，可能要求切开心包进行活检。心包活检的标本要够大，能对 90% 以上病例提供组织学诊断，如标本太小可有假阴性诊断。对危急患者切开心包活检有一定危险，值得注意。经皮光导心包腔镜活检是一种新的介入检查方法，可用于怀疑心包腔肿瘤者。

（6）预后：肺癌和乳腺癌是肿瘤性心包炎心脏压塞最常见原因。肿瘤性心包炎自然史根据原发恶性肿瘤疾病类型而决定。两组统计分析，恶性肿瘤心脏压塞经治疗患者的自然史，平均生存4 月，25% 生存 1 年。乳腺癌致肿瘤性心包炎预后明显好于肺癌或其他转移癌性心包炎。有学者报告肺癌患者的心包炎心脏压塞外科治疗，平均生存期仅 3.5 月，相反乳腺癌平均生存 9 月，有幸者最长生存 5 年以上。

（7）治疗：肿瘤性心包积液根据患者具体情况而定，如有无心脏压塞的临床表现，有无特异性有效的治疗和恶性肿瘤病程的阶段。终末期衰竭患者，通过治疗改变预后是无希望的，在这种情况下，诊断顺序要简化，治疗目的是减轻症状，改善最后数天或数周的生活质量。90%～100% 肿瘤性心包炎心脏压塞者，采用心包穿刺留置导管方法抽取心包积液，能有效地缓解相关症状，出现并发症风险低（<2%）。若心脏压塞复发，可在局麻下行剑突下心包切开术，缓解症状成功率高，并发症发生率低。左侧开胸部分心包切开术（开窗术）与剑突下心包切开术相比，无更多的优点，现已少用。

一种经皮球囊心包切开术,对恶性肿瘤心包积液处理是一种有前途的新技术。有用此种方法治疗50例大量心包积液和心脏压塞的经验。并发症包括2％冠状动脉撕裂,12％发热,胸腔积液需行胸腔穿刺或放置引流者占16％。虽然,早期并发症发生率高,但对恶性心包积液的处理,尚无循证医学证据证实经皮球囊心包切开术的效果优于导管心包穿刺术或剑突下心包切开术。

已接受有效的化疗和激素治疗的恶性肿瘤患者,其无症状性心包积液可用超声心动图动态观察心包积液进展情况。大量心包积液和心脏压塞,除心包穿刺抽液外可并用药物治疗如四环素和其他化学制剂注入心包腔内,目的是使心包膜硬化和心包腔闭合。与导管心包腔穿刺和剑突下心包切开抽液比较,至今没有使人信服的证据证实心包腔内滴注药物能改善预后。心包腔内滴入药物的不良反应包括胸痛、恶心、高烧,房性心律失常和迅速发展成心包缩窄。

对放射治疗敏感的肿瘤,放射治疗是一个重要的选择。大约一半恶性心包炎是对放射治疗敏感的肿瘤引发,对这种治疗有反应。一组16例乳腺癌患者并恶性心包积液,11例放射治疗后明显改善。7例白血病或淋巴瘤继发性恶性心包积液,放射治疗6例改善。

1/4恶性心包积液患者很可能生存时间少于1年。在癌肿者伴有复发性心包积液和心包缩窄,如有:①对系统性抗癌治疗有潜在反应;②期望生存时间延长1年以上,可考虑外科广泛心包切除术。

3.尿毒症性心包炎

可分为尿毒症心包炎和透析后心包炎,由于透析疗法的进展,发生率较前明显降低。其发病多为综合因素:尿素氮等毒性物质所致包膜化学性炎症;营养不良免疫功能低下,频发细菌、病毒感染极易波及心包;患者血小板功能和凝血功能障碍、纤溶活性降低,导致出血性心包炎或出血纤维性心包炎,增加心脏压塞的危险;免疫功能异常;容量超负荷;患者甲状旁腺功能亢进,钙盐增加,沉积心包;伴有高尿酸血症、低蛋白血症,也增加其发生。

(1)临床表现:持续心前区疼痛,随体位变化而加剧、发热等。心包摩擦音、血压下降。心界扩大、肝大、奇脉等心脏压塞症状。如临床无典型心前区疼痛及心包摩擦音、仅靠超声心动图检查难以诊断尿毒症心包炎。

(2)治疗:血液透析是有效的治疗措施,应尽早进行。尽量减少肝素用量、避免出血致心脏压塞,必要时行无肝素透析或作体外肝素化法。积液量大者可行心包穿刺或心导管心包腔内引流术,放液后心包腔内注入甲泼尼龙60～100 mg可助炎症吸收。若心脏压塞持续存在或反复出现心包积液,上述治疗无效或已发展至心包缩窄可行心包切除术。

4.放射性心包炎

(1)病因:放射性心包炎是乳腺癌、霍奇金病和非霍奇金淋巴瘤放射治疗的严重并发症。放射治疗对心肌和心包的损伤取决于:①放射治疗的剂量;②治疗次数和治疗时间;③放疗照射区所包括心脏的容积;④^{60}Co与直线加速器比较,^{60}Co照射量分布不均匀。

霍奇金病放射治疗过程中60％心影在照射野内,经4周剂量小于4 000 rad治疗,放射性心包炎发生率5％～7％,超过此剂量放射性心包炎发生率急速上升。当整个心包膜暴露在照射野内,心包炎发生率为20％。若隆突下用防护垫保护心脏,发生率可降至2.5％。

乳腺癌放射治疗,在照射野内心脏容积少于30％,可耐受6周以上,6 000 rad治疗,放射性心包炎发生率小于5％。

目前认为放射性心包炎多发生在放射治疗后数年,临床表现呈慢性心包积液或缩窄性心包炎。

(2)病理解剖：放射性心包炎表现为纤维蛋白沉积和心包膜纤维化。急性炎症阶段心包积液可以是浆液性、浆液血性或血性，蛋白和淋巴细胞成分增多。初期炎症反应性渗液可以自然消退，若浓稠的纤维蛋白渗液继续增多，使心包粘连、心包膜增厚和心包小血管增殖则形成慢性渗出性心包积液、缩窄性心包炎及放射治疗常引起的渗出-缩窄性心包炎。

放射治疗有时可损伤心肌，致心肌间质纤维化、瓣膜增厚、主动脉瓣关闭不全、主动脉炎、不同程度房室传导阻滞，心肌内小动脉纤维变性增厚，可伴有心内膜纤维化或弹力纤维增生、心肌纤维化，亦可发展成限制型心肌病，与放射治疗后缩窄性心包炎并存。

(3)临床表现：少数表现为急性心包炎症状，发热、心前区痛、食欲减退、全身不适，心包摩擦音和心电图异常。迟发性心包炎常在放射治疗后4个月至20年，最常见在12个月内，出现急性非特异性心包炎或无症状性心包积液和胸腔积液，在数月或数年内逐渐消退。约50%患者呈慢性大量心包积液，伴有不同程度心脏压塞，病程长者可出现心包缩窄的临床表现。

(4)诊断及鉴别诊断：放射性心包炎常与原有的恶性肿瘤所引起的心包炎相混淆。肿瘤转移或浸润的心包炎常为大量心包积液、心脏压塞。心包积液细胞学检查，85%病例能确定原发灶。若霍奇金病临床治愈数年后心包炎、心包积液症状仍存在，则放射损害比恶性肿瘤转移的可能性更大。放射治疗可诱发甲状腺功能低下，而发生心包积液，发生率约25%。病毒感染所致而发生心包炎均需与放射性心包炎相鉴别。

(5)治疗：放射治疗后无症状心包积液，定期随访，不需特殊治疗。大量心包积液、心脏压塞或为明确诊断进行组织学检查需做心包穿刺术。严重顽固疼痛和威胁生命的心包积液可用激素治疗。反复大量心包积液，严重渗出-缩窄性心包炎行心包切除术，手术死亡率21%，而非特异性缩窄性心包炎手术死亡率则为8%，明显低于放射性心包炎。术后随访5年生存率5%，而其他病因心包切除术，5年随访生存率83%。

5.风湿性心包炎

在19世纪心包炎最常见病因是急性风湿热，它与严重的风湿性心内膜炎多并存。目前，风湿性心包炎不常见，发生率5%～10%。风湿性心包炎为自限性心包炎，可自然消退，发展为慢性钙化缩窄性心包炎极罕见。

(1)病理解剖：风湿性心包炎特点为浆液纤维蛋白或脓性渗液。急性活动期IgG、IgM和补体沉着在心包膜表面，但心包炎发病机制是免疫机制或是单纯的非特异性炎症反应尚不清楚。

(2)临床表现及诊断：风湿性心包炎常发生在急性风湿热初期，无临床症状或有典型心前区痛和急性风湿热的其他症状，如发热、全身不适和关节痛。出现心包炎常表示有弥漫性全心炎。风湿性心包炎诊断依据包括胸痛、心包摩擦音或超声心动图显示出心包积液，结合Jones修正的急性风湿热临床诊断标准和A族溶血性链球菌感染证据。儿童风湿性心包炎并不少见，所以对心包炎患儿应迅速查找急性风湿热的相关证据。

儿童或青年人出现心包炎、发热、关节痛和皮疹等，应与病毒疹、莱姆病、感染性心内膜炎、青年型类风湿性关节炎、系统性红斑狼疮、克罗恩病、Henoch-Schonlein紫癜或镰状细胞危象相鉴别。

(3)治疗：按急性风湿热治疗，包括卧床休息，注射青霉素，若发生心力衰竭时加用地高辛。胸痛者可给予阿司匹林600 mg，每天3次或4次，也可用激素治疗。少量或中等量心包积液常可自然退，不需要进行心包穿刺抽液，除非为了明确急性风湿热的诊断。

6.系统性红斑狼疮性心包炎

系统性红斑狼疮性心包炎多发生在疾病活动期，是该病最常见的心血管系统表现。临床发生率为 20%～45%。超声心动图检查发现异常的百分率更高。尸解检出率为 43%～100%，平均 62%，心包炎多为纤维蛋白性或渗出性。心包液可能是血浆性或肉眼血性。蛋白含量高，葡萄糖量正常或减少，白细胞计数小于 $10×10^9/L$，补体水平低、偶可发现红斑狼疮细胞。

心脏压塞发生率小于 10%，发展为缩窄性心包炎者罕见。有时心脏压塞是红斑狼疮首发症状。红斑狼疮心包炎可伴有心肌炎、心内膜炎，传导系统炎症和冠状动脉炎，偶可引起心肌梗死。

(1)临床表现：红斑狼疮患者出现胸痛，心包摩擦音或 X 线检查心影增大，心电图呈急性心包炎的特点。因心包炎常发生在疾病活动期，常与肾炎同时并存，其血清补体明显升高，抗核抗体阳性和血沉增加，可查到红斑狼疮细胞。

红斑狼疮患者，用免疫抑制药物、激素和细胞毒性制剂治疗过程中，若超声心动图发现新近心包积液，胸部 X 线检查心影增大，胸腔积液和肺实质性浸润，需细心的体格检查、血培养、结核菌素皮试以排除并发化脓性、真菌性或结核性心包炎。

(2)治疗：针对原发病治疗，如激素和免疫抑制剂。可采用中到大剂量糖皮质激素类药物。如泼尼松 1.0～1.5 mg/(kg·d)，1～5 天内不见症状好转，可考虑在原剂量上增加 10% 剂量，待病情缓解，减少用量，泼尼松 15 mg/d 或隔天 30 mg 维持治疗，一般为 6～12 个月不等。大量心包积液心脏压塞时行心包穿刺术，反复出现心包积液和发展成缩窄性心包炎，可选择心包切除术。

7.类风湿心包炎

尸检发现，50% 类风湿关节炎患者合并陈旧性纤维蛋白粘连性心包炎。生前诊断 10%～25%，表现为一过性或大量心包积液心包炎征象。50% 慢性类风湿关节炎者，超声心动图检查可显示有心包积液。心包炎多见于严重类风湿关节炎，包括关节强直、畸形、皮下类风湿结节、肺炎和类风湿因子阳性。偶尔，血清类风湿因子阴性患者亦可发生类风湿性全心炎。

成人类风湿心包炎能引致心脏压塞和渗出性缩窄心包炎及缩窄性心包炎。成人 Still 病、约 6% 青年型类风湿关节炎，可出现心包炎心脏压塞。心包炎同时伴有心肌炎的发生率以男性为主。

(1)病理解剖：心包膜典型病理改变为心包血管炎，非特异性纤维素性增厚粘连，偶见类风湿结节。心包渗液呈浆液性或血性，蛋白超过 5 g/dL，葡萄糖小于 45 mg/dL，胆固醇水平升高，白细胞计数在 $(20～90)×10^9/L$ 之间，类风湿因子阳性，补体活性减低、心包膜见 $CD8^+$ T 细胞浸润。当类风湿结节侵犯心肌、心瓣膜时，能引致主动脉瓣、二尖瓣关闭不全。

(2)临床表现：关节肿胀僵痛、发热、心前区痛和心包摩擦音、胸膜炎。胸部 X 线检查心影扩大，65% 患者出现单侧或双侧胸腔积液。心电图表现为非特异性 ST-T 改变、房室传导阻滞。超声心动图检查几乎一半患者有心包增厚和积液。虽然类风湿性心包炎是自限性和良性的，但 3%～25% 患者突然出现心脏压塞或因免疫复合物沉着在心包膜上而发展为渗出-缩窄性或缩窄性心包炎，且男性多于女性。

(3)治疗：有症状的心包炎者可用阿司匹林 0.6～1.0 mg，每天 3～4 次，或非类固醇消炎药如吲哚美辛25 mg，每天 2 次～3 次。大量心包积液、心脏压塞行心包穿刺术，4%～20% 患者需心包切除术，使血流动力学得到最大的改善。

8.心包切开术后综合征

心包切开术后综合征是指心脏手术一周后出现发热、心包炎、胸膜炎。此综合征首先发生在风湿性心脏病二尖瓣手术患者，认为是风湿热的复发，随后，在非风湿性心脏病的患者进行心脏手术后也会出现这一综合征。在埋藏式心脏起搏器起搏导管引起心脏穿孔、胸部钝挫伤、心外膜植入心脏起搏器及冠状动脉成形术导致冠状动脉穿孔时,可同样出现心包切开术后综合征的临床特征。

心包切开术后综合征发病率在10%~40%之间,儿童发病率高于成人。有报道预激综合征心脏外科手术治疗导致本综合征的发生率为31%。

同Dressler综合征类似,心包切开术后综合征被假设为心肌自身的免疫反应,可能同一种新的或再活化的病毒感染有关。Engle及其同事曾用实验证明,进行过心包切开术的某些患者其血浆中出现抗心肌抗体,效价水平同综合征发病率呈正比关系。约70%心包切开术后综合征患者血浆抗心肌病毒抗体效价升高,而无此综合征患者仅8%升高,抗心肌抗体阴性,这暗示,病毒感染可能是个触发或随意因素。在2岁以下进行心脏手术的儿童中,患心包切开术后综合征甚为罕见。这一发现,说明同各种病毒暴露的时间有关,或是对经由胎盘的保护性抗体有关。

(1)病理解剖:心包切开术后综合征,心包组织无特异性改变,心包操作和积血可能引起心包粘连,心包膜增厚,偶有纤维化心包腔闭合,导致缩窄性心包炎。心包膜产生的组织型纤维蛋白溶酶原激活素,在心脏手术拖长时间,伴随心包间皮损伤和炎症时,分泌激活素减少影响心包纤维蛋白的溶解,导致术后心包炎和心包粘连。心包积液呈稻草黄色、粉红色或血性,其蛋白含量大于4.5 g/dL,白细胞计数$(0.3\sim8.0)\times10^9$/L。

(2)临床表现:通常在心脏手术后2~3周急性起病,其特征为发热、乏力和胸痛。有些病例手术后一周内即持续发热。胸痛是急性心包炎的特征,胸痛性质类似胸膜炎。其他非特异性的炎症表现包括血沉加快,多形核白细胞升高。

几乎所有患者在心脏手术后头几天可闻及心包摩擦音,大多数于1周内消失而不发生此综合征。X线检查约1/3的患者左侧或双侧胸腔积液,1/10患者有肺浸润,半数患者有短暂性的心影扩大。心电图表现为非特异性ST-T改变和阵发性房性心动过速。超声心动图可提示心包积液存在和心脏压塞的证据。心脏手术后心包渗血极为普遍,术后10天内有56%~84%患者有心包积液。诊断心包切开术后综合征需与术后其他原因,包括感染引起发热相鉴别。

(3)治疗:心包切开术后综合征有自限性,但长期迁延可致残。发热和胸痛可用阿司匹林或非类固醇消炎药加以缓解。用药后48小时内无效可使用激素治疗。手术后头6月此综合征多有复发。约1%成年人心脏手术后平均49天发生心脏压塞,同时伴有发热、心包摩擦音及典型"心包痛"。抗凝治疗与心包切开术后综合征伴发心脏压塞无关。心脏压塞行心包穿刺处理,反复的心脏压塞需要进行心包切除术。发生缩窄性心包炎罕见,多出现在心包切除术后综合征后的数月至数年。

9.创伤性心包炎

创伤性心包炎除贯通伤和非贯通伤,其他外伤性心包炎的重要原因,包括食管癌、食管腐蚀或Boerhaave综合征突发食管破裂,食管内容物流入心包腔或为食管胃切除术后的并发症。意外事件,吞咽牙签或鱼骨致食管穿孔而发生心脏压塞和迟发缩窄性心包炎。食管破裂外伤性心包炎,常伴随严重糜烂性心包炎症和感染。食管破裂或穿孔可发展成食管心包瘘。上述病情,虽有内科治疗瘘管可以自然闭合报道,也常需外科立即手术,但死亡率高。心包炎也可继发于胰腺炎,此时心包积液淀粉酶含量高,而心脏压塞或胰腺心包瘘罕见。急性酒精性胰腺炎,心包积液发生率明显高于对照组(47%比11%)。恶性疾病或胃、胆管、大肠和气管外科手术并发溃疡形成,可致心包瘘管。

心包外伤也可出现不常见的外伤性症状,包括心脏通过心包裂口形成心脏疝或心脏半脱位所引发心血管虚脱和心包内膈疝。心脏疝能被 CT 和 MRI 所诊断。左肺根部切除术和部分心包切除术可发生在胸心脏疝。脐疝手法复位引起肠襻心包内疝罕见,超声心动图可提供诊断。

10.心脏手术及心导管术后心包积血

心脏外科术后或心导管检查、安装起搏器过程中或术后并发心包积血,可导致急性心脏压塞和慢性缩窄性心包炎。一组报道 510 例进行心脏外科手术后连续发病者,其中 2% 在术后 1～30 天内(平均 8 天)发生心脏压塞。心脏外科手术后至少有一半患者,可用超声心动探测出小量心包积液,大量心包积液心脏压塞常见于服抗凝药者,且比服用阿司匹林患者多 10 倍。术后心脏压塞占心脏外科术后不明原因低血压病例的 10%,会与血容量不足或心力衰竭相混淆,右室压缩继发肝充血可能误诊术后肝炎等。

床旁作食管超声检查是鉴别术后完全性或局限性心脏压塞的必不可少的诊断工具。两者在临床和超声心动图上的心脏压塞表现是有区别的。对心脏周围或大面积局限性心包积液的处理可用二维超声心动图引导下作经皮导管心包穿刺术。对心脏后壁局部心包积液或局部血栓的患者,应在手术室内作外科心包切开清除处理。Friedrich 等在 6 年中连续观察 11 845 例,心导管操作时心脏穿孔和急性心脏压塞发生率,二尖瓣球囊成形术时心脏穿孔占 4.2%,主动脉瓣球囊成形术占 0.01%,对这类患者实施心包穿刺术半数有效,而其余患者则要外科手术修补穿孔。经静脉的右心室内膜心肌活检,心脏穿孔和/或心脏压塞发生占 1.5%,冠状动脉成形术 0.02%,冠状动脉内支架植入较少见。引起心包积血和心脏压塞其他原因,包括胸骨骨穿,食管镜,和纵隔镜检查。近年报道,食管静脉曲张用内镜硬化治疗亦是引起急性心包积血和随后发展为心包炎和心脏压塞的原因。植入螺旋固定心房电极的起搏器约 5% 发生急性心包炎并伴有心包积液,需要抗感染治疗。

11.黏液水肿性心包炎

黏液水肿患者常并发心肌病,1/3 并心包积液、胸腔积液和腹水。心包积液机制可能是水钠潴留,淋巴液引流缓慢和毛细血管外渗蛋白增加。心包积液常呈清或淡黄色,偶尔像黏液胶状物。积液所含蛋白和胆固醇浓度升高,少量白细胞或红细胞。黏液水肿患者心包积液增长速度很缓慢,容量可达 5～6 L,虽已压迫心脏,但仍无代偿性心动过速和其他心脏压塞症状,胸部透视时意外发现心脏明显扩大。曾有报道巨舌可作为甲状腺功能低下和心包积液静脉压升高的特征。大量心包积液患者,常是甲状腺功能低下特征,尤其是婴儿和老年患者,往往心包积液是唯一的体征。纵隔放射治疗后,患者出现心包积液应考虑为甲状腺功能低下的表现,有报道 25% 妇女在放射治疗中可诱发甲状腺功能紊乱。甲状腺替代治疗,已恢复具有正常甲状腺功能数月后,黏液水肿心包积液会缓慢减少最终消失。

12.胆固醇性心包炎

胆固醇心包炎是由于心包损伤伴胆固醇结晶沉积和对炎症反应的单核细胞,包括泡沫细胞、巨噬细胞浸润而形成。心包腔内出现胆固醇结晶是慢性炎症表现。心包积液典型特征,包括微小胆固醇结晶,像闪闪发光的"金子"。心包积液中胆固醇增多机制不清,可能原因:①心包表面细胞坏死放出细胞的胆固醇;②红细胞溶解释放出胆固醇;③心包炎减少了淋巴引流,减少胆固醇的吸收,产生胆固醇结晶;④一些胆固醇心包炎患者,心包积液的胆固醇量与血浆胆固醇含量相似,心包腔内高胆固醇可能是单纯渗出物。

大多数胆固醇心包炎常缺乏明确的基础疾病。治疗包括确定伴有的任何因素如结核病、风湿病或黏液性水肿高胆固醇血症。胆固醇心包炎心包积液容量大,发展缓慢,心脏压塞并发症少见。当大量心包积液引起呼吸困难和胸痛,或发展成缩窄性心包炎的可进行心包切除术。

13.乳糜性心包积液

特发性乳糜性心包积液罕见,常是由于胸导管阻塞,其原因可以为外科手术或外伤致胸导管破裂或因肿瘤阻塞淋巴管。胸导管阻塞,使正常的淋巴回流系统受阻,结果乳糜通过淋巴引流反流心包。多数患者无症状,心包积液缓慢增加,多在胸部 X 线和超声心动图检查时发现。损伤的胸导管和心包腔之间的淋巴引流,可凭借^{99m}Tc 硫黄锑胶体放射核素淋巴管造影发现。心包积液常似乳白色牛奶,含有高胆固醇及甘油三酯,蛋白含量高于 35 g/L,用苏丹Ⅲ号脂肪染剂染色,显微镜下见到细微脂肪滴。

乳糜心包积液发生心脏压塞和缩窄性心包炎罕见。有报道心脏手术后并发乳糜性心包积液可致心脏压塞。对有症状的乳糜性心包积液患者的处理,尽可能减少复发,包括限制摄入含丰富甘油三酯的食物,如不成功可考虑胸导管手术,切开心包壁排出乳糜液和防止再蓄积。

14.妊娠与心包积液

没有证据表明妊娠会影响心包疾病的易感性,但是,许多孕妇在妊娠后 3 月出现小至中量心包积液,罕见心脏压塞,由于妊娠期血容量增加,可使原来隐伏的心包缩窄表现出来。妊娠期的急性心包炎心电图须与正常妊娠状态下心电图上轻微的 ST-T 改变相鉴别。妊娠期大多数心包疾病的处理与非妊娠者类似,值得注意的是,大剂量阿司匹林可使胎儿动脉导管提早闭合,秋水仙碱也应禁用。心包切开术或心包切除术并不增加随后妊娠的风险,必要时可以进行。妊娠 20周后,可通过超声心动图检出胎儿心包液,深度在 2 mm 以内为正常,如心包液过多,应考虑到胎儿水肿、溶血、低蛋白血症、免疫系统疾病、母婴传播的支原体或其他感染和肿瘤形成的可能。

(张正利)

第三节　心包缩窄

缩窄性心包炎是多种心包疾病的最终结果,表现为心包纤维化、钙化、粘连和增厚,导致各房室充盈障碍,类似于右心衰竭的临床表现,其实质是心包缩窄。

由于心包缩窄,心脏舒张期充盈受限,舒张终末期压力升高,容量减少,尽管收缩功能正常,但每搏量降低,心排血量减少,然而,由于代偿性心率增快,心排血量降低不明显,因此,与心力衰竭比较右房压升高明显,而心排血量降低较少,右房压可高达 10~20 cmH$_2$O)。由于右房压力升高,体循环淤血,静脉压升高。

在欧美和日本,心包缩窄的主要病因为特发性心包炎,在南非和一些热带国家,结核性仍是最常见的病因,我国结核性缩窄性心包炎,约占缩窄性心包炎病因的 40%。心包缩窄的其他病因主要包括心脏手术后、接受血液透析的慢性肾衰竭、结缔组织病和肿瘤浸润。化脓性心包炎引流不畅可发展为缩窄性心包炎,亦可是真菌感染和寄生虫感染的并发症。偶可见于心肌梗死、心包切开术后综合征及石棉沉着病引起的心包炎后。

一、心包缩窄的病理生理

增厚致密的心包较坚硬并固缩压迫心脏,限止了两侧心脏于舒张期充分扩张,使舒张期回心血量减少,心搏量因之而下降。心搏量减少必然造成输血量减少,故血压一般偏低,机体为了维持一定的输血量,必须增加心室率而达代偿目的。心排血量减少也导致肾血流量不足,使肾脏水钠潴留增多,循环血容量增加。另一方面静脉血液回流障碍,因此出现静脉压力升高,其升高的程度常较心力衰竭时更为明显,故临床上出现颈静脉怒胀、肝大、腹水、胸腔积液、下肢水肿等体征。因左心室受缩窄心包的影响可出现肺循环瘀血,临床上有呼吸困难等症状。

心包缩窄时,血流动力学改变主要来自大静脉和心房受压抑或来自心室受缩窄的结果,在过去曾有不同意见,目前认为是心室受压的结果,实验动物心脏全部受缩窄后,仅解除心房的瘢痕组织,血流动力学并无改善,而将心室部分疤痕解除后,则有明显改善;另外右心室受压后即可产生体循环静脉高压的表现。因此临床上行心包剥脱术时,应剥除心室部位的增厚心包。

二、心包缩窄的临床特征

心包缩窄形成的时间长短不一,通常将急性心包炎发生后 1 年内演变为心包缩窄者称急性缩窄,1 年以上者称为慢性缩窄。演变过程有 3 种形式:①持续型,急性心包炎经治疗后在数天内其全身反应和症状,如发热胸痛等可逐渐缓解,甚至完全消失,但肝大、颈静脉怒胀等静脉瘀血体征不减反而加重,故在这类患者中很难确定急性期和缩窄期的界限,这与渗液在吸收的同时,心包增厚和缩窄形成几乎同时存在有关,因此难以区分两期的界限。②间歇型,心包炎急性期的症状和体征可在一定时间完全消退,患者以为病变痊愈,但数月后重新出现心包缩窄的症状和体征,这与心包的反应较慢,在较长时间内形成缩窄有关。③缓起型,这类患者急性心包炎的临床表现较轻甚至无病史,但有渐进性疲乏无力、腹胀、下肢水肿等症状,在 1～2 年内出现心包缩窄。

(一)症状

心包缩窄的主要症状为腹胀、下肢水肿,这与静脉压增高有关,虽有呼吸困难或端坐呼吸,其并非由于心功能不全所致,而是由于腹水或胸腔积液压迫所致。此外患者常诉疲乏、食欲缺乏、上腹部胀痛等。

(二)体征

(1)血压低,脉搏快,1/3 出现奇脉,30％并心房颤动。

(2)静脉压明显升高,即使利尿后静脉压仍保持较高水平。颈静脉怒张,吸气时更明显(Kussmaul 征),扩张的颈静脉舒张早期突然塌陷(Freidreich 征)。Kussmaul 征和 Freidreich 征均属非特异性体征,心脏压塞和任何原因的严重右心衰竭,皆可见到。

(3)心脏视诊见收缩期心尖回缩,舒张早期心尖冲动。触诊有舒张期搏动撞击感。叩诊心浊音界正常或稍扩大。胸骨左缘 3、4 肋间听到心包叩击音,无杂音。

(4)其他体征,如黄疸、肺底湿啰音、肝大、腹水比下肢水肿更明显,与肝硬化相似。

(三)辅助检查

1.颈静脉搏动图检查

见 X(心房主动扩张)和 Y(右房血向右室排空,相当于右室突发而短促的充盈期)波槽明显加深,以 Y 降支变化最明显。

2.心电图检查

胸导联 QRS 波呈低电压,P 波双峰,T 波浅倒,如倒置较深表示心包受累严重,缩窄累及右室流出道致使右室肥厚,心房颤动通常见于重症者。广泛心包钙化可见宽 Q 波。

3.胸部 X 线检查

心影正常或稍扩大,心脏边缘不规则、僵硬。透视下见心脏搏动减弱或消失。上腔静脉充血使上纵隔影增宽,心房扩大,心包钙化者占 40%,在心脏侧位观察房室沟、右心前缘和纵隔有钙化阴影,但心包钙化不一定有缩窄。肺无明显充血,如有充血征示左心受累。50%患者见胸腔积液。

4.超声心动图检查

M 型和二维超声心动图表现均属非特异性变化。M 型超声心动图表现为左室壁舒张中晚期回声运动平坦;二尖瓣舒张早期快速开放(DE 速加快);舒张期关闭斜率(EF 斜率)加快;室间隔在心房充盈期过渡向前运动,肺动脉瓣过早开放。

二维超声心动图表现心室腔受限变小,心房正常或稍大,心包膜回声增强,下腔静脉扩张,心脏外形固定,房室瓣活动度大,当快速到缓慢充盈过渡期,见到心室充盈突然停止。吸气时回心血量增加,因右室舒张受限使房、室间隔被推向左侧。

5.CT 或 MRI 检查

心包膜增厚比超声心动图更清晰,厚度可达 5 mm,右室畸形。左室后壁纤维化增厚,上下腔静脉和肝静脉也见特征性改变。

6.心导管检查

通过左、右心导管同时记录到上腔静脉压、右房平均压、肺毛细血管楔压、肺动脉舒张压,左、右室压力升高,升高水平大致相等。左、右室升高,升高水平大致相等。左、右室升高的舒张压相差不超过 0.79 kPa。右房压力曲线 a、v 波振幅增高,x、y 波加深形成"M"型"W"型。右室压力曲线,舒张早期迅速下陷接近基线,随后上升维持高平原波呈"平方根"样符号,高平原波时压力常超过右室收缩压的 25%,约等于右房平均压。肺动脉收缩压小于 6.66 kPa。

三、心包缩窄的诊断与鉴别诊断

(一)心包缩窄的诊断依据

心包疾病病史,结合颈静脉怒张、肝大、腹水,但心界不大、心音遥远伴有心包叩击音,可初步建立心包缩窄的诊断。再经胸部 X 线检查发现心包钙化,心电图表现为低电压和 T 波改变则可确定诊断。对不典型病例行心导管检查,可获得心腔内压力曲线以协助诊断。

(二)心包缩窄的鉴别诊断

1.肝硬化门静脉高压伴腹水

患者虽有肝大、腹水和水肿,与缩窄性心包炎表现相似,但无颈静脉怒张和周围静脉压升高现象,无奇脉,心尖冲动正常;食管钡透显示食管静脉曲张;肝功能损害及低蛋白血症。

2.肺源性心脏病

右心衰竭时颈静脉怒张、肝大、腹水、水肿,与缩窄性心包炎鉴别。肺源性心脏病有慢性呼吸道疾病史;休息状态下仍有呼吸困难;两肺湿啰音;吸气时颈静脉下陷,Kussmaul 征阴性;血气分析低氧血症及代偿或非代偿性呼吸性酸中毒;心电图右室肥厚;胸部 X 线片见肺纹理粗乱或肺淤血,右下肺动脉段增宽,心影往往扩大等,可与缩窄性心包炎鉴别。

3.心脏瓣膜疾病

局限性心包缩窄由于缩窄部位局限于房室沟和大血管出入口可产生与瓣膜病及腔静脉阻塞病相似的体征。如缩窄局限于左房室沟,形成外压性房室口通道狭窄,体征及血流动力学变化酷似二尖瓣狭窄。风湿性心脏病二尖瓣狭窄可有风湿热史而无心包炎病史。心脏杂音存在时间较久。超声心动图示二尖瓣增厚或城墙样改变,瓣膜活动受限与左室后壁呈同向运动。胸部 X 线检查,心脏搏动正常无心包钙化。心导管检查,缩窄性心包炎有特征性的压力曲线,再结合心血管造影有助于与先天性或后天获得性瓣膜病鉴别。

4.心力衰竭

患者往往有心脏瓣膜病或其他类型心脏病,虽有颈静脉怒张和静脉压升高,但 Kussmaul 征阴性;心脏扩大或伴有心脏瓣膜病变的杂音;且下肢水肿较腹水明显均可帮助鉴别。

5.限制型心肌病

原发性或继发性限制型心肌病由于心内膜和心肌受浸润或纤维瘢痕化,心肌顺应性丧失引起心室舒张期充盈受限。血流动力学和临床表现与缩窄性心包炎相似,鉴别诊断极为困难。因两者治疗方法,预后截然不同,故鉴别诊断很重要,确实难以鉴别时可采用开胸探查明确诊断。

四、心包缩窄的治疗

心包剥离术是治疗缩窄性心包炎的有效方法,术后存活者 90％症状明显改善,恢复劳动力。故目前主张早期手术,即在临床上心包感染基本上已控制时就可施行手术,过迟手术患者心肌常有萎缩及纤维变性,手术虽成功但因心肌病变致术后情况改善不多,甚至因变性的心肌不能适应进入心脏血流的增多而发生心力衰竭,此外过迟手术也因一般情况不佳会增加患者手术的危险性。内科疗法主要是减轻患者症状及手术前准备。患者术前数周应休息,进低盐饮食,有贫血或低蛋白血症者可小量输血或给予清蛋白。腹水较多者可适量放水和给予利尿剂,除非有快速心房颤动一般不给予洋地黄制剂。术前 1～2 天开始用青霉素,结核病例术前数天就应开始用抗结核药。

五、缩窄性心包炎

(一)渗出缩窄性心包炎

渗出缩窄性心包炎是指既有心包腔积液产生心脏压塞,又有心包膜增厚粘连引起心包缩窄的两者临床特征。本病进展缓慢,病程持续 1 年左右,可发展为缩窄性心包炎。

1.病因

结核感染、肿瘤、放射性损伤及非特异性心包炎。

2.临床表现

胸痛,劳力性呼吸困难,颈静脉及中心静脉压升高,常出现奇脉,心包叩击音少见。胸部 X 线示心脏增大,无心包钙化影。CT 检查心包壁层增厚,心包积液。心包穿刺抽液前心房压力曲线以 x 支下降明显,抽液后转为 y 降支下降更显著。右室压力曲线抽液前后均呈现"平方根"征。抽液后心包腔内压虽下降,而中心静脉压仍保持较高的水平。

3.治疗

除继续治疗原发病外,激素和心包穿刺抽液治疗可暂时缓解症状。有时心包切除术是最有效的治疗方法。

(二)隐匿性缩窄性心包炎

此病少见。患者可有急性心包炎病史。常诉胸痛,劳累后呼吸困难,体查无缩窄性心包炎体征。超声心动图检查也无心包积液和缩窄的征象。右心导管,心房心室压力曲线正常。若为明确诊断和行心包切开术前,可采用较少用的增加血容量方法,诱发血流动力学改变。在10分钟内静脉滴注大约1 L盐水,此时右房压力曲线显出缩窄性心包炎的"M"型或"W"型特征,而左、右心室舒张压相等。

(三)慢性钙化缩窄性心包炎

目前慢性钙化缩窄性心包炎较罕见。属缩窄性心包炎晚期的一种特殊类型。临床特点:严重恶病质;巩膜、皮肤黄疸、蜘蛛痣、肝掌;静脉压极度升高;心律不齐,心房颤动;肝大,腹水,甚至出现意识障碍;射血分数极低,心包切除手术治疗危险性大,即使手术治疗,术后心功能也得不到改善。

(四)心包切开术后及心外科手术后缩窄性心包炎

心包切开术后缩窄性心包炎发生率在0.2%以下。心脏手术时心包膜损害、出血、手术操作的刺激、局部低温等因素,导致心包无菌性炎症。约25%患者术后经超声心动图检查可发现心包积液,但经数周可逐渐吸收。部分大量血性心包积液者,虽经心包穿刺抽引治疗,由于血性渗液的组织机化,很快出现缩窄性心包炎临床表现。如心脏手术后数月内出现似右心衰竭表现,静脉压升高、肝大、腹水,应注意心包切开术后缩窄性心包炎。一旦明确诊断,需进行心包切除术治疗。

心外科手术后缩窄性心包炎是心脏外科手术的一种并发症,从心脏手术到确诊的时间通常为一年,但其范围由少于1个月至15年以上。5 207例成年患者外科手术后0.2%(11例)并发缩窄性心包炎,行心导管检查,平均术后82天并发。心脏移植的患者中,超过12%者可能发生延迟性心包积液和缩窄,易与慢性排异反应而发生的心肌病相混淆。

1.病因

聚乙烯酮碘冲洗心脏被假定为对某些患者的诱发因素,许多报告并未提到这一因素,似乎心包腔出血和浆膜损伤是主要因素。一组报告暂时性心包切开术后综合征是手术后缩窄性心包炎的病因,约占60%。现已有证据证明,手术后缩窄性心包炎,可能包括旁路血管移植术和移植血管早期闭塞,及切开心包时损害移植血管。发生缩窄性心包炎,还可能与隐藏的心包积血和心外膜安装AICD后数月,电极异物刺激心包的反应或电极局部感染的因素有关。

2.临床表现

外科术后缩窄性心包炎的重要临床特征,包括呼吸困难、胸痛、颈静脉扩张、足部水肿,X线胸片心脏扩大、超声心动图证明心包增厚并心包大量积液。另MRI和CT检查可证实一些患者心包增厚。

3.治疗

若怀疑某些患者患有此综合征,在其心包探查术之前应用心导管术以确诊缩窄性心包炎。这些患者大多数是心包出血引起的纤维化,常伴有心脏后壁血肿,约85%在施行广泛心包切除术后可以好转。这类患者心包切除的死亡率高,为5%～14%。

(张正利)

第十二章　心脏瓣膜病

第一节　主动脉瓣关闭不全

一、病理生理

主动脉瓣关闭不全引起的基本血流动力学障碍是舒张期左心室内压力大大低于主动脉,故大量血液反流回左心室,使左心室舒张期负荷加重,左心室舒张期末容积逐渐增大,容量负荷过度。早期收缩期左心室每搏量增加,射血分数正常,晚期左心室进一步扩张,心肌肥厚,当左心室收缩减弱时,每搏量减少,左心室舒张期末压力升高,最后导致左心房、肺静脉和肺毛细血管压力升高,出现肺淤血。主动脉瓣反流明显时,主动脉舒张压明显下降,冠脉灌注压降低,心肌供血减少,进一步使心肌收缩力减弱。

(一)左心室容量负荷过度

主动脉瓣关闭不全时,左心室在舒张期除接纳从左心房流入的血液外,还接受从主动脉反流的血液,造成左心室舒张期充盈量过大,容量负荷过度。左心室的代偿能力是影响病理生理改变的重要因素,也决定了急、慢性主动脉瓣关闭不全血流动力学障碍的明显差异。

1.急性主动脉瓣关闭不全

左心室顺应性及心腔大小正常,面对舒张期急剧增加的充盈量,左心室来不及发生代偿性扩张和肥大,导致舒张期充盈压显著增高,迫使左心房压、肺静脉和肺毛细血管压力升高,引起呼吸困难和肺水肿,并导致肺动脉高压和右心功能障碍,此时患者表现出体循环静脉压升高和右心衰竭的症状和体征。

当左心室舒张末期压力超过 4.0～5.3 kPa(30～40 mmHg)时,可使二尖瓣提前关闭,对肺循环有一定的保护作用,但效力有限。由于急性者左心室舒张末容量仅能有限地增加,即使左心室收缩功能正常或增加,并有代偿性心动过速,心排血量仍减少。

2.慢性主动脉瓣关闭不全

主动脉反流量逐渐增大,左心室充分发挥代偿作用,通过 Frank-Starling 定律调节左心室容量-压力关系,使总的左心室心搏量增加。长期左心室舒张期充盈过度,使心肌纤维被动牵张,刺激左心室发生离心性心肌肥大,心脏重量明显增加,心腔明显扩大。

代偿期扩张肥大的心肌收缩力增强,能充分将心腔内血液排出,每搏量明显增加,前向血流量、射血分数及收缩末期容量正常。

由于主动脉反流血量过大及肥大心肌退行性变和纤维化,左心室舒张功能受损。当左心室容量负荷超过心肌的代偿能力时,进入失代偿期。此时,心肌顺应性降低,心室舒张速度减慢,左心室舒张末压升高,左心房压和肺循环压力升高,引起肺淤血和呼吸困难。同时,心肌收缩力减弱,每搏量减少,前向血流量及射血分数降低。左心室收缩末期容量增加是左心收缩功能障碍的敏感指标之一。

(二)脉压增宽

慢性主动脉瓣关闭不全时,因左心室充盈量增加,每搏量增加,主动脉收缩压升高,而舒张期血液向左心室反流又使主动脉舒张压降低,压差增大。当主动脉舒张压<6.7 kPa(50 mmHg)时,提示有严重的主动脉瓣关闭不全。急性主动脉瓣关闭不全时,因心肌收缩功能受损,主动脉收缩压不高甚至降低,而左心室舒张末压明显升高,主动脉舒张压正常或轻度降低,压差可接近正常。

(三)心肌供血减少

由于主动脉舒张压降低和左心室舒张压升高,冠状动脉灌注压降低;左心室壁张力增加压迫心肌内血管,使心肌供血减少。交感神经兴奋反射性引起心率加快及心肌肥大和室壁张力增加又再次增加心肌耗氧量,故主动脉瓣关闭不全患者可出现心肌缺血和心绞痛,多出现在主动脉瓣关闭不全的晚期。

二、临床表现

(一)症状

主动脉瓣关闭不全患者一旦出现症状(表 12-1),往往有不可逆的左心功能不全。

表 12-1　重度主动脉瓣关闭不全典型体征

视诊及触诊	
de Musset's sign	伴随每次心搏的点头征,由于动脉搏动过强所致
Muller's sign	腭垂的搏动或摆动
Quincke's sign	陷落脉或水冲脉,即血管突然短暂的充盈及塌陷
听诊	
Hill's sign	袖带测压时,上下肢收缩压相差 8.0 kPa(60 mmHg),正常时<2.7 kPa(20 mmHg)
Traube's sign	股动脉收缩音及舒张音增强,即枪击音
Duroziez's sign	用听诊器轻压股动脉产生的杂音
De tambour 杂音	第二心音增强,带有铃声特点,常见于梅毒性主动脉瓣反流

1.心悸和头部搏动

心脏冲动的不适感可能是最早的主诉,由于左心室明显增大,左心室每搏量明显增加,患者常感受到强烈的心悸。情绪激动或体力活动引起心动过速时,每搏量增加明显,此时症状更加突出。由于脉压显著增大,患者常感身体各部有强烈的动脉搏动感,尤以头颈部为甚。

2.呼吸困难

劳力性呼吸困难出现表示心脏储备能力已经降低,以后随着病情进展,可出现端坐呼吸和夜间阵发性呼吸困难,在合并二尖瓣病变时此症状更加明显。

3.胸痛

由于冠脉灌注主要在舒张期,所以主动脉舒张压决定了冠脉流量。重度主动脉瓣关闭不全患者舒张压明显下降,特别是夜间睡眠时心率减慢,舒张压下降进一步加重,冠脉血流越发减少。此外,胸痛发作还可能与左心室射血时引起升主动脉过分牵张或心脏明显增大有关。

4.眩晕

当快速变换体位时,可出现头晕或眩晕,晕厥较少见。

5.其他

如疲乏、过度出汗,尤其在夜间心绞痛发作时出现,可能与自主神经系统改变有关。晚期右心衰竭时可出现食欲缺乏、腹胀、下肢水肿、胸腔积液、腹水等。

(二)体征

1.视诊

颜面较苍白,头部随心脏搏动频率上下摆动(De-Musset's sign);指(趾)甲床可见毛细血管搏动征;心尖冲动向左下移位,范围较广,且可见有力的抬举样搏动;右心衰竭时可见颈静脉怒张。

2.触诊

(1)颈动脉搏动明显增强,并呈双重搏动。

(2)主动脉瓣区及心底部可触及收缩期震颤,并向颈部传导。胸骨左下缘可触及舒张期震颤。

(3)颈动脉、桡动脉可触及水冲脉(Corrigan's pulse),即脉搏呈现高容量并迅速下降的特点,尤其是将患者前臂突然高举时更为明显。

(4)肺动脉高压和右心衰竭时,可触及增大的肝脏,肝颈静脉回流征可阳性,下肢指凹性水肿。

3.叩诊

心界向左下扩大。

4.听诊

(1)主动脉舒张期杂音,为一与第二心音同时开始的高调叹气样递减型舒张早期杂音,坐位并前倾和深呼气时明显。一般主动脉瓣关闭不全越严重,杂音的时间越长,响度越大。轻度反流时,杂音限于舒张早期,音调高。中度或重度反流时,杂音粗糙,为全舒张期。杂音为音乐时,提示瓣叶脱垂、撕裂或穿孔。

(2)心底部及主动脉瓣区常可闻及收缩期喷射性杂音,较粗糙,强度 2/6~4/6 级,可伴有震颤,向颈部及胸骨上凹传导,为极大的每搏量通过畸形的主动脉瓣膜所致,并非由器质性主动脉瓣狭窄所致。

(3)Austin-Flint 杂音:心尖区常可闻及一柔和、低调的隆隆样舒张中期或收缩前期杂音,即 Austin-Flint 杂音,此乃由于主动脉瓣大量反流,冲击二尖瓣前叶,使其振动和移位,引起相对性二尖瓣狭窄;同时主动脉瓣反流与左心房回流血液发生冲击、混合,产生涡流所致。此杂音在用力握拳时增强,吸入亚硝酸异戊酯时减弱。

(4)当左心室明显扩大时,由于乳头肌外移引起功能性二尖瓣反流,可在心尖区闻及全收缩期吹风样杂音,向左腋下传导。

(5)心音:第一心音减弱,第二心音主动脉瓣成分减弱或阙如,但梅毒性主动脉炎时常亢进。由于舒张早期左心室快速充盈增加,心尖区常有第三心音。

(6)周围血管征听诊:股动脉枪击音;股动脉收缩期和舒张期双重杂音;脉压增大。

三、辅助检查

(一)X线检查

急性期心影多正常,常有肺淤血或肺水肿征。慢性主动脉瓣关闭不全常有以下特点。

(1)左心室明显增大,心脏呈主动脉型。

(2)升主动脉普遍扩张,可以波及主动脉弓。

(3)透视下主动脉搏动明显增强,与左心室搏动配合呈"摇椅样"摆动。

(4)左心房可增大,肺动脉高压或右心衰竭时,右心室增大并可见肺静脉充血、肺间质水肿。

(二)心电图检查

轻度主动脉瓣关闭不全者心电图可正常。严重者可有左心室肥大和劳损,电轴左偏。Ⅰ、aVL、$V_{5\sim6}$导联Q波加深,ST段压低和T波倒置;晚期左心房增大,也可有束支阻滞(图12-1)。

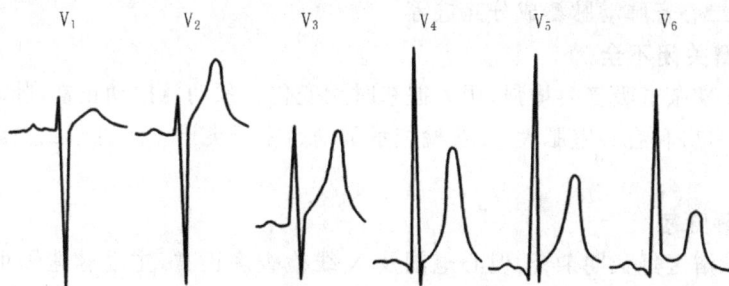

图 12-1 主动脉关闭不全示心电图改变
V_5、V_6导联出现深Q波,R波增大,S-T段抬高,T波增大

(三)超声心动图检查

对主动脉瓣关闭不全及左心室功能评价很有价值,还可显示二叶式主动脉瓣、瓣膜脱垂、破裂或赘生物形成及升主动脉夹层等,有助于病因的判断。

1.M型超声检查

显示舒张期二尖瓣前叶和室间隔纤细扑动,为主动脉瓣关闭不全的可靠诊断征象。但敏感度低。

2.二维超声检查

可显示瓣膜和升主动脉根部的形态改变,可见主动脉瓣增厚,舒张期关闭对合不佳,有助于病因确定。

3.彩色多普勒超声

由于舒张早期主动脉压和左心室舒张压间的高压差,主动脉瓣反流导致很高流速(超过4 m/s)的全舒张期湍流。彩色多普勒超声探头在主动脉瓣的心室侧可探及全舒张期高速血流,为最敏感的确定主动脉瓣反流方法,并可通过计算反流量与每搏量的比例,判断其严重程度。

(四)主动脉造影

当无创技术不能确定反流程度并且考虑外科治疗时,可行选择性主动脉造影,可半定量反流程度。

升主动脉造影提示:舒张期造影剂反流至左心室,可以显示左心室扩大。根据造影剂反流量可以估计关闭不全的程度。①Ⅰ度:造影剂反流仅限于主动脉口附近,一次收缩即可排出。②Ⅱ度:造影剂反流于左心室中部,一次收缩即可排出。③Ⅲ度:造影剂反流于左心室全部,一次收缩不能全部排出。

(五)磁共振显像

诊断主动脉疾病如主动脉夹层极准确。可目测主动脉瓣反流射流,可半定量反流程度,并能定量反流量和反流分数。

四、诊断和鉴别诊断

发现典型的主动脉瓣关闭不全的舒张期杂音伴周围血管征即可诊断,超声心动图可明确诊断。主动脉瓣舒张早期杂音应与下列杂音和疾病鉴别。

(一)Graham Steell 杂音

见于严重肺动脉高压伴肺动脉扩张所致肺动脉瓣关闭不全,常有肺动脉高压体征,如胸骨左缘抬举样搏动、第二心音肺动脉瓣成分亢进等。

(二)肺动脉瓣关闭不全

胸骨左缘舒张期杂音吸气时增强,用力握拳时无变化。颈动脉搏动正常,肺动脉瓣区第二心音亢进,心电图示右房和右心室肥大,X线检查示肺动脉主干突出。多见于二尖瓣狭窄及房间隔缺损。

(三)冠状动静脉瘘

可闻及主动脉瓣区舒张期杂音,但心电图及 X 线检查多正常,主动脉造影可见主动脉与右心房、冠状窦或右心室之间有交通。

(四)主动脉窦瘤破裂

杂音与主动脉瓣关闭不全相似,但有突发性胸痛,进行性右心功能衰竭,主动脉造影及超声心动图检查可确诊。

五、并发症

(1)充血性心力衰竭:为主动脉瓣关闭不全的主要死亡原因。一旦出现心功能不全的症状,往往在2~3 年内死亡。

(2)感染性心内膜炎:较常见。

(3)室性心律失常:较常见。

六、治疗

(一)内科治疗

1.预防感染性心内膜炎

避免上呼吸道感染及全身感染,防止发生心内膜炎。

2.控制充血性心力衰竭

避免过度的体力劳动及剧烈运动,限制钠盐摄入。无症状患者出现左心室扩大,特别是 EF 降低时,应给予地高辛。

3.控制高血压

控制高血压至关重要,因为它可加重反流程度。当伴发升主动脉根部扩张时,高血压也可促进主动脉夹层的发生。目前研究证实,应用血管扩张药特别是血管紧张素转换酶抑制药(ACEI)能防止或延缓左心扩大,逆转左心室肥厚,防止心肌重构。

(二)外科治疗

主动脉瓣关闭不全,一旦心脏失去代偿功能,病情将急转直下,多数在出现心力衰竭后 2 年内死亡。主动脉瓣关闭不全的彻底治疗方法是主动脉瓣置换术。最佳的手术时机为左心室功能衰竭刚刚开始即严重心力衰竭发生之前手术,或虽无症状,但左心室射血分数低于正常和左心室舒张末期内径>60 mm 左右,应进行手术治疗。

对于左心室功能正常而无症状的患者,心脏结构改变不明显的应密切随诊,每 6 个月复查超声心动图及时发现手术时机。一旦出现症状或出现左心室功能衰竭或左心室明显增大应及时手术。

1.人工瓣膜置换术

风湿性和绝大多数其他病因引起的主动脉瓣关闭不全均宜施行瓣膜置换术。分机械瓣和生物瓣两种。心脏明显扩大、长期左心功能不全的患者,手术死亡率约为 10%,尽管如此,由于药物治疗的预后较差,即使有左心衰竭也应考虑手术治疗。

2.瓣膜修复术

较少用,通常不能完全消除主动脉瓣反流,仅适用于感染性心内膜炎主动脉瓣赘生物或穿孔、主动脉瓣与其瓣环撕裂。由于升主动脉动脉瘤使瓣环扩张所致的主动脉瓣关闭不全,可行瓣环紧缩成形术。

3.急性主动脉瓣关闭不全的治疗

严重急性主动脉瓣关闭不全迅速发生急性左心功能不全、肺水肿和低血压,极易导致死亡,故应在积极内科治疗的同时,及早采用手术治疗,以挽救患者的生命。术前应静脉滴注正性肌力药物如多巴胺或多巴酚丁胺和血管扩张药如硝普钠,以维持心功能和血压。

(贾辉辉)

第二节　主动脉瓣狭窄

一、病理生理

正常主动脉瓣口面积超过 3.5 cm²,当瓣口面积减小 1.5 cm² 时,为轻度狭窄;1.0 cm² 时为中度狭窄;<1.0 cm² 时为重度狭窄。主动脉瓣狭窄引起的基本血流动力学改变是收缩期左心室血液流出受阻,进而左心室压力增高,严重时左心房压、肺动脉压、肺毛细血管楔嵌压及右心室压均可上升,心排血量减少,造成心力衰竭和心肌缺血。

(一)左心室壁增厚

主动脉瓣严重狭窄时收缩期左心室血液流出受阻,左心室压力负荷增加,左心室代偿性通过进行性室壁向心性肥厚以平衡左心室收缩压升高,维持正常收缩期室壁应力和左心室心排血量。

(二)左心房肥厚

左心室舒张末压进行性升高后,左心房后负荷增加,左心房代偿性肥厚,肥厚的左心房在舒张末期的强有力收缩有利于左心室的充盈,使左心室舒张末容量增加,达到左心室有效收缩时所需水平,以维持心搏量正常。左心房有力收缩也可使肺静脉和肺毛细血管内压力避免持续性增高。

(三)左心室功能衰竭

主动脉瓣狭窄晚期,左心室壁增厚失代偿,左心室舒张末容量增加,最终由于室壁应力增高,心肌缺血和纤维化等导致左心室功能衰竭。

(四)心肌缺血

严重主动脉瓣狭窄引起心肌缺血,机制为:①左心室壁增厚、心室收缩压升高和射血时间延长,增加心肌耗氧。②左心室肥厚,心肌毛细血管密度相对减少。③舒张期心腔内压力增高,压迫心内膜下冠状动脉。④左心室舒张末压升高致舒张期主动脉-左心室压差降低,减少冠状动脉灌注压。

二、临床表现

(一)症状

主动脉瓣狭窄症状出现晚,由于左心室代偿能力较强,相当长的时间内患者可无明显症状,直至瓣口面积小于 1 cm^2 才出现临床症状,主要表现为呼吸困难、心绞痛、晕厥三联症,有15%~20%患者发生猝死。

1.呼吸困难

劳力性呼吸困难为晚期肺淤血引起的常见首发症状,见于90%的有症状患者,主要由于左心顺应性降低和左心室扩大,左心室舒张期末压力和左心房压力上升,引起肺毛细血管楔嵌压和肺动脉高压所致,以后随着病程发展,可发生夜间阵发性呼吸困难、端坐呼吸和急性肺水肿。

2.心绞痛

见于60%有症状患者,常由运动诱发,休息后缓解,多为劳力性心绞痛。主要由于瓣口严重狭窄,心排血量下降,平均动脉压降低,使冠状动脉血流量减少,活动时不足以代偿增加的耗氧量,造成心肌缺血缺氧。极少数由瓣膜的钙质栓塞冠状动脉引起。

3.晕厥

轻者为黑蒙,可为首发症状。多发生于直立、运动中或运动后即刻,由于脑缺血引起。机制为:运动时周围血管扩张,而狭窄的主动脉瓣口限制心排血量的增加;运动致心肌缺血加重,使左心室收缩功能降低,心排血量减少;运动时左心室收缩压急剧上升,过度激活心室内压力感受器,通过迷走神经传入纤维兴奋血管减压反应,导致外周血管阻力降低;运动停止后回心血量减少,左心室充盈量及心排血量进一步减少;休息后由于心律失常导致心排血量骤减也可导致晕厥。

4.其他症状

主动脉瓣狭窄晚期可出现心排血量降低的各种表现,如明显的疲乏、虚弱、周围性发绀。血栓栓塞及胃肠道出血主要多见于老年退行性主动脉瓣钙化男性患者,妇女少见。

(二)体征

1.视诊

心尖冲动位置正常或在腋中线以内,为缓慢的抬举样心尖冲动,若心尖冲动很活跃,则提示同时合并有主动脉瓣或二尖瓣关闭不全。

2.触诊

心尖区可触及收缩期抬举样搏动,左侧卧位时可呈双重搏动,第1次为心房收缩以增加左心室充盈,第2次为心室收缩,持续而有力。心底部可触及收缩期震颤,在坐位、胸部前倾、深呼气后屏气时易触及,胸骨上窝、颈动脉和锁骨下动脉处也可触及。

脉搏较特殊,为细脉或迟脉,与强有力的心尖冲动不相称,脉率较低,在心力衰竭时可低于70次/分。

3.叩诊

心浊音界正常,心力衰竭时向左扩大。

4.听诊

(1)胸骨右缘第2肋间可听到低调、粗糙、响亮的喷射性收缩期杂音,呈递增、递减型,第一心音后出现,收缩中期达到最响,以后逐渐减弱,主动脉瓣关闭前终止。胸骨右缘第2肋间或胸骨左缘第3肋间最响,杂音向颈动脉及锁骨下动脉传导,有时向胸骨下端或心尖区传导。通常杂音越长、越响,收缩高峰出现越迟,主动脉瓣狭窄越严重。合并心力衰竭时,通过瓣口的血流速度减慢,杂音变轻而短促。主动脉瓣狭窄杂音在吸入亚硝酸异戊酯或平卧时增强,在应用升压药或站立时减轻。

(2)瓣膜活动受限或钙化明显时,主动脉瓣第二心音减弱或消失,也可出现第二心音逆分裂。

(3)左心室扩大和左心衰竭时可闻及第三心音(舒张期奔马律)。

(4)左心室肥厚和舒张期末压力升高时,肥厚的左心房强有力收缩产生心尖区明显的第四心音。

三、辅助检查

(一)X 线检查

左心缘圆隆,心影不大。升主动脉根部发生狭窄后扩张,透视下可见主动脉瓣钙化。晚期心力衰竭时左心室明显扩大,左心房扩大,肺动脉主干突出,肺静脉增宽及肺淤血的征象。

1.左心室增大

心尖部下移和/或左心室段圆隆是左心室增大的轻度早期征象。由于左心室增大,心脏向右呈顺钟向转位,心脏呈"主动脉"型。

2.升主动脉扩张

升主动脉根部因长期血流的急促喷射而发生狭窄后梭形扩张,使右上纵隔膨凸,侧位透视下可见主动脉钙化。

3.肺淤血征象

晚期心力衰竭可出现左心室明显扩大,左心房扩大,肺动脉主干突出,肺静脉增宽及肺淤血的征象,表现为肺纹理普遍增多、增粗、边缘模糊,以中下肺野明显;肺门影增大,上肺门影增宽明显;肺野透光度降低;肺内含铁血黄素沉着、钙化。

(二)心电图检查

大约85%患者有左心室肥厚的心电图表现,伴有继发性ST-T改变,左心房肥厚、房室阻滞、室内阻滞(左束支传导阻滞或左前分支阻滞)、心房颤动及室性心律失常。

多数患者左胸导联中T波倒置,并有轻度ST段压低,系左心室收缩期负荷过重的表现。左胸导联中的 ST 段压低超过 0.3 mV,提示存在严重的左心室肥厚。左心房肥厚心电图表现为 V_1 导联 P 波的负性部分明显延迟(图 12-2)。其他心电图表现如房室阻滞主要是钙化浸润范围从主动脉瓣扩大到传导系统,在男性主动脉瓣钙化中较多见。

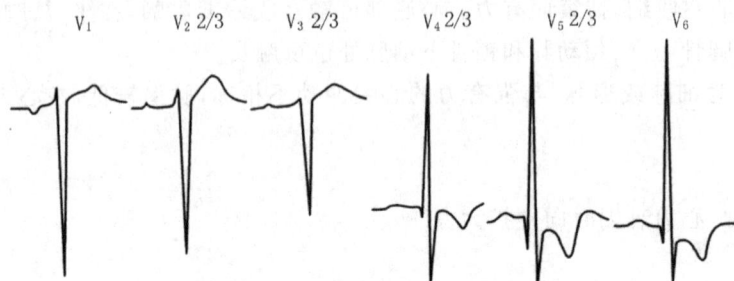

图 12-2　主动脉狭窄时心电图改变

$V_{4\sim6}$导联 R 波异常增大;ST 段呈下斜型下降;T 波倒置

(三)超声心动图检查

M 型超声诊断此病不敏感和缺乏特异性。二维超声心动图探测主动脉瓣异常敏感,有助于显示瓣叶数目、大小、增厚、钙化、瓣环大小、瓣口大小和形状等。彩色多普勒测定通过主动脉瓣的最大血流速度,可计算平均和跨膜压差及瓣口面积,对瓣膜狭窄程度进行评价。

1.M 型超声检查

可见主动脉瓣叶增厚、钙化、开放受限,瓣膜开放幅度＜15 mm,瓣叶回声增强提示瓣膜钙化。

2.二维超声检查

可观察左心室向心性肥厚,主动脉瓣收缩呈向心性穹形运动,并能明确先天性瓣膜畸形、鉴别瓣膜狭窄原因。

3.多普勒超声检查

多普勒超声可准确测定主动脉瓣口流速,计算跨瓣压力阶差,评价瓣膜狭窄程度。彩色多普勒超声可帮助区别二尖瓣反流和主动脉狭窄的血流。连续多普勒超声提示主动脉瓣流速超过2 m/s,又无过瓣血流增加(如主动脉瓣反流、动脉导管未闭等)时,是诊断主动脉瓣狭窄的根据之一。

(四)心导管检查

当超声心动图不能确定狭窄程度并考虑人工瓣膜置换时,应行心导管检查。将导管经股动脉置于主动脉根部及左心室,可探测左心室腔与主动脉收缩期压力阶差,并可推算出主动脉瓣口面积,从而明确狭窄程度。但对于重度主动脉瓣狭窄患者,应将导管经股静脉送入右心,经房间隔穿刺进入左心室,测左心室-主动脉收缩期峰压差。如怀疑合并冠状动脉病变,应同时行冠脉造影。

四、诊断及鉴别诊断

发现主动脉瓣狭窄典型的心底部喷射样收缩期杂音及震颤,即可诊断主动脉瓣狭窄。超声心动图检查可明确诊断。

(一)主动脉瓣收缩期杂音与下列疾病相鉴别

1.二尖瓣关闭不全

心尖区全收缩期吹风样杂音,向左腋下传导;吸入亚硝酸异戊酯后杂音减弱。第一心音减弱,主动脉瓣第二心音正常。

2.三尖瓣关闭不全

胸骨左缘下端闻及高调的全收缩期杂音,吸气时回心血量增加可使杂音增强,呼气时减弱。

3.肺动脉瓣狭窄

于胸骨左缘第 2 肋间可闻及粗糙响亮的收缩期杂音,常伴收缩期喀喇音,肺动脉瓣区第二心音减弱并分裂,主动脉瓣区第二心音正常。

4.主动脉扩张

见于各种原因如高血压、梅毒所致的主动脉扩张。可在胸骨右缘第 2 肋间闻及短促的收缩期杂音,主动脉瓣区第二心音正常或亢进,无第二心音分裂。

(二)主动脉瓣狭窄还应与其他左心室流出道梗阻性疾病相鉴别

1.先天性主动脉瓣上狭窄

杂音最响在右锁骨下,杂音和震颤明显传导至胸骨右上缘和右颈动脉,喷射音少见。

2.先天性主动脉瓣下狭窄

常合并轻度主动脉瓣关闭不全,无喷射音,第二心音非单一性。

3.肥厚梗阻性心肌病

杂音为收缩中晚期喷射性杂音,胸骨左缘最响,不向颈部传导。

五、并发症

(一)感染性心内膜炎

多见于先天性二叶式主动脉瓣狭窄,老年妇女钙化性主动脉瓣狭窄发病率较男性低,合并感染性心内膜炎危险性亦较低。

(二)心律失常

10%患者可发生心房颤动,致左心房压升高和心排血量明显减少,可致严重低血压、晕厥或肺水肿。左心室肥厚、心内膜下心肌缺血或冠状动脉栓塞可致室性心律失常。

(三)充血性心力衰竭

50%～70%的患者死于心力衰竭。发生左心衰竭后,自然病程明显缩短,因此终末期的右心衰竭少见。

(四)心脏性猝死

多发生于先前有症状者,无症状者发生猝死少见。

(五)胃肠道出血

15%～25%的患者有胃肠道血管发育不良,可合并胃肠道出血。多见于老年患者,出血为隐匿性或慢性。人工瓣膜置换术后出血停止。

六、治疗

无症状的轻度狭窄患者每 2 年复查一次,应包括超声心动图定量测定,中重度狭窄的患者应避免体力活动,每 6～12 个月复查一次。

(一)内科并发症治疗

1.心律失常

因左心房增大,约 10%患者可发生房性心律失常,如有频发房性期前收缩,应积极给予抗心律失常药物,以预防心房颤动的发生。主动脉瓣狭窄的患者不能耐受心房颤动,一旦出现,病情会迅速恶化,发生低血压、心绞痛或心电图显示心肌缺血,故应及时用电转复或药物转复为窦性心律。其他有症状或影响血流动力学的心律失常也应积极治疗。

2.感染性心内膜炎

对于风湿性心脏病患者,应积极预防风湿热。如已合并亚急性或急性感染性心内膜炎,治疗同二尖瓣关闭不全。

3.心力衰竭

应限制钠盐摄入,使用洋地黄制剂和利尿药。利尿药使用需慎重,因过度利尿使血容量减少,降低主动脉瓣狭窄患者心排血量,导致严重的直立性低血压。扩张小动脉药物也应慎用,以防血压过低。

(二)介入治疗——经皮球囊主动脉瓣成形术(PBAV)

由于 PBAV 操作死亡率为 3%,1 年死亡率为 45%,故临床上应用远远不如 PBMV,它主要治疗对象为高龄、有心力衰竭和手术高危患者,对于不适于手术治疗的严重钙化性主动脉瓣狭窄的患者,仍可改善左心室功能和症状。

适应证:①儿童和青年的先天性主动脉瓣狭窄。②不能耐受手术者。③重度狭窄危及生命。④明显狭窄伴严重左心功能衰竭的手术过渡。⑤手术禁忌的老年主动脉瓣狭窄钙化不重的患者。

常用方法是经皮股动脉穿刺后将球囊导管沿动脉逆行送至主动脉瓣,用生理盐水与造影剂各半的混合液体充盈球囊,裂解钙化结节,伸展主动脉瓣环和瓣叶,撕裂瓣叶和分离融合交界处,减轻狭窄和症状。成形术后主动脉瓣口面积一般可比术前增加 $0.2\sim0.4\ cm^2$,术后再狭窄率为 $42\%\sim83\%$。

(三)外科治疗

治疗关键是解除主动脉瓣狭窄,降低跨瓣压力阶差。常用有两种手术方法:一是人工瓣膜置换术;二是直视下主动脉瓣交界分离术。

1.人工瓣膜置换术

人工瓣膜置换术为治疗成人主动脉瓣狭窄的主要方法。重度狭窄[瓣口面积<$0.75\ cm^2$ 或平均跨瓣压差>6.7 kPa(50 mmHg)]伴心绞痛、晕厥或心力衰竭症状为手术的主要指征。无症状的重度狭窄患者,如伴有进行性心脏增大和明显左心室功能不全,也应考虑手术。术前多常规做冠状动脉造影,如合并冠心病,需同时做冠状动脉旁路移植术(CABG)。

手术适应证:①有症状,重度主动脉瓣狭窄,或跨瓣压差>6.7 kPa(50 mmHg)。②重度主动脉瓣狭窄合并冠心病需冠状动脉旁路移植术治疗。③重度主动脉瓣狭窄,同时合并升主动脉或其他心脏瓣膜病变需手术治疗。④冠心病、升主动脉或心脏瓣膜病变需手术治疗,同时合并中度主动脉瓣狭窄[平均压差4.0~6.7 kPa(30~50 mmHg),或流速 3~4 m/s](分级Ⅱa)。⑤无症状,重度主动脉瓣狭窄,同时有左心室收缩功能受损表现(分级Ⅱa)。⑥无症状,重度主动脉瓣狭窄,但活动后有异常表现,如低血压(分级Ⅱa)。手术禁忌证:晚期合并重度右心衰竭,经内科治疗无效;心功能 4 级及 75 岁以上高龄患者;严重心力衰竭合并冠状动脉病变者。

手术死亡率小于 2%,主动脉瓣机械瓣替换术后,患者平均年龄 57 岁时,5 年生存率 80%左右,10 年生存率 60%。生物瓣替换术后,患者平均年龄 74 岁时,5 年生存率 70%,10 年生存率 35%。术后的远期预后优于二尖瓣疾病和主动脉瓣关闭不全的换瓣患者。

2.直视下主动脉瓣交界分离术

该手术适用于儿童和青少年先天性主动脉瓣狭窄且无钙化者。妇女主动脉瓣狭窄患者多行介入治疗及换瓣术,行直视下主动脉瓣交界分离术者少见。

（贾辉辉）

第三节　二尖瓣关闭不全

一、病因

二尖瓣关闭不全（mitral incompetence，MI）严格来说不是一种原发病而是一种临床综合征。任何引起二尖瓣复合装置包括二尖瓣环、瓣膜、腱索、乳头肌病变的因素都可导致二尖瓣关闭不全,其诊断容易但确定病因难。按病程进展的速度和病程的长短可分为急性和慢性。

(一)慢性病变

慢性二尖瓣关闭不全进展缓慢、病程较长,病因包括以下几点。

(1)风湿性心脏病:在不发达国家风湿性心脏病引起者占首位,其中半数以上合并二尖瓣狭窄。

(2)退行性病变:在发达国家,二尖瓣脱垂为最多见原因;二尖瓣黏液样退行性变、二尖瓣环及环下区钙化等退行性病变也是常见原因。

(3)冠心病:常见于心肌梗死致乳头肌功能不全。

(4)其他少见原因:先天性畸形、系统性红斑狼疮、风湿性关节炎、心内膜心肌纤维化等。

(二)急性病变

急性二尖瓣关闭不全进展快、病情严重、病程短,病因包括以下几点。

(1)腱索断裂:可由感染性心内膜炎、二尖瓣脱垂、急性风湿热及外伤等原因引起。

(2)乳头肌坏死或断裂:常见于急性心肌梗死致乳头肌缺血坏死而牵拉作用减弱。

(3)瓣膜毁损或破裂:多见于感染性心内膜炎。

(4)心瓣膜替换术后人工瓣膜裂开。

二、病理生理

由于风湿性炎症使二尖瓣瓣膜纤维化、增厚、萎缩、僵硬、畸形,甚至累及腱索和乳头肌使之变粗、粘连、融合缩短,致使瓣膜在心室收缩期不能正常关闭,血液由左心室向左心房反流,病程长者尚可见钙质沉着。

(一)慢性病变

慢性二尖瓣关闭不全者,依病程进展可分为左心室代偿期、左心室失代偿期和右心衰竭期3个阶段(图12-3)。

二尖瓣关闭不全时,在心室收缩期左心室内的血流存在两条去路,即通过主动脉瓣流向主动脉和通过关闭不全的二尖瓣流向左心房。这样,在左心房舒张期,左心房血液来源除通过四条肺静脉回流外,还包括左心室反流的血液而使其容量和压力负荷增加。由于左心房顺应性好,在反流血液的冲击下,左心房肥大,缓解了左心房压力的增加,且在心室舒张期,左心房血液迅速注入左心室而使容量负荷迅速下降,延缓了左心房压力的上升,这实际上是左心房的一种代偿机制,体积增大而压力正常(图 12-4),可使肺静脉与肺毛细血管压长期维持正常。与急性二尖瓣关闭不全相比,肺淤血发生晚、较轻,患者主述乏力而呼吸困难。

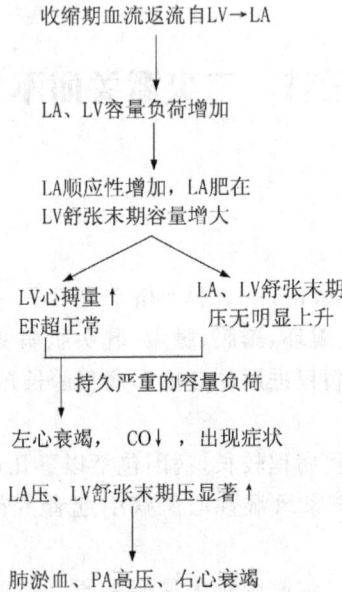

图 12-3 慢性二尖瓣关闭不全血流动力学图解

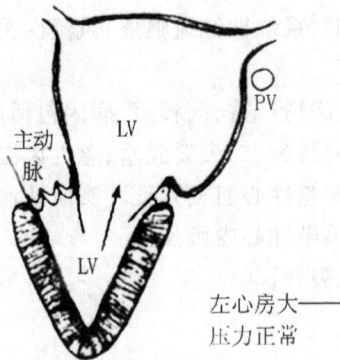

图 12-4 慢性二尖瓣关闭不全

对于左心室,在心室收缩期由于反流,使得在舒张期时由左心房流入左心室的血液除了正常肺循环回流外还包括反流的部分,从而增加了左心室的容量负荷。早期左心室顺应性好,代偿性扩大而使左心室舒张末期压力上升不明显,且收缩时左心室压力迅速下降,减轻了室壁紧张度和能耗而有利于代偿。左心室这种完善的代偿机制,可在相当长时间(大于 20 年)无明显左心房肥大和肺淤血,左心排血量维持正常而无临床症状。但一旦出现临床症状说明病程已到一定阶段,心排血量迅速下降而致头昏、困倦、乏力,迅速出现左心衰竭、肺水肿、肺动脉高压和右心衰竭,心功能达Ⅳ级,成为难治性心力衰竭,病死率高,患者出现呼吸困难、体循环淤血症状。

(二)急性病变

急性二尖瓣关闭不全早期反流量大,进展迅速,左心房、左心室容量和压力负荷迅速增加,没有经过充分的代偿即出现急性左心衰竭,使得心排血量迅速下降,心室压力上升,左心房及肺静脉压迅速上升,导致肺淤血和肺间质水肿。患者早期即出现呼吸困难、咯血等左心衰竭和肺淤血症状,病程进展迅速,多较快死于急性左心衰竭。由于来不及代偿,左心房、左心室肥大不明显(图 12-5、图 12-6),X 线检查示左心房、左心室大小正常,反流严重者可见肺淤血和肺间质水肿征象。

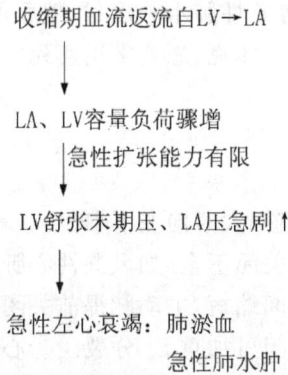

收缩期血流返流自LV→LA

↓

LA、LV容量负荷骤增

急性扩张能力有限

LV舒张末期压、LA压急剧↑

↓

急性左心衰竭:肺淤血

急性肺水肿

图 12-5 急性二尖瓣关闭不全血流动力学图解

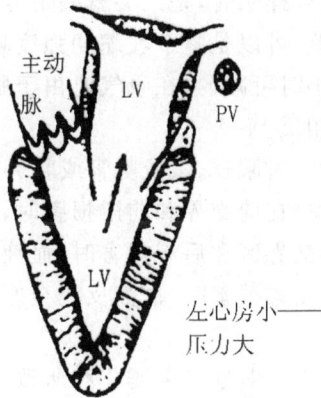

图 12-6 急性二尖瓣关闭不全

三、临床表现

(一)症状

1.慢性病变

患者由于左心良好的代偿功能而使病情有无症状期长,有症状期短的特点。

(1)代偿期:左心代偿功能良好,心排血量维持正常,左心房压力及肺静脉压也无明显上升,患者可多年没有明显症状,偶有因左心室舒张末期容量增加而引起的心悸。

(2)失代偿期:患者无症状期长,通常情况下,从初次感染风湿热到出现明显二尖瓣关闭不全的症状,时间可长达 20 年之久。但一旦出现临床症状即说明已进入失代偿期。随着左心功能的失代偿,心排血量迅速下降,患者出现疲劳、头昏、乏力等症状。左心室舒张末期压力迅速上升,左心房、肺静脉及肺毛细血管压上升,引起肺淤血及间质水肿,出现劳力性呼吸困难,开始为重体力劳动或剧烈运动时出现,随着左心衰竭的加重,出现夜间阵发性呼吸困难及端坐呼吸等。

(3)右心衰竭期:肺淤血及肺水肿使肺小动脉痉挛硬化而出现肺动脉高压,继而引起右心衰竭,患者出现体循环淤血症状,如肝大、上腹胀痛、下肢浮肿等。

2.急性病变

轻度二尖瓣反流仅有轻度劳力性呼吸困难。严重反流,病情常短期内迅速加重,患者出现呼吸困难,不能平卧,咯粉红色泡沫痰等急性肺水肿症状,随后可出现肺动脉高压及右心衰竭征象。处理不及时,则心排血量迅速下降出现休克,患者常迅速死亡。

(二)体征

1.慢性病变

(1)代偿期。

1)心尖冲动:呈高动力型,左心室肥大时向左下移位。

2)心音:①瓣叶缩短所致的重度关闭不全(如风湿性心脏病),S_1 常减弱。②S_2 分裂,代偿期无肺动脉高压时,由于左心室射血时间缩短,主动脉提前关闭,产生 S_2 分裂,吸气时明显;失代偿产生肺动脉高压后,肺动脉瓣延迟关闭可加重 S_2 分裂。③心尖区可闻及 S_3,大约出现在第二心音后 $0.10\sim0.18$ 秒,是中重度二尖瓣关闭不全的特征性体征,卧位时明显,其产生是由于血液大量快速流入左心室使之充盈过度,引起肥大的左心室壁振动所致。

3)心脏杂音:心尖区全收缩期吹风样杂音,是二尖瓣关闭不全的典型体征。其强度取决于瓣膜损害程度、反流量及左心房、室压差,可以是整个收缩期强度均等,也可以是收缩中期最强,然后减弱。杂音在左心衰竭致反流量小时可减弱,在吸气时由于膈下降,心脏顺时针转位,回左心血流量减少,杂音相应减弱,呼气时相反。

杂音一般音调高、粗糙、呈吹风样、时限长,累及腱索或乳头肌时呈乐音样。其传导与前后瓣的解剖位置结构和血液反流方向有关,在前交界和前瓣损害时,血液反流至左心房的左后方,杂音可向左腋下和左肩胛间区传导;后交界区和后瓣损害时,血液冲击左心房的右前方,杂音可传导至肺动脉瓣区和主动脉瓣区;前后瓣均损害时,血液反流至左心房前方和左右侧,杂音向整个心前区和左肩胛间部传导。

心尖区舒张中期杂音,系由于发生相对性二尖瓣狭窄所致。通过变形的二尖瓣口血液的速度和流量增加,产生一短促、低调的舒张中期杂音,多在 S_3 之后,无舒张晚期增强,S_3 和它的出现提示二尖瓣关闭不全为中至重度。

(2)失代偿期(左心衰竭期):心前区可触及弥散性搏动,心尖区可闻及舒张期奔马律,全收缩期杂音减弱。

(3)右心衰竭期:三尖瓣区可闻及收缩期吹风样杂音。由于右心衰竭,体静脉血回流障碍产生体循环淤血,患者可有颈静脉怒张、搏动,肝大,肝颈静脉回流征阳性,腹水及下垂性水肿等。

2.急性病变

患者迅速出现左心衰竭,甚至出现肺水肿或心源性休克,常迅速死亡。

四、辅助检查

(一)心电图检查

病情轻者无明显异常,重者 P 波延长,可有双峰,同时左心室肥大、电轴左偏,病程长者心房颤动较常见。急性者,心电图可正常,窦性心动过速常见。

(二)X 线检查

慢性二尖瓣关闭不全早期,左心房、左心室形态正常,晚期左心房、左心室显著增大且与病变严重程度成比例,有不同程度肺淤血及间质水肿,严重者有巨大左心房,肺动脉高压和右心衰竭征象。偶可见瓣膜瓣环钙化,随心脏上下运动,透视可见收缩时左心房膨胀性扩大。

急性者心脏大小正常,反流严重者可有肺淤血及间质水肿征象,1～2周内左心房、左心室开始扩大,一年还存活者,其左心房、左心室扩大已达慢性患者程度。

(三)超声心动图检查

(1)M 型 UCC:急性者心脏大小正常,慢性者可见左心房、左心室肥大,左心房后壁与室间隔运动幅度增强。

(2)二维 UCG 检查:可确定左心室容量负荷,评价左心室功能和确定大多数病因,可见瓣膜关闭不全,有裂隙,瓣膜增厚变形、回声增强,左心房、左心室肥厚,肺动脉增宽。

(3)多普勒 UCG 检查:可见收缩期血液反流,并可测定反流速度,估计反流量。

(四)心导管检查

一般没有必要,但可评估心功能和二尖瓣关闭不全的程度,确定大多数病因。

五、并发症

急性者较快出现急性左心衰竭,慢性者与二尖瓣狭窄相似,以左心衰竭为主,但出现晚,一旦出现则进展迅速。感染性心内膜炎较常发生(＞20％),体循环栓塞少见,常由感染性心内膜炎引起,心房颤动发生率高达 75％,此时栓塞较常见。

六、诊断与鉴别诊断

(一)诊断

根据典型的心尖区全收缩期吹风样杂音伴有左心房、左心室肥大,诊断应不困难。但应结合起病急缓、患者年龄、病情严重程度、房室肥大情况及相应辅助检查来确定诊断及明确病因。

(二)鉴别诊断

1.相对性二尖瓣关闭不全

由扩大的左心室及二尖瓣环所致,但瓣叶本身活动度好,无增厚、粘连等。杂音柔和,多出现在收缩中晚期。常有高血压、各种原因的主动脉关闭不全或扩张型心肌病、心肌炎、贫血等病因。

2.二尖瓣脱垂

可出现收缩中期喀喇音-收缩晚期杂音综合征。喀喇音是由于收缩中期,拉长的腱索在二尖瓣脱垂到极点时骤然拉紧,瓣膜活动突然停止所致。杂音是由于收缩晚期,瓣叶明显突向左心房,不能正常闭合所致。轻度脱垂时可仅有喀喇音,较重时喀喇音和杂音均有,严重时只有杂音而无喀喇音。

3.生理性杂音

杂音一般为 1～2 级,柔和,短促,位于心尖和胸骨左缘。二尖瓣关闭不全的临床表现及实验室检查与血流动力学变化密切相关,血流动力学发展的每一阶段,均可引起相应的临床表现及实验室检查结果。

七、治疗

(一)内科治疗

急性者一旦确诊,经药物改善症状后应立即采取人工瓣膜置换术,以防止变为慢性而影响预后,积极的内科治疗仅为手术争取时间。

慢性患者由于长期无症状,一般仅需定期随访,避免过度的体力劳动及剧烈运动,限制钠盐摄入,保护心功能,对风心病患者积极预防链球菌感染与风湿活动及感染性心内膜炎。如出现心功能不全的症状,应合理应用利尿剂、ACE 抑制剂、洋地黄、β 受体阻滞剂和醛固酮受体阻滞剂。血管扩张剂,特别是减轻后负荷的血管扩张剂,通过降低左心室射血阻力,可减少反流量,增加前向心排血量,从而产生有益的血流动力学作用。慢性患者可用 ACE 抑制剂,急性者可用硝普钠、硝酸甘油或酚妥拉明静脉滴注。洋地黄类药物宜用于心功能 Ⅱ、Ⅲ、Ⅳ 级的患者,对伴有快心室率心房颤动者更有效。晚期的心力衰竭患者可用抗凝药物防止血栓栓塞。心律失常的处理参见相关章节。

(二)外科治疗

人工瓣膜替换术是几乎所有二尖瓣关闭不全病例的首选治疗。对慢性患者,应在左心室功能尚未严重损害和不可逆改变之前考虑手术,过分推迟可增加手术死亡率和并发症。手术指征为:①心功能 Ⅲ~Ⅳ 级,Ⅲ 级为理想指征,Ⅳ 级死亡率高,预后差,内科疗法准备后应行手术。②心功能 Ⅱ 级或以下,缺乏症状者,若心脏进行性肥大,左心功能下降,应行手术。③EF>50%,左心室舒张末期直径<8.0 cm,收缩末期直径<5.0 cm,心排指数>2.0 L/(min·m²),左心室舒张末压<1.6 kPa(12 mmHg),收缩末容积指数<50 mL/m² 患者,适于手术,效果好。④中度以上二尖瓣反流。

八、预后

慢性二尖瓣关闭不全患者代偿期较长,可达 20 年。一旦失代偿,病情进展迅速,心功能恶化,成为难治性心力衰竭。

内科治疗后 5 年生存率为 80%,10 年生存率近 60%,而心功能 Ⅳ 级患者,内科治疗 5 年生存率仅 45%。

急性二尖瓣关闭不全患者多较快死于急性左心衰竭。

(贾辉辉)

第四节　二尖瓣狭窄

一、病因与病理

(一)风湿热

虽然近几十年来风湿性心脏瓣膜病的发生率逐年降低,但仍是临床上二尖瓣狭窄(mitral

stenosis,MS)的常见病因。风湿性心脏病患者中约 25% 为单纯二尖瓣狭窄,40% 为二尖瓣狭窄并二尖瓣关闭不全。其中女性患者占 2/3。一般而言,从急性风湿热发作到形成重度二尖瓣狭窄,至少需 2 年,在温带气候大多数患者能保持十年以上的无症状期。风湿热反复多次发作者易罹患二尖瓣狭窄。

风湿性二尖瓣损害,早期病理变化为瓣膜交界处和基底部发生水肿、炎症及赘生物形成,随后由于纤维蛋白的沉积和纤维性变,发生瓣叶交界处粘连、融合,瓣膜增粗、硬化、钙化,腱索缩短并相互粘连,限制瓣膜的活动与开放,致使瓣口狭窄,与鱼嘴或钮孔相似。一般后瓣病变程度较前瓣重,后瓣显著增厚、变硬、钙化、缩短,甚至完全丧失活动能力,而前瓣仍能上下活动者并不罕见。

(二)二尖瓣环及环下区钙化

常见于老年人退行性变。尸检发现,50 岁以上人群中约 10% 有二尖瓣环钙化,其中糖尿病患者尤为多见,女性比男性多 2~3 倍,超过 90 岁的女性患者二尖瓣环钙化率高达 40% 以上。偶见于年轻人,可能与合并 Maffan 氏综合征或钙代谢异常有关。

瓣环钙化可影响二尖瓣的正常启闭,引起狭窄和/或关闭不全。钙化通常局限于二尖瓣的瓣环处,多累及后瓣。然而,最近研究表明,老年人二尖瓣环钙化,其钙质沉着主要发生于二尖瓣环的前方及后方,而非真正的瓣环处,钙化延伸至膜部室间隔或希氏束及束支时,可引起心脏传导功能障碍。

(三)先天性发育异常

单纯先天性二尖瓣狭窄甚为少见。

(四)其他罕见病因

如结缔组织病、恶性类癌瘤、多发性骨髓瘤等。

二、病理生理

正常人二尖瓣开放时瓣口面积为 4~6 cm^2,当瓣口面积小于 2.5 cm^2 时,才会出现不同程度的临床症状。临床上根据瓣口面积缩小程度不同,将二尖瓣狭窄分为轻度(2.5~1.5 cm^2)、中度(1.5~1.0 cm^2)、重度(<1.0 cm^2)狭窄。根据二尖瓣狭窄程度和代偿状态分为如下 3 期(图 12-7)。

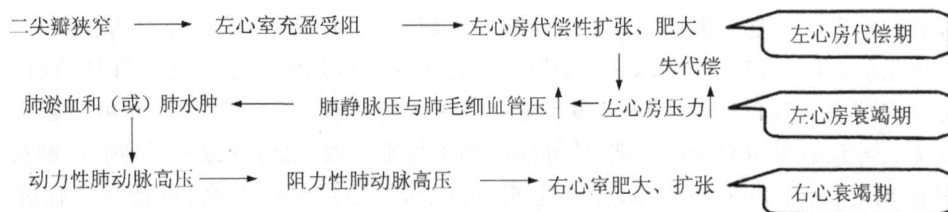

图 12-7 二尖瓣狭窄血流动力学图解

(一)左心房代偿期

轻度二尖瓣狭窄时,只需在心室快速充盈期、心房收缩期存在压力梯度,血液便可由左心房充盈左心室。因此左心房发生代偿性扩张及肥大以增强收缩力,延缓左心房压力的升高。此期内,临床上可在心尖区闻及典型的舒张中、晚期递减型杂音,收缩期前增强(左心房收缩引起）。患者无症状,心功能完全代偿,但有二尖瓣狭窄的体征(心尖区舒张期杂音)和超声心动图改变。

(二)左心房衰竭期

随着二尖瓣狭窄程度的加重,左心房代偿性扩张、肥大及收缩力增强难以克服瓣口狭窄所致血流动力学障碍时,房室压力梯度必须存在于整个心室舒张期,房室压力阶差在 2.7 kPa(20 mmHg)以上,才能维持安静时心排血量,因此左心房压力升高。由于左心房与肺静脉之间无瓣膜存在,当左心房压力升至3.3～4.0 kPa(25～30 mmHg)时,肺静脉与肺毛细血管压力亦升至 3.3～4.0 kPa(25～30 mmHg),超过血液胶体渗透压水平,引起肺毛细血管渗出。若肺毛细血管渗出速度超过肺淋巴管引流速度,可引起肺顺应性下降,发生呼吸功能障碍和低氧血症,同时,血浆及血细胞渗入肺泡内,可引起急性肺水肿,出现急性左心房衰竭表现。本期患者可出现劳力性呼吸困难,甚至端坐呼吸、夜间阵发性呼吸困难,听诊肺底可有湿啰音,胸部 X 线检查常有肺淤血和/或肺水肿征象。

(三)右心衰竭期

长期肺淤血可使肺顺应性下降。早期,由于肺静脉压力升高,可反射性引起肺小动脉痉挛、收缩,肺动脉被动性充血而致动力性肺动脉高压,尚可逆转。晚期,因肺小动脉长期收缩、缺氧,致内膜增生、中层肥厚,肺血管阻力进一步增高,加重肺动脉高压。肺动脉高压虽然对肺毛细血管起着保护作用,但明显增加了右心负荷,使右心室壁肥大、右心腔扩大,最终引起右心衰竭。此时,肺淤血和左心衰竭的症状反而减轻。

三、临床表现

(一)症状

1.呼吸困难和乏力

当二尖瓣狭窄进入左心房衰竭期时,可产生不同程度的呼吸困难和乏力,是二尖瓣狭窄的主要症状。前者为肺淤血所引起,后者是心排血量减少所致。早期仅在劳动、剧烈运动或用力时出现呼吸困难,休息即可缓解,常不引起患者注意。随狭窄程度的加重,日常生活甚至静息时也感气促,夜间喜高枕,甚至不能平卧,须采取半卧位或端坐呼吸,上述症状常因感染(尤其是呼吸道感染)、心动过速、情绪激动、心房颤动诱发或加剧。

2.心悸

心慌和心前区不适是二尖瓣狭窄的常见早期症状。早期与偶发的房性期前收缩有关,后期发生心房颤动时心慌常是患者就诊的主要原因。自律性或折返活动引起的房性期前收缩,可刺激左心房易损期而引起心房颤动,由阵发性逐渐发展为持续性。而心房颤动又可引起心房肌的弥漫性萎缩。导致心房增大及不应期、传导速度的更加不一致,最终导致不可逆心房颤动。快心室率心房颤动时,心室舒张期缩短,左心室充盈减少,左心房压力升高,可诱发急性肺水肿的发生。

3.胸痛

15%的患者主诉胸痛,其产生原因有:①心排血量下降,引起冠状动脉供血不足,或伴冠状动脉粥样硬化和/或冠状动脉栓塞。②右心室压力升高,冠状动脉灌注受阻,致右心室缺血。③肺动脉栓塞,常见于右心衰竭患者。

4.咯血

咯血发生于 10% 患者。二尖瓣狭窄并发的咯血有如下几种。

(1)突然出血:出血量大,有时称为肺卒中,却很少危及生命。因为大出血后,静脉压下降,出血可自动停止。此种咯血是由于突然升高的左心房和肺静脉压,传至薄而扩张的支气管静脉壁使其破裂所致,一般发生于病程早期。晚期,因肺动脉压力升高,肺循环血流量有所减少,该出血情况反而少见。

(2)痰中带血:二尖瓣狭窄患者,因支气管水肿罹患支气管炎的机会增多,若支气管黏膜下层微血管破裂,则痰中带有血丝。

(3)粉红色泡沫痰:急性肺水肿的特征性表现,是肺泡毛细血管破裂,血液、血浆与空气互相混合的缘故。

(4)暗红色血液痰:病程晚期,周围静脉血栓脱落引起肺栓塞时的表现。

5.血栓栓塞

左心房附壁血栓脱落引起动脉栓塞,是二尖瓣狭窄常见的并发症。在抗凝治疗和手术治疗时代前,二尖瓣病变患者中,约 1/4 死亡继发于栓塞,其中 80% 见于心房颤动患者。若为窦性心律,则应考虑一过性心房颤动及潜在感染性心内膜炎的可能。35 岁以上的患者合并心房颤动,尤其伴有心排血量减少和左心耳扩大时是形成栓子的最危险时期,主张接受预防性抗凝治疗。

6.吞咽困难、声嘶

增大的左心房压迫食管,扩张的左肺动脉压迫左喉返神经所致。

7.感染性心内膜炎

增厚、钙化的瓣膜少发。

8.其他

肝大、体静脉压增高、水肿、腹水,均为重度二尖瓣狭窄伴肺血管阻力增高及右心衰竭的症状。

(二)体征

重度二尖瓣狭窄患者常有"二尖瓣面容"-双颧呈绀红色。右心室肥大时,心前区可扣及抬举性搏动。

1.二尖瓣狭窄的心脏体征

(1)心尖冲动正常或不明显。

(2)心尖区 S_1 亢进是二尖瓣狭窄的重要特点之一,二尖瓣狭窄时,左心房压力升高,舒张末期左心房室压力阶差仍较大,且左心室舒张期充盈量减少,二尖瓣前叶处于心室腔较低位置,心室收缩时,瓣叶突然快速关闭,可产生亢进的拍击样 S_1。S_1 亢进且脆,说明二尖瓣前叶活动尚好,若 S_1 亢进且闷,则提示前叶活动受限。

(3)开瓣音亦称二尖瓣开放拍击音,由二尖瓣瓣尖完成开放动作后瓣叶突然绷紧而引起,发生在二尖瓣穹隆进入左心室的运动突然停止之际。

(4)心尖部舒张中、晚期递减型隆隆样杂音,收缩期前增强,是诊断二尖瓣狭窄的重要体征。心室舒张二尖瓣开放的瞬间,左心室室压力梯度最大,产生杂音最响,随着左心房血液充盈到左心室,房室压力梯度逐渐变小,杂音响度亦逐渐减轻,最后左心房收缩将 15%~25% 的血液灌注于左心室,产生杂音的收缩期前增强部分。心房颤动患者,杂音收缩期前增强部分消失。但据

Criley 氏报道,此时若左心房压力超过左心室压力 1.3 kPa(10 mmHg)或更高,则可有收缩期前增强部分。

二尖瓣狭窄的舒张期杂音于左侧卧位最易听到,对于杂音较轻者,可嘱运动、咳嗽、用力呼气或吸入亚硝酸异戊酯等方法使杂音增强。拟诊二尖瓣狭窄而又听不到舒张期杂音时,可嘱患者轻微运动(仰卧起坐 10 次)后左侧卧位,或左侧卧位后再深呼吸或干咳数声,杂音可于最初 10 个心动周期内出现。杂音响度还与瓣口狭窄程度及通过瓣口的血流量和血流速度有关。在一定限度内,狭窄愈重,杂音愈响,但若狭窄超过某一范围,以致在左心室形成漩涡不明显或不引起漩涡,反而使杂音减轻或消失,后者即所谓的"无声性二尖瓣狭窄"。

2.肺动脉高压和右心室肥大的体征

(1)胸骨左缘扪及抬举性搏动。

(2)P_2 亢进、S_2 分裂,肺动脉高压可引起 S_2 的肺动脉瓣成分亢进,肺动脉压进一步升高时,右心室排血时间延长,S_2 分裂。

(3)肺动脉扩张,于胸骨左上缘可闻及短的收缩期喷射性杂音和递减型高调哈气性舒张早期杂音(Graham Steell 杂音)。

(4)右心室肥大伴三尖瓣关闭不全时,胸骨左缘四五肋间有全收缩期吹风样杂音,吸气时增强。

四、辅助检查

(一)心电图检查

中、重度二尖瓣狭窄,可显示特征性改变。左心房肥大(P 波时限大于 0.12 秒,并呈双峰波形,即所谓"二尖瓣型 P 波")(图 12-8),是二尖瓣狭窄的主要心电图特征,可见于 90% 的显著二尖瓣狭窄伴窦性心律者。心房颤动时,V_1 导联颤动波幅超过 0.1 mV,也提示存在心房肥大。

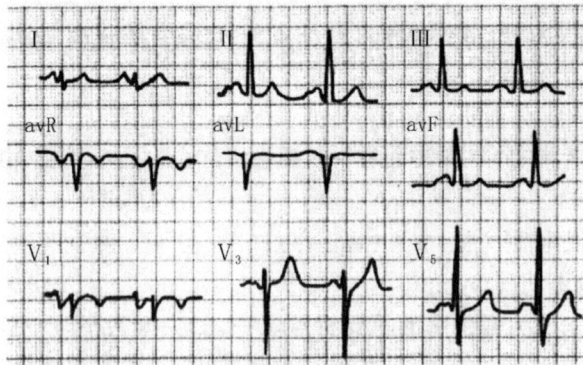

图 12-8　左心房肥大:二尖瓣型 P 波

右心室收缩压低于 9.3 kPa(70 mmHg)时右心室肥大少见;介于 9.3～13.3 kPa(70～100 mmHg)之间时,约 50% 患者可有右心室肥大的心电图表现;超过 13.3 kPa(100 mmHg)时,右心室肥大的心电图表现一定出现(图 12-9)。

心律失常在二尖瓣狭窄患者早期可表现为房性期前收缩,频发和多源房性期前收缩往往是心房颤动的先兆,左心房肥大的患者容易出现心房颤动。

(二)X 线检查

轻度二尖瓣狭窄心影可正常。

左心房肥大时,正位片可见增大的左心房在右心室影后面形成一密度增高的圆形阴影,使右心室心影内有双重影。食管吞钡检查,在正位和侧位分别可见食管向右向后移位。

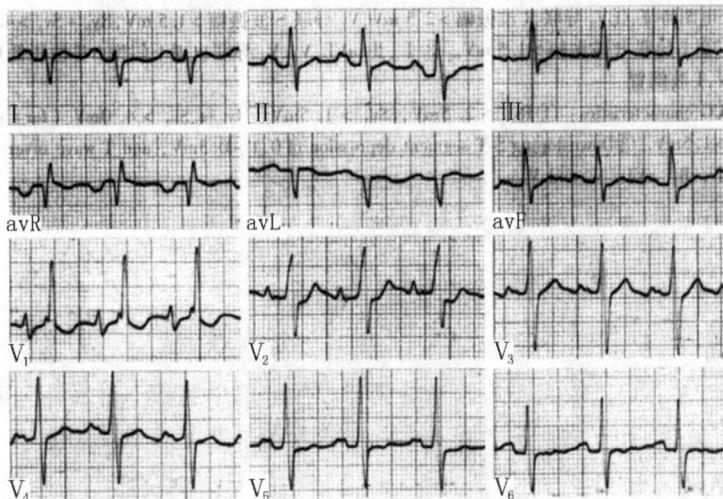

图 12-9　左心房肥大,右心室肥大

肺动脉高压和右心室肥大时,正位片示心影呈"梨形",即"二尖瓣型"心,尚可见左主支气管上抬。肺部表现主要为肺淤血,肺门阴影加深。由于肺静脉血流重新分布,常呈肺上部血管阴影增多而下部减少。肺淋巴管扩张,在正位及左前斜位可见右肺外下野及肋膈角附近有水平走向的纹状影,即 Kerley B 线,偶见 Kerley A 线(肺上叶向肺门斜行走行的纹状影)。此外,长期肺淤血尚可引起肺野内含铁血黄素沉积点状影。

严重二尖瓣狭窄和老年性瓣环及环下区钙化者,胸片相应部位可见钙化影。

(三)超声心动图(UCG)检查

UCG 是诊断二尖瓣狭窄较有价值的无创伤性检查方法,有助于了解二尖瓣的解剖和功能情况。

1.M 型 UCG

(1)直接征象:二尖瓣前叶活动曲线和 EF 斜率减慢,双峰消失,前后叶同向运动,形成所谓"城墙样"图形。

(2)间接征象:左心房肥大,肺动脉增宽,右心房、右心室肥大。

2.二维 UCG

(1)直接征象:二尖瓣叶增厚,回声增强,活动僵硬,甚至钙化,二尖瓣舒张期开放受限,瓣口狭窄,交界处粘连。

(2)间接征象:瓣下结构钙化,左心房附壁血栓。

3.多普勒 UCG

二尖瓣口可测及舒张期高速射流频谱,左心室内可有湍流频谱,测定跨二尖瓣压力阶差可判定狭窄的严重程度。彩色多普勒检查可显示舒张期二尖瓣口高速射流束及多色镶嵌的反流束。

4.经食管 UCG

采用高频探头,直接在左心房后方探查,此法在探查左心房血栓方面更敏感,可达 90% 以上。

（四）心导管检查

仅在决定是否行二尖瓣球囊扩张术或外科手术治疗前，需要精确测量二尖瓣口面积及跨瓣压差时才做心导管检查。

（五）其他检查

抗链球菌溶血素 O（ASO）滴度 1：400 以上、血沉加快、C 反应蛋白阳性等，尤见于风湿活动患者。长期肝淤血患者可有肝功能指标异常。

二尖瓣狭窄的临床表现及实验室检查与血流动力学变化密切相关，血流动力学发展的每一阶段，均可引起相应的临床表现及实验室检查结果。

五、并发症

（一）心房颤动

见于晚期患者，左心房肥大是心房颤动持续存在的解剖学基础。出现心房颤动后，心尖区舒张期隆隆样杂音可减轻，且收缩期前增强消失。心房颤动早期可能是阵发性的，随着病程发展多转为持续性心房颤动。

（二）栓塞

多见于心房颤动患者，以脑梗死多见，栓子也可到达全身其他部位。

（三）急性肺水肿

这是重度二尖瓣狭窄严重而紧急的并发症，病死率高。往往由于剧烈体育活动、情绪激动、感染、妊娠或分娩、快心室率心房颤动等诱发，可导致左心室舒张充盈期缩短，左心房压升高，进一步引起肺毛细血管压升高，致使血浆渗透到组织间隙或肺泡，引起急性肺水肿。患者突发呼吸困难、不能平卧、发绀、大汗、咳嗽及咯粉红色泡沫样浆液痰，双肺布满湿啰音，严重者可昏迷或死亡。

（四）充血性心力衰竭

晚期 50%～75% 患者发生右心充血性心力衰竭，是此病常见的并发症及主要致死原因。呼吸道感染为心力衰竭常见诱因，年轻女性妊娠、分娩常为主要诱因。临床上主要表现为肝区疼痛、食欲缺乏、黄疸、浮肿、尿少等症状，体检有颈静脉怒张、肝大、腹水及下肢浮肿等。

（五）呼吸道感染

二尖瓣狭窄患者，常有肺静脉高压、肺淤血，因此易合并支气管炎、肺炎。

（六）感染性心内膜炎

单纯二尖瓣狭窄较少发生。风湿性瓣膜病患者在行牙科手术或其他能引起菌血症的手术时，应行抗生素预防治疗。

六、诊断与鉴别诊断

根据临床表现，结合有关实验室检查，尤其是超声心动图检查多能做出诊断。但应与其他引起心尖部舒张期杂音的疾病相鉴别（表 12-2）。

七、治疗

狭窄程度轻无明显临床症状者，无须治疗，应适当避免剧烈运动，风湿热后遗症者应预防风湿热复发。有症状的二尖瓣患者，应予以积极治疗。

表 12-2　其他疾病引起的心尖部舒张期杂音特点

相对性二尖瓣狭窄	严重的二尖瓣关闭不全左向右分流的先天性心脏病,如 VSD,PDA 等此杂音的产生是由于血容量增加,致二尖瓣相对狭窄所致
Carey-Coombs 杂音	急性风湿热时活动性二尖瓣瓣膜炎征象该杂音柔和,发生于舒张早期,变化较大,比器质性二尖瓣狭窄的音调高可能由严重的二尖瓣反流通过非狭窄的二尖瓣口所致,也可能是一短的紧随 S_3 的杂音
Austin-Flint 杂音	见于主动脉瓣关闭不全等疾病该杂音历时短,性质柔和,吸入亚硝酸异戊酯后杂音减轻应用升压药后杂音可增强
三尖瓣狭窄	慢性肺心病患者,由于右心室肥大,心脏顺时针转位可在心尖部听到三尖瓣相对性狭窄所致的杂音
左心房黏液瘤	左心房黏液瘤部分堵塞二尖瓣口所致,与体位有关

(一)内科治疗

1.一般治疗

适当休息,限制钠盐入量(2 g/d),使用利尿剂,通过减轻心脏前负荷改善肺淤血症状。

急性肺水肿的处理:洋地黄的应用需谨慎,因洋地黄可增强右心室收缩力,有可能使右心室射入肺动脉内的血量增多,导致肺水肿的加重,但可应用常规负荷量的1/2～2/3,其目的是减慢心率而非增加心肌收缩力,以延长舒张期,改善左心室充盈,提高左心室搏出量。适合于合并快心室率心房颤动和室上性心动过速者。

栓塞性并发症的处理:有体循环栓塞而不能手术治疗的患者,可口服抗凝剂,如华法林等。对于有栓塞危险的患者,包括心房颤动、40 岁以上伴巨大左心房者,也应接受口服抗凝药治疗。

心律失常的处理:快心室率心房颤动应尽快设法减慢心室率,可使用洋地黄类药物,若疗效不满意,可联合应用地尔硫䓬、维拉帕米或 β 受体阻滞剂。对于轻度二尖瓣狭窄患者不伴巨大左心房,心房颤动<6 个月,可考虑药物复律或电复律治疗。

2.介入治疗

经皮球囊二尖瓣成形术(PBMV)是治疗二尖瓣狭窄划时代的进展,患者无须开胸手术,痛苦小,康复快,且具有成功率高、疗效好的特点。

(1)PBMV 的适应证:①中、重度单纯二尖瓣狭窄,瓣叶柔软,无明显钙化,心功能Ⅱ、Ⅲ级是 PBMV 最理想的适应证;轻度二尖瓣狭窄有症状者亦可考虑;心功能Ⅳ级者需待病情改善,能平卧时才考虑。②瓣叶轻、中度钙化并非禁忌,但若严重钙化且与腱索、乳头肌融合者,易并发二尖瓣关闭不全,因此宜做瓣膜置换手术。③合并慢性心房颤动患者,心腔内必须无血栓。④合并重度肺动脉高压,不宜外科手术者。⑤合并轻度二尖瓣关闭不全,左心室无明显肥大者。⑥合并轻度主动脉瓣狭窄或关闭不全,左心室无明显肥大者。

(2)PBMV 禁忌证:①合并中度以上二尖瓣关闭不全。②心腔内有血栓形成。③严重钙化,尤其瓣下装置病变者。④风湿活动。⑤合并感染性心内膜炎。⑥妊娠期,因放射线可影响胎儿,除非心功能Ⅳ级危及母子生命安全。⑦全身情况差或合并其他严重疾病。⑧合并中度以上的主动脉狭窄和/或关闭不全。

(二)外科治疗

目的在于解除瓣口狭窄,增加左心搏出量,改善肺血循环。

(1)手术指征:凡诊断明确,心功能Ⅱ级以上,瓣口面积小于 1.2 cm^2 而无明显禁忌证者,均适合手术治疗。严重二尖瓣狭窄并发急性肺水肿患者,如内科治疗效果不佳,可行急诊二尖瓣扩张术。

(2)手术方式:包括闭式二尖瓣分离术、直视二尖瓣分离术、瓣膜修补术或人工瓣膜替换术。

八、预后

疾病的进程差异很大,从数年至数十年不等。预后主要取决于狭窄程度及心脏肥大程度,是否多瓣膜损害及介入、手术治疗的可能性等。

一般而言,首次急性风湿热发作后,患者可保持 10～20 年无症状。然而,出现症状后如不积极进行治疗,其后 5 年内病情进展非常迅速。研究表明,有症状的二尖瓣狭窄患者 5 年死亡率为 20％,10 年死亡率为 40％。

(贾辉辉)

第五节 三尖瓣关闭不全

一、病因

三尖瓣关闭不全多为功能性,常继发于左心瓣膜病变致肺动脉高压和右心室扩张,器质性病变者多见于风湿性心脏病,常为联合瓣膜病变。单纯性三尖瓣关闭不全非常少见,见于先天性三尖瓣发育不良、外伤、右心感染性心内膜炎等。

二、病理生理

先天性三尖瓣关闭不全可有以下病变:①瓣叶发育不全或阙如。②腱索、乳头肌发育不全、阙如或延长。③瓣叶、腱索发育尚可,瓣环过大。

后天性单独的三尖瓣关闭不全可发生于类癌综合征。

三尖瓣关闭不全引起的病理变化与二尖瓣关闭不全相似,但代偿期较长;病情若逐渐进展,最终可导致右心室、右房肥大,右心室衰竭。如肺动脉高压显著,则病情发展较快。

三、临床表现

(一)症状

二尖瓣关闭不全合并肺动脉高压时,才出现心排血量减少和体循环淤血的症状。三尖瓣关闭不全合并二尖瓣疾患者,肺淤血的症状可由于三尖瓣关闭不全的发展而减轻,但乏力和其他心排血量减少的症状可更为加重。

(二)体征

主要体征为胸骨左下缘全收缩期杂音,吸气及压肝后可增强;如不伴肺动脉高压,杂音难以闻及。反流量很大时,有第三心音及三尖瓣区低调舒张中期杂音。颈静脉脉波图 V 波(又称回流波,为右心室收缩时,血液回到右房及大静脉所致)增大;可扪及肝脏搏动。瓣膜脱垂时,在三尖瓣区可闻及非喷射性喀喇音。其淤血体征与右心衰竭相同。

四、辅助检查

(一)X 线检查

可见右心室、右房增大。右房压升高者,可见奇静脉扩张和胸腔积液;有腹水者,横膈上抬。透视时可看到右房收缩期搏动。

(二)心电图检查

无特征性改变。可示右心室肥厚、劳损右房肥大;并常有右束支阻滞。

(三)超声心动图检查

可见右心室、右房增大,上下腔静脉增宽及搏动;二维超声心动图声学造影可证实反流,多普勒可判断反流程度。

五、诊断及鉴别诊断

根据典型杂音,右心室右房增大及体循环淤血的症状及体征,一般不难做出诊断。应与二尖瓣关闭不全、低位室间隔缺损相鉴别。超声心动图声学造影及多普勒可确诊,并可帮助做出病因诊断。

六、治疗

(1)针对病因的治疗。

(2)由于右心压力低,三尖瓣口血流缓慢,易产生血栓,且三尖瓣置换有较高的手术病死率并且远期存活率低,一般尽量采用三尖瓣成形术来纠正三尖瓣关闭不全。如单纯瓣环扩大、瓣叶病变轻、外伤性乳头肌断裂等可行三尖瓣成形术治疗。成形方法包括瓣环成形术和瓣膜成形术。

(贾辉辉)

第六节　三尖瓣狭窄

一、病因

三尖瓣狭窄病变较少见,几乎均由风湿病所致,小部分病因有三尖瓣闭锁、右房肿瘤。临床特征为症状进展迅速,类癌综合征常同时伴有三尖瓣反流;偶尔,右心室流出道梗阻可由心包缩窄、心外肿瘤及赘生物引起。

风湿性三尖瓣狭窄几乎均同时伴有二尖瓣病变,在多数患者中主动脉瓣亦可受累。

二、病理生理

风湿性二尖瓣狭窄的病理变化与二尖瓣狭窄相似,腱索有融合和缩短,瓣叶尖端融合,形成一隔膜样孔隙。

当运动或吸气使三尖瓣血流量增加时及当呼气使三尖瓣血流减少时,右房和右心室的舒张期压力阶差即增大。若平均舒张期压力阶差超过 0.7 kPa(5 mmHg)时,即足以使平均右房压升高而引起体静脉淤血,表现为颈静脉充盈、肝大、腹水和水肿等体征。

三、临床表现

(一)症状

三尖瓣狭窄致低心排血量可引起疲乏,体静脉淤血可引起恶心呕吐、食欲缺乏等消化道症状及全身不适感,由于颈静脉搏动的巨大"a"波,使患者感到颈部有搏动感。

(二)体征

主要体征为胸骨左下缘低调隆隆样舒张中晚期杂音,也可伴舒张期震颤,可有开瓣拍击音。增加体静脉回流方法可使之更明显,呼气及 Valsalva 动作使之减弱。

四、辅助检查

(一)X 线检查

主要表现为右房明显扩大,下腔静脉和奇静脉扩张,但无肺动脉扩张。

(二)心电图检查

示 II、V_1 导电压增高;由于多数二尖瓣狭窄患者同时合并有二尖瓣狭窄,故心电图亦常提示双侧心房肥大。

(三)超声心动图检查

其变化与二尖瓣狭窄时观察到的相似,M 型超声心动图常显示瓣叶增厚,前叶的 EF 斜率减慢,舒张期与隔瓣示矛盾运动、三尖瓣钙化和增厚;二维超声心动图对诊断三尖瓣狭窄较有帮助,其特征为舒张期瓣叶呈圆顶状,增厚、瓣叶活动受限。

五、诊断及鉴别诊断

根据典型杂音、心房扩大及体循环淤血的症状和体征,一般即可做出诊断,对诊断有困难者可行右心导管检查,若三尖瓣平均跨瓣舒张压差低于 0.3 kPa(2 mmHg),即可诊断为三尖瓣狭窄。应注意与右房黏液瘤、缩窄性心包炎等疾病相鉴别。

六、治疗

限制钠盐摄入及应用利尿剂,可改善体循环淤血的症状和体征;如狭窄显著,可行三尖瓣分离术或经皮球囊扩张瓣膜成形术。

(贾辉辉)

第七节 肺动脉瓣关闭不全

一、病理生理

因原发性或继发性肺动脉高压,肺动脉瓣环性损伤引起的器质性肺动脉瓣关闭不全相对较少。肺动脉瓣关闭不全者,由于反流发生于低压低阻力的肺循环,故血流动力学改变通常不严重。若瓣口反流量增大可致右心室容量负荷增加。肺动脉瓣关闭不全的基本血流动力学改变是舒张期肺动脉瓣反流使右心室容量负荷增大,严重时引起右心室扩大、肥厚,最后导致右心衰竭。伴发肺动脉高压、出现急性反流或反流程度严重者,病情发展较快。

二、临床表现

(一)症状

肺动脉瓣关闭不全患者,在未发生右心衰竭前,临床上无症状。严重反流引起右心衰竭时,可有腹胀、尿少、水肿等症状。

(二)体征

1.视诊

胸骨左缘第 2 肋间隙可见肺动脉收缩期搏动。

2.触诊

胸骨左缘第 2 肋间隙可扪及肺动脉收缩期搏动,有时可伴收缩或舒张期震颤。胸骨左下缘可扪及右心室高动力性收缩期搏动。

3.叩诊

心界向右扩大。

4.听诊

(1)胸骨左缘第 2～4 肋间隙有随第二心音后立即开始的舒张早期叹气性高调递减型杂音,吸气时增强,称为 Graham Steell 杂音,系继发于肺动脉高压所致。

(2)合并肺动脉高压时,肺动脉瓣区第二心音亢进、分裂。反流量大时,三尖瓣区可闻及收缩期杂音,也可能有收缩期前低调杂音(右 Austin-Flint 杂音)。如瓣膜活动度好,可听到肺动脉喷射音。肺动脉高压者,第二心音肺动脉瓣成分增强。由于右心室心搏量增多,射血时间延长,第二心音呈宽分裂。有心搏量增多致已扩大的肺动脉突然扩张产生收缩期喷射音,在胸骨左缘第 2 肋间隙最明显。胸骨左缘第 4 肋间隙常有右心室第三和第四心音,吸气时增强。

三、辅助检查

(一)X 线检查

右心室增大,伴肺动脉高压时有肺动脉段凸出,肺门阴影增宽,尤其是右下肺动脉增宽(＞10 mm),胸透可见肺门动脉搏动。

（二）心电图检查

继发于肺动脉高压者可有右束支阻滞和/或右心室肥厚图形。

（三）超声心动图检查

1.M 型超声检查

主要呈右心室舒张期容量负荷改变。

2.二维超声检查

可明确病因。

3.彩色超声检查

多普勒右心室流出道内，于舒张期可测得源于肺动脉口的逆向血流束。

四、诊断和鉴别诊断

根据肺动脉瓣区舒张早期杂音，吸气时增强，可做出肺动脉瓣关闭不全的诊断。多普勒超声可明确诊断并可帮助与主动脉瓣关闭不全的鉴别。

五、治疗

继发于肺动脉高压的肺动脉瓣关闭不全者，主要应治疗其原发疾病。对原发于瓣膜的病变应进行病因治疗。如反流量大或右心室容量负荷进行性加重者，可施行人工心脏瓣膜置换术。

（贾辉辉）

第十三章　先天性心脏病

第一节　动脉导管未闭

　　动脉导管是胎儿血循环沟通肺动脉和降主动脉的血管,位于左肺动脉根部和降主动脉峡部之间,正常状态多于出生后短期内闭合。如未能闭合,称动脉导管未闭(PDA),见图 13-1。公元初 Gallen 曾经描述,直到 1888 年 Munso 首次在婴儿尸检中发现,1900 年,Gibson 根据听诊得出临床诊断,这种典型杂音,称为 Gibson 杂音,是确定动脉导管未闭诊断的最重要听诊体征。

　　动脉导管未闭是常见先天性心脏病之一,占第 3 位。其发病率在 Abbott 统计分析的先天性心脏病 1 000 例尸检中占 9.2%,在 Wood 统计 900 临床病例中占 15%。据一般估计,每 2 500～5 000 名活婴约有 1 例;早产儿有较高的发病率,体重少于 1 000 g 者可高达 80%,这与导管平滑肌减少、对氧的反应减弱和血循环中血管舒张性前列腺素水平升高等因素有关。此病女性较男性多见,男女之比约为 1∶2。约有 10% 并发心内其他畸形。

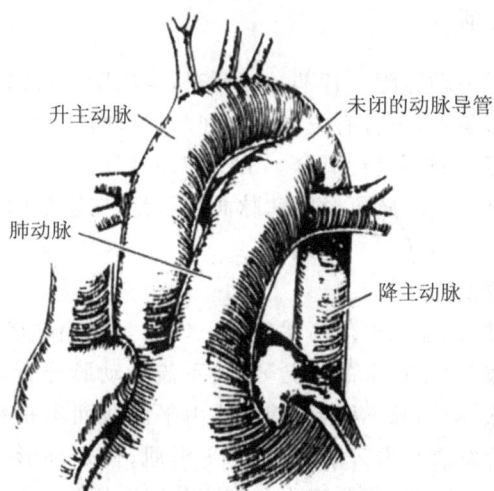

图 13-1　动脉导管未闭的解剖部位

一、解剖

绝大多数 PDA 位于降主动脉起始部左锁骨下动脉根部对侧壁和肺总动脉分叉左肺动脉根部之间。少数右位主动脉弓的患者，导管可位于无名动脉根部对侧壁主动脉和右肺动脉之间。其主动脉端开口往往大于肺动脉端开口，形状各异，大致可分为 5 型（见图 13-2）。

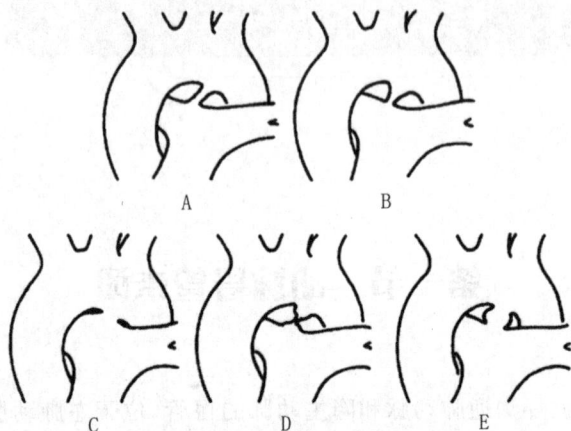

图 13-2　动脉导管未闭形状
A.管状；B.漏斗状；C.窗状；D.哑铃状；E.动脉瘤状

(1)管状：外形如圆管或圆柱，最为常见。

(2)漏斗状：导管的主动脉侧往往粗大，而肺动脉侧则较狭细，因而呈漏斗状，也较多见。

(3)窗状：管腔较粗大但缺乏长度，酷似主肺动脉吻合口，较少见。

(4)哑铃状：导管中段细。主、肺动脉向两侧扩大，外形像哑铃，很少见。

(5)动脉瘤状：导管本身呈瘤状膨大，壁薄而脆，张力高，容易破裂，极少见。

二、胚胎学和发病机制

胎儿的动脉导管从第 6 主动脉鳃弓背部发育而来，构成胎儿血循环主动脉、肺动脉间的生理性通道。胎儿期肺小泡全部萎陷，不含有空气，且无呼吸活动，因而肺血管阻力很大，故右心室排出的静脉血大都不能进入肺内循环进行氧合。由于肺动脉压力高于主动脉，因此进入肺动脉的大部分血液将经动脉导管流入主动脉再经脐动脉而达胎盘，在胎盘内与母体血液进行代谢交换，然后纳入脐静脉回流入胎儿血循环。

动脉导管的闭合分为两期。

(1)第一期为生理闭合期。婴儿出生啼哭后第一口吸气，肺泡即膨胀，肺血管阻力随之下降，肺动脉血流开始直接进入肺，建立正常的肺循环，而不流经动脉导管，促进其闭合。动脉导管的组织学结构与两侧的主动脉、肺动脉不同，管壁主要由平滑肌而不是弹性纤维组织组成，中层含黏性物质。足月婴儿出生后血氧张力升高，作用于平滑肌，使之环形收缩，同时管壁黏性物质凝固，内膜垫突入管腔，造成血流阻滞，营养障碍和细胞分解性坏死，因而导管发生生理性闭合。一般在出生后 10～15 小时完成，但在 7～8 天有潜在性再开放的可能。

(2)此后内膜垫弥漫性纤维增生完全封闭管腔，最终形成导管韧带。导管纤维化一般起始于肺动脉侧，向主动脉延伸，但主动脉端可以不完成，因而呈壶腹状。纤维化解剖性闭合，88% 的婴儿于 8 周内完成。如闭合过程延迟,称动脉导管延期未闭。出生后 6 个月动脉导管未能闭合,将终身不能闭合,则称持续动脉导管未闭,临床上简称动脉导管未闭。

动脉导管的闭合受到许多血管活性物质,如乙酰胆碱、缓激肽、内源性儿茶酚胺等释放的影响,但主要是血氧张力和前列腺素。后两者作用相反:血氧张力的升高使导管收缩,而前列腺素则使血管舒张,且随不同妊娠期而有所改变。成熟胎儿的导管对血氧张力相当敏感,未成熟婴儿则对前列腺素反应强。这些因素复杂的相互作用是早产婴儿有较多未闭动脉导管的原因。

三、病理生理

持续性未闭动脉导管,在组织学既与两侧的大动脉不同,亦与胎儿期的动脉导管有所不同。其内膜相对较厚,有一未断裂弹力纤维层与中层分隔。在中层黏性物质中,平滑肌呈螺旋形排列,其间尚有不等量弹性物质,形成薄层,因而其管壁接近主动脉化。此外成人的动脉导管,尤其在主动脉端开口附近和近端肺动脉可有粥样硬化病变,甚至钙化斑块。长期的血流冲击,加之腔内压力增高,可使导管扩大,管壁变薄,形成动脉瘤。

如果动脉导管在出生后肺循环阻力下降时不能闭合,导管内血流方向发生逆转,产生左向右分流。非限制性动脉导管未闭患者(大量的左向右分流),常在出生后的第 1 年内发展到充血性心力衰竭。与室间隔缺损类似,成人未矫治的动脉导管未闭相对不常见。对少部分患者,肺循环阻力升高超过体循环阻力分流逆转。因为动脉导管未闭的位置低于左锁骨下动脉,头颈部血管接受氧合血,但降主动脉接受不饱和氧合血,于是出现分段性发绀,或叫差异性发绀。

当动脉导管未闭独立存在时,由于主动脉压高于肺动脉,无论收缩期或舒张期,血流均由主动脉流向肺动脉,即左向右分流,分流量可达 4~19 L,因肺循环过多可出现心力衰竭。分流的血液增加了左心负荷,发生左心扩大,晚期也发生肺动脉高压、右心室增大。合并其他缺损时有可能代替肺循环(如肺血管闭锁、室间隔不完整)或体循环(如主动脉闭锁)的血供,生存可能依赖于动脉导管永久性开放。显著肺动脉高压等于或超过动脉压时可发生右向左分流。

四、临床表现

(一)症状

与分流量有关。轻者无症状,如果 10 岁以前没有出现充血性心力衰竭,大多数患者成年后可无症状。一小部分患者在 20 岁或 30 岁时可发展到充血性心力衰竭,出现劳力性呼吸困难、胸痛、心悸、咳嗽、咯血、乏力等。若发生右向左分流,可引起发绀。

(二)体征

患者几乎无发绀,但当出现发绀和杵状指时,通常不影响上肢。下肢和左手可出现发绀和杵状指,但右手和头部无发绀。脉压增宽,脉搏无力。左心室搏动呈高动力状态,常向外侧移位。无并发症的动脉导管未闭的典型杂音在左锁骨下胸骨左缘第Ⅱ肋间最易闻及,收缩后期杂音达到峰值,杂音为连续性机器样,贯穿第二心音,在舒张期减弱。杂音在舒张晚期或收缩早期可有一停顿,向左上胸、颈及背部传导,绝大多数伴震颤。如果分流量大造成明显的左心室容量负荷过重可出第三心音奔马律和相对性二尖瓣狭窄的舒张期杂音(与大的室间隔缺损类似)。当肺循环阻力增加分流逆转时杂音也出现变化,先是杂音的舒张成分减弱,然后是杂音的收缩成分减弱。最后杂音消失,体格检查与肺动脉高压的表现一致。肺动脉瓣区第二心音亢进但易被杂音掩盖。体循环压下降可产生水冲脉、枪击音等周围血管征。

五、辅助检查

(一)心电图检查

分流量少时心电图正常,分流量大时表现为左心房、左心室肥厚。当出现肺动脉高压、右向左分流占优势时,心电图表现为肺性 P 波,电轴右偏,右心室肥厚。

(二)放射线检查

分流量少时 X 线胸片正常。分流明显时,左心室凸出,心影扩大,肺充血。在出现肺动脉高压时,肺动脉段突出,肺门影扩大可有肺门舞蹈征,周围肺血管出现残根征。年龄较大的成人动脉导管可能出现钙化。左心室、左心房扩大,右心室也可扩大。

(三)超声心动图检查

左心室、左心房扩大,室间隔活动增强,肺总动脉增宽,二维 UCG 可显示未闭的动脉导管,彩色多普勒超声可显示动脉导管及肺动脉干内连续性高速湍流。

(四)心导管检查

肺动脉血氧含量高于右心室 0.5% 容积或血氧饱和度＞20%。有时导管可从肺总动脉通过动脉导管进入主动脉。左侧位降主动脉造影时可见未闭导管。

(五)升主动脉造影检查

左侧位造影示升主动脉和主动脉弓部增宽,降主动脉削狭,峡部内缘突出,造影剂经此处分流入肺动脉内,并显示出导管的外形、内径和长度。

六、诊断和鉴别诊断

凡在胸骨左缘第 2、3 肋间听到响亮的连续性机械样杂音伴局限性震颤,向左胸外侧、颈部或锁骨窝传导,心电图示电轴左偏,左心室高压或肥大,X 线胸片示心影向左下轻中度扩大,肺门充血,一般即可得出动脉管未闭的初步诊断,并可由彩色多普勒超声心动图检查加以证实。非侵入性彩色多普勒超声的诊断价值很大,即使在重度肺动脉高压、心杂音不典型甚至消失的患者中都可检查出此病,甚至合并在其他心内畸形中亦可筛选出动脉导管未闭。可是超声心动图诊断尚有少数假阳性或假阴性者,因此对可疑病例需行升主动脉造影和心导管检查。升主动脉造影能进一步明确诊断。导管检查除有助于诊断外,血管阻力的测定尚有助于判别动力性或阻力性肺动脉高压,这对选择手术方法有决定性作用。

有许多从左向右分流心内畸形在胸骨左缘可听到同样的连续性机械样杂音或接近连续的双期心杂音,难以辨识。在建立动脉导管未闭诊断进行治疗前,必须予以鉴别。

(一)高位室间隔缺损合并主动脉瓣脱垂

当高位室间隔缺损较大时往往伴有主动脉瓣脱垂畸形,导致主动脉瓣关闭不全,并引起相应的体征。临床上在胸骨左缘听到双期杂音,不向上传导,但有时与连续性杂音相仿,难以区分。目前,彩色超声心动图已列入心脏病常规检查。在此病可显示主动脉瓣脱垂畸形及主动脉血流反流入左心室,同时通过室间隔缺损由左心室向右心室和肺动脉分流。为进一步明确诊断,可施行逆行升主动脉和左心室造影,前者可示升主动脉造影剂反流入左心室,后者则示左心室造影剂通过室间隔缺损分流入右心室和肺动脉。据此不难得出鉴别诊断。

(二)主动脉窦瘤破裂

临床表现与动脉导管未闭相似,可听到性质相同的连续性心杂音,只是部位和传导方向稍有差异;破入右心室者偏下外,向心尖传导;破入右心房者偏向右侧传导。如彩色多普勒超声心动图显示主动脉窦畸形及其向室腔和肺动脉或房腔分流即可判明。再加上逆行升主动脉造影更可确立诊断。

(三)冠状动脉瘘

这种冠状动脉畸形并不多见,可听到与动脉导管未闭相同的连续性杂音伴震颤,但部位较低,且偏向内侧。多普勒彩超能显示动脉瘘口所在和其沟通的房室腔。逆行升主动脉造影更能显示扩大的病变冠状动脉主支或分支走向和瘘口。

(四)主动脉-肺动脉间隔缺损

非常少见。常与动脉导管未闭同时存在,且有相同的连续性杂音和周围血管特征,但杂音部位偏低偏内侧。仔细的超声心动图检查才能发现其分流部位在升主动脉根部。逆行升主动脉造影更易证实。

(五)冠状动脉开口异位

右冠状动脉起源于肺动脉是比较罕见的先天性心脏病。其心杂音亦为连续性,但较轻,且较表浅。多普勒超声检查有助于鉴别诊断。逆行升主动脉造影显示冠状动脉异常开口和走向及迂回曲张的侧支循环可明确诊断。

七、治疗

存活到成年且有大的未矫治的动脉导管未闭的患者通常在 30 岁左右出现充血性心力衰竭或肺动脉高压(由左向右分流和不同程度的发绀)。大多数成年肺循环阻力正常或轻度升高,<4 U 的动脉导管未闭患者可无症状或仅有轻微症状,可通过外科结扎动脉导管或经皮封堵来治疗。肺循环阻力明显升高(>10 U/m²)的患者,预后差。超过 40 岁的患者大约有 15% 可能存在动脉导管的钙化或瘤样扩张,使外科手术难度增加。外科结扎动脉导管或经皮弹簧圈或器械栓堵的致死率和致残率很低,不论未闭导管大小与分流情况如何均建议进行,因为未经治疗的病例具有心内膜炎的高危险性。以往动脉导管未闭主要采取外科手术治疗,但传统的外科手术结扎方法创伤大,住院时间长,并发症发生率高。人们一直探讨应用非开胸手术方法治疗 PDA,自 1967 年 Porstman 等经心导管应用泡沫塑料塞子堵塞 PDA 成功后,通过介入方法治疗 PDA 广泛开展起来。自 20 世纪 80 年代以来,先后有多种方法应用于临床,除了 Porstman 法以外,尚有 Rashkind 双面伞法、Sideris 纽扣式补片法、弹簧圈堵塞法、Amplatzer 蘑菇伞法。前 3 种方法操作复杂,并发症高,临床已不应用。目前主要应用后 2 种方法,尤其是 Amplatzer 蘑菇伞法应用最广。

八、并发症和预后

早产患儿常伴有其他早产问题,如呼吸窘迫综合征、坏死性小肠大肠炎、心室内出血等,加重了病情,故往往发生左心衰竭,内科治疗很难见效,病死率甚高。足月患儿未经治疗第一年也有 30% 死于左心衰竭。过了婴儿期,心功能获得代偿,病死率剧减。幼儿期可无症状,分流量大者会有生长发育迟缓。Key 等报告,活至 17 岁的患者,将再有 18 年的平均寿命。过了 30 岁每年病死率为 1%,40 岁为 1.8%,以后升至 4%。在未使用抗生素的年代,40% 死于心内膜炎,其余死于心力衰竭。据 20 世纪 80 年代 Campbell 的推算,42% 未治疗的患者在 45 岁前死亡。能存活至成人者将发生充血性心力衰竭、肺动脉高压,严重者可有 Eisenmenger 综合征。

（屈朝法）

第二节 房间隔缺损

房间隔缺损(aterial septal defect,ASD)简称房缺,是指原始心房间隔在发生、吸收和融合时出现异常,左右心房之间仍残留未闭的房间孔。

一、流行病学

房间隔缺损是一种最常见的先天性心脏病,根据 Abbott 1 000 例单纯性先天性心脏病的尸体解剖,房间隔缺损居首位,占 37.4%。在我国的发病率为 0.24%~0.28%。其中男女患病比例约为 1:2,女性居多,且有家族遗传倾向。成人房缺以继发孔型多见,占 65%~75%,原发孔型占 15%~20%。

二、解剖

根据房间隔发生的部位,分为原发孔房间隔缺损和继发房间隔缺损,见图 13-3。

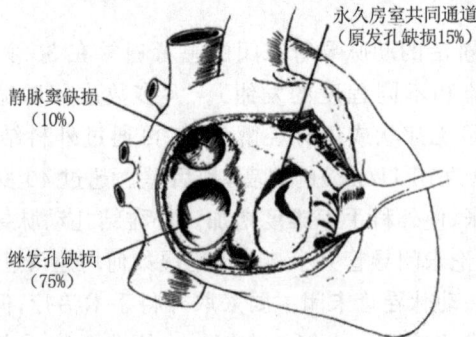

图 13-3 房间隔缺损的解剖位置

(一)原发孔型房间隔缺损

在发育的过程中,原发房间隔停止生长,不与心内膜垫融合而遗留间隙,即成为原发孔(或第1孔)缺损。位于心房间隔下部,其下缘缺乏心房间隔组织,而由心室间隔的上部和三尖瓣与二尖瓣组成;常伴有二尖瓣前瓣叶的裂缺,导致二尖瓣关闭不全,少数有三尖瓣隔瓣叶的裂缺。

(二)继发孔型房间隔缺损

继发孔型房间隔缺损是胚胎发育过程中,原始房间隔吸收过多,或继发性房间隔发育障碍,导致左右房间隔存在通道所致。继发孔型房间隔缺损可分为 4 型:中央型或称卵圆孔型,缺损位于卵圆窝的部位,四周有完整的房间隔结构,约占 76%;下腔型,缺损位置较低,呈椭圆形,下缘阙如和下腔静脉入口相延续,左心房后壁构成缺损的后缘,约占 12%;上腔型,也称静脉窦型缺损,缺损位于卵圆孔上方,上界阙如,和上腔静脉通连,约占3.5%;混合型,此型缺损兼有上述两种以上的缺损,缺损一般较大,约占 8.5%,见图 13-4。

15%~20%的继发孔房间隔缺损可合并其他心内畸形,如肺动脉瓣狭窄、部分型肺静脉畸形引流,二尖瓣狭窄等。房间隔缺损一般不包括卵圆孔未闭,后者不存在房水平的左向右分流,而是与逆向栓塞有关。

临床上还有一类房间隔缺损,系在治疗其他疾病后遗留的缺损,为获得性房间隔缺损,如Fonton 手术后为稳定血流动力学而人为留的房间隔窗,二尖瓣球囊扩张术后遗留的房间隔缺损等。此类房间隔缺损一般在卵圆窝位置,其临床意义与继发孔房间隔缺损类似。

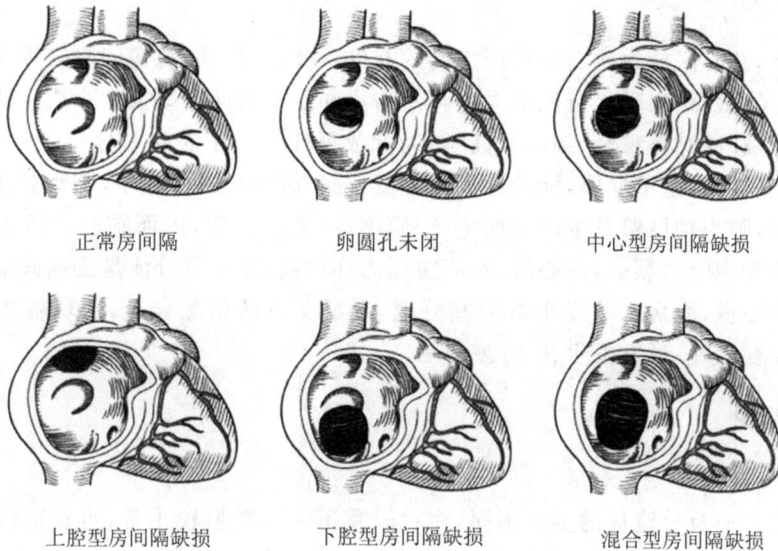

图 13-4　继发孔型房间隔缺损解剖结构分型

三、胚胎学与发病机制

约在胚胎 28 天时,在心房的顶部背侧壁正中处发出第一房间隔,其向心内膜垫方向生长,到达心内膜垫之前的孔道称第一房间孔。在第一房间孔封闭以前,第一房间隔中部变薄形成第二房间孔。在第一房间隔形成后,即胚胎第 5 周末,在其右侧发出第二房间隔,逐渐生长并覆盖第二房间隔孔。与第一房间隔不同的是,第二房间隔并不与心内膜垫发生融合而形成卵圆孔。其可被第一房间隔覆盖,覆盖卵圆孔的第一房间隔称为卵圆孔瓣。此后,胎儿期血液自左向右在房水平分流实现体循环。出生后,左心房压力增大,从而使两个房间隔合二为一,卵圆孔闭锁,成为房间隔上的卵圆窝。在原始心房分隔过程中,如果第一房间孔未闭合,或者第一房间孔处缺损,或卵圆孔过大,均可造成 ASD。

四、分子生物学

房间隔缺损发病机制正在研究中,目前对于其分子学发病机制至今并不十分清楚。近年来随着分子生物学的发展,发现越来越多的心房间隔缺损有关的基因。目前研究发现 T-BX5、NKX2.5、GATA4 转录因子与房间隔缺损的发生高度相关。除上述因子外,WNT$_4$、IFRD1、HCK 等基因的表达异常也与房间隔缺损的发生相关。

五、病因

房间隔缺损是由多因素的遗传和环境因素的相互作用,很难用单一原因来解释。很多情况下不能解释病因。母亲在妊娠早期患风疹、服用沙利度胺及长期酗酒都是干扰胚胎正常心血管发育的不良环境刺激。动物试验表明,缺氧、缺少或摄入过多维生素,摄入某些药物,接受离子放射线常是心脏畸形的原因。而对于遗传学,大多数房间隔缺损不是通过简单方式遗传,而是多基因、多因素的共同作用。

六、病理生理

正常情况下,左心房压力比右心房压力高约 0.667 kPa。因此,有房间隔缺损存在时,血液自左向右分流,临床无发绀出现。分流量大小与左右房间压及房间隔缺损大小成正比,与右心室排血阻力(如合并有肺动脉瓣狭窄、肺动脉高压)高低成反比。由于左向右分流,右心容量增加,发生右心房、右心室扩大,室壁变厚,肺动脉不同程度扩张,肺循环血量增多,肺动脉压升高。

随病情发展,肺小动脉壁发生内膜增生,中膜增厚、管腔变窄,因而肺血管阻力增大,肺动脉高压从动力性的变为阻力型的,右心房、右心室压力亦增高,左向右分流量逐渐减少,病程晚期右心房压力超过左心房,心房水平发生右向左分流,形成艾森曼格综合征,出现临床发绀、心力衰竭。这种病理改变较晚,通常发生在 45 岁以后。

七、临床表现

(一)症状

根据缺损的大小及分流量的多少不同,症状轻重不一。缺损较小者,可长期没有症状,一直潜伏到老年。缺损较大者,症状出现较早,婴儿期发生充血性心力衰竭和反复发作性肺炎。一般房间隔缺损儿童易疲劳,活动后气促,心悸,可有劳力性呼吸困难。患儿容易发育不良,易发生呼吸道感染。在儿童时期,房性心律失常、肺动脉高压、肺血管栓塞和心力衰竭发生极少见。随着右心容量负荷的长期加重,病程的延长,成年后,这些情况则多见。

(二)体格检查

房间隔缺损较小者,发育不受影响。缺损较大者,可有发育迟缓、消瘦等。

心脏听诊胸骨左缘第 2、3 肋间可闻及 2～3 级收缩期吹风样杂音,性质柔和,音调较低,较少扪及收缩期震颤,肺动脉瓣区第 2 心音亢进,呈固定性分裂。该杂音是经肺动脉瓣血流量增加引起收缩中期肺动脉喷射性杂音。在出生后肺血管阻力正常下降后,第二心音宽分裂。由于肺动脉瓣关闭延迟,当肺动脉压力正常和肺血管阻抗降低时,呼吸使第二心音相对固定。肺动脉高压时,第二心音的分裂间隔是由于两心室电机械间隔所决定的。当左心室电机械间隔缩短和/或右心室电机械间隔延长时,则发生第二心音宽分裂。如果分流量大,使通过三尖瓣的血流量增加,可在胸骨左缘下端闻及舒张中期隆隆样杂音。伴随二尖瓣脱垂的患者,可闻及心尖区全收缩期杂音或收缩晚期杂音,向腋下传导。但收缩中期喀喇音常难闻及。此外,由于大多数患者二尖瓣反流较轻,可无左心室心前区活动过度。

随着年龄的增长,肺血管阻力不断增高,使左向右分流减少,体格检查结果改变。肺动脉瓣和三尖瓣杂音强度均减弱。第二心音的肺动脉瓣成分加强。第二心音的两个主要成分融合,肺动脉瓣关闭不全产生舒张期杂音。左向右分流,出现发绀和杵状指。

八、辅助检查

(一)心电图检查

在继发孔缺损患者心电图常示电轴右偏,右心室增大。右胸导联 QRS 间期正常,但是呈

rSR' 或 rsR' 型。右心室收缩延迟是由于右心室容量负荷增加还是由于右束支和浦肯野纤维真正的传导延迟尚不清楚。房间隔缺损可见 PR 间期延长。延长结内传导时间可能与心房扩大和由于缺损本身引起结内传导距离增加有关。

（二）胸部 X 线片检查

缺损较小时，分流量少，X 线所见可大致正常或心影轻度增大。缺损较大者，肺野充血，肺纹理增多，肺动脉段突出，在透视下有时可见到肺门舞蹈。主动脉结缩小，心脏扩大，以右心房、右心室明显，一般无左心室扩大。

（三）超声心动图检查

可以清晰显示 ASD 大小、位置、数目、残余房间隔组织的长度及厚度及与毗邻解剖结构的关系，而且还可以全面了解心内结构和血流动力学变化。经胸超声显示右心房、右心室扩大，肺动脉增宽，M 型见左心室后壁与室间隔同向运动，二维可见房间隔连续性中断，彩色多普勒显像可显示左向右分流的部位及分流量。肺动脉压可通过三尖瓣反流束的高峰血流来评估。

（四）心导管检查

一些年轻的患者如果使用非介入方法已确诊缺损存在，无须心导管检查。除此之外，可能需介入的方法来准确定量分流，测量肺血管阻力，排除冠状动脉疾病。右心导管检查重复取血标本测量血氧饱和度，证实从腔静脉到右心房血氧饱和度逐步增加。一般来说，肺动脉血氧饱和度越高分流越大；在对诊断大的分流时，其价值$>90\%$。肺循环和体循环的比率可通过下列公式计算：$Qp/Qs=SAO_2-MVO_2/PVO_2-PAO_2$。$SAO_2$、$MVO_2$、$PVO_2$、$PAO_2$ 分别代表大动脉、混合静脉、肺静脉、肺动脉的血氧饱和度。肺血管阻力超过体循环阻力的 70% 时，提示严重的肺血管疾病，最好避免外科手术。

九、诊断与鉴别诊断

诊断房间隔缺损，根据临床症状、体征、心电图检查结果、胸部 X 线片及超声心动图检查结果可得出明确诊断。尤其是超声心动图检查结果，可确定缺损类型、肺动脉压力高低及有无合并其他心内畸形等。临床上房间隔缺损还应与以下病种相鉴别。

（一）较大的室间隔缺损

因为左至右的分流量大，心电图表现与此病极为相似，可能造成误诊。但心室间隔缺损心脏听诊杂音位置较低，左心室常有增大。但在小儿患者，不易鉴别时可做右心导管检查确立诊断。

（二）特发性肺动脉高压

其体征、心电图和 X 线检查结果与此病相似，但心导管检查可发现肺动脉压明显增高而无左至右分流证据。

（三）部分肺静脉畸形

其血流动力改变与房间隔缺损极为相似，但临床上常见的是右侧肺静脉畸形引流入右心房与房间隔缺损合并存在，肺部 X 线断层摄片可见畸形肺静脉的阴影。右心导管检查有助于确诊。

（四）瓣膜型单纯肺动脉口狭窄

其体征、X 线和心电图表现与此病有许多相似之处，有时可造成鉴别上的困难。但瓣膜型单纯肺动脉口狭窄时杂音较响，超声心动图见肺动脉瓣异常，右心导管检查可确诊。

十、治疗

到目前为止,房间隔缺损的治疗包括外科开胸和介入治疗2种。一般房间隔缺损一经确诊,应尽早开始接受治疗。一般介入治疗房间隔缺损的大小范围为5～36 mm。对于原发孔型房间隔缺损、静脉窦型房间隔缺损、下腔型房间隔缺损和合并有需外科手术的先天性心脏畸形,目前还不能用经介入方法进行治疗,其中,外科手术是原发孔房间隔缺损治疗的唯一选择。

1976年,King和Miller首先采用介入方法用双伞状堵塞装置关闭继发孔房间隔缺损取得成功,1985年,Rashikind等报道应用单盘带钩闭合器封堵继发孔型房间隔缺损获得成功。我国1995年开始引进该技术。1997年,Amplazer封堵器治疗继发孔型ASD应用于临床,目前是全球应用最广泛的方法。2003年,国产封堵器材上市后,使得我国接受介入治疗的患者大量增加。随着介入技术和封堵器的进展,越来越多的房缺患者通过介入手术得到了根治。随着介入适应证的扩大,出现心脏填塞、封堵器脱落、房室传导阻滞等一系列并发症。

外科修补继发孔房间隔缺损已有40多年的历史。方法是在体外循环下,对较小缺损直接缝合,较大缺损则需补上心包片或人造补片。同时纠正合并的其他先天畸形,术后症状改善,心脏大小恢复正常。手术时机应选在儿童或少年期(5～15岁),当证实房缺存在,且分流量达肺循环40%以上时,或有明显症状应早期治疗。40岁以上患者手术死亡率可达5%,有显著肺动脉高压,当肺动脉压等于或高于体动脉压发生右-左分流者,不宜手术。原发孔型房缺手术修补可造成希氏束损伤或需同时修复二尖瓣,病死率较高。

十一、预后

尽管未矫治的继发孔型房间隔缺损患者通常可以生存到成年,但生存期并不能达到正常,只有50%的患者可活到40岁。40岁后每年的病死率约为6%。小的房间隔缺损(肺血流与体循环血流比率<2∶1)可能在若干年后才出现问题,当高血压和冠状动脉疾病引起左心室顺应性降低时可导致左向右分流增加、房性心律失常、潜在的左右心衰竭。另外,没有其他获得性心脏疾病的房间隔缺损患者可发展至左心室舒张功能异常。只有5%～10%分流量大的患者(>2∶1)可在成年时出现严重的肺动脉高压。尽管大多数成年房间隔缺损的患者有轻到中度的肺动脉高压,但到老年发展为严重肺动脉高压的比率很少。妊娠时没有肺动脉高压的房间隔缺损患者通常不会出现并发症。另一个成年房间隔缺损患者的潜在并发症(甚至包括很小的卵圆孔未闭)是逆向栓塞。房间隔缺损患者很少出现心内膜炎,通常并不主张预防性用药,除非存在损伤的高危险因素。

对于房间隔缺损患者进行治疗,无论是介入治疗还是外科治疗,均能改善患者远期预后、改善生存质量,年龄不是治疗的禁忌证。对于那些合并肺动脉高压、心律失常及那些合并缺血性心脏病、瓣膜性心脏病或高血压病的患者进行正确、及时有效的处理才是提高生存率、改善预后的关键所在。

(屈朝法)

第三节 室间隔缺损

室间隔缺损为最常见的先天性心脏畸形,可单独存在,亦可与其他畸形合并发生。此病在胎儿中的检出率为 0.66％,在存活新生儿中的发生率为 0.3％,室间隔缺损是儿童最常见的先天性心脏病,约占全部先心病儿童的 50％,其中单纯性室间隔缺损约占 20％。在上海早年的文献报道的 1085 例先心病患者中室缺占 15.5％,女性稍多于男性。随着影像设备的进步和对婴儿筛查的重视,室间隔缺损的检出率较以往增加,检出率 0.16％～5.3％。在成人中,室间隔缺损是最常见的先天性心脏缺损,占 0.3‰,约占成人先天性心血管疾病的 10％。在美国成人室间隔缺损的数量为 36.9 万。在我国成人室间隔缺损患者数量可能超过 100 万。由于室间隔缺损有比较高的自然闭合率,婴儿期室隔缺损约有 30％可自然闭合,40％相对缩小,其余 30％缺损较大,多无变化。自然闭合多在生后 7～12 个月,大部分在 3 岁前闭合,少数 3 岁以后逐渐闭合。随着缺损的缩小与闭合,杂音减弱以至消失,心电图与 X 线检查恢复正常。

此病的预后与缺损的大小及肺动脉压力有关。缺损小,肺动脉压力不高者预后良好。有肺动脉高压者预后较差。持续性肺动脉高压可引起肺血管闭塞,从而伴发艾森曼格综合征。室间隔缺损的常见并发症是亚急性细菌性心内膜炎。个别病例可伴有先天性房室传导阻滞、脑脓肿、脑栓塞等。大的室间隔缺损病程后期多并发心力衰竭,如选择适当时机介入治疗或外科手术,则预后良好。

一、病因

心管发生,心管卷曲,分隔和体、肺循环形成过程中的任何一点受到影响,均可能出现室间隔发育不全或融合不完全。与心间隔缺损有关的病因可分为 3 种类型:染色体疾病,单基因病和多基因病。

(一)染色体疾病

先心病患者染色体异常率为 5％～8％,表现为染色体的缺失和双倍体,染色体缺失见于22q11 缺失(DiGeorge 综合征),45X 缺失(Turner 综合征)。双倍体异常见于 21 三体(唐氏综合征)。染色体异常的患者子代有发生室间隔缺损的风险。

(二)单基因病

3％的先心病患者有单基因病。表现为基因的缺失、错义突变和重复突变。遗传规律为常染色体显性遗传、常染色体隐性遗传或 X 连锁的遗传方式。例如,Holt-Oram 综合征患者中,出现房间隔缺损合并传导异常和主动脉瓣上狭窄。Schott 等发现 NKX2.5 基因与房间隔缺损有关,通过对 Holt-Oram 家族的研究发现 TBX5 突变引起房间隔缺损和室间隔缺损。进一步的研究发现,TBX5、GATA4 和 NKX2.5 之间的相互作用,提示转录过程与室间隔缺损的发生有关。基因异常患者的子代发生先心病的危险性较高。

(三)多基因病

多基因病与许多先心病的发生有关,是环境和遗传因素作用的结果。特别在妊娠后第 5～9 周为心血管发育、演变最活跃的时期。母体在此期内感染病毒(如腮腺炎、水痘及柯萨奇病毒等)、营养不良、服用可能致畸的药物、缺氧环境及接受放射治疗等,均有增加发生先天性心血管畸形的危险。母体高龄,特别是接近于更年期者,婴儿患法洛四联症的危险性增加。目前尚无直接的检测方法确定无染色体病或单基因病的室间隔缺损患者下一代是否会发病。但是与正常人群相比,比预计发病率明显增高。父亲患室间隔缺损,子女发病率为 2%,母亲患室间隔缺损,子女发病率为 6%~10%。父母有室间隔缺损的患者其子女患此病的危险性比一般人高 20 倍。

二、室间隔缺损的解剖与分类

室间隔由四部分组成:膜部间隔、流入道间隔、小梁部间隔、流出道间隔或漏斗部间隔。在室间隔缺损各部位均可能出现缺损。在临床上,根据室间隔缺损产生的部位,可将其分 2 类,即膜部室间隔缺损和肌部室间隔缺损。

(一)膜周部室间隔缺损

膜部室间隔位于心室的基底部,在主动脉的右冠瓣和无冠瓣下,肌部间隔的流入道和流出道之间,前后长约 14 mm,上下约 8 mm。其形态多为多边形,其次为圆形或椭圆形。三尖瓣的隔瓣叶将膜部间隔分为房室间隔和室间隔 2 部分。真正的膜部室间隔缺损较少见,大部分为膜部室间隔缺损向肌部间隔延伸,形成膜周部室间隔缺损。

(二)肌部室间隔缺损

肌部室间隔为非平面的结构,可分为流入道部、小梁部和漏斗部。

1.流入道室间隔

流入道室间隔在膜部间隔的下后方,开始于房室瓣水平,终止于心尖部的腱索附着点。流入道室间隔缺损在缺损和房室瓣环之间无肌性的残缘。在流入道处肌部间隔的缺损统称为流入道型室间隔缺损。另一种分类方法是将流入道处的间隔分为房室间隔和流入道间隔。当流入道室间隔缺损合并三尖瓣和二尖瓣的畸形时,称为共同房室通道缺损。

2.小梁部室间隔缺损

小梁部室间隔是室间隔的最大部分。从膜部间隔延伸至心尖,向上延伸至圆锥间隔。小梁部的缺损统称肌部室间隔缺损,缺损边缘为肌组织。小梁部缺损的部位也可分为室间隔前部、中部、后部和心尖部。肌性室间隔的前部缺损是指位于室间隔的前部,中部室间隔缺损是位于室间隔的后部,心尖部室间隔缺损是位于相对于中部的下方。后部缺损在三尖瓣隔瓣的下方。后部缺损位于三尖瓣的隔瓣后。肌部缺损,多为心尖附近肌小梁间的缺损,有时为多发性。由于在收缩期室间隔心肌收缩,使缺损缩小,所以左向右分流较小,对心功能的影响较小,此型较少,仅占 3%。

3.圆锥部室间隔缺损

圆锥部间隔将左右心室的流出道路分开。圆锥间隔的右侧范围较大,圆锥间隔的缺损位于右心室流出道,室上嵴的上方和主、肺动脉瓣的直下,主、肺动脉瓣的纤维组织是缺损的部分边缘。少数合并主、肺动脉瓣关闭不全。此部位的室间隔缺损也称圆锥缺损或流出道,嵴上和肺动脉瓣下或动脉下缺损。据国内资料,此型约占 15%。

由于膜部室间隔与肌部室间隔紧密相邻,缺损常常发生在两者的交界区域,即缺损从膜部延伸至肌部。如膜周部室间隔缺损延伸至邻近的肌部间隔,称膜周流入道室间隔缺损,膜周肌部室间隔缺损和膜周流出道室间隔缺损。

室间隔缺损邻近三尖瓣,三尖瓣构成缺损边缘的一部分。在缺损愈合过程中,三尖瓣与缺损的边缘组织融合在一起形成膜部瘤,膜部瘤形成可以部分或完全闭合缺损。圆锥部和膜周部室间隔缺损可伴有不同程度的圆锥间隔与室间隔的其他部分对接不良,可以是向前、向后或旋转,引起半月瓣的骑跨。圆锥部缺损时,可以伴二尖瓣的骑跨。流入道型室间隔缺损可并发心房和心室的连接不良,引起房室瓣中的一个环形骑跨。在一些病例,可以有不同程度的三尖瓣腱索附着点的骑跨。

室间隔缺损的直径多在 0.1~3.0 cm。通常膜部缺损较大,而肌部缺损较小。如缺损直径<0.5 cm,左向右的分流量很小。缺损呈圆形或椭圆形。缺损边缘和右心室面向缺损的心内膜可因血流液冲击而增厚,容易引起细菌性心内膜炎。

三、病理生理

影响室间隔缺损血流动力学的因素有室间隔缺损的大小,左右心室间的压力和肺血管的阻力。在出生时,由于左右心室间的压力接近,可以无明显分流。随着出生后左右心室间的压力增加,引起分流增加。分流量的大小取决于室间隔缺损的大小和肺血管阻力。没有肺高压和右心室流出道的梗阻,分流方向是左向右。在肺血管阻力增加或右心室流出道狭窄或肺动脉口狭窄引起右心室梗阻时,右心室压力升高,以致右心室压力与左心室压力接近或超过左心室压力。随着右心室压力的升高,分流量逐渐减少,当超过左心室压力时,出现右向左分流,导致氧饱和度降低,发绀和继发性红细胞增多,即艾森曼格综合征。此时升高的肺动脉压是不可逆转的。肌部室间隔缺损可以自发性闭合。膜周部室间隔缺损因三尖瓣膜部瘤形成而出现解剖上的闭合。漏斗部室间隔缺损可因右冠瓣脱垂而闭合。

按室间隔缺损的大小和分流的多少,一般可分为 4 类:①轻型病例,左至右分流量小,肺动脉压正常。②缺损为 0.5~1.0 cm 大小,有中等量的左向右分流,右心室及肺动脉压力有一定程度增高。③缺损>1.5 cm,左至右分流量大,肺循环阻力增高,右心室与肺动脉压力明显增高。④巨大缺损伴显著肺动脉高压。肺动脉压等于或高于体循环压,出现双向分流或右向分流,从而引起发绀,形成艾森曼格综合征。

Keith 按室间隔缺损的血流动力学变化,分为:①低流低阻。②高流低阻。③高流轻度高阻。④高流高阻。⑤低流高阻。⑥高阻反向流。这些分类对考虑手术与估计预后有一定的意义。

四、临床表现

(一)症状

一般与缺损大小及分流量多少有关。缺损小、分流量少的病例,通常无明显的临床症状。缺损大伴分流量大者可有发育障碍、心悸、气促、乏力、咳嗽,易患呼吸道感染。严重者可发生心力衰竭。显著肺动脉高压发生双向分流或右向左分流者,出现活动后发绀或发绀症状。

(二)体征

室间隔缺损可通过听诊检出,几乎全部病例均伴有震颤,震颤与杂音的最强点一致。典型体征为胸骨左缘第 3、4 肋间有响亮粗糙的收缩期杂音,并占据整个收缩期。此杂音在心前区广泛传布,在背部及颈部亦可听到。杂音的程度与血流速度有关,杂音的部位依赖于缺损的位置。小的缺损最响,可以伴震颤。肌部缺损杂音在胸骨左缘下部,在整个收缩期随肌肉收缩引起大小变化影响强度。嵴内或干下型室间隔缺损分流接近肺动脉瓣,杂音在胸骨左上缘最响。膜周部室间隔缺损在可闻及三尖瓣膜部瘤的收缩期喀喇音。在肺血管阻力低时，大的室间隔缺损杂音单一，在整个心脏周期中几乎无变化，并且很少伴有震颤。左向右分流量大于肺循环60％的病例，由于伴有二尖瓣血流增加，往往在心尖部可闻及功能性舒张期杂音。心前区触诊有左心室负荷过重的表现。肺动脉压力升高引起 P_2 增强。引起或合并三尖瓣反流时可以在胸骨左或右下缘闻及收缩期杂音。合并主动脉瓣关闭不全时，患者坐位前倾时，沿胸骨左缘出现舒张期递减性杂音。严重肺动脉高压病例可有肺动脉瓣区关闭振动感，P_2 呈金属音性质。艾森曼格综合征患者常有发绀和杵状指，右心室抬举样冲动，肺动脉瓣第二音一般亢进或分裂。由于左向右分裂减少，原来的杂音可以减弱或消失。

（三）合并症

1.主动脉瓣关闭不全

室缺合并主动脉瓣关闭不全的发生率占室隔缺损病例的 4.6％～8.2％。靠近主动脉瓣的室间隔缺损，如肺动脉瓣下型室间隔缺损（VSD）易发生主动脉瓣关闭不全。造成关闭不全的原因主要为主动脉瓣环缺乏支撑，高速的左向右分流对主动脉瓣产生吸引作用，使主动脉瓣叶（后叶或右叶尖）向下脱垂，大部分为右冠瓣。早期表现为瓣叶边缘延长，逐渐产生脱垂。随着年龄增长，脱垂的瓣叶进一步延长，最终导致关闭不全。合并主动脉脱垂的患者，除收缩期杂音外尚可听到向心尖传导的舒张期递减性杂音，测血压可见脉压增宽，并有股动脉"枪击音"等周围血管体征。

2.右心室流出道梗阻

有 5％～10％的 VSD 并发右心室流出道梗阻。多为大室缺合并继发性漏斗部狭窄，常见于儿童。如合并肺动脉瓣狭窄，应与法洛四联症相鉴别。有的患者室间隔缺损较小，全收缩期响亮而粗糙的杂音较响，即使封闭室间隔缺损后杂音也不会明显减轻。

（四）并发症

1.肺部感染

左向右大量分流造成肺部充血，肺动脉压力升高，因而使水分向肺泡间质渗出，肺内水分和血流增加，肺的顺应性降低，而发生呼吸费力、呛咳。当合并心脏功能不全时，造成肺淤血、水肿，在此基础上，轻微的上呼吸道感染就可引起支气管炎或肺炎。如单用抗生素治疗难以见效，需同时控制心力衰竭才能缓解。肺炎与心力衰竭可反复发作，可危及患儿的生命。因此应积极治疗室间隔缺损。

2.心力衰竭

约10％的 VSD 患儿会发生充血性心力衰竭。主要见于大型室间隔缺损，由于大量左分流，肺循环血量增加，肺充血加剧，左、右心容量负荷加重，导致心力衰竭。表现为心搏增快、呼吸急促、频繁咳嗽、喉鸣音或哮鸣音、肝大，颈静脉曲张和水肿等。

3.肺动脉高压

大型 VSD 或伴发其他左向右分流的先天性心脏畸形，随着年龄增长，大量左向右分流使肺血流量超过体循环，肺动脉压力逐渐升高，肺小血管壁肌层逐渐肥厚，肺血管阻力增高，最后导致肺血管壁不可逆性病变，即艾森曼格综合征，临床出现发绀。

4.感染性心内膜炎

小型至中等大小的室间隔缺损较大型者好发感染性心内膜炎。主要发病原因是 VSD 产生的高速血流，冲击右心室侧心内膜，造成该处心内膜粗糙。因其他部位的细菌感染，如呼吸道感染、泌尿系统感染、扁桃体炎、牙龈炎等并发菌血症时,细菌在受损的心内膜上停留,繁殖而致病。可出现败血症症状,如持续高热、寒战、贫血、肝、脾大、心功能不全,有时出现栓塞表现,如皮肤出血点、肺栓塞等。常见的致病菌是链球菌、葡萄球菌、肺炎球菌、革兰氏阴性杆菌等。抗生素治疗无效,需手术切除赘生物,清除脓肿,纠正心内畸形或更换病变瓣膜,风险很大,病死率高。

五、实验室检查

(一)X线检查

缺损小的室隔缺损,心肺X线检查可无明显改变。中度缺损者心影可有不同程度增大,一般以右心室扩大为主,肺动脉圆锥突出,肺野充血,主动脉结缩小。重度缺损时上述征象明显加重,左右心室、肺动脉圆锥及肺门血管明显扩大。待到发生肺动脉高压右向左分流综合征时,由于左向右分流减少,右向左分流增多,周围肺纹理反而减少,肺野反见清晰。

(二)心电图检查

缺损小者心电图在正常范围内。随着分流的增加,可出现左心室负荷过重和肥厚的心电图改变及左心房增大的图形。在肺动脉高压的病例,出现电轴右偏、右心室肥大、右心房肥大的心电图改变。重度缺损时可出现左、右心室肥大,右心室肥大伴劳损或 $V_{5\sim6}$ 导联深 Q 波等改变。

(三)超声检查

超声心动图检查是一项无创的检查方法,可以清晰显示回声中断和心室、心房和肺动脉主干扩大的情况。超声检查常用的切面有心尖或胸骨旁五腔心切面,心底短轴切面和左心室长轴切面。心尖五腔心切面可测量 VSD 边缘距主动脉瓣的距离,心底半月瓣处短轴切面可初步判断膜周部 VSD 的位置和大小。6～9 点位置为隔瓣后型、9～11 点为膜周部;12～13 点为嵴上型室缺;二尖瓣短轴切面可观察肌部室缺的位置,12～13 点钟位置为室间隔前部 VSD,9～12 点为中部 VSD,7～9 点为流入道 VSD。膜周型缺损,间隔中断见于三尖瓣隔瓣后与主动脉瓣环右缘下方区;主动脉瓣下型缺损,间隔中断恰在主动脉后半月瓣尖下方及三尖瓣的上方;肺动脉瓣下型缺损,声波中断见于流出道间隔至肺动脉瓣环,缺损口可见到 1～2 个主动脉瓣尖向右心室流出道突出;流入道处室间隔型缺损,声波中断可从三尖瓣纤维环起伸至肌部间隔,往往整个缺损均在三尖瓣隔瓣下。肌部型室缺有大有小,可为单发性或为多发性,位于室间隔任一部位,二维声结合彩色多普勒实时显像可提高检出率。高位较大缺损合并主动脉瓣关闭不全者,可见舒张期瓣膜脱垂情况。彩色多普勒检查可见经缺损处血液分流情况和并发主动脉瓣脱垂者舒张期血液反流情况。超声检查尚有助于发现临床漏诊的并发畸形,如左心室流出道狭窄、动脉导管未闭等。并可进行缺损的血流动力学评价,有无肺动脉压升高、右心室流出道梗阻、主动脉瓣关闭不全,瓣膜结构等情况。当经胸超声检查的显像质量差时,可以选择经食管超声检查。近年来发展起来是三维超声检查可以显示缺损的形态和与毗邻结构的关系。

(四)心导管检查

心导管检查可准确测量肺血管阻力,肺血管的反应性和分流量。评价对扩张血管药物的反应性可以指导治疗方法的选择。右心导管检查右心室血氧含量高于右心房 0.9% 容积以上,或右心室平均血氧饱和度大于右心房 4% 以上即可认为心室水平有左心室右分流存在。偶尔导管可通过缺损到达左心室。导管尚可测压和测定分流量。如肺动脉压等于或大于体循环压,且周围动脉血氧饱和度低,则提示右向左分流。一般室间隔缺损的分流量较房间隔缺损少。在进行右心导管检查时应特别注意瓣下型缺损,由于左向右分流的血流直接流入肺动脉,致肺动脉水平的血饱和度高于右心室,容易误诊为动脉导管未闭。

(五)心血管造影

彩色多普勒超声诊断单纯性室间隔缺损的敏感性达 100%,准确性达 98%,故室隔缺损的诊断一般不需进行造影检查。但如疑及肺动脉狭窄可行选择性右心室造影。如欲与动脉导管未闭或主、肺动脉隔缺损相鉴别,可做逆行主动脉造影。对特别疑难病例可行选择性左心室造影。心血管造影能够准确判断 VSD 的部位和其实际大小,且优于超声心动图。膜周部 VSD 的形态大致可分为囊袋形(膜部瘤型)、漏斗形、窗形和管形 4 种形态。其中漏斗形、窗形和管形形态与动脉导管未闭的造影影像相似,囊袋形室缺的形态较复杂,常突向右心室,常呈漏斗形,在左心室面较大而右心室面开口较小,右心室面可以有多个出口。嵴上型 VSD 距离主动脉瓣很近,常需要较膜部 VSD 造影采用更大角度的左侧投照体位(即左前斜位 65°~90°,加头位 20°~30°)观察时才较为清楚,造影剂自主动脉右冠窦下方直接喷入肺动脉瓣下区,肺动脉主干迅速显影,由于有主动脉瓣脱垂,造影不能确定缺损的实际大小和缺损的形态。肌部室缺一般缺损较小,造影剂往往呈线状或漏斗型喷入右心室。

(六)磁共振显像

室间隔缺损不需要磁共振显像检查,此项检查仅应用于室间隔缺损合并其他复杂畸形的患者。

六、诊断与鉴别诊断

胸骨左缘第 3、4 肋间有响亮而粗糙的收缩期杂音,X 线与心电图检查有左心室增大等改变,结合无发绀等临床表现首先应当疑及此病。一般二维和彩色多普勒超声可明确诊断。室隔缺损应与下列疾病相鉴别。

(一)房间隔缺损

杂音性质不同于室缺,容易做出诊断和鉴别。

(二)肺动脉瓣狭窄

杂音最响部位在肺动脉瓣区,呈喷射性,P_2 减弱或消失,右心室增大,肺血管影变细等。

(三)特发性肥厚性主动脉瓣下狭窄

为喷射性收缩期杂音,心电图有 Q 波,超声心动图等检查可协助诊断。

(四)其他

室缺伴主动脉瓣关闭不全需与动脉导管未闭,主、肺动脉隔缺损,主动脉窦瘤破裂等相鉴别。动脉导管未闭一般脉压较大,主动脉结增宽,呈连续性杂音,右心导管检查分流部位位于肺动脉水平可帮助诊断。主、肺动脉隔缺损杂音呈连续性,但位置较低,在肺动脉水平有分流存在,逆行主动脉造影可资区别。主动脉窦瘤破裂有突然发病的病史,杂音以舒张期为主,呈连续性,血管造影可明确诊断。

七、治疗

小的缺损不需要外科治疗或介入治疗。中等或大的室间隔缺损需要不同程度的内科治疗甚至最后选择介入治疗或外科治疗。

(一)内科治疗

需要内科治疗的情况有室间隔缺损并发心力衰竭,心律失常,肺动脉高压和感染性心内膜炎的预防等。

1.患者的评估和临床观察

通过 X 线、心电图、二维多普勒超声或心导管检查来估测患者的右心室和肺动脉压情况。如肺动脉压大于体动脉压的一半或药物治疗难以控制的心力衰竭,宜及早手术矫治室间隔缺损。成人有左心室负荷过重应选介入治疗或外科治疗。已经进行了室间隔缺损修补的患者,需要观察主动脉瓣功能不全。术后残余分流,需要连续监护是否有左心室负荷过重和进行性主动脉瓣功能异常的情况。

2.心力衰竭的治疗

合并充血性心力衰竭者,内科治疗主要是应用强心、利尿和抗生素等药物控制心力衰竭、防止感染或纠正贫血等。近年来心力衰竭指南推荐无症状的左心室收缩功能不全的患者应用 ACEI,ARB 及 β 受体阻滞药。目前尚无这些药物能预防或延迟心力衰竭发作的证据。对合并无症状的严重瓣膜反流应选择外科治疗而不是药物治疗。对 QRS≥120 毫秒,经过充分的药物治疗心功能仍为 NYHAⅢ～Ⅳ级者,应用 CRT 可改善症状、心功能和存活率。

3.心律失常的治疗

手术与非手术的室间隔缺损患者在疾病的一定阶段可并发心律失常,影响患者的预后,也与猝死密切相关。心律失常的病因是多因素的,如心脏扩大、心肌肥厚、纤维化和低氧血症等。介入治疗放置封堵器术后,因封堵器对心室肌及传导系统的直接压迫,也可产生心律失常和传导阻滞。外科手术损伤可直接引起窦房结、房室传导系统损伤,心房和心室的瘢痕可以引起电生理的异常和心律失常。外科手术后和介入治疗术后数月和数年发生房室传导阻滞,故应重视长期随访观察。常见的心律失常有各种类型的心律失常和房室传导阻滞。非持续性室性心律失常的临床意义和预防性应用抗心律失常药物的指征尚不明了。预防性应用抗心律失常药物并不显示对无症状的先心病患者有益处。并发恶性心律失常药物治疗无效及发生过心脏骤停的成人先心病患者,应用 ICD 可挽救患者生命。

4.肺动脉高压的评价与治疗

肺动脉高压是指肺动脉平均压>3.3 kPa(25 mmHg)。肺动脉压是影响先心病患者预后的主要因素。肺动脉高压按肺动脉收缩压与主动脉或周围动脉收缩压的比值,可分为 3 级:轻度肺动脉高压的比值≤0.45;中度肺动脉高压为 0.45～0.75;严重肺动脉高压为>0.75。按肺血管阻力的大小,也可以分为 3 级:轻度<560 dyn・s・cm^{-5}(7 Wood 单位);中度为 560～800 dyn・s・cm^{-5}(8～10 Wood 单位);重度超过 800 dyn・s・cm^{-5}(10 Wood 单位)。通过急性药物试验可鉴别动力型肺动脉与阻力型肺动脉高压,常用的药物有硝酸甘油[5 μg/(kg・min)]、一氧化氮(25 ppm)、前列环素[2 ng/(kg・min)]和腺苷[50 μg/(kg・min)×15 分钟]。应用药物后:①肺动脉平均压下降的绝对值超过 1.3 kPa(10 mmHg)。②肺动脉平均压下降到5.3 kPa(40 mmHg)之内。③心排血量没有变化或者上升,提示是动力型肺动脉高压。如是前者可以考虑行介入治疗或外科手术,后者则主要是药物治疗。扩血管药物的应用可使部分患者降低肺动脉高压,缓解症状。目前应用的扩血管药物有伊洛前列素和内皮素受体拮抗药波生坦等,有一定的疗效。但是价格昂贵,大多数患者难以承受长期治疗。严重肺动脉高压,药物治疗无反应者,需要考虑心肺联合移植。

发生艾森曼格患者需要特别关注,常常见到的有关问题包括心律失常、心内膜炎、痛风性关节炎、咯血、肺动脉栓塞、肥大型骨关节病。明显肺动脉高压患者,当考虑行外科治疗或介入治疗时,需要行心导管检查。

5.感染性心内膜炎的预防

外科或非外科治疗的先心病患者均有患感染性心内膜炎的风险,未治疗者或术后存在残余分流者,心内膜炎是终身的危险(每年发病率18.7/10 000),应进行适当的预防和定期随访。室缺术后6个月无残余分流者一般不需要预防性应用抗生素。各种进入人体的操作,包括牙科治疗、妇科和产科检查和治疗、泌尿生殖道和胃肠道介入治疗期间均需要预防性应用抗生素。甚至穿耳朵、纹身时均有发生感染性心内膜炎的危险。口腔卫生、皮肤和指甲护理也是重要的环节。心内膜炎的症状可能是轻微的,当患者有全身不适、发热时应注意排除。

6.妊娠

越来越多的复杂先心病患者和术后患者达到生育年龄,需要评价生育对母体和胎儿的风险及子代先心病的发生率。评价的项目包括详细的病史、体检、心电图、X线胸片、心脏超声和心功能检查及瓣膜损伤、肺动脉压力。如果无创检查可疑肺动脉压力和阻力升高,需要行有创的心导管检查。通常,左向右分流和瓣膜反流无症状的年轻女性,且肺动脉压正常者可耐受妊娠。而右向左分流的患者则不能耐受。存在大的左向右分流时,妊娠可引起和加重心力衰竭。艾森曼格综合征是妊娠的禁忌证。大多数病例应推荐经阴道分娩,慎用止痛药并注意母体的位置。先心病患者在分娩时应预防性应用抗生素。

7.外科术后残余漏

残余漏是室缺外科术后常见的并发症之一。室缺术后小的残余分流对血流动力学无影响者,不需要治疗。对于直径>5 mm的残余漏,尤其术后残余漏伴心力衰竭者需要及时行第2次手术修补或介入治疗。目前介入治疗较容易,可以作为首选。

(二)外科治疗

外科手术和体外循环技术的发展,降低了室间隔缺损外科治疗的死亡率。早期外科治疗的患者应用心导管检查随访,显示80%的闭合率。258例中9例发生完全性房室传导阻滞,37例并发一过性的心脏阻滞,168例并发右束支传导阻滞。9例发生心内膜炎(每年发病率11.4/10 000)。近年的研究显示残余分流发生率31%,完全心脏阻滞的发生率为3.1%。另一项研究显示外科治疗的患者,需要起搏治疗的发生率为9.8/10 000患者每年,心内膜炎的发生率为16.3/10 000患者每年。外科治疗方法的选择依据一是缺损的部位,如圆锥部间隔缺损应选择外科治疗,二是心腔的大小,心腔增大反映分流的程度,也是需要治疗的指征。三是分流量,Qp∶Qs≥1.5∶1;四是肺血管阻力,肺血管阻力增加时是外科治疗的适应证,成年患者手术的上限是肺血管阻力约在800 dynes或10 Wood单位$/m^2$。

(三)介入治疗

1987年,Lock等应用Rashkind双面伞装置封堵室间隔缺损。应用此类装置封堵先天性、外科术后和心肌梗死后室间隔穿孔的患者,因封堵装置结构上的缺陷,未能推广应用。2001年起国产的对称双盘状镍钛合金封堵器和进口的Amplatzer室间隔缺损封堵器应用于膜周部室间隔缺损的介入治疗。国内已经治疗了万余例,成功率达到96%以上。因成功率高且并发症少,很快在国内推广应用。目前在国内一些大医疗中心已经成为室间隔缺损的首选治疗方法。根据目前的经验,临床上需要外科治疗,解剖上也适合行介入治疗的适应证患者,可首选介入治疗。目前介入治疗的适应证如下:①膜周型室缺。年龄通常≥3岁;缺损上缘距主动脉瓣和三尖瓣≥2 mm。②肌部室缺。直径>5 mm。③外科手术后的残余分流,病变的适应证与膜周部室间隔缺损相同。但是,介入治疗与外科治疗一样,有一定的并发症,如房室传导阻滞,瓣膜损伤等。因此,术后仍需要长期随访观察,以便客观评价长期的疗效。

(屈朝法)

第四节 肺动脉瓣狭窄

一、病理生理

肺动脉瓣狭窄基本血流动力学改变是右心室收缩期排血受阻,致右心室压力超负荷改变,使右心室肥厚,最后发生右心衰竭。

(一)右心室压力负荷过重

正常成人肺动脉瓣口面积为 2 cm^2,通常肺动脉瓣口面积要减少到 60% 才会出现血流动力学改变。右心室压力负荷增加,迫使右心室肌增强收缩,提高右心室收缩压以克服肺动脉瓣狭窄所产生的阻力。

(二)肺动脉压力降低

右心排血受限使肺动脉压正常或降低,收缩期右心室-肺动脉压力阶差加大。收缩期右心室-肺动脉压差＜5.3 kPa(40 mmHg)时为轻度狭窄;压力阶差 5.3～13.3 kPa(40～100 mmHg)时为中度狭窄;压力阶差＞13.3 kPa(100 mmHg)为重度狭窄。严重狭窄时其跨瓣压差可高达32.0 kPa(240 mmHg)。肺循环血流量减少可引起动脉血氧饱和度降低,组织缺血缺氧。

(三)右心衰竭

收缩期压力负荷过重引起右心室向心性肥厚,右心室收缩压明显升高,射血时间延长,肺动脉瓣关闭延迟。长期右心室肥厚使右心室顺应性降低,心肌舒缩功能受损,导致右心衰竭。此时右心室舒张压及右心房压升高,右心室收缩末期残余血量增加,使右心室轻度扩张,右心排血量减少。

二、临床表现

(一)症状

轻中度肺动脉瓣狭窄一般无明显症状,中度狭窄者,运动耐量下降,可有胸痛、头晕、晕厥、发绀等。

(二)体征

1.视诊

可有口唇发绀,颜面苍白。持久发绀者,可有杵状指。先天性重度狭窄者,心前区隆起伴胸骨旁抬举样搏动。合并右心衰竭时,可见颈静脉曲张。

2.触诊

肺动脉瓣区可触及收缩期震颤。右心衰竭时,可触及肿大的肝脏,肝颈静脉回流征阳性,双下肢指凹性水肿。

3.叩诊

轻度狭窄者,心界正常,中重度狭窄者,因右心室增大,心界略向右扩大。

4.听诊

(1)肺动脉瓣区(胸骨左缘第2肋间)响亮、粗糙的收缩期喷射性杂音。

(2)肺动脉瓣区第二心音减弱伴分裂,吸气后明显。

(3)第一心音后可闻及收缩早期喷射音(喀喇音),表明瓣膜无重度钙化,活动度尚可。

三、实验室检查

(一)X线检查

右心室肥厚、增大,严重时右心房也可增大,主肺动脉呈狭窄后扩张,肺纹理稀疏,肺野清晰。

(1)心脏呈"二尖瓣"型,轻度增大,主要为右心室增大。

(2)肺动脉段凸出,多为中至高度凸出,呈直立状,其上缘可接近主动脉弓水平。

(3)肺血减少,肺血管纹理纤细、稀疏,与肺动脉段明显凸出形成鲜明对比,两肺门动脉阴影不对称(左侧>右侧),在诊断上颇具特征(图13-5)。

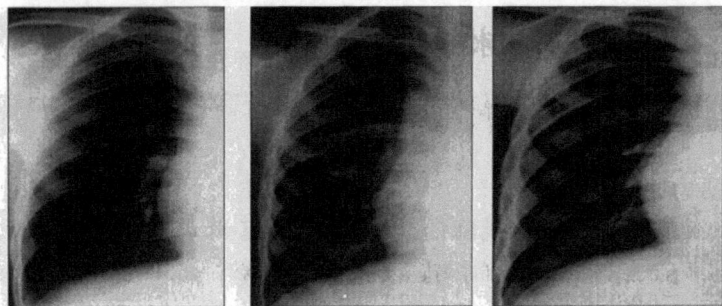

图13-5 肺血减少的X线表现

从左至右依次为:正常、轻度和明显少血

(二)心电图检查

心电图随狭窄的轻、重及其引起右心室内压力增高的程度而有轻重不同的4种类型:正常、不完全性右束支传导阻滞、右心室肥大和右心室肥大伴劳损(心前区广泛性T波倒置)。心电轴有不同程度的右偏。部分患者有P波增高,显示右心房肥大。

(三)超声心动图检查

1.M型超声

心底波群可见肺动脉增宽(狭窄后扩张),搏动增强,右心室流出道变窄、肥厚,右心室呈压力超负荷改变,右肺动脉内径缩小。

2.二维超声

肺动脉瓣增厚、回声增多,收缩期瓣叶不能完全开放,向肺动脉腔中部弯曲,呈圆顶状或尖锥状。

3.彩色多普勒超声

在狭窄后扩张的肺动脉内有一高速、湍流而呈现的异常血流束。

(四)右心导管检查

右心室-肺动脉收缩期压差≥2.7 kPa(20 mmHg),即可诊断肺动脉瓣狭窄。主肺动脉至右心室连续测压有时可见压力移行区,为右心室流出道狭窄所形成的第三心室压力曲线,是肺动脉瓣下狭窄的诊断依据。

(五)右心室造影检查

取正、侧位投照。注入造影剂早期,心室收缩,可以观察到含有造影剂的血柱自狭窄口射出,称为"喷射征",借此可测量瓣口狭窄程度。主动脉及左肺动脉起始部的狭窄后扩张,右心室肌小梁增粗、肥大,右心室流出道继发性肥厚。

四、诊断及鉴别诊断

根据肺动脉瓣区典型收缩期杂音、震颤及肺动脉瓣区第二心音减弱,一般可诊断肺动脉瓣狭窄,超声心动图检查及右心室 X 线造影,可帮助鉴别肺动脉瓣狭窄、漏斗部狭窄及瓣上狭窄。

肺动脉瓣区收缩期粗糙吹风样杂音注意与下列情况相鉴别。

(一)房间隔缺损(ASD)

胸骨左缘第 2、3 肋间可闻及 2/6～3/6 级收缩期杂音,性质柔和,传导范围不广,多数不伴有震颤,由右心室输血量增多引起。肺动脉瓣区第二心音增强,并有固定分裂,且分裂不受呼吸影响,是因右心室血量增多,排空时间延长,肺动脉瓣关闭延迟,产生固定的第二心音分裂所致。超声心动图示房间隔连续中断,心导管检查时心室造影见心房水平左向右分流。

(二)室间隔缺损(VSD)

胸骨左缘第 3、4 肋间闻及响亮粗糙的全收缩期杂音,杂音向心前区广泛传导,有时颈部、背部亦可听到。室上嵴上型缺损杂音最响部位可在胸骨左缘第 2、3 肋间,在杂音最响部位可触及震颤。超声心动图示心室间隔连续中断,心导管检查时心室造影见心室水平左向右分流。

(三)动脉导管未闭(PDA)

胸骨左缘第 2 肋间可闻及响亮、粗糙的连续性机器样杂音,开始于第一心音之后,逐渐增强,接近第二心音时最响,舒张期逐渐减弱,杂音可向左锁骨下、颈部和背部传导,杂音最响处可触及连续性震颤或收缩期震颤。心脏超声可见明确的动脉导管,逆行升主动脉造影可见动脉导管和主肺动脉同时显影,并可显示 PDA 类型、粗细、长度等。

(四)法洛四联症

包括肺动脉瓣或右心室漏斗部狭窄、室间隔缺损、主动脉骑跨和右心室肥厚,在胸骨左缘2～4 肋间有震颤及收缩期杂音。超声心动图可进一步显示室间隔缺损、肺动脉狭窄、主动脉右移的病理改变,有助于确立诊断。选择性右心室造影并辅以左心室造影显示在右心室、肺动脉充盈时,左心室和主动脉提早显影,反映心室水平右向左的分流和主动脉骑跨。右心室造影直接显示肺动脉狭窄的部位、类型和程度及肺内动脉分支的情况,为此病诊断提供依据。但法洛四联症是幼儿和儿童期最常见的发绀性先天性心脏病,多在儿童期以前行手术治疗。

五、治疗

(一)内科药物治疗

主要治疗右心衰竭、纠正心律失常和防治感染性心内膜炎。

(二)经皮球囊肺动脉瓣扩张成形术(PBPV)

先天性 PS 的治疗主要是球囊扩张,极少数情况下需行瓣膜置换术。近年应用导管介入法治疗瓣膜型狭窄,可免开胸手术,临床实践证明,经皮球囊肺动脉瓣成形术是安全、有效的治疗方法。

1.适应证与禁忌证

(1)适应证:肺动脉狭窄的青少年和年轻成人患者,有劳力性呼吸困难、心绞痛、晕厥前状态,心导管检查显示右心室-肺动脉峰值压力阶差＞4.0 kPa(30 mmHg)(Ⅰ类)；无症状肺动脉狭窄青少年和年轻成人患者,导管显示右心室-肺动脉峰值压力阶差＞5.3 kPa(40 mmHg)(Ⅰ类)；无症状肺动脉狭窄青少年和年轻成人患者,导管显示右心室-肺动脉峰值压力阶差 4.0～5.2 kPa(30～39 mmHg)(Ⅱ b 类)。

(2)禁忌证:极重度肺动脉瓣狭窄、右心室造影为肺动脉瓣严重狭窄并瓣膜发育不良者,往往合并右心室漏斗部的狭窄,不宜介入治疗。

2.操作技术

先行右心导管检查和右心室造影,计算肺动脉瓣环直径,选用适宜的球囊,球囊直径选择较肺动脉瓣环直径大 20%～40%。将球囊导管经股静脉、右心房、右心室送入肺动脉,置球囊于肺动脉瓣口,向球囊内注入稀释造影剂,加压至 304～506 kPa 张开球囊,维持 6～10 秒,从而扩张狭窄的肺动脉瓣口,一般扩张 2～3 次。

3.疗效

以肺动脉-右心室收缩压差大小为判断疗效的标准:≤3.3 kPa(25 mmHg)为优,3.3～6.6 kPa(25～50 mmHg)为良。PBPV 的临床有效率约为 96%,再狭窄发生率低,再次行 PBPV 效果满意。

4.并发症

极少发生严重并发症,病死率低。可能并发症有静脉损伤、心律失常、肺动脉瓣关闭不全等。

(三)外科手术

主要施行低温下肺动脉瓣直视切开术和体外循环下直视纠治术。前者可在低温麻醉下施行,仅适于单纯性肺动脉瓣狭窄,且病情较轻而无继发性漏斗部狭窄和其他伴发心内畸形。后者则需在体外循环条件下施行,适合于各类肺动脉瓣狭窄的治疗。若症状明显,狭窄严重或出现右心衰竭应尽早手术。手术适应证:①症状进行性加重。②右心室与肺动脉压差＞5.3 kPa(40 mmHg)。③右心室收缩压＞8.0 kPa(60 mmHg),右心室平均压＞3.3 kPa(25 mmHg)。④X 线与心电图均提示右心室肥大。

(屈朝法)

第五节　法洛四联症

在发绀型先天性心脏病中,法洛四联症最多见。发病率约占先天性心脏病的 10%,占发绀型先心病的 50%。由于法洛四联症的解剖变化很大,可以极其严重伴有肺动脉闭锁和大量的侧支血管,也可仅为室间隔缺损伴流出道或肺动脉瓣轻度狭窄,因此其手术疗效和结果有较大差异。目前一般法洛四联症的手术治疗死亡率已降至 5% 以下,如不伴有肺动脉瓣阙如或完全性房室通道等,其死亡率低于 2%。

一、病理解剖

法洛四联症意味其心脏有 4 种畸形,包括室间隔缺损、主动脉骑跨、右心室流出道梗阻和右心室肥厚。这些畸形的基此病理改变是由于漏斗部的圆锥隔向前和向左移位引起的(图 13-6)。

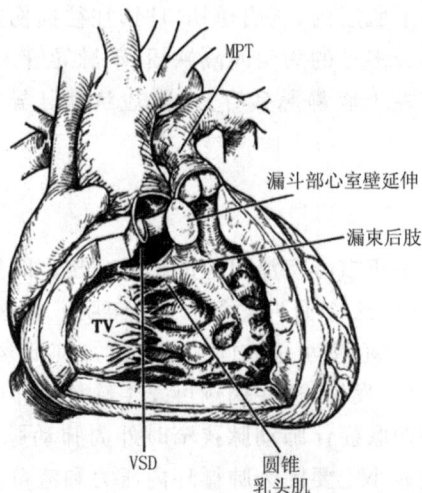

图 13-6   法洛四联症病理解剖

(一)室间隔缺损

非限制性的缺损,由漏斗隔及隔束左移对位不良引起,因此可称为连接不良型室间隔缺损。室间隔缺损上缘为移位的漏斗隔的前部;室间隔缺损的后缘与三尖瓣隔前瓣叶相邻;其下缘为隔束的后肢,而前缘为隔束的前肢。传导束穿行于缺损的后下缘。虽然室间隔缺损通常位于主动脉下,但当漏斗隔阙如或发育不完善时,缺损可向肺动脉部位延伸,或形成肺动脉瓣下缺损。

(二)主动脉骑跨

主动脉根部向右移位,使主动脉起源于左、右心室之间。主动脉与二尖瓣纤维连接总是存在,即使在极度骑跨的病例也是如此。当主动脉进一步骑跨,瓣下形成圆锥时被认为右心室双出口。法洛四联症的主动脉骑跨程度不同,但对手术的意义不是很大。

(三)右心室流出道梗阻

由于漏斗隔发育不良,漏斗部向前、向左移位引起右心室流出道梗阻。从漏斗隔向右心室游离壁延伸的异常肌束亦可造成梗阻。肺动脉瓣环一般小于正常,肺动脉瓣叶常增厚且与肺动脉壁粘连,二瓣畸形多见,仅有少量病例肺动脉瓣狭窄成为流出道最窄部位。梗阻也可发生在肺动脉左、右分支的任何水平,有时可见一侧分支发育不良。左肺动脉可以阙如,而起源于动脉导管。也有局限性左右肺动脉开口狭窄。

(四)右心室肥厚

随着年龄增长,右心室肥厚进行性加重,包括调节束和心室内异常肌束的肥厚。增粗进一步加剧右心室梗阻,使右心室压力增高,甚至超过左心室压力,患者发绀加剧,出现缺氧发作。右心室肥厚晚期使心肌纤维化,影响右心室舒张功能。

并发畸形包括以下几种。①肺动脉瓣阙如:大约 5% 法洛四联症病例伴肺动脉瓣阙如。右心室流出道梗阻位于狭窄的肺动脉瓣环,常有严重肺动脉瓣反流。瘤样扩张的肺动脉干和左、右肺动脉分支可压迫支气管分支。②冠状动脉畸形:5% 病例伴冠状动脉畸形,最多见为左前降支起源于右冠状动脉,横跨右心室流出道,右心室流出道切口易造成其损伤。其次为双左前降支,室间隔的下半由右冠状动脉供应,上半由左冠状动脉供应,且存在粗大右心室圆锥支。右冠状动脉起源于左主冠状动脉横跨右心室流出道较少见。临床上还见过冠状动脉行走于心肌层内,如粗大圆锥支行走在右心室流出道肌层内,流出道切口时,往往损伤冠状动脉。

法洛四联症主要伴随畸形最多见的为房间隔缺损、动脉导管未闭、完全房室间隔缺损和多发室间隔缺损。其他少见的还有左上腔静脉残存、左前冠状动脉异常起源和左、右肺动脉异常起源等。

二、病理生理

法洛四联症的发绀程度取决于右心室流出道的梗阻。出生时发绀不明显,随年龄增长,由于右心室漏斗部肥厚的进展,到 6～12 个月时,发绀才趋向明显。这时漏斗部水平的梗阻较为突出,由于肺循环血流的极度减少和心室水平右向左分流增加使低含氧血大量流入主动脉,导致体循环血氧饱和度降低,临床就出现发绀,这些病例可发生缺氧发作。缺氧发作的病理生理为右心室流出道继发性痉挛。在法洛四联症伴肺动脉狭窄时外周肺动脉可发育不良,但通常肺动脉分支大小尚可。肺动脉分支外观显小主要因为肺循环内压力和流量的降低。这些病例持续发绀是由于肺血流的梗阻较恒定。

三、临床表现

(一)症状

发绀为法洛四联症病例的主要症状,常表现在唇、指(趾)甲、耳垂、鼻尖、口腔黏膜等毛细血管丰富的部位。出生时发绀多不明显,生后 3～6 个月(有的在 1 岁后)渐明显,并随年龄增长及肺动脉狭窄加重而发绀越重。20％～70％患婴有缺氧发作病史,发作频繁时期多是生后 6～18 个月,发作一般与发绀的严重程度无关,即发绀严重者也可不发作,发绀轻者也可出现频繁的发作。发作时表现为起病突然,阵发性呼吸加深加快,伴发绀明显加重,杂音减弱或消失,重者最后发生昏厥、痉挛或脑血管意外。缺氧发作的机制是激动刺激右心室流出道的心肌使之发生痉挛与收缩,从而使右心室流出道完全堵塞所致。蹲踞在 1～2 岁患儿下地行走时开始出现,至8～10 岁自知控制后不再蹲踞,蹲踞现象在其他畸形中也少见,发绀伴蹲踞者多可诊断为法洛四联症。

(二)体征

心前区略饱满,心尖冲动一般不移位,胸骨左缘可扪及右心室肥厚的右心抬举感。收缩期杂音来源于流出道梗阻,室缺多不发出杂音,杂音越响、越长,说明狭窄越轻,右心室到肺动脉血流量也越多,发绀也越轻;反之杂音越短促与柔和,说明狭窄越重,右向左分流也越多,肺动脉的血流量也越少,发绀也重。缺氧发作时杂音消失。第一心音正常。由于主动脉关闭音掩盖了原本轻柔的肺动脉关闭音,因此,第二心音往往单一。在有较大侧支血管供血时,患儿背部和两侧肺野可闻及连续性杂音。肺动脉瓣阙如病例常伴呼吸窘迫症状,且可闻及肺动脉反流的舒张期杂音。较年长患儿可见杵状指(趾)。

四、辅助检查

(一)心电图检查

心电图检查表现为右心室肥厚。与新生儿期的正常右心室肥厚一致,在 3～4 个月龄前不能清楚地反映出任何畸形。电轴右偏同样存在,而左心室肥厚仅见于由分流或侧支血管引起的肺血流过多病例。其他异常心电图少见。

(二)胸片检查

右心室肥厚引起心尖上翘和肺动脉干狭窄使心脏在上缘凹陷形成靴型心。心脏大、小基本正常，肺动脉段相对凹陷。当侧支血管较多时，外周肺纹理常紊乱和不规整。肺血流不对称多见于左、右肺动脉狭窄或左、右肺动脉无汇合。25％病例示右位主动脉弓。

(三)多普勒超声心动图检查

超声心动图检查能很好地显示对位不良型室间隔缺损，主动脉骑跨和右心室流出道梗阻。冠状动脉开口和大的分支有时也能显示。外周肺动脉显示需要心脏导管检查。目前国内大部分医院根据超声心动图检查直接手术。

(四)心导管和心血管造影检查

心血管造影检查可较好显示右心室流出道狭窄的范围，左、右肺动脉分支狭窄程度和有无汇合。主动脉造影可显示主肺动脉侧支血管。与横膈水平降主动脉的比较可估测肺动脉瓣环和肺动脉干及其分支的大小，以决定手术方案。左心室功能通常正常，但在长期缺氧或存在由手术建立的体肺分流、明显主肺动脉侧支血管、主动脉瓣反流等造成的慢性容量负荷过度时，左心室功能可能受到影响。长期发绀或肺血流过多病例，需行肺血管阻力和肺动脉压力测定以估测是否存在肺动脉高压。导管通过右流出道的刺激会促成缺氧发作，因此在导管检查中不要轻易尝试，因为血流动力学参数并不重要，右心室压力总与左心室相等且肺动脉压力肯定较低。

五、诊断

法洛四联症的诊断：在临床上一般出生后 6 个月逐渐出现发绀、气促，当开始走步后出现蹲踞。体格检查胸骨左缘第 2～4 肋间可有喷射性收缩期杂音伴肺动脉第二音减弱。心电图示电轴右偏，右心室肥厚，X 线肺野缺血，肺动脉段凹陷，心影不大或呈靴形，通过超声及心血管造影可以确诊。

六、鉴别诊断

(一)完全性大动脉错位

出生后即严重发绀，呼吸急促，生后 1～2 周可发生充血性心力衰竭，X 线示肺充血，心影增大有时呈蛋形，一般无右位主动脉弓，上纵隔阴影较狭窄。法洛四联症除严重型或肺动脉闭锁者外，一般发绀生后数月始出现，不发生心力衰竭，X 线示肺缺血，心影不大，可有右位主动脉弓，上纵隔阴影多增宽。

(二)肺动脉瓣狭窄伴心房水平有右向左分流

此病较少出现蹲踞现象，听诊左第 2 肋间有粗糙喷射性收缩期杂音及收缩期喀喇音伴震颤。心影可大，肺动脉总干有狭窄后扩张，心电图示右心室严重肥厚伴劳损的 ST-T 段压低现象，超声心动图可以确诊。

(三)右心室双出口伴肺动脉瓣狭窄

临床症状与法洛四联症极相似，此病较少蹲踞，喷射性收缩期杂音较法洛四联症更粗长些，X 线示大心脏，超声心动图与心血管造影才能确诊。

(四)完全性房室间隔缺损伴肺动脉瓣狭窄

此型常伴二尖瓣和三尖瓣畸形，临床上可出现二尖瓣关闭不全的反流性杂音并传至腋下部。心影扩大，右心房亦大，心电图多示电轴左偏伴 P-R 延长及右心室肥厚。左心室造影可见二尖瓣向前及向下移位,伴左心室流出道狭窄伸长的鹅颈征。此病亦可称法洛四联症伴房室隔缺损。

七、治疗

早期由于法洛四联症的手术死亡率较高,一般主张 1 岁左右行根治手术。如严重缺氧可以行姑息性手术,如体、肺动脉分流术或右心室流出道补片扩大术。随着婴幼儿心脏外科的飞速发展,手术操作技术,体外循环转流方法和术后监护水平的不断提高,手术年龄趋向小年龄化。早期手术的优越性在于减少右心室继发性肥厚,否则右心室在长期高阻力下心肌纤维化和心室顺应性降低,甚至到晚期左心室功能也受到影响。同时法洛四联症的肺血流减少,使肺血管发育受到影响,导致肺内气体交换的毛细血管床和肺泡的比例减少。在出生最初几年肺组织继续发育,但如手术年龄超过此阶段,将导致肺组织气体交换的面积减少。

波士顿儿童医院提出 4～6 周内手术,除以上理由外,认为法洛四联症出生后大部分患儿的动脉导管存在,而动脉导管组织随着出生后逐渐收缩关闭,引起左肺动脉狭窄或闭锁,因此在此前手术可以保证左侧肺血流不影响其今后的发育,虽然大部分患儿需要右心室流出道跨瓣补片扩大,但与大年龄组比较无统计上差异。

目前主张在 6 个月时手术,如无明显缺氧和发绀,生长发育不受影响,也可在 1 岁左右手术。这样既不影响肺血管床发育,防止右心室肥厚心肌纤维化,也可提高婴幼儿手术耐受性,提高手术成功率。

(一)根治手术

1.切口

胸部正中切口,常规建立体外循环。

2.术中探查

充分游离主肺动脉及左、右肺动脉,探查左、右肺动脉大小。

3.经心室途径修复法洛四联症的方法

大多数病例采用心室途径修复法洛四联症。与经心房途径相比,它可不过多切除肌肉的情况下扩大漏斗部,过分切除肌肉可能导致广泛的心内膜瘢痕形成。在没有过分牵拉三尖瓣环的情况下良好暴露 VSD,避免了三尖瓣的牵拉损伤及传导束的损伤(图 13-7)。

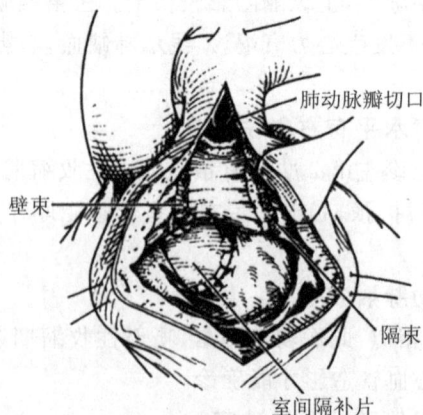

图 13-7 经心室途径修复法洛四联症的方法

在体外循环降温期间。游离肺动脉分支区域,包括左肺动脉起始部和主肺动脉。通常有动脉韧带存在,如果存在动脉导管未闭,应当在体外循环开始后立即结扎。测量主肺动脉和肺动脉瓣环的直径,肺动脉瓣环和主肺动脉小于正常的 2～3 个标准差是跨环补片的适应证。

在降温期间确定右心室流出道切口位置,切口应尽量远离大的冠状动脉分支。保存向心脏顶端延伸的右冠状动脉的主要分支是极其重要的。如果切口要跨过瓣环,切口应当沿着主肺动脉向上弯曲,要远离右肺动脉起始部。如果左肺动脉起始部有超过轻微的狭窄,切口应当向这一狭窄区域延伸至少 3 mm 或 4 mm。

限制漏斗部心室切口的长度很重要,切口的长度由圆锥隔的长度决定,法洛四联症患者的圆锥隔长度变化相当大。如果圆锥隔发育不良或阙如,切口的长度应当限制在 5～6 mm 范围。切口不该超过调节束和右心室游离壁连接处,即三尖瓣前乳头肌起源处。

离断壁束和隔束在圆锥隔的融合,一般只需要切断圆锥隔的壁束。切口尽量离开上述融合点,保留 VSD 的心内膜缝合面,因为缝线缝在切断的肌肉上时很容易撕脱。心内膜为 VSD 的缝线提供支持,关闭 VSD 时缝线缝合部位的心内膜都不能破坏,否则易产生术后残余分流。

保留调节束尤其重要。它连接前游离壁到后室间隔,是右心室的中流砥柱作用。儿童的调节束或许十分肥大,能造成右心室流出道阻塞。这种情况下调节束应当部分但不是完全切除。在较大儿童,连接隔束的室间隔表面可能有异常的肌肉束,也应当切除。新生儿和小婴儿很少有肌束需要切除。单纯肌束的切除是很有效的。

室间隔缺损可以选择间断缝合或连续缝合技术。间断缝合应用 5/0 双头针带垫片缝线,每一针间断缝合后进行牵拉可以暴露下一针缝合的位置。当圆锥乳头肌沿顺时针方向行走时,缝线应位于 VSD 下缘下大约 2 mm 的位置。虽然传导束没有像膜部 VSD 和流入道 VSD 暴露良好,但它的位置靠近 VSD 的后下缘。缝合 VSD 后下角时仍应当小心。利用三尖瓣和主动脉瓣之间存在纤维连接,通过三尖瓣隔瓣的右心房面放置缝线,垫片位于右心房侧。三尖瓣腱索相当纤细,尽量避免挂住腱索影响术后三尖瓣功能。

连续缝合采用 5/0 Prolene 双头针带垫片缝线,第 1 针缝合的位置大约在 3 点处,穿过室缺补片后,将补片推入室缺位置后打结,然后先顺时针方向缝合,在室缺后下缘传导束部位,沿室缺边缘右心室面进针,较浅不要穿到左心室面,因为传导束走在室间隔的左心室面。到三尖瓣隔瓣时穿出至右心房侧,然后缝合另一头,向上沿室缺上缘至主动脉瓣环,到三尖瓣隔瓣后穿出打结。

流出遭切口补片扩大或跨瓣补片扩大,补片的前端要剪成椭圆形,而不是三角形,这非常重要,否则将导致补片远端狭窄。用补片的远端扩大左肺动脉,用补片的末端扩大心室切开后下端。应用 6/0 或 5/0 的 Prolene 线连续缝合。一般从切开肺动脉的左侧、距顶端 1 cm 处开始缝合。补片应当有足够的宽度,当有血液充盈时肺动脉有正常的外观。为了检查补片是否有足够的宽度,放置一个有相同于扩大直径的 Hegar 扩张器以防止缝合缩小,在瓣环水平尤其重要。在心室切开的顶端,缝线应在补片上有足够的宽度,这样补片与心室的缝合处鼓起防止心室切口处残余梗阻。

开放主动脉阻断钳后,通过右上肺静脉置入左心房测压管,置心外膜临时起搏导线,通过在右心室漏斗部放置肺动脉测压管,连续缝合右心房切口。术后第 1 天拔出肺动脉测压管,在拔出导管时,持续观察肺动脉压力,从肺动脉拉回至右心室,可以测量残余的右心室流出道压力阶差。

在撤离体外循环前,多巴胺 5 $\mu g/(kg \cdot min)$ 通常是有益的。如果患儿不能撤离体外循环,几乎总是有一定程度的残余解剖问题。复温结束后按常规脱离体外循环并评估血流动力学,测定 RV/LV 收缩压比值,是否存在严重流出道梗阻。如 RV/LV 收缩压比值大于 0.7 而未置跨瓣补片,则重新开始体外循环置入跨瓣补片;如已置跨瓣补片,需排除肺动脉分支狭窄、外周肺动脉发育不良、残余室缺或残留漏斗部梗阻等原因。排除这些情况存在时,一般右心室高压耐受性较好,可预计 24～48 小时后压力会渐渐消退。右心室压力的上升常因动力性右心室流出道梗阻,特别是在三尖瓣径路未行流出道补片病例。

4.经右心房途径修复法洛四联症的方法

完全通过右心房径路时,先处理流出道梗阻,注意室缺前缘和主动脉瓣位置并仔细辨认漏斗隔的壁束范围,示指抵于心外右心室游离壁处有助显露。一般只要离断壁束,不需要处理隔束,仅切开肥厚梗阻的异常肌束即可。流出道通畅后可经三尖瓣行肺动脉瓣膜交界切开,如显露不佳,可行肺动脉干直切口完成肺动脉瓣膜交界切开(图 13-8)。

室间隔缺损采用连续或间断缝合,方法和经心室途径修复法洛四联症的方法相同。

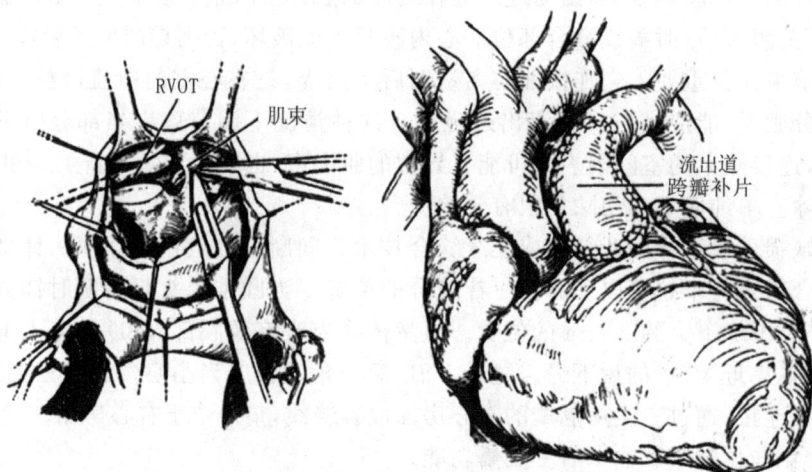

图 13-8　经右心房途径修复法洛四联症的方法

(二)姑息手术

1.体-肺动脉分流术

目前应用最多的是改良 Blalock-Taussig 分流术。改良 Blalock-Taussig 分流建在主动脉弓的对侧(无名动脉的同侧),使锁骨下动脉较易达到肺动脉而不造成扭结。由于新生儿锁骨下动脉细小,多数医师在新生儿期行改良 B-T 分流时,在无名动脉和肺动脉间置入聚四氟乙烯人造血管。管道直径一般 4 mm,太大易造成充血性心力衰竭。

改良 B-T 分流的一大优点是可在任何一侧进行而不用考虑主动脉弓部血管有无异常,由于根治时拆除方便,常选右侧径路。近年来采用胸骨正中切口进路,必要时在体外循环下进行,使手术的成功率进一步提高。

2.右心室流出道补片扩大术

肺动脉重度发育不良病例可保留室间隔缺损行右心室流出道补片扩大术。此手术可保持对称的肺动脉血流,同时避免了体-肺动脉分流时可能造成的肺动脉扭曲。然而,多数法洛四联症伴肺动脉狭窄病例,肺动脉发育不良是由本身缺乏肺动脉血流引起,对增加肺血流术式的反应迅速,因此,保留室缺时肺血流突然增多可造成严重的充血性心力衰竭和肺水肿。无肺动脉汇合病例,需行一期肺动脉汇合手术,可同时行右心室流出道补片扩大术。

(三)术后处理

术后常规使用呼吸机辅助呼吸,充分给氧。法洛四联症根治术后应强调补充血容量的重要性,特别是对年龄稍大的患者,由于术前红细胞增多,血细胞比容高,血浆成分少,侧支循环丰富,术后血容量尤其是血浆容量会明显不足,胶体渗透压低而出现组织水肿,不利于微循环的改善。低心排综合征是术后主要并发症和死亡原因之一,应在充分补充血容量的基础上给予强心利尿治疗,可酌情选用多巴胺、多巴酚丁胺、肾上腺素等药物,洋地黄类药物和利尿剂能明显改善心功能,应常规使用。术后可能出现室上性心动过速、室性心律失常,多和血容量不足或心功能不全有关,应针对病因治疗,洋地黄类药物常常有效。室性期前收缩也可能和低血钾有关,除积极补钾外,可加用利多卡因等对症处理。

术前慢性缺氧、肾功能减退及术中或术后肾脏缺血性损害,特别是术后发生低心排综合征,常常并发肾衰竭,应严密观察尿量、电解质、尿素氮(BUN)、肌酐等变化,高度重视心功能的维护和补充足够的血容量。要保持血压平稳和良好的组织灌注,必要时应按肾功能减退予以处理。

(屈朝法)

第十四章 心血管疾病的介入治疗

第一节 先天性心脏病的介入治疗

先天性心脏病是最常见的心脏病之一,据目前人口出生率及先天性心脏病发病率,估计我国每年有 15 万患儿出生。心导管术过去主要应用于先天性心脏病(先心病)的诊断,而现在已成为一种治疗手段。早在 1966 年 Rashkind 和 Miller 在应用球囊房间隔造口术姑息性治疗完全性大动脉转位取得成功。1967 年,Postmann 首先开展经导管封闭动脉导管技术;1974 年,King 和 Mills 开始房间隔缺损的介入性治疗研究,1975 年,Pack 等用刀片房间隔造口术,完善了产生房间交通的姑息性治疗手段。1979 年,Rashkind 研制封堵器材并在婴幼儿动脉导管未闭的介入治疗中取得成功,此后相继发展了 Sideris 法、Cardiol-Seal 法,特别是 1997 年 Amplatzer 封堵器的临床应用,使先天性心脏病的介入治疗得以迅速发展。过去单一的外科手术方法治愈先天性心脏缺损发展为部分由介入性治疗所取代。

先心病的介入治疗大致分为两大类:一类为用球囊扩张的方法解除血管及瓣膜的狭窄,如主动脉瓣狭窄(AS)、肺动脉瓣狭窄(PS)、主动脉缩窄(COA)等;另一类为利用各种栓子堵闭不应有的缺损,如动脉导管未闭(PDA),房间隔缺损(ASD)、室间隔缺损(VSD)等。由于导管介入性治疗先心病所用材料及工艺不断研究与完善,使其目前在国内外的临床应用得到进一步的发展。不仅可避免开胸手术的风险及创伤,而且住院时间短,不失为很有前途的非手术治疗方法。

一、球囊血管成形术

(一)主动脉缩窄

1982 年,最初报道主动脉缩窄(COA)球囊血管成形术以来,此技术不仅应用于原发性COA,还应用于手术后主动脉再狭窄。对未经外科手术的局限性隔膜型 COA 扩张效果好。扩张的机制为内膜及中层的撕裂,撕裂一般为血管周径的 25%,或沿血管长径,或通过直径。撕裂病变一般总是限于梗阻部位本身。如果选择球囊过大,可以撕裂病变上、下方,发生血管破裂及动脉瘤。因此我们选择球囊的标准为:①比缩窄直径大 2.5~3.0 倍;②小于缩窄上下的主动脉直径的 50%;③尽可能选最细的导管;④球囊长度以2~3 cm为宜。扩张效果:婴儿及儿童术后压差均可下降 70%。

(二)肺动脉分支发育不良或狭窄

实质上各类型的肺动脉解剖狭窄皆可被成功扩张,一般选择右心室收缩压大于 2/3 左心室收缩压,且不合并左向右分流的先心病患儿。选择球囊直径要大于最严重狭窄段 3～4 倍。并发症可有肺动脉破裂、动脉瘤、栓塞、球囊退至肺动脉时堵塞血流引起低心排血量等。目前为防止血管成形术后的再狭窄,各种血管支架(stents)技术已应用于临床,特别是球囊可扩张的不锈钢网及弹簧样支架,后者装在球囊扩张导管上,而且被充盈的球囊所扩张,在球囊排空后,支架保持其大小及形状;而且用较大的球囊还可以扩张得更大一些。如果发生再狭窄,在此基础上可再次扩张并放置支架,为血管狭窄成形开辟了更为广泛的前景。

二、经导管封堵术

(一)动脉导管未闭封堵术

动脉导管未闭(patent ductus arteriosus,PDA)的发病率在先天性心脏病中约为 8%,尤其是早产儿多见,女性比男性高 3 倍。未闭的动脉导管最长可达 30 mm,最短仅 2～3 mm,直径为 5～10 mm 不等,分 3 型:①管型动脉导管,长度多在 10 mm 以内;②窗型的动脉导管,几乎没有长度,肺动脉与主动脉紧贴相连;③漏斗型的动脉导管,长度与管型相似,在近主动脉处粗大,近肺动脉处狭小,呈漏斗状。而国内目前报道应用最多的 PDA 封堵器是美国产的 Amplatzer PDA 封堵器。以下介绍各种 PDA 封堵法。

1.Porstmann 法

先将 1 根 3 m 长的细软钢丝置心导管内从股动脉插入,逆行经降主动脉,穿过未闭的动脉导管进入右心,再通过下腔静脉由大隐静脉拉出,退出心导管,保留钢丝在体内,形成从动脉进、由静脉出的环形轨道,然后把预备好的泡沫塑料塞子穿入钢丝,由动脉端顶送至动脉导管部位,予以堵闭。该法闭塞率高、栓塞形成率低,但操作复杂,输送鞘粗大易引起血管损伤。Porstmann 法要求股动脉内径＞3 mm,较 PDA 管径大 20%～30%,其适应证范围窄,只适用于年龄 7 岁以上 PDA 内径较小的患者。

2.Rushkind 法

在导管内安装一套特殊装置,内有不锈钢制成带有 3 个臂的伞架,臂末端有钩,支架内填以聚氨酯伞面。该装置可折叠,并与带有弹簧式释放系统装置相连接,推送上述装置的导管经右心和肺动脉插入动脉导管,从导管内伸出支架,折伞张开,并使支架末端钩子嵌入动脉导管壁内,以堵住开放的动脉导管。以后 Rashkind 对上述方法进一步改进,设计了双伞式无钩修补装置,将带有双伞修补装置的特制导管从腔静脉经右心室、肺动脉及动脉导管到达降主动脉,并在其开口处释放导管内第 1 伞样修补物,使之紧嵌入动脉导管的主动脉端,后释放第 2 伞样修补物使之嵌入动脉导管的肺动脉端。双伞适用于任何年龄的患儿,但该方法残余分流的发病率非常高(20%),并可发生栓塞和机械性溶血。

3.用纽扣式补片经导管关闭 PDA

1991 年,Siders 等报道用纽扣式补片经导管关闭 PDA 首获成功,该装置与关闭房间隔的类似,只是 2 mm 的线圈由 8 mm 的替代,并且中间增加了一个纽扣以便在 PDA 长度不同时可加以调节。此法适合各种大小、形态和不同位置的 PDA。由于可用 7 F 长鞘传送闭合器,对年龄、体重基本无限制,适应证更宽。但也同样存在残余分流问题。

4.螺旋闭合器堵闭法

1992 年,Cambier 等应用 Gianturco 螺旋闭合器堵塞 PDA。该闭合器由不锈钢丝组成,混合涤纶线以增加导管的血栓形成利于导管闭合。与以前的闭合装置相比,螺旋闭合器的优点是价格相当便宜、医师随时可以应用、输送鞘较小,适用于直径<4 mm 的 PDA。其并发症有异位栓塞、溶血等。钢圈堵塞 PDA 的成功率在 94% 以上,但这种装置的缺点是操作中一旦钢圈跑出导管外则手术不可逆,所以近几年带有安全的可控释放装置的 PDA 钢圈的应用逐渐增多,它虽然比 Gianturco 贵一些,但比 Rashkind 便宜得多。

5.Amplatzer 闭合器封堵法

美国 AGA 公司制造的 Amplatzer 闭合器由具有自膨胀性的单盘及连接单盘的"腰部"两部分组成,呈蘑菇状,单盘及"腰部"均系镍钛记忆合金编织成的密集网状结构,输送器由内芯和外鞘组成,鞘管外径为 6F 或 7F,是目前应用较为广泛的闭合器。该方法操作简单、成功率高、残余分流发生率低、闭合器不合适时可回收;输送鞘管小,适于幼儿 PDA 堵闭,且对股静脉损伤小;适用范围广,适用直径达 3～12 mm 的 PDA(体重>4 kg),不受年龄、PDA 形态的影响。其缺点是价格昂贵、不能用于小导管的关闭,个别患者可发生异位栓塞和溶血。

6.其他方法

1990 年,Sideris 等发明扣式闭合器,成功率高但操作复杂,术后 1 个月残余分流高达 25%。1984 年,Warneck 应用双球囊堵塞法,1988 年,Magal 应用尼龙袋闭合装置,1995 年,Pozza 设计了锥形网自膨装置。

以下主要介绍 Amplatzer 闭合器:①急诊外科手术;②有较大量残余分流时,应行手术重新闭合 PDA;③还应考虑与心导管操作有关并发症;④溶血是 PDA 封堵术后的一种严重并发症,可见于 Rashkind 伞及弹簧栓子法,而蘑菇单盘法尚未见报道。残余分流造成机械性溶血的原因是所选封堵器直径偏小未能完全封堵 PDA 造成,因此,我们建议选用蘑菇单盘应大于 PDA 造影最窄直径的 3～4 mm 为宜。封堵器放置后其腰部稍变细为佳。一般认为溶血与残余分流的流速,红细胞形态有关。发生溶血后,发生溶血后一般应静脉给予激素及碳酸氢钠等药物治疗,必要时需行弹簧钢圈封堵或外科手术处理;⑤婴幼儿血管内径偏细,若选择封堵器过大或放置位置不当时,可造成降主动脉或左肺动脉瓣狭窄。因此,术后应测降主动脉及左肺动脉,主肺动脉压力。

PDA 封堵术的操作要点如下。

(1)准确了解 PDA 大小和形状,尤其是 PDA 最窄处直径的测量最为重要。术前彩色多普勒超声心动图的测量结果仅供参考,应以主动脉弓造影显示的测量结果为准。显示 PDA 精确形态的投照角度常是左侧位 90°,少数需要添加非标准角度。

(2)选择合适的堵闭器,而且质量要好。备用的堵闭器在生理盐水试用时伸缩均匀,形态正常,以免影响堵闭的效果。所选 Amplatzer 堵闭器的直径应比经精确测量的 PDA 最窄处直径 2 mm 以上。堵闭器太小易造成残余分流、溶血等并发症;太大有造成降主动脉或肺动脉瓣狭窄的可能。

(3)建立下腔静脉→右心房→肺动脉→PDA→降主动脉轨道,导管经肺动脉通过 PDA 送至降主动脉是关键之一。PDA 直径较大时导管较易直接通过,但直径较小(如<3 mm)或导管较难通过 PDA 时可采用长 260 cm 交换钢丝引导通过,并注意保持这一轨道。

(4)释放堵闭器操作:应在主动脉近 PDA 处先打开前伞,慢慢往回拉,使前伞紧贴于 PDA

漏斗部。回撤长鞘管使堵闭器"腰部"完全卡在 PDA 内。如发现心脏杂音无明显减弱、堵闭器位置不正、形状欠佳或残余分流较大时,需将堵闭器回收,重新置入或更换。本方法有可回收装置,保证了操作的安全性及成功率。

（二）房间隔缺损（atrial septal defect,ASD）封堵术

ASD 占先天性心脏病的 8%～13%,女性比男性多 2～4 倍。按心房隔缺损部位及其胚胎学来源分以下三型:①继发型房间隔缺损,约占心房间隔缺损的 70%,由于继间隔的发育不全,缺损位于卵圆窝区域。②原发孔心房间隔缺损,约占房缺的 20%。为原发间隔未与内膜垫完全融合所致,缺损位于房间隔下部与房室相连处。③静脉窦缺损,占房缺的 6%～8%,常伴肺静脉畸形引流,缺损部位较高,接近上腔静脉入处。传统的治疗方法是在体外循环下行房间隔缺直视关闭术。外科手术治疗房间隔缺损安全有效,死亡率较低,但仍有一定的并发症和死亡率,还有术后瘢痕等问题。特别是老年患者及有其他疾病的患者,经开胸治疗房间隔缺损的风险随之加大。1976 年,King 和 Willer 首先用双伞状封装置经导管关闭继发孔房间隔缺损取得成功,但由运载补片的输送系统直径达 23F,且仅能用于直径于 20 mm 的中央型继发孔房间隔缺损,临床推广极难。20 世纪 80 年代,Rushkind 等发明新的双面伞装关闭房间隔缺损获得成功,但仅能用于小于 10 mm 缺损。20 世纪 90 年代以来,Sideris 等研制出"纽扣"式补片置,成功的关闭成人和婴儿房间隔缺损数百例,能闭合 30 mm 以内的中型房间隔缺损,并且输送装置的径明显缩小。但以上封堵器对于大于 30 mm 的房隔缺损则不能应用。美国研制的 Amplatzer 封堵器用于 30 mm 以上的房间隔缺损,且输送装置的直径较小,是目前国内应用最多的一种封堵器。我们主要介绍 Amplatzer 封堵器。目前国内一项大的分析结果表明,各类先心病介入治疗的成功率为 98.1%,重要并发症为 1.9%,死亡率为 0.09%。而房间隔缺损介入封堵治疗成功率为 99%,失败率为 1%。这些资料提示先心病的介入治疗是极安全有效的。目前,在发达国家介入治疗已逐步成为该病的首选治疗方法。

Amplatzer 封堵器是由美国 AGA 公司制造,由具有自膨胀特性的双盘及连接双盘的"腰部"三部分组成(图 14-1)。它是钛、镍记忆合金编织成的网状结构,封堵器内有 3 层涤纶膜以增加封堵性;"腰部"的直径决定于被封堵的 ASD 的大小,根据腰部的直径分为 4～34 mm 等 27 种型号,腰部与 ASD 大小相等,且位于 ASD 部位而两侧伞面长度大于腰部 10 mm,这样便使封堵器更为牢固。封堵器运送的鞘管直径小于10F,引导系统与封堵器间由螺丝连接,旋转即可撤出。输送系统由输送器和鞘管组成,鞘管外径为 6～11F。另附有装载器,用于装载封堵器到输送系统。Amplatzer 法最大的优点是:①生物相容性好;②输送系统直径根据缺损直径大小而定;③闭合 ASD 直径达 30 mm;④封堵器可收回,重新放置;⑤操作简单,成功率高。

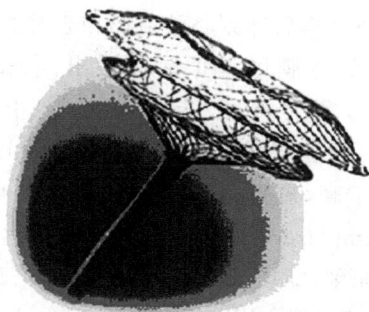

图 14-1　Amplatzer 房间隔封堵器示意图

1.ASD 封堵术的适应证

关于封堵术的临床选择原则,国外认为有 3 点:①ASD 直径<20 mm;②ASD 边缘距二尖瓣、三尖瓣、上腔静脉、下腔静脉等应>5 mm;③ASD 应是左向右分流。

国内也有 3 种观点:①中央型 ASD 为首要条件;②ASD 直径大于 29 mm 者适于封堵的可能性较小;③ASD 边缘距周围瓣膜及腔静脉>5 mm。

2.ASD 封堵术的禁忌证

原发孔型 ASD 及上、下腔型 ASD;ASD 合并其他必须手术矫治的畸形;严重的肺动脉高压并已导致右向左分流;下腔静脉血栓形成;封堵前 1 个月内患有严重感染及超声心动图检查证实心腔内血栓形成的患者。此外,年龄<1 岁的婴儿为相对禁忌证。

3.操作方法

根据伸展直径选择 Amplatzer 封堵器腰部圆柱体的大小,使之略大于或等于 ASD 伸展直径。采用局部浸润麻醉,对不合作的患儿可用气管插管全身麻醉。采用 Seldinger 法穿刺右股静脉,先行右心导管检查,将一个 6～7 F 端孔导管经 ASD 置入左上肺静脉,经260 mm长、J 形置换导丝置入测量球囊,使其骑跨 ASD,用稀释造影剂充盈球囊,使球囊轻度变形。在食管超声证实无心房水平分流后取出球囊,用同等量造影剂使测量球囊再次充盈,测量膨胀直径。将封堵器与输送器内芯连接,在生理盐水中排尽气体后拉入输送鞘内,将 Y 形连接器连接于输送鞘的近端,便于注射生理盐水,沿置换钢丝送入长鞘送至左心房,使其先端位于左心房左肺静脉口附近。在 X 线和食管超声引导下,送入输送器内芯,使左心房盘张开,将其轻轻拉向房间隔,回撤输送鞘,腰部堵住 ASD,输送器内芯保持一定张力,回撤输送鞘,使右心房盘张开,来回运动输送器内芯,调整其封堵位置。经食管超声确认无左向右分流后,将输送器内芯与右心房盘分离。

ASD 封堵术后,箭头所示为 Amplatzer 封堵术见图 14-2 所示。

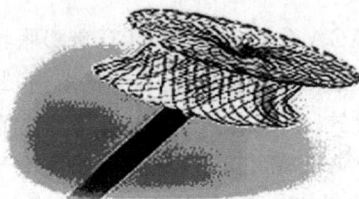

图 14-2　ASD 封堵术后

4.疗效判定标准

该封堵器在合适的位置封堵心房水平分流,不引起功能性异常或解剖性阻塞。术后即刻可以出现一定量的残余分流,可以根据术后即刻心脏造影和心脏彩超喷射血流的最大宽度,将残余分流分为 5 级。①泡沫状:通过涤纶膜微量扩散性漏出;②微量:模糊右心房影,喷射宽度<1 mm;③轻度:模糊右心房影,喷射宽度 1～2 mm;④ 中度:明显右心房影,喷射宽度 3～4 mm;⑤重度:增强右心房影,喷射宽度>4 mm。用Amplatzer封堵器封堵 ASD 的并发症少见,偶有封堵器断裂、短暂 ST 段抬高,短暂 AVB、血栓形成、心肌缺血等。临床评价:在未经选择的 ASD 患者中,83％者可用 Amplazer 封堵器封堵,成功率达 90％。英国一项多中心研究结果显示,86 例 ASD 患者在术后即刻、24 小时、1 个月和 3 个月时的完全封堵率分别为20.4％、84.9％、92.5％和98.9％,仅 7 例失败,其余均获成功。

5.随访与术后处理

ASD 术毕立即行 TEE 查观察疗效;所有病例于术后 24 小时、1 个月、3 个月行 TTE、心电图等检查评价疗效。术后 3 天用低分子肝素皮下注射,3 天内静脉给予抗生素。口服肠溶阿司匹林(100~200 mg/d),共服 3 个月,以预防血栓形成。ASD 封堵术后,应定期观测各心腔大小及结构变化以评估封堵的疗效。观察指标主要有下列:①封堵的位置形态及周边是否存在残余分流;②观察各心腔大小及大血管内径变化;③各瓣膜的血流速度变化;④用 M 型、二维超声等观察各室壁运动的变化情况。残余分流的判定标准:微量:直径:<1 mm;少量:直径 1~2 mm;中量:直径 3~4 mm;大量:直径>4 mm。

Amplatzer 法主要并发症为封堵器脱落,异物栓塞,术后感染等,但文献报道并发症极少见。

Amplatzer 封堵器治疗 ASD 时经食管超声心动图(TEE)有重要指导作用。适合介入治疗的 ASD 患者,术前应常规行 TEE 检查,以明确 ASD 直径并精确测量缺损边缘与冠状静脉窦、房室瓣及肺静脉、主动脉根部的距离。封堵器大小的选择直接关系手术的成功与否,在 TEE 监测下应用球囊准确测量 ASD 的直径是治疗的重要步骤。但 ASD 直径大于 30 mm 无须再测球囊伸展直径,可以 TEE 所测值为依据,选择封堵器。置入封堵器时,应用 TEE 观察其与房间隔的关系,并可观察有无残余分流。但 TEE 是一种半创伤性的介入方法,有时由于封堵时间较长使患者难以忍受,在一些儿童患者也因 TEE 探头过大及一些成人患者会厌过于敏感而无法行 TEE 检查而失去封堵机会。于是有人提出直接经胸超声心动图(TTE)或加球囊扩张测 ASD 伸展径来指导选择封堵器及其释放。TEE 可免去患者因行 TEE 受的痛苦,减少 TEE 的并发症,扩大 ASD 的封堵适应范围。TEE 对 ASD 的观察略逊于 TEE,但可以用球囊扩张 ASD 测量其伸展径来指导选择封堵器,应用彩色多普勒进一步确定 ASD 的数目及各缺口间距离来选择封堵术。因此可利用 TEE 及 TEE 的上述特点对 ASD 进行筛选来确定患者是否可行介入治疗。

(三)室间隔缺损

心室间隔缺损(ventricular septal defect,VSD)也是常见的先天性心脏病,占先心病的 15.5%,男女性别相近。从解剖学上将心室间隔缺损分为嵴上缺损和嵴下缺损。嵴下缺损位于室上嵴下后方,又可分为膜部缺损、肌部缺损及心内膜垫畸形的心室间隔缺损。其中最为常见的为膜部心室间隔缺损,位于主动脉右冠瓣和无冠瓣连合之上方。肌部心室间隔缺损可以发生在肌部室间隔的任何部位。心室间隔的缺损直径从 2~30 mm 不等,膜部的缺损较大,肌部较小,有的为多个缺损,心室间隔肌部呈筛状。目前主要的治疗手段仍为开胸手术闭合。

室间隔缺损(室缺)的介入性治疗是个尚有争议的问题。1988 年,Lock 等采用 Rash kind 双面伞关闭室缺,此后经历了蚌状夹式闭合器(Clamshell)和 Cardioseal 双面伞封堵室缺。Lock 等一组 136 例室间隔缺损介入治疗报道,54% 为肌部,34% 为手术后残余漏,用 Amplatzer 封堵器关闭肌部室缺的临床应用结果。由于室间隔解剖上的独特及周围结构的复杂,室缺封堵术仍处于研究探索中,应小心慎重开展。由于封堵器及技术难度的原因,室缺的介入治疗开展的例数较少,不到 ASD 及 PDA 介入治疗的 2%。

经导管室间隔缺损封堵术(transcatheter closure of ventricular septal defects,TCVSD)的装置与导管技术早期的 VSD 封堵器大多与 PDA 及 ASD 封堵器相同,后来在此基础上根据 VSD 的解剖特点进行了改进。目前,临床上应用的 VSD 封堵器主要包括 Rashkind 双面伞封堵器、Sederis 纽扣补片式封堵器、Lock 蛤壳式封堵器、可控弹簧钢圈和 Amplazter 封堵器几种。

1.Rashkind 双面伞封堵器

由 Rashkind 双面伞改进而成,左右各有 4 条爪形的金属臂,可用于封堵较大的 VSD(>9 mm)。但由于临床报道多例发生支架臂断裂等并发症,现已很少在临床应用。

2.Lock 蛤壳式封堵器

由 Lock 最早应用于临床,有 12 mm 和 17 mm 两种标准型号。由于伞面较大,需要较大的输送鞘管(大于 8 F),且要求缺损边缘与周围结构的距离较大,仅适合于较小(≤9 mm)的肌部或膜部缺损。对于 VSD 直径较大的婴幼儿,鞘管不易通过。

3.Sederis 纽扣补片式封堵器

1996 年,Sederis 在欧洲心血管病会议上报道推广,操作相对较简单,我国也曾多次在临床试用。但由于其并发症出现较多,一定程度上限制了其应用。

4.可控弹簧钢圈

Kalra 等曾报道一膜部小 VSD 伴膜部瘤形成的病例,在用 Rash kind 双面伞封堵失败后,采用 4 个叠加的弹簧钢圈封堵成功。这为封堵缺损孔道不规则的小 VSD 提供了新的途径。

5.Amplazter 封堵器

由于其具有体积小、可回收、可重置、封堵完全等众多优点,已广泛应用于 PDA、ASD 的封堵。Amplazter封堵器是 VSD 封堵最有应用前景的装置。目前认为用 Amplazter 封堵器治疗单发的肌部 VSD 疗效肯定,但要封堵各种膜周部 VSD(约占 VSD 的 80%)还须在设计上加以改进。美国 AGA 公司最近设计了一种偏心结构的 Amplazter 封堵器,以减小对主动脉瓣运动的影响,并在微型猪模型上封堵膜部 VSD 取得了满意的效果。

以下主要介绍 Amplazter 封堵器。

Amplazter 室间隔封堵器适应证主要包括以下。

(1)有明显外科手术适应证的先天性 VSD,不合并其他心内畸形。一般认为,单发 VSD 进行 TCVSD 术治疗效果较好,多发 VSD 则要求能用一个封堵器覆盖。肌部 VSD 因距主动脉瓣等重要结构较远,比膜部 VSD 更容易封堵。伴主动脉瓣关闭不全者不宜封堵,以免加重关闭不全。

(2)心肌梗死后室间隔急性破裂。封堵术可以作为外科修补术前稳定血流动力学的过渡性治疗,以提高手术成功率。

(3)VSD 修补术后单发残余分流。封堵术可避免再次手术引起的心室功能不全的危险。

(4)左心室-右心房通道。作为一种特殊的 VSD 也可选择性进行封堵。

(5)VSD 边缘与主动脉瓣(右冠瓣)的距离大于待置入封器的半径,与肺动脉瓣、三尖瓣下缘也应有一定的距离(不小于 2 mm)。由于病例选择及缺损位置、大小、形态的精确测量对 VSD 术封堵成功至关重要,所以,在封堵前要常规行经胸声心动图(TTE)、经食管超声心动图(TEE)及左心室造影查。术中利用球囊法测量 VSD 的"伸展直径"尤为必要。

TCVSD 术的导管技术要求与 PDA、ASD 封堵术相比,主要困难是装载系统的输送技术。由于 VSD 解剖结构的特殊性,往往左心室面比较光滑,而右心室面由于峭小梁粗大丰富显得粗糙,而且 VSD 的右心室面往往有多个孔隙,导管不易准确进入,所以理论上从左心室面送入输送器较理想。但实际操作中很少采用这种途径,因为粗硬的输送器会损伤主动脉瓣及左心室心内膜造成严重的并发症。然而,直接将输送器送到右心室再通过 VSD 在技术上也有较大难度,目前临床上多采用建立轨道法来解决这一问题。具体方法是:经皮穿刺右股静脉(或右颈静脉)和股动脉,从动脉插入一根 7F 端孔导管入左心室,穿过 VSD 入右心室。从股静脉端插送一网篮导管(或异物钳)至肺动脉主干或右心房,再从股动脉端沿端孔导管送入一根 J 头交换导丝进入网篮,取出端孔导管,收紧网篮,将导丝从静脉端(股静脉或颈静脉)拉出体外,从而建立股静脉(或右颈静脉)-右心房-右心室-VSD-左心室-主动脉-股动脉的导丝滑动轨道。然后将输送鞘管从静脉端沿导丝轨道送入右心室,再从动脉端插入端孔导管入左心室,并向前下轻轻拉动导丝,引导输送鞘管穿过 VSD 入左心室。确定位置后,将选择好的封堵器经输送鞘管推送,在左心室面打开封堵器的左心室部,使其紧贴于 VSD 的左心室面,后撤输送鞘管回右心室,再打开封堵器的右心室部。术中 TEE 及左心室造影显示无明显分流,封堵器位置合适时扭动螺杆释放封堵器。至于穿刺股静脉还是颈静脉则要根据 VSD 的位置而定,如果 VSD 位于室间隔的中下部或顶端,可采用颈静脉穿刺法,以避免导管的过度扭曲;如果 VSD 位于室间隔的前上部(包括膜周部),则一般采用股静脉穿刺法较为顺手。也可不通过股动脉建立轨道,Bridges 等曾采用右股静脉-右心房-间隔-左心房-左心室-VSD-右心室-右颈静脉途径,虽然避免了动脉穿刺,但对无 ASD 的患者需穿刺房间隔,增加了技术难度,故仅在并发 ASD(或卵圆孔未闭)的患者中采用。

TCVSD 术的疗效与所采用的封堵装置与封堵技术密切相关。早期,由于技术不成熟,只有一些病情危重不能耐受手术的病例,才愿意接受封堵治疗,故成功率不高,术后并发症也较多。随着介入技术的发展,装置的不断改进,积累的病例越来越多,技术成功率也随之提高。目前,CVSD 术能获得比较满意的近期效果,至于中远期效果则需要严格的、大规模的、多中心的长期临床随访才能得出结论。随访指标主要包括超声(特别是 TEE)、胸片、心电图、心室造影及临床症状体征的评价。而目前所报道的病例随访时间大多较短,一般为 1~3 月的短期随访。

TCVSD 术的并发症主要包括以下几点。①心律失常:主要为完全性束支传导阻滞、心动过速、房室传导阻滞、心室颤动等,多为一过性,严重者不能恢复。主要由于轨道导丝压迫拉扯 VSD 的缺损边缘及导管损伤心内膜而影响传导系统(包括房室结、束支)所致。②主动脉瓣穿孔、主动脉瓣关闭不全:穿孔主要发生在右冠瓣,由于封堵器离主动脉瓣太近或放置封堵器时操作不当,其边缘损伤瓣叶所致,同时也影响了瓣叶的运动,造成关闭不全。所以术前一定要精确测量封堵器边缘到主动脉瓣的距离,选择大小合适的封堵器。③三尖瓣穿孔、三尖瓣关闭不全:多发生在隔瓣,也是由于上述原因引起。有报道 TCVSD 术后原有的三尖瓣反流减轻,但具体机制不清。④术后残余分流:主要由于封堵器大小不合适或封堵器移位引起,如果是微量分流,一般可随着封堵器内的血栓形成而消失。⑤低血压:可能是由于导管操作刺激迷走反射引起,Laussen 等的一组 TCVSD 术病例中,70 例有 28 例发生了低血压(收缩压较基础血压下降 20% 以上),必要时需要撤管及补液处理。⑥心脏骤停:由于操作不当或封堵器急性堵塞左心室流出道所致,需要紧急心肺复苏处理。⑦溶血:由于红细胞机械性损伤引起,伴残余分流时发生率会大大增高。⑧感染性心内膜炎:多由心内膜损伤引起,一般要求常规术后口服抗生素 1 个月。⑨出血、动-静脉瘘、颈神经丛损伤等:系由于常规穿刺引起的并发症,一般作相应的处理。

TCVSD 术的临床应用前景与展望随着介入心脏病学的发展,十几年来 TCVSD 术从动物实验到初步的临床尝试,再到目前一定规模的临床应用,已获得了不少宝贵的经验,技术上也不断成熟,取得了一些令人鼓舞的结果。目前,改进方向主要集中在封堵器与输送导管的设计方面。封堵器逐渐在向小型化、高生物相容性方向发展。最近,美国 AGA 公司提出,理想的封堵器应具备以下几个条件:①体积小,能通过 6 F~7 F 的输送鞘管,能广泛应用于年龄较小的婴幼儿。②可多次回收、重置,能自我定位(自膨胀)。③结构稳定,能在体内保持长期不变形,不断裂。

④外形设计合理,如靠近瓣环结构的轮状边缘可设计成一定的曲线,以减少与瓣膜的接触面积,而对侧可相应增加轮状边缘的面积以固定封堵器,从而尽量减少对瓣膜运动的干扰。⑤生物相容性好,能与组织快速相容,减少异物反应,以达到100%封堵率。同时,输送导管的设计也向柔韧性好、损伤性低方面发展,这将使从左心室途径送封堵器成为可能,导管技术将变得更加简单。另外,随着超声心动图三维重建技术的发展,将会有更精确的引导和定位技术来保证技术的成功率,使得 TCVSD 术的应用前景更加广阔。值得一提的是 VSD 介入治疗的适应证也在进一步拓宽,与外科协同治疗某些复杂先天性心脏病将成为一大趋势。

近年来,我国国内不少医院都准备开展或已经尝试开展了 TCVSD 术。但我们应当注意到,目前这项技术还不够成熟,VSD 封堵术在临床运用中产生的并发症远多于 PDA、ASD 封堵术,具体的临床应用还需积累足够多的实际操作经验,而且最好是在熟练掌握了 PDA、ASD 封堵技术的基础上逐步开展。

(邵　静)

第二节　心律失常的介入治疗

心律失常的介入治疗包括起搏治疗和经导管消融治疗两大类。起搏治疗几乎覆盖了所有缓慢的心律失常,少数的快速心律失常也可以采取相应的起搏治疗。几乎所有的快速的心律失常(心动过速)患者都可以经导管射频消融治疗获得很好的成功率。另外,ICD 的植入对某些恶性心律失常、猝死趋势起到预防作用。迷走神经刺激(vagusnerve stimulation,VNS)和起搏刺激调节心肌收缩性技术(Cardiac Contractility Modulating,CCM)即不应期起搏等心律植入装置技术悄然问世并成为治疗心力衰竭的新方法。

一、人工心脏起搏治疗

人工心脏起搏通过不同的起搏方式纠正心率和心律的异常,提高患者的生存质量,减少病死率。主要用于治疗缓慢心律失常,也用于治疗快速心律失常和诊断。

(一)人工心脏起搏的发展历程

自 1958 年埋藏固定频率起搏器首次安装用于治疗完全性房室传导阻滞(AVB)患者,起搏技术历经了 50 余年的发展,已成为心律失常治疗的主要措施,并成功挽救了无数患者的生命,成为 20 世纪心血管领域令人振奋的成就。

该技术正在不断地发展,已从最初仅能发放频率较高的脉冲刺激心室的固律型 VOO 起搏器,发展到增加感知功能的按需性 VVI 起搏器,但右心室心尖部起搏导致心室不同步,房室同步性丧失等非生理性起搏导致了低心排量综合征(起搏综合征)的发生;生理性双腔(DDD)起搏器的诞生保持了房室同步,后发展至目前广泛应用的变时性起搏,即频率应答起搏器(如 DDDR、VVIR)。由于存在不良性右心室心尖部起搏,引起心肌细胞组织学异常和慢性心功能减退,即"起搏诱导性心肌病",右心室流出道间隔部起搏正在取代右心室心尖部起搏,成为生理性起搏另一项技术。

心脏再同步化治疗(Cardiac Resynchronization Therapy,CRT)的应用,也是生理性起搏的

另一大进展。心脏再同步治疗是在传统右心房、右心室双腔起搏的基础上增加左心室起搏，以恢复房室、室间和室内运动的同步性。CRT 主要用于慢性心力衰竭的治疗，它不但能改善心力衰竭患者的症状、减少住院率，同时也能明显降低心力衰竭患者的病死率。目前 CRT 及和 ICD 技术结合的 CRT-D 已成为有效治疗伴宽 QRS 心力衰竭和预防猝死的有效手段。

（二）新技术的发展

随着相关生物工程学、材料科学、微电子以及计算机技术的不断进步，起搏技术正在不断发展。经系统改进，第一种能够在强磁场环境下（MRI 扫描）正常工作的起搏器装置——Medtronic 公司开发的 SureScan TM 抗核磁起搏系统开始应用于临床。无导线超声心脏起搏技术打破了自起搏器问世 50 年来必需"植入式电极导线"这一传统理念，为无电极起搏技术的发展带来了新希望。基于生物细胞技术及基因工程的生物起搏治疗，目前处于验证概念阶段。多功能干细胞定向诱导分化技术的进步及针对超极化激动环核苷酸—门控—编码起搏器基因家族研究的不断深入，使生物人工窦房结或房室结的构建成为可能。

（三）适应证的变迁

植入式心脏起搏器作为临床上第一种真正意义上的能够有效调节患者心律和/或心率而提升心肌收缩力的治疗，极大地改善了窦房结功能障碍以及严重房室传导阻滞患者的临床预后。近年来随着技术的不断进步，其临床适应证也从传统的"症状性"心动过缓扩展至肥厚梗阻性心肌病、慢性心力衰竭（心衰）以及长 QT 综合征等所谓"非传统适应证"领域，相关治疗的有效性也得到了越来越多的临床试验结果的证实。

2010 年中华医学会心电生理和起搏分会（CSPE）起搏学组，参照 2008 年 6 月 ACC/AHA/HRS 最新公布的"心脏节律异常器械治疗指南"，结合我国植入性心脏起搏器工作现状，对 2003 年植入性起搏器治疗建议进行了更新，明确了窦房结功能障碍、成人获得性完全性房室传导阻滞、慢性双分支和三分支传导阻滞、颈动脉窦过敏综合征及神经介导性晕厥及肥厚性梗阻型心肌病的植入型起搏器植入指征。指南中对心力衰竭患者植入 CRT/CRT-D 的临床指征做了明确的建议，并指出心脏再同步治疗（CRT）的作用仍然建立在最佳药物治疗的基础上，不能因为指南的更新，过分强调 CRT/CRTD 治疗，而忽视常规的药物治疗。

（四）人工心脏起搏的并发症

心脏永久起搏治疗由脉冲发生器（起搏器）、电极导线和植入手术三个方面组成。因此，植入手术的并发症既可存在于植入手术操作的过程中，也可存在于起搏器系统本身。与起搏器系统相关常见的并发症有电池耗尽、起搏器奔放、感知障碍、起搏器介导的心动过速（pacemaker mediated tachycardia，PMT）、起搏器综合征等。而与植入相关并发症主要有感染、气胸、血肿、心肌穿孔、电极脱位、囊袋疼痛等，其中术后感染是最常见的严重并发症。严格起搏器的适应证、严格手术操作的无菌技术、重视术后的随访是减低并发症的重要手段，而早期发现，积极处理，是减低并发症损失的关键。

60 余年来，科学技术的迅猛发展带动了永久起搏器技术的不断改进，心脏起搏器已经从单一抗心脏停搏和/或心动过缓工作模式，逐步发展成为结合监测、识别、预防以及治疗缓慢性和多种快速性心律失常，并储存、传输相关信息，具有高度自动化功能的植入性器械。随着起搏器技术的不断进步和循证医学证据的大量涌现，关于起搏器植入适应证也在不断地扩大，应用的前景更加广阔。未来相关技术的不断发展，还将继续推进心脏起搏技术进一步生理化、智能化、操作简单化、功能多样化和工作个体化。我们期待更简易、有效的起搏方式，以减少手术的创伤风险及长期并发症,期待工艺更精细、功能更齐全,与人体心脏起搏系统更能兼容的生物型起搏系统的创新及应用。

二、心律失常的射频消融

经导管射频消融术(RFCA)自 1989 年正式应用于人体,首先用于治疗阵发性室上性心动过速,成功率达 95% 以上,此后又被用于治疗同是折返机制的心房扑动、阵发性房性心动过速、部分室性心动过速(尤其是特发性室速)、阵发性心房颤动等,已使众多患者受益。

经导管射频消融术的发展与成熟,是介入性心脏病学的里程碑之一,它使心律失常的治疗进入了一个可以"根治"的全新时代。尤其是近年来随着三维标测技术的应用,使射频消融在慢性心房颤动中也取得了一定疗效,更是展示了这一技术的无穷魅力。新型的三维电解剖标测系统(CARTO)和三维非接触标测系统(Ensite 3 000)的出现,为复杂快速心律失常行消融术提供了有力帮助。而冷冻球囊消融的问世,为阵发房颤的射频消融提供了新的方法。

随着更好标测技术的使用和新型导管的问世,射频消融术将使恶性室性心律失常治疗更安全有效。目前,射频消融术在 AVRT、AVNRT 特发性心房扑动、特发性心房颤动以及特发性室速的治疗方面,技术已经成熟,治疗效果也基本肯定。随着方法学的不断改进,消融术在室性心律失常中的适应证逐渐扩展,包括室性期前收缩、非持续性室速、持续性室速、部分心室扑动和心室颤动等。

随着经导管射频消融术手术数量的增长,手术并发症正逐渐被关注,主要并发症包括急性心脏压塞、三度房室传导阻滞、肺栓塞、迷走反射及与血管穿刺有关的并发症如血气胸和血管损伤及严重的变态反应等。术中仔细的电生理检查、良好的消融靶点、合适的放电功率是射频消融手术成功的关键。因此,具有扎实的心内电生理知识、熟悉心脏解剖 X 线定位、娴熟的导管操作技术是顺利开展射频消融术的必要条件,也是减少并发症的主要措施。

随着临床、基础研究的发展,人们对心律失常病理生理机制的深入理解,经导管射频消融术的技术日臻完善,在心律失常治疗方面的应用会越来越广泛。

三、植入型心律转复除颤器

心律失常性猝死是心肌电活动异常最终发展至持续性室性心动过速/心室颤动的结果。对曾经发生过心搏骤停而幸存的以及有心脏性猝死(sudden cardiac death,SCD)高危险的患者,治疗或预防性治疗的选择包括抗心律失常药物治疗、对心律失常的起源处做外科手术切除或导管消融以及采用植入型心律转复除颤器(implantable cardioverter defibrillator,ICD)。尽管射频消融的发展令人瞩目,但对冠心病心肌梗死后和心肌病等结构性心脏病患者的室性快速心律失常治疗效果不佳;多形性室性心动过速包括尖端扭转性室性心动过速亦非射频消融适应证。20 世纪 90 年代中期,由于 ICD 技术的发展,以及植入方法的简化,ICD 在 SCD 的临床应用迅速发展。

随着多项循证证据的获得,ICD 植入的适应证也在拓宽。2002 年,ACC/AHA/HRS 更新了抗心律失常装置植入心脏起搏器指南,增加了 ICD 对于慢性心衰患者心脏性猝死一级预防的适应证。2012 年 ESC 公布了最新的急性和慢性心衰的诊断与治疗指南,对于所有符合 CRT-P 适应证的患者都优先选择植入带有除颤功能的心室再同步心律转复除颤器(CRT-D),以进一步降低死亡率。

(一)ICD 种类及适应证

ICD 系统均包括脉冲发生器及除颤电极导线,脉冲发生器埋在皮下,而除颤电极导线均经静脉插入,最终置于心腔内,由于路径经过静脉,故称为静脉 ICD(transvenousICD,T-ICD)。静脉 ICD 有以下一些基本功能:室性心动过速和心室颤动的识别,抗心动过缓起搏,抗心动过速起搏(Antitachycardia pacing,ATP)等。

静脉 ICD 的电极导线长期应用中,常可出现电极移位,导线故障,心包积血,血气胸,感染及静脉闭塞等潜在风险。为克服这些弊病,全皮下 ICD(entirely subcutaneous ICD,S-ICD)技术应运而生。皮下 ICD 是指除颤电极导线埋在左胸下及胸骨左缘的皮下而不进入心腔。此项技术于 2012 年获美国 FDA 批准,目前,全球 S-ICD 植入总数已超过 2 000 台。皮下 ICD 更适合年轻患者及静脉 ICD 已发生感染者,其优势为减少电极导线可能发生的并发症及无创植入技术,局限是无起搏功能不能进行抗心动过速起搏(ATP)治疗。因此,S-ICD 不适合有起搏适应证及 CRT 适应证的患者,也不适合已明确室速反复发作并可由 ATP 终止的患者。

(二)ICD 应用面临的问题

ICD 固然能够有效防止心脏猝死,但并不能防止有症状的室性心律失常及室上性心动过速的发作,故仍需同时联用抗心律失常药物减少心律失常的发作以及放电,必要时需行射频消融治疗。ICD 的不适当放电导致患者疼痛和恐惧,降低患者生活质量。安置 ICD 有感染、设备工作不良、导线断裂、心脏穿孔和血肿等并发症。植入 ICD 的患者进行定期随访和 ICD 程控,对及时发现各种并发症,不断优化参数保证 ICD 的正常工作极为重要。由于右心室起搏可能增加心力衰竭的风险,如何选用理想的起搏方式亟待解决。

ICD 正在从治疗单一室速向各种心律失常及心功能衰竭等多种治疗发展,进一步减小脉冲发生器体积、简化植入手术、减少电击能量、提高除颤效果、延长电池寿命及降低 ICD 系统的费用将使 ICD 更好地应用于临床。

(邵 静)

第三节 心脏瓣膜病的介入治疗

心脏瓣膜病的介入治疗主要是指经皮球囊导管瓣膜成形术(percutaneous catheter balloon valvuloplasty,PCBV),是用介入手段对狭窄的瓣膜进行扩张、解除狭窄,以治疗瓣膜狭窄病变的方法。通过扩大球囊内压力以辐射力形式传递到狭窄的瓣膜组织上,使瓣叶间粘连的结合部向瓣环方向部分或完全地撕开,从而解除瓣口梗阻,而不是瓣口的暂时性扩大。能部分代替开胸手术,具有创伤小、相对安全、术后恢复快等优点。目前应用最广的是二尖瓣成形术。我国于 1985 年开始此项技术,目前主要用于二尖瓣和肺动脉瓣狭窄的病例,三尖瓣狭窄者相对少见;主动脉瓣成形术使主动脉瓣狭窄的瓣口面积增加有限,严重并发症多,病死率高,再狭窄的发生早,术后血流动力学、左心室功能和生存率均不如外科瓣膜置换术,所以多主张用于高龄不宜于施行换瓣手术者,或作为重症患者一时不适合手术治疗的过渡性治疗,不过目前发展的经皮主动脉瓣置换技术采用经导管的方法植入人工瓣膜,极大地改善了患者的预后,并为不能耐受外科手术的主动脉瓣狭窄患者带来了希望。

一、经皮球囊肺动脉瓣成形术

经皮穿刺股静脉,行右心导管检查测定右心室压力和跨肺动脉瓣压力阶差,沿导引钢丝将球囊导管送至狭窄处,快速手推(相当于3~4个大气压的压力)1:10稀释造影剂入球囊,使其扩张,5~10秒后迅速回抽,5分钟后可重复,直至球囊扩张时的腰鼓征消失。术后复测右心室和跨肺动脉瓣压力阶差。疗效评估:术后跨瓣压差<3.3 kPa(25 mmHg)为优,<6.7 kPa(50 mmHg)为良,>6.7 kPa(50 mmHg)为差。

PBPV适应证:①右心室与肺动脉间收缩压差大于5.3 kPa(40 mmHg)的单纯肺动脉瓣狭窄;②严重肺动脉瓣狭窄合并继发性流出道狭窄;③法洛四联症外科手术后肺动脉瓣口再狭窄等也可考虑应用;④轻型瓣膜发育不良型肺动脉瓣狭窄(应用超大球囊扩张法)。

PBPV禁忌证:①沙漏样畸形的瓣膜发育不良型肺动脉瓣狭窄;②合并心内其他畸形者。

PBPV并发症有:①心律失常,多为窦性心动过缓或窦性暂停,后者多为单球囊法引起,球囊阻塞肺动脉瓣口;室性期前收缩、短阵室速也可见到,室颤极为少见。②漏斗部反应性狭窄,在较严重的肺动脉瓣狭窄病例,增高的右心室压力可致使流出道的肌肉代偿性肥厚,当瓣膜的狭窄解除后,右心室压力骤降,代偿性肥厚的部分在右心室强力收缩时造成完全性阻塞,严重者可发生猝死。另外,右心室流出道的刺激或过大的球囊损伤了右心室流出道的内膜,也可引起右心室流出道的痉挛。PBPV术后的漏斗部反应性狭窄多不需外科手术治疗,一般术后1~2年消失。有人认为流出道激惹、痉挛可用普萘洛尔治疗。③肺动脉瓣关闭不全,发生率低,对血流动力学影响不大。

二、经皮球囊二尖瓣成形术

经皮穿刺股静脉或切开大隐静脉,置入右心导管和房间隔穿刺针,行房间隔穿刺,送球囊导管入左心房至左心室中部。将稀释造影剂注入球囊前部、后部和腰部,依次扩张球囊。在球囊前部扩张时将球囊后撤,使其卡在二尖瓣的狭窄处,用力快速推注造影剂,使球囊全部扩张,腰鼓征消失,迅速回抽球囊内造影剂(时间3~5秒),球囊撤回左心房。

术前可预防性用洋地黄或β受体阻滞剂,控制心室率<120次/分。停用利尿剂(心衰者除外)以免影响心室的充盈。术后用抗生素3天,阿司匹林100 mg/d,共1~2周。

房间隔穿刺是PBMV的关键步骤,但也是PBMV发生并发症或失败的主要原因。穿刺部位宜选卵圆窝处,它位于房隔中点稍偏下,为膜性组织,较薄易于穿刺,穿刺部位过高进入主动脉或左心室,过低进入冠状动脉窦或损伤房室交界处组织,或将下腔静脉进入右心房处误认为房间隔而穿破下腔静脉。房间隔穿刺的禁忌证为:①巨大左心房,影响定位和穿刺针的固定;②严重心脏移位或异位;③主动脉根部瘤样扩张;④脊柱和胸廓严重畸形;⑤左心房血栓或近期有体循环栓塞。

疗效评定:心尖部舒张期杂音减轻或消失,左心房平均压≤1.5 kPa(11 mmHg)。跨瓣压差≤1.1 kPa(8 mmHg)为成功,≤0.8 kPa(6 mmHg)为优。瓣口面积≥1.5 cm²为成功,≥2.0 cm²为优。

超声心动图(包括经食管超声心动图)在心脏瓣膜介入治疗中为一种无创、可重复、安全、可靠、价廉地评价瓣膜结构和功能,房、室大小和附壁血栓的检测方法。对心脏瓣膜介入手术适应证的选择、术后评价、随访是必不可少的手段。超声心动图将瓣叶的活动度、瓣膜增厚、瓣下病变和瓣膜钙化的严重程度分别分为1～4级,定为1～4分,4项总分为16分。一般认为瓣膜超声积分≤8分时PBMV的临床效果较好。

PBMV的理想适应证为:①中度至重度单纯瓣膜狭窄、瓣膜柔软、无钙化和瓣下结构异常,听诊闻及开瓣音提示瓣膜柔软度较好;②窦性心律,无体循环栓塞史;③有明确的临床症状,无风湿活动;④超声心动图积分<8分。

PBMV相对适应证:①瓣叶硬化,钙化不严重;②房颤患者食管超声心动图证实左心房内无血栓(但需要抗凝治疗2～4周);③分离手术后再狭窄而无禁忌者;④严重二尖瓣狭窄合并重度肺动脉高压或心、肝、肾功能不全,不适于外科手术者;⑤伴中度二尖瓣关闭不全或主动脉瓣关闭不全;⑥声心动图积分8～12分。

PBMV的禁忌证:①二尖瓣狭窄伴中度至重度二尖瓣或主动脉反流,主动脉瓣狭窄。②瓣下结构病变严重。③左心房或左心耳有血栓者,可予华法林抗凝4～6周或更长后复查超声心动图,血栓消失者或左心耳处血栓未见增大或缩小时,也可进行PBMV。术中应减少导管在左心房内的操作,尽量避免导管顶端或管身进入左心耳。有报道,左心房后壁血栓经6～10个月长期华法林抗凝后作PBMV获得成功。房间隔、二尖瓣入口或肺静脉开口处有附壁血栓者为绝对禁忌证。④体循环有栓塞史者(若左心房无血栓)抗凝6周后可考虑。⑤合并其他心内畸形。⑥高龄患者应除外冠心病。⑦超声心动图积分>12分。

PBMV的并发症包括:心包压塞、重度二尖瓣关闭不全、体循环栓塞(脑栓塞多见)、医源性心房水平分流、急性肺水肿。PBMV因并发症需急症手术者的发生率约1.5%;死亡率0～1%。

三、经皮心脏瓣膜置换术

经皮心脏瓣膜置换治疗是近年来应用于治疗心脏瓣膜疾病的新方法。目前,新型经皮瓣膜介入治疗主要针对主动脉瓣狭窄和二尖瓣反流。研究发现,1/3的严重症状性主动脉瓣狭窄和二尖瓣反流的老年患者,由于高龄、LVEF较低及合并其他疾病的比率较高等原因,不适宜接受外科手术。然而,这些高危患者有可能从介入瓣膜手术中受益。需注意的是,经皮瓣膜治疗,尤其是经皮主动脉瓣置换术(percutaneous aortic valve replacement,PAVR),应严格限制用于风险较高且不适宜接受外科手术的患者。

研究证实,PAVR术可以明显改善左心室功能、延长患者寿命、减轻痛苦,特别是对于既往有左心室功能不全的患者,能减少症状。标准的PAVR术所需要的材料包括瓣膜、输送平台和传送系统(带有三叶生物瓣的圆形平台,且瓣叶需具有良好的血流动力学特点)。目前所使用的经导管人工主动脉瓣有自膨胀式和球囊扩张式两种。自膨胀式主要为CoreValve公司的产品,最新一代产品为ReValvingTM,采用猪心包制备瓣膜,可经18 F的鞘管输送,有经验的术者操作成功率可达98%。球囊扩张式为Edwards公司的产品,早期的为Cribier-EdwardsTM,它是一个由马的心包瓣膜组成的球囊扩张型不锈钢装置,并且通过无鞘导管(FlexCath)传送。装置可以沿顺行、逆行或经心尖部送入,不会产生明显的瓣周漏,在瓣环或是瓣环下区域有附着点。最新一代为采用牛心包的Edwards-SAPIENTM产品,输送直径为22～24 F。PAVR术需要由心血管介入医师、影像学专家和麻醉师甚至心脏外科医师的团队协作,初步的研究结果是令人鼓舞的。

EVEREST I是应用Evalve MitraClip(一种经皮二尖瓣修复装置)经皮修复功能性二尖瓣反流的 I 期临床研究,纳入6例心功能III级的严重二尖瓣反流患者(反流程度3+或4+级),排除了风湿性心脏病和感染性心内膜炎等器质性心脏病所致的二尖瓣反流。所有患者成功接受经皮 Evalve MitraClip 治疗，术后 30 天无严重不良事件；6 例患者的二尖瓣反流程度均有不同程度改善。研究表明，功能性二尖瓣反流患者经皮使用 MitraClip 边对边修复二尖瓣的治疗，可以有效降低二尖瓣反流程度，治疗成功率高且较为安全。

（邵　静）

第四节　冠状动脉慢性完全闭塞病变的介入治疗

冠状动脉慢性完全闭塞（chronic total occlusions，CTO）病变在整个人群中的发生率目前尚缺乏准确的统计，Kahn 等报道在确诊或怀疑冠心病而进行冠脉造影的患者中约有 1/3 存在一处及以上 CTO 病变，但接受经皮冠状动脉介入治疗（percutaneous coronary intervention，PCI）者少于 8%，约占全部 PCI 病例的 10%～20%。CTO 病变接受 PCI 比例偏低的主要原因是技术上存在难点，文献报道其即刻成功率多在 50%～80%，平均仅约 65%，远低于其他病变 PCI，且其术后再闭塞和再狭窄发生率高。CTO 病变 PCI 成功后可缓解心绞痛症状、改善左心室功能、提高远期生存率，但 PCI 失败或术后发生再闭塞者长期预后较差。近年来随着 CTO 专用器械的不断问世、术者经验与技术水平的提高，使 CTO 病变 PCI 的成功率大幅提高，在日本等国家的个别中心经验丰富的术者 CTO 开通率甚至已高达 95%。

一、定义

CTO 的定义主要包括闭塞时间和闭塞程度两个要素。闭塞时间可由冠状动脉造影证实，如缺乏既往造影资料则常根据可能造成闭塞的临床事件推断，如急性心肌梗死、突发或加重的心绞痛症状且心电图改变与闭塞部位一致等，但部分患者闭塞时间的判断并不十分肯定。以往文献关于 CTO 闭塞时间的定义差异较大，范围从 2 周至 3 个月不等，由于闭塞时间<3 个月的病变 PCI 成功率较高，因此 CTO 闭塞时间的定义不统一可影响临床研究结果。2005 年在美国《循环》杂志发表的《CTO 病变经皮介入治疗共识》建议将闭塞时间>3 个月称为"慢性"，这是迄今为止第一次在指南或共识文件上对 CTO 闭塞时间进行定义，可以作为目前临床诊断的标准，亦有利于 CTO 临床研究结果之间进行对比。根据冠脉造影结果将 CTO 闭塞程度分为前向血流 TIMI 0 级的绝对性 CTO（真性完全闭塞）和 TIMI 血流 1 级的功能性 CTO，后者尽管有微量造影剂的前向性充盈，但闭塞管腔的微量灌注血流实际上缺乏供血功能。

二、病理

了解 CTO 的病理学特点对 CTO 介入治疗适应证的合理选择和提高器械应用的水平十分重要。CTO 病变常由血栓闭塞所致，并在其后出现血栓机化和组织退化，从而形成一系列特征性的病理变化。闭塞段的两端或至少近端通常存在致密的纤维帽，常伴钙化，质地较硬，是 PCI 导丝通过失败的重要原因之一。血管腔内的阻塞通常由动脉粥样硬化斑块和陈旧性血栓两种成分构成，典型的 CTO 斑块成分包括细胞内及细胞外脂质、血管平滑肌细胞、细胞外基质（主要成分为胶原）及钙化灶等，各种组成成分的比例及分布不同造成 CTO 病变 PCI 难度的差异。软斑块多由胆固醇沉积、泡沫细胞和疏松的纤维组织构成,可见新生孔道形成,常见于闭塞<1年的CTO病变,导丝较易通过;硬斑块多由致密的纤维组织和大范围的钙化灶构成,较少有新生孔道,常见于闭塞超过1年的CTO病变,导丝不易通过,且常偏离管腔轴线进入内膜下而造成夹层。

斑块内广泛的微血管新生和孔道形成是CTO病变的重要特征,几乎所有的CTO病变均存在毛细血管和微孔道,血栓形成和炎症浸润可能是其形成的主要促进因素。CTO病变内毛细血管密度和血管新生随闭塞时间延长而增加,在<1年的CTO,新生毛细血管主要集中在血管外膜,而超过1年的CTO,新生毛细血管较多出现在血管内膜,其中约60%为直径>250 μm 的较大的毛细血管。这些新生的毛细血管和微孔道绝大多数起源于血管壁滋养血管,穿过血管壁到达病变内膜并形成网络,同时亦可贯通CTO病变的两端。如果新生孔道足够大且导丝能够准确地进入这些孔道则利于导丝通过CTO病变,但是潜在的风险是导丝沿着这些微孔道亦容易进入血管内膜下导致夹层,因此在PCI过程中要随时调整导丝位置使其沿着贯通CTO病变两端的微孔道行进,防止其进入与血管外膜滋养血管相连的微孔道。

三、PCI 依据

绝大多数CTO病变都存在同向或逆向的侧支循环,使闭塞段远端保持一定的血供,但是,即使侧支循环建立充分在功能上也仅相当于90%狭窄的血管,这些侧支循环维持心肌存活,但在心肌需氧增加时仍产生临床症状,如心绞痛等。因此,开通CTO病变有助于改善远端心肌供血,缓解心肌缺血症状,明显提高患者的生活质量。

此外,有临床研究表明,CTO病变行成功血运重建并保持长期开通可显著提高左心室功能、降低远期病死率并减少外科搭桥(CABG)的需要。美国中部心脏研究所(MAHI)对连续2007例CTO病变PCI进行分析,结果发现,PCI成功者住院期间主要不良心脏事件(major adverse cardiac events,MACE)发生率低于PCI失败者(3.8% vs 5.4%,$P=0.02$),且其10年存活率远高于PCI失败者(73.5% vs 65.1%,$P=0.001$)。英国哥伦比亚心脏注册研究,共入选1458例CTO行PCI,成功者7年随访死亡风险较失败者降低56%。前瞻性的TOAST-GISE研究对369例患者的390处CTO靶病变行PCI,1年随访结果表明,PCI成功者心源性死亡和心肌梗死发生率(1.1% vs 7.2%,$P=0.005$)及CABG的比率(2.5% vs 15.7%,$P<0.0001$)均显著低于PCI失败者。一项入选7 288例CTO患者、平均随访6年的荟萃分析结果显示,PCI成功开通CTO的患者与失败的患者相比随访期间病死率和CABG的比率明显下降(OR 0.56,95%CI 0.43~0.72;OR 0.22,95%CI 0.17~0.27),但两组心肌梗死和MACE的发生率未见差异(OR 0.74,95%CI 0.44~1.25;OR 0.81,95%CI 0.55~1.21)。

综上所述,PCI开通CTO病变可改善患者症状,并提高远期生存率,因此具有较大的临床意义。

四、患者选择与治疗策略

并非所有的CTO病例都适合PCI治疗。由于CTO病变PCI的技术难度较大,成功率较低,应结合患者临床及造影特点,如年龄、症状严重程度、合并疾病(糖尿病、肾功能不全等)、全身功能状况、造影所见病变复杂程度、左心室射血分数、是否存在主动脉迂曲和瓣膜性心脏病等因素,充分权衡获益/风险比,选择合适的病例进行PCI。

CTO 病变 PCI 的主要指征如下：①有心绞痛症状或无创性检查提示存在大面积的心肌缺血；②CTO 病变侧支循环较好；③闭塞血管供血区心肌存活；④术者根据经验、临床及影像特点判断 PCI 成功的可能性较大（60%以上），且预期严重并发症发生率较低。

对于单支血管 CTO，如存在与之相关的心绞痛症状且影像学提示成功概率较高者可优先考虑行 PCI，如临床存在活动受限，即使影像学提示成功概率不高也可尝试行 PCI。如患者为多支病变且伴有一支或多支血管 CTO，尤其存在左主干、前降支近段 CTO 病变、复杂三支病变伴肾功能不全或糖尿病、多支血管闭塞等预计成功率不高者，应慎重考虑选择 PCI 或 CABG。PCI 术中原则上应先对引起心绞痛或局部心肌运动障碍的 CTO 病变血管行 PCI，如手术时间过长，患者不能耐受，可仅对相关血管或主要供血血管行部分血运重建 PCI，其后对其他病变血管行择期 PCI 达到完全血运重建；经较长时间 PCI 手术仍未成功或预计成功率不高时可转行 CABG。

五、PCI 成功率及其影响因素

受术者经验、器械选择、操作技术、CTO 定义不同及病例选择等因素影响，文献报道 CTO 病变 PCI 的成功率差异较大，在 55%～90%之间，平均 65%左右。近 5 年来，随着术者经验、技术水平的不断提高以及新器械的研发与应用，CTO 病变 PCI 成功率有增高趋势，尤其一些经验丰富的术者个人成功率可达到 80%～90%甚至更高，但总体水平仍远低于非闭塞病变 PCI。在所有的失败病例中，导丝不能通过 CTO 病变是最主要的原因，占 80%～89%，其次为球囊不能通过病变，占 9%～15%，球囊无法扩张病变占失败总例数的 2%～5%。

CTO 病变特征与 PCI 成功率密切相关，以往文献报道下列因素是导致 PCI 失败的预测因素：①闭塞时间较长，尤为＞1 年者；②闭塞段长度＞15 mm；③残端呈截断样闭塞；④闭塞段起始处存在分支血管；⑤闭塞段或其近端血管严重迂曲；⑥严重钙化病变；⑦血管开口处病变；⑧远端血管无显影；⑨近端血管严重狭窄；⑩存在桥侧支。国外有学者认为，多层螺旋 CT 冠脉造影（MSCTA）能够显示闭塞段形态结构及组成成分，有助于术前预测 CTO 病变的开通率。

六、并发症

过去通常认为 CTO 病变 PCI 的风险较小，但事实上临床研究报道其住院期间主要不良事件发生率在 4%左右，与非完全闭塞病变 PCI 相近。

(一)死亡

发生率约 0.2%，可能的原因包括术中侧支循环阻断、损伤近端血管或主要分支血管、血栓形成、心律失常、空气栓塞以及穿孔等。

(二)心肌梗死

发生率约 2%，多为非 Q 波心肌梗死，常由开通的靶血管再次闭塞引起，早年多为血管塌陷引起的急性闭塞，支架时代则多为血栓性闭塞所致。由于 CTO 血管再闭塞较少引起急性心肌缺血，因此后果多不严重。

(三)冠状动脉夹层

多由导丝或球囊进入假腔导致，一旦证实导丝进入假腔，切忌旋转导丝或继续推送导丝以避免穿孔。闭塞段血管的撕裂后果多不严重，如无成功把握可停止手术，如闭塞段已开通则可置入支架。有时也可因导管操作不当或频繁操作导管引起近端血管开口处撕裂，如损伤左主干开口则应及时置入支架或行急诊 CABG。

(四)冠状动脉穿孔或破裂

冠状动脉穿孔或破裂是 CTO 病变 PCI 最常见的并发症之一,发生率为 0.29%～0.93%。可由导丝或球囊走行至血管外,误扩张分支血管,以及损伤了连接滋养血管的新生孔道等多种机制而造成。导丝造成的穿孔临床上最为常见,尤其是在应用较硬的带有亲水涂层的 CTO 专用导丝时。冠脉穿孔是病死率极高的 PCI 严重并发症,早期识别和处理尤为重要。通常冠脉造影即可作出诊断。一旦发现为冠状动脉穿孔,应立即以小球囊于穿孔部位持续低压力扩张以限制血流流向穿孔处假腔,酌情考虑静脉注射鱼精蛋白中和肝素,使活化凝血时间(activated clotting time,ACT)尽快降至 130 秒以下。根据穿孔的解剖部位考虑是否应置入带膜支架,根据临床病情决定是否行心包穿刺引流术及自体血液回输等。穿刺引流后向心包腔内局部注射鱼精蛋白可能比全身应用鱼精蛋白更有效。绝大多数穿孔(尤为 Ellis Ⅰ 型与 Ⅱ 型穿孔),经上述处理后多可成功堵闭。少数情况下患者必须急送至手术室行心包切开引流术及 CABG。

(五)急诊 CABG

发生率<1%,公认的指征是大的边支闭塞、重要血管近端损伤(如左主干)、血管壁穿孔和器械断裂、嵌顿等。器械不能通过闭塞病变或靶血管急性闭塞均不属于急诊 CABG 的指征。

(六)器械打结、嵌顿、断裂

CTO 病变 PCI 过程中频繁交换和重复使用器械、操作不当等可导致各种器械的打结、嵌顿甚至断裂。操作中应避免同一方向旋转导丝超过 180°,发生导丝打结或嵌顿后可小心逆方向旋转导丝,以减少扭转力。经微导管或 OTW 球囊选择性冠脉内注射硝酸酯或钙通道阻滞剂对解除器械嵌顿可能有一定的帮助。器械断裂后可通过扩张球囊将器械固定于指引导管内取出,或采用圈套器装置抓取,如失败则转外科行 CABG 或外周血管手术,以便取出断裂在血管中的器械。

(七)其他

医源性的主动脉夹层发生在 CTO 病变 PCI 中也有报道,尤其是采用逆行技术时。由于 CTO 病变 PCI 造影剂用量通常较大、X 线曝光时间长,因此可能导致造影剂肾病和放射性皮损。应尽量选用非离子型造影剂,轻度肾功能不全(内生肌酐清除率 30～50 mL/min)者造影剂用量应控制在 150 mL 以内。如 PCI 持续 2～3 小时仍无明显成功迹象者,可停止手术以免对患者造成损伤。对多支病变手术耗时较长者,可考虑分次行 PCI,以减少单次造影剂用量和曝光时间。

七、器械选择

(一)指引导管

原则上应选择支撑力较强的指引导管,如 XB、EBU、Voda、Q 弯、Amplaz 等,必要时选用双层套接指引导管(如 5F 指引导管套在 6F 或 7F 指引导管腔内的"子母型"指引导管)。LAD 病变首选 Voda、XB(或 XB-LAD)、EBU,支持力不够时可选 AL(Amplatz left);LCX 病变首选 AL、XB、EBU,主动脉根部扩张或 JL4 顶端指向 LAD 则选 JL5、EBU;RCA 病变首选 XB-RCA、EBU、AL 或 AR 等。指引导管的外径以 6F 或 7F 为宜,可防止导丝远端受阻时在较大导管腔内拱起,而且远端较细的导管有利于在必要时深插入冠脉内以便增加主动支撑力。对病变复杂、需要较强支撑或需要在同一指引导管内插入双套球囊或支架导管时,应选用 7～8F 外径指引导管。

(二)导丝

导丝的选择是影响 CTO 病变 PCI 成败的关键。理想的 CTO 介入治疗导丝应具有一定硬度,在阻塞病变中可被灵活旋转,不易进入内膜下,易穿过 CTO 病变两端的纤维帽,但目前尚无任何一种用于 CTO 完美无缺的导丝。影响导丝性能的主要特征包括硬度、头端形状、涂层性质等,不同材质和结构的导丝在 PCI 术中表现出的扭矩反应、触觉反馈、推进力、支持力、可操控性、尖端塑形和记忆能力也大相径庭。

硬度越大的导丝越容易穿透坚硬病变,但并非所有病变都需选用硬导丝,有些简单 CTO 甚至采用较软导丝即可开通。初学者通常首选中等硬度导丝,失败后可渐次提高导丝硬度,技术熟练者可首选较硬导丝或在中等硬度导丝失败后直接选用硬或超硬导丝,以节省手术时间和减少器材消耗。

亲水涂层导丝的优点在于推进时阻力小、容易循新生毛细血管或微孔道到达远端真腔,尤其适合于摩擦力较大的病变;其缺点是操纵性差,导丝常沿阻力最低的路径前进,易进入 CTO 近端分支或主支血管内膜下,触觉反馈亦较差,即使进入假腔仍能前进较长距离而无明显的阻力感,易于造成更大的假腔,也容易穿入细小分支或滋养血管而造成穿孔。亲水导丝常适用于闭塞段近段无分支开口、病变长度<20 mm、闭塞残端呈鼠尾状以及有微孔道的 CTO 病变。闭塞段或其近端血管有严重迂曲的病变可首选亲水导丝。硬的亲水导丝如 Shinobi Plus 等较其他导丝更容易进入内膜下或造成穿孔,不推荐初学者使用。近年来的组织病理学研究显示,多数(>75%)CTO 病变内存在直径为 $100\sim200~\mu m$ 的腔内微孔道,并可能成为导丝通过的路径。日本学者 Hasegawa 等的研究显示,在 CTO 病变首选亲水小外径软导丝(Athlete Eel Slender 和 Fielder X-treme)的病变通过率高达 48%,逐渐变细的闭塞病变成功率较高。一般而言,经间隔侧支孔道逆行 PCI 时选择 Fielder FC 即可。值得提出的是,Asahi Fielder X-treme(XT)为亲水导丝,其头端为锥形,其远端的焊接部分比其他导丝短,该特性使得其尖端可塑形为非常短的弯曲(0.3~0.5 mm),从而有利于进入或通过较细且伴有弯曲的微孔道。新近推出的 Asahi Sion 导丝采用双层弹簧设计扭矩反馈更好,头端更耐用,导丝头端 28 cm 亲水涂层,尤其适用于经心外膜孔道逆行 PCI。

非亲水涂层导丝的优点是触觉反馈较好,有利于术者以微细动作精确操纵导丝穿过纤维钙化或存在桥侧支的病变。但其寻径能力不如亲水导丝,需要术者有较强的操控能力。目前常见的非亲水导丝均为头端缠绕型导丝,如 Cross IT 系列、Miracle 系列、Conquest 系列等,均适用于血管残端呈齐头或仅存在较小的鼠尾形态、长度>20 mm 且较坚硬的病变。在具体临床应用时几种非亲水涂层导丝仍有一定差别。

CTO 病变 PCI 常需根据不同的病变特征、手术步骤选用不同的导丝,因此 PCI 过程中可能需要更换几种导丝。大部分病例可首选 Cross-IT 100~200 和 Pilot 50、Whisper。如 CTO 血管扭曲或钙化则宜选用 PT2 MS,PT Graphix Intermediate、Pilot 50、Whisper 或 Crosswire NT 等亲水导丝。普通导丝通过失败后换用更硬的非亲水导丝(如 Cross IT 300~400)或亲水导丝(如 Shinobi 或 Shinobi plus,Pilot 150~200),仍有 30%~60% 通过的概率。硬度更高的非亲水导丝除可选用 Cross IT 300~400 之外,还可选用近年日本 Asahi 公司生产的 CTO 专用导丝 Conquest 9、Conquest pro、Conquest pro 12 以及 Miracle 3~12 等。

(三)球囊

球囊的作用在于帮助导丝通过 CTO 病变(借助球囊快速交换导丝,改变导丝尖端形状、提高导丝硬度及在病变段内的操作能力,便于其跨越病变,并证实导丝在真腔)和扩张病变。常选单标记、整体交换(OTW)、1.25～1.5 mm 直径、外形小的球囊,如 Maverick、Sprinter、Ryujin 等。熟练术者对预计成功率高的病变可直接选用 1.5～2.5 mm 小外形快速交换球囊,如 Maverick 2、Apex(包括 Apex Push 和 Apex Flex)、Sprinter、Ryujin、Voyager 等。

(四)支架

CTO 病变 PCI 均需放置支架,与 PTCA 相比可降低再闭塞和再狭窄率。推荐首选药物洗脱支架(drug eluting stent,DES),支架选择方面应参照血管的解剖,其长度应能足以覆盖病变,不阻塞分支,并能对抗病变处存在的钙化和纤维化。

(五)微导管

微导管可以为导丝提供支持,调整导丝头端的塑形和硬度,从而增加其操控性和通过性;通过管腔可以快速交换导丝,必要时还可以注入造影剂进行高选择性造影。由于 CTO 病变的特殊性,微导管是 CTO 病变 PCI 中常用的重要器械之一。目前较常使用的微导管有 Rapid Transit、Progreat、Exceisior、Finecross、Tornus 和 Corsair 等。其中,Tornus 主要用于辅助病变通过而 Corsair 还兼有孔道扩张作用。其外径从 1.8F 至 2.6F 不等,显著小于普通的导引导管。

1.Finecross 微导管

在目前所有微导管中,Finecross 通过病变的能力最强,综合性能最好,尤其在逆向技术中的应用优于其他微导管。其头端逐渐变细,顶端外径仅 1.8F。管腔内涂有 PTFE,外表面为亲水涂层。杆部为辫状结构,可有效抗扭结;远端柔软部分长 13 cm,遇阻力不易变形。

2.Tornus 导管

又称螺旋穿透微导管,是一种整体交换型细导管,长度为 135 cm,由 8 根细金属丝绞链制成,外表呈顺时针螺旋状,其外表面和内腔均涂有硅树脂,允许 0.014″导丝通过。其头端部分逐渐变细,使其具有良好的操控性和扭矩力,可沿导丝逆时针方向旋转穿透坚硬致密的病变。该导管有 Tornus(2.1F)、Tornus 88 Flex(2.6F)、Tornus Pro(2.1F)三种型号。新近研制的 TornusPro 由 10 根细金属丝绞链制成,其头端外径更细,具有更好的穿透力和柔顺性。研究显示,在 1.5 mm 直径球囊难以通过时,Tornus 2.1Fr 辅助球囊通过的有效率在 85% 以上。操作 Tornus 导管前,为防止导丝随导管旋转,应将导丝用旋钮固定。逆时针方向旋转,Tornus 导管前进并通过病变;顺时针方向旋转则可退出导管。如果导管头端固定于病变中无法运动时,2.1F 导管旋转的上限为 40 转,2.6F 导管旋转的上限为 20 转。过度旋转 Tornus 导管有导致其扭结甚至折断的风险。

3.Corsair 导管

Corsair 导管是最初设计用于间隔孔道扩张的导管,也可用作微导管或支撑导管。该导管实际上是孔道扩张器、Tornus 导管和微导管的"杂交"产物,其形状、插入与操作方法与普通微导管相同。导管杆采用 Asahi 专用的编织方式(Shinka shaft),其锥形柔软头端由 0.87 mm 渐变为 0.42 mm,头端 60 cm 采用亲水多聚物涂层,其最小兼容指引导管仅为 5F。Corsair 用作孔道扩张时,其操作与 Tornus 导管相同。将导丝旋钮固定于导丝上并牢牢握住后,持续 X 光透视下逆时针旋转并前送导管。Corsair 导管扩张的孔道与 1.25 mm 球囊扩张的孔道相当。一旦导管通过间隔孔道,Corsair 还可用作微导管或支撑导管,便于交换或操作导丝,并可经导管注射造影剂。Corsair 用于引导侧支孔道具有以下优点:①在侧支内通过性较好;②损伤小,无须扩张孔道;③用于扭曲侧支孔道时支撑力更好;④可用于较细且扭曲的心外膜侧支孔道。日本丰桥心脏中心的一项注册研究显示,Corsair 导管进入与穿越 CTO 病变的成功率分别为 94.4% 和 70.0%。经过匹配后的对照研究显示,与未使用的患者相比,使用 Corsair 后 CTO 的成功率明显提高(98. 9% 比 92.5%,$P=0.03$)。

(六)其他新型器械

1.Safe Cross 光学相干反射系统(intraluminal therapeutics)

由 0.014″(″为英寸,1 英寸=2.54 cm)中等硬度导丝与光纤系统结合而成,采用光学相干反射(optical coherence reflectometry,OCR)技术,导丝前端光纤系统发射近红外激光,经过不同组织反射后返回不同强度的信号,并实时显示于监视器上。由于 OCR 技术可识别血管壁组织,因此当导丝接近血管壁0.4 mm距离时,系统可通过图像和声音提示术者,避免导丝进入内膜下或导致穿孔。此系统远端可加上射频装置,自近端对斑块进行消融,有助于导丝通过坚硬的纤维闭塞段。对普通导丝难以通过的 CTO 病变,Safe Cross 的通过率可达 50%~60%。

2.Frontrunner 导管系统(LuMend)

头端为钳状结构,直径 0.039″,可由术者控制钳状物的张开、闭合。PCI 术中可在 4.5F 微导管支持下送入闭塞段,术者通过手柄控制头端张合,从而造成斑块钝性撕裂。Frontrunner 导管通过闭塞段较快,穿孔的发生率约 0.9%,对普通导丝难以通过的 CTO 病变有 50%~60% 的通过率。Frontrunner 导管最适于处理支架内再狭窄引起的 CTO,因有支架限制而不易发生穿孔,但缺点是不适用于小血管病变,对迂曲病变效果不佳且价格较昂贵。

3.CROSSER 导管系统(Flowcardia)

由发生器、传感器、导管和踏板四部分组成。其原理为发生器产生交流电,作用于压电晶体使其反复膨胀、收缩,传感器将此能量放大并传至导管头端,产生每秒21 000 次的振动,通过机械作用和空腔效应使斑块撕裂、移位,从而使血管再通。导管系统为直径1.1 mm的单轨导管,可装载于 0.014″导丝上,建议使用此系统时血管直径≥2.5 mm。有作者报道首次 PCI 失败的 CTO 病变采用 CROSSER 系统成功率可达 56%。

4.Venture 导丝控制导管(ST.Jude)

直径 6F,特点是头端可在术者操纵下灵活转向,最大达 90°,具有良好的扭转力。PCI 术中通过导管头端转向为导丝提供精确定位和强支撑,适用于通过 CTO、致密病变、成角病变等。

5.CiTop ExPander 导丝(Ovalum)

直径 0.014″、长度 140 cm,导丝带有一个特殊设计的可扩张头端,在病变中具有"波浪"样运动的特性,即导丝向前推进的同时头端扩张病变。尤其适用于扭曲的 CTO 病变。

6.CrossBoss 导管(BridgePoint Medical)

长度为 135 cm,由多根金属丝编织而成的管身能够承受快速的旋转,使用时通过快速双向地旋转近端旋钮,可以减少通过病变所需的推送力。由于其头端采用圆形无损伤设计,外径为 3. 0F,因此允许导管先于导丝经真腔或内膜下途径通过病变。最后,通过导管内腔便可送入导丝至病变远端。

7.Stingry 系统(BridgePoint Medical)

被设计用于经内膜下途径精确地定位和重入血管真腔。它由自定位球囊和重入真腔导丝两部分组成。球囊呈独特的扁平状,其上有近、远两个开口方向相反的出口;当低压扩张(4 atm)位于血管内膜下的球囊时,特殊设计的导丝远端便可自动选择指向血管真腔的出口穿刺内膜后进入远端血管真腔。

八、操作技巧

(一)穿刺方法

要求动脉穿刺安全顺利。如病变复杂、手术过程又不需要置入大直径的器械时,通常用 6F 指引导管。需要双侧冠脉造影时同侧或对侧股动脉或桡动脉可插入 4~5F 动脉鞘。对髂动脉高度迂曲者可插入长鞘。

(二)术前造影

下述信息对评价 CTO 病变成功率十分必要:CTO 是否位于血管口部或远端;与最近的分支血管的关系;是否存在钙化;阻塞类型(鼠尾状或刀切状);闭塞长度;CTO 病变近端是否存在高度迂曲;是否存在桥侧支等。"放大"功能对分析信息有帮助。某些 CTO 病变行同步双侧冠脉造影是评价病变长度的最好方法。

(三)导丝尖端塑形的方法

可根据病变形态将导丝尖端塑成不同的弯度:①渐细和同心状的断端:做成约 30°角小 J 形弯曲以利于导丝通过 CTO 病变,J 形头部的长度接近参考血管直径;②渐细和偏心的断端:增大 J 形角度(约 50°)及长度(较参考血管直径长约 1/3),有利于通过 CTO 病变;③刀切状(齐头)的断端:需要 30°小角度和较长的 J 形(较参考血管直径长 1/3~1/4)。

(四)导丝通过 CTO 病变的方法

逐渐递增导丝硬度。可将快速交换球囊、微导管或 OTW 球囊其中之一送至 CTO 近端,以增加导丝支撑力,利于其通过病变近端纤维帽,但球囊辅助下应用硬导丝的技术可增高导丝穿透血管壁的危险,需要术者有丰富经验及很强的控制远端导丝的技术。导丝在 CTO 中段行进时可顺时针和反时针(≤90°)旋转,同时缓慢推送导丝。如果 CTO 病变长、弯曲、超过 3 个月、含有钙化的混合性斑块,并有明显的负性血管重塑,则导丝通过的难度较大。触到动脉壁时可能阻力感减小,此时应将导丝退回至 CTO 近端换成另外的通路推进,或换为另一条导丝重新送入。保证导丝在真腔内行进的前提下,可小心加用球囊辅助以利于通过病变。如无近端纤维帽或闭塞时间较久的 CTO,则可能存在远端纤维帽。此时导丝的选择同近端存在纤维帽的 CTO,有时需要更换导丝。如通过困难,可≤180°旋转导丝,并最好作一次穿刺动作以设法使导丝通过远端纤维帽。

(五)检测远端导丝位置的方法

导丝穿过 CTO 病变全段之后,应当被较易推进且进入远端真腔血管内。需用至少 2 个不同体位投照检测导丝位置并确定导丝不在分支。如不能确定导丝是否在真腔,或球囊不能通过病变而必须用旋磨术,或应用加强型硬导丝(尤其是应用球囊支持)时,则必须应用对侧造影或 OTW 球囊行中心腔造影来检测远端导丝的位置,以确保导丝在真腔内。其他判断导丝位于真腔的方法还包括:多体位投照;对侧造影;导丝穿过闭塞段时的突破感;导丝推送顺畅、转向灵活且回撤后仍能按原路径前进(进入心包腔则走行无定路);导丝尖端塑形存在(不变直)且可进入相应分支;球囊易通过病变等。

(六)球囊通过与扩张

如果指引导管的支撑力良好,球囊扩张比较容易。先选择尖端超细的 1.25~2.5 mm 直径球囊。球囊可被扩张至"命名压"或以上。如 CTO 长度超过 20 mm,则最好应用长球囊。扩张之后原先消失的远端血流可被显示,但常较细小,系因缺乏长期灌流所致的负性血管重塑,需要冠脉内注射较大剂量的硝酸酯类以恢复远端血流。有时需要再次球囊扩张以使新开通后的血管变粗。如球囊通过失败,可试用以下方法:①改善指引导管的支撑力:交换器械时可将第二条0.035″或0.014″导丝置于指引导管内主动脉的部位,以加强指引导管支撑力;②检测导丝远端位置后应用旋磨术,需要送入旋磨专用导丝,选用1.25~1.5 mm直径的旋磨头足以扩大血管腔并改善斑块的顺应性;③采用 Tornus 导管辅助球囊通过;④多导丝挤压斑块使导丝周围腔隙变大。如球囊通过病变后扩张失败,可尝试用双导丝球囊、切割球囊、乳突球囊或耐高压(30 atm)非顺应性球囊扩张,或采用旋磨术。

(七)支架置入

为防止再闭塞和减少再狭窄发生,CTO 病变成功开通后均应置入支架。在充分预扩张及大剂量硝酸酯类冠脉内注射之后置入支架,支架直径与参考血管直径的比例应选择1:1。最好应用单个支架,已有报道证实置入单个长支架可产生理想的长期效果,多支架的支架间间隙或重叠可能降低裸金属支架(bare metal stent,BMS)的临床效果。简言之,要用合适的支架覆盖 CTO病变全长,尽量避免多支架置入。DES 近年来广泛应用于 CTO 病变,尽管迄今为止还缺少大规模随机对照临床研究的证据,但已有数项临床注册和回顾性研究证实,DES 可有效降低 CTO 病变开通后的长期再狭窄率,故推荐使用 DES。DES 长度应充分覆盖病变或近/远端撕裂,如单个支架不能覆盖病变,则可采用多个支架,支架间应重叠 2~3 mm。DES 置入后应以较短的球囊在支架内实施后扩张以使支架充分贴壁,在支架重叠处尤应注意充分后扩张,但应避免后扩张球囊在支架范围之外扩张,以免引起再狭窄。

(八)高级技巧

在常规方法失败后可尝试采用下列技巧,有助于提高 PCI 成功率,但部分技术较常规方法的风险更大,仅适用于操作熟练者。

1.平行导丝(Parallel wire)或导丝互参照(seesaw wire)技术

"平行导丝技术"是指当导丝进入假腔后,保留导丝于假腔中作为路标,另行插入导丝,以假腔中的导丝为标志,尝试从其他方向进入真腔,避免再次进入假腔。"导丝互参照技术"与"平行导丝技术"原理相近,以第 1 根进入假腔的导丝作为路标,调整第 2 根导丝方向;如第 2 根导丝亦进入假腔,则以其为参照,退回第 1 根导丝重新调整其尖端方向后再旋转推进,如此反复,两根导丝互为参照,直至进入真腔。

2.双导丝轨道(buddy wire 或 track wire)技术

PCI 过程中向 CTO 病变远端插入两根导丝,为球囊或支架顺利通过病变提供轨道;或向另一非 CTO 血管插入另一根导丝,与单导丝相比,双导丝能提供更强的支撑力,使指引导管更为稳定。向同一病变血管内插入双导丝可使迂曲或成角的血管变得略直,因而促进支架通过钙化成角病变或近端的支架,在球囊扩张时还可防止球囊滑动以减少损伤。因此"buddy 导丝技术"适用于成角或迂曲病变、近端已经放置支架的病变、纤维化钙化病变以及支架内再狭窄病变。

3.多导丝斑块挤压(multi-wire plaque crushing)技术

多导丝斑块挤压(multi-wire plaque crushing)技术用于导丝成功通过闭塞段而球囊通过失败时。保留原导丝在真腔内,沿原导丝再插入 1~2 根导丝进入真腔使斑块受到挤压,然后撤出其中 1~2 根导丝,使 CTO 病变处缝隙变大,有利于球囊通过病变。多导丝斑块挤压技术的特点是较为安全、效果好(成功率可达 90%以上),且受血管本身条件限制少,对设备要求不高。对于多数 CTO 病变,在开通时使用的导丝数目常已≥2 根,因此使用此方法通常不会明显增加患者的经济负担,是一项安全且效价比高的新技术。

4.逆向导丝(retrograde wire)技术

逆向导丝(retrograde wire)技术适用于正向导丝通过病变困难且逆向侧支良好的病例。在微导管或球囊支持下由对侧冠状动脉插入导丝(多为亲水滑导丝),经逆向侧支循环到达闭塞段远端。此时可将逆向导丝作为路标,操控正向导丝调整其方向从病变近端进入远端真腔,亦可采用逆向导丝穿过病变远端纤维帽到达病变近端,与正向导丝交会。特定条件下应用"逆向导丝技术"可提高CTO介入治疗的成功率,如某些CTO斑块近端存在不利于CTO介入治疗成功的形态学特点,或近端纤维帽较硬使导丝难以通过,而远端斑块可能较松软,导丝易于通过。"逆向导丝技术"的另一优势是,即使逆向导丝进入假腔(内膜下),因正向血流方向与逆向导丝行进的方向相反,故病变开通后血管壁受正向血流压力的影响,假腔容易自然闭合。而正向导丝一旦造成假腔,因冠状动脉血流与导丝行进方向一致,可使假腔不断扩大而致血管真腔闭塞。

5.锚定(anchoring)技术

锚定(anchoring)技术指引导管移位或支撑力不足是球囊不能通过闭塞段的主要原因之一。"锚定技术"是指在靶病变近端的分支血管或另一支非靶血管中扩张球囊并轻轻回拖,以此固定指引导管并增强其同轴性和支撑力,有利于球囊或支架通过病变。"锚定技术"适用于预计球囊或支架通过比较困难的病变,需采用外径6F以上的指引导管。潜在的风险包括导管损伤血管口部、锚定球囊损伤分支血管等,因此回拉球囊前应操纵指引导管使其同轴并处于安全位置,锚定球囊应尽量采用低压扩张。

6.内膜下寻径及重入真腔(subintimal tracking and reentry,STAR)技术

在球囊支持下操纵前向导丝(通常为亲水滑导丝)进入内膜下造成钝性撕裂,导丝在内膜下行进直至进入远端真腔,然后在内膜下空间行球囊扩张并置入支架。"STAR技术"的优点是在常规技术失败后较快地经内膜下进入远端真腔,可提高成功率,但缺点是容易损伤远端分支、穿孔风险较大、再狭窄发生率高等。"STAR技术"适用于主要分支远离CTO的病变(如RCA病变),不适合用于分支较多的LAD病变,置入支架应尽量采用药物支架。"STAR技术"仅作为常规方法失败后的应急措施,初学者慎用。

7.血管内超声指导导丝技术

在有分支的情况下,可用血管内超声(IVUS)确定CTO病变的穿刺入口。PCI术中一旦导丝进入内膜下假腔且尝试进入真腔失败时,可采用IVUS定位指导导丝重新进入真腔,但此时需先用1.5mm小球囊扩张假腔,IVUS导管才能进入内膜下。此方法可导致较长的夹层,可损伤大分支,并有引起穿孔的风险,仅作为常规方法失败后的紧急手段,初学者慎用。

8.控制性正向和逆向内膜下寻径(CART)技术

采用正向和逆向导丝在CTO病变局部人为造成一个局限的血管夹层,便于正向导丝进入远端真腔。具体操作过程如下:首先,将正向导丝从近端血管真腔进入CTO,然后使其进入内膜下,有经验的CTO介入医师可以从导丝头端或导丝前进时阻力减小判断导丝进入内膜下。然后从对侧冠脉在微导管或球囊支持下逆向插入导丝,经侧支循环到达CTO病变远端。将逆向导丝从远端真腔插入CTO,然后进入内膜下,随后用直径1.5~2.0mm的小球囊沿逆向导丝进入内膜下并扩张球囊。扩张后将球囊撤压并留置于内膜下以维持内膜下通道开放。通过上述步骤,正向和逆向的内膜下空间很容易贯通,正向导丝得以循此通道进入远端真腔。IVUS引导下的CART技术有望进一步提高CTO病变的开通率。"CART技术"操作方法较复杂,与"STAR

技术"相比优点在于可使内膜下撕裂仅限于闭塞段内,避免了损伤远端大分支的风险。与 STAR 及 IVUS 指导导丝技术一样,此技术也需在闭塞远端的血管内膜下扩张球囊,有造成穿孔的危险,不宜作为常规手段,仅用于常规技术开通比较困难和解剖特点比较适合者的病变。

九、再狭窄与长期预后

CTO 病变成功开通后的再闭塞与再狭窄一直是影响长期预后的最重要因素。在 PTCA 时代,再闭塞和再狭窄的发生率分别高达 30% 和 50%~70%。冠脉内 BMS 的广泛应用显著降低了 CTO 介入治疗术后发生急性再闭塞的风险,但长期再狭窄率仍高达 30%~40%。近年 DES 在临床得到广泛应用,由于其强大的抑制内膜增生的能力,已被证实能够降低"真实世界"PCI 后的再狭窄率。新近发表的数项临床研究表明,与 BMS 相比,DES 能够显著降低 CTO 介入治疗后的长期再狭窄率和 MACE 发生率,初步证实了 DES 治疗 CTO 病变的长期疗效和安全性。Colmenarez 等发表的一项共计入选 4 394 例 CTO 患者的 Meta 分析结果显示,与 BMS 相比,DES 显著降低 MACE 发生率(RR 0.45,95% CI 0.34~0.60,$P < 0.001$)和靶血管重建率(RR 0.40,95% CI 0.28~0.58,$P < 0.001$),同时并不增加死亡(RR 0.87,95% CI 0.66~1.16,$P = 0.88$)和心肌梗死(RR 0.89,95% CI 0.54~1.46,$P = 0.80$)的发生,而且 DES 的这种优势在随访 3 年后仍然存在。虽然上述研究多为注册研究或回顾性分析,不能完全排除因技术进步或支架平台改善造成的疗效差异,但 DES 作为改善 CTO 病变 PCI 后再狭窄和再闭塞的一项有力手段,已经初现曙光。2005 年发表的欧洲心脏协会 PCI 指南建议 DES 治疗 CTO 病变为 Ⅱ a C 类适应证,2006 年欧洲监管机构亦已批准 TAXUS Liberté 等新型 DES 用于 CTO 病变。随着支架平台和药物涂层技术的不断改进,DES 在 CTO 治疗中的地位必将得到进一步的巩固,但目前还需进行大规模、多中心、前瞻性的随机对照研究来获得更为可靠的临床证据。此外,对一些特殊类型的 CTO 病变,如桥血管 CTO、合并糖尿病的 CTO 以及小血管 CTO 等,DES 的长期效果还有待证实。

（吕大沩）

第十五章　心血管急危重症的急救与监护

第一节　稳定型心绞痛

稳定型心绞痛也称劳力性心绞痛，是在冠状动脉固定性严重狭窄基础上，由于心肌负荷的增加引起心肌急剧的、暂时性缺血缺氧的以胸痛为主要特征的临床综合征。其特点为阵发性的前胸压榨性疼痛或憋闷感觉，主要位于胸骨后部，可放射至心前区和左上肢尺侧，常发生于劳力负荷增加时，持续数分钟，休息或用硝酸酯制剂后疼痛消失。疼痛发作的程度、频度、性质及诱发因素在数周至数月内无明显变化。

一、诊断要点

(一)临床表现

心绞痛以发作性胸痛为主要临床表现，疼痛的特点如下。

1.部位

主要在胸骨体之后，可波及心前区，有手掌大小范围，甚至横贯前胸，界限不很清楚。常放射至左肩、左臂内侧达无名指和小指，也可累及颈、后背、咽喉部、下颌、上腹部等。每次发作部位往往是相似的。

2.诱因

发作常由体力活动或情绪激动(如愤怒、焦急、过度兴奋等)所诱发，饱食、寒冷、吸烟、心动过速、休克等亦可诱发。疼痛多发生于劳力或激动的当时，而不是在劳累之后。典型的心绞痛常在相似的条件下重复发生。

3.性质

胸痛常呈压迫感、紧缩感、憋闷、窒息感、堵塞感、沉重感或烧灼感。有的患者只主诉为胸部不适，有的表现为乏力、气短，很少表现为尖锐痛。发作时，患者往往被迫停止正在进行的活动，直至症状缓解。

4.持续时间

疼痛出现后常逐步加重，达到一定程度后持续一段时间，然后逐渐消失，心绞痛一般持续数分钟至十余分钟，多为3～5分钟，很少超过半小时。也不会转瞬即逝或持续数小时。可数天或数周发作 1 次,亦可 1 天内多次发作。

5.缓解方式

一般在停止原来诱发症状的活动后即可缓解;舌下含服硝酸甘油等硝酸酯类药物也能在几分钟内使之缓解。

部分患者尤其是老年人的心肌缺血症状不典型,可无胸部不适症状,而表现为恶心、呕吐、上腹的不适、出汗、乏力,或仅有颈、肩、下颌、牙齿、上肢不适。应重视与劳力密切相关、休息或含硝酸甘油缓解的呼吸困难、乏力等症状,称为心绞痛等同症状。

稳定型心绞痛体检常无明显异常,心绞痛发作时可有出汗、血压升高、心率增快、表情焦虑,甚至出现一过性 S_3、S_4、S_2 逆分裂,二尖瓣收缩期杂音等。

(二)心电图检查

1.静息心电图

心绞痛发作时约半数患者的心电图正常,部分患者出现 ST 段水平或下斜型下移≥0.1 mV 或 ST 段抬高≥0.1 mV,其他的变化包括 T 波改变、异常 Q 波、束支传导阻滞、各种房室传导阻滞及各种心律失常。部分患者静息心电图即存在 ST 段、T 波改变,静息时即存在心电图异常比心电图正常者更具风险。部分患者原有 T 波倒置,心绞痛发作时 T 波变为直立(伪改善),这种现象可能由于严重缺血引起室壁运动障碍所致。ST 段下移及 T 波改变提示心内膜下心肌缺血,ST 段抬高提示存在透壁心肌缺血。左前分支阻滞、右束支阻滞、左束支阻滞的存在提示冠状动脉多支病变,但缺乏特异性。

2.心电图运动负荷试验

目的在于筛选症状不典型或静息状态心电图正常的患者有无心肌缺血,或对患者进行危险分层以决定进一步治疗方法。采用 Bruce 方案,运动中出现典型心绞痛,心电图改变主要以 ST 段水平型或下斜型压低≥0.1 mV(J 点后 60~80 毫秒)持续 2 分钟为运动试验阳性标准。运动中出现心绞痛、步态不稳,出现室速或血压下降时,应立即停止运动。心肌梗死急性期、不稳定型心绞痛、明显心力衰竭、严重心律失常或急性疾病者禁做运动试验。单纯运动 ECG 阳性或阴性结果不能作为诊断或排除冠心病的依据。

3.动态心电图(Holter)

12 导联动态心电图有助于持续监测心肌缺血发作的频度、持续时间,并有助于发现无症状心肌缺血、检出心肌缺血相关的各种心律失常。

(三)实验室检查

血糖、血脂测定可了解冠心病危险因素。胸痛明显者须急查心肌损伤标志物包括肌钙蛋白 T 或 I、CK-MB,以与急性冠脉综合征鉴别。查血常规注意有无贫血。必要时查甲状腺功能。

(四)放射性核素运动心肌灌注显像

1.心肌灌注显像(201Tl、99mTc-MIBI 或 99mTc-P53)

部分患者静息时无心肌缺血,心肌影像可无异常表现,当患者运动时心脏做功增加,已有病变的冠状动脉不能有效地增加灌注区的血流量,产生心肌缺血,使心肌灌注影像上该区域出现放射性减低、缺损区。运动负荷时心肌灌注影像出现局限性放射性减低、缺损区,静息影像减低缺损区消失或接近消失,称可逆性灌注缺损,为心肌缺血的特征性表现。正电子发射断层显像(PET)根据摄取葡萄糖(18F-FDG)与否,识别冬眠心肌和顿抑心肌,评估心肌是否存活,准确率可达 80%~85%。

2.运动心血池显像

可观察运动前后射血分数(EF)、心室舒张功能和室壁运动的变化,对心肌缺血有较高的诊断价值。

(五)超声心动图

有助于提高冠心病检出率并除外其他心脏病,心肌缺血时可出现节段性室壁运动障碍、左室顺应性降低及左室舒张末压升高。运动超声心动图监测冠心病的准确性与运动核素心肌灌注显像相似,优于运动心电图。

(六)药物负荷试验

对不能接受运动负荷试验患者,如年老体弱、活动受限、患有关节炎、肺部疾病、周围血管疾病等,可行药物负荷试验。常用双嘧达莫、腺苷和多巴酚丁胺等药物。

(七)CT 冠状动脉成像(CTA)

CTA 为显示冠状动脉病变及形态的无创检查方法。有较高阴性预测价值,若冠状动脉 CT 造影未见狭窄病变,一般可不进行有创检查。

(八)冠状动脉造影

冠状动脉造影可准确了解冠脉病变部位、狭窄程度、病变形态及侧支循环情况,并决定治疗策略及预后。冠脉狭窄根据直径变窄百分率分为 4 级。①Ⅰ级:25%~49%;②Ⅱ级:50%~74%;③Ⅲ级:75%~99%(严重狭窄);④Ⅳ级:100%(完全闭塞)。一般认为,管腔直径减少75%以上会严重影响血供,部分 50%~70%者也有缺血意义。高危患者应尽早行冠脉造影检查,对可疑心肌缺血所致的胸痛、不能进行相关无创检查或有特殊需要时可直接行冠脉造影。一些肥胖、慢性阻塞性肺部疾病、心衰患者运动困难且难以获得理想无创影像时,冠脉造影也提供准确的诊断。药物治疗后仍存在 CCS 分级Ⅲ、Ⅳ级的稳定型心绞痛、无创检查提示存在高危征象、发生过猝死或严重室性心律失常的心绞痛、合并心力衰竭的心绞痛以及临床提示存在严重冠脉病变的患者均应行冠脉造影检查。左室功能异常(EF<45%)、CCS 分级Ⅰ或Ⅱ级、无创检查提示心肌缺血的中危患者及无创检查难以作出结论的患者也可行冠脉造影检查。

(九)心绞痛严重度的分级

根据加拿大心血管病学会(CCS)分级分为以下 4 级。

Ⅰ级:一般体力活动(如行走和上楼)不受限,仅在强、快速或持续用力时引起心绞痛发作。

Ⅱ级:一般体力活动轻度限制,快步、饭后、寒冷或刮风中、精神应激或醒后数小时内发作心绞痛。一般情况下平地步行 200 m 以上或上楼一层以上受限。

Ⅲ级:一般体力活动明显受限,一般情况下平地步行 200 m 内,或上楼一层引起心绞痛发作。

Ⅳ级:轻微活动或休息时即可发生心绞痛。

CCS 心绞痛分级有助于病情评价及预后判断。Ⅲ、Ⅳ级心绞痛如药物治疗无效即应行冠状动脉造影来决定进一步治疗方法。心绞痛分级Ⅲ、Ⅳ级,高龄,有心肌梗死史,高血压,糖尿病,外周血管病变,休息时心电图有 ST 段下移、心脏扩大、EF 值低于 45%、心功能不全者为高危险组,无上述危险因素的为低危险组。

(十)诊断注意事项

心绞痛的诊断主要依靠症状,如果症状典型,心绞痛的诊断可以成立。诊断冠心病需除外非冠状动脉疾病引起的心绞痛,常见的需与心绞痛鉴别的疾病如下。

1.急性心肌梗死

疼痛部位、性质与心绞痛相似，程度更剧烈，持续时间半小时以上或数小时，含服硝酸甘油疼痛不能缓解，常有心电图动态衍变及心肌损伤标记物增高。

2.重度肺动脉高压

可发生与心绞痛相似的劳力性疼痛，可能与活动时右心室缺血有关。常伴有呼吸困难、头晕甚至晕厥。检查可发现胸廓畸形、P_2亢进、ECG右室肥厚等，UCG可测定肺动脉压力。

3.肺动脉栓塞

急性的肺动脉栓塞常可引起胸痛、呼吸困难等表现。可有右心室增大、P_2亢进、分裂和右心衰体征。心电图可出现电轴右倾，肺性P波、右室扩大及典型的心电图QⅢTⅢSⅠ。D-二聚体升高、肺通气灌注显像及肺血管CT有助于明确诊断。

4.心包炎

疼痛位于胸骨部或胸骨旁、心前区，可延及颈部、肩部，多为持续性胸痛。疼痛与体位、呼吸有关，可因咳嗽、深呼吸、平卧位而加重。如听诊发现心包摩擦音，诊断可确立。临床及实验室检查有助于鉴别。

5.食管疾病

反流性食管炎、食管裂孔疝及食管痉挛等。胃酸反流引起食管炎症、痉挛，表现为胸骨后堵塞、烧灼、压迫感，并可向背部、上肢及下颌放射而疑似心绞痛。常于进食尤其冷饮时或饭后发作，疼痛性质可呈收缩性或锐痛，发作时可有吞咽困难，与劳力无关，持续数分钟或几小时，服用硝酸甘油有效，抗酸药使之缓解。胃镜、胃肠造影、食管功能检查如激发试验、食管压力监测、24小时pH监测等可明确诊断。

6.胸壁疾病

如肋软骨炎、肋间神经痛、带状疱疹等，均可引起左心前区痛，多可找到痛点，疼痛可与体位、呼吸有关。

7.胸膜疾病

如胸膜炎，也可引起胸痛，疼痛特点与心绞痛不同，为锐痛或刀割样疼痛，体位改变、胸壁运动如咳嗽、呼吸可使疼痛加重。

8.颈胸部骨关节疾病

如颈椎病、肩周炎，可引起胸痛、左上肢疼，颈部运动或上肢运动可诱发。X线片可见骨质增生、椎间盘脱出，部分可找到痛点。

9.胆道疾病

如胆绞痛，一般位于右上腹，有时疼痛位于上腹部、心前区，可放射到右肩胛下区，或沿肋缘放射到背部。疼痛常较剧烈，右上腹可有压痛，可伴有巩膜黄染、发热、白细胞增高，腹部B超常可明确诊断。

10.心脏神经症

患者常诉胸痛，但为短暂（几秒）的刺痛或持久（几小时）的隐痛，患者常喜欢不时地吸一大口气或作叹息性呼吸。胸痛部位多在左胸乳房下心尖部附近，或经常变动。症状多在疲劳之后出现，而不在疲劳的当时，作轻度体力活动反觉舒适，有时可耐受较重的体力活动而不发生胸痛或胸闷。含用硝酸甘油无效或10分钟以上才"见效"，常伴有心悸、疲乏、头昏、失眠及其他神经症的症状。心电图可有非特异性ST-T改变，如J点下降，T波低平倒置。运动试验可出现假阳性,普萘洛尔可改善部分患者心电图或使运动试验正常。诊断此症应首先除外其他原因所致的胸痛。

二、治疗要点

稳定型心绞痛的治疗原则是改善冠脉血供和降低心肌氧耗以改善患者症状,提高生活质量,同时治疗冠脉粥样硬化,预防心肌梗死和死亡,以延长生存期。

(一)发作时的治疗

1.休息

发作时立刻休息,一般患者在停止活动后症状即逐渐消失。

2.药物治疗

较重的心绞痛发作,可使用作用较快的硝酸酯类药物。常用的有:①硝酸甘油:舌下含服硝酸甘油起效迅速(1~2分钟内),约0.5小时作用消失。一般可含服0.3~0.6 mg。硝酸甘油也可预防性应用,在可引起心绞痛而不能避免的活动前如骑车、上楼、排便等,可事先含服硝酸甘油,预防心绞痛发作。②硝酸异山梨酯(消心痛):可用5~10 mg舌下含化,2~5分钟起效,作用持续2~3小时。

(二)缓解期的治疗

除了调整生活方式、积极处理危险因素外,缓解期的治疗主要是药物治疗。药物治疗的主要目的是:预防心肌梗死和猝死,改善生存;减轻症状和缺血发作,改善生活质量。

1.预防心肌梗死、改善预后的药物

(1)抗血小板药物:①阿司匹林:所有患者只要无用药禁忌证都应服用。最佳剂量为75~150 mg/d。其主要不良反应为胃肠道出血或对阿司匹林过敏。不能耐受阿司匹林者,可改用氯吡格雷作为替代治疗。②氯吡格雷:主要用于支架植入以后及阿司匹林有禁忌证的患者。该药起效快,顿服300 mg后2小时即能达到有效血药浓度。常用维持剂量为75 mg/d,1次口服。

(2)β受体阻滞剂:只要无禁忌证,β受体阻滞剂应作为稳定型心绞痛的初始治疗药物。可减少心绞痛发作和增加运动耐量。在一定范围内,β受体阻滞剂的疗效呈剂量依赖性,对每一患者的剂量必须个体化,宜从小剂量开始、逐渐增量至靶剂量,用药后要求静息心率降至55~60次/分,严重心绞痛患者如无心动过缓症状,可降至50次/分。推荐使用无内在拟交感活性的选择性β_1受体阻滞剂,如美托洛尔(25~100 mg,每天2次口服;或美托洛尔缓释片50~200 mg,每天1次口服)、阿替洛尔(25~50 mg,每天2次口服)和比索洛尔(5~10 mg,每天1次口服)等。有严重心动过缓和高度房室传导阻滞、病窦综合征、有明显的支气管痉挛或支气管哮喘的患者,禁用β受体阻滞剂。外周血管疾病及严重抑郁是应用β受体阻滞剂的相对禁忌证。慢性肺心病的患者可小心使用高度选择性β_1受体阻滞剂。没有固定狭窄的冠状动脉痉挛造成的缺血,如变异性心绞痛,不宜使用β受体阻滞剂,此时钙拮抗剂是首选药物。

(3)血管紧张素转换酶抑制剂(ACEI)及受体拮抗剂(ARB):是治疗冠状动脉疾病、心绞痛的基本药物。ACEI改善内皮功能、增加冠状动脉血流,改善心肌氧供需平衡并抑制交感神经活性,减少心室肥厚、血管增厚,抑制动脉粥样硬化斑块进展,防止斑块破裂及血栓形成,减少心肌梗死发生及心绞痛发作。常用的ACEI类药物包括培哚普利4~8 mg,1次/天;雷米普利5~10 mg,1次/天;贝那普利10~20 mg、1次/天;福辛普利10~20 mg,1次/天;卡托普利12.5~50 mg,3次/天等。对不能耐受ACEI的患者可考虑换用ARB,如缬沙坦、氯沙坦、坎地沙坦、伊贝沙坦、替米沙坦等。

(4)调脂治疗:他汀类药物除能有效降低 TC 和 LDL-C 外,还有延缓斑块进展,使斑块稳定和抗感染等调脂以外的作用。冠心病患者 LDL-C 的目标值应<2.60 mmol/L(100 mg/dL),对于极高危患者(确诊冠心病合并糖尿病或急性冠脉综合征),治疗目标为 LDL-C<2.07 mmol/L(80 mg/dL)也是合理的。常用他汀类药物有辛伐他汀 20～40 mg/d,洛伐他汀 25～40 mg/d,普伐他汀 20～40 mg/d,阿托伐他汀 10～20 mg/d 等,均为每天 1 次口服。可加用胆固醇吸收抑制剂依扎麦布 10 mg/d。高甘油三酯血症或低高密度脂蛋白血症的高危患者可考虑联合服用降低 LDL-C 药物和一种贝特类药物(非诺贝特)或烟酸。高危或中度高危者接受降 LDL-C 药物治疗时,治疗的强度应足以使 LDL-C 水平至少降低 30%～40%。应加强监测,及时发现药物可能引起的肝脏损害和肌病。

2.改善缺血、减轻症状的药物

此类药物应与改善预后的药物联合使用。本类药物主要有 3 类:β 受体阻滞剂、硝酸酯类药物和钙拮抗剂(CCB)。

(1)硝酸酯类药物:为内皮依赖性血管扩张剂,能减少心肌需氧和改善心肌灌注,从而减轻心绞痛发作的频率和程度,增加运动耐量。本类药物会反射性增加交感神经张力使心率加快,常需与 β 受体阻滞剂和 CCB 合用。缓解期常用的硝酸酯类药物包括硝酸甘油(皮肤贴片 5 mg,每天 1 次,注意要定时揭去)、硝酸异山梨酯(消心痛)(普通片 5～20 mg,每天 3～4 次口服;缓释片 20～40 mg,每天 1～2 次口服)和单硝酸异山梨酯(普通片 20 mg,每天 2 次口服;缓释片 40～60 mg,每天 1 次口服)等。每天用药时应注意给予足够的无药间期,以减少耐药性的发生。

(2)钙拮抗剂:CCB 通过改善冠状动脉血流和减少心肌耗氧起缓解心绞痛作用。地尔硫䓬(30～60 mg,口服,3 次/天;其缓释剂 90～180 mg 口服,1 次/天)和维拉帕米(40～80 mg 口服,3 次/天;其缓释剂 120～240 mg,口服,1 次/天)能减慢房室传导,常用于伴有房颤或房扑的患者,不能用于已有严重心动过缓、高度 AVB 和 SSS 的患者。当稳定型心绞痛合并心力衰竭必须应用长效 CCB 时,可选用氨氯地平(5～10 mg 口服,1 次/天)或非洛地平(5～10 mg 口服,1 次/天)。CCB 尤宜用于治疗合并高血压的劳力心绞痛。对于变异性心绞痛、合并哮喘、COPD、外周血管疾病的患者,CCB 有其独特优势。氨氯地平、硝苯地平缓释制剂(20～40 mg 口服,2 次/天)、尼卡地平(40 mg 口服,2 次/天)、非洛地平还可用于 AVB、SSS 的患者。外周水肿、便秘、心悸、面部潮红是所有 CCB 常见的不良反应,低血压也时有发生,其他不良反应还包括头痛、头晕、虚弱无力等。停用本类药物时也宜逐渐减量然后停服,以免发生冠状动脉痉挛。

3.其他治疗药物

(1)代谢性药物:曲美他嗪通过抑制脂肪酸氧化和增加葡萄糖代谢,改善心肌氧的供需平衡而治疗心肌缺血。常用 20 mg 饭后口服,3 次/天。

(2)尼可地尔:是一种钾通道开放剂,与硝酸酯类药物具有相似药理特性,常用 2 mg 口服,3 次/天。

4.血管重建治疗

主要包括经皮冠状动脉介入治疗(PCI)和冠状动脉旁路移植术(CABG)等。

(1)CABG:可改善中危至高危患者的预后。主要适应证是:①左冠状动脉主干病变狭窄>50%;②左前降支和回旋支近端狭窄≥70%;③冠状动脉三支病变伴 LVEF<50%;④稳定型心绞痛对内科药物治疗反应不佳,影响工作和生活;⑤有严重室性心律失常伴左主干或 3 支病

变;⑥PCI 失败仍有心绞痛或血流动力异常。

（2）PCI:PCI 是指一组经皮介入技术,包括经皮球囊冠状动脉成形术(PTCA)、冠状动脉支架植入术和粥样斑块消融技术等。对于低危的稳定型心绞痛患者,包括强化降脂治疗在内的药物治疗在减少缺血事件方面与 PCI 一样有效。对于相对高危险患者及多支血管病变的稳定型心绞痛患者,PCI 缓解症状更为显著,生存率获益尚不明确。

（张宗雷）

第二节　不稳定型心绞痛和非 ST 段抬高型心肌梗死

不稳定型心绞痛/非 ST 段抬高型心肌梗死(UA/NSTEMI)是由于动脉粥样斑块破裂或糜烂,伴有不同程度的表面血栓形成、血管痉挛及远端血管栓塞所导致的一组临床症状,合称为非 ST 段抬高型急性冠状动脉综合征。UA/NSTEMI 的病因和临床表现相似但程度不同,主要不同表现在缺血严重程度以及是否导致心肌损害。因此对非 ST 段抬高型 ACS 必须检测心肌损伤标记物并确定未超过正常范围时方能诊断 UA。

UA 与慢性稳定型心绞痛的差别主要在于冠脉内不稳定的粥样斑块继发病理改变,使局部心肌血流量明显下降,如斑块内出血、斑块纤维帽出现裂隙、表面上有血小板聚集和/或刺激冠状动脉痉挛,导致缺血加重。虽然也可因劳力负荷诱发但劳力负荷中止后胸痛并不能缓解。UA 包括初发型心绞痛、恶化型心绞痛及静息型心绞痛等。约有 10%～15% 的 UA 患者,其发作有明显的诱因:①增加心肌氧耗:如高血压、感染、发热、甲状腺功能亢进、心律失常(快速房颤、缓慢心律失常)等;②减少冠状动脉血流:低血压;③血液携氧能力下降:贫血和低氧血症。以上情况称之为继发性 UA。应控制这些相关因素。变异型心绞痛特征为静息心绞痛,表现为一过性 ST 段动态改变(抬高),是 UA 的一种特殊类型,其发病机制为冠状动脉痉挛。

一、诊断要点

(一)临床表现

UA 胸部不适的性质与稳定型心绞痛相似,通常程度更重、持续时间更长,可达数十分钟,胸痛在休息时也可发生。如下临床特点有助于诊断 UA:诱发心绞痛的体力活动阈值突然或持久降低;心绞痛发生频率、严重程度和持续时间增加;出现静息或夜间心绞痛;发作时伴有新的相关症状,如出汗、恶心、呕吐、心悸或呼吸困难。常规休息或舌下含服硝酸甘油仅能暂时甚至不能完全缓解症状。不同类型的 UA 有其相应特点:①静息型心绞痛:心绞痛发作在休息时,并且持续时间通常在 20 分钟以上;②初发型心绞痛:1 个月内新发心绞痛,可表现为自发性发作与劳力性发作并存,疼痛 CCS 分级在Ⅲ级以上;③恶化型心绞痛:既往有心绞痛病史,近 1 个月内心绞痛恶化加重,发作次数频繁、时间延长或痛阈降低(心绞痛分级至少增加 1 级,或至少达到Ⅲ级)。

NSTEMI 的临床表现与 UA 相似,但是比 UA 更严重,持续时间更长。UA 可发展为 NSTEMI 或 STEMI。

大部分 UA/NSTEMI 可无明显体征。高危患者心肌缺血引起的心功能不全可有新出现的肺部啰音或原有啰音增加,出现 S_3、心动过缓或心动过速,以及新出现二尖瓣关闭不全等体征。

(二)心电图特点

ST-T 动态变化是 UA/NSTEMI 最可靠的 ECG 表现。UA 时静息 ECG 可出现两个或更多的相邻导联 ST 段下移≥0.1 mV。静息状态下症状发作时记录到一过性 ST 段改变,症状缓解后 ST 段缺血改变改善,或者发作时倒置 T 波呈伪性改善,发作后恢复原倒置状态更具有诊断价值,提示急性心肌缺血,并高度提示可能是严重冠心病。发作时 ECG 显示胸前导联对称的 T 波深倒置并呈动态改变,多提示左前降支严重狭窄。变异性心绞痛 ST 段常呈一过性抬高。NSTEMI 的 ECG ST 段压低和 T 波倒置比 UA 更明显和持久,并有系列演变过程。

(三)不稳定型心绞痛严重程度分级(Braunwald 分级)

Braunwald 根据心绞痛的特点和基础病因,对 UA 提出以下分级。Ⅰ级:严重的初发型心绞痛或恶化型心绞痛,无静息疼痛。1 年内死亡或心肌梗死发生率 7.3%。Ⅱ级:亚急性静息型心绞痛(1 个月内发生过,但 48 小时内无发作)。1 年内死亡或心肌梗死发生率 10.3%。Ⅲ级:急性静息型心绞痛(在 48 小时内有发作)。1 年内死亡或心肌梗死发生率 10.8%。临床环境:①继发性心绞痛,在冠状动脉狭窄基础上,存在加剧心肌缺血的冠状动脉以外的疾病。一年内死亡或心肌梗死发生率 14.1%。②原发性心绞痛,无加剧心肌缺血的冠状动脉以外的疾病。1 年内死亡或心肌梗死发生率 8.5%。③心肌梗死后心绞痛,心肌梗死后 2 周内发生的 UA。1 年内死亡或心肌梗死发生率 18.5%。

(四)UA 的危险分层

根据病史、疼痛特点、临床表现、ECG 和心肌损伤标记物测定等,对 UA 患者进行危险分层,评估 UA 患者近期发生死亡或非致死性心肌梗死的可能。

1.高危患者

具备下述条件 1 项以上者。①病史:48 小时内心肌缺血反复发作,并逐渐加重。②心绞痛特点:为静息性心绞痛发作,且持续时间>20 分钟。③临床表现:心肌缺血诱发的肺水肿,S_3,新出现的二尖瓣关闭不全杂音或原杂音加重,低血压,心动过缓、心动过速。④年龄:>75 岁。⑤心电图:静息性心绞痛发作伴一过性 ST 改变>0.05 mV,新出现的束支传导阻滞或持续性室速。⑥心肌损伤标志物:明显升高(即 cTnT>0.1 ng/mL)。此类患者应先收入 ICU 或 CCU 诊治。

2.中危患者

具备下述条件 1 项以上者:①病史:既往有心肌梗死病史,或脑血管病,或 CABG,或服用阿司匹林史。②心绞痛特点:冠心病所致的静息性心绞痛发作>20 分钟,但最近 48 小时内无发作。或心绞痛<20 分钟,休息或含服硝酸甘油心绞痛可以缓解。③年龄:>70 岁。④心电图:T 波倒置>0.2 mV,或有病理性 Q 波。⑤心肌损伤标志物:轻度升高(cTnT>0.01 ng/mL,但<0.1 ng/mL)。应先给予心电监护并复查心肌损伤标志物。

3.低危患者

指新发的或是原有劳力性心绞痛恶化加重,达 CCS Ⅲ 或 Ⅳ 级,发作时 ST 段下移≤1 mm,持续时间<20 分钟,胸痛期间心电图正常或无变化。心肌损伤标志物正常(至少是 2 次结果)。

二、治疗要点

UA/NSTEMI 是严重、具有潜在危险的疾病,其治疗主要目的有两个:即刻缓解缺血和预防严重后果(即死亡或心肌梗死或再梗死)。其治疗包括药物治疗和依据危险分层进行有创治疗。

（一）一般治疗

UA 患者需住院观察治疗。UA 急性期卧床休息 1～3 天,持续心电监护。有呼吸困难、发绀者给予吸氧,维持血氧饱和度达到 90% 以上。烦躁不安、剧烈疼痛者可注射吗啡。同时积极处理可能引起心肌耗量增加的疾病,如感染、发热、甲亢、贫血、低血压、心力衰竭、低氧血症、快速性心律失常和严重的缓慢性心律失常(减少心肌灌注)。低危患者住院观察期间未再发生心绞痛,ECG 也无缺血改变,无左心衰竭的临床证据,未发现 CK-MB 升高,肌钙蛋白正常,24～48 小时后出院。对于中危或高危患者,特别是肌钙蛋白升高者,住院时间相对延长,内科治疗也应强化。UA/NSTEMI 标准的强化治疗包括抗缺血治疗、抗血小板和抗凝治疗,同时应尽早使用他汀类药物。

（二）抗缺血治疗

UA/NSTEMI 抗缺血治疗建议如下。

(1)舌下含化或口喷硝酸甘油后静脉滴注,以迅速缓解缺血及相关症状。

(2)硝酸甘油不能即刻缓解症状或出现急性肺充血时,静脉注射硫酸吗啡 3～5 mg,必要时 5～15 分钟重复 1 次。

(3)若有进行性胸痛,且无禁忌证时,口服 β 受体阻滞剂,必要时静脉注射(常用美托洛尔 5 mg 缓慢静脉注射,5 分钟 1 次,共 3 次;或用艾司洛尔)。常口服美托洛尔(25～100 mg, 2 次/天),或阿替洛尔(25～50 mg,2 次/天),或比索洛尔(5～10 mg,1 次/天)。

(4)频发性心肌缺血并且 β 受体阻滞剂为禁忌时,在没有严重左心室功能受损或其他禁忌证时,可口服 CCB 如维拉帕米或地尔硫䓬。CCB 为血管痉挛性心绞痛的首选药物。

(5)ACEI/ARB 用于左心室收缩功能障碍或心力衰竭、高血压患者,以及合并糖尿病的 ACS 患者。

（三）抗血小板治疗

每位 UA/NSTEMI 患者均应尽早使用阿司匹林(首剂 300 mg,以后 75～100 mg/d),对阿司匹林过敏、不能耐受或阿司匹林抵抗者可用氯吡格雷(负荷剂量 300～600 mg,然后 75 mg/d)替代。在 PCI 患者应常规使用氯吡格雷。但对准备行 CABG 者,应停用氯吡格雷 5～7 天。UA/NSTEMI 后,应联合应用阿司匹林和氯吡格雷至少 12 个月。氯吡格雷属第一代 ADP 受体拮抗剂。新一代 ADP 受体拮抗剂包括普拉格雷和替格瑞洛,前者不可逆抑制 ADP 受体,对拟行 PCI 治疗的患者,负荷量 60 mg,维持量 10 mg,每天 1 次,禁用于有卒中或 TIA 病史和年龄 >75 岁者;后者是可逆性的 ADP 受体拮抗剂,起效更快,除有严重心动过缓者外,可用于所有 UA/NSTEMI 的治疗,负荷量 180 mg,维持量 90 mg,每天 2 次。

血小板 GP Ⅱb/Ⅲa 受体阻滞剂,是血小板聚集形成血小板血栓的最后共同通道的阻滞剂,是最强有力的抗血小板聚集药。包括:阿昔单抗、依替巴肽、替罗非班和拉米非班。主要用于计划接受 PCI 治疗的 UA/NSTEMI 患者。

（四）抗凝治疗

常规应用于中危和高危的 UA/NSTEMI 患者中。常用的抗凝药物包括普通肝素、低分子肝素(LMWH)、磺达肝癸钠和比伐卢定。普通肝素先用 60～70 U/kg 静脉注射,最大剂量 5 000U;然后以 12～15 U/(kg·h)静脉滴注,最大剂量 1 000 U/h。将 APTT 时间控制在对照值的 1.5～2.5 倍。静脉应用普通肝素 2～5 天为宜,后可改为皮下注射 5 000～7 500 IU,每天 2 次,再治疗 1～2 天。LMWH 与普通肝素疗效相似,依诺肝素疗效还优于普通肝素。LMWH

可以皮下注射,无须监测 APTT,较少发生肝素诱导的血小板减少,因此在某些情况下可以替代普通肝素。常用的 LMWH 有:依诺肝素,剂量 1 mg/kg,皮下注射,每 12 小时 1 次,首剂可以 1 次静脉滴注 30 mg;那屈肝素(速避林)0.1 mL/10kg,皮下注射,12 小时 1 次,首剂可以 1 次静脉滴注 0.4~0.6 mL;达肝素(法安明),120 U/kg,最大剂量 10 000 U,皮下注射,每 12 小时 1 次。通常在急性期用 5~6 天。磺达肝癸钠是选择性 Ⅹa 因子间接抑制剂,皮下注射 2.5 mg,每天 1次。本品出血风险很低,是采用保守策略患者尤其在出血风险增加时作为抗凝首选药物。对需行 PCI 的患者,术中需追加普通肝素抗凝。比伐卢定是直接抗凝血酶制剂,主要用于 PCI 术中的抗凝,先静注 0.75 mg/kg,再静脉滴注 1.75 mg/(kg·h),一般不超过 4 小时。

华法林低强度或中等强度抗凝不能使 UA/NSTEMI 患者受益,因而不宜使用。但若有明显指征,如合并房颤和人工机械瓣,则应当使用华法林。

溶栓药物有促发 AMI 的危险,因此不主张在 UA/NSTEMI 时使用药物溶栓疗法。

(五)调脂治疗

无论基线血脂水平,UA/NSTEMI 患者均应尽早(24 小时内)开始用他汀类药物。LDL-C 的目标值为<70 mg/dL。

(六)ACEI 或 ARB

除非有禁忌证,对所有 UA/NSTEMI 患者均应在 24 小时内给予口服 ACEI 或 ARB。

(七)主动脉内气囊反搏(IABP)

对于药物治疗无效的危重病例如顽固心绞痛不能控制、低血压、休克、心功能不全等,IABP 可提高冠脉灌注压、增加心肌血流量,通过降低左心排血阻力、减少心肌耗氧量而减轻心绞痛症状,稳定血流动力学状态。可作为急诊及危重患者 PCI、危重患者 CABG 手术前后支持。IABP 有助于提高患者抢救成功率和存活率。

(八)血管重建治疗(PCI 或 CABG)

1.冠脉介入治疗(PCI)

NSTEMI 的高危患者,尤其是血流动力学不稳定、心脏标志物显著升高、顽固性或反复发作心绞痛伴有动态 ST 段改变、心力衰竭或危及生命的心律失常者,应早期行血管造影术和 PCI(如可能,应在入院 72 小时内)。PCI 能改善预后,尤其是同时应用 GPⅡb/Ⅲa 受体拮抗剂时。对中危患者以及有持续性心肌缺血证据的患者,也有早期行血管造影的指征,可以识别致病的病变、评估其他病变的范围和左心室功能。对中高危患者,PCI 或 CABG 具有明确的潜在益处。但对低危患者,不建议进行常规的介入性检查。

2.冠状动脉旁路移植术(CABG)

对经积极药物治疗而症状控制不满意及高危患者(包括持续 ST 段压低、cTnT 升高等),应尽早(72 小时内)进行冠状动脉造影,根据下列情况选择治疗措施:①严重左冠状动脉主干病变(狭窄>50%),最危及生命,应及时外科手术治疗。②有多支血管病变,且有左心室功能不全(LVEF<0.50)或伴有糖尿病者,应进行 CABG。③有二支血管病变合并左前降支近段严重狭窄和左心室功能不全(LVEF<0.50)或无创性检查显示心肌缺血的患者,建议施行 CABG。④对 PCI 效果不佳或强化药物治疗后仍有缺血的患者,建议施行 CABG。⑤弥漫性冠状动脉远端病变的患者,不适合 PCI 或 CABG。

(九)出院后的治疗

UA/NSTEMI 的急性期通常 2 个月,在此期间演变为 AMI 或再次发生 AMI 或死亡的危险性最高。急性期后1~3个月,多数患者的临床过程与慢性稳定型心绞痛者相同。UA/NSTEMI的平均住院时间视病情而定,一般低危患者可住院3~5天,高危患者可能需要延长住院时间。早期PCI可能缩短高危患者的住院时间。出院后患者应参照ABCDE方案(A,阿司匹林,ACEI/ARB和抗心绞痛;B,β受体阻滞剂和控制好血压;C,控制血脂水平和戒烟;D,控制饮食和治疗糖尿病;E,健康教育和适当运动)。

(张宗雷)

第三节 急性ST段抬高型心肌梗死

STEMI是指急性心肌缺血性坏死,大多是在冠状动脉病变的基础上,发生冠状动脉血供急剧减少或中断,使相应的心肌严重而持久地急性缺血所致。其基本病因是冠状动脉粥样硬化(偶为冠状动脉栓塞、炎症、先天性畸形、痉挛和冠状动脉口阻塞所致),造成一支或多支管腔狭窄和心肌血供不足,而侧支循环未充分建立。在此基础上,一旦血供急剧减少或中断(通常原因为在冠状动脉不稳定斑块破裂、糜烂基础上继发血栓形成导致冠状动脉血管持续、完全闭塞),使心肌严重而持久地急性缺血达30分钟以上,即可发生急性心肌梗死(acute myocardial infarction,AMI)。临床表现有持久的胸骨后剧烈疼痛、发热、白细胞计数和血清心肌损伤标记物增高以及特征性心电图演变;可发生心律失常、心力衰竭或休克。

一、诊断要点

(一)临床表现

1.诱发因素

本病在春、冬季发病较多,与气候寒冷、气温变化大有关,常在安静或睡眠时发病,以清晨6时至午间12时发病最多。大约有1/2的患者能查明诱发因素,如剧烈运动、过重的体力劳动、创伤、情绪激动、精神紧张或饱餐、急性失血、出血性或感染性休克,主动脉瓣狭窄、发热、心动过速等引起的心肌耗氧增加、血供减少都可能是MI的诱因。在变异型心绞痛患者中,反复发作的冠状动脉痉挛也可发展为AMI。

2.先兆

约1/2~2/3病例在发病前数天有乏力,胸部不适,活动时心悸、气急、烦躁、心绞痛等前驱(先兆)症状,其中以新发生的心绞痛(初发型心绞痛)或原有的心绞痛加重(恶化型心绞痛)为最多见。原为稳定型劳力性心绞痛患者,出现胸痛发作较以往频繁、性质加剧、持续较久、硝酸甘油疗效差、诱发因素不明显;疼痛时伴有恶心、呕吐、大汗、头昏和心悸者;发作时伴血压剧增或骤降、或伴有心律失常或左心功能不全者;疼痛伴ST段一过性明显抬高(变异性心绞痛)或压低、T波冠状倒置或增高者(假性正常化),均应考虑近期内有发生AMI的可能。如及时住院处理,可使部分患者避免发生AMI。

3.症状

多数患者以急性缺血所引起的疼痛为主要症状,少数出现休克或急性左心衰竭的症状,亦有以胃肠道症状或心律失常、栓塞以及其他并发症为主要症状表现。

（1）疼痛：是 AMI 最常见和最早出现的症状。疼痛的部位、性质、放射区域均与心绞痛相似，但多无明显诱因，常发生在休息时。疼痛持续时间较长，常超过半小时，可达数小时或更长，休息和舌下含硝酸甘油不易使疼痛缓解，常伴有烦躁不安，出冷汗、恐惧感或濒死感。少数患者无疼痛，一开始即表现为休克或急性心力衰竭。部分患者疼痛位于上腹部，被误诊为胃穿孔、急性胰腺炎等急腹症；部分患者疼痛放射至下颌、颈部、背部上方，被误诊为骨关节痛。

（2）全身症状：有发热、心动过速、白细胞增高和血沉增快等，由坏死物质被吸收所致。发热多数在起病 24～48 小时出现，一般在 38℃左右，很少超过 39 ℃，持续 1 周左右。

（3）胃肠道症状：发病早期常伴有恶心、呕吐、腹胀和呃逆，与迷走神经受坏死心肌刺激和心排血量降低，组织灌注不足等有关。

（4）心律失常：见于 75%～95% 的患者，多发在起病 1～2 天，而以 24 小时内最多见。各种心律失常中以室性心律失常最多，尤其是室性期前收缩，如频发（每分钟 5 次以上）或成对出现或呈短阵室性心动过速，多源性或 R 波在 T 波上（谓之 R-on-T 现象），常为心室颤动的先兆。VF 是 AMI 早期，特别是入院前主要的死因。房室传导阻滞和束支传导阻滞也较常见，室上性心律失常则较少，多发生在心力衰竭者。前壁心肌梗死如发生房室传导阻滞表明梗死范围广泛，病情严重。

（5）低血压和休克：疼痛期中血压下降常见，未必是休克。如疼痛缓解而收缩压仍低于 10.7 kPa，有烦躁不安、面色苍白、皮肤湿冷、脉细而快、大汗淋漓、尿量减少（<20 mL/h）、神志迟钝甚至晕厥者，则为休克表现。休克多在起病后数小时至数天内发生，见于约 20% 的患者，主要是心源性，为心肌广泛（40% 以上）坏死，心排血量急剧下降所致。神经反射引起的周围血管扩张属次要，有些患者尚有血容量不足的因素参与。右心室梗死患者常有低血压、右心衰竭的表现。

（6）心力衰竭：主要是急性左心衰竭，可在起病最初几天内发生，或在疼痛、休克好转阶段出现，为梗死后心脏舒缩力显著减弱或不协调所致，发生率约为 32%～48%。出现呼吸困难、咳嗽、发绀、烦躁等症状，严重者可发生肺水肿，继后可发生颈静脉怒张、肝大、水肿等右心衰竭表现。右心室心肌梗死者，一开始即可出现右心衰竭的表现，伴血压下降。

发生于 AMI 时的心力衰竭或心源性休克称为泵衰竭，根据临床上有无心力衰竭表现及其程度，常采用 Killip 分级法分级：第 I 级为左心衰竭代偿阶级，无心力衰竭征象，肺部无啰音；第 II 级为轻至中度左心衰竭，肺啰音的范围小于肺野的 50%；可出现第三心音奔马律，有肺淤血的 X 线表现；第 III 级为重度心力衰竭，出现急性肺水肿，肺啰音范围大于两肺野的 50%；第 IV 级为心源性休克，收缩压<12.0 kPa，少尿、皮肤湿冷、发绀、呼吸加速、脉搏快。

AMI 时，重度左心室衰竭或肺水肿与心源性休克同样是左心室排血功能障碍所引起。在血流动力学上，肺水肿是以左心室舒张末期压及左房压与肺楔嵌压的增高为主，而休克则以心排血量和动脉压的降低更为突出，心排血指数比左心室衰竭时更低。因此，心源性休克较左心室衰竭更严重。此两者可以不同程度合并存在，是泵衰竭的最严重阶段。

4.体征

心脏体征可出现心尖搏动，触诊呈矛盾性膨胀，可见于广泛前壁梗死。心脏浊音界可轻度至中度增大。心尖部可闻及 S_4 或 S_4 奔马律、S_3 或 S_3 奔马律，提示左心室衰竭。心尖部 S_1 减弱，提示心肌收缩力减低或一度房室传导阻滞存在；S_2 宽分裂提示完全性右束支传导阻滞存在；S_2 逆分裂提示完全性左束支传导阻滞；胸骨左缘 3～4 肋间闻及收缩期杂音伴震颤提示室间隔破裂；心尖区出现粗糙的收缩期杂音或伴收缩中晚期喀喇音,为二尖瓣乳头肌功能失调或断裂所致,可有各种心律失常。突然出现心脏压塞征和电-机械分离现象,提示心脏破裂。当心肌坏死区向心外膜延伸时,可出现心包摩擦音,为反应性纤维素性心包炎,多在发病第2～3天出现,一般持续不超过2～4天。

5.并发症

AMI的并发症可分为机械性、缺血性、栓塞性和炎症性。

(1)机械性并发症。①心室游离壁破裂:3％的AMI患者可发生心室游离壁破裂,是心脏破裂最常见的一种,占AMI患者死亡的10％。心室游离壁破裂常在发病1周内出现,早高峰在心肌梗死后24小时内,晚高峰在心肌梗死后3～5天。心脏破裂多发生在第一次心肌梗死、前壁梗死、老年和女性患者中。其他危险因素包括心肌梗死急性期的高血压、既往无心绞痛和心肌梗死、缺乏侧支循环、心电图上有Q波、应用糖皮质激素或非甾体抗炎药、心肌梗死症状出现后14小时以后的溶栓治疗。心室游离壁破裂的典型表现包括持续性心前区疼痛、心电图ST-T改变、迅速进展的血流动力学衰竭、急性心脏压塞和电机械分离。心室游离壁破裂也可为亚急性,即心肌梗死区不完全或逐渐破裂,形成包裹性心包积液或假性室壁瘤,患者能存活数月。②室间隔穿孔:比心室游离壁破裂少见,约有0.5％～2％的心肌梗死患者会发生室间隔穿孔,常发生于AMI后3～7天。AMI后,胸骨左缘突然出现粗糙的全收缩期杂音或可触及收缩期震颤,或伴有心源性休克和心力衰竭,应高度怀疑室间隔穿孔,此时应进一步作Swan-Ganz导管检查与超声心动图检查。③乳头肌功能失调或断裂:乳头肌功能失调总发生率可高达50％,二尖瓣乳头肌因缺血、坏死等使收缩功能发生障碍,造成不同程度的二尖瓣脱垂或关闭不全,心尖区出现收缩中晚期喀喇音和吹风样收缩期杂音,第一心音可不减弱,可引起心力衰竭。轻症者可以恢复,其杂音可以消失。乳头肌断裂极少见,多发生在二尖瓣后内乳头肌,故在下壁心肌梗死中较为常见。④室壁膨胀瘤:或称室壁瘤。绝大多数并发于STEMI,多累及左心室心尖部,发生率5％～20％。见于心肌梗死范围较大的患者,常于起病数周后才被发现。发生较小室壁瘤的患者可无症状与体征,但发生较大室壁瘤患者,可出现顽固性充血性心力衰竭以及复发性、难治的致命性心律失常。体格检查可发现心浊音界扩大,心脏搏动范围较广泛或心尖抬举样搏动,可有收缩期杂音。心电图上除了有心肌梗死的异常Q波外,约2/3患者同时伴有持续性ST段弓背向上抬高。X线透视和摄片、超声心动图、磁共振成像以及左心室选择性造影等可见局部心缘突出,搏动减弱或有反常搏动。

(2)缺血性并发症。①梗死延展:指同一梗死相关冠状动脉供血部位的心肌梗死范围的扩大,可表现为心内膜下心肌梗死转变为透壁性心肌梗死或心肌梗死范围扩大到邻近心肌,多有梗死后心绞痛和缺血范围的扩大。梗死延展多发生在AMI后的2～3周内,多数原梗死区相应导联的心电图有新的梗死性改变且CK或肌钙蛋白升高时间延长。②再梗死:指AMI 4周后再次发生的心肌梗死,既可发生在原来梗死的部位,也可发生在任何其他心肌部位。如果再梗死发生在AMI后4周内,则其心肌坏死区一定受另一支有病变的冠状动脉所支配。通常再梗死发生在与原梗死区不同的部位,诊断多无困难;若再梗死发生在与原梗死区相同的部位,尤其是NSTEMI的再梗死、反复多次的灶性梗死,常无明显的或特征性的心电图改变,可使诊断发生困难,此时迅速上升且又迅速下降的酶学指标如CK-MB比肌钙蛋白更有价值。CK-MB恢复正常后又升高或超过原先水平的50％对再梗死具有重要的诊断价值。

(3)栓塞性并发症:心肌梗死并发血栓栓塞主要是指心室附壁血栓或下肢静脉血栓破碎脱落

所致的体循环栓塞或肺动脉栓塞。左心室附壁血栓形成在 AMI 患者中较多见,尤其在急性大面积前壁心肌梗死累及心尖部时,其发生率可高达 60% 左右,而体循环栓塞并不常见,国外一般发生率在 10% 左右,我国一般在 2% 以下。

(4)炎症性并发症。①早期心包炎:发生于心肌梗死后 1～4 天内,发生率约为 10%。早期心包炎常发生在透壁性心肌梗死患者中,系梗死区域心肌表面心包并发纤维素性炎症所致。临床上可出现一过性的心包摩擦音,伴有进行性加重胸痛,疼痛随体位而改变。②后期心包炎(心肌梗死后综合征或 Dressler 综合征):发病率为 1%～3%,于心肌梗死后数周至数月内出现,并可反复发生。其发病机制迄今尚不明确,推测为自身免疫反应所致;而 Dressler 认为它是一种变态反应,是机体对心肌坏死物质所形成的自身抗原的变态反应。临床上可表现为突然起病,发热,胸膜性胸痛,白细胞计数升高和血沉增快,心包或胸膜摩擦音可持续 2 周以上,超声心动图常可发现心包积液,少数患者可伴有少量胸腔积液或肺部浸润。

(二)辅助检查

1.一般实验室检查

起病 1～2 天后白细胞可增高至 $(10～20)×10^9/L$,中性粒细胞增多,嗜酸性粒细胞减少或消失;红细胞沉降率增快;C 反应蛋白增高均可持续 1～3 周。起病数小时至两天内血中游离脂肪酸增高。

2.心肌损伤标记物测定

(1)血清肌钙蛋白 T(cTnT)和肌钙蛋白 I(cTnI):是诊断心肌梗死最特异和敏感的标志物,可反映微型梗死。正常情况下周围血液中 cTnT 一般<0.06 ng/mL,cTnI<3.10 ng/mL。发生急性心肌梗死时,两者均在 2～4 小时后增高,其中 cTnT 于 24～48 小时达高峰,10～14 天降至正常;cTnI 于 11～24 小时达高峰,7～10 天降至正常。如果症状发作后 6 小时内肌钙蛋白测定结果为阴性,应当在症状发作后 8～12 小时再测定肌钙蛋白。

(2)肌红蛋白:起病 1～2 小时内升高,12 小时内达高峰,24～48 小时内恢复正常。肌红蛋白既存在于心肌中,同时也存在于骨骼肌中,使肌红蛋白诊断 AMI 的价值受到其增高持续时间短(<24 小时)和缺乏心脏特异性的限制。因此胸痛发作 4～8 小时内只有肌红蛋白增高而 ECG 不具有诊断性时,不能诊断为 AMI,需要有心脏特异的标记物如 cTnT、cTnI 和 CK-MB 的支持。但由于其敏感性高,所以症状发作后 4～8 小时测定肌红蛋白阴性结果有助于排除 AMI。

(3)肌酸激酶同工酶 MB(CK-MB):在起病后 4 小时内升高,16～24 小时达高峰,3～4 天恢复正常。其增高的程度能较准确地反映梗死的范围,其高峰出现时间是否提前有助于判断溶栓治疗是否成功。但 CK-MB 正常不能除外微灶心肌损害,也不能除外心脏特异肌钙蛋白检测到的心肌梗死不良后果的危险性。

以往沿用多年的 AMI 心肌酶测定,包括肌酸激酶(CK)、天门冬酸氨基转移酶(AST,曾称谷草转氨酶 GOT)和乳酸脱氢酶(LDH),其特异性及敏感性均远不如上述心肌损伤标记物,已不再用于诊断 AMI。

3.心电图检查

ECG 对 AMI 的诊断、定位、定范围、估计病情演变和预后都有帮助。

(1)特征性改变,STEMI 者其 ECG 表现特点为:①宽而深的 Q 波(病理性 Q 波),在面向透壁心肌坏死区的导联上出现;②ST 段抬高呈弓背向上型,在面向坏死区周围心肌损伤区的导联上出现;③T 波倒置,往往宽而深,两支对称。在面向损伤区周围心肌缺血区的导联上出现。在背向心肌梗死区的导联上则出现相反的改变,即 R 波增高,ST 段压低和 T 波直立并增高。

NSTEMI 者 ECG 有两种类型:①无病理性 Q 波,有普遍性 ST 段压低≥0.1 mV,但 aVR 导联(有时还有 V₁导联)ST 段抬高,或有对称性 T 波倒置为心内膜下 MI 所致。②无病理性 Q 波,也无 ST 段变化,仅有 T 波倒置改变。

(2)动态性改变,STEMI 者其 ECG 表现特点为:①起病数小时内,可尚无异常,或出现异常高大、两肢不对称的 T 波,为超急性期改变。②数小时后,ST 段明显抬高,弓背向上,与直立的 T 波连接,形成单向曲线,数小时到 2 天内出现病理性 Q 波,同时 R 波减低,为急性期改变。Q 波在 3～4 天内稳定不变,以后 70%～80% 永久存在。③在早期如不进行治疗干预,ST 段抬高持续数天至 2 周左右,逐渐回到基础水平,T 波则变为平坦或倒置,为亚急性期改变。④数周至数月以后,T 波呈 V 形倒置,两肢对称,波谷尖锐,为慢性期改变。T 波倒置可永久存在,也可在数月到数年内逐渐恢复,合并束支阻滞尤其左束支阻滞时,或在原来部位再次发生 AMI 时,心电图表现多不典型,不一定能反映 AMI 表现。

NSTEMI 者 ECG:上述的类型"①"先是 ST 段普遍压低(除 aVR、有时 V₁导联外),继而 T 波倒置加深呈对称性。ST 段和 T 波的改变持续数天或数周后恢复。类型"②"T 波改变在 1～6 个月内恢复。

(3)定位和定范围:STEMI 的定位和定范围可根据出现特征性改变的导联数来判断。见表 15-1。

表 15-1 心肌梗死的定位诊断

导联部位	I	II	III	aVR	aVL	aVF	V₁	V₂	V₃	V₄	V₅	V₆	V₇	V₈	V₉	V₃R	V₄R	V₅R
前间隔							+	+	+									
局限前壁	−	−				−			+	+	+							
广泛前壁	−	−					+	+	+	+	+							
前侧壁	−	−				−					+	+	+					
高侧壁	+	−			+													
正后壁								−	−				+	+	+			
下壁	−	+	+		−	+												
右室																+	+	+

注:"+"为梗死部位正面改变,"−"为梗死部位反面改变

4.超声心动图检查

AMI 患者做超声心动图检查有助于判断以下方面:①室壁运动异常。②室壁厚度异常。AMI 时可出现舒张期增厚而收缩期反而减薄的现象;陈旧性心肌梗死则常见梗死部位心肌变薄。③心室室壁瘤。④检测右心室心肌梗死。⑤检测 AMI 的并发症:室间隔穿孔、乳头肌功能不全和心室内附壁血栓等。

5.血流动力学监测与分型

AMI 时心脏的泵血功能并不能通过一般的心电图、胸片等检查而完全反映出来,及时进行血流动力学监测,能为早期诊断和及时治疗提供很重要依据。Forrester 等根据血流动力学指标肺楔嵌压(PCWP)和心脏指数(CI)评估有无肺淤血和周围灌注不足的表现,从而将 AMI 分为 4 个血流动力学亚型。

Ⅰ型：既无肺淤血又无周围组织灌注不足，心功能处于代偿状态。CI＞2.2 L/(min·m²)，PCWP≤2.4 kPa，病死率约为3%。

Ⅱ型：有肺淤血，无周围组织灌注不足，为常见临床类型。CI＞2.2 L/(min·m²)，PCWP＞2.4 kPa，病死率约为9%。

Ⅲ型：有周围组织灌注不足，无肺淤血，多见于右心室梗死或血容量不足者。CI≤2.2 L/(min·m²)，PCWP≤2.4 kPa，病死率约为23%。

Ⅳ型：兼有周围组织灌注不足与肺淤血，为最严重类型。CI≤2.2 L/(min·m²)，PCWP＞2.4 kPa，病死率约为51%。

由于AMI时影响心脏泵血功能的因素较多，因此Forrester分型基本反映了血流动力学变化的状况，不能包括所有泵功能改变的特点。

AMI血流动力学紊乱的临床表现主要包括低血压状态、肺淤血、急性左心衰竭、心源性休克等状况。

6.选择性冠状动脉造影

需施行各种介入性治疗时，可先行选择性冠状动脉造影，明确病变情况，制订治疗方案。

(三)诊断注意事项

对年龄＞30岁的男性和＞40岁的女性(糖尿病患者更年轻)主诉符合上述临床表现的心绞痛时应考虑ACS，但须先与其他原因引起的疼痛相鉴别。随即进行一系列的心电图和心脏标志物的检测，以判别为UA、NSTEMI抑或是STEMI。

心电图应在症状出现10分钟内进行。UA发作时心电图有一过性ST段偏移和/或T波倒置；如心电图变化持续12小时以上，则提示发生NSTEMI。NSTEMI时不出现病理性Q波，但有持续性ST段压低≥0.1 mV(aVR导联有时还有V₁导联则ST段抬高)，或伴对称性T波倒置，相应导联的R波电压进行性降低，ST段和T波的这种改变常持续存在。

UA时，心脏标志物一般无异常增高；NSTEMI时，血CK-MB或肌钙蛋白常有明显升高。肌钙蛋白T或Ⅰ及C-反应蛋白升高是协助诊断和提示预后较差的指标。

WHO的STEMI诊断标准依据典型的临床表现、特征性的心电图改变、血清心肌坏死标志物水平动态改变，三项中具备两项特别是后两项即可确诊，一般并不困难。无症状的患者，诊断较困难。凡年老患者突然发生休克、严重心律失常、心力衰竭、上腹胀痛或呕吐等表现而原因未明者，或原有高血压而血压突然降低且无原因可寻者，都应想到AMI的可能。此外有较重而持续较久的胸闷或胸痛者，即使心电图无特征性改变，也应考虑本病的可能，并在短期内反复进行心电图观察和血清肌钙蛋白或心肌酶等测定，以确定诊断。当存在左束支传导阻滞图形时，心肌梗死的ECG诊断较困难，因它与STEMI的ECG变化相类似，此时，与QRS波同向的ST段抬高和至少两个胸导联ST段抬高＞5 mm，强烈提示心肌梗死。一般来说，有疑似症状并新出现的左束支传导阻滞应按STEMI来处理。无病理性Q波的心内膜下心肌梗死和小的透壁性或非透壁性或微型心肌梗死，血清肌钙蛋白和心肌酶测定的诊断价值更大。

对于AMI的危险性评估遵循以下原则：首先是明确诊断，然后进行临床分类和危险分层，最终确定治疗方案。STEMI的患者具有以下任何一项者可被确定为高危患者：①年龄＞70岁；②前壁心肌梗死；③多部位心肌梗死(指两个部位以上)；④伴有血流动力学不稳定如低血压、窦性心动过速、严重室性心律失常、快速房颤、肺水肿或心源性休克等；⑤左、右束支传导阻滞源于AMI；⑥既往有心肌梗死病史；⑦合并糖尿病和未控制的高血压。

AMI 应与下列疾病鉴别:恶化型心绞痛、急性心包炎、急腹症(急性胰腺炎、消化性溃疡穿孔、急性胆囊炎、胆石症)、肺栓塞、食管痉挛、膈疝、急性主动脉夹层等。

二、治疗要点

对 STEMI,强调及早发现、及早住院,并加强住院前的就地处理。治疗原则是尽快恢复心肌的血液灌注(到达医院后 30 分钟内开始溶栓或 90 分钟内开始介入治疗)以挽救濒死的心肌,防止梗死面积的扩大,缩小心肌缺血范围,保护和维持心脏功能,及时处理严重心律失常、泵衰竭和各种并发症,防止猝死,使患者不但能度过急性期,且康复后还能保持尽可能多的有功能的心肌。急诊 PTCA 和支架安置术或溶栓治疗,尽快恢复心肌再灌注是目前有条件的医院治疗 AMI 的首选方法。

(张宗雷)

第四节　感染性心内膜炎

感染性心内膜炎(infective endocarditis,IE)系指病原微生物迁徙至心脏瓣膜和/或心内膜、大血管内膜的一类炎症病变。

一、分型

(一)依病程分型

1.急性 IE

特征:①中毒症状明显;②病程进展迅速,数天或数周引起瓣膜破坏;③感染迁移多见;④病原体主要为金黄色葡萄球菌。

2.亚急性 IE

特征:①中毒症状轻;②病程数周至数月;③感染迁移少见;④病原体主要为草绿色链球菌,其次为肠球菌。

(二)依获得途径分型

按照获得途径可分成 3 类:①社区获得性 IE;②医疗相关性 IE(院内感染和非院内感染);③经静脉吸毒者的 IE,即静脉药瘾者 IE。

(三)依感染部位及是否存在心内异物分型

可将 IE 分成 4 类:①自身瓣膜 IE;②人工瓣膜 IE:瓣膜置换术后 1 年内发生者称为早期人工瓣膜 IE,1 年之后发生者称为晚期人工瓣膜 IE;③右心 IE;④器械相关性 IE:包括发生在起搏器或除颤器导线上的 IE,可伴或不伴有瓣膜受累。

二、诊断要点

(一)IE 易感因素

大多数 IE 患者存在与感染密切相关的易感因素,常见为心脏瓣膜病、先天性心脏病、老年性退行性瓣膜病、静脉药物滥用(吸毒)、人工心脏瓣膜置换等心脏手术、拔牙等口腔手术及操作、各种创伤性诊疗技术的开展、长期静脉输液、应用免疫抑制剂、血液净化治疗患者血管瘘的建立、全身抵抗力下降和高龄等等,均为致病微生物进入血液,侵入心内膜、心瓣膜创造了条件。

(二)病因学特点

约 3/4 的 IE 患者有基础心脏病。首先为心脏瓣膜病,尤其是二尖瓣和主动脉瓣;其次为先天性心血管病,如室间隔缺损、动脉导管未闭、法洛四联症和主动脉缩窄。约 1/3 的 IE 发生于无器质性心脏病者,如主动脉瓣二叶瓣畸形、二尖瓣脱垂和老年性退行性瓣膜病。

(三)临床表现特点

以往特征性的体征如瘀点、脾大、栓塞、杵状指等显著减少,临床表现常不典型,趋向于多样化,特点如下。

1.发热

发热是 IE 最常见的症状。除有些老年或心、肾衰竭重症患者外,几乎均有发热。亚急性者起病隐匿,可有全身不适、乏力、食欲缺乏和体重减轻等非特异性症状。可有弛张性发热,一般<39℃。头痛、背痛和肌肉关节痛常见。急性者有寒战、高热,突发心力衰竭者较常见。

2.心脏杂音

约 $80\% \sim 85\%$ 的 IE 患者可闻心脏杂音。急性者要比亚急性者更易出现杂音强度和性质的变化,或出现新的杂音。瓣膜损害所致的新的或增强的杂音主要为关闭不全的杂音,尤以主动脉瓣关闭不全多见。在 IE 发病初期仅 30% 的患者可闻及心脏杂音,多数于疾病中期或后期才可闻及心脏杂音。病程中出现新杂音或杂音性质发生变化仍是 IE 的特征性表现之一。

3.周围体征

多为非特异性,且少见。包括①瘀点:以锁骨以上皮肤、口腔黏膜和睑结膜常见。②指和趾甲下线状出血。③Roth 斑:为视网膜的卵圆形出血斑,其中心呈白色。多见于亚急性 IE。④Osler 结节:为指和趾垫出现的豌豆大的红或紫色痛性结节。多见于亚急性 IE。⑤Janeway 损害:为手掌和足底处直径 $1 \sim 4$ mm 无痛性出血红斑,主要见于急性 IE。引起这些周围体征的原因可能是微血管炎或微栓塞。

4.动脉栓塞

赘生物引起动脉栓塞占 $20\% \sim 40\%$。栓塞可发生于任何部位,脑、心脏、脾、肾、肠系膜和四肢为临床所见的体循环动脉栓塞部位。在由左向右分流的先天性心血管病或右心内膜炎中,肺循环栓塞常见。

5.感染的非特异性症状

(1)脾大,见于 $15\% \sim 50\%$、病程大于 6 周的患者。

(2)贫血,多为轻、中度贫血。

(四)实验室检查

1.血、尿常规检查

(1)血白细胞计数升高,伴分类左移,尤其见于急性 IE。多数患者呈正常细胞正色素性贫血,为轻中度贫血,并随疾病好转而恢复。血沉可呈不同程度升高,但 IE 伴心力衰竭、肾衰竭时血沉可正常。

(2)尿常规有蛋白尿或镜下血尿。如有红细胞管型及大量蛋白尿示弥漫性肾小球肾炎,此时常伴肾功能损害。如为肉眼血尿,常提示合并肾梗死。

2.血培养

血培养是诊断 IE 最重要方法。在未用抗生素治疗的患者血培养阳性率可高达 95％以上。对于未经治疗的亚急性患者,于入院第 1 天在 3 小时内每隔 1 小时取不同部位静脉血进行血培养 3 次,如第二天未见病原微生物生长,应重复采血 3 次后行抗生素治疗。已用过抗生素者,病情允许情况下暂停抗生素治疗 2～7 天后再采血进行血培养。急性患者应在入院后 3 小时内,每隔 1 小时 1 次共取 3 个血标本后开始治疗。IE 的菌血症为持续性,无须在体温升高时采血。每次取静脉血 10～20 mL 做需氧菌和厌氧菌培养,至少培养 3 周。

3.超声心动图

超声心动图已成为早期诊断 IE、明确 IE 的心脏并发症(如瓣膜关闭不全、瓣叶穿孔、腱索断裂、瓣周脓肿、瘘管、心包积液等)、指导治疗及判断预后必不可少的工具。经胸超声心动图(TTE)可检出 50％～75％的赘生物,经食管超声心动图(TEE)赘生物检出率高达 95％,并可检出＜5 mm 的赘生物(TTE 检出率＜20％)。因此,怀疑 IE 的患者都应选择做 TEE 检查,包括 TTE 结果已经呈阳性的患者。赘生物≥10 mm 时易发生动脉栓塞。

(五)诊断标准(Duke 诊断标准)

IE 的临床表现缺乏特异性,超声心动图和血培养是诊断 IE 的两大基石。IE 的 Duke 诊断标准:凡临床符合下列两项主要标准;或一项主要标准加三项次要标准;或五项次要标准,在排除急性风湿热、左心房黏液瘤、系统性红斑狼疮、急性肾小球肾炎等疾病,为确诊病例;满足 1 项主要标准加 1 项次要标准,或 3 项次要标准,为疑诊病例。

主要标准如下。

1.血培养阳性

(1)2 次不同时间的血培养检出同一典型 IE 致病微生物(如草绿色链球菌、链球菌、金黄色葡萄球菌)。

(2)多次血培养检出同一 IE 致病微生物(至少 2 次血培养阳性,且间隔 12 小时以上;所有 3 次血培养均阳性,或 4 次或 4 次以上的多数血培养阳性)。

(3)Q 热病原体 1 次血培养阳性或其 IgG 抗体滴度＞1∶800。

2.心内膜受累证据

(1)超声心动图异常(赘生物,或脓肿,或新出现的人工瓣膜部分裂开)。

(2)新出现的瓣膜反流(新出现杂音或杂音较前加重)。

次要标准:①易患体质,心脏本身存在易患因素,或注射吸毒者;②发热:体温≥38 ℃;③血管征象:主要动脉栓塞,感染性肺梗死,细菌性动脉瘤,颅内出血,结膜出以及 Janeway 损害;④自身免疫现象:肾小球肾炎、Osler 结节、Roth 斑以及类风湿因子阳性;⑤细菌学证据:血培养阳性,但不符合上述主要标准,或与 IE 一致的活动性细菌感染的血清学证据;⑥超声心动图:有 IE 的表现,但未达主要标准。

排除标准:①临床表现不支持 IE 诊断;②经过抗生素治疗 4 天后,IE 症状消失;③经过抗生素治疗 4 天内,外科手术或活检标本未发现 IE 的病理证据。

有以下一种情况者可认为属于活动性 IE:①IE 患者持续发热且血培养多次阳性;②手术时发现活动性炎症病变;③患者仍在接受抗生素治疗;④活动性 IE 的组织病理学证据。

IE 的再发有两种情况。①复发:指首次发病后 6 个月内由同一微生物引起 IE 再次发作;②再感染:是指不同微生物引起的感染,或在首次发病后超过 6 个月由同一微生物引起 IE 再次发作。

三、治疗要点

IE 治疗原则是尽早、足量应用抗生素,清除病原微生物,减少并发症,降低其死亡率,防止复发,改善预后。

(一)对症支持治疗

休息,给予高热量、易于消化的饮食,补充维生素 B 及维生素 C,及时纠正水、电解质酸碱平衡紊乱等。

(二)抗生素治疗

为最重要的治疗措施,用药原则是:①早期应用,在连续送 3~5 次血培养后即可开始治疗;②足量用药,选用杀菌剂,大剂量和长疗程,旨在完全消灭藏于赘生物内的致病菌;③静脉用药为主;④病原菌不明者,经验用药;病原菌明确者,宜参照药敏结果用药。

1.病原菌未明确者的抗生素经验治疗

(1)自体瓣膜 IE:①氨苄西林钠-舒巴坦钠 12 g/d,分 4 次静脉给药;或阿莫西林-克拉维酸钾(用于不能耐受 β-内酰胺类抗生素的患者)12 g/d,分 4 次静脉给药,加用阿米卡星(0.4~0.6 g/d)分 2~3 次静脉或肌内注射给药,疗程均为 4~6 周。②万古霉素 30 mg/(kg·d)分 2 次静脉给药,加用阿米卡星(0.4~0.6 g/d)分 2~3 次静脉或肌内注射给药,环丙沙星 1 000 mg/d,分 2 次口服,或 800 mg/d 分 2 次静脉给药,疗程均为 4~6 周。

(2)早期人工瓣膜 IE(瓣膜置换术后<12 个月):抗生素治疗方案:万古霉素 30 mg/(kg·d)分 2 次静脉给药(6 周)+阿米卡星(0.4~0.6 g/d)分 2~3 次静脉或肌内注射给药(2 周)+利福平 1 200 mg/d,分 2 次口服(6 周)。

(3)晚期人工瓣膜 IE(瓣膜置换术后≥12 个月):抗生素治疗方案与自体瓣膜 IE 相同。

2.病原菌已明确者的抗生素治疗

(1)对青霉素敏感的细菌:草绿色链球菌、牛链球菌、肺炎球菌等多属此类。①首选青霉素 1 200 万~1 800 万 U/d 分次静脉滴注,4 小时 1 次。②青霉素联合阿米卡星。③青霉素过敏时可选用头孢曲松 2~4 g/d 分次静脉注射,或用万古霉素 30 mg/(kg·d)分 2 次静脉滴注。所有病例均至少用药 4 周。

(2)对青霉素耐药的链球菌:①青霉素(1 800 万 U/d,用药 4 周)加阿米卡星(0.4~0.6 g/d,用药 2 周)。②万古霉素,用药 4 周。

(3)肠球菌心内膜炎:①青霉素(1 800 万~3 000 万 U/d)加阿米卡星(0.4~0.6 g/d),疗程 4~6 周。②氨苄西林(12 g/d)加阿米卡星,疗程 4~6 周。③上述治疗效果不佳或不能耐受者可改用万古霉素 30 mg/(kg·d)分 2 次静脉滴注,疗程 4~6 周。

(4)金黄色葡萄球菌和表皮葡萄球菌(甲氧西林敏感):①萘夫西林或苯唑西林均为 2 g,4 小时 1 次静脉注射或静脉滴注,用药 4~6 周,治疗初始 3~5 天加用阿米卡星。②青霉素过敏或无效者用头孢唑林 2 g 静脉注射,8 小时 1 次,连用 4~6 周。治疗初始 3~5 天加用阿米卡星。③如青霉素和头孢菌素无效,可用万古霉素,疗程 4~6 周。

(5)金黄色葡萄球菌和表皮葡萄球菌(甲氧西林耐药):万古霉素治疗 4~6 周。

(6)其他细菌:用青霉素、头孢菌素或万古霉素,加或不加氨基糖苷类,疗程 4~6 周。革兰氏阴性杆菌感染用氨苄西林 2 g,4 小时 1 次,或哌拉西林 2 g,4 小时 1 次,或头孢噻肟 2 g,4~6 小时1次,或头孢他啶2 g,8小时1次,静脉注射或静脉滴注,加阿米卡星静脉滴注;环丙沙星0.2 g静脉滴注,12小时1次也有效。

(7)真菌感染:用两性霉素B静脉滴注,首日0.02～0.10 mg/kg,之后每天递增3～5 mg,直至25～30 mg/d,总量3～5g。两性霉素B足疗程后口服氟胞嘧啶100～50 mg/(kg·d),6小时1次,用药数月。

(三)外科治疗

有严重心脏并发症或抗生素治疗无效的患者应及时考虑手术治疗。IE患者早期手术的三大适应证是心力衰竭、感染不能控制、预防栓塞事件。早期手术按其实施的时间可分为急诊(24小时内)、次急诊(几天内)和择期手术(抗生素治疗1～2周后)。左心自体瓣膜IE的手术指征和时机如下。

1.心力衰竭

急诊手术指征为:①主动脉瓣或二尖瓣IE伴重度急性反流或瓣膜梗阻,引起顽固性肺水肿或心源性休克;②主动脉瓣或二尖瓣IE形成与心腔或心包交通的瘘管,引起顽固性肺水肿或休克。次急诊手术指征为:主动脉瓣或二尖瓣IE伴重度急性反流或瓣膜梗阻,持续心力衰竭或超声心动图有血流动力学异常征象(早期二尖瓣关闭不全或肺动脉高压)。择期手术指征为:主动脉瓣或二尖瓣IE伴重度反流但无心力衰竭。

2.感染不能控制

次急诊手术指征为:①局部感染不能控制(脓肿、假性室壁瘤、瘘管形成、赘生物不断增大);②持续发热和血培养阳性>10天。而真菌或耐药微生物引起的感染,则可选择次急诊手术或择期手术。

3.预防栓塞

次急诊手术指征为:①主动脉瓣或二尖瓣IE伴大赘生物(>10 mm),经适当抗生素治疗仍发生1次或多次栓塞事件;②主动脉瓣或二尖瓣IE伴大赘生物(>10 mm),并有其他征象提示会出现并发症(心力衰竭、持续感染、脓肿);③孤立的极大赘生物(>15 mm)。

IE手术应尽可能清除心脏感染和坏死组织,关闭瘘道、空腔,引流脓肿和修复受损组织,避免心力衰竭进行性恶化、避免不可逆性结构破坏、预防栓塞事件。

四、预防

预防IE的最有效措施是良好的口腔卫生习惯和定期的牙科检查,在任何静脉导管插入或其他有创性操作过程中都必须严格无菌操作。不主张支气管镜、胃肠镜、膀胱镜等内镜检查时预防性应用抗生素。目前认为应对IE易感人群行危险分层并对不同危险人群采取相应预防措施是十分重要的。IE高危人群指的是:心脏瓣膜病瓣膜修复者、人工瓣膜置换、复杂先天性发绀型心脏病、过去有IE病史者、先天性心脏病手术治疗6个月内。中危人群为:二尖瓣脱垂伴反流或伴严重瓣膜增厚、先天性或获得性瓣膜病、主动脉瓣狭窄、主动脉瓣关闭不全、主动脉缩窄、二叶主动脉瓣、肥厚型心肌病、单纯二尖瓣狭窄、老年性退化性心脏病、先天性心脏病(室间隔缺损、动脉导管未闭)。低危患者为:缺血性心脏病不伴瓣膜疾病,无并发症的房间隔缺损,轻度肺动脉瓣狭窄、心脏起搏器及除颤器植入、原有冠脉搭桥术者。对于中危及低危患者原则上不主张抗生素预防性治疗,对于高危患者主张行抗生素预防治疗。

1.无青霉素过敏者

(1)口服:术前 1 小时阿莫西林或氨苄西林胶囊 3.0 g,术后 6 小时重复 1 次。儿童 50 mg/kg。

(2)静脉滴注:术前 0.5～1.0 小时氨苄西林 2.0 g 静脉滴注。

2.青霉素过敏者

(1)口服:术前 1 小时口服红霉素 1.0 g,术后 6 小时重复 1 次 0.5 g。儿童 20 mg/kg,口服或静脉滴注。

(2)静脉滴注:术前 1 小时克林霉素 600 mg,术后 6 小时 150 mg 静脉滴注,或术前 1 小时万古霉素 1.0 g 静脉滴注,儿童 20 mg/kg。

（张宗雷）

第五节　急性病毒性心肌炎

心肌炎是心肌的炎症性疾病,可分为感染性和非感染性两大类。前者由病毒、细菌、螺旋体、立克次体、真菌、原虫、蠕虫等感染所致,后者的病因包括药物、毒物、放射、结缔组织病、血管炎、结节病等。起病急缓不定,少数呈暴发性导致急性泵衰竭或猝死。病程多有自限性,但也可进展为扩张型心肌病。在各种心肌炎中,以感染性心肌炎多见,其中又以病毒性心肌炎为最常见。本节重点介绍病毒性心肌炎。

病毒性心肌炎是指嗜心肌性病毒感染引起的、以心肌及其间质非特异性炎症为主,伴有心肌细胞变性、溶解或坏死病变的心肌炎症,病变可累及心脏起搏和传导系统,亦可累及心包膜。各种病毒均可引起心肌炎,但临床上主要是由柯萨奇病毒 B 组 1～5 型和 A 组 1、4、9、16 和 23 型病毒,其次是埃可病毒和腺病毒。

病毒性心肌炎病程各阶段的时间划分比较困难。一般认为,病程在 3 个月以内定为急性期,病程 3 个月至 1 年为恢复期,1 年以上为慢性期。患者在急性期可因严重心律失常、心力衰竭和心源性休克而死亡。部分患者经过数周至数月后病情可趋稳定,但可留有一定程度的心脏扩大、心功能减退、伴或不伴有心律失常或心电图异常等,经久不愈,形成慢性心肌炎,临床上很难与扩张型心肌病鉴别。部分患者病情进行性发展,心腔扩大和心力衰竭致死。也有少数心腔扩大,而无心力衰竭的临床表现,持续数月至数年后,未经治疗,心功能改善并保持稳定。其中一部分患者可能再度病情恶化,预后不佳。成人病毒性心肌炎的临床表现大多较新生儿和儿童病毒性心肌炎为轻,急性期死亡率低,大部分病例预后良好。

一、诊断要点

(一)临床表现特点

病情轻重取决于病变部位、范围及程度,差异甚大。轻者可无症状,重者可致急性心力衰竭、严重心律失常,甚至猝死。老幼均可发病,但以年轻人较易发病。男多于女。

1.病毒感染表现

多数病例在发病前 1～3 周有病毒感染前驱症状,如发热、咽痛、全身倦怠感和肌肉酸痛,或恶心、呕吐等消化道症状。部分病例上述症状轻微,常被忽略。少数患者心脏症状与病毒感染症状同时出现。

2.心脏受累表现

患者有心悸、胸闷、心前区隐痛、呼吸困难等症状。临床上诊断的心肌炎中,90%左右以心律失常为主诉或为首见症状,其中少数患者可由此而发生昏厥或阿-斯综合征。极少数患者起病后发展迅速,出现心力衰竭或心源性休克。

体检可见下面的表现。

(1)心律失常:极常见,各种心律失常均可出现,以房性与室性期前收缩最常见,约50%的患者期前收缩为心肌炎的唯一体征;其次为房室传导阻滞(AVB)。

(2)心脏扩大:轻症不明显,重症心浊音界扩大,心脏扩大显著反映心肌炎广泛而严重。

(3)心率改变:持续性心动过速或过缓,心动过速与体温多不成比例。

(4)心音改变:心尖区第一心音减弱,重症者可出现奔马律;并发心包炎者可闻及心包摩擦音。

(5)杂音:心尖区可能有收缩期吹风样杂音或舒张期杂音,前者为发热、贫血、心腔扩大所致,后者系因左室扩大造成的相对性二尖瓣狭窄所致。杂音响度均不超过3级。病情好转后即消失。

(二)辅助检查

1.心电图

心电图对心肌炎诊断的敏感性高,但特异性低,往往呈一过性。最常见的心电图变化是ST段改变和T波异常,但也常出现房性、特别是室性心律失常(如室性期前收缩)。可见房室传导阻滞(AVB),以一度AVB多见,也可见二度和三度AVB。有时伴有室内传导阻滞,多表明病变广泛。多数AVB为暂时性,经1~3周后消失,但少数病例可长期存在,需要安装永久起搏器。偶尔可见异常Q波。某些病例酷似心肌梗死心电图。此外,心室肥大、QT间期延长、低电压等改变也可出现。

2.心肌损伤标志物

CK-MB、肌钙蛋白T或I升高。

3.非特异性炎症指标

血沉加快、CRP升高。

4.超声心动图

可有心腔扩大或室壁活动异常等。

5.心脏磁共振(CMR)

对心肌炎诊断有较大价值。典型表现为钆延迟增强扫描可见心肌片状强化。

6.病毒血清学检测

仅对病因有提示作用,不能作为诊断依据。确诊有赖于心内膜、心肌或心包组织内病毒、病毒抗原、病毒基因片段或病毒蛋白的检出。

7.心内膜心肌活检(EMB)

主要用于病情急重、治疗反应差、原因不明的患者。

(三)临床分型

根据临床症状、疾病病程以及转归,病毒性心肌炎可以分为以下几型。

1.亚临床型心肌炎

病毒感染后多无明确的自觉症状,或仅有轻度不适感,患者常常不到医院就诊。心电图检查可发现 ST-T 改变或房性期前收缩、室性期前收缩、一度 AVB 等,而 X 线、超声心动图等各项辅助检查正常。数周或数月后,这些非特异性心电图改变自行消失。

2.轻症自限型心肌炎

病毒感染后 1～3 周可有轻度心前区不适、心悸、胸闷,心电图可有不明原因的心动过速或出现 ST-T 改变、各种期前收缩、不同程度的传导阻滞,心肌损伤标记物如肌钙蛋白呈一过性升高,其他辅助检查也无异常。经休息和适当治疗可于 1～2 个月逐渐恢复正常。

3.隐匿进展型心肌炎

病毒感染后的心肌损害和心电图异常往往为一过性,数年后逐渐出现心脏扩大、左室射血分数下降甚至心力衰竭,最终表现为扩张型心肌病。

4.慢性迁延性心肌炎

有明确的病毒性心肌炎史,未得到适当治疗,病情迁延反复,呈慢性过程。部分患者病情进行性发展,心脏扩大,心力衰竭加重,数年后死亡。

5.急性重症心肌炎

病毒感染后 1～2 周内出现胸痛、气短、心悸等症状,以及心动过速、房性和室性奔马律、心力衰竭、心脏扩大等体征,甚至出现心源性休克。心电图可表现为 T 波深倒置,房性或室性心动过速,高度 AVB。此型患者病情凶险,可在数天或数周内死于心力衰竭或严重心律失常。部分患者发病与急性冠状动脉综合征极其相似。

6.猝死型心肌炎

该型临床少见,在儿童及青少年中发生率相对较高。患者可无明显前驱症状,在正常活动或活动量增加时突然发生心脏骤停,经尸检证实为急性病毒性心肌炎。其死亡原因推测可能与病毒侵害心脏传导系统或心肌大面积急性坏死造成的严重房室传导阻滞或心室颤动有关。

(四)诊断注意事项

病毒性心肌炎的诊断主要为临床诊断。根据典型的前驱病毒感染史、相应的临床表现及体征、心电图、心肌损伤标志物检查或超声心动图、CMR 显示的心肌损伤证据,应考虑此诊断。确诊有赖于 EMB。在考虑病毒性心肌炎诊断时,应除外 β 受体功能亢进、甲状腺功能亢进症、二尖瓣脱垂综合征及影响心肌的其他疾病,如风湿性心肌炎、中毒性心肌炎、冠心病、结缔组织病、代谢性疾病及克山病(克山病地区)等。

二、治疗要点

(一)一般治疗

急性期应尽早卧床休息,有严重心律失常、心力衰竭的患者,休息 3 个月以上(卧床休息 1 个月),6 个月内不参加体力劳动。无心脏形态功能改变者,休息半月,3 个月内不参加重体力活动。对于是运动员的患者,应在 6 个月的恢复期内禁止各项运动,直到心脏大小和功能恢复正常。进易消化和富含维生素和蛋白质的食物。吸氧。

(二)抗病毒治疗

在病程早期,如确定有病毒感染,可考虑抗病毒治疗。可用利巴韦林,或干扰素等。

（三）抗菌治疗

因为细菌感染往往是诱发病毒感染的条件因子，而病毒感染后又常继发细菌感染，所以在治疗初期多主张常规应用抗生素如青霉素防治细菌感染。

（四）促进心肌营养和代谢

1.大剂量维生素 C

（5～15 g/d）静脉滴注，具有抗病毒、促进心肌代谢、加速心肌修复的有益作用。连用 2～4 周。

2.极化液（GIK）疗法

氯化钾 1～1.5 g、胰岛素 8～12 U 加入 10％葡萄糖液 500 mL 内静脉滴注，每天 1 次，10～14 天为 1 疗程。可加用 25％硫酸镁 5～10 mL 静脉滴注，或用门冬氨酸钾镁替代氯化钾，组成"强化极化液"，疗效可能更佳。

3.其他药物

黄芪 20～40 mL 加入 10％葡萄糖注射液 500 mL 中静脉滴注，每天 1 次。牛磺酸 2 g，每天 3 次。其他药物有能量合剂、维生素 B 及 B_{12}、细胞色素 C、辅酶 Q10、肌苷、丹参等，均可选用。

（五）肾上腺皮质激素

目前不主张早期使用肾上腺皮质激素，但对有 AVB、难治性心力衰竭、重症患者或考虑有自身免疫的情况下则可慎用。

（六）对症治疗

心力衰竭时可按常规使用利尿剂、血管扩张剂、血管紧张素转换酶抑制剂等，而洋地黄的用量要偏小，可酌情选用快速型制剂如毛花苷 C。对顽固性心力衰竭患者可选用多巴酚丁胺、米力农等非洋地黄类正性肌力药物。心律失常时根据情况选择抗心律失常药物。对于室性期前收缩、房颤等快速性心律失常可选用 β 受体阻滞剂、胺碘酮等。持续性室性心动过速、心室扑动、心室颤动时，首选直流电复律或除颤。对于高度房室传导阻滞，尤其是有脑供血不足甚或有阿-斯综合征发作者，应及时安装临时起搏器。

（张宗雷）

第六节　主动脉夹层

主动脉夹层（aortic dissection，AD）是指主动脉腔内的血液从主动脉内膜撕裂口进入主动脉中膜，并沿主动脉长轴方向扩展，造成主动脉真假两腔分离的一种病理改变，因通常呈继发瘤样改变，故将其称为主动脉夹层动脉瘤。临床特点为急性起病，突发剧烈疼痛、休克和血肿压迫相应的主动脉分支血管时出现的脏器缺血症状。CT 血管造影与 MRI 是其确诊的主要方法。高血压、动脉粥样硬化和增龄为 AD 的重要易患因素，先天性因素包括 Marfan 综合征、Ehlers-Danlos 综合征、家族性胸主动脉瘤、二叶主动脉瓣疾病等。AD 多见于中老年男性，发病高峰年龄在 50～70 岁之间，在此年龄段男性是女性的 2～3 倍，而在低于 40 岁发病者中，男女比例接近 1∶1。AD 是心血管疾病的灾难性危急重症，如不及时诊治，48 小时内死亡率可高达 50％。主要致死原因为主动脉夹层动脉瘤破裂至胸、腹腔或者心包腔，进行性纵隔、腹膜后出血，以及急性心力衰竭或者肾衰竭等。AD 起病 2 周内为急性期,2 周~2 个月为亚急性期,超过 2 个月者则为慢性期。

一、诊断要点

(一)AD 分型

最常用的为 De Bakey 分型,根据夹层的起源及受累的部位分为 3 型。DeⅠ型:夹层起源于升主动脉,向远端发展累及主动脉弓和降主动脉,甚至腹主动脉,此型最常见;Ⅱ型:夹层起源并局限于升主动脉;Ⅲ型:病变起源于降主动脉左锁骨下动脉开口远端,并向远端扩展,可直至腹主动脉。

另外,Stanford 分型法也较常用:仅根据升主动脉是否受累,不考虑原始内膜撕裂的部位和夹层的程度,将 AD 分为 A、B 两型,累及升主动脉者为 A 型(包括 De BakeyⅠ型、Ⅱ型),占 2/3,不累及升主动脉者为 B 型(即 De BakeyⅢ型),占 1/3。Stanford 分型法有利于治疗方法的选择。

(二)临床表现特点

由于夹层累及部位、范围和程度的不同,加之不同基础疾病的影响,AD 的临床表现多种多样。

1.疼痛

疼痛为本病突出而有特征性的症状,约 90%患者以突发前胸或胸背部持续性、撕裂样或刀割样剧痛引起。疼痛可放射到肩背部,其可沿肩胛间区向胸、腹部以及下肢等处放射。伴有烦躁不安、焦虑、恐惧和濒死感,镇痛药物难以缓解。本症的疼痛还有一个重要特点,即当夹层分离沿主动脉伸展时,疼痛具有沿着夹层分离的走向逐步向其他部位转移的趋势,这样的转移性疼痛可在 70%的病例中见到。此外,疼痛部位有时可提示撕裂口的部位:如疼痛在前胸部,则 90%以上累及升主动脉;若疼痛在肩胛之间,则 90%以上累及降主动脉;颈、喉、颌、面部的疼痛强烈提示病变累及升主动脉;而背部、腹部或下肢的疼痛则强烈提示夹层累及降主动脉;如病变累及腹主动脉及其大的分支,患者可出现腹痛尤其上腹痛,甚至类似急腹症表现,常同时伴有恶心、呕吐等,若血液渗入腹膜腔,还可表现为腹膜刺激症状。

2.休克、虚脱与血压变化

约半数或 1/3 的患者发病后有面色苍白、大汗、四肢皮肤湿冷、气促、脉搏快弱等休克现象,而血压下降程度常与上述表现不平行,某些患者可因剧痛甚至血压增高。严重的休克仅见于夹层瘤破入胸膜腔大量内出血时。低血压多数是心脏压塞或急性重度主动脉瓣关闭不全所致。双侧肢体血压及脉搏明显不对称,常高度提示 AD。

3.其他系统症状

除疼痛与休克表现外,AD 可能还表现为:夹层分离累及主动脉大的分支时所引起相应脏器的供血不足表现,夹层血肿压迫周围组织所出现相应的压迫症状,以及夹层血肿向外膜破裂穿孔所具有的相应征象。

(1)心血管系统:最常见的是 3 个方面。①是由于升主动脉夹层使瓣环扩大,主动脉瓣环移位而致急性主动脉瓣关闭不全和心力衰竭。②是少数近端主动脉夹层分离会累及冠状动脉开口,引起心肌梗死。由于夹层分离对右冠状动脉的影响大于左冠状动脉,临床上多见下壁梗死。该情况下严禁溶栓和抗凝治疗。③是主动脉夹层破入心包时可迅速发生心脏压塞,导致猝死。

(2)神经系统症状:夹层累及主动脉弓部头臂动脉,可引起脑供血不足,甚至昏迷、偏瘫等。

降主动脉的夹层向下延伸至第2腰椎水平,可累及脊髓前动脉,出现截瘫、大小便失禁等。无神经定位体征的晕厥虽只占主动脉夹层分离的4%～5%,但可能是一种不良预后的征兆,因其常与近端主动脉夹层破入心包腔引起心脏压塞有关,也可能与降主动脉夹层破入胸腔有关。

(3)其他系统症状:夹层血肿压迫气管或支气管,可引起呼吸困难、咳嗽;主动脉夹层破裂到胸腔引起胸腔积血,一般多见于左侧,可出现胸痛、呼吸困难和咳嗽,并同时伴有出血性休克。夹层分离累及腹腔脏器分支则可引起肝供血不足、肝功受损、类急腹症表现或消化道出血、肾功能损害和肾性高血压等。

(三)辅助检查

1.X线胸片与心电图检查

一般均无特异性诊断价值。胸片可有主动脉增宽,约占AD病例的80%～90%;少见的为上纵隔增宽,虽无诊断价值但可提示进一步做确诊检查。心电图除在少数急性心包积血时可有急性心包炎改变,或累及冠状动脉时可出现下壁心肌梗死的心电图改变外,一般无特异性ST-T改变,故在急性胸痛患者常作为与AMI鉴别的手段。

2.超声心动图

经胸超声心动图(TTE)能显示分离的内膜、真腔、假腔以及附壁血栓,如为假性动脉瘤,则可以显示假性动脉瘤的破口、瘤腔以及附壁血栓。对累及升主动脉的夹层血肿其敏感性高达78%～100%,但对累及降主动脉的夹层,敏感性只有36%～55%。该检查操作快捷,整个过程都能在床旁完成,尤其对于诊断孕期主动脉夹层可能是最为有效、安全的检查方法。

3.CT血管造影及磁共振血管造影检查

均有很高的决定性诊断价值,其敏感性与特异性可达98%左右。

4.主动脉逆行造影

为术前确诊、判定破口部位及假腔血流方向,并制订介入或手术计划而必须进行的检查。

5.实验室检查

多数患者血、尿常规正常。部分患者发病急性期可出现白细胞升高,中性粒细胞增加,如血液从主动脉漏出,常有轻度贫血。部分病例尿常规检查尿蛋白阳性,也可出现管型及红细胞。

D-二聚体对于AD的筛查有十分重要的意义。急性胸痛患者的D-二聚体<500 ng/mL,对于除外AD有很高的敏感性和阴性预测值。此外,平滑肌肌凝蛋白重链单克隆抗体的免疫分析也是一个诊断AD的新方法,在发病12小时内,其诊断敏感性和特异性分别为90%和97%。更为重要的是,此方法能准确地鉴别AMI和AD。

(四)诊断注意事项

根据急起胸背部撕裂样剧痛、伴有虚脱表现但血压下降不明显甚至升高、脉搏快而弱甚至消失或双侧肢体动脉血压明显不等、或突然出现主动脉瓣关闭不全或心脏压塞的体征、急腹症或神经系统障碍、肾功能急剧减退等同时伴有血管阻塞现象,均提示AD的可能,结合辅助检查可明确诊断。

临床上之所以漏诊、误诊较多,主要是面对许多非典型病例时没有想到AD的可能,只要想到了,诊断并不难!因此,在急诊一线工作的医师,一定要提高对AD的警惕性,只要想到了,在CT、MRI、TTE等非创伤性检查方法中选择任何一种检查即可明确诊断。

本症须与AMI、急性肺栓塞、其他原因所致的主动脉瓣关闭不全等病症相鉴别。

二、治疗要点

对于急性主动脉夹层,一经诊断,应立即进行监护治疗,绝对卧床休息。在严密监测下采取有效干预措施如降血压或纠正休克,使生命指征包括血压、心率及心律等稳定,并监测中心静脉压及尿量,根据需要可测量肺毛细血管楔压和心排血量。病情一旦稳定,要不失时机做进一步检查,明确病变的类型与范围,为随后的治疗提供必要的信息。随后的治疗决策应按以下原则:①急性期(发病2周内)患者无论是否采取介入或手术治疗均应首先给予强化的内科药物治疗。②升主动脉夹层特别是波及主动脉瓣或心包内有渗液者宜急诊外科手术。③降主动脉夹层急性期病情进展迅速,病变局部血管直径≥5 cm或有血管并发症者应争取介入治疗置入支架(动脉腔内隔绝术)。夹层范围不大无特殊血管并发症时,可试行内科药物保守治疗,若1周不缓解或发生特殊并发症:如血压控制不佳、疼痛顽固、夹层扩展或破裂,出现神经系统损害或证明有膈下大动脉分支受累等,应立即行介入或手术治疗。

(一)内科药物治疗

主要包括镇痛和降压,以降低动脉压和减慢左室收缩速率(dp/dt),控制内膜剥离。血压下降和疼痛缓解是主动脉夹层分离停止发展和治疗有效的重要指征。

1.镇痛

疼痛本身可以加重高血压和心动过速,一般对剧痛者可静脉使用较大剂量的吗啡(≥5 mg)或哌替啶(≥100 mg),但应注意两药的降低血压和抑制呼吸等不良反应。

2.控制血压及左室收缩速率

通常联合应用硝普钠和β受体阻滞剂。硝普钠对紧急降低动脉血压十分有效,但单纯使用可使心率增快,并可能增加dp/dt,而同时使用β受体阻滞剂则可对抗硝普钠的这种不良作用。硝普钠静脉滴注,血压控制的目标是收缩压<13.3 kPa,平均动脉压8.0～9.3 kPa,并尽力保持血压的稳定。待血压稳定后可改口服药物,也可用尼卡地平。

不论患者是否有收缩期高血压,都应首先静脉应用β受体阻滞剂来降低dp/dt。可选用:①普萘洛尔,先静注0.5 mg,随之以每3～5分钟1～2 mg,直至脉搏减慢到60～70次/分或30～60分钟内总剂量0.15 mg/kg,以后每2～4小时重复静注相同剂量以维持β受体阻滞作用。②拉贝洛尔,同时具有α受体和β受体阻滞作用,可以同时有效降低dp/dt和动脉压,对AD的治疗特别有效。首剂两分钟静脉注射10 mg,然后每10～15分钟追加20～60 mg(直至总剂量达300 mg)到心率和血压控制为止。静脉持续滴注拉贝洛尔,从2 mg/kg起直至5～20 mg/kg,可以达到维持量。③超短效β受体阻滞剂艾司洛尔对动脉血压不稳的患者,特别是要进行手术的患者十分有用,因为如果需要,可以随时停用。一般静脉滴注每分钟50～200 μg/kg。当存在使用β受体阻滞剂的禁忌证时,可考虑使用钙拮抗剂地尔硫䓬和维拉帕米。

3.纠正休克

若患者处于休克状态,血压明显降低,提示可能存在心脏压塞或主动脉破裂,需快速扩容。必须仔细排除假性低血压(是由于测量了夹层累及的肢体动脉的血压引起的)的可能性。若迫切需要用升压药时,最好选用去甲肾上腺素和去氧肾上腺素(新福林),而不用多巴胺,因多巴胺可增加dp/dt。

4.心脏压塞的处理

当主动脉夹层患者出现心脏压塞而病情相对稳定时,心包穿刺的危险性可能超过得益(可能的原因是,心包穿刺后主动脉内压上升,导致假腔和心包腔关闭的通道重新打开,引起再次出血和致命的心脏压塞),应尽快送手术室直接修补主动脉并进行术中心包血引流。然而当患者表现电-机械分离或显著低血压时,行心包穿刺以抢救生命是合理的,但谨慎的做法是只抽出少量液体使血压上升至能保证组织器官血液供给的最低水平即可。

(二)介入治疗

以导管介入方式在主动脉内置入带膜支架,压闭撕裂口,扩大真腔,治疗 AD,取得了显著的效果。已成为 AD 治疗的优选方案。

(三)外科手术治疗

修补撕裂口,排空假腔或人工血管移植术。仅适用于升主动脉夹层及少数降主动脉夹层有严重并发症者。

(张宗雷)

第七节 高血压急症

高血压急症是指短时间内(数小时或数天)血压明显升高,舒张压＞16.0 kPa(120 mmHg)和/或收缩压＞24 kPa(180 mmHg),伴有重要器官组织,如心脏、脑、肾、眼底、大动脉的严重功能障碍或不可逆性损害。高血压急症可以发生在高血压患者,表现为高血压危象或高血压脑病;也可发生在其他许多疾病过程中,主要在心、脑血管病急性阶段,如脑出血、蛛网膜下腔出血、缺血性脑卒中、急性左侧心力衰竭伴肺水肿、不稳定型心绞痛、急性主动脉夹层和急、慢性肾衰竭等情况时。

单纯的血压升高并不构成高血压急症,血压的高低也不代表患者的危重程度;是否出现靶器官损害以及哪个靶器官受累不仅是高血压急症诊断的关键,也直接决定治疗方案的选择。及时正确处理高血压急症,可在短时间内使病情缓解,预防进行性或不可逆性靶器官损害,降低死亡率。根据降压治疗的紧迫程度,高血压急症可分为紧急和次急两类。前者需要采用静脉途径给药在几分钟到 1 小时内迅速降低血压;后者需要在几小时到 24 小时内降低血压,可使用快速起效的口服降压药。

一、发病机制

长期高血压及伴随的危险因素引起小动脉中层平滑肌细胞增殖和纤维化,中动脉、大动脉粥样硬化,管壁增厚和管腔狭窄,导致重要靶器官,如心、脑、肾缺血。在此基础上或在其他许多疾病过程中,因紧张、疲劳、情绪激动、突然停服降压药、嗜铬细胞瘤阵发性高血压发作等诱因,小动脉发生强烈痉挛,血压急剧上升,使重要靶器官缺血加重而产生严重功能障碍或不可逆性损害;或由于过高的血压突破了脑血流自动调节范围,脑组织血流灌注过多引起脑水肿、脑功能障碍。

妊娠时子宫胎盘血流灌注减少,使前列腺素在子宫合成减少,从而促使肾素分泌增加,通过血管紧张素系统使血压升高。

二、临床表现

(一)高血压脑病

常见于急性肾小球肾炎,亦可见于其他原因高血压,但在醛固酮增多症和嗜铬细胞瘤者少见。常表现为剧烈头痛、烦躁、恶心、呕吐、抽搐、昏迷、暂时局部神经体征。舒张压常≥18.7 kPa (130 mmHg),眼底几乎均能见到视网膜动脉强烈痉挛,脑脊液压力可高达3.9 kPa (400 mmH$_2$O),蛋白增加。经有效的降压治疗,症状可迅速缓解,否则将导致不可逆脑损害。

(二)急进型或恶性高血压

多见于中青年,血压显著升高,舒张压持续≥18.7 kPa(130 mmHg),并有头痛、视力减退、眼底出血、渗出和视盘水肿;肾损害突出,持续蛋白尿、血尿与管型尿;若不积极降压治疗,预后很差,常死于肾衰竭、脑卒中、心力衰竭。病理上以肾小球纤维样坏死为特征。

(三)急性脑血管病

包括脑出血、脑血栓形成和蛛网膜下腔出血。

(四)慢性肾疾病合并严重高血压

原发性高血压可以导致肾小球硬化,肾功能损害,在各种原发或继发性肾实质疾病中,包括各种肾小球肾炎、糖尿病肾病、红斑狼疮肾炎、梗阻性肾病等,出现肾性高血压者可达80%～90%,是继发性高血压的主要原因。随着肾功能损害加重,高血压的出现率、严重程度和难治程度也加重。

(五)急性左侧心力衰竭

高血压是急性心力衰竭最常见的原因之一。

(六)急性冠脉综合征(ACS)

血压升高引起内膜受损而诱发血栓形成致ACS。

(七)主动脉夹层

主动脉内的血液经内膜撕裂口流入囊样变性的中层,形成血肿,随血流压力的驱动,逐渐在主动脉中层内扩展。临床特点为急性起病,突发剧烈胸、背部疼痛、休克和血肿压迫相应的主动脉分支血管时出现的脏器缺血症状。多见于中老年患者,约3/4的患者有高血压。超高速CT和MRI能明确诊断,必要时主动脉造影。一旦诊断明确,立即进行解除疼痛、降低血压、减慢心率的治疗。

(八)子痫

先兆子痫是指以下三项中有两项者:血压＞21.3/14.7 kPa(160/110 mmHg);尿蛋白≥3 g/24 h;伴水肿、头痛、头晕、视物不清、恶心、呕吐等自觉症状。子痫指妊娠高血压综合征的孕产妇发生抽搐。辅助检查:血液浓缩、血黏度升高、重者肌酐升高、凝血机制异常,眼底可见视网膜痉挛、水肿、出血。

(九)嗜铬细胞瘤

可产生和释放大量去甲肾上腺素和肾上腺素,常见的肿瘤部位在肾上腺髓质,也可在其他具有嗜铬组织的部位,如主动脉分叉、胸腹部交感神经节等。临床表现为血压急剧升高,伴心动过速、头痛、苍白、大汗、麻木、手足发冷。发作持续数分钟至数小时。通过发作时尿儿茶酚胺代谢产物香草基杏仁酸(VMA)和血儿茶酚胺的测定可以确诊。

高血压次急症,也称为高血压紧迫状态,指血压急剧升高而尚无靶器官损害。允许在数小时内将血压降低,不一定需要静脉用药。包括急进型或恶性高血压无心、肾和眼底损害,先兆子痫,围术期高血压等。

三、诊断与评估

(一)诊断依据

(1)原发性高血压病史。

(2)血压突然急剧升高。

(3)伴有心功能不全、高血压脑病、肾功能不全、视盘水肿、渗出、出血等靶器官严重损害。

(二)评估

发生高血压急症的患者基础条件不同,临床表现形式各异,要决定合适的治疗方案,有必要早期对患者进行评估,做出危险分层,针对患者的具体情况制订个体化的血压控制目标和用药方案。

在病情诊断及评估中,简洁但完整的病史收集有助于了解高血压的持续时间和严重性、并发症情况以及药物使用情况;需要明确患者是否有心血管、肾、神经系统疾病病史,检查是否有靶器官损害的相关征象;进行必要的辅助检查:血电解质、尿常规、ECG、检眼镜等。根据早期评估选择适当的急诊检查,如X线胸部平片、脑CT等。一旦发现患者有靶器官急性受损的迹象,就应该进行紧急治疗,绝不能一味等待检查结果。

四、治疗原则

(一)迅速降低血压

选择适宜有效的降压药物静脉滴注,在监测下将血压迅速降至安全水平,以预防进行性或不可逆性靶器官损害,避免使血压下降过快或过低,导致局部或全身灌注不足。

(二)降压目标

高血压急症降压治疗的第一个目标是在30~60分钟将血压降到一个安全水平。由于患者基础血压水平各异,合并的靶器官损害不一,这一安全水平必须根据患者的具体情况决定。指南建议:①1小时内使平均动脉血压迅速下降但不超过25%。一般掌握在近期血压升高值的2/3左右。但注意对于临床的一些特殊情况,如主动脉夹层和急性脑血管病患者等,血压控制另有要求。②在达到第一个目标后,应放慢降压速度,加用口服降压药,逐步减慢静脉给药的速度,逐渐将血压降低到第二个目标。在以后的2~6小时将血压降至21.3/(13.3~14.7)kPa,根据患者的具体病情适当调整。③如果这样的血压水平可耐受和临床情况稳定,在以后24~48小时逐步降低血压达到正常水平,即高血压急症血压控制的第三步。

五、常见高血压急症的急诊处理

(一)高血压脑病

高血压脑病临床处理的关键一方面要考虑将血压降低到目标范围内,另一方面要保证脑血流灌注,尽量减少颅内压的波动。脑动脉阻力在一定范围内直接随血压变化而变化,慢性高血压时,该设定点也相应升高,迅速、过度降低血压可能降低脑血流量,造成不利影响。因而降压治疗以静脉给药为主,1小时内将收缩压降低20%~25%,血压下降幅度不可超过50%,舒张压一般不低于14.7 kPa(110 mmHg)。在治疗时要同时兼顾减轻脑水肿、降颅压,避免使用降低脑血流量的药物。迅速降压过去首选硝普钠,起始量20 μg/min,视血压和病情可逐渐增至200～300 μg/min。但硝普钠可能引起颅内压增高,并影响脑血流灌注,以及可能产生蓄积中毒,在用药时需对患者进行密切监护。现多用尼卡地平、拉贝洛尔等。其中由于尼卡地平不仅能够安全平稳地控制血压,同时还能较好的保证脑部、心脏、肾等重要脏器的血供。尼卡地平急诊应用于高血压急症时,以静脉泵入为主,剂量为每分钟0.5～6 μg/kg,起始量每分钟0.5 μg/kg,达到目标血压后,根据血压调节点滴速度。拉贝洛尔50 mg缓慢静脉注射,以后每隔15分钟重复注射,总剂量不超过300 mg,或给初始量后以0.5～2 mg/min的速度静脉滴注。对合并有冠心病、心功能不全者可选用硝酸甘油。颅压明显升高者应加用甘露醇、利尿药。一般禁用单纯受体阻滞剂、可乐定和甲基多巴等。二氮嗪可反射性地使心率增快,并可增加心搏量和升高血糖,故有冠心病、心绞痛、糖尿病者慎用。

(二)急性脑血管病

高血压患者在出现急性脑血管病时,脑部血流的调节机制进一步紊乱,特别是急性缺血性脑卒中患者,几乎完全依靠平均动脉血压的增高来维持脑组织的血液灌注。因而在严重高血压合并急性脑血管病的治疗中,需首先把握的一个原则就是"无害原则",避免血流灌注不足。急性卒中期间迅速降低血压的风险和好处并不清楚,因此一般不主张对急性脑卒中患者采用积极的降压治疗,在病情尚未稳定或改善的情况下,宜将血压控制在中等水平[约21.3/13.3 kPa(160/100 mmHg)],血压下降不要超过20%。治疗时避免使用减少脑血流灌注的药物,可选用尼卡地平、拉贝洛尔、卡托普利等。联合使用血管紧张素转化酶抑制剂(ACEI)和噻嗪类利尿药有利于减少卒中发生率。

1.脑梗死

许多脑梗死患者在发病早期,其血压均有不同程度的升高,且其升高的程度与脑梗死病灶大小及是否患有高血压有关。脑梗死早期的高血压处理取决于血压升高的程度及患者的整体情况和基础血压来定。如收缩压在24.0～29.3 kPa(180～220 mmHg)或舒张压在14.7～16 kPa(110～120 mmHg),一般不急于降压治疗,但应严密观察血压变化;如血压≥29.3/16 kPa(220/120 mmHg),或伴有心肌缺血、心力衰竭、肾功能不全及主动脉夹层等,或考虑溶栓治疗的患者,则应给予降压治疗。根据患者的具体情况选择合适的药物及合适剂量。如尼卡地平5 mg/h作为起始量静脉滴注,每5分钟增加2.5 mg/h至满意效果,最大15 mg/h。拉贝洛尔50 mg缓慢静脉注射,以后每隔15分钟重复注射,总剂量不超过300 mg,或给初始量后以0.5～2 mg/min的速度静脉滴注。效果不满意者可谨慎使用硝普钠。β受体阻滞剂可使脑血流量降低,急性期不宜用。

2.脑出血

脑出血时血压升高是颅内压增高情况下保持正常脑血流的脑血管自动调节机制,脑出血患者合并严重高血压的治疗方案目前仍有争论,降压可能影响脑血流量,导致低灌注或脑梗死,但持续高血压可使脑水肿恶化。一般认为,在保持呼吸道通畅,纠正缺氧,降低颅内压后,如血压≥26.7/14.7 kPa(200/110 mmHg)时,才考虑在严密血压监测下使用经静脉降压药物进行治疗,使血压维持在略高于发病前水平或24.0/14.0 kPa(180/105 mmHg)左右;收缩压在22.7～26.7 kPa(170～200 mmHg)或舒张压在13.3～14.7 kPa(100～110 mmHg),暂不必使用降压药,先脱水降颅压,并严密观察血压情况,必要时再用降压药。可选择ACEI、利尿药、拉贝洛尔等。钙通道阻滞剂能扩张脑血管、增加脑血流,但可能增高颅内压,应慎重使用。α受体阻滞剂往往出现明显的降压作用及明显的直立性低血压,应避免使用。在调整血压的同时,防止继续出血、保护脑组织、防治并发症,需要时采取手术治疗。

(三)急性冠脉综合征

急性冠脉综合征包括不稳定性心绞痛和心肌梗死,其治疗目标在于降低血压、减少心肌耗氧量,但不可影响到冠脉灌注压,从而减少冠脉血流量。血压控制的目标是使其收缩压下降10%~15%。治疗时首选硝酸酯类药物,如硝酸甘油,开始时以 5~10 μg/min 速率静脉滴注,逐渐增加剂量,每 5~10 分钟增加5~10 μg/min。早期联合使用其他降血压药物治疗,如 β 受体阻滞剂、ACEI、α$_1$ 受体阻滞剂,必要时还可配合使用利尿药和钙通道阻滞剂。另外配合使用镇痛、镇静药等。特别是尼卡地平能增加冠状动脉血流、保护缺血心肌,静脉滴注能发挥降压和保护心脏的双重效果。拉贝洛尔能同时阻断 α$_1$ 和 β 受体,在降压的同时能减少心肌耗氧量,也可选用。心肌梗死后的患者可选用 ACEI、β 受体阻滞剂和醛固酮拮抗剂。此外,原发病的治疗如溶栓、抗凝、血管再通等也非常重要,对 ST 段抬高的患者溶栓前应将血压控制在 20/12 kPa(150/90 mmHg)以下。

(四)急性左侧心力衰竭

急性左侧心力衰竭主要是由收缩期高血压和缺血性心脏病导致的。严重高血压伴急性左侧心力衰竭治疗的主要手段是通过静脉用药,迅速降低心脏的前后负荷。在应用血管扩张药迅速降低血压的同时,配合使用强效利尿药,尽快缓解患者的缺氧和高度呼吸困难。就心脏功能而言,应力求将血压降到正常水平。血压被控制的同时,心力衰竭亦常得到控制。血管扩张药可选用硝普钠、硝酸甘油、酚妥拉明等,广泛心肌缺血引起的急性左侧心力衰竭,首选硝酸甘油。在降压的同时以吗啡3~5 mg 静脉缓注,必要时每隔 15 分钟重复 1 次,共 2~3 次,老年患者酌减剂量或改为肌内注射;呋塞米 20~40 mg 静脉注射,2 分钟内推完,4 小时后可重复 1 次;并予吸氧、氨茶碱等。洋地黄仅在心脏扩大或心房颤动伴快速心室率时应用。

(五)急性主动脉夹层

3/4 的主动脉夹层患者有高血压,血压增高是病情进展的重要诱因。治疗目标为通过扩张血管、减缓心动过速、抑制心脏收缩、降低血压及左心室射血速度、降低血流对动脉的剪切力,从而阻止夹层血肿的扩展。主动脉夹层在升主动脉及有并发症者尽快手术治疗;主动脉夹层病变局限在降主动脉者应积极内科治疗。患者应绝对卧床休息,严密监测生命体征和血管受累征象,给予有效止痛、迅速降压、镇静和吸氧,忌用抗凝或溶栓治疗。疼痛剧烈患者立即静脉使用较大剂量的吗啡或哌替啶。不论患者有无收缩期高血压,都应首先静脉应用 β 受体阻滞剂来减弱心肌收缩力,减慢心率,降低左心室射血速度。如普萘洛尔0.5 mg静脉注射,随后每 3~5 分钟注射1~2 mg,直至心率降至 60~70 次/分。心率控制后,如血压仍然很高,应加用血管扩张药。降压的原则是在保证脏器足够灌注的前提下,迅速将血压降低并维持在尽可能低的水平。一般要求在 30 分钟内将收缩压降至 13.3 kPa(100 mmHg)左右。如果患者不能耐受或有心、脑、肾缺血情况,也应尽量将血压维持在 16.0/10.7 kPa(120/80 mmHg)以下。治疗首选硝普钠或尼卡地平静脉滴注。其他常用药物有乌拉地尔、艾司洛尔、拉贝洛尔等。必要时加用血管紧张素Ⅱ受体拮抗剂、ACEI、或小剂量利尿药,但要注意 ACEI 类药物可引起刺激性咳嗽,可能加重病情。肼苯达嗪和二氮嗪因有反射性增快心率,增加心排血量作用,不宜应用。主动脉大分支阻塞患者,因降压后使缺血加重,不宜采用降压治疗。

(六)子痫和先兆子痫

妊娠急诊患者的处理需非常小心,因为要同时顾及母亲和胎儿的安全。在加强母儿监测的同时,治疗时需把握三项原则:镇静防抽搐、止抽搐;积极降压;终止妊娠。

(1)镇静防抽搐、止抽搐:常用药物为硫酸镁,肌内注射或静脉给药,用药时监测患者血压、尿量、腱反射、呼吸,避免发生中毒反应。镇静药可选用冬眠1号或地西泮。

(2)积极降压:当血压升高>22.7/14.7 kPa(170/110 mmHg)时,宜静脉给予降压药物,控制血压,以防脑卒中及子痫发生。究竟血压应降至多少合适,目前尚无一致意见。注意避免血压下降过快、幅度过大,影响胎儿血供。保证分娩前舒张压在12.0 kPa(90 mmHg)以上,否则会增加胎儿死亡风险。紧急降压时可静脉滴注尼卡地平、拉贝洛尔或肼苯达嗪。尼卡地平是欧洲妊娠血压综合征治疗的首选药,它的胎盘转移率低,长时间使用对胎儿也无不良影响,能在有效降压的同时,延长妊娠,有利于改善胎儿结局,尤其适用于先兆子痫患者使用。另外,尼卡地平有针剂和口服两种剂型,适合孕产妇灵活应用。但应注意其可能抑制子宫收缩而影响分娩,在与硫酸镁合用时应小心产生协同作用。肼苯达嗪常用剂量为40 mg加于5%葡萄糖溶液500 mL静脉滴注,0.5～10 mg/h。血压稳定后改为口服药物维持。ACEI、血管紧张素Ⅱ受体拮抗剂可能对胎儿产生不利影响,禁用;利尿药可进一步减少血容量,加重胎儿缺氧,除非存在少尿情况,否则不宜使用利尿药;硝普钠可致胎儿氰化物中毒亦为禁忌。

(3)结合患者病情和产科情况,适时终止妊娠。

(七)特殊人群高血压急症的处理

1.老年性高血压急症

老年人患高血压比例较高,容易出现靶器官损害,甚至是多个靶器官损害,高血压急症的发展速度较快,危险度更高。降压治疗可减少老年患者的心脑血管病及死亡率。但是老年高血压患者血压波动大,控制效果差。另外,老年患者多有危险因素和复杂的基础疾病,因而在遵循一般处理原则的同时,需格外注意以下几点:①降压不要太快,尤其是对于体质较弱者。②脏器的低灌注对老年患者的危害更大,建议血压控制目标为收缩压降至20.0 kPa(150 mmHg),如能耐受可进一步降低。舒张压若<9.3 kPa(70 mmHg)可能产生不利影响。③大多数患者的药物初始剂量宜降低,注意药物不良反应。④常需要两种或更多药物控制血压。由于尼卡地平具有脏器保护功能的优势,对于老年人高血压急症,建议优先使用。⑤注意原有的和药物治疗后出现的直立性低血压。

2.肾功能不全患者

治疗原则为在强效控制血压的同时,避免对肾功能的进一步损害,通常需要联合用药,根据患者的具体情况选择合适的降压药物。血压一般以降至(20.0～21.3)/(12.0～13.3) kPa[(150～160)/(90～100) mmHg]为宜,第1小时使平均动脉压下降10%,第2小时下降10%～15%,在12小时内使平均动脉压下降约25%。选用增加或不减少肾血流量的降压药,首选ACEI和血管紧张素Ⅱ受体拮抗剂,常与钙通道阻滞剂、小剂量利尿药、β受体阻滞剂联合应用;避免使用有肾毒性的药物;经肾排泄或代谢的降压药,剂量应控制在常规用量的1/3～1/2。病情稳定后建议长期联合使用降压药,将血压控制在<17.3/10.7 kPa(130/80 mmHg)。

六、常用于高血压急症的药物评价

高血压急症的降压治疗除了选择起效迅速、作用持续时间短、停药后作用消失较快、不良反应小的静脉用药外,为增强降压作用、减少不良反应、保护重要脏器血流,以及出于特殊人群的需要,常需联合使用口服降压药,并且在血压控制后逐步减少静脉用药,转而用口服降压药物长期维持治疗。选择药物时应充分权衡血压与组织灌注、心脏负荷、血管损害、出凝血等的关系,合理控制降压的幅度与速度,考虑各种降压药物的作用和不良反应。

临床上用于降低血压的药物主要分为钙通道阻滞剂、ACEI、血管紧张素Ⅱ受体拮抗剂、α受体阻滞剂、β受体阻滞剂、利尿药及其他降压药7类,其中常用于高血压急症的静脉注射药物为:硝普钠、尼卡地平、乌拉地尔、二氮嗪、肼苯达嗪、拉贝洛尔、艾司洛尔、酚妥拉明等。其他药物则根据患者的具体情况酌情配合使用,如紧急处理时可选用硝酸甘油、卡托普利等舌下含服;ACEI、血管紧张素Ⅱ受体拮抗剂对肾功能不全的患者有很好的肾保护作用;α受体阻滞剂可用于前列腺增生的患者;在预防卒中和改善左心室肥厚方面,血管紧张素Ⅱ受体拮抗剂均优于β受体阻滞剂;心力衰竭时需采用利尿药联合使用ACEI、β受体阻滞剂、血管紧张素Ⅱ受体拮抗剂等药物。

(一)硝普钠

能直接扩张动脉和静脉,降压作用迅速,停药后效果持续时间短,可用于各种高血压急症。但是由于快速降低血压的同时也带来一系列不良反应,从而使硝普钠在临床的应用具有一定的局限性。例如其控制血压呈剂量依赖性,同时还可以降低脑血流量,增加颅内压;对心肌供血的影响可引起冠脉缺血,增加急性心肌梗死早期的死亡率。静脉滴注时需密切观察血压,以免过度降压,造成器官组织血流灌注不足。长期或大剂量应用时可导致血中氰化物蓄积中毒,引起急性精神病和甲状腺功能低下等。小儿、冠状动脉或脑血管供血不足、肝肾或甲状腺功能不全者禁用;代偿性高血压、动静脉并联、主动脉狭窄和孕妇禁用。高血压急症伴急性冠状动脉综合征、高血压脑病、急性脑血管病或严重肾功能不全者使用时应谨慎。

(二)尼卡地平

尼卡地平为二氢吡啶类钙通道阻滞剂,是世界上第一个取得抗高血压适应证的钙通道阻滞剂。尼卡地平主要扩张动脉,降低心脏后负荷,对椎动脉、冠状动脉、肾动脉和末梢小动脉的选择性远高于心肌,在降低血压的同时,能改善脑、心脏、肾的血流量,并对缺血心肌具有保护作用。另外,它还具有利尿作用,也不影响肺部的气体交换。基于以上机制,尼卡地平在治疗高血压急症时具有以下特点:降压作用起效迅速、效果显著、血压控制过程平稳、血压波动性小;能有效保护靶器官;不易引起血压的过度降低,用量调节简单、方便;不良反应少且症状轻微,停药后不易出现反跳,长期用药也不会产生耐药性,安全性很好。与硝普钠相比降压效果上近似,而其安全性及对靶器官的保护作用明显优于硝普钠,因而尼卡地平不仅是治疗高血压的一线药物,也是急诊科在处理大多数高血压急症的理想选择。

(三)乌拉地尔

选择性 $α_1$ 受体阻滞剂,具有外周和中枢双重降压作用,起效快,效果显著,不影响心率,无反跳现象,对嗜铬细胞瘤引起的高血压危象有特效。暂不提倡与ACEI类药物合用;主动脉峡部狭窄、哺乳期妇女禁用;妊娠妇女仅在绝对必要的情况下方可使用;老年患者需慎用,初始剂量宜小,在脏器供血维持方面欠佳。

(四)拉贝洛尔

对 $α_1$ 和 β 受体均有阻断作用,能减慢心率,减少心排血量,减小外周血管阻力。其降压作用温和,效果持续时间较长。特别适用于妊娠高血压。充血性心力衰竭、房室传导阻滞、心率过缓或心源性休克、肺气肿、支气管哮喘、脑出血禁用;肝、肾功能不全、甲状腺功能低下等慎用。

(五)艾司洛尔

选择性 β_1 受体阻滞剂,起效快,作用时间短。能减慢心率,减少心排血量,降低血压,特别是收缩压。支气管哮喘、严重慢性阻塞性肺疾病、窦性心动过缓、二度至三度房室传导阻滞、难治性心功能不全、心源性休克及对本品过敏者禁用。

(张宗雷)

第八节 高血压危象

在高血压过程中,由于某种诱因使周围小动脉发生暂时性强烈痉挛,使血压进一步地急剧增高,引起一系列神经-血管加压性危象、某些器官性危象及体液性反应,这种临床综合征称为高血压危象。

一、病因

本病可发生于缓进型或急进型高血压、各种肾性高血压、嗜铬细胞瘤、妊娠高血压综合征、卟啉病等,也可见于主动脉夹层动脉瘤和脑出血,在用单胺氧化酶抑制剂治疗的高血压患者,进食过含酪胺的食物或应用拟交感药物后,均可导致血压的急剧升高。精神创伤、情绪激动、过度疲劳、寒冷刺激、气候因素、月经期和更年期内分泌改变等为常见诱因。在上述诱因的作用下,原有高血压患者的周围小动脉突然发生强烈痉挛,周围阻力骤增,血压急剧升高而导致本病的发生。心、脑、肾动脉有明显硬化的患者,在危象发生时易发生急性心肌梗死、脑出血和肾衰竭。

二、发病机制

高血压危象的发生机制,多数学者认为是由于高血压患者在诱发因素的作用下,血液循环中肾素、血管紧张素、去甲基肾上腺素和精氨酸升压素等收缩血管活性物质突然急骤的升高,引起肾脏出入球小动脉收缩或扩张,这种情况若持续性存在,除了血压急剧增高外还可导致压力性多尿,继而发生循环血容量减少,又反射性引起血管紧张素Ⅱ、去甲肾上腺素和精氨酸升压素生成和释放增加,使循环血中血管活性物质和血管毒性物质达到危险水平,从而加重肾小动脉收缩。

三、病情评估

(一)主要症状

1.神经系统症状

剧烈头痛、多汗、视力模糊、耳鸣、眩晕或头晕、手足震颤、抽搐、昏迷等。

2.消化道症状

恶心、呕吐、腹痛等。

3.心脏受损症状

胸闷、心悸、呼吸困难等。

4.肾脏受损症状

尿频、少尿、无尿、排尿困难或血尿。

(二)主要体征

(1)突发性血压急剧升高,收缩压＞26.7 kPa(200 mmHg),舒张压≥16.0 kPa(120 mmHg),以收缩压升高为主。

(2)心率加快(＞110次/分)心电图可表现为左心室肥厚或缺血性改变。

(3)眼底视网膜渗出、出血和视盘水肿。

(三)主要实验室检查

危象发生时,血中游离肾上腺素或去甲肾上腺素增高、肌酐和尿素氮增高、血糖增高,尿中可出现蛋白和红细胞,酚红排泄试验、内生肌酐清除率均可低于正常。

(四)详细评估

(1)有无突然性血压急剧升高。在原高血压的基础上,动脉血压急剧上升,收缩压高达26.7 kPa(200 mmHg),舒张压16.0 kPa(120 mmHg)以上。

(2)有无存在诱发危象的因素。包括情绪激动、寒冷刺激、精神打击、过度劳累、内分泌功能失调等。

(3)血压、脉搏、呼吸、瞳孔、意识,注意有无脑疝的前驱症状。

(4)患者对疾病、治疗方法以及饮食和限盐的了解。

(5)观察尿量及外周血管灌注情况,评估出入量是否平衡。

(6)用药效果及不良反应。

(7)有无并发症发生。

四、急救护理

(一)急救干预

(1)立即给患者半卧位,吸氧,保持安静。

(2)尽快降血压,一般收缩压＜21.3 kPa(160 mmHg),舒张压＜13.3 kPa(100 mmHg),平均动脉压＜16.0 kPa(120 mmHg),不必急于将血压完全降至正常:一般采用硝酸甘油、压宁定(利喜定)静脉给药。

(3)有抽搐、躁动不安者使用安定等镇静药。

(4)如有脑水肿发生可适当使用脱水药和利尿药,常用药物有20％甘露醇和呋塞米。

(二)基础护理

(1)保持环境安静,绝对卧床休息。

(2)给氧,昏迷患者应保持呼吸道通畅,及时清除呼吸道分泌物。

(3)建立静脉通路,保证降压药的及时输入。

(4)做好心理护理,消除紧张状态,避免情绪激动,酌情使用有效镇静药。

(5)限制钠盐摄入,每天小于6 g,多食新鲜蔬菜和水果,保证足够的钾、钙、镁摄入;禁食刺激性食物如酒、烟等,昏迷患者给予鼻饲。

(6)保持大便通畅,排便时避免过度用力。

(7)严密观察血压,严格按规定的测压方法定时测量血压并做好记录,最好进行24小时动态血压监测,并进行心电监护,观察心率、心律变化,发现异常及时处理。

(8)观察头痛、烦躁、呕吐、视力模糊等症状经治疗后有无好转,精神状态有无由兴奋转为安静。高血压脑病随着血压的下降,神志可以恢复,抽搐可以停止,所以应迅速降压、制止抽搐以减轻脑水肿,按医嘱适当使用脱水剂。

(9)记录 24 小时出入量,昏迷患者给予留置导尿,维持水、电解质和酸碱平衡。

(三)预见性观察

(1)心力衰竭:主要为急性左心衰,应注意观察患者的心率、心律变化,做心电监护,及时观察有否心悸、呼吸困难、粉红色泡沫样痰等情况出现。

(2)脑出血表现为嗜睡、昏迷、肢体偏瘫、面瘫,伴有或不伴有感觉障碍,应加以观察,出现情况及时处理。

(3)肾衰竭观察尿量,定期复查肾功能,使用呋塞米时尤其应注意。

(仝泰瑞)

第九节 心房颤动

心房颤动简称房颤,是指心房无序除极、电活动丧失,产生快速无序的颤动波,导致心房无有效收缩,是最严重的心房电活动紊乱。有学者研究表明,30 岁以上患者 20 年内发生心房颤动的总概率为 2%,60 岁以后发病率显著增加,平均每 10 年发病率增加 1 倍。目前国内房颤的流行病学资料较少,一项对 14 个自然人群房颤现状的大规模流行病学调查显示,房颤发生率为 0.77%。在所有房颤患者中,房颤发生率按病因分类,非瓣膜性、瓣膜性和孤立性房颤所占比例分别为 65.2%、12.9% 和 21.9%。非瓣膜性房颤发生率明显高于瓣膜性房颤和孤立性房颤,其中 1/3 为阵发性房颤,2/3 为持续或永久性房颤。

一、病因和发病机制

房颤的病因与房扑相似。阵发性房颤可见于无器质性心脏病患者,而持续性房颤则多伴有器质性心脏病,如高血压心脏病、风湿性心脏病、冠心病、心肌病等。其他病因尚有房间隔缺损、肺栓塞,二尖瓣、三尖瓣狭窄或关闭不全,慢性心功能不全使心房扩大,及涉及心脏的中毒性、代谢性疾病,如甲状腺功能亢进性心脏病、心包炎、乙醇中毒等。亦可见于胸腔手术后、胸部外伤,甚至子宫内的胎儿亦可发生。少数患者病因不明,称为特发性房颤。

房颤的发生机制主要涉及两个方面。其一是房颤的触发因素,包括交感神经和副交感神经刺激、心动过缓、房性期前收缩或心动过速、房室旁路和急性心房牵拉等。其二是房颤发生和维持的基质,这是房颤发作和维持的必要条件,以心房有效不应期的缩短和心房扩张为特征的电重构和解剖重构是房颤持续的基质,重构变化可能有利于形成多发折返子波。此外,还与心房某些电生理特性变化有关,包括有效不应期离散度增加、局部阻滞、传导减慢和心肌束的分隔等。

随着对局灶驱动机制、心肌袖、电重构的认识,及非药物治疗方法的不断深入,目前认为房颤是多种机制共同作用的结果。①折返机制:包括多发子波折返学说和自旋波折返假说。②触发机制:由于异位局灶自律性增强,通过触发和驱动机制发动和维持房颤,而绝大多数异位兴奋灶(90% 以上)在肺静脉内,尤其是左、右上肺静脉。组织学上可看到肺静脉入口处的平滑肌细胞中有横纹肌成分,即心肌细胞呈袖套样延伸到肺静脉内,而且上肺静脉比下肺静脉的袖套样结构更宽、更完善,形成心肌袖。肺静脉内心肌袖是产生异位兴奋的解剖学基础。腔静脉和冠状静脉窦在胚胎发育过程中也可形成肌袖,并有可以诱发房颤的异位兴奋灶存在。异位兴奋灶也可以存在于心房的其他部位,包括界嵴、房室交界区、房间隔、Marshall韧带和心房游离壁等。③自主神经机制:心房肌的电生理特性不同程度地受自主神经系统的调节,自主神经张力改变在房颤中起着重要作用。部分学者称其为神经源性房颤,并根据发生机制的不同将其分为迷走神经性房颤和交感神经性房颤两类。前者多发生在夜间或餐后,尤其多见于无器质性心脏病的男性患者;后者多见于白昼,多由运动、情绪激动和静脉滴注异丙肾上腺素等诱发。迷走神经性房颤与不应期缩短和不应期离散性增高有关;交感神经性房颤则主要是由于心房肌细胞兴奋性增高、触发激动和微折返环形成。而在器质性心脏病中,心脏生理性的迷走神经优势逐渐丧失,交感神经性房颤更为常见。

二、房颤的分类

临床上常根据病因、起病时间、心室率、自主神经作用、发生机制及部位等对房颤进行分类。然而,到目前为止仍没有一种分类方法能满足所有的要求。目前,临床上常将房颤分为初发房颤、阵发性房颤、持续性房颤、永久性房颤。

(一)初发房颤

首次发现,不论其有无症状和能否自行复律。

(二)阵发性房颤

持续时间<7天,一般<48小时,多为自限性。

(三)持续性房颤

持续时间>7天,常不能自行复律,药物复律的成功率较低,常需电转复。

(四)永久性房颤

复律失败或复律后24小时内又复发的房颤,可以是房颤的首发表现或由反复发作的房颤发展而来,对于持续时间较长、不适合复律或患者不愿意复律的房颤也归于此类。有些房颤患者不能获得准确的房颤病史,尤其是无症状或症状轻微者,常采用新近发生的或新近发现的房颤来命名,新近发生的房颤也可指房颤持续时间<24小时。房颤的一次发作事件是指发作持续时间>30秒。

三、临床表现

房颤是临床上最为常见的心律失常之一。充血性心力衰竭、瓣膜性心脏病、卒中病史、左心房扩大、二尖瓣和主动脉瓣功能异常、经治疗的高血压及高龄是房颤发生的独立危险因素。阵发性房颤可见于器质性心脏病患者,尤其在情绪激动时,或急性乙醇中毒、运动、手术后,但更多见于器质性心脏病患者。持续性房颤患者多有心血管疾病,最常见于二尖瓣病变、高血压性心脏病、房间隔缺损、冠心病、肺心病等。新近发生的房颤则应考虑甲状腺功能亢进等代谢性疾病。

心房无序的颤动失去了有效的收缩与舒张,心房泵血功能恶化或丧失,加之房室结对快速心房激动的递减传导,引起心室极不规则的反应。因此,心室律(率)紊乱、心功能受损和心房附壁血栓形成是房颤患者的主要病理生理特点。房颤可有症状,也可无症状,即使对于同一患者也是如此。房颤引起的症状由多种因素决定,包括发作时的心室率、心功能、伴随的疾病、房颤持续时间及患者感知症状的敏感性等,其危害主要有三方面:①引起胸闷、心悸、体力下降等症状;②降低心泵功能;③导致系统栓塞等严重并发症。严重时可出现低血压、心绞痛、急性肺水肿、昏厥甚至猝死。

大多数患者有心悸、呼吸困难、胸痛、疲乏、头晕和黑蒙等症状,由于心房利钠肽的分泌增多还可引起多尿。部分房颤患者无任何症状,偶然的机会或者出现房颤的严重并发症如卒中、栓塞或心力衰竭时才被发现。有些患者有左心室功能不全的症状,可能继发于房颤时持续的快速心室率。晕厥并不常见,但却是一种严重的并发症,常提示存在窦房结功能障碍及房室传导功能异常、主动脉瓣狭窄、肥厚型心肌病、脑血管疾病或存在房室旁路等。

典型的房颤体征为心律绝对不规则、第一心音强弱不等、脉搏短绌。如果房颤患者心室率突然变得规整,应怀疑它可能转变成窦性心律、房性心动过速、下传比例固定的心房扑动或交界性、室性心动过速。

四、心电图诊断

房颤的心电图特点为:①P 波消失,仅见心房电活动呈振幅不等、形态不一的小的不规则的基线波动,称为 f 波,频率为 350～600 次/分;②QRS 波群形态和振幅略有差异,RR 间期绝对不等。其原因在于大量心房冲动由于波振面的冲突而相互抵消,或侵入房室结,使房室结对后来的冲动部分地不起反应,阻滞在房室交界区未下传到心室(即隐匿性传导,导致心室律不规则),此时决定心室反应速率的主要因素是房室结的不应期和最大起搏频率(图 15-1)。

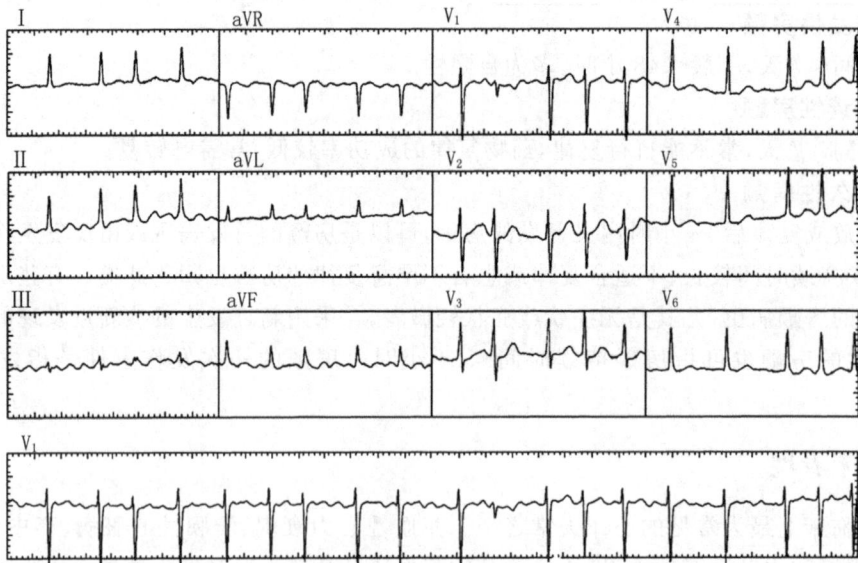

图 15-1　心房颤动

各导联 P 波消失,代之以不规则的 f 波,以 Ⅱ、Ⅲ、aVF 和 V₁ 导联为明显,QRS 波群形态正常,RR 间期绝对不等

房颤时的心室率取决于房室结的电生理特性、迷走神经和交感神经的张力水平,及药物的影响等。在未经治疗的房室传导正常的患者,则伴有不规则的快速心室反应,心室率通常在 100～160 次/分。当患者伴有预激综合征时,房颤的心室反应有时超过 300 次/分,可导致心室颤动。如果房颤合并房室传导阻滞,由于房室传导系统发生不同程度的传导障碍,可以出现长 RR 间期。房颤持续过程中,心室节律若快且规则(超过 100 次/分),提示交界性或室性心动过速;若慢

且规则(30～60次/分),提示完全性房室传导阻滞。如出现 RR 间期不规则的宽 QRS 波群,常提示存在房室旁路前传或束支阻滞。当 f 波细微、快速而难以辨认时,经食管或心腔内电生理检查将有助诊断。

五、治疗

房颤患者的治疗目标是减少血栓栓塞和控制症状。后者主要是控制房颤时的心室率和/或恢复及维持窦性心律。其治疗主要包括以下 5 方面。

(一)复律治疗

对阵发性、持续性房颤和经选择的慢性房颤患者,转复为窦性心律是所希望的治疗终点。

初发 48 小时内的房颤多推荐应用药物复律,时间更长的则采用电复律。对于房颤伴较快心室率并且症状重、血流动力学不稳定的患者,包括伴有经房室旁路前传的房颤患者,则应尽早或紧急电复律。伴有潜在病因的患者,如甲亢、感染、电解质紊乱等,在病因未纠正前,一般不予复律。

1.药物复律

新近发生的房颤用药物转复为窦性心律的成功率可达 70% 以上,但持续时间较长的房颤复律成功率较低。静脉注射依布利特复律的速度最快,用 2 mg 可使房颤在 30 分钟内或以后的 30～40 分钟内转复为窦性心律,比静脉注射普鲁卡因胺或索他洛尔的疗效更好。依布利特的主要不良反应是尖端扭转型室性心动过速,对心动过缓、低钾血症、低镁血症、心室肥厚、心力衰竭者及女性患者应慎用。静脉应用普罗帕酮、普鲁卡因胺和胺碘酮也可复律。胺碘酮复律的速度较慢,虽然控制心室率的效果在给予 300～400 mg 时已达到,但静脉给药剂量≥1 g 约需要 24 小时才能复律。对持续时间较短的房颤,Ⅰc 类抗心律失常药物氟卡尼和普罗帕酮在 2.5 小时复律的效果优于胺碘酮,而氟卡尼和普罗帕酮的复律效果无差异。快速静脉应用艾司洛尔(esmolol)对复律房颤有效,而洋地黄制剂对复律无效。

目前最常用于复律的静脉药物有普罗帕酮、胺碘酮和依布利特。静脉应用抗心律失常药物时应行心电监护。如有心功能不良或器质性心脏病,首选胺碘酮;如心功能正常或无器质性心脏病,可首选普罗帕酮,也可用氟卡尼或索他洛尔。对于症状不明显的房颤患者也可口服抗心律失常药物进行复律。

对新近发生的房颤采用药物复律,需要仔细分析患者的临床情况,对拟用的抗心律失常药物的药理特性要有充分了解。无器质性心脏病的房颤患者静脉应用或口服普罗帕酮是有效和安全的,而对有缺血性心脏病、左心室射血分数降低、心力衰竭或严重传导障碍的患者,应该避免应用Ⅰc 类药物。胺碘酮、索他洛尔和新Ⅲ类抗心律失常药物如依布利特和多菲利特,复律是有效的,但有少数患者(1%～4%)可能并发尖端扭转型室性心动过速,因此在住院期间进行复律较为妥当。对房颤电复律失败或早期复发的病例,在择期行电复律前应先应用胺碘酮、索他洛尔等药物以提高房颤复律的成功率。对房颤持续时间≥48 小时或持续时间不明的患者,在复律前后均应常规应用华法林抗凝治疗。

2.直流电复律

(1)体外直流电复律:体外(经胸)直流电复律对房颤转复为窦性心律十分有效和简便,并且只要操作得当则相对安全。主要的适应证是药物复律失败的阵发性或持续性房颤且必须维持窦性心律者,对于心室率快、症状重且有血流动力学恶化倾向的房颤患者常作为一线治疗。起始能量以 150～200 J 为宜,如复律失败,可用更高的能量。电复律必须与 R 波同步。

房颤患者经适当的准备和抗凝治疗,电复律并发症很少,但也可发生包括体循环栓塞、室性期前收缩、非持续性或持续性室性心动过速、窦性心动过缓、低血压、肺水肿及暂时性 ST 段抬高等症状、体征。体外电复律对左心室功能严重损害的患者要十分谨慎,因为有发生肺水肿的可能。体外直流电复律的禁忌证包括洋地黄毒性反应、低钾血症、急性感染性或炎性疾病、未代偿的心力衰竭及未满意控制的甲状腺功能亢进等。恢复窦性心律后可进一步了解窦房结功能状况或房室传导情况。如果患者疑有房室传导阻滞或窦房结功能低下,电复律前应有预防性心室起搏的准备。

(2)心内直流电复律:自 1993 年以来,复律的低能量(<20 J)心内电击技术已用于临床。该技术采用两个表面积大的导管电极,分别置于右心房(负极)和冠状静脉窦(正极)。其中一根电极导管也可置于左肺动脉作为正极,或者因冠状静脉窦插管失败作为替代(正极)。对房颤的各种亚组患者,包括体外直流电复律失败的房颤患者,复律的成功率可达 70%～89%。该技术也可用于对电生理检查或导管消融过程中发生的房颤进行复律,但放电必须与 R 波准确同步。

(3)电复律与药物联合应用:对于反复发作的持续性房颤,约 25% 的患者电复律不能成功,或虽复律成功,但窦性心律仅能维持数个心动周期或数分钟后又转为房颤,另 25% 的患者复律成功后 2 周内复发。若电复律失败,可在应用抗心律失常药物后再次体外电复律,必要时考虑心内电复律。与电复律前给予安慰剂或频率控制药物比较,胺碘酮可提高电复律的成功率,复律后房颤复发的比例也降低。给予地尔硫䓬、氟卡尼、普鲁卡因胺、普罗帕酮和维拉帕米并不提高复律的成功率,对电复律成功后预防房颤复发的作用也不明确。有研究提示,在电复律前 28 天给予胺碘酮或索他洛尔,两者对房颤自发复律和电复律的成功率效益相同($P=0.98$)。对房颤复律失败或早期复发的病例,推荐在择期复律前给予胺碘酮、索他洛尔。

(4)植入型心房除颤器:心内直流电复律的研究已近 20 年,为了便于重复多次尽早复律,20 世纪90 年代初已研制出一种类似植入型心律转复除颤器(implantable cardioverter defibrillator,ICD)的植入型心房除颤器(implantable atrial defibrillator,IAD)。IAD 发放低能量(<6 J)电击,以尽早有效地终止房颤,恢复窦性心律,尽可能减少患者的不适感觉。尽管动物实验和早期的临床经验表明,低能量心房内除颤对阵发性房颤、新近发生的房颤或慢性房颤患者都有较好的疗效(75%～80%),能减少房颤负荷和住院次数,但由于该技术为创伤性的治疗方法、费用昂贵,且不能预防复发,因此不推荐常规使用。

(二)维持窦性心律

无论是阵发性还是持续性房颤,大多数房颤在转复成功后都会复发,因此,通常需要应用抗心律失常药物预防房颤复发以维持窦性心律。常选用 Ⅰa、Ⅰc 及Ⅲ类(胺碘酮、索他洛尔)抗心律失常药物及导管消融预防复发。

在使用抗心律失常药物前,应注意检查有无心血管疾病和其他相关因素。首次发现的房颤、偶发房颤或可以耐受的阵发性房颤,很少需要预防性用药。β受体阻滞剂对仅在运动时发生的房颤比较有效。

在选择抗心律失常药物进行窦性心律的长期维持治疗时,首先要评估药物的有效性、安全性及耐受性。有研究提示,现有的抗心律失常药物在维持窦性心律中,虽可改善患者的症状,但有效性差,不良反应较多,且不降低总病死率。

在考虑疗效的同时,药物选择还需密切注意和妥善处理以下问题。

1.对脏器的毒性作用

普罗帕酮、氟卡尼、索他洛尔、多菲利特、丙吡胺对脏器的毒性作用相对较低,如患者应用胺碘酮治疗,则需注意并尽可能防止胺碘酮对脏器的毒性作用。

2.致心律失常作用

一般说来,在结构正常的心脏,Ⅰc类抗心律失常药物很少诱发室性心律失常。在有器质性心脏病的患者,致心律失常作用的发生率较高,其发生率及类型与所用药物和本身心脏病的类型有关。Ⅰ类抗心律失常药物一般应当避免在心肌缺血、心力衰竭和显著心室肥厚的情况下使用。选择药物的原则如下。

(1)若无器质性心脏病,首选Ⅰc类抗心律失常药物;索他洛尔、多菲利特、丙吡胺和阿齐利特可作为第二选择。

(2)若伴高血压,药物的选择与第一条相同。若伴有左心室肥厚,有可能引起尖端扭转型室性心动过速,故胺碘酮可作为第二选择。但对有显著心室肥厚(室间隔厚度≥14 mm)的患者,Ⅰ类抗心律失常药物不适宜使用。

(3)若伴心肌缺血,避免使用Ⅰ类抗心律失常药物。可选择胺碘酮、索他洛尔,也可选择多菲利特与β受体阻滞剂合用。

(4)若伴心力衰竭,应慎用抗心律失常药物,必要时可考虑应用胺碘酮,或多菲利特,并适当加用β受体阻滞剂。

(5)若合并预激综合征(WPW综合征),应首选对房室旁路行射频消融治疗。

(6)对迷走神经性房颤,丙吡胺具有抗胆碱能活性,疗效肯定;不宜使用胺碘酮,因该药具有一定的β受体阻断作用,可加重该类房颤的发作。对交感神经性房颤,β受体阻滞剂可作为一线治疗药物,此外还可选用索他洛尔和胺碘酮。

(7)对孤立性房颤可先试用β受体阻滞剂;普罗帕酮、索他洛尔和氟卡尼的疗效肯定;胺碘酮和多菲利特仅作为替代治疗。

在药物治疗过程中,如出现明显不良反应或患者要求停药,则应该停药;如药物治疗无效或效果不肯定,应及时停药。

鉴于目前已有的抗心律失常药物的局限性和现有导管消融研究的结果,在维持窦性心律方面经导管消融优于药物治疗。

(三)控制过快的心室率

药物维持窦性心律和控制心室率的研究显示,没有发现控制心室率在死亡率和生活质量方面逊于维持窦性心律的治疗。主要原因可能是复律并维持窦性心律治疗过程中的风险,尤其是抗心律失常药物的不良反应,抵消了维持窦性心律所带来的益处,故在降低房颤复发率的同时并没有改善患者的预后。因此,长期用药时应评价抗心律失常药物的益处和风险。对于部分房颤患者而言,心室率控制后可显著减轻或消除症状,改善心功能,提高生活质量。控制心室率在以下情况下可作为一线治疗:①无转复窦性心律指征的持续性房颤;②房颤已持续数年,在没有其他方法干预的情况下(如经导管消融治疗),即使转复为窦性心律也很难维持;③抗心律失常药物复律和维持窦性心律的风险大于房颤本身;④心脏器质性疾病,如左心房内径大于55 mm、二尖瓣狭窄等,如未纠正,很难长期保持窦性节律。

控制房颤患者过快心室率,使患者静息时心室率维持在60~80次/分,运动时维持在90~115次/分,可采用洋地黄制剂、钙通道阻滞剂(地尔硫䓬、维拉帕米)及β受体阻滞剂单独应用或联合应用、某些抗心律失常药物。β受体阻滞剂是房颤时控制心室率的一线药物,钙通道阻滞剂如维拉帕米和地尔硫草也是常用的一线药物,对控制运动时快速心室率的效果比地高辛好,β受体阻滞剂和地高辛合用控制心室率的效果优于单独使用。洋地黄制剂(例如地高辛)对控制静息时的心室率有效,但对控制运动时的心室率无效,仅用于伴有慢性心力衰竭的房颤患者,对其他房颤患者不单独作为一线药物。对伴有房室旁路前传的房颤患者,禁用钙通道阻滞剂、洋地黄制剂和β受体阻滞剂,因房颤时心房激动经房室结前传受到抑制后可使其经房室旁路前传加快,致心室率明显加快,产生严重血流动力学障碍,甚或诱发室性心动过速和/或心室颤动。对伴有房室旁路前传且血流动力学不稳定的房颤患者,首选直流电复律;血流动力学异常不明显者,静脉注射普罗帕酮、胺碘酮或普鲁卡因胺。为了迅速地控制心室率,可经静脉应用β受体阻滞剂或维拉帕米、地尔硫草。

对于发作频繁、药物不能控制的快速心室率患者或不能耐受药物治疗且症状严重的患者,可考虑导管消融改良房室结以减慢心室率、消融房室结阻断房室传导后植入永久性人工心脏起搏器治疗。

(四)抗凝治疗

房颤是卒中的独立危险因素,房颤患者发生卒中的危险是窦性心律者的5～6倍。在有血栓栓塞危险因素的房颤患者中,应用华法林进行抗凝治疗是目前唯一可明确改善患者预后的药物治疗手段。任何有血栓栓塞危险因素的房颤患者如无抗凝治疗禁忌证均应给予长期口服华法林治疗,并使其国际标准化比率(INR)维持在2.0～3.0,而最佳值为2.5左右,75岁以上患者的INR宜维持在2.0～2.5。INR<1.5不可能有抗凝效果;INR>3.0出血风险明显增加。对年龄<65岁无其他危险因素的房颤患者可不予以抗凝剂,65～75岁无危险因素的持续性房颤患者可给予阿司匹林300～325 mg/d预防治疗。

对阵发性或持续性房颤,如行复律治疗,当房颤持续时间在48小时以内,复律前不需要抗凝。当房颤持续时间不明或≥48小时,临床可有两种抗凝方案。一种是先开始华法林抗凝治疗,使INR达到2.0～3.0三个星期后复律。在3周有效抗凝治疗之前,不应开始抗心律失常药物治疗。另一种是行经食管超声心动图检查,且静脉注射肝素,如果没有发现心房血栓,可进行复律。复律后肝素和华法林合用,直到INR≥2.0停用肝素,继续应用华法林。在转复为窦性心律后几周,患者仍然有全身性血栓栓塞的可能,不论房颤是自行转复为窦性心律或是经药物或直流电复律,均需再行抗凝治疗至少4周,复律后在短时间内心房的收缩功能尚未完全恢复。

华法林抗凝治疗可显著降低缺血性脑卒中的发生率,但应注意其出血性事件的危险,对每例患者应当评估风险/效益比。华法林初始剂量2.5～3 mg/d,2～4日起效,5～7日达治疗高峰。因此,在开始治疗时应隔天监测INR,直到INR连续2次在目标范围内,然后每周监测2次,共1～2周。稳定后,每月复查2次。华法林剂量根据INR调整,如果INR低于1.5,则增加华法林的剂量,如高于3.0,则减少华法林的剂量。华法林剂量每次增减的幅度一般在0.625 mg/d以内,剂量调整后需重新监测INR。由于华法林的药代动力学受多种食物、药物、乙醇等的影响,因此,华法林的治疗需长期监测和随访,将INR控制在治疗范围内。

阿司匹林有预防血栓栓塞事件的作用,但其效果远比华法林差,仅应用于对华法林有禁忌证或者脑卒中的低危患者。因阿司匹林与华法林联合应用的抗凝作用并不优于单独应用华法林,而出血的危险却明显增加,因此不建议两者联用。氯吡格雷也可用于预防血栓形成,临床多用75 mg顿服,其优点是不需要监测INR,出血危险性低,但预防脑卒中的效益远不如华法林,即使氯吡格雷与阿司匹林合用,其预防卒中的作用也不如华法林。

(五)非药物治疗

对一部分反复发作、症状较重而药物治疗效果不理想的患者,可选择进行非药物治疗,包括心房起搏、导管消融及心房除颤器等。

(仝泰瑞)

第十节 心脏压塞

正常的心包具有一定的弹性,以适应心脏容量的生理性改变。当心包腔内液体过多时,可导致心包腔内压上升,造成心包压迫综合征,其中最重要最紧急的一类即为心脏压塞。

一、病因

所有导致心包积液或心包出血的原因都可以引起心脏压塞。有研究显示,14%的特发性心包炎的患者及61%的肿瘤性、结核性或化脓性心包炎的患者都出现过心脏压塞。在溶栓治疗的急性心肌梗死患者中,心脏压塞的发病率不超过1%,介入治疗的患者发病率更低。左室游离壁出血与出血性心包炎是心脏压塞的一个重要原因。另外,A型主动脉夹层的患者也常常会合并心脏压塞。

二、病理生理改变

心脏压塞会引起心包内压升高,使得各个心腔均受到压迫。尽管心包具有一定的弹性,但一旦达到其弹性限度,心包内的液体就会挤占心脏本身的空间。随着心脏压塞的进一步进展,心腔越来越小,心脏的舒张顺应性下降,心脏灌注受限,从而引起一系列后果。

(一)体循环静脉回流的变化

正常情况下,心室收缩期及舒张早期静脉回流达到两个高峰。心包积液在整个心动周期均对心脏造成压迫使得心脏射血时的容积越来越小。当心脏压塞逐渐加重时,舒张早期充盈减少,静脉回流减少,使得心室腔塌陷,造成心排血量及血压下降。

(二)静脉回流随呼吸的变化

吸气时,胸腔内压的下降可以通过心包传递至右心,从而使得吸气时全身静脉回流增加。由于心室间相互作用的存在,当心包内压高于右室的舒张压时,即会引起右室游离壁舒张受限,从而使得右心室压力作用于室间隔,使其向左室膨出,引起左室顺应性下降。

通常情况下,心包积液的逐渐增加(比如肾衰或肿瘤性)会使得心包的顺应性也逐渐增加,从而不会引起心包内压力迅速升高。这种情况下,由于代偿充分,即使存在大量的心包积液,也未必引起心脏压塞。而当心包内液体迅速增加(比如急性出血)时,少量的心包积液也会造成心包内压的迅速升高,引起心脏压塞。

三、临床表现

心脏压塞患者的临床表现根据心包积液增加时间的长短不同以及临床情况的差异亦各不

相同。

急性心脏压塞常由外伤,心脏或主动脉破裂等原因引起,可以在几分钟内迅速出现,需要紧急减压,如不积极处理可迅速危及生命。常伴有胸痛,心动过速,呼吸困难,颈静脉怒张,心音遥远。由于心排血量的下降常会出现低血压及心源性休克的表现,包括四肢发凉,外周发绀,尿量减少等。

亚急性心脏压塞通常在数天或数周出现,常常由肿瘤,尿毒症等原因引起。发病早期常无症状,一旦心包内压力到达一定程度,患者即会出现呼吸困难,胸痛或胸闷,外周水肿临床症状。查体常会发现低血压,脉搏细速,提示每搏输出量下降。

奇脉是心脏压塞的一个重要体征,主要表现为吸气时患者的收缩压出现明显下降。吸气时体静脉回流受限,右心室排入肺循环血量减少,而肺循环受呼吸负压影响,肺血管扩张,致使肺静脉回流入左心的血量减少,左心排血量减少,以致脉搏减弱甚至消失。

四、治疗

当患者出现急性心脏压塞症,严重影响血流动力学稳定时,可施行心包穿刺术抽出液体减压。穿刺前应先做超声检查,了解进针途径及刺入心包处的积液层厚度,穿刺部位有:①常于左第 5 肋间,心浊音界内侧 1～2 cm 处,或在心尖搏动以外 1～2 cm 处进针,穿刺针应向内、向后推进,指向脊柱,患者取坐位;②或于胸骨剑突与左肋缘形成的角度处刺入,针尖向上、略向后,紧贴胸骨后推进,患者取半坐位;③对疑有右侧或后侧包裹性积液者,可考虑选用右第 4 肋间胸骨缘处垂直刺入或于右背部第 7 或 8 肋间肩胛中线处穿刺,为避免刺入心肌,穿刺时可将心电图机的心前区导联连接在穿刺针上。在心电图示波器及心脏 B 超监测下穿刺,如针尖触及心室肌则 ST 段抬高但必须严密检查绝缘是否可靠,以免患者触电,另有使用"有孔超声探头",穿刺针经由探头孔刺入,在超声波监测下进行穿刺,可观察穿刺针尖在积液腔中的位置以及移动情况,使用完全可靠。

(仝泰瑞)

第十一节　洋地黄中毒

洋地黄中毒特点是心脏冲动形成、传导或两者均出现紊乱,可有消化道及中枢性神经系统症状,但后者少见。低钾血症、低镁血症、甲状腺功能减低、高钙血症、碱中毒、原发性心肌病、心肌急性缺血缺氧、感染、肾功能减退等均易诱发洋地黄中毒。患者对洋地黄的需要量和耐受量差异很大,严重心力衰竭患者,其中毒量和治疗量非常相近。

一、病因

(1)电解质紊乱:主要为低钾血症、低镁血症和高钙血症。

(2)酸中毒和缺氧。

(3)肾功能减退:地高辛及其他由肾排泄的强心苷浓度增加,易致中毒。

(4)严重心肌病变:晚期心肌病变或弥漫性心肌炎,对洋地黄的敏感性增加,易出现洋地黄中毒。

(5)甲状腺功能低下:见于黏液性水肿患者,对洋地黄敏感性增高,易出现洋地黄中毒。

(6)年龄:老年人的细胞组织对洋地黄似乎更敏感,对洋地黄耐受性降低,易致洋地黄中毒。

(7)联合用药:奎尼丁、维拉帕米、普鲁卡因胺、胺碘酮、普罗帕酮等与地高辛合用时,可使血清地高辛浓度增加,从而增加洋地黄中毒的发生率。

二、临床表现

(一)心外表现

1.胃肠道症状

最常见。表现为厌食、恶心、呕吐,有时出现腹痛、腹泻。停药后观察,症状减轻或消失,有利于中毒的诊断。

2.神经精神症状

较常见的有疲乏、烦躁、易激动、昏睡及精神错乱。有时出现头痛、失眠、眩晕、抑郁、全身不适。较少见的有神经痛、幻觉、谵妄、感觉异常等。上述症状一般出现在胃肠道症状及心律失常之后。

3.视觉异常

有视物模糊、周围视野内光闪耀。色视障碍,如黄视、绿视为特异症状。

(二)心脏表现

包括心律失常和心肌收缩力的改变,两者可同时出现。

1.心律失常

可出现各种心律失常,不仅是洋地黄中毒的最早表现,还可能是唯一表现。特征性心电图表现为多源性室性期前收缩呈二联律,非阵发性交界区心动过速,房性期前收缩,心房颤动及房室传导阻滞。心电图可有 ST-T 改变,但不能具此诊断洋地黄中毒。

2.心肌收缩力改变

在应用洋地黄过程中,原有心力衰竭一度好转而又突然或缓慢加重,并进而发展为难治性心力衰竭,常为洋地黄中毒所致。

三、辅助检查

(1)心电图出现各种心律失常。

(2)血清地高辛浓度超过 2.0 ng/mL。

四、诊断

本病应综合临床表现、用药情况并结合血药浓度进行判断。一般认为,血清地高辛浓度不超过 2.0 ng/mL,但是临床上要具体分析:如地高辛血浓度>2.0 ng/mL,临床又有中毒表现,则洋地黄中毒诊断无疑。如临床表现高度怀疑有药物中毒的可能,即使地高辛血浓度<2.0 ng/mL,仍按药物中毒处理;如地高辛浓度<0.5 ng/mL,则可以排除中毒的诊断。如临床判断洋地黄中毒困难时,可静脉注射毛花苷 C 0.1 mg,症状加重者考虑为洋地黄中毒,症状减轻者为洋地黄用量不足。

五、治疗

(一)停用洋地黄类药物、促进排泄

一旦诊断,立即停用洋地黄,必要时停用利尿药。轻度毒性反应,如胃肠道、神经系统、视觉症状、一度房室传导阻滞、窦性心动过缓和偶发室性期前收缩等,停药后可自行缓解。误服时间不久,中毒严重者立即以 1:2 000 高锰酸钾溶液,或浓茶水洗胃,以鞣酸蛋白 3～5 g 沉淀洋地黄,灌服导泻剂。

(二)补充钾及镁盐

一般口服氯化钾溶液或缓释片 3～6 g/d,可静脉滴注氯化钾,成人用 1～1.5 g 氯化钾稀释于 5% 葡萄糖液中,在 1～2 小时内由静脉滴注。但对肾衰竭,高钾血症、窦房阻滞,窦性停搏,二度、三度房室传导阻滞者禁用。现认为应与镁同时补充,一般剂量为硫酸镁 2～3 g(25% 硫酸镁 8～12 mL)加于 5% 葡萄糖液 250 mL 内,静脉滴注。

(三)快速心律失常的治疗

1.苯妥英钠

苯妥英钠 125～250 mg 溶于注射用水 20 mL 中静脉注射,2～3 分钟注完。无效时可每 5～10 分钟静脉注射 100 mg,共 2～3 次。心律失常控制后,改为口服维持,每 6 小时 50～100 mg,维持 2～3 天。

2.利多卡因

出现急性快速型室性心律失常,如频繁室性期前收缩、室性心动过速、心室扑动及颤动等,可用利多卡因 50～100 mg 溶于葡萄糖液 20 mL 中,每 5～10 分钟缓慢静脉注射 1 次,总量不超过 300 mg,以后以 1～4 mg/min 的速度静脉滴注维持,适用于室性心律失常。一般禁忌行电复律治疗,因可致心室颤动,如多种方法治疗无效,可考虑用小能量直流电复律。

(四)缓慢性心律失常治疗

如有重度房室传导阻滞、窦性心动过缓、窦房阻滞、窦性停搏、室率缓慢的心房颤动及交界性逸搏心律等,根据病情轻重,酌情采用硫酸阿托品静脉滴注、静脉注射或皮下注射,阿托品 2～5 mg,加于 5% 葡萄糖液 250 mL 中静脉滴注,每天 1 次。阿托品 0.5～1 mg,每 3～4 小时 1 次,皮下注射。静脉注射需稀释,必要时重复应用。房室传导阻滞所致的心率缓慢性心律失常经阿托品治疗无效时,可用异丙肾上腺素治疗。但中毒导致的异位节律点自律性升高的心律失常不适用。青光眼患者禁用。

(五)对症治疗

烦躁不安时给予镇静剂。病情危重、抗心律失常无效时,可考虑施行食管心房调搏术或安装临时起搏器,应用超速抑制或通过程序刺激法多能控制心律失常。

(六)其他

严重地高辛中毒时,可用特异性地高辛抗体。解毒效应迅速且可靠,但可能导致心力衰竭恶化。

(仝泰瑞)

第十二节　室上性心动过速

室上性心动过速(SVT)是临床上最常见的心律失常之一。经典的定义是指异位快速激动形成和/或折返环路位于希氏束分叉以上的心动过速,传统上分为起源于心房和房室交界区的室上性快速性心律失常。包括许多起源部位、传导径路和电生理机制及临床表现、预后意义很不相同的一组心律失常。临床实践中,室上性心动过速包括多种类型,发生部位除了涉及心房、房室结、希氏束外,心室也参与房室折返性心动过速的形成,后者也归属于室上性心动过速的范畴。因此,有学者将其重新定义为激动的起源和维持需要心房或房室交界区参与的心动过速。

按照新定义,室上性心动过速包括窦房结折返性心动过速、房性心动过速、房室结折返性心动过速、房室折返性心动过速、房扑、房颤及其他旁路参与的心动过速。

心电图上室上性心动过速除了功能性和原有的束支阻滞、旁路前传引起 QRS 波群增宽(QRS 时限≥0.12 秒)外,表现为窄 QRS 波群(QRS 时限<0.12 秒)。虽然室上性心动过速的名称应用较广,"窄 QRS 波群心动过速"这一术语较之更合适,且有临床价值。从心电图形态上可以将窄 QRS 波群心动过速和宽 QRS 波群心动过速容易地区别开来。

电生理研究表明,室上性心动过速的发生机制包括折返性、自律性增高和触发活动,其中绝大多数为折返性。

本节主要叙述房室结折返性心动过速、房室折返性心动过速,及其他旁路参与的心动过速。窦房结折返性心动过速、房性心动过速、房扑和房颤在其他章节讨论。

一、房室结折返性心动过速

(一)病因

房室结折返性心动过速(AVNRT)是阵发性室上性心动过速(PSVT)最常见的类型。患者通常无器质性心脏病的客观证据,不同年龄和性别均可发病,但 20~40 岁是大多数患者的首发年龄,多见于女性。

(二)发生机制

AVNRT 的电生理基础是房室结双径路(DAVNP)或多径路。Mines 在 1913 年就首次提出DAVNP 的概念,以后由 Moe 等证实在房室结内存在电生理特性不同的两条传导路径,其中一条传导速度快(A-H 间期短),但不应期较长,称为快径路(β 径路),另外一条传导速度慢(A-H 间期长),但不应期较短,称为慢径路(α 径路)。正常窦性心律时,心房激动沿快径路和慢径路同时下传,因快径路传导速度快,沿快径路下传的激动先抵达希氏束,当沿慢径路下传的激动抵达时,因希氏束正处于不应期而传导受阻。由于 DAVNP(或多径路)的存在,并且传导速度和不应期不一致,分别构成折返环路的前向支和逆向支,一个适时的房性或室性期前刺激可诱发 AVN-RT。

AVNRT 有 3 种不同的临床类型。一种是慢-快型,又称为常见型,其折返方式是激动沿慢径路前传、快径路逆传;另一种是快-慢型,又称为少见型,其折返方式是激动沿快径路前传、慢径路逆传。此外,还有一种慢-慢型,是罕见的类型,折返方式是激动沿一条慢径路前传、再沿另一条电生理特性不同的慢径路逆传。

典型的 AVNRT(慢-快型)是最常见的类型,占 90%。当一个适时的房性期前收缩下传恰逢快径路不应期时,激动不能沿快径路传导,但能沿不应期较短的慢径路缓慢传导,当激动抵达远端共同通路时,快径路因获得足够时间再次恢复应激性,激动从快径路远端逆传抵达近端共同通路,此时慢径路可再次应激折返形成环形运动。若反复折返便形成慢-快型 AVNRT。

非典型 AVNRT(快-慢型)较少见,占 5%~10%。当快径路不应期短于慢径路,并且适时的房性期前收缩或程序期前刺激下传恰遇慢径路不应期时,激动便由快径路前传再沿慢径路逆传,若反复折返形成环形运动,则形成快-慢型 AVNRT。

慢-慢型 AVNRT 的形成是由于多径路的存在,房性期前收缩下传恰逢快径路不应期而不能下传,只能沿慢径路下传,因快径路没有逆传功能或者不应期太长,激动便沿另一条慢径路逆传,若反复折返形成环形运动,则形成慢-慢型 AVNRT。

DAVNP 是否有解剖学基础一直存在争议。近年的研究显示,快径路纤维主要位于房室结前上方与心房肌相连,而慢径路纤维主要位于下后方与冠状窦口相连,两者在近端和远端分别形成近端、远端共同通路,组成折返环。导管消融的实践证实,在快、慢径路所在的区域进行消融能选择性地阻断快、慢径路的传导。由于房室结快、慢径路在组织学上尚无明显差别,目前仍然以房室结功能性纵向分离为主导学说进行解释,认为 DAVNP 可能与房室结的复杂结构形成了非均一的各向异性传导有关。

(三)临床表现

AVNRT 患者心动过速发作呈突然发作、突然终止的特点,症状包括心悸、紧张、焦虑,可出现心力衰竭、休克、心绞痛、眩晕甚至晕厥。症状的严重程度取决于心动过速的频率、持续时间及有无基础心脏病等。心动过速的频率通常在 160~200 次/分,有时可低至 110 次/分、高达 240 次/分。每次发作持续时间为数秒至数小时,可反复发作。持续时间较长的患者常自行尝试通过兴奋迷走神经的方法终止心动过速,包括 Valsalva 动作、咳嗽、平躺后平静呼吸、刺激咽喉催吐等。

心脏体检听诊可发现规则快速的心率(律),心尖区第一心音无变化。

(四)心电图和电生理特点

1.慢-快型 AVNRT(图 15-1~图 15-3)

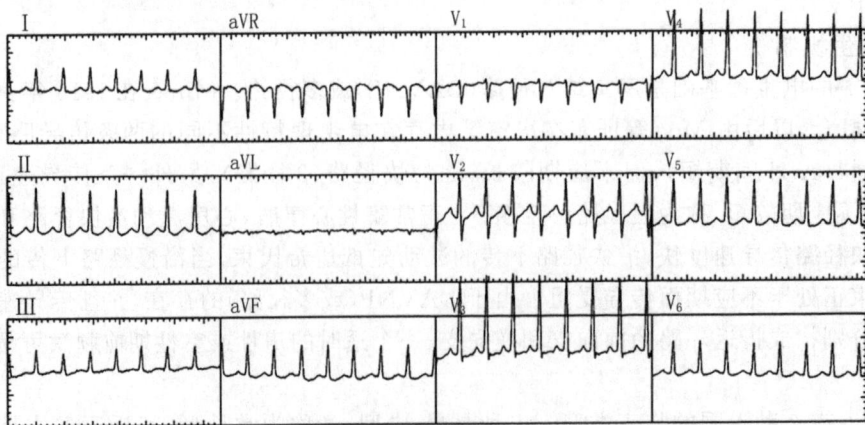

图 15-1 慢-快型 AVNRT

心动过速 RR 周期匀齐,窄 QRS 波群,QRS 波群前后无逆行 P 波,V_1 导联出现假性 r′波

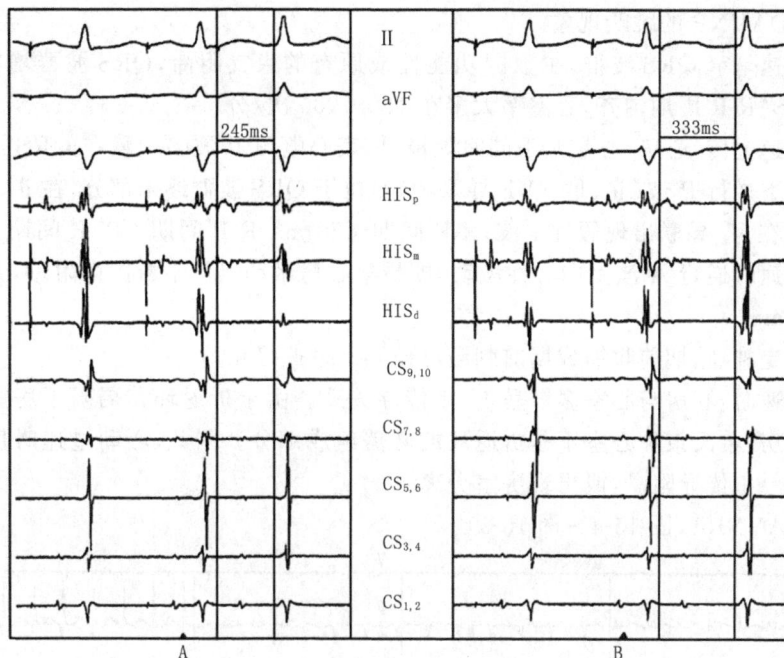

图 15-2 房室结跳跃性前传

同一病例,自上至下依次为体表心电图Ⅱ、aVF、V_1 导联和希氏束近中远
(HIS_p、HIS_m、HIS_d)和冠状静脉窦由近至远($CS_{9,10} \sim CS_{1,2}$)心内记录。A 图
为心房$S_1S_1/S_1S_2 = 500/290$ ms 刺激,A-V 间期 $= 245$ ms;B 图为心房 S1S1/
S1S2 $= 500/280$ ms刺激时房室结跳跃性前传,AV 间期 $= 333$ ms

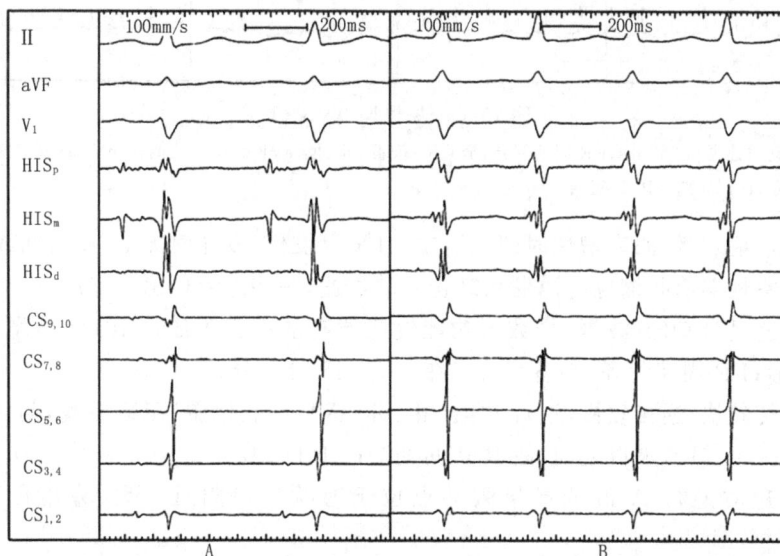

图 15-3 慢-快型 AVNRT

同一病例,A 图为窦性心律记录,B 图为心动过速记录。心动过速周长 320 ms,
希氏束部位逆行心房激动最早,希氏束部位记录(HIS_d)呈 HAV 关系,V-A 间期
$= 0$,H-A 间期 $= 50$ ms,A-H 间期 $= 270$ ms,符合典型 AVNRT 诊断

(1)房性或室性期前收缩能诱发和终止心动过速,诱发心搏的 P'-R 间期或 A-H 间期突然延

长≥50 ms,呈 DAVNP 的跳跃现象。

(2)心动过速呈窄 QRS 波群,少数因功能性或原有的束支阻滞,QRS 波群增宽(QRS 时限≥0.12 秒)、畸形;R-R 周期匀齐,心室率大多在 160~200 次/分。

(3)由于快速逆传,心房、心室几乎同时除极,体表心电图 P′波多埋藏在 QRS 波群中而无法辨认,少数情况下逆行 P′波(Ⅱ、Ⅲ、aVF 导联倒置)位于 QRS 波群终末部分,在 Ⅱ、Ⅲ、aVF 导联出现假性 S 波,在 V₁ 导联出现假性 r′波,R-P′间期<70 ms,R-P′间期<P′-R 间期。

(4)心动过速时逆行 A′波呈向心性激动,即最早心房激动点位于希氏束附近,希氏束电图上 V-A 间期<70 ms。

(5)兴奋迷走神经、期前收缩或期前刺激可使心动过速终止。

(6)心动过速时,心房与心室多数呈 1∶1 传导关系。由于折返环路局限于房室交界区及其周围的组织,心房、希氏束和心室不是折返环的必需组成部分。因此,心动过速时房室和室房可出现文氏型和 2∶1 传导阻滞,或出现房室分离。

2.快-慢型 AVNRT(图 15-4~图 15-5)

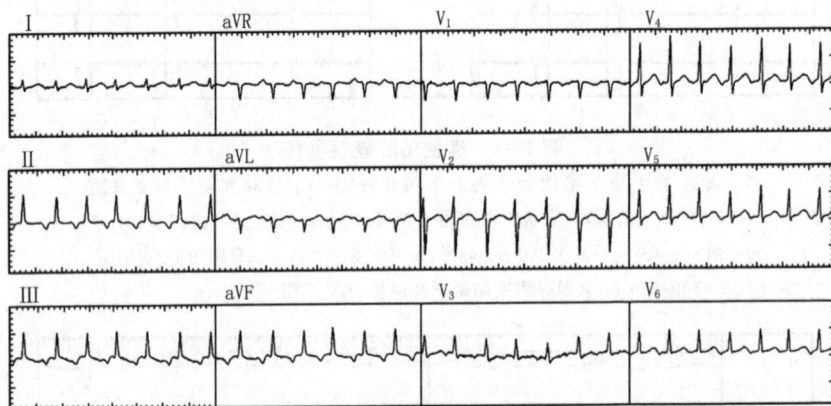

图 15-4　快-慢型 AVNRT

心动过速周长 365 ms,RR 周期匀齐,窄 QRS 波群,Ⅱ、Ⅲ、aVF 导联 P 波倒置,aVL 导联 P 波直立,R-P′间期>P′-R 间期

(1)不需要期前刺激,心率增快时即可诱发,且反复发作,发作时无 P′-R 间期或 A-H 间期突然延长;房性或室性期前收缩也能诱发和终止心动过速,一些患者可出现室房传导的跳跃现象。

(2)心动过速呈窄 QRS 波群,少数因功能性或原有的束支阻滞,QRS 波群增宽(QRS 时限≥0.12 秒)、畸形;RR 周期匀齐,心室率大多在 100~150 次/分。

(3)由于前传较快、逆传较慢,逆行 P′波(Ⅱ、Ⅲ、aVF 导联倒置)出现较晚,与 T 波融合或在 T 波上,位于下一个 QRS 波群之前,故 R-P′间期>P′-R 间期。

(4)心动过速时逆行 A′波的最早激动点位于冠状窦口附近,希氏束电图上 H-A′间期>A′-H 间期。

(5)刺激迷走神经、期前收缩或期前刺激可使心动过速终止,药物治疗效果较差,但可自行终止。

3.慢-慢型 AVNRT(图 15-6)

(1)房性或室性期前收缩能诱发和终止心动过速,诱发心搏的 P′-R 间期或 A-H 间期突然延长≥50 ms,常有一次以上的跳跃现象。

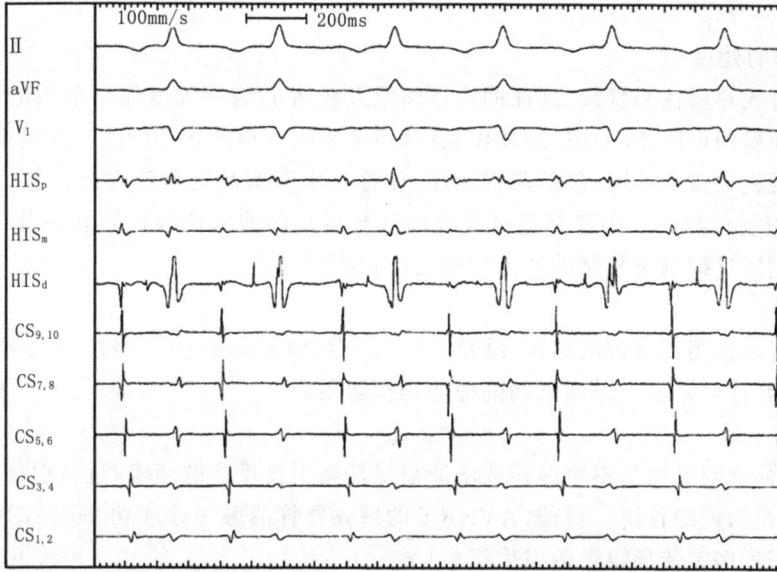

图 15-5 快-慢型 AVNRT

同一病例,心动过速周长 365 ms,希氏束部位记录(HIS$_d$)呈 HVA 关系,H-A 间期＝270 ms,A-H 间期＝95 ms,类似快-慢型 AVNRT,但是希氏束部位与冠状窦近端的心房激动均为最早,不很符合快-慢型 AVNRT,可能与冠状静脉窦电极位置过深有关

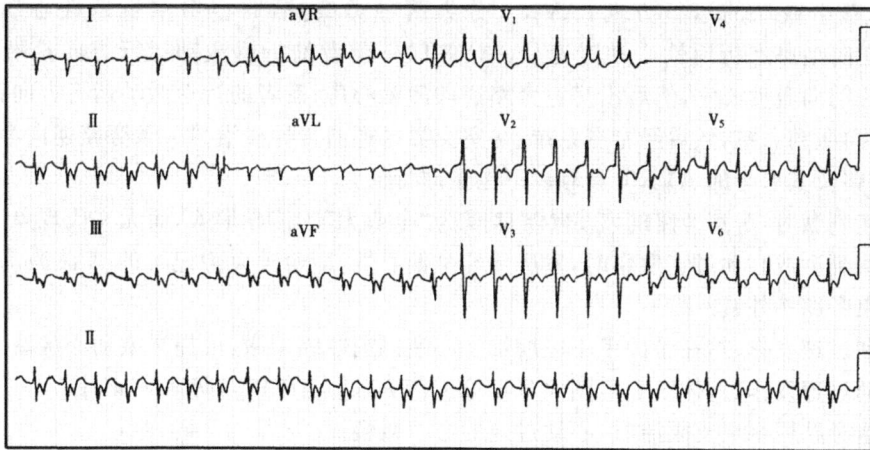

图 15-6 慢-慢型 AVNRT

心动过速周长 370 ms,RR 周期匀齐,窄 QRS 波群,Ⅱ、Ⅲ、aVF
导联 P 波倒置,V$_1$ 导联 P 波直立,R-P′间期＜P′-R 间期

(2)心动过速呈窄 QRS 波群,少数因功能性或原有的束支阻滞,QRS 波群增宽(QRS 时限≥0.12 秒)、畸形;RR 周期匀齐。

(3)逆行 P′波(Ⅱ、Ⅲ、aVF 导联倒置)出现稍晚,位于 ST 段上,R-P′间期＜P′-R 间期。

(4)心动过速时逆行 A′波的最早激动点位于冠状窦口附近,希氏束电图上 H-A′间期＞A′-H间期。

(五)治疗

1.急性发作的处理

根据患者有无器质性心脏病、既往的发作情况及患者的耐受程度作出适当的处理。有些患者仅需休息或镇静即可终止心动过速发作,有些患者采用兴奋迷走神经的方法就能终止发作,但大多数患者需要进一步的处理,包括药物治疗、食管心房调搏甚至直流电复律等。洋地黄制剂、钙通道阻滞剂、β受体阻滞剂和腺苷等可通过抑制慢径路的前向传导而终止发作,Ⅰa、Ⅰc类抗心律失常药物则通过抑制快径路的逆向传导而终止心动过速。

2.预防发作

频繁发作者可选用钙通道阻滞剂(维拉帕米)、β受体阻滞剂(美托洛尔或比索洛尔)、Ⅰc类抗心律失常药物(普罗帕酮)、洋地黄制剂等作为预防用药。

3.射频导管消融

反复发作、症状明显而又不愿服药或不能耐受药物不良反应的患者,进行射频导管消融能达到根治的目的,是治疗的首选。目前,AVNRT的射频导管消融治疗成功率达98%以上,复发率<5%,二度和三度房室传导阻滞的发生率<1%。

二、房室折返性心动过速

房室折返性心动过速(AVRT)是预激综合征最常见的快速性心律失常。其发生机制是由于预激房室旁路参与房室折返环的形成。折返环包括心房、房室交界区、希普系统、心室和旁路。按照折返过程中激动的运行方向,AVRT分为两种类型:顺向型房室折返性心动过速(O-AVRT)和逆向型房室折返性心动过速(A-AVRT)。前者的折返激动运行方向是沿房室交界区、希普系统前向激动心室,然后沿房室旁路逆向激动心房;后者的折返激动运行方向正相反,经房室旁路前向激动心室,然后经希普系统、房室交界区逆向传导或沿另一条旁路逆向激动心房。

房室旁路及其参与的AVRT具有以下电生理特征。

(1)心室刺激时,房室旁路的室房传导表现为"全或无"的传导形式,而无文氏现象。

(2)心室刺激或心动过速发作时,室房传导呈偏心性,即希氏束旁记录的A波激动较其他部位晚(希氏束旁路例外)。

(3)心动过速发作时,在希氏束不应期给予心室期前收缩刺激,可提早激动心房。

(4)心动过速发作时,体表心电图大多可见逆传P波,且R-P′间期>80 ms。

(5)发生旁路同侧束支阻滞时,心动过速的心率减慢。

(6)心房和心室是折返环的组成部分,两者均参与心动过速,不可能合并房室传导阻滞。

(一)顺向型房室折返性心动过速

O-AVRT是预激综合征最常见的心动过速,占AVRT的90%~95%。房室交界区和希普系统作为折返环的前传支,而房室旁路作为逆传支。心动过速多由房性(或室性)期前收缩诱发,一个适合的房性期前收缩恰好遇到旁路的不应期,在旁路形成单向阻滞,而由房室交界区下传心室,由于激动在房室交界区传导缓慢,心室除极后旁路已脱离不应期恢复了传导性,激动便沿旁路逆传激动心房,形成折返回波,如反复折返即形成O-AVRT。

心电图表现:心室律规则,频率通常在150~240次/分;QRS波群时限正常(除非有功能性或原有束支阻滞),无δ波;如出现逆行P′波,则逆行P′波紧随QRS波群之后,R-P′间期<P′-R间期(图15-7)。

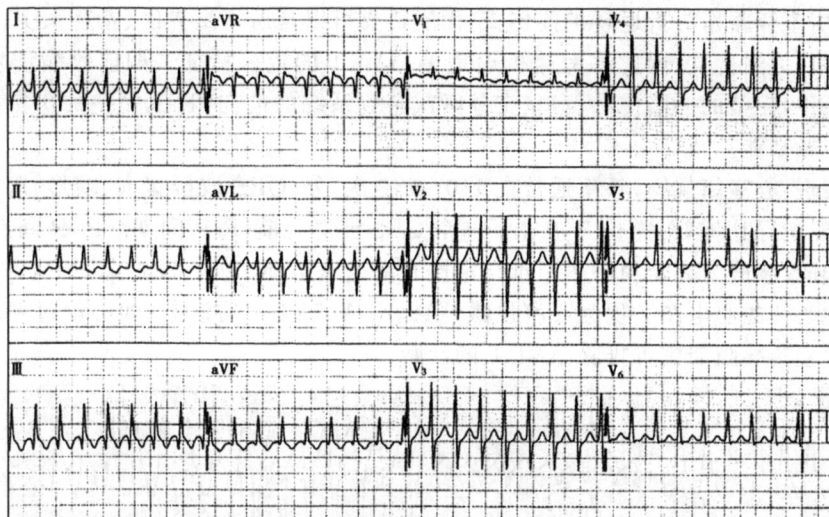

图 15-7 O-AVRT

RR 周期匀齐,窄 QRS 波群,在 Ⅱ、aVF 导联 QRS 波群后隐约可见 P 波

本型应与 P′波位于 QRS 波群之后的慢-快型 AVNRT 鉴别。后者心动过速时心电图 R-P′间期及希氏束电图上 V-A 间期<70 ms,逆行 A′波呈向心性激动,即最早心房激动点位于希氏束附近;而 O-AVRT 患者心动过速时心电图 R-P′间期及希氏束电图上 V-A 间期大多>80 ms,逆行 A′波呈偏心性激动(图 15-8)。

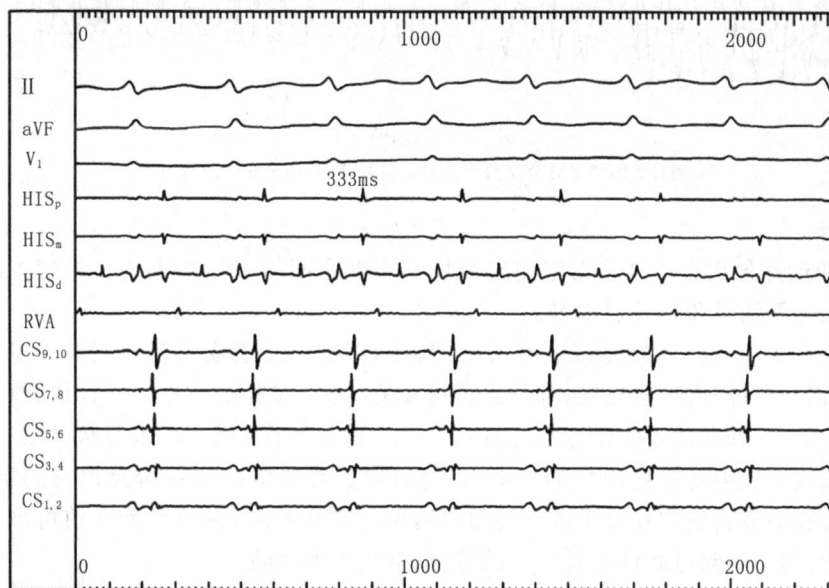

图 15-8 O-AVRT

同一病例,心动过速时,可见 $CS_{7,8}$ 记录的逆行心房激动最早,希氏束部位逆行激动较晚

(二)逆向型房室折返性心动过速

A-AVRT 是预激综合征较少见的心动过速,约占 AVRT 的 5%～10%,有此类心动过速发作的患者多旁路的发生率较高。其发生机制与 O-AVRT 相似,心动过速多由房性(或室性)期

前收缩诱发,房室旁路作为折返环的前传支,而逆传支可以是房室交界区、希普系统,但更多见的是另一条旁路作为逆传支,因此多旁路折返是 A-AVRT 的重要特征。期前收缩诱发 A-AVRT 需具备以下条件:完整的旁路传导、房室交界区或希普系统的前向阻滞、完整的房室交界区和希普系统逆向传导功能。

心电图表现:心室律规则,频率通常在 150～240 次/分;QRS 波群宽大、畸形,起始部分可见到 δ 波;如出现逆行 P′波,则逆行 P′波在下一个 QRS 波群之前,R-P′间期>P′-R 间期(图 15-9)。

本型因 QRS 波群为完全预激图形难与室性心动过速鉴别。如心动过速时 P 波在宽 QRS 波群之前而窦性心律的心电图表现为心室预激,则提示 A-AVRT 的诊断;如心动过速时出现房室分离或二度房室传导阻滞则可排除 AVRT 的诊断。

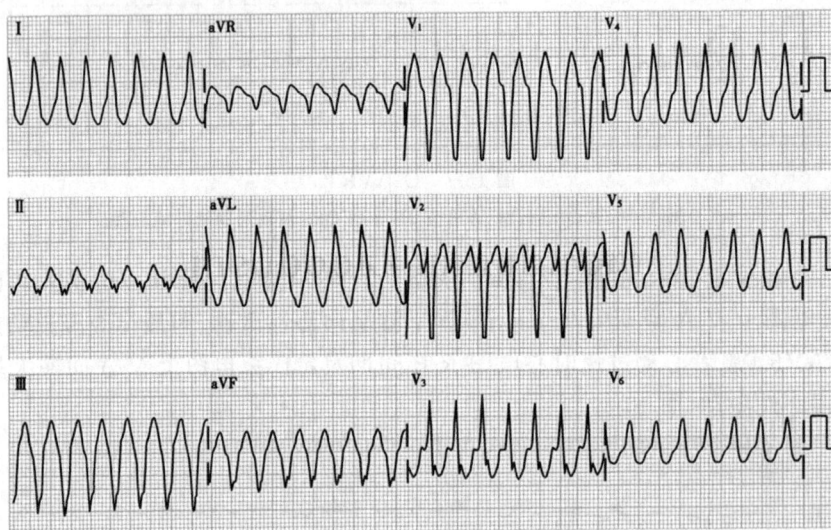

图 15-9　A-AVRT
一例右后侧壁显性旁路前传发生逆向型 AVRT,呈完全预激图形

(三)治疗

AVRT 的治疗包括心动过速发作期的治疗及非发作期的治疗两方面。治疗方法有药物治疗、物理治疗、导管消融和外科手术等。

AVRT 发作时的治疗原则是采取有效的措施终止心动过速或控制心室率。多数患者在心动过速发作后的短时间内不会复发,部分患者可反复发作,或发作后心室率很快,血流动力学不稳定或症状严重,应选择适当的治疗预防复发。心动过速发作频繁、临床症状严重、抗心律失常药物治疗无效或不愿接受药物治疗的患者,可施行射频导管消融房室旁路以达到根治的目的。并存先天性心脏病或其他需外科手术纠治的器质性心脏病患者,在外科治疗前可试行射频导管消融,成功阻断房室旁路可降低外科治疗的难度、缩短手术时间。

1.药物治疗

药物治疗是目前终止 AVRT 发作或者减慢心动过速心率的主要方法。

(1)O-AVRT:电生理检查和临床观察心动过速的终止证实房室交界区是大多数 O-AVRT 的薄弱环节,有效抑制房室交界区传导的药物更易终止心动过速发作。希普系统、房室旁路、心房、心室也是折返环的必需成分,抑制这些部位的药物也可终止心动过速的发作。

腺苷或三磷酸腺苷(ATP)、钙通道阻滞剂、β 受体阻滞剂、洋地黄制剂、升压药物等,通过抑制房室交界区的前向传导终止心动过速的发作;而普罗帕酮、胺碘酮等通过抑制 O-AVRT 折返环的多个部位终止心动过速的发作。

(2)A-AVRT:A-AVRT 的药物治疗不同于 O-AVRT。单纯抑制房室交界区传导的药物对 O-AVRT 有良好的效果,但对 A-AVRT 的治疗作用较差甚至有害。一方面,多数 A-AVRT 系多房室旁路折返,房室交界区和希普系统不是心动过速的必需成分;另一方面,多数抑制房室交界区的药物对其逆向传导的抑制作用不如对前向传导的抑制作用强,单纯抑制房室交界区效果也欠佳。因此,药物治疗应针对房室旁路。

Ⅰa、Ⅰc和Ⅲ类抗心律失常药物均可抑制房室旁路的传导,其中以普鲁卡因胺、普罗帕酮、胺碘酮较常用。这 3 种药物除可抑制房室旁路传导外,还可抑制房室交界区的传导。国内常以普罗帕酮、胺碘酮为首选终止 A-AVRT 的发作。A-AVRT 常对血流动力学有影响,所以对于心动过速引起血压下降、心功能不全、心绞痛,或既往有晕厥病史的患者,当药物不能及时有效终止心动过速时,应考虑体表直流电复律。有效复律后应继续使用抗心律失常药物以预防复发。

2.物理治疗

主要有手法终止 O-AVRT、心脏电脉冲刺激、体表直流电复律。

(1)手法终止 O-AVRT:某些手法如 Valsalva 动作、咳嗽、刺激咽喉催吐等通过兴奋刺激迷走神经以抑制房室交界区的传导,使部分患者 O-AVRT 终止于房室交界区。

(2)心脏电脉冲刺激:主要机制是利用适时的刺激引起心房或心室侵入心动过速折返环的可激动间隙,造成前向或逆向阻滞而使心动过速终止。

食管心房调搏刺激终止 AVRT 成功率在 95% 以上,操作简便、安全,是终止 AVRT 的有效方法。但该技术并没有作为 AVRT 患者的常规治疗措施,大多数时候只是在药物治疗无效时才考虑使用。

食管心房调搏终止 AVRT 的适应证:①抗心律失常药物治疗无效的 AVRT,尤其是经药物治疗后心动过速频率减慢但不终止者,此时食管心房调搏易使心动过速终止并转复为窦性心律。②并存有窦房结功能障碍或部分老年人,尤其是既往药物治疗心动过速后继发严重窦性心动过缓、窦性停搏或窦房传导阻滞者,或者心动过速自发终止后出现黑蒙或晕厥者,这类患者宜选择食管心房调搏终止心动过速,如果心动过速终止后继发心动过缓,可经食管临时起搏予以保护。③部分血流动力学稳定的宽 QRS 波群心动过速,食管心房刺激前可记录食管心电图,了解心动过速的房室激动关系以帮助诊断,也可根据食管心房刺激能终止心动过速来排除室性心动过速。④并存器质性心脏病或 AVRT 诱发的心功能不全,药物治疗有可能进一步抑制心功能,此时可选择食管心房调搏终止心动过速。

刺激的方式可选择短阵(8~10 次)猝发脉冲刺激(较心动过速频率快 20~40 次),如不能终止心动过速,可重复多次或换用其他刺激方式如程控期前刺激,大多能奏效。

(3)体表直流电复律:是各种快速性心律失常引起血流动力学异常的首选措施。主要适用于 AVRT 频率较快伴有血压下降、心功能不全等需立即终止心动过速或各种治疗方法无效者(非常少见)。

3.外科手术

最早的非药物治疗是外科开胸手术切断旁路,此后又经历了 20 世纪 80 年代的直流电消融房室交界区或直接毁损旁路,但效果不令人满意且并发症较多,目前已基本被射频导管消融取代。

4.射频导管消融

1985 年以后开展的射频导管消融治疗可有效阻断房室旁路,具有成功率高、并发症少等诸多优点,且技术已相当成熟,是目前国内许多大型医疗机构治疗预激综合征合并房室折返性心动过速及心房颤动的首选治疗。

(仝泰瑞)

第十三节　脓毒症致急性心肌损害

脓毒症是指由感染引起的全身炎症反应,脓毒症、严重脓毒症、脓毒性休克、多脏器功能不全是本病发展的连续过程。心功能障碍是严重脓毒症的常见并发症。统计数据显示,脓毒症患者中 40%～50%可发生心肌抑制,7%发生心力衰竭,而且并发心肌损害后死亡率急剧增高。

一、脓毒症心功能障碍

(一)左心室收缩功能障碍

Parker 等早在 1984 年利用放射性核素血管荧光照相技术(PACS)发现,在 20 例脓毒症休克患者中,有超过 10 例的患者出现左心室射血分数(LVEF)下降(低于 40%),发生率为 65%。奇怪的是大部分 LVEF 下降患者心肌功能在 10 天以内逐渐恢复正常,患者的存活率与射血分数降低呈反比关系。而且这种 LVEF 下降不能通过补液扩容来纠正。Castill 等推断,这种左心室扩大及射血分数下降可能是一种适应性反应或保护机制。脓毒症休克患者中,不能适应这种良性效应的预后更差。

值得注意的是同样的 LVEF 值可能对应着完全不同程度的左室收缩能力,也就是说在脓毒症时 LVEF 值并不能真正反映心脏受损的程度。心肌收缩力严重受损时,如果后负荷非常低,其 LVEF 可能高达 60%以上,这尤其在脓毒性休克液体复苏前是比较常见的。此时的 LVEF 值实际上主要反映的是左室后负荷而不是心肌收缩力。

(二)左室舒张功能障碍

评估左室舒张功能障碍有许多方法,目前临床上主要通过超声心动图测量参数进行评估,包括二尖瓣早期与晚期舒张血流流速比值(E/A),E 波时间、坡度及传播速率。Nduka 和 PaITillo 通过对脓毒症患者进行超声心动图检测发现,在 25 例脓毒性休克患者中,有 32%患者存在正常的左室舒张及收缩功能,有 44%只有舒张功能障碍,24%同时伴有左室收缩及舒张功能障碍。但由于样本量较少,尚不清楚是脓毒症本身导致的左室舒张功能障碍还是干预所致。

(三)右室功能障碍

脓毒症通常会引起急性肺损伤并产生心肌抑制,从而引起急性肺动脉高压及右室功能障碍。但此时的右室功能障碍是一种保护性改变,一方面可以保护肺循环,另一方面能避免左室压力过度升高。

(四)脓毒症时循环障碍

脓毒症时一般要经历两个不同的临床时期。起初是"高排"的暖休克时期,这个时期心排量正常或增加,外周循环阻力降低;随着病情发展转到"低排"的冷休克时期,这个时期心排量减少,外周血管阻力因细胞因子、过量一氧化氮(NO)等因素进一步降低,提示预后较差。

二、脓毒症时可能导致心肌损伤的机制

(一)细胞因子对心肌的损伤

细胞因子是指由免疫细胞和某些非免疫细胞经刺激而合成、分泌的一类具有广泛生物学活性的小分子蛋白质或多肽,主要调节免疫应答,参与免疫细胞分化发育,介导炎症反应,刺激造血功能并参与组织修复等。

肿瘤坏死因子 α(TNF-α)是一种具有多种生物学效应的促炎因子,其重要作用是在炎症反应中分泌最早并激活细胞因子级联反应。白细胞介素(IL)也是脓毒症病程发展中起到核心作用的介质,IL-1β 可由内毒素直接刺激产生,也可由 TNF-α 诱导产生,是一种强有力的内源性致热原。IL-1β 可以下调极低密度脂蛋白(VLDL)受体表达,影响脓毒症时心脏脂质和能量代谢,从而影响心功能。IL-1β 升高后能与 TNF-α 协同作用共同刺激 IL-6 产生。这些细胞因子相互作用,可形成许多正反馈环,导致炎症反应持续加重,不仅可直接抑制心肌收缩功能,还参与心肌组织结构破坏,增加心脏前负荷,破坏心肌钙稳态。IL-10 是主要抗炎细胞因子之一,对炎症免疫应答主要起抑制作用,可能是通过抑制内毒素或脂多糖诱导激活单核细胞、巨细胞等释放炎性细胞因子来实现的。补体 C5a 与脓毒症免疫麻痹、多器官功能衰竭及淋巴细胞凋亡密切相关。近来证实,C5a 在脓毒症心肌抑制中也扮演重要角色,应用抗 C5a 抗体可逆转脓毒症导致的左心室压力减低及心肌收缩力减低。白细胞释放溶酶体,可抑制心肌收缩,被认为是另外一种心肌抑制物。

(二)Toll 样受体及 CD14

Toll 样受体(TLRs)是介导先天免疫的主要受体,可识别大量不同病原体相关分子模式(PAMP)并快速激发机体免疫应答。心脏主要涉及 TLR2、TLR4 及 TLR6。有研究发现,实验小鼠在 LPS 刺激下 TNF-α 大量表达,随后 TNF-α 及 IL-1 的 mRNA 及蛋白表达也显著增加,抑制心肌功能,而在 TLR4 及其下游信号组分 IRAK1 基因缺陷小鼠心肌细胞 TNF-α 及 IL-1 表达下调并延迟,同时超声心动图检测并未出现心肌功能障碍。研究证实,TLR4 信号通路在内毒素血症中至少部分参与心肌促炎介质诱导。

(三)线粒体功能障碍

线粒体是心肌能量代谢主要场所,在严重脓毒症病程中降低的是细胞氧耗而非组织氧供,大于 90% 的氧耗用于线粒体生成三磷酸腺苷(ATP)。在脓毒症患者和动物模型中,心肌细胞均出现线粒体超微结构异常,出现线粒体减少和自噬现象。

脓毒症晚期,细胞氧耗降低提示线粒体呼吸功能受损。组织持续缺血 5～7 分钟,呼吸链即发生不可逆改变。内毒素可激活中性粒细胞和巨噬细胞产生"呼吸爆发",胞内钙稳态失衡,激活钙依赖性蛋白激酶、黄嘌呤氧化酶形成、诱导性 NO 合酶大量合成等途径而产生大量氧自由基。研究证实,活性氧也有可能通过激活线粒体生物发生而促进线粒体功能恢复。此外,细菌毒素也能通过直接损害及免疫损害使线粒体的结构和功能发生改变。在脓毒症诱导的心肌抑制中,抑制线粒体功能失调可以改善心功能并减少病死率,改善心肌能量代谢可能是脓毒症心肌抑制的治疗新方向。

(四)氧化应激

氧化应激是指活性氧(ROS)产生过多或代谢障碍并超过内源性抗氧化系统对其的清除能

力时,过剩的 ROS 参与生物大分子氧化的过程,导致脂质过氧化、蛋白质变性,核酸受损及线粒体、内质网等细胞器损伤。机体在正常情况下,可通过自由基清除系统清除氧自由基。但脓毒症时,由于组织缺血缺氧等因素,氧自由基清除系统功能下降甚至丧失,出现氧自由基的急剧堆积,这些氧自由基通过攻击细胞膜磷脂多聚不饱和脂肪酸侧链上的氢原子等,激发自由基连锁增殖反应,引起细胞膜流动性降低、钙离子通透性增加,导致心肌细胞收缩功能下降,造成心肌急性或慢性损伤。正常生理条件下,线粒体电子传递链是细胞内产生 ROS 的主要部位,尤其是线粒体复合体Ⅰ和复合体Ⅲ。脓毒症的发病过程中由于心肌线粒体通透性转换、线粒体膜损伤及细胞色素复合体功能受损,均导致线粒体氧化磷酸化功能障碍,使电子由复合体Ⅲ等复合酶直接与氧分子结合形成大量氧自由基(O_2^-)。同时,线粒体内抗氧化酶如过氧化氢酶等活性下降引起 H_2O_2 在细胞内清除减少而大量堆积。线粒体内过度堆积的 ROS 一方面可直接损伤线粒体,加重氧化磷酸化障碍,产生更多 ROS;另一方面可通过线粒体通透性转运孔进入细胞质,达到一定阈值后可激活线粒体周围的细胞质膜上的氧化酶,产生更多的 ROS,进一步加重线粒体损伤,形成线粒体损伤-ROS-线粒体损伤的恶性循环。

(五)心肌细胞内 Ca^{2+} 超载

Ca^{2+} 是心肌收缩重要的第二信使,参与心肌兴奋收缩耦联,心肌细胞膜内外 Ca^{2+} 浓度稳定是维持心肌功能的基础。脓毒症时,炎症因子等释放损伤心肌肌质网,导致 Ca^{2+} 渗漏,产生氧自由基损伤线粒体膜上钙转运系统。内毒素心肌细胞内 Ca^{2+} 浓度早期升高,一定程度上可增强心肌收缩力。随病情进展,线粒体内 Ca^{2+} 积聚或摄取过量,超过 Ca^{2+} 的承受范围,形成"钙超载",使线粒体发生不可逆损伤或细胞死亡。

(六)细胞凋亡

目前,在脓毒症研究中,细胞凋亡是脓毒症免疫功能和器官功能不全的重要进展之一。有研究证实,脓毒症时心功能失调细胞凋亡增加。脓毒症中细胞凋亡引起多种物质释放增加,如 Caspase 和细胞色素 C。细胞凋亡途径主要有两种:Caspase-8 介导的细胞膜死亡受体途径和 Caspase-9 介导线粒体途径。脓毒症动物模型研究报道,脓毒症中两种凋亡途径均可被激活,激活 Caspase 瀑布,导致凋亡发生。这两种途径均活化 Caspase-3,Caspase-3 是凋亡过程中最后的共同途径。内毒素活化 Caspase-3 也可能与肌原纤维 Ca^{2+} 反应性改变,收缩蛋白断裂及肌原纤维结构破坏有关。但近年来部分学者研究发现,细胞凋亡并不是脓毒症时心功能障碍的重要特征,并且对脓毒症心肌抑制的意义不大。

(七)NO 的影响

一氧化氮合酶(NOS)活化产生 NO,结构型 NOS(cNOS)源性 NO 可以调节冠脉血流,调整血管的紧张性,抑制血小板聚集等正常生理效应。诱生型 NOS(iNOS)源性 NO 可以抑制线粒体呼吸相关酶,促进促炎性因子释放,这种双相作用取决于它在细胞内的含量。在脓毒症时,由于炎性因子等的刺激诱生性一氧化氮所产生的 NO 是组织性一氧化氮的 100 倍。生理性 NO 水平降低,过量产生的 iNOS 源性 NO 就会处于失控状态,进而产生毒性作用,如其产生的亚硝酸盐可抑制心肌能量产生,诱导心肌收缩功能障碍。

三、脓毒症致急性心肌损害治疗进展

(一)液体复苏

液体复苏对脓毒症和脓毒性休克治疗十分关键,早期液体复苏可维持正常心排血量。临床上提出指导性治疗的概念。标准化治疗脓毒症，即入院 6 小时内合理的救治措施可显著影响预后。有研究表示早期应用胶体液复苏可以改善脓毒症心脏灌注、心排血量和收缩功能。液体种类主要包括晶体液及胶体液。

(1)晶体液：临床最常用的两种晶体液是 0.9% 生理盐水和乳酸钠林格液，临床医师普遍认为二者可以等价互换，但目前大量数据显示，生理盐水应用过多易导致高氯酸中毒。此外，晶体液含一定浓度的钠和钾，对于肾衰竭的患者有应用限制。

(2)胶体液：胶体是高分子量物质，有天然胶体(白蛋白)和人工胶体(淀粉类、明胶类)，成分上包括淀粉类、羟乙基淀粉、喷他淀粉类、人血白蛋白、明胶和葡聚糖，胶体能在平衡液或生理盐水中溶解。胶体能提高血浆胶体渗透压，更加快速地达到血流动力学稳态，其相对分子质量较大，滞留在血管间隙的时间远远长于晶体液，例如白蛋白在血管内的半衰期为 16 小时，而晶体液在血管内的半衰期为 30~60 分钟。因此要达到相同的肺动脉闭塞压和组织灌注压，晶体液用量是胶体的 2~4 倍。

(3)晶、胶体之争：近年来包括 SSC 指南及 VISEP 等临床试验提示胶体液对肾功能和预后方面可能存在不良影响。最近一次前瞻性多中心临床随机对照实验提示，在严重脓毒症最初 4 天复苏阶段，羟乙基淀粉组和生理盐水组患者的液体总入量、ICU 及院内平均住院时间及 SOFA 评分无明显差异，同时轻乙基淀粉组在肾功能损伤、凝血功能等方面与生理盐水组并无差异。另一项随机对照实验提示，羟乙基淀粉与醋酸林格液相比，会增加 30 天病死率和使用肾替代治疗的风险。由此看出，两项大规模实验得出不同的结果，这使临床医师对脓毒症复苏液体种类的选择不明确。

(二)血管活性药

目前治疗脓毒性休克患者最常用的方法是联用去甲肾上腺素升压和多巴胺强心，以纠正患者持续性低射血分数并增加心肌收缩力。治疗脓毒性休克患者儿茶酚胺不是首选药。肾上腺素已被证实可阻止炎症发展，激活凝血系统和增强抗炎功能，而多巴胺没有相似免疫调理和抗凝作用。异丙肾上腺素已被成功用于脓毒性休克、非低氧血症和贫血所致静脉氧分压异常患者。

对于脓毒性休克患者来说，如果单纯液体复苏不能恢复适当的血压和器官灌注，应尽早使用血管活性药物，不同的血管活性药物由于不同的肾上腺素受体往往产生不同的生理效应。多巴胺可提高心率和射血分数，从而增加心排血量和平均动脉压；而去甲肾上腺素则通过收缩血管提高平均动脉压，对心率和射血分数影响较小。一直以来，去甲肾上腺素和多巴胺被推荐为脓毒性休克患者治疗的一线药物。2010 年，在两个大型的随机对照试验研究报道中，直接比较了应用多巴胺和去甲肾上腺素治疗感染性休克对患者预后的影响，结果表明二者虽然对患者 28 天病死率没有显著影响，但接受去甲肾上腺素治疗患者的心律失常事件少于接受多巴胺治疗患者。研究表明，与多巴胺比较，去甲肾上腺素可以降低脓毒性休克患者的病死率，并且在应用过程中，去甲肾上腺素降低了患者的心率和心指数，增加了全身血管阻力指数，改善了脓毒症休克患者的血流动力学。研究进一步证实：多巴胺及去甲肾上腺素组均能改善脓毒症休克患者的血流动力学，但是多巴胺组较去甲肾上腺素组更容易发生心脏不良事件，并且对于那些低心排血量患者的近期死亡率可能更高。

(三)β受体阻滞剂

β受体阻滞剂可加强其对脓毒症的心脏保护和抗炎作用，其主要机制是阻止儿茶酚胺介导的心脏毒性，使心肌免于直接损伤，阻止儿茶酚胺介导 β 受体下调，使 β 受体密度上调后对儿茶酚胺的敏感性增强;减慢心率,延长舒张期充盈时间,增加冠状动脉充盈及负性肌力作用,减少心肌耗氧量;防止交感神经系统兴奋所致的心律失常。

(四)新型钙增敏剂

左西孟旦为一种新型钙增敏剂类,作为正性肌力药物用于急性心脏代偿失调的心力衰竭患者的短期治疗。左西孟旦选择性与心肌肌钙蛋白C的N末端结合,稳定心肌钙,增强心脏肌钙蛋白C(心脏肌原纤维细丝)对离子的敏感性,增强心肌收缩力。该药物具有独特的双重作用模式,能增加心脏输出,并同时增加ATP敏感性;通过扩展血管,改善心肌舒张功能和增加冠脉血流,改善心脏泵功能的同时也能改善舒张功能。

(五)他汀类药物

他汀类药物是羟甲基戊二酸辅酶A(HMG-CoA)还原酶抑制剂,主要作用是干扰胆固醇代谢,是目前广泛应用的降脂药物,临床上主要用于高脂血症、冠心病等。在脓毒症时他汀类药物通过抑制iNOS激活,促进eNOS激活,调整二者之间的平衡,保护血管内皮细胞,同时也通过诱导血红素氧合酶系统而发挥保护作用。越来越多的研究显示,他汀类药物表现出多效性,具有稳定血管粥样斑块,抗炎,改善血管内皮功能,抗氧化,改善心肌重构等作用,同时还能改善脓毒症预后。建立脓毒症大鼠模型后6小时分别给予他汀类药物,除氟伐他汀外,阿托伐他汀、普伐他汀、辛伐他汀治疗组大鼠生存时间分别比对照组延长了70%、74%和61%。临床研究显示他汀类药物治疗脓毒症比未用药者病死率明显降低。

(六)胰岛素强化治疗

脓毒症时机体出现以应激性高血糖及蛋白质、脂肪代谢紊乱为特征的高分解代谢反应,应激性高血糖最为突出,血糖持续高水平与患者病情严重程度呈正相关。高血糖对感染的机体还有较强的促炎作用,使机体炎症介质增加,从而加重脓毒症的发生发展。脓毒症时对心肌细胞的损害多为细胞亚微结构改变,心肌内肌钙蛋白裂解为较小片段,心肌细胞膜通透性增加,从而导致血浆肌钙蛋白水平升高,对心肌功能造成严重影响。早期给予药物干预可明显降低肌钙蛋白水平,从而改善心肌损伤。有研究表明,肌钙蛋白对脓毒症并发心肌抑制的预测价值明显高于CK-MB。给予外源性胰岛素能影响感染与创伤后机体炎症反应水平和免疫状态,对脓毒症的治疗具有潜在价值。胰岛素强化治疗在达到目标血糖控制后可以有效改善患者心肌抑制及促进心功能的恢复,其可能机制为胰岛素具有多种非降糖作用,包括抗炎、保护血管内皮、扩张血管、抗血小板聚集、抗动脉粥样硬化及心脏保护作用。

(七)中药治疗

血必净注射液主要成分为红花、赤芍、川芎、丹参、当归等,具有活血化瘀、疏通经络、溃散毒邪的作用。有研究表明其具有拮抗内毒素、下调促炎介质水平、调节免疫反应、保护内皮细胞、改善微循环及纠正凝血功能紊乱等作用。

芪参活血颗粒由黄芪、丹参和川芎等6味中药组成,主要功用为活血化瘀、疏风止痛、理气作用。近年研究发现,芪参活血颗粒具有抗氧化,减轻心肌损伤作用。芪参活血颗粒因其良好的抗氧化作用,也越来越多地被应用到危重症患者的研究中来。芪参活血颗粒可降低TNF-α、AngⅡ等心肌损害因子浓度,保护心脏功能。

在脓毒症状态下,TNT明显升高,提示心肌损伤明显,同时伴有LVPP、LVEDP、±dp/dt等心功能指标的恶化,而应用芪参活血颗粒干预治疗后TNT浓度明显下降,心功能显著改善。

综上所述,脓毒症心肌损害发生机制错综复杂,各机制间相互影响,目前尚无有效的特异性治疗方法。通过深入研究脓毒症时心肌抑制、NO、线粒体功能障碍、细胞凋亡等,针对性地及早而有效地防治其发生,减轻心功能障碍,才能改善脓毒症患者的临床预后。

(林晓君)

第十四节　急性左心衰竭

急性心力衰竭(AHF)是临床医师面临的最常见的心脏急症之一。许多国家随着人口老龄化及急性心肌梗死患者存活率的升高,慢性心衰患者的数量快速增长,同时也增加了心功能失代偿患者的数量。AHF 60%～70%是由冠心病所致,尤其是在老年人。在年轻患者,AHF 的原因更多见于扩张型心肌病、心律失常、先天性或瓣膜性心脏病、心肌炎等。

AHF 患者预后不良。急性心肌梗死伴有严重心力衰竭患者病死率非常高,12 个月的病死率 30%。据报道,急性肺水肿院内病死率为 12%,1 年病死率 40%。

2008 年欧洲心脏病学会更新了急性和慢性心力衰竭指南。2010 年中华医学会心血管病分会公布了我国急性心力衰竭诊断和治疗指南。

一、急性心力衰竭的临床表现

AHF 是指由于心脏功能异常而出现的急性临床发作。无论既往有无心脏病病史,均可发生。心功能异常可以是收缩功能异常,亦可为舒张功能异常,还可以是心律失常或心脏前负荷和后负荷失调。它通常是致命的,需要紧急治疗。

急性心力衰竭可以在既往没有心功能异常者首次发病,也可以是慢性心力衰竭(CHF)的急性失代偿。急性心力衰竭患者的临床表现如下。

(一)基础心血管疾病的病史和表现

大多数患者有各种心脏病的病史,存在引起急性心衰的各种病因。老年人中的主要病因为冠心病、高血压和老年性退行性心瓣膜病,而在年轻人中多由风湿性心瓣膜病、扩张型心肌病、急性重症心肌炎等所致。

(二)诱发因素

常见的诱因有:①慢性心衰药物治疗缺乏依从性;②心脏容量超负荷;③严重感染,尤其肺炎和败血症;④严重颅脑损害或剧烈的精神心理紧张与波动;⑤大手术后;⑥肾功能减退;⑦急性心律失常如室性心动过速(室速)、心室颤动(室颤)、心房颤动(房颤)或心房扑动(房扑)伴快速心室率、室上性心动过速及严重的心动过缓等;⑧支气管哮喘发作;⑨肺栓塞;⑩高心排血量综合征,如甲状腺功能亢进危象、严重贫血等;⑪应用负性肌力药物如维拉帕米、地尔硫䓬、β受体阻滞剂等;⑫应用非类固醇消炎药;⑬心肌缺血;⑭老年急性舒张功能减退;⑮吸毒;⑯酗酒;⑰嗜铬细胞瘤。这些诱因使心功能原来尚可代偿的患者骤发心衰,或者使已有心衰的患者病情加重。

(三)早期表现

原来心功能正常的患者出现急性失代偿的心衰(首发或慢性心力衰竭急性失代偿)伴有急性心衰的症状和体征,出现原因不明的疲乏或运动耐力明显降低及心率增加 15～20 次/分,可能是左心功能降低的最早期征兆。继续发展可出现劳力性呼吸困难、夜间阵发性呼吸困难、睡觉需用枕头抬高头部等,检查可发现左心室增大、闻及舒张早期或中期奔马律、肺动脉第二音亢进、两肺尤其肺底部有细湿啰音,还可有干性啰音和哮鸣音,提示已有左心功能障碍。

(四)急性肺水肿

起病急骤,病情可迅速发展至危重状态。突发的严重呼吸困难、端坐呼吸、喘息不止、烦躁不安并有恐惧感,呼吸频率可达 30~50 次/分;频繁咳嗽并咯出大量粉红色泡沫样血痰;听诊心率快,心尖部常可闻及奔马律;双肺满布湿啰音和哮鸣音。

(五)心源性休克

主要表现如下。

(1)持续低血压,收缩压降至 12.0 kPa(90 mmHg)以下,或原有高血压的患者收缩压降幅 ≥8.0 kPa(60 mmHg),且持续 30 分钟以上。

(2)组织低灌注状态,可有:①皮肤湿冷、苍白和发绀,出现紫色条纹;②心动过速>110 次/分;③尿量显著减少(<20 mL/h),甚至无尿;④意识障碍,常有烦躁不安、激动焦虑、恐惧和濒死感;收缩压低于 9.3 kPa(70 mmHg),可出现抑制症状如神志恍惚、表情淡漠、反应迟钝,逐渐发展至意识模糊甚至昏迷。

(3)血流动力学障碍:肺毛细血管楔压(PCWP)≥2.4 kPa(18 mmHg),心排血指数(CI) ≤36.7 mL/(s·m²)[≤2.2 L/(min·m²)]。

(4)低氧血症和代谢性酸中毒。

二、急性左心衰竭严重程度分级

主要分级有 Killip 法(表 15-2)、Forrester 法(表 15-3)和临床程度分级(表 15-4)三种。Killip 法主要用于急性心肌梗死患者,分级依据临床表现和胸部 X 线的结果。

表 15-2 急性心肌梗死的 Killip 法分级

分级	症状与体征
Ⅰ级	无心衰
Ⅱ级	有心衰,两肺中下部有湿啰音,占肺野下 1/2,可闻及奔马律。X 线胸片有肺淤血
Ⅲ级	严重心衰,有肺水肿,细湿啰音遍布两肺(超过肺野下 1/2)
Ⅳ级	心源性休克、低血压[收缩压<12.0 kPa(90 mmHg)]、发绀、出汗、少尿

注:1 mmHg=0.133 kPa

表 15-3 急性左心衰竭的 Forrester 法分级

分级	PCWP(mmHg)	CI[mL/(s·m²)]	组织灌注状态
Ⅰ级	≤18	>36.7	无肺淤血,无组织灌注不良
Ⅱ级	>18	>36.7	有肺淤血
Ⅲ级	<18	≤36.7	无肺淤血,有组织灌注不良
Ⅳ级	>18	≤36.7	有肺淤血,有组织灌注不良

注:PCWP,肺毛细血管楔压;CI,心排血指数,其法定单位[mL/(s·m²)]与旧制单位[L/(min·m²)]的换算因数为 16.67。1 mmHg=0.133 kPa

Forrester 分级依据临床表现和血流动力学指标,可用于急性心肌梗死后 AHF,最适用于首次发作的急性心力衰竭。临床程度的分类法适用于心肌病患者,它主要依据临床发现,最适用于慢性失代偿性心衰。

表 15-4　急性左心衰竭的临床程度分级

分级	皮肤	肺部啰音
Ⅰ级	干、暖	无
Ⅱ级	湿、暖	有
Ⅲ级	干、冷	无/有
Ⅳ级	湿、冷	有

三、急性心力衰竭的诊断

AHF 的诊断主要依据症状和临床表现,同时辅以相应的实验室检查,如 ECG、胸片、生化标志物、多普勒超声心动图等,诊断的流程如图 15-10 所示。

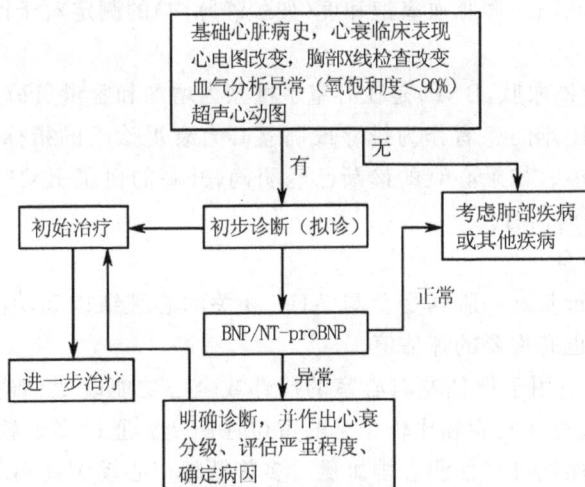

图 15-10　急性左心衰竭的诊断流程

在急性心衰患者,需要系统地评估外周循环、静脉充盈、肢端体温。

在心衰失代偿时,右心室充盈压通常可通过中心静脉压评估。AHF 时中心静脉压升高应谨慎分析,因为在静脉顺应性下降合并右心室顺应性下降时,即便右心室充盈压很低也会出现中心静脉压的升高。

左心室充盈压可通过肺部听诊评估,肺部存在湿啰音常提示左心室充盈压升高。进一步的确诊、严重程度的分级及随后可出现的肺淤血、胸腔积液应进行胸片检查。左心室充盈压的临床评估常被迅速变化的临床征象所误导。应进行心脏的触诊和听诊,了解有无室性和房性奔马律(S_3,S_4)。

四、实验室检查及辅助检查

(一)心电图(ECG)检查

急性心衰时 ECG 多有异常改变。ECG 可以辨别节律,可以帮助确定 AHF 的病因及了解心室的负荷情况。这在急性冠脉综合征中尤为重要。ECG 还可了解左右心室/心房的劳损情况、有无心包炎及既往存在的病变如左右心室的肥大。心律失常时应分析 12 导联心电图,同时应进行连续的 ECG 监测。

(二)胸片及影像学检查

对于所有 AHF 的患者,胸片和其他影像学检查宜尽早完成,以便及时评估已经存在的肺部和心脏病变(心脏的大小及形状)及肺淤血的程度。它不但可以用于明确诊断,还可用于了解随后的治疗效果。胸片还可用作左心衰的鉴别诊断,除外肺部炎症或感染性疾病。胸部 CT 或放射性核素扫描可用于判断肺部疾病和诊断大的肺栓塞。CT、经食管超声心动图可用于诊断主动脉夹层。

(三)实验室检查

AHF 时应进行一些实验室检查。动脉血气分析可以评估氧合情况(氧分压 PaO_2)、通气情况(二氧化碳分压 $PaCO_2$)、酸碱平衡(pH)和碱缺失,在所有严重 AHF 患者应进行此项检查。脉搏血氧测定及潮气末 CO_2 测定等无创性检测方法可以替代动脉血气分析,但不适用于低心排血量及血管收缩性休克状态。静脉血氧饱和度(如颈静脉内)的测定对于评价全身的氧供需平衡很有价值。

血浆脑钠尿肽(B 型钠尿肽,BNP)是在心室室壁张力增加和容量负荷过重时由心室释放的,现在已用于急诊室呼吸困难的患者作为排除或确立心力衰竭诊断的指标。BNP 对于排除心衰有着很高的阴性预测价值。如果心衰的诊断已经明确,升高的血浆 BNP 和 N 末端脑钠尿肽前体(NT-proBNP)可以预测预后。

(四)超声心动图检查

超声心动图对于评价基础心脏病变及与 AHF 相关的心脏结构和功能改变是极其重要的,同时对急性冠脉综合征也有重要的评估值。

多普勒超声心动图应用于评估左右心室的局部或全心功能改变、瓣膜结构和功能、心包病变、急性心肌梗死的机械性并发症和比较少见的占位性病变。通过多普勒超声心动图测定主动脉或肺动脉的血流时速曲线可以估测心排血量。多普勒超声心动图还可估计肺动脉压力(三尖瓣反流射速),同时可监测左心室前负荷。

(五)其他检查

在涉及与冠状动脉相关的病变,如不稳定性心绞痛或心肌梗死时,血管造影是非常重要的,现已明确血运重建能够改善预后。

五、急性心力衰竭患者的监护

急性心力衰竭患者应在进入急诊室后就尽快地开始监护,同时给予相应的诊断性检查以明确基础病因。

(一)无创性监护

在所有的危重患者,必须监测的项目有血压、体温、心率、呼吸、心电图。有些实验室检查应重复做,例如电解质、肌酐、血糖及有关感染和代谢障碍的指标。必须纠正低钾或高钾血症。如果患者情况恶化,这些指标的监测频率也应增加。

1.心电监测

在急性失代偿阶段 ECG 的监测是必需的(监测心律失常和 ST 段变化),尤其是心肌缺血或心律失常是导致急性心衰的主要原因时。

2.血压监测

开始治疗时维持正常的血压很重要,其后也应定时测量(如每 5 分钟测量 1 次),直到血管活性药、利尿药、正性肌力药剂量稳定时。在并无强烈的血管收缩和不伴有极快心率时,无创性自动袖带血压测量是可靠的。

3.血氧饱和度监测

脉搏血氧计是测量动脉氧与血红蛋白结合饱和度的无创性装置(SaO_2)。通常从联合血氧计测得的 SaO_2 的误差在 2% 之内,除非患者处于心源性休克状态。

4.心排血量和前负荷

可应用多普勒超声的方法监测。

(二)有创性监测

1.动脉置管

置入动脉导管的指征是因血流动力学不稳定需要连续监测动脉血压或需进行多次动脉血气分析。

2.中心静脉置管

中心静脉置管联通了中心静脉循环,所以可用于输注液体和药物,也可监测中心静脉压(CVP)及静脉氧饱和度(SvO_2)(上腔静脉或右心房处),后者用以评估氧的运输情况。

在分析右房压力时应谨慎,避免过分注重右心房压力,因为右心房压力几乎与左心房压力无关,因此也与 AHF 时的左心室充盈压无关。CVP 也会受到重度三尖瓣关闭不全及呼气末正压通气(PEEP)的影响。

3.肺动脉导管

肺动脉导管(PAC)是一种漂浮导管,用于测量上腔静脉(SVC)、右心房、右心室、肺动脉压力、肺毛细血管楔压及心排血量。现代导管能够半连续性地测量心排血量及混合静脉血氧饱和度、右心室舒张末容积和射血分数。

虽然置入肺动脉导管用于急性左心衰的诊断通常不是必需的,但对于伴发有复杂心肺疾病的患者,它可以用来鉴别是心源性机制还是非心源性机制。对于二尖瓣狭窄、主动脉瓣关闭不全、高气道压或左心室僵硬(如左心室肥厚、糖尿病、纤维化、使用正性肌力药、肥胖、缺血)的患者,肺毛细血管楔压并不能真实反映左心室舒张末压。

建议 PAC 用于对传统治疗未产生预期疗效的血流动力学不稳定的患者,及合并淤血和低灌注的患者。在这些情况下,置入肺动脉导管以保证左心室最恰当的液体负荷量,并指导血管活性药物和正性肌力药的使用。

六、急性心力衰竭的治疗

(一)临床评估

对患者均应根据上述各种检查方法及病情变化做出临床评估,包括:①基础心血管疾病;②急性心衰发生的诱因;③病情的严重程度和分级,并估计预后;④治疗的效果。此种评估应多次和动态进行,以调整治疗方案。

(二)治疗目标

(1)控制基础病因和矫治引起心衰的诱因:应用静脉和/或口服降压药物以控制高血压;选择有效抗生素控制感染;积极治疗各种影响血流动力学的快速性或缓慢性心律失常;应用硝酸酯类

药物改善心肌缺血。糖尿病伴血糖升高者应有效控制血糖水平,又要防止出现低血糖。对血红蛋白含量<60 g/L的严重贫血者,可输注浓缩红细胞悬液或全血。

(2)缓解各种严重症状。①低氧血症和呼吸困难:采用不同方式的吸氧,包括鼻导管吸氧、面罩吸氧及无创或气管插管的呼吸机辅助通气治疗。②胸痛和焦虑:应用吗啡。③呼吸道痉挛:应用支气管解痉药物。④淤血症状:利尿药有助于减轻肺淤血和肺水肿,也可缓解呼吸困难。

(3)稳定血流动力学状态,维持收缩压≥12.0 kPa(90 mmHg),纠正和防止低血压可应用各种正性肌力药物。血压过高者的降压治疗可选择血管扩张药物。

(4)纠正水、电解质紊乱和维持酸碱平衡。

(5)保护重要脏器如肺、肾、肝和大脑,防止功能损害。

(6)降低死亡危险,改善近期和远期预后。

(三)急性左心衰竭的处理流程

急性左心衰竭确诊后,即按图 15-11 的流程处理。初始治疗后症状未获明显改善或病情严重者应行进一步治疗。

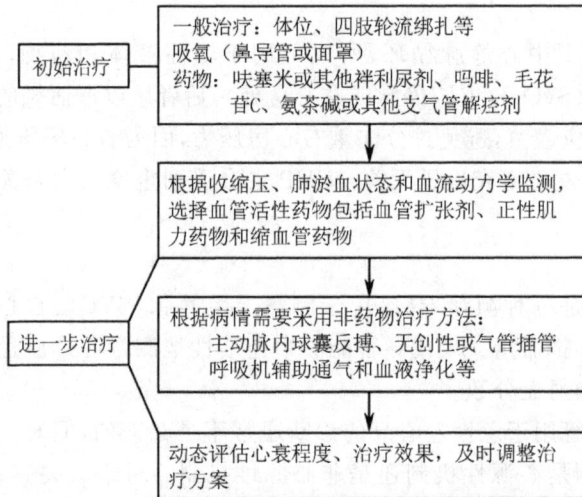

图 15-11 急性左心衰竭的处理流程

1.急性左心衰竭的一般处理

(1)体位:静息时明显呼吸困难者应半卧位或端坐位,双腿下垂以减少回心血量,降低心脏前负荷。

(2)四肢交换加压:四肢轮流绑扎止血带或血压计袖带,通常同一时间只绑扎三肢,每隔15~20 分钟轮流放松一肢。血压计袖带的充气压力应较舒张压低 1.3 kPa(10 mmHg),使动脉血流仍可顺利通过,而静脉血回流受阻。此法可降低前负荷,减轻肺淤血和肺水肿。

(3)吸氧:适用于低氧血症和呼吸困难明显(尤其指端血氧饱和度<90%)的患者。应尽早采用,使患者 SaO_2≥95%(伴 COPD 者 SaO_2>90%)。可采用不同的方式:①鼻导管吸氧:低氧流量(1~2 L/min)开始,如仅为低氧血症,动脉血气分析未见 CO_2 潴留,可采用高流量给氧 6~8 L/min。酒精吸氧可使肺泡内的泡沫表面张力降低而破裂,改善肺泡的通气。方法是在氧气通过的湿化瓶中加 50%~70%乙醇或有机硅消泡剂,用于肺水肿患者。②面罩吸氧:适用于伴呼吸性碱中毒患者。必要时还可采用无创性或气管插管呼吸机辅助通气治疗。

（4）做好救治的准备工作：至少开放 2 条静脉通道，并保持通畅。必要时可采用深静脉穿刺置管，以随时满足用药的需要。血管活性药物一般应用微量泵泵入，以维持稳定的速度和正确的剂量。固定和维护好漂浮导管、深静脉置管、心电监护的电极和导联线、鼻导管或面罩、导尿管及指端无创血氧仪测定电极等。保持室内适宜的温度、湿度，灯光柔和，环境幽静。

（5）饮食：进易消化食物，避免一次大量进食，在总量控制下，可少量多餐（6～8 次/天）。应用祥利尿药情况下不要过分限制钠盐摄入量，以避免低钠血症，导致低血压。利尿药应用时间较长的患者要补充多种维生素和微量元素。

（6）出入量管理：肺淤血、体循环淤血及水肿明显者应严格限制饮水量和静脉输液速度，对无明显低血容量因素（大出血、严重脱水、大汗淋漓等）者的每天摄入液体量一般宜在 1500 mL 以内，不要超过 2 000 mL。保持每天水出入量负平衡约 500 mL/d，严重肺水肿者的水负平衡为 1 000～2 000 mL/d，甚至可达 3 000～5 000 mL/d，以减少水钠潴留和缓解症状。3～5 天后，如淤血、水肿明显消退，应减少水负平衡量，逐渐过渡到出入水量大体平衡。在水负平衡下应注意防止发生低血容量、低血钾和低血钠等。

2.药物治疗

（1）AHF 时吗啡及其类似物的使用：吗啡一般用于严重 AHF 的早期阶段，特别是患者不安和呼吸困难时。吗啡能够使静脉扩张，也能使动脉轻度扩张，并降低心率。应密切观察疗效和呼吸抑制的不良反应。伴明显和持续低血压、休克、意识障碍、COPD 等患者禁忌使用。老年患者慎用或减量。也可应用哌替啶 50～100 mg 肌内注射。

（2）AHF 治疗中血管扩张药的使用：对大多数 AHF 患者，血管扩张药常作为一线药，它可以用来开放外周循环，降低前及或后负荷。

酸酯类药物：急性心衰时此类药在不减少每搏心排血量和不增加心肌氧耗情况下能减轻肺淤血，特别适用于急性冠状动脉综合征伴心衰的患者。临床研究已证实，硝酸酯类静脉制剂与呋塞米合用治疗急性心衰有效；应用大剂量硝酸酯类药物联合小剂量呋塞米的疗效优于单纯大剂量的利尿药。静脉应用硝酸酯类药物应十分小心滴定剂量，经常测量血压，防止血压过度下降。硝酸甘油静脉滴注起始剂量 5～10 μg/min，每 5～10 分钟递增 5～10 μg/min，最大剂量 100～200 μg/min；亦可每 10～15 分钟喷雾一次（400 μg），或舌下含服 0.3～0.6 mg/次。硝酸异山梨酯静脉滴注剂量 5～10 mg/h，亦可舌下含服 2.5 mg/次。

硝普钠（SNP）：适用于严重心衰。临床应用宜从小剂量 10 μg/min 开始，可酌情逐渐增加剂量至 50～250 μg/min。由于其强效降压作用，应用过程中要密切监测血压，根据血压调整合适的维持剂量。长期使用时其代谢产物（硫代氟化物和氟化物）会产生毒性反应，特别是在严重肝肾衰竭的患者应避免使用。减量时，硝普钠应该缓慢减量，并加用口服血管扩张药，以避免反跳。AHF 时硝普钠的使用尚缺乏对照试验，而且在 AMI 时使用，病死率增高。在急性冠脉综合征所致的心衰患者，因为 SNP 可引起冠脉窃血，故在此类患者中硝酸酯类的使用优于硝普钠。

奈西立肽：这是一类新的血管扩张药肽类，近期被用以治疗 AHF。它是人脑钠尿肽（BNP）的重组体，是一种内源性激素物质。它能够扩张静脉、动脉、冠状动脉，由此降低前负荷和后负荷，在无直接正性肌力的情况下增加心排血量。慢性心衰患者输注奈西立肽对血流动力学产生有益的作用，可以增加钠排泄，抑制肾素-血管紧张素-醛固酮和交感神经系统。它和静脉使用硝酸甘油相比，能更有效地促进血流动力学改善，并且不良反应更少。该药临床试验的结果尚不一致。近期的两项研究（VMAC 和 PROACTION）表明，该药的应用可以带来临床和血流动力学的改善,推荐应用于急性失代偿性心衰。国内一项Ⅱ期临床研究提示,该药较硝酸甘油静脉制剂能够更显著降低 PCWP,缓解患者的呼吸困难。应用方法:先给予负荷剂量 1.500 μg/kg,静脉缓慢推注,继以 0.007 5～0.015 0 μg/(kg·min)静脉滴注;也可不用负荷剂量而直接静脉滴注。疗程一般 3 天,不建议超过 7 天。

乌拉地尔:该药具有外周和中枢双重扩血管作用,可有效降低血管阻力,降低后负荷,增加心排血量,但不影响心率,从而减少心肌耗氧量。适用于高血压心脏病、缺血性心肌病(包括急性心肌梗死)和扩张型心肌病引起的急性左心衰竭;可用于 CO 降低、PCWP>2.4 kPa(18 mmHg)的患者。通常静脉滴注 100～400 μg/min,可逐渐增加剂量,并根据血压和临床状况予以调整。伴严重高血压者可缓慢静脉注射 12.5～25.0 mg。

应用血管扩张药的注意事项:下列情况下禁用血管扩张药物:①收缩压<12.0 kPa(90 mmHg),或持续低血压并伴症状尤其有肾功能不全的患者,以避免重要脏器灌注减少;②严重阻塞性心瓣膜疾病患者,例如主动脉瓣狭窄、二尖瓣狭窄患者,有可能出现显著的低血压,应慎用;③梗阻性肥厚型心肌病。

(3)急性心力衰竭时血管紧张素转化酶抑制剂(ACEI)的使用:ACEI 在急性心衰中的应用仍存在诸多争议。急性心衰的急性期、病情尚未稳定的患者不宜应用。急性心肌梗死后的急性心衰可以试用,但须避免静脉应用,口服起始剂量宜小。在急性期病情稳定 48 小时后逐渐加量,疗程至少 6 周,不能耐受 ACEI 者可以应用 ARB。

在心排血量处于边缘状况时,ACE 抑制剂应谨慎使用,因为它可以明显降低肾小球滤过率。当联合使用非类固醇消炎药,及出现双侧肾动脉狭窄时,不能耐受 ACE 抑制剂的风险增加。

(4)利尿药使用注意事项如下。

1)适应证:AHF 和失代偿心衰的急性发作,伴有液体潴留的情况是应用利尿药的指征。利尿药缓解症状的益处及其在临床上被广泛认可,无需再进行大规模的随机临床试验来评估。

2)作用效应:静脉使用袢利尿药也有扩张血管效应,在使用早期(5～30 分钟)它降低肺阻抗的同时也降低右房压和肺毛细血管楔压。如果快速静脉注射大剂量(>1 mg/kg)时,就有反射性血管收缩的可能。它与慢性心衰时使用利尿药不同,在严重失代偿性心衰使用利尿药能使容量负荷恢复正常,可以在短期内减少神经内分泌系统的激活。特别是在急性冠脉综合征的患者,应使用低剂量的利尿药,最好已给予扩血管治疗。

3)实际应用:静脉使用袢利尿药(呋塞米、托拉塞米),它有强效快速的利尿效果,在 AHF 患者优先考虑使用。在入院以前就可安全使用,应根据利尿效果和淤血症状的缓解情况来选择剂量。开始使用负荷剂量,然后继续静脉滴注呋塞米或托拉塞米,静脉滴注比一次性静脉注射更有效。噻嗪类和螺内酯可以联合袢利尿药使用,低剂量联合使用比高剂量使用一种药更有效,而且继发反应也更少。将袢利尿药和多巴酚丁胺、多巴胺或硝酸盐联合使用也是一种治疗方法,它比仅仅增加利尿药更有效,不良反应也更少。

4)不良反应、药物的相互作用:虽然利尿药可安全地用于大多数患者,但它的不良反应也很常见,甚至可威胁生命。它们包括:神经内分泌系统的激活,特别是肾素-血管紧张素-醛固酮系统和交感神经系统的激活;低血钾、低血镁和低氯性碱中毒可能导致严重的心律失常;可以产生肾毒性及加剧肾衰竭。过度利尿可过分降低静脉压、肺毛细血管楔压及舒张期灌注,由此导致每搏输出量和心排血量下降,特别见于严重心衰和以舒张功能不全为主的心衰或缺血所致的右心室功能障碍。

(5)β受体阻滞剂使用注意事项如下。

1)适应证和基本原理:目前尚无应用β受体阻滞剂治疗AHF,改善症状的研究。相反,在AHF时是禁止使用β受体阻滞剂的。急性心肌梗死后早期肺部啰音超过基底部的患者,及低血压患者均被排除在应用β受体阻滞剂的临床试验之外。急性心肌梗死患者没有明显心衰或低血压,使用β受体阻滞剂能限制心肌梗死范围,减少致命性心律失常,并缓解疼痛。

2)当患者出现缺血性胸痛对阿片制剂无效、反复发生缺血、高血压、心动过速或心律失常时,可考虑静脉使用β受体阻滞剂。在Gothenburg美托洛尔研究中,急性心肌梗死后早期静脉使用美托洛尔或安慰剂,接着口服治疗3个月。美托洛尔组发展为心衰的患者明显减少。如果患者有肺底部啰音的肺淤血征象,联合使用呋塞米,美托洛尔治疗可产生更好的疗效,降低病死率和并发症。

实际应用:当患者伴有明显急性心衰,肺部啰音超过基底部时,应慎用β受体阻滞剂。对出现进行性心肌缺血和心动过速的患者,可以考虑静脉使用美托洛尔。

但是,对急性心肌梗死伴发急性心衰患者,病情稳定后,应早期使用β受体阻滞剂。对于慢性心衰患者,在急性发作稳定后(通常4天后),应早期使用β受体阻滞剂。

在大规模临床试验中,比索洛尔、卡维地洛或美托洛尔的初始剂量很小,然后逐渐缓慢增加到目标剂量。应个体化增加剂量。β受体阻滞剂可能过度降低血压,减慢心率。一般原则是,在服用β受体阻滞剂的患者由于心衰加重而住院,除非必须用正性肌力药物维持,否则应继续服用β受体阻滞剂。但如果疑为β受体阻滞剂剂量过大(如有心动过缓和低血压)时,可减量继续用药。

(6)正性肌力药:此类药物适用于低心排血量综合征,如伴症状性低血压或CO降低伴有循环淤血的患者,可缓解组织低灌注所致的症状,保证重要脏器的血液供应。血压较低和对血管扩张药物及利尿药不耐受或反应不佳的患者尤其有效。使用正性肌力药有潜在的危害性,因为它能增加耗氧量、增加钙负荷,所以应谨慎使用。

对于失代偿的慢性心衰患者,其症状、临床过程和预后很大程度上取决于血流动力学。所以,改善血流动力学参数成为治疗的目的。在这种情况下,正性肌力药可能有效,甚至挽救生命。但它改善血流动力学参数的益处,部分被它增加心律失常的危险抵消了。而且在某些病例,由于过度增加能量消耗引起心肌缺血和心衰的慢性进展。但正性肌力药的利弊比率,不同的药并不相同。对于那些兴奋β_1受体的药物,可以增加心肌细胞胞内钙的浓度,可能有更高的危险性。有关正性肌力药用于急性心衰治疗的对照试验研究较少,特别对预后的远期效应的评估更少。

1)洋地黄类:此类药物能轻度增加CO和降低左心室充盈压;对急性左心衰竭患者的治疗有一定帮助。一般应用毛花苷C 0.2～0.4 mg缓慢静脉注射,2～4小时后可以再用0.2 mg,伴快速心室率的房颤患者可酌情适当增加剂量。

2)多巴胺:小剂量<2 $\mu g/(kg \cdot min)$的多巴胺仅作用于外周多巴胺受体,直接或间接降低外周阻力。在此剂量下,对于肾脏低灌注和肾衰竭的患者,它能增加肾血流量、肾小球滤过率、利尿和增加钠的排泄,并增强对利尿药的反应。大剂量>2 $\mu g/(kg \cdot min)$的多巴胺直接或间接刺激β受体,增加心肌的收缩力和心排血量。当剂量>5 $\mu g/(kg \cdot min)$时,它作用于α受体,增加外周血管阻力。此时,虽然它对低血压患者很有效,但它对AHF患者可能有害,因为它增加左心室后负荷,增加肺动脉压和肺阻力。

多巴胺可以作为正性肌力药[>2 $\mu g/(kg \cdot min)$]用于AHF伴有低血压的患者。当静脉滴注低剂量≤2～3 $\mu g/(kg \cdot min)$时,它可以使失代偿性心衰伴有低血压和尿量减少的患者增加肾血流量,增加尿量。但如果无反应,则应停止使用。

3)多巴酚丁胺:多巴酚丁胺的主要作用在于通过刺激 β_1 受体和 β_2 受体产生剂量依赖性的正性变时、正性变力作用,并反射性地降低交感张力和血管阻力,其最终结果依个体而不同。小剂量时,多巴酚丁胺能产生轻度的血管扩张反应,通过降低后负荷而增加射血量。大剂量时,它可以引起血管收缩。心率通常呈剂量依赖性增加,但增加的程度弱于其他儿茶酚胺类药物。但在房颤的患者,心率可能增加到难以预料的水平,因为它可以加速房室传导。全身收缩压通常轻度增加,但也可能不变或降低。心衰患者静脉滴注多巴酚丁胺后,观察到尿量增多,这可能是它提高心排血量而增加肾血流量的结果。

多巴酚丁胺用于外周低灌注(低血压,肾功能下降)伴或不伴有淤血或肺水肿、使用最佳剂量的利尿药和扩血管剂无效时。

多巴酚丁胺常用来增加心排血量。它的起始静脉滴注速度为 2～3 $\mu g/(kg \cdot min)$,可以逐渐增加到 20 $\mu g/(kg \cdot min)$。无须负荷量。静脉滴注速度根据症状、尿量反应或血流动力学监测结果来调整。它的血流动力学作用和剂量成正比,在静脉滴注停止后,它的清除也很快。

在接受 β 受体阻滞剂治疗的患者,需要增加多巴酚丁胺的剂量,才能恢复它的正性肌力作用。

单从血流动力学看,多巴酚丁胺的正性肌力作用增加了磷酸二酯酶抑制剂(PDEI)作用。PDEI 和多巴酚丁胺的联合使用能产生比单一用药更强的正性肌力作用。

长时间地持续静脉滴注多巴酚丁胺(24～48 小时以上)会出现耐药,部分血流动力学效应消失。长时间应用应逐渐减量。

静脉滴注多巴酚丁胺常伴有心律失常发生率的增加,可来源于心室和心房。这种影响呈剂量依赖性,可能比使用 PDEI 时更明显。在使用利尿药时应及时补钾。心动过速时使用多巴酚丁胺要慎重,多巴酚丁胺静脉滴注可以促发冠心病患者的胸痛。现在还没有关于 AHF 患者使用多巴酚丁胺的对照试验,一些试验显示它增加不利的心血管事件。

4)磷酸二酯酶抑制剂:米力农和依诺昔酮是两种临床上使用的Ⅲ型磷酸二酯酶抑制剂(PDEI)。在 AHF 时,它们能产生明显的正性肌力、松弛性及外周扩血管效应,由此增加心排血量和搏出量,同时伴随有肺动脉压、肺毛细血管楔压的下降,全身和肺血管阻力下降。它在血流动力学方面,介于纯粹的扩血管剂(如硝普钠)和正性肌力药(如多巴酚丁胺)之间。因为它们的作用部位远离 β 受体,所以在使用 β 受体阻滞剂的同时,PDEI 仍能够保留其效应。

Ⅲ型 PDEI 用于低灌注伴或不伴有淤血,使用最佳剂量的利尿药和扩血管剂无效时应用。

当患者在使用 β 受体阻滞剂时,和/或对多巴酚丁胺没有足够的反应时,Ⅲ型 PDEIs 可能优于多巴酚丁胺。

由于其过度的外周扩血管效应可引起的低血压,静脉推注较静脉滴注时更常见。有关 PDEI 治疗对 AHF 患者的远期疗效目前数据尚不充分,但人们已提高了对其安全性的重视,特别是在缺血性心脏病心衰患者。

5)左西孟旦:这是一种钙增敏剂,通过结合于心肌细胞上的肌钙蛋白 C 促进心肌收缩,还通过介导 ATP 敏感的钾通道而发挥血管舒张作用和轻度抑制磷酸二酯酶的效应。其正性肌力作用独立于 β 肾上腺素能刺激,可用于正接受 β 受体阻滞剂治疗的患者。左西孟旦的乙酰化代谢产物,仍然具有药理活性,半衰期约 80 小时,停药后作用可持续 48 小时。

临床研究表明,急性心衰患者应用本药静脉滴注可明显增加 CO 和每搏输出量,降低 PCWP、全身血管阻力和肺血管阻力;冠心病患者不会增加病死率。用法:首剂 $12\sim24\ \mu g/kg$ 静脉注射(>10 分钟),继以 $0.1\ \mu g/(kg\cdot min)$ 静脉滴注,可酌情减半或加倍。对于收缩压 $<13.3\ kPa(100\ mmHg)$ 的患者,不需要负荷剂量,可直接用维持剂量,以防止发生低血压。

在比较左西孟旦和多巴酚丁胺的随机对照试验中,已显示左西孟旦能改善呼吸困难和疲劳等症状,并产生很好的结果。不同于多巴酚丁胺的是,当联合使用 β 受体阻滞剂时,左西孟旦的血流动力学效应不会减弱,甚至会更强。

在大剂量使用左西孟旦静脉滴注时,可能会出现心动过速、低血压,对收缩压 $<11.3\ kPa$($85\ mmHg$)的患者不推荐使用。在与其他安慰剂或多巴酚丁胺比较的对照试验中显示,左西孟旦并没有增加恶性心律失常的发生率。

3.非药物治疗

(1)IABP:临床研究表明,这是一种有效改善心肌灌注同时又降低心肌耗氧量和增加 CO 的治疗手段。

IABP 的适应证:①急性心肌梗死或严重心肌缺血并发心源性休克,且不能由药物治疗纠正;②伴血流动力学障碍的严重冠心病(如急性心肌梗死伴机械并发症);③心肌缺血伴顽固性肺水肿。

IABP 的禁忌证:①存在严重的外周血管疾病;②主动脉瘤;③主动脉瓣关闭不全;④活动性出血或其他抗凝禁忌证;⑤严重血小板缺乏。

(2)机械通气。急性心衰者行机械通气的指征:①出现心跳呼吸骤停而进行心肺复苏时;②合并Ⅰ型或Ⅱ型呼吸衰竭。机械通气的方式有下列两种。

1)无创呼吸机辅助通气:这是一种无需气管插管、经口/鼻面罩给患者供氧、由患者自主呼吸触发的机械通气治疗。分为持续气道正压通气(CPAP)和双相间歇气道正压通气(BiPAP)两种模式。

作用机制:通过气道正压通气可改善患者的通气状况,减轻肺水肿,纠正缺氧和 CO_2 潴留,从而缓解Ⅰ型或Ⅱ型呼吸衰竭。

适用对象:Ⅰ型或Ⅱ型呼吸衰竭患者经常规吸氧和药物治疗仍不能纠正时应及早应用。主要用于呼吸频率≤25 次/分、能配合呼吸机通气的早期呼吸衰竭患者。在下列情况下应用受限:不能耐受和合作的患者、有严重认知障碍和焦虑的患者、呼吸急促(频率>25 次/分)、呼吸微弱和呼吸道分泌物多的患者。

2)气道插管和人工机械通气:应用指征为心肺复苏时、严重呼吸衰竭经常规治疗不能改善者,尤其是出现明显的呼吸性和代谢性酸中毒并影响到意识状态的患者。

(3)血液净化治疗要点如下。

1)机制:此法不仅可维持水、电解质和酸碱平衡,稳定内环境,还可清除尿毒症毒素(肌酐、尿素、尿酸等)、细胞因子、炎症介质及心脏抑制因子等。治疗中的物质交换可通过血液滤过(超滤)、血液透析、连续血液净化和血液灌流等来完成。

2)适应证:本法对急性心衰有益,但并非常规应用的手段。出现下列情况之一时可以考虑采用:①高容量负荷如肺水肿或严重的外周组织水肿,且对袢利尿药和噻嗪类利尿药抵抗;②低钠血症(血钠<110 mmol/L)且有相应的临床症状,如神志障碍、肌张力减退、腱反射减弱或消失、呕吐及肺水肿等,在上述两种情况应用单纯血液滤过即可;③肾功能进行性减退,血肌酐

＞500 μmol/L或符合急性血液透析指征的其他情况。

3)不良反应和处理:建立体外循环的血液净化均存在与体外循环相关的不良反应,如生物不相容、出血、凝血、血管通路相关并发症、感染、机器相关并发症等。应避免出现新的内环境紊乱,连续血液净化治疗时应注意热量及蛋白的丢失。

(4)心室机械辅助装置:急性心衰经常规药物治疗无明显改善时,有条件的可应用此种技术。此类装置有体外膜式氧合(ECMO)、心室辅助泵(如可置入式电动左心辅助泵、全人工心脏)。根据急性心衰的不同类型,可选择应用心室辅助装置,在积极纠治基础心脏病的前提下,短期辅助心脏功能,可作为心脏移植或心肺移植的过渡。ECMO 可以部分或全部代替心肺功能。临床研究表明,短期循环呼吸支持(如应用 ECMO)可以明显改善预后。

（屈朝法）

第十五节　急性右心衰竭

急性右心功能不全又称急性右心衰竭,它是由于某些原因使患者的心脏在短时间内发生急性功能障碍,同时其代偿功能不能满足实际需要而导致的以急性右心排血量减低和体循环淤血为主要表现的临床综合征。该病很少单独出现,多见于急性大面积肺栓塞、急性右心室心肌梗死等,或继发于急性左心衰竭及慢性右心功能不全者由于各种诱因病情加重所致。因临床较为多见,若处理不及时也可威胁生命,故需引起临床医师特别是心血管病专科医师的足够重视。

一、病因

(一)急性肺栓塞

在急性右心功能不全的病因中,急性肺栓塞占有十分重要的地位。患者由于下肢静脉曲张、长时间卧床、机体高凝状态及手术、创伤、肿瘤甚至矛盾性栓塞等原因,使右心或周围静脉系统内栓子(矛盾性栓塞除外)脱落,回心后突然阻塞主肺动脉或左右肺动脉主干,造成肺循环阻力急剧升高,心排血量显著降低,引起右心室迅速扩张,一般认为栓塞造成肺血流减少＞50％时临床上即可发生急性右心衰竭。

(二)急性右心室心肌梗死

在急性心肌梗死累及右心室时,可造成右心排血量下降,右心室充盈压升高,容量负荷增大。上述变化发生迅速,右心室尚无代偿能力,易出现急性右心衰竭。

(三)特发性肺动脉高压

特发性肺动脉高压的基本病变是致丛性肺动脉病,即由动脉中层肥厚、细胞性内膜增生、向心性板层性内膜纤维化、扩张性病变、类纤维素坏死和丛样病变形成等构成的疾病,迄今其病因不明。该病存在广泛的肺肌型动脉和细动脉管腔狭窄和阻塞,导致肺循环阻力明显增加,可超过正常的 12～18 倍,由于右心室后负荷增加,右心室肥厚和扩张,当心室代偿功能低下时,右心室舒张末期压和右心房压明显升高,心排血量逐渐下降,病情加重时即可出现急性右心功能不全。

(四)慢性肺源性心脏病急性加重

慢性阻塞性肺疾病(COPD)由于低氧性肺血管收缩、继发性红细胞增多、肺血管慢性炎症重构及血管床的破坏等原因可造成肺动脉高压,加重右心室后负荷,造成右心室肥大及扩张,形成肺源性心脏病。当存在感染、右心室容量负荷过重等诱因时,即可出现急性右心功能不全。

(五)瓣膜性心脏病

肺动脉瓣狭窄等造成右心室流出道受阻的疾病可增加右心室收缩阻力;三尖瓣大量反流增加右心室前负荷并造成体循环淤血;二尖瓣或主动脉病变使肺静脉压增高,间接增加肺血管阻力,加重右心后负荷。上述原因均可导致右心功能不全,严重时出现急性右心衰竭。

(六)继发于左心系统疾病

如冠心病急性心肌梗死、扩张型心肌病、急性心肌炎等这些疾病由于左心室收缩功能障碍,造成不同程度的肺淤血,使肺静脉压升高,晚期可引起不同程度的肺动脉高压,形成急性右心功能不全。

(七)心脏移植术后急性右心衰竭

急性右心衰是当前困扰心脏移植手术的一大难题。据报道,移植术前肺动脉高压是移植的高危因素,因此术前需常规经 Swan-Ganz 导管测定血流动力学参数。肺血管阻力>4 wu[32×10^3(Pa·s)/L],肺血管阻力指数>6 wu/m²[48×10^3(Pa·s)/(L·m²)],肺动脉峰压值>8.0 kPa(60 mmHg)(1 mmHg=0.1333 kPa)或跨肺压力差>2.0 kPa(15 mmHg)均是肯定的高危人群,而有不可逆肺血管阻力升高者其术后病死率较可逆者高4倍。术前正常的肺血管阻力并不绝对预示术后不发生右心衰。因为离体心脏的损伤,体外循环对心肌、肺血管的影响等,也可引起植入心脏不适应绝对或相对的肺动脉高压、肺血管高阻力而发生右心衰。右心衰所致心腔扩大,心肌缺血、肺循环血量减少及向左偏移的室间隔等又能干扰左心回血,从而诱发全心衰竭。

二、病理生理

正常肺循环包括右心室、肺动脉、毛细血管及肺静脉,其主要功能是进行气体交换,血流动力学有以下4个特点:第一,压力低,肺动脉压力约为正常主动脉压力的 1/7~1/10;第二,阻力小,正常人肺血管阻力为体循环阻力的 1/5~1/10;第三,流速快,肺脏接受心脏搏出的全部血液,但其流程远较体循环为短,故流速快;第四,容量大,肺血管床面积大,可容纳 900 mL 血液,约占全血量的 9%。由于肺血管有适应其生理需要的不同于体循环的自身特点,所以其血管的组织结构功能也与体循环血管不同。此外,右心室室壁较薄,心腔较小,心室顺应性良好,其解剖结构特点有利于右心室射血,适应高容量及低压力的肺循环系统,却不耐受高压力。同时右心室与左心室拥有共同的室间隔和心包,其过度扩张会改变室间隔的位置及心腔构形,影响左心室的容积和压力,从而使左心室回心血量及射血能力发生变化,因此左、右心室在功能上是相互依赖的。

当各种原因造成体循环重度淤血,右心室前/后负荷迅速增加,或原有的异常负荷在某种诱因下突然加重,及右心室急性缺血功能障碍时,均可出现急性右心功能不全。临床常见如前负荷增加的急性水、钠潴留,三尖瓣大量反流,后负荷增加的急性肺栓塞、慢性肺动脉高压急性加重,急性左心衰致肺循环阻力明显升高,及右心功能受损的急性右心室心肌梗死等。急性右心衰竭发生时肺毛细血管楔压和左心房压可正常或升高,多数出现右心室肥厚和扩张,当超出心室代偿功能时(右心室心肌梗死则为右心室本身功能下降),右心室舒张末期压和右心房压明显升高,表现为体循环淤血的体征,扩大的右心室还可压迫左心室造成心排血量逐渐下降,重症患者常低于正常的 50% 以下,同时体循环血压下降,收缩压常降至 12.0 kPa(90 mmHg)或更低,脉压变窄,组织灌注不良,甚至会出现周围性发绀。对于心脏移植的患者,术前均存在严重的心衰,肺动脉压力可有一定程度的升高,受体心脏(尤其是右心室)已对其产生了部分代偿能力,而供体是一个完全正常的心脏,当开始工作时右心室对增加的后负荷无任何适应性,加之离体心脏的损伤,体外循环对心肌、肺血管的影响等,也可引起植入心脏不适应绝对或相对的肺动脉高压、肺血管高阻力而发生右心衰。

三、临床表现

(一)症状

1.胸闷气短,活动耐量下降

可由于肺通气/血流比例失调,低氧血症造成,多见于急性肺栓塞、肺心病等。

2.上腹部胀痛

上腹部胀痛是右心衰竭较早的症状。常伴有食欲缺乏、恶心、呕吐,此多由于肝、脾及胃肠道淤血所引起,腹痛严重时可被误诊为急腹症。

3.周围性水肿

右心衰竭早期,由于体内先有钠、水潴留,故在水肿出现前先有体重的增加,随后可出现双下肢、会阴及腰骶部等下垂部位的凹陷性水肿,重症者可波及全身。

4.胸腔积液

急性右心衰竭时,由于静脉压的急剧升高,常出现胸腔积液及腹水,一般为漏出液。胸腔积液可同时见于左、右两侧胸腔,但以右侧较多,其原因不甚明了。由于壁层胸膜静脉回流至腔静脉,脏层胸膜静脉回流至肺静脉,因而胸腔积液多见于全心衰竭者。腹水大多发生于晚期,由于心源性肝硬化所致。

5.发绀

右心衰竭者可有不同程度的发绀,最早见于指端、口唇和耳郭,较左心衰竭者为明显。其原因除血液中血红蛋白在肺部氧合不全外,常因血流缓慢,组织从毛细血管中摄取较多的氧而使血液中还原血红蛋白增加有关(周围型发绀)。严重贫血者发绀可不明显。

6.神经系统症状

可有神经过敏、失眠、嗜睡等症状,重者可发生精神错乱。此可能由于脑淤血、缺氧或电解质紊乱等原因引起。

7.不同原发病各自的症状

如急性肺栓塞可有呼吸困难、胸痛、咯血、血压下降;右心室心肌梗死可有胸痛;慢性肺心病可有咳嗽、咳痰、发热;瓣膜病可有活动耐力下降等。

(二)体征

1.皮肤及巩膜黄染

长期慢性肝淤血缺氧,可引起肝细胞变性、坏死、最终发展为心源性肝硬化,肝功能呈现不正常,胆红素异常升高并出现黄疸。

2.颈静脉怒张

颈静脉怒张是右心衰竭的一个较明显征象。其出现常较皮下水肿或肝大为早,同时可见舌下、手臂等浅表静脉异常充盈,压迫充血肿大的肝脏时,颈静脉怒张更加明显,此称肝-颈静脉回流征阳性。

3.心脏体征

主要为原有心脏病表现,由于右心衰竭常继发于左心衰竭,因而左、右心均可扩大。右心室扩大引起三尖瓣关闭不全时,在三尖瓣听诊可听到吹风性收缩期杂音,剑突下可有收缩期抬举性搏动。在肺动脉压升高时可出现肺动脉瓣区第二心音增强及分裂,有响亮收缩期喷射性杂音伴震颤,可有舒张期杂音,心前区可有奔马律,可有阵发性心动过速,心房扑动或颤动等心律失常。由左心衰竭引起的肺淤血症状和肺动脉瓣区第二心音亢进,可因右心衰竭的出现而减轻。

4.胸腔积液、腹水

可有单侧或双侧下肺呼吸音减低,叩诊呈浊音;腹水征可为阳性。

5.肝大、脾大

肝大、质硬并有压痛。若有三尖瓣关闭不全并存,触诊肝脏可感到有扩张性搏动。

6.外周水肿

由于体内钠、水潴留,可于下垂部位如双下肢、会阴及腰骶部等出现凹陷性水肿。

7.发绀

慢性右心功能不全急性加重时常因基础病的不同存在发绀,甚至可有杵状指。

四、实验室检查

(一)血常规

缺乏特异性。长期缺氧者可有红细胞数、血红蛋白含量的升高,白细胞计数可正常或增高。

(二)血生化

血清丙氨酸氨基转移酶及胆红素常升高,乳酸脱氢酶、肌酸激酶亦可增高,常伴有低蛋白血症、电解质紊乱等。

(三)凝血指标

血液多处于高凝状态,国际标准化比值(INR)可正常或缩短,急性肺栓塞时 D-二聚体明显升高。

(四)血气分析

动脉血氧分压、氧饱和度多降低,二氧化碳分压在急性肺栓塞时降低,在肺心病、先天性心脏病时可升高。

五、辅助检查

(一)心电图检查

多显示右心房、室的增大或肥厚。此外还可见肺型 P 波、电轴右偏、右束支传导阻滞和Ⅱ、Ⅲ、aVF 及右胸前导联 ST-T 改变。急性肺栓塞时心电图变化由急性右心室扩张所致,常示电轴显著右偏,极度顺钟向转位。Ⅰ导联 S 波深、ST 段呈 J 点压低,Ⅲ导联 Q 波显著和 T 波倒置,呈 $S_I Q_{III} T_{III}$ 波形。aVF 和Ⅲ导联相似,aVR 导联 R 波常增高,右胸导联 R 波增高、T 波倒置。可出现房性或室性心律失常。急性右心室心肌梗死时右胸导联可有 ST 段抬高。

(二)胸部 X 线检查

急性右心功能不全 X 线表现的特异性不强,可具有各自基础病的特征。肺动脉高压时可有肺动脉段突出(>3 mm),右下肺动脉横径增宽(>15 mm),肺门动脉扩张与外围纹理纤细形成鲜明的对比或呈"残根状";右心房、右心室扩大,心胸比率增加,右心回流障碍致奇静脉和上腔静脉扩张。肺栓塞在起病 12～36 小时后肺部可出现肺下叶卵圆形或三角形浸润阴影,底部常与胸膜相连;也可有肋膈角模糊或胸腔积液阴影;膈肌提升及呼吸幅度减弱。

(三)超声心动图检查

急性右心功能不全时,UCG 检查可发现右心室收缩期和舒张期超负荷,表现为右心室壁增厚及运动异常,右心排血量减少,右心室增大(右心室舒张末面积/左心室舒张末面积比值＞0.6),室间隔运动障碍,三尖瓣反流和肺动脉高压。常见的肺动脉高压征象有:右心室肥厚和扩大,中心肺动脉扩张,肺动脉壁顺应性随压力的增加而下降,三尖瓣和肺动脉瓣反流。右心室心肌梗死除右心室腔增大外,常出现左心室后壁或下壁运动异常。心脏瓣膜病或扩张型心肌病引起慢性左心室扩张时,不能通过测定心室舒张面积比率评价右心室扩张程度。某些基础心脏病,如先心病、瓣膜病等心脏结构的异常,也可经超声心动图明确诊断。

(四)其他检查

肺部放射性核素通气/灌注扫描显示不匹配及肺血管增强 CT 对肺栓塞的诊断有指导意义。CT 检查亦可帮助鉴别心肌炎、心肌病、COPD 等疾病,是临床常用的检查方法。做选择性肺动脉造影可准确地了解栓塞所在部位和范围,但此检查属有创伤性,存在一定的危险,只宜在有条件的医院及考虑手术治疗的患者中做术前检查。

六、鉴别诊断

急性右心功能不全是一组较为常见的临床综合征,包括腹胀、肝大、脾大、胸腔积液、腹水、下肢水肿等。由于病因的不同,其主要表现存在一定的差异。除急性右心衰竭表现外,如突然发病、呼吸困难、窒息、心悸、发绀、剧烈胸痛、晕厥和休克,尤其是发生于长期卧床或手术后的患者,应考虑大块肺动脉栓塞引起急性肺源性心脏病的可能;如胸骨后呈压榨性或窒息性疼痛并放射至左肩、臂,一般无咯血,心电图有右心导联 ST-T 特征性改变,伴心肌酶学或特异性标志物的升高,应考虑急性右心室心肌梗死;如既往有慢性支气管炎、肺气肿病史,此次为各种诱因病情加重,应考虑慢性肺心病急性发作;如结合体格检查及超声心动图资料,发现有先天性心脏或瓣膜病证据,应考虑为原有基础心脏病所致。限制型心肌病或缩窄性心包炎等疾病由于心室舒张功能下降或心室充盈受限,使得静脉回流障碍,在肺静脉压升高的同时体循环重度淤血,某些诱因下(如入量过多或出量不足)即出现肝大、脾大、下肢水肿等症状,也应与急性右心功能不全相鉴别。

七、治疗

(一)一般治疗

应卧床休息及吸氧,并严格限制入液量。若急性心肌梗死或肺栓塞剧烈胸痛时,可给予吗啡 3～5 mg 静脉推注或罂粟碱 30～60 mg 皮下或肌内注射以止痛及解痉。存在低蛋白血症时应静脉输入清蛋白治疗,同时注意纠正电解质及酸碱平衡紊乱。

(二)强心治疗

心力衰竭时应使用直接加强心肌收缩力的洋地黄类药物,如快速作用的去乙酰毛花苷注射液 0.4 mg 加入 5% 的葡萄糖溶液 20 mL 中,缓慢静脉注射,必要时 2～4 小时再给 0.2～0.4 mg;同时可给予地高辛 0.125～0.25 mg,每天 1 次治疗。

（三）抗休克治疗

出现心源性休克症状时可应用直接兴奋心脏β-肾上腺素受体，增强心肌收缩力和心搏量的药物，如多巴胺 20～40 mg 加入 200 mL 5%葡萄糖溶液中静脉滴注，或 2～10 μg/(kg·min)以微量泵静脉维持输入，依血压情况逐渐调整剂量；也可用多巴酚丁胺 2.5～15 μg/(kg·min)微量泵静脉输入或滴注。

（四）利尿治疗

急性期多应用袢利尿药，如呋塞米（速尿）20～80 mg、布美他尼（丁尿胺）1～3 mg、托拉塞米（特苏尼）20～60 mg 等静脉推注以减轻前负荷，并每天口服上述药物辅助利尿。同时可服用有醛固酮拮抗作用的保钾利尿药，如螺内酯（安体舒通）20 mg，每天 3 次，以加强利尿效果，减少电解质紊乱。症状稳定后可应用噻嗪类利尿药，如氢氯噻嗪 50～100 mg 与上述袢利尿药隔日交替口服，减少耐药性。

（五）扩血管治疗

应从小剂量起谨慎应用，以免引起低血压。若合并左心衰竭可应用硝普钠 6.25 μg/min 起微量泵静脉维持输入，依病情及血压数值逐渐调整剂量，起到同时扩张小动脉和静脉的作用，有效地减低心室前、后负荷；合并急性心肌梗死可应用硝酸甘油 5～10 μg/min 或硝酸异山梨酯 50～100 μg/min 静脉滴注或微量泵维持输入，以扩张静脉系统，降低心脏前负荷。口服硝酸酯类或 ACEI 类等药物也可根据病情适当加用，剂量依个体调整。

（六）保肝治疗

对于肝脏淤血肿大，肝功能异常伴黄疸或腹水的患者，可应用还原型谷胱甘肽 600 mg 加入 250 mL 5%葡萄糖溶液中每天 2 次静脉滴注，或多烯磷脂酰胆碱（易善复）465 mg(10 mL)加入 250 mL 5%葡萄糖溶液中每天 1～2 次静脉滴注，可同时静脉注射维生素 C 5～10 g，每天 1 次，并辅以口服葡醛内酯（肝太乐）、肌苷等药物，加强肝脏保护作用，逆传肝细胞损害。

（七）针对原发病的治疗

由于引起急性右心功能不全的原发疾病各不相同，治疗时需有一定的针对性。如急性肺栓塞应考虑 rt-PA 或尿激酶溶栓及抗凝治疗，必要时行急诊介入或外科手术；特发性肺动脉高压应考虑前列环素、内皮素-1 受体拮抗剂、磷酸二酯酶抑制剂、一氧化氮吸入等针对性降低肺动脉压及扩血管治疗；急性右心室心肌梗死应考虑急诊介入或 rt-PA、尿激酶溶栓治疗；慢性肺源性心脏病急性发作应考虑抗感染及改善通气、稀释痰液等治疗；先心病、瓣膜性心脏病应考虑在心衰症状改善后进一步外科手术治疗；心脏移植患者，术前应严格评价血流的动力学参数，判断肺血管阻力及经扩血管治疗的可逆性，并要求术前肺血管处于最大限度的舒张状态，术后长时间应用血管活性药物，如前列环素等。

总之，随着诊断及治疗水平的提高，急性右心功能不全已在临床工作中得到广泛认识，且治疗效果明显改善，对患者整体病情的控制起到了一定的帮助。

（屈朝法）

第十六节　舒张性心力衰竭

心力衰竭是一个包括多种病因和发病机制的临床综合征。其中,舒张性心力衰竭(DHF)是近20年才得到研究和认识的一类心力衰竭。其主要特点是,有典型的心力衰竭的临床症状、体征和实验室检查证据(如胸部X线检查肺淤血表现),而超声心动图等影像检查显示左心室射血分数(LVEF)正常,并除外了瓣膜病和单纯右心衰。研究发现,DHF患者约占所有心衰患者的50%。与收缩性心力衰竭(SHF)比较,DHF有更长的生存期,而且两者的治疗措施不尽相同。

一、病因特点

DHF通常发生于年龄较大的患者,女性比男性发病率和患病率更高。最常发生于高血压患者,特别是有严重心肌肥厚的患者。冠心病也是常见病因,特别是由一过性缺血发作造成的可逆性损伤及急性心肌梗死早期,心肌顺应性急剧下降,左心室舒张功能损害。DHF还见于肥厚型心肌病、糖尿病性心肌病、心内膜弹力纤维增生症、浸润型心肌病(如心肌淀粉样变性)等。DHF急性发生常由血压短期内急性升高和快速心率的心房颤动发作引起。DHF与SHF可以合并存在,这种情况见于冠心病心衰,既可以因心肌梗死造成的心肌丧失或急性缺血发作导致心肌收缩力急剧下降而致SHF,也可以由非扩张性的纤维瘢痕替代了正常的可舒张心肌组织,心室的顺应性下降而引起DHF。长期慢性DHF的患者,如同SHF患者一样,逐渐出现劳动耐力、生活质量下降。瓣膜性心脏病同样会引起左心室舒张功能异常,特别是在瓣膜病的早期,表现为舒张时间延长,心肌僵硬度增加,甚至换瓣术后的部分患者,舒张功能不全也会持续数年之久,即使此刻患者的收缩功能正常。通常所说的DHF是不包括瓣膜性心脏病等的单纯DHF。

二、病理生理特点

心脏的舒张功能取决于心室肌的主动松弛和被动舒张的特性。被动舒张特性的异常通常是由心脏的质量增加和心肌内的胶原网络变化共同导致的,心肌主动松弛性的异常与各种原因造成的细胞内钙离子调节异常有关。其结果是心肌的顺应性下降,左心室充盈时间变化,左心室舒张末压增加,表现为左心室舒张末压力与容量的关系曲线变得更加陡直。在这种情况下,中心血容量、静脉张力或心房僵硬度的轻度增加,或它们共同增加即可导致左心房或肺静脉压力骤然增加,甚至引起急性肺水肿。

心率对舒张功能有明显影响,心率增快时心肌耗氧量增加,同时使冠状动脉灌注时间缩短,即使在没有冠心病的情况下,也可引起缺血性舒张功能不全。心率过快时舒张期缩短,使心肌松弛不完全,心室充盈压升高,产生舒张功能不全。

舒张功能不全时的血流动力学改变和代偿机制:舒张功能不全时舒张中晚期左心室内压力升高,左心室充盈受限,虽然射血分数正常,但每搏输出量降低,心排血量减少。左心房代偿性收缩增强,以增加左心室充盈。长期代偿结果是左心房内压力增加,左心房逐渐扩大,到一定程度时发生心房颤动。在前、后负荷突然增加,急性应激,快速房颤等使左心室充盈压突然升高时,发生急性失代偿心力衰竭,出现急性肺淤血、水肿,表现出急性心力衰竭的症状和体征。

舒张功能不全的患者,不论有无严重的心力衰竭临床表现,其劳动耐力均是下降的,主要有两个原因:一是左心室舒张压和肺静脉压升高,导致肺的顺应性下降,这可引起呼吸做功增加或呼吸困难的症状;二是运动时心排血量不能充分代偿性增加,结果导致下肢和辅助呼吸肌的显著乏力。这一机制解释了较低的运动耐力和肺毛细血管楔压(PCWP)变化之间的关系。

三、临床表现

舒张性心力衰竭的临床表现与收缩性心力衰竭近似,主要为肺循环淤血和体循环淤血的症状和体征,如劳动耐力下降,劳力性呼吸困难,夜间阵发性呼吸困难,颈静脉怒张,淤血性肝大和下肢水肿等。X线胸片可显示肺淤血,甚至肺水肿的改变。超声心动图显示 LVEF>50％和左心室舒张功能减低的证据。

四、诊断

对于有典型的心力衰竭的临床表现,而超声心动图显示左心室射血分数正常(LVEF>50％)或近乎正常(LVEF 40％~50％)的患者,在除外了瓣膜性心脏病、各种先天性心脏病、各种原因的肺心病、高动力状态的心力衰竭(严重贫血、甲状腺功能亢进、动静脉瘘等)、心脏肿瘤、心包缩窄或压塞等疾病后,可初步诊断为舒张性心力衰竭,并在进一步检查获得左心室舒张功能不全的证据后,确定舒张性心力衰竭的诊断。

超声心动图在心力衰竭的诊断中起着重要的作用,因为物理检查、心电图、X线胸片等都不能够提供用于鉴别收缩或舒张功能不全的证据。超声心动图所测的左心室射血分数正常(LVEF>50％)或近乎正常(LVEF 40％~50％)是诊断 DHF 的必需条件。超声心动图能够简便、快速地用于鉴别诊断,如明确是否有急性二尖瓣、主动脉瓣反流或缩窄性心包炎等。

多普勒超声能够测量心内的血流速度,这有助于评价心脏的舒张功能。在正常窦性心律条件下,穿过二尖瓣的血流频谱从左心房到左心室有两个波形,E 波:反映左心室舒张早期充盈;A 波:反映舒张晚期心房的收缩。因为跨二尖瓣的血流速度有赖于二尖瓣的跨瓣压差,E 波的速率受到左心室早期舒张和左心房压力的影响。而且,研究发现,仅在轻度舒张功能不全时可以看出 E/A<1,一旦患者的舒张功能达到中度或严重损害,则由于左心房压的显著升高,其超声的表现仍为 E/A>1,近似于正常的图像。由此也可以看出,二尖瓣标准的血流模式对容量状态(特别是左心房压)极度敏感,但是这一速率的变化图像还是能够部分反映左心室的舒张功能(特别是在轻度左心室舒张功能减低时)。其他评价舒张功能的无创检测方法有:多普勒超声评价由肺静脉到左心房的血流状态,组织多普勒显像能够直接测定心肌长度的变化速率。而对于缺血性心脏病患者,心导管技术则可以反映左心室充盈压的增高,在实际应用中,更适合于由心绞痛发作诱发的心力衰竭患者的评价。

DHF 的诊断标准目前还不完全统一。美国心脏病学会和美国心脏病协会(ACC/AHA)建议的诊断标准是:有典型的心力衰竭症状和体征,同时超声心动图显示患者没有心脏瓣膜异常,左心室射血分数正常。欧洲心脏病学会建议 DHF 的诊断应当符合下面 3 个条件:①有心力衰竭的证据;②左心室收缩功能正常或轻度异常;③左心室松弛、充盈、舒张性或舒张僵硬度异常的证据。欧洲心力衰竭工作组和ACC/AHA使用的术语"舒张性心力衰竭"有别于广义的"有正常射血分数的心力衰竭",后者包括了急性二尖瓣反流和其他原因的循环充血状态。

在实际工作中,临床医师诊断DHF时常常面临挑战。主要是要取得心力衰竭的临床证据,其中,胸片在肺水肿的诊断中有很高的价值。血浆 BNP 和 NT-proBNP 的检测也有重要诊断价值,心源性呼吸困难患者的血浆 BNP 水平升高,尽管有资料显示,DHF 患者的 BNP 水平增加不如 SHF 患者的增加显著。

五、治疗

DHF 的治疗目的同其他各种心力衰竭,即缓解心力衰竭的症状,减少住院次数,增加运动耐量,改善生活质量和预后。治疗措施也同其他心力衰竭,包括三方面的内容:①对症治疗,缓解肺循环和体循环淤血的症状和体征。②针对病因和诱因的治疗,即积极治疗导致 DHF 的危险因素或原发病,如高血压、左心室肥厚、冠心病、心肌缺血、糖尿病及心动过速等,对阻止或延缓 DHF 的进展至关重要。③针对病理生理机制的治疗。在具体的治疗方法上 DHF 有其自己的特点。

(一)急性期治疗

在急性肺水肿时,可以给予氧疗(鼻导管或面罩吸氧)、吗啡、静脉用利尿药和硝酸甘油。需要注意的是,对于 DHF 患者过度利尿可能会导致严重的低血压,因为 DHF 时左心室舒张压与容量的关系呈一个陡直的曲线。如果有严重的高血压,则有必要使用硝普钠等血管活性药物。如果有缺血发作,则使用硝酸甘油和相关的药物治疗。心动过速能够导致心肌耗氧量增加和降低冠状动脉的灌注时间,容易导致心肌缺血,即使在非冠心病患者;还可因缩短了舒张时间而使左心室的充盈受损,所以,在舒张功能不全的患者,快心室率的心房颤动常常会导致肺水肿和低血压,在一些病例中需要进行紧急心脏电复律。预防心动过速的发生或降低患者的心率,可以积极应用 β 受体阻滞剂(如比索洛尔、美托洛尔和卡维地洛)或非二氢吡啶类钙通道阻滞药(如地尔硫䓬),剂量依据患者的心率和血压调整,这点与 SHF 时不同,因为 SHF 时 β 受体阻滞剂要谨慎应用、逐渐加量,并禁用非二氢吡啶类钙通道阻滞药。对大多数 DHF 患者,无论在急性期与慢性期都不能从正性肌力药物治疗中获益。重组人脑钠尿肽(rh-BNP)是近年来用于治疗急性心力衰竭疗效显著的药物,它具有排钠利尿和扩展血管的作用,对那些急性发作或加重的 SHF 的临床应用收到了肯定的疗效。但对 DHF 的临床研究尚不多。从药理作用上看,它有促进心肌早期舒张的作用,加上排钠利尿、减轻肺淤血的作用,对 DHF 的急性发作可收到显著效果。

(二)长期药物治疗

1.血管紧张素转化酶抑制剂(ACEI)和血管紧张素 Ⅱ 受体阻断药(ARB)

ACEI 和 ARB 不但可降低血压,而且对心肌局部的 RAAS 也有直接的作用,可减轻左心室肥厚,改善心肌松弛性。非常适合用于治疗高血压合并的 DHF,在血压降低程度相同时,ACEI 和 ARB 减轻心肌肥厚的程度优于其他抗高血压药物。

2.β 受体阻滞剂

β 受体阻滞剂具有降低心率和负性肌力作用。对左心室舒张功能障碍有益的机制可能是:①降低心率可使舒张期延长,改善左心室充盈,增加舒张期末容积。②负性肌力作用可降低耗氧量,改善心肌缺血及心肌活动的异常非均一性。③抑制交感神经的血管收缩作用,降低心脏后负荷,也可改善冠状动脉的灌注。④能阻止通过儿茶酚胺引起的心肌损害和灶性坏死。已有研究证明,此类药物可使左心室容积-压力曲线下移,具有改善左心室舒张功能的作用。

目前认为,β 受体阻滞剂对改善舒张功能最主要的作用来自减慢心率和延长舒张期。在具体应用时可以根据患者的具体情况选择较大的初始剂量和较快地增加剂量。这与 SHF 有明显的不同。在 SHF 患者，β-受体阻断药的机制是长期应用后上调 β-受体，改善心肌重塑，应从小剂量开始，剂量调整常需要 2～4 周。应用 β 受体阻滞剂时一般将基础心率维持在 60～70 次/分。

3.钙通道阻滞剂

可减低细胞质内钙浓度，改善心肌的舒张和舒张期充盈，并能减轻后负荷和心肌肥厚，在扩张血管降低血压的同时可改善心肌缺血，维拉帕米和地尔硫草等还可通过减慢心率而改善心肌的舒张功能。因此在 DHF 的治疗中，钙通道阻滞剂发挥着重要的作用。这与 SHF 不同，由于钙通道阻滞剂有一定程度的负性肌力作用而不宜应用于 SHF 的治疗。

4.利尿药

通过利尿能减轻水钠潴留，减少循环血量，降低肺及体循环静脉压力，改善心力衰竭症状。当舒张性心力衰竭为代偿期时，左心房及肺静脉压增高虽为舒张功能障碍的结果，但同时也是其重要的代偿机制，可以缓解因心室舒张期充盈不足所致的舒张期末容积不足和心排血量的减少，从而保证全身各组织的基本血液供应。如此时过量使用利尿药，可能加重已存在的舒张功能不全，使其由代偿转为失代偿。当 DHF 患者出现明显充血性心力衰竭的临床表现并发生肺水肿时，利尿药则可通过减少部分血容量使症状得以缓解。

5.血管扩张药

由于静脉血管扩张药能扩张静脉，使回心血量及左心室舒张期末容积减小，故对代偿期 DHF 可能进一步降低心排血量；而对容量负荷显著增加的失代偿期患者，可减轻肺循环、体循环压力，缓解充血症状。动脉血管扩张药能有效地降低心脏后负荷，对周围血管阻力增加的患者（如高血压心脏病）可能有效改善心室舒张功能，但对左心室流出道梗阻的肥厚型心肌病患者可能加重梗阻，使心排血量进一步减少。因此，扩张剂的应用应结合实际病情并慎重应用。

6.正性肌力药物

由于单纯 DHF 患者的左心室射血分数通常正常，因而正性肌力药物没有应用的指征，而且有使舒张性心功能不全恶化的危险，尤其是在老年急性失代偿 DHF 患者中。例如，洋地黄类药物通过抑制 Na^+-K^+-ATP酶，并通过 Na^+-Ca^{2+} 交换的机制增加细胞内钙离子浓度，在心脏收缩期增加能量需求，而在心脏舒张期增加钙负荷，可能会促进舒张功能不全的恶化。DIG 研究的数据也显示，在使用地高辛过程中，与心肌缺血及室性心律失常相关的终点事件增加。对于那些伴有快室率房颤的 DHF 患者，应用洋地黄是有指征也有益处的。因为可以通过控制心室率改善肺充血及心排血量。

7.抗心律失常药物

心律失常，特别是快速性心律失常对 DHF 患者的血流动力学常产生很大影响，故预防心律失常的发生对 DHF 患者有重要意义：①快速心律失常增加心肌氧耗，减少冠状动脉供血时间，从而可诱发心肌缺血，加重 DHF，在左心室肥厚者尤为重要；②舒张期缩短使心肌舒张不完全，导致舒张期心室内容量相对增加；③DHF 患者，左心室舒张速度和心率呈相对平坦甚至负性关系，当心率增加时，舒张速度不增加甚至减慢，从而引起舒张末期压力增加。因此当 DHF 患者伴有心律失常时，应根据其不同的病因和病情特点来选用抗心律失常药物。

8.其他药物

抑制心肌收缩的药物如丙吡胺，具有较强的负性肌力作用，可用于左心室流出道梗阻的肥厚型心肌病。此药缩短射血时间，增加心排血量，降低左心室舒张期末压。多数患者长期服用此药有效。丙吡胺的另一个作用是抗心律失常，而严重肥厚型心肌病患者，尤其是静息时有流出道梗阻者,常有心律失常,此时用丙吡胺可达到一举两得的效果。

目前,我们尚无充分的随机临床试验来评价不同药物对 CHF 或其他心血管事件的疗效,也没有充分的证据说明某一单药或某一组药物比其他的优越。已经建议,将那些有生物学效应的药物用于 DHF 的治疗,治疗心动过速和心肌缺血,如 β 受体阻滞剂或非二氢吡啶类钙通道阻滞药;逆转左心室重塑,如利尿药和血管紧张素转化酶抑制剂;减轻心肌纤维化,如螺内酯;阻断肾素-血管紧张素-醛固酮系统的药物能够产生这样一些生物学效应,还需要更多的资料来说明这些生物学效应能够降低心力衰竭的危险。

总之,在现阶段,对于 DHF 的发病机制、病理生理、直到诊断和治疗还需要有更多的临床试验和实验证据来不断完善。

(屈朝法)

第十七节　慢性收缩性心力衰竭

慢性收缩性心力衰竭传统称之为充血性心力衰竭,是指心脏由于收缩和舒张功能严重低下或负荷过重,使泵血明显减少,不能满足全身代谢需要而产生的临床综合征,出现动脉系统供血不足和静脉系统淤血甚至水肿,伴有神经内分泌系统激活的表现。心力衰竭根据其产生机制可分为收缩功能(心室泵血功能)衰竭和舒张功能(心室充盈功能)衰竭两大类;根据病变的解剖部位可分为左心衰竭、右心衰竭和全心衰竭;根据心排血量(CO)高低可分为低心排血量心力衰竭和高心排血量心力衰竭;根据发病情况可分为急性心力衰竭和慢性心力衰竭。临床上为了评价心力衰竭的程度和疗效,将心功能分为 4 级,即纽约心脏病协会(NYHA)心功能分级如下。

Ⅰ级:体力活动不受限制。日常活动不引起过度乏力、呼吸困难和心悸。

Ⅱ级:体力活动轻度受限。休息时无症状,日常活动即引起乏力、心悸、呼吸困难。

Ⅲ级:体力活动明显受限。休息时无症状,轻于日常活动即可引起上述症状。

Ⅳ级:体力活动完全受限。不能从事任何体力活动,休息时亦有症状,稍有体力活动即加重。

其中,心功能Ⅱ、Ⅲ、Ⅳ级临床上分别代表轻、中、重度心力衰竭,而心功能Ⅰ级可见于心脏疾病所致左心室收缩功能低下(LVEF≤40%)而临床无症状者,也可以是心功能完全正常的健康人。

一、左心衰竭

左心衰竭是指由于左心室心肌病变或负荷增加引起的心力衰竭。通常是由于大面积心肌急慢性损伤、缺血和/或梗死产生心室重塑致左心室进行性扩张伴收缩功能进行性(或急性)降低所致,临床以动脉系统供血不足和肺淤血甚至肺水肿为主要表现。心功能代偿时,症状较轻,可慢性起病,急性失代偿时症状明显加重,通常起病急骤,在有(或无)慢性心力衰竭基础上突发急性左心衰竭肺水肿。病理生理和血流动力学特点为每搏输出量(SV)和心排血量(CO)明显降低,肺毛细血管楔压(PCWP)或左心室舒张末压(LVEDP)异常升高[≥3.3 kPa(25 mmHg)],伴交感神经系统和肾素-血管紧张素-醛固酮系统(RAAS)为代表的神经内分泌系统的激活。高心排血量心力衰竭时 SV、CO 不降低。

（一）病因

（1）冠状动脉粥样硬化性心脏病（简称冠心病），大面积心肌缺血、梗死或顿抑，或反复多次小面积缺血、梗死或顿抑，或慢性心肌缺血冬眠时。

（2）高血压心脏病。

（3）中、晚期心肌病。

（4）重症心肌炎。

（5）中、重度心脏瓣膜病如主动脉瓣或（和）二尖瓣的狭窄或（和）关闭不全。

（6）中、大量心室或大动脉水平分流的先天性或后天性心脏病如室间隔缺损、破裂、穿孔、主肺动脉间隔缺损、动脉导管未闭（PDA）和主动脉窦瘤破裂。

（7）高动力性心脏病，如甲亢、贫血、脚气病和动静脉瘘。

（8）急性肾小球肾炎和输液过量等。

（9）大量心包积液心脏压塞时（属"极度"的舒张性心衰范畴）。

（10）严重肺动脉高压或合并急性肺栓塞，右心室压迫左心室致左心室充盈受阻时（也属"极度"舒张性心衰范畴）。

（二）临床表现

1.症状

呼吸困难是左心衰竭的主要症状，是由于肺淤血或肺水肿所致。程度由轻至重表现为：轻度时活动中气短乏力、不能平卧或平卧后咳嗽，咳白色泡沫痰，坐起可减轻或缓解；重度时夜间阵发性呼吸困难、端坐呼吸、心源性哮喘和急性肺水肿。急性肺水肿时多伴咳粉红色泡沫痰或咯血（二尖瓣狭窄时），易致低氧血症和CO_2潴留而并发呼衰，同时伴随心悸、头晕、嗜睡（CO_2潴留时）或烦躁等体循环动脉供血不足的症状，严重时可发生休克、晕厥甚至猝死。

2.体征

轻中度时，高枕卧位。出汗多、面色苍白、呼吸增快、血压升高、心率增快（≥100次/分）、心脏扩大，第一心音减弱、心尖部可闻及S_3奔马律，肺动脉瓣区第二心音亢进，若有瓣膜病变可闻及二尖瓣、主动脉瓣和三尖瓣区的收缩期或舒张期杂音。两肺底或满肺野可闻及细湿啰音或水泡音，吸气时明显，呼气时可伴哮鸣音（心源性哮喘时）。慢性左心衰竭患者可伴有单侧或双侧胸腔积液和双下肢水肿。脉细速，可有交替脉，严重缺氧时肢端可有发绀。严重急性失代偿左心衰竭时端坐呼吸、大汗淋漓、焦虑不安、呼吸急促（>30次/分）；两肺满布粗湿啰音或水泡音（肺水肿时）伴口吐鼻喷粉红色泡沫痰，初起时常伴有哮鸣音，甚至有哮喘（心源性哮喘时）存在。血压升高或降低甚至休克，此时病情非常危重，只有紧急抢救才有望成功。稍有耽搁，患者就可能随时死亡。

（三）实验室检查

1.心电图（ECG）检查

窦性心动过速，可见二尖瓣P波、V_1导联P波终末电势增大和左心室肥大劳损等反映左心房、左心室肥厚，扩大及与所患心脏病相应的变化；可有左、右束支阻滞和室内阻滞；急性、陈旧性梗死或心肌大面积严重缺血，及多种室性或室上性心律失常等表现。少数情况下，上述ECG表现可不特异。

2.X线胸片检查

心影增大，心胸比例增加，左心房、左心室或全心扩大，尤其是肺淤血、间质性肺水肿（Kerley

B线、叶间裂积液)和肺泡性肺水肿,是诊断左心衰竭的重要依据。慢性心衰时可有上、下腔静脉影增宽,及胸腔积液等表现。

3.超声多普勒心动图检查

可见左心房、室扩大或全心扩大,或有左心室室壁瘤存在;左心室整体或节段性收缩运动严重低下,左心室射血分数(LVEF)严重降低($\leqslant 40\%$);左心室壁厚度可变薄或增厚。有病因诊断价值;重度心衰时,反映 SV 的主动脉瓣区的血流频谱也降低;也可发现二尖瓣或主动脉瓣严重狭窄或反流,或在心室或大动脉水平的心内分流,或大量心包积液,或严重肺动脉高压巨大右心室压迫左心室等左心衰竭时的解剖和病理生理基础,对左心衰竭有重要的诊断和鉴别诊断价值。

4.血气分析

早期可有低氧血症伴呼吸性碱中毒(过度通气),后期可伴呼吸性酸中毒(CO_2 潴留)。血常规、生化全套和心肌酶学可有明显异常,或正常范围。

(四)诊断和鉴别诊断

依据临床症状、体征、结合 X 线胸片有典型肺淤血和肺水肿的征象伴心影增大及超声心动图左心室扩大(内径$\geqslant 55$ mm)和 LVEF 降低($<40\%$)典型改变,诊断慢性左心衰竭和急性左心衰肺水肿并不难;难的是对慢性左心衰竭的病因诊断,特别是对"扩张型"心肌病的病因诊断,需确定原发性、缺血性、高血压性、酒精性、围生期、心动过速性、药物性、应激性、心肌致密化不全和右心室致心律失常性心肌病等病因。通过结合病史、ECG、超声心动图、核素心肌显像、心脏 CT 和磁共振成像(MRI)等影像检查综合分析和判断,多能够鉴别。心内膜心肌活检对此帮助不大。同时,也可确定或除外"肥厚型"和"限制型"心肌病的诊断。

心源性哮喘与肺源性哮喘的鉴别十分重要,不可回避。根据肺内"水"与"气"的差别,可在肺部叩诊、X 线胸片和湿啰音"有或无"上充分显现,加上病史不同,可得以鉴别。

(五)治疗

急性左心衰竭通常起病急骤,病情危重而变化迅速,需给予紧急处理。治疗目标是迅速纠正低氧和异常血流动力学状态;消除肺淤血、肺水肿;增加 SV、CO,从而增加动脉系统供血。治疗原则为加压给纯氧、静脉给予吗啡、利尿、扩血管(包括连续舌下含服硝酸甘油 2～3 次)和强心。

经过急救处理,多数患者病情能迅速有效控制,并在半小时左右渐渐平稳,呼吸困难减轻,增快心率渐减慢,升高的血压缓缓降至正常范围,两肺湿啰音渐减少或消失,血气分析恢复正常范围,直到 30 分钟左右可排尿 500～1 000 mL。病情平稳后,治疗诱因,防止反弹,继续维持上述治疗并调整口服药(参照慢性左心衰竭的治疗方案),继续心电、血压和血氧饱和度监测,必要时选用抗生素预防肺部感染。最终应治疗基础心脏病。

慢性左心衰竭的治疗参见全心衰竭治疗。

二、右心衰竭

右心衰竭是由于右心室病变或负荷增加引起的心力衰竭。以肺动脉血流减少和体循环淤血或水肿为表现。大多数右心衰竭是由左侧心力衰竭发展而来,两者共同形成全心衰竭。其病理生理和血流动力学特点为右心室心排血量降低,右心室舒张末压或右心房压异常升高。

(一)病因

(1)各种原因的左心衰竭。

(2)急、慢性肺动脉栓塞。

（3）慢性支气管炎、肺气肿并发慢性肺源性心脏病。

（4）原发性肺动脉高压。

（5）先天性心脏病包括肺动脉狭窄（PS）、法洛四联症、三尖瓣下移畸形、房室间隔缺损和艾森门格综合征。

（6）右心室扩张型、肥厚型和限制型或闭塞型心肌病。

（7）右心室心肌梗死。

（8）三尖瓣狭窄或关闭不全。

（9）大量心包积液。

（10）缩窄性心包炎。

（二）临床表现

1.症状

主要是由于体循环和腹部脏器淤血引起的症状，如食欲缺乏、恶心、呕吐、腹胀、腹泻、右上腹痛等，伴有心悸、气短、乏力等心脏病和原发病的症状。

2.体检

颈静脉充盈、怒张，肝大伴压痛、肝颈静脉反流征（＋），双下肢或腰骶部水肿、腹水或胸腔积液，可有周围性发绀和黄疸。心率快、可闻及与原发病有关的心脏杂音，P_2 可亢进或降低（如肺动脉狭窄或法洛四联症），若不伴左心衰竭和慢性阻塞性肺疾病合并肺部感染时，通常两肺呼吸音清晰或无干、湿啰音。

（三）实验室检查

1.ECG 检查

显示 P 波高尖、电轴右偏、aVR 导联 R 波为主，V_1 导联 R/S＞1、右束支阻滞等右心房、室肥厚扩大及与所患心脏病相应的变化，可有多种形式的房、室性心律失常，传导阻滞和室内阻滞，可有 QRS 波群低电压。有肺气肿时可出现顺钟向转位。

2.胸部 X 线检查

显示右心房、室扩大和肺动脉段凸（有肺动脉高压时）或凹（如肺动脉狭窄或法洛四联症）等与所患心脏病相关的形态变化；可见上、下腔静脉增宽和胸腔积液征；若无左心衰竭存在，则无肺淤血或肺水肿征象。

3.超声多普勒心动图检查

可见右心房、室扩大或增厚，肺动脉增宽和高压，心内解剖异常，三尖瓣和肺动脉瓣狭窄或关闭不全及心包积液等与所患心脏病有关的解剖和病理生理的变化。

4.心导管检查

必要时做心导管检查，显示中心静脉压增高（＞15 cmH_2O）。

（四）诊断与鉴别诊断

依据体循环淤血的临床表现，结合胸片肺血正常或减少伴右心房室影增大和超声心动图右心房室扩张或右心室肥厚伴或不伴肺动脉压升高的典型征象，诊断不难。病因诊断的鉴别需要结合临床和多种影像学检查综合判断而定。

（五）治疗

（1）右心衰竭的治疗关键是原发病和基础心脏病的治疗。

（2）抗心衰的治疗参见全心衰竭部分。

三、全心衰竭

全心衰竭是指左、右心力衰竭同时存在的心力衰竭,传统被称之为充血性心力衰竭。全心衰竭几乎都是由左心力衰竭缓慢发展而来,即先有左心衰竭,然后出现右心衰竭;也不除外极少数情况下是由于左、右心室病变同时或先后导致左、右心力衰竭并存之可能。一般来说,全心衰竭的病程多属慢性。其病理生理和血流动力学特点为左心室、右心室心排血量均降低、体、肺循环均淤血或水肿伴神经内分泌系统激活。

(一)病因

(1)同左心衰竭(参见左心衰竭)。

(2)不除外极少数情况下有右心衰竭的病因(参见右心衰竭)并存。

(二)临床表现

1.症状

先有左心衰竭的症状(见左心衰竭),随后逐渐出现右心衰竭的症状(见右心衰竭);由于右心衰竭时,右心排血量下降能减轻肺淤血或肺水肿,故左心衰竭症状可随右心衰竭症状的出现而减轻。

2.体检

既有左心衰竭的体征(见左心力衰竭),又有右心衰竭的体征(见右心力衰竭)。全心衰竭时,由于右心衰竭存在,左心衰竭的体征可因肺淤血或水肿的减轻而减轻。

(三)检查

1.ECG 检查

显示反映左心房、左心室肥厚扩大为主或左右房室均肥厚扩大(见左、右心力衰竭)和所患心脏病的相应变化,及多种形式的房、室性心律失常,房室传导阻滞、束支阻滞和室内阻滞图形。可有 QRS 波群低电压。

2.胸部 X 线检查

心影普大或以左心房、左心室增大为主及与所患心脏病相关的形态变化;可见肺淤血、肺水肿(左心衰竭),上、下腔静脉增宽和胸腔积液(右心衰竭)。

3.超声多普勒心动图检查

可见左、右心房和心室均增大或以左心房、左心室扩大为主,左心室整体和节段收缩功能低下,LVEF 降低(<40%),并可显示与所患心肌、瓣膜和心包疾病相关的解剖和病理生理的特征性改变。

4.心导管检查(必要时)

肺毛细血管楔压(左心衰竭时)和中心静脉压(右心衰竭)均增高,分别>2.4 kPa(18 mmHg)和>15 cmH$_2$O。

(四)诊断和鉴别诊断

同左、右心衰竭。

(五)治疗

和左心衰竭一样,全心衰竭治疗的基本目标是减轻或消除体、肺循环淤血或水肿,增加 SV 和 CO,改善心功能;最终目标不仅要改善症状,提高生活质量,而且要阻止心室重塑和心衰进展,提高生存率。这不仅需要改善心衰的血流动力学,而且也要阻断神经内分泌异常激活不良效应。治疗原则为利尿、扩血管、强心并使用神经内分泌阻滞药。治疗措施如下。

(1)去除心衰诱因。

(2)体力和精神休息。

(3)严格控制静脉和口服液体入量,适当(无需严格)限制钠盐摄入(应用利尿药者可放宽限制),低钠患者还应给予适量咸菜或直接补充氯化钠治疗纠正。

(4)急性失代偿时,给予呼吸机加压吸纯氧和静脉缓慢推注吗啡 3 mg(必要时可重复 1～2 次)。

(5)利尿药:能减轻或消除体、肺循环淤血或水肿,同时可降低心脏前负荷,改善心功能。可选用噻嗪类如氢氯噻嗪 25～50 mg,每天 1 次;祥利尿药,如呋塞米 20～40 mg,每天 1 次;利尿效果不好者可选用布美他尼(丁尿胺)1～2 mg,每天 1 次;或托拉塞米(伊迈格)20～40 mg,每天 1 次;也可选择以上两种利尿药,每两天交替使用,待心力衰竭完全纠正后,可酌情减量并维持。利尿必须补钾,可给缓释钾 1.0 g,每天 2～3 次,与传统保钾利尿药合用,如螺内酯 20～40 mg,每天 1 次;或氨苯蝶啶 25～50 mg,每天 1 次;也应注意低钠低氯血症的预防(不必过分严格限盐),利尿期间仍应严格控制入量直至心衰得到纠正时。螺内酯 20～40 mg,每天 1 次,作为醛固酮拮抗剂,除有上述保钾作用外,更有拮抗肾素-血管紧张素-醛固酮系统(RAS)的心脏毒性和间质增生作用,能作为神经内分泌拮抗剂阻滞心室重塑,延缓心衰进展。RALES 研究显示,螺内酯能使中重度心衰患者的病死率在血管紧张素转化酶抑制剂(ACEI)和 β 受体阻滞剂基础上再降低 27%,因此,已成为心衰治疗的必用药。需特别注意的是,螺内酯若与 ACEI 合用时,潴钾作用较强,为预防高钾血症发生,口服补钾量应酌减或减半,并监测血钾水平和肾功能。螺内酯特有的不良反应是男性乳房发育症,伴有疼痛感,停药后可消失。

(6)血管扩张药:首选血管紧张素转化酶抑制剂(ACEI),除扩血管作用外,还能拮抗心衰时肾素-血管紧张素-醛固酮系统(RAS)激活的心脏毒性作用,从而延缓心室重塑和心衰的进展,降低了心衰患者的病死率 27%,是慢性心力衰竭患者的首选用药,可选用卡托普利、依那普利、贝那普利、赖那普利和雷米普利等,从小剂量开始渐加至目标剂量,如卡托普利 6.25～50 mg,每天 3 次;依那普利 2.5～10 mg,每天 2 次。不良反应除降低血压外,还有剧烈咳嗽。若因咳嗽不能耐受时,可换用血管紧张素 Ⅱ 受体(AT₁)拮抗剂,如氯沙坦 12.5～50 mg,每天 2 次,或缬沙坦 40～160 mg,每天 1 次。若缺血性心衰有心肌缺血发作时,可加用硝酸酯类如亚硝酸异山梨酯 10～20 mg,6 小时 1 次,或单硝酸异山梨醇 10～20 mg,每天 2～3 次;若合并高血压和脑卒中史可加用钙通道阻滞药如氨氯地平 2.5～10 mg,每天 1 次。历史上使用的小动脉扩张剂,如肼屈嗪,α₁ 受体阻断药,如哌唑嗪不再用于治疗心衰。服药期间,应密切观察血压变化,并根据血压水平来调整用药剂量。

中、重度心力衰竭时可同时应用硝普钠或酚妥拉明或乌拉地尔静脉滴注(见左心衰竭),心衰好转后停用并酌情增加口服血管扩张药的用量。

(7)正性肌力药:轻度心力衰竭患者,可给予地高辛 0.125～0.25 mg,每天 1 次,口服维持,对中、重度心力衰竭患者,可短期加用正性肌力药物,如静脉内给去乙酰毛花苷注射液、多巴酚丁胺、多巴胺和磷酸二酯酶抑制剂,如氨力农或米力农(见左心衰竭)等。

(8)β 受体阻滞剂:能拮抗和阻断心衰时的交感神经系统异常激活的心脏毒性作用,从而延缓心室重塑和心衰的进展。大规模临床试验显示,β 受体阻滞剂能使心衰患者的病死率降低 35%～65%,故也是治疗心衰之必选,只是应在心力衰竭血流动力学异常得到纠正并稳定后使用,应从小剂量开始,渐渐(每周或每 2 周加量 1 次)加量至所能耐受的最大剂量,即目标剂量。

可选用卡维地洛 3.125～25 mg,每天 2 次,或美托洛尔 6.25～50 mg,每天 2 次,或比索洛尔 1.25～10 mg,每天 1 次。不良反应有低血压、窦性心动过缓、房室传导阻滞和心功能恶化,故用药期间应密切观察血压、心率、节律和病情变化。

(9)支气管解痉:对伴有支气管痉挛或喘鸣的患者,应用酚间羟异丙肾上腺素(喘啶)或氨茶碱 0.1 g,每天 3 次。

(10)经过上述治疗一段时间(1～2 周)后,临床效果不明显甚至出现恶化者,应按难治性心力衰竭处理。

四、难治性心力衰竭

严重的慢性心力衰竭患者,经上述常规利尿药、血管扩张药、血管紧张素转化酶抑制剂和正性肌力药物积极治疗后,心力衰竭症状和体征无明显改善甚至恶化,称为难治性心力衰竭。其血流动力学特征是严重的肺和体循环的淤血、水肿和 SV、CO 的降低。难治性心力衰竭的处理重点如下。

(一)纠治引起难治性心力衰竭的原因

(1)重新评价并确定引起心力衰竭的心脏病病因,给予纠治。如甲状腺功能亢进或减退、贫血、脚气病、先天性心脏病、瓣膜病、心内膜炎、风湿热等。可通过特殊的内科或外科治疗而得以纠治。

(2)重新评价并确定引起心力衰竭的病理生理机制,有针对性地治疗。如确定以收缩性心力衰竭抑或舒张性心力衰竭为主,前负荷过重抑或后负荷过重为主,有无严重心律失常等。

(3)寻找使心力衰竭加重或恶化的诱因,并加以纠治。如肺部感染、肺栓塞、泌尿道感染、电解质平衡失调、药物的不良反应等。

(4)重新评价已用的治疗措施到位与否,给予加强治疗。如洋地黄剂量是否不足或过量;积极利尿和过分限盐引起了低血钾、低血钠和低血氯使利尿更加困难;是否应用了抑制心肌的或使液体潴留的药物;是否患者饮水或入量过多或未按医嘱服药等。极个别患者出现高血钠高血氯,机制不明,可能还是摄入或补充氯化钠过多所导致。

(二)加强治疗措施

1.严格控制液体入量,并加强利尿

24 小时总入量宜控制在<1 500 mL,尿量>1 500 mL,并使 24 小时出、入量呈负平衡(出>入)并维持3～5 天,将体内潴留的钠和水充分排出体外,以逐渐消除严重的肺水肿和组织水肿。每天出、入量负平衡的程度应依据临床和床旁 X 线胸片所示肺水肿的程度而定,间质性肺水肿应负 500～1 000 mL,肺泡性肺水肿应负 1 000～1 500 mL,极重度肺泡性肺水肿(大白肺)时 24 小时负平衡 1 500～2 000 mL 也不为过。经过 3～5 天的加强利尿治疗,临床上肺水肿或组织水肿均能明显地减轻或消失,以床旁 X 线胸片显示肺水肿渐渐减轻或消退的影像为治疗目标和评价标准。加强利尿期间,尿量多时应补钾,可给缓释钾1.0 g,每天 3 次,也可以 0.3% 左右浓度静脉补钾;尤其特别注意低钠和低氯的预防(不必过分限盐)。若出现低钠(<130 mmol/L)和低氯(<90 mmol/L)血症,则利尿效果不好,可使心衰加重,故必须先给予纠正(3%NaCl 100 mL 静脉内缓慢输注),再同时加强利尿,既要纠正低氯和低钠血症,又要排出体内潴留的水和钠。需要强调的是,严格控制液体总入量,比出>入量的负平衡对于难治性心衰患者的心功能保护更重要。因为患者保持负 500 mL 液体平衡不变,若入量严格控制在 24 小时内<1 500 mL(出量

＞2 000 mL)和控制入量＞3 000 mL(出量＞3 500 mL)对心功能的容量负荷完全不同,前者可使心脏去前负荷减轻,而后者则会大大加重心脏前负荷。

2.给予合理足量的血管扩张药治疗

以静脉扩张剂(硝酸酯类)和动脉扩张剂(硝普钠、基因重组脑钠尿肽(BNP)、ACEI和α受体阻断药,如酚妥拉明和乌拉地尔)联合应用并给予足量治疗(将血压控制在13.3～14.7/8.0～9.3 kPa),才能充分降低心室前、后负荷,既能大大降低 PCWP 和 LVEDP,又能明显增加 SV 和 CO,达到最佳血流动力学效果。多数患者的心力衰竭会明显好转。

3.加用正性肌力药物

适用于左心室功能严重低下,上述治疗效果差的严重的心力衰竭患者。可使用多巴酚丁胺[5～10 μg/(kg·min)]＋硝普钠(10～50 μg/min)或α受体阻断药酚妥拉明或乌拉地尔持续静滴,通过正性肌力和降低外周阻力的作用能显著增加 SV 和 CO,同时降低 PCWP 和 LVEDP,明显改善心功能,使心力衰竭明显好转。对于尿量偏少(非低钠和低氯血症所致)或血压偏低[≤12.0/8.0 kPa(90/60 mmHg)]的重症心力衰竭伴心源性休克患者,应改用多巴胺[3～15 μg/(kg·min)]＋小剂量硝普钠(5～30 μg/min)或α受体阻断药联合持续静滴,除能改善心功能外,还可升压、增加肾血流量并改善组织灌注。

4.血流动力学监测指导治疗

适用上述积极治疗依然反应差的重症心力衰竭患者。依据 PCWP、CO 和外周阻力等重要血流动力学指标调整用药方案。若 PCWP 高[＞2.4 kPa(18 mmHg)],应加强利尿并使用静脉扩张剂如硝酸酯类,降低左心室充盈压,减轻肺水肿;若 CO 低(＜5.0 L/min)且外周阻力高(＞1400 dyn·s/cm⁵)应用动脉扩张剂,如硝普钠、重组 BNP 或α受体阻断药(酚妥拉明或乌拉地尔),降低外周阻力,增加 CO,改善心功能;若 CO 低(＜5.0 L/min),而外周阻力正常(1 000～1200 dyn·s/cm⁵),则应使用正性肌力药物,如多巴酚丁胺或多巴胺,增加心肌收缩力,增加 CO;若 PCWP 高,CO 低,外周阻力高和动脉血压低[＜10.7 kPa(80 mmHg)],已是心源性休克时,则应在多巴胺升压和正性肌力作用的基础上,联合应用动、静脉血管扩张药和利尿药。必要时应考虑插入主动脉内球囊泵(IABP)给予循环支持。

5.纠正低钠、低氯血症

对于严重肺水肿或外周组织水肿而利尿效果不佳者,若是由于严重稀释性低钠血症(＜130 mmol/L)和低氯血症(＜90 mmol/L)所致,则应在补充氯化钠(每天 3 g 口服或严重时静脉内给予)的基础上应用大剂量的袢利尿药(呋塞米 100～200 mg,布美他尼 1～3 mg)静注或静滴,边纠正稀释性低钠、低氯血症,边加强利尿效果,可望排出过量水潴留,使心力衰竭改善。对出现少尿或无尿伴有急性肾衰竭,药物治疗难以见效者,可考虑用血液超滤或血液透析或腹膜透析治疗。

6.气管插管和呼吸机辅助呼吸

对严重肺水肿伴严重低氧血症[吸氧状态下 PO_2＜6.7 kPa(50 mmHg)]和/或 CO_2 潴留[PCO_2＞6.7 kPa(50 mmHg)],药物治疗不能纠正者,应尽早使用,既可纠正呼吸衰竭,又有利于肺水肿的治疗与消退。

7.纠正快速心律失常

对伴有快速心律失常如心房颤动、心房扑动心室率快者,可用胺碘酮治疗。

8.左心辅助治疗

对左心室心功能严重低下,心力衰竭反复发作,药物治疗难以好转的患者,有条件可考虑行体外膜式氧合(ECMO)、左心辅助治疗,为心脏移植术做准备。

(屈朝法)

第十八节　急性心肌梗死并发心力衰竭

心力衰竭是急性心肌梗死的重要并发症之一。北京地区 1972—1983 年急性心肌梗死住院病例的统计资料表明,心力衰竭的发生率为 $19.5\%\sim25.1\%$。合并心力衰竭者预后较差。心力衰竭在急性心肌梗死早期和恢复期都可出现,85%发生在 1 周之内,其中半数以上在 24 小时以内。急性心肌梗死合并心力衰竭主要是左心衰竭,但随着左室重构的持续发展,迟早会影响右侧心脏,导致发生全心衰竭(也可发生室间隔穿孔、乳头肌断裂等而突然出现全心衰竭),右室梗死则主要表现为右室衰竭,部分患者过去有左心衰竭发作史,或有慢性心力衰竭,发生心肌梗死后,可表现为心力衰竭突然加重。

一、发病机制和血流动力学改变

(一)泵衰竭造成心排血下降

急性心肌梗死后,血流动力学紊乱程度与梗死范围直接相关;梗死使左心室心肌丧失 20%以上时,则易并发心力衰竭;丧失 40%以上时,极易并发心源性休克。显然,心肌丧失越多,就愈难维持其正常的排血功能。急性心肌梗死后,梗死周围缺血区心肌的收缩性亦可发生暂时性减弱,这也有碍于心脏射血。心脏排血减少后,血液蓄积于左心室,致使左心室容积和舒张末压力升高(心脏扩大)。这是一种代偿机制,可使尚有功能的心肌最大限度地利用 Frank-Starling 原理以维持足够的心排血量。测定表明,急性心肌梗死患者要维持正常的心排血量,最适宜的左心室舒张末压一般为 $1.9\sim2.4$ kPa($14\sim18$ mmHg),有时可高达 2.7 kPa(20 mmHg)。当过度提高左心室充盈压也不能维持足够的心排血量,并且心脏指数低于2.2 L/(min·m^2)时,则会出现肺淤血和周围组织灌流不足的临床表现,即心源性休克,为心力衰竭的极重型表现。

(二)急性心肌梗死并发心源性休克

多数患者有严重的多支病变,once件心肌梗死后大量心肌坏死,坏死部分收缩期向外膨出,形成急性壁瘤,使左室射血分数严重下降,之后坏死心肌水肿、僵硬,顺应性降低,心室舒张功能障碍,左室舒张末压升高。在急性心肌梗死时,往往同时存在上述两个过程,加重心功能损害。既往的多次陈旧心肌梗死或长期慢性缺血后的心肌纤维化,也都会加重心功能的损害,或在急性心肌梗死前已形成缺血性心肌病或已存在心力衰竭。当心肌损害的累积数量(新鲜+陈旧)超过左室功能性心肌的 40%时,即会发生严重的心力衰竭或心源性休克。

(三)其他因素

促发心力衰竭的因素包括急性心肌梗死时的机械性并发症:①乳头肌断裂致严重二尖瓣反流。②室间隔破裂致大量左向右分流。③心室游离壁破裂致急性心包压塞:左心室游离壁破裂的患者常迅速死亡;发生较缓者,称亚急性心脏破裂,可存活数十分钟至数小时。④下壁心肌梗死伴右室梗死。右室梗死时因右心功能严重减低，左心室充盈压下降，使心室功能减低进一步恶化。

心源性休克时（严重心衰＋休克），左心室舒张末压增高，使肺毛细血管压升高，肺间质或肺泡水肿；心排血量减低使器官和组织灌注减少，器官严重缺氧；肺泡水肿引起肺内右向左分流，使动脉氧分压下降，进一步加重组织缺氧，促发全身的无氧代谢和乳酸酸中毒。

（四）急性心肌梗死并发左心衰竭的主要因素

1.前负荷

前负荷是指左室收缩前所承受的负荷，可用左室舒张末容量、左室舒张末压力代表。前者可通过两维超声心动图测定左室舒张末期周边纤维长度或容量表示之。测定后者不太方便，当无二尖瓣狭窄、肺血管病变时，肺毛细血管压（肺动脉楔压）可代替左室舒张末压。临床上采用Swan-Ganz导管在床旁经外周静脉在压力监测下送抵右房、右室、肺动脉，气囊嵌顿在肺动脉分支内，通过连通器的原理，测得肺小动脉嵌顿压（肺毛细血管压），即可代表左室舒张末压。

2.后负荷

后负荷为左室射血后承受的负荷，取决于动脉压。

3.心肌收缩状态和左室壁的顺应性

急性心肌梗死后，左心室因心肌缺血、坏死，其收缩性及舒张期顺应性均降低，心排血量低于正常，可使血压下降，这样便刺激主动脉及颈动脉内压力感受器，使其发生冲动增强，通过交感-肾上腺素能神经系统及肾素-血管紧张素系统的作用，导致全身小动脉收缩，血流重新分布。这本来是反射性自身保护机制，以保证重要生命器官的供血。但对心功能障碍的患者，则使后负荷加大，心排血量进而减少。同时，也使左室舒张末容量和左室舒张末压增加，进而导致肺淤血和肺水肿。

急性心肌梗死后，多数患者是由于左室舒张末压增加或左室顺应性突然下降，其中左室舒张末压增加是更重要的机制。如果左室有大约20%的心肌无运动，则收缩末残留血量增多，射血分数降低，左室舒张末容量也会显著增多。射血分数是代表左室射血或收缩性能的指标，为每搏血量与舒张末容量的比值。梗死早期、坏死节段的顺应性增加，可使收缩期坏死节段延展和向外膨出，是产生上述血流动力学变化的重要因素。尔后，顺应性降低，则减低了整个左室的顺应性，并减少梗死节段的膨出，可有利于提高左室射血分数，使心衰程度获得某些改善，但最终顺应性降低要使左室舒张末压增加，心衰加重。

左室射血分数降低的重要决定因素是梗死面积的大小。若是左室损失功能心肌数量的25%时，则表现为明显的心力衰竭。射血分数在梗死后24小时内变化较大，之后则相对恒定。若发生新的梗死（梗死扩大）、梗死区延展变薄（梗死伸展）或有新的缺血区添加时，可使射血分数进一步下降。

（五）心肌顿抑和心肌冬眠

最近明确，缺血或梗死心肌发生心功能不全尚有另外的机制。此种情况包括心肌顿抑和心肌冬眠。心肌顿抑是指急性心肌梗死后，应用溶栓治疗、经皮冠状动脉内成形术，或心肌梗死后血栓溶解，自发再通，缺血心肌虽得到血流灌注，但可引起收缩功能不全及舒张功能不全，持续数天或数周。产生机制可能与心肌再灌注损伤后氧自由基、钙离子失衡、兴奋-收缩脱耦联有关。心肌冬眠是指由狭窄冠状动脉供血的心肌，虽有生命力，但收缩性长期受到抑制。这实际上是缺血心肌的一种保护性机制，可使供氧不足的心肌减低氧耗量，免受损害。因此，在梗死后心肌内可能存在"顿抑区"和"冬眠区",可能参与心肌梗死后心力衰竭的形成机制。左室舒张末压增加可增加心肌纤维的初长,即增加前负荷。可使梗死后尚存活的心肌充分利用 Frankstarling 机制,增加心排血量。用肺毛细血管压代替左室舒张末压,其临界高度为2.40 kPa(18 mmHg)。在此之前,随左室舒张末压增加,心排血量呈线性增加,以后则呈平台状并进而下降。一般从2.40~2.67 kPa(18~20 mmHg)开始有肺淤血表现;2.67~3.33 kPa(20~25 mmHg)为中度肺淤血;3.33~4.00 kPa(25~30 mmHg)为重度肺淤血;大于 4.00 kPa(30 mmHg)则发生肺水肿。

心源性休克是心力衰竭的极重型表现,左室功能性心肌损失超过 40%。这时除肺毛细血管压高于2.40 kPa(18 mmHg)外,心脏指数会降至 2.2 L/(min·m²)以下。不但有明显的肺淤血表现,还表现出淡漠、衰竭、尿少、发绀、肢冷等周围循环衰竭表现。

二、心力衰竭的发病因素

(一)梗阻时间和梗死面积

急性心肌梗死合并心力衰竭,与缺血区域大小及心肌丧失量密切相关。实验证明,冠状动脉梗阻1分钟内,缺血中心就出现矛盾运动,缺血边缘区收缩力微弱。心肌坏死达左室的 20%~25%时,即有明显心力衰竭表现;当心肌丧失达左心室功能心肌的 40%时,往往导致心源性休克。

(二)既往心肌受损情况

心力衰竭发生与既往心肌受损的情况密切相关。长期心肌缺血,可引起心肌纤维化,使心肌收缩力减弱,急性心肌梗死后即易于发生心力衰竭。既往有陈旧性心肌梗死或心力衰竭史的患者,心肌梗死后再次出现心衰的可能性则相对较大。

(三)并发症

有高血压史或梗死后血压持续增高者,心脏后负荷过重,易于发生心力衰竭。心肌梗死如并发乳头肌功能不全、室壁瘤、室间隔穿孔等,都可使心脏负荷加重,诱发心力衰竭和恶化心力衰竭。心力衰竭与心律失常并存,互相促进或加重。其他如输液速度过快、合并感染、用药不当或延误诊治、未及时休息等,均为心力衰竭的诱发因素。

在心肌梗死合并心力衰竭的患者中,前壁心肌梗死较多见,Q 波梗死多见。一般 Q 波梗死多为冠状动脉内新鲜血栓形成所致,因心肌内多无侧支循环的保护,梗死面积较非 Q 波梗死为大。通常前壁梗死较下壁梗死面积大,梗死伸展或室壁瘤出现的可能性较下壁梗死多见。因此,心力衰竭是前壁梗死的常见并发症,左室射血分数在下壁梗死时平均为 0.55(0.30~0.60),而在前壁梗死时为 0.30~0.45(0.15~0.55)。下壁梗死时射血分数最低者为前壁导联出现明显 ST 段压低的病例,提示前壁严重缺血受累。当患者出现下壁心肌梗死并发心力衰竭时,应考虑下述可能性:并发二尖瓣反流或室间隔穿孔;同时存在下壁和前壁远隔部位的梗死,新鲜梗死加陈旧梗死;或有冠心病以外致心力衰竭的病因或发病因素。

少数病例的肺水肿并非来自心肌梗死,而是来自较长时间持续的心肌缺血。在心肌缺血缓解后,复测左室射血分数正常或接近正常。这些患者有较高的死亡率。因此,应注意识别这些患者,早日行冠状动脉腔内成型术或冠状动脉旁路移植术。或者采用较大剂量的抗心肌缺血药物,对心肌缺血进行强化治疗。

三、心力衰竭的临床表现

急性心肌梗死并发心力衰竭以左心衰为主。由于前向衰竭,可出现重要脏器供血不足,表现为头晕、无力、气短、肢冷、发绀、尿少、烦躁、淡漠,甚至昏迷。后向衰竭可出现肺淤血的症状和体征。

（一）左心衰竭

1.肺脏表现

呼吸困难是最主要的临床表现,患者感到呼吸费力、短促,需垫高枕头,采取半卧位或端坐呼吸,往往增加供氧亦不能缓解。肺部湿啰音是最主要体征,可表现为肺底湿啰音,或两肺满布干性或湿啰音、哮鸣音,甚至在急性肺水肿时,两肺可"状如煮粥"。胸片可依据心衰程度不同,表现为:①上肺野血管纹理粗重,下肺野纤细、模糊。②两肺野透光度减低。③出现 KerleyA、B、C线:A 线为肺野外围斜行引向肺门的线状阴影;B 线多见于肋膈角区,长 $2\sim3$ cm,宽 $1\sim3$ cm,为水肿液潴留而增厚的小叶间隔与 X 线呈切线时的投影;C 线为中下肺野的网格状阴影。④肺门周围阴影模糊、增大,出现蝶翼状阴影,两肺野出现边缘模糊的片状阴影。⑤出现叶间胸膜增厚、积液或少量胸膜积液。急性心肌梗死并发心力衰竭时,多数不能摄取常规胸片,床头摄片往往质量差,但可参考上述影像表现决定诊断与治疗。

2.心脏表现

急性心肌梗死后,左心衰竭主要表现为窦性心动过速、交替脉、S_3 或 S_4 奔马律。S_1 往往低钝,S_2 可亢进或有逆分裂。急性心肌梗死后大约 $1/2$ 可闻及心尖部收缩期杂音,随治疗或病程进展消失。若有乳头肌功能失调,可出现心前区向左腋部传导的收缩期杂音;室间隔穿孔的杂音往往在胸骨下端左缘 $3\sim5$ 肋间,可向右侧传导。

心电图 V_1 导联 P 波的终末电势($PTF-V_1$)是判断左室功能的敏感指标。正常人 $PTF-V_1$很少低于 -0.02 mm/s,<-0.04 mm/s 者为心衰。$PTF-V_1$ 呈负值增大,与肺毛细血管压升高呈线性关系。

（二）右心衰竭

急性心肌梗死后主要表现右心衰竭者,见于右室梗死。急性前壁心肌梗死一般不并发右室梗死,急性下壁心肌梗死并发右室梗死相当多见,占 $17\%\sim43\%$。梗死通常由左室后壁直接延伸至右室后游离壁,甚至前侧部分。在下壁心肌梗死患者中,右胸前导联 V_{3R}、V_{4R} ST 段抬高伴病理性 Q 波,是诊断右室梗死颇为敏感和特异的指标。少数患者右室梗死面积大,ST 段抬高可出现在 $V_1\sim V_3$ 导联。右室梗死患者右室射血分数明显压低(<0.40),右室扩张甚至超过左室,并压迫左室,使左室功能受损。大约半数患者有明显右心衰竭,出现肝大、颈静脉怒张和低垂部位水肿、低血压或休克。房室传导阻滞是常见并发症。

实验室检查发现,CPK 释放量与下壁心肌梗死面积不相称。超声心动图和放射性核素心室造影会发现右室扩张,甚至超过左室。右室射血分数明显降低,右室充盈压明显增高,而左室充盈压正常或仅轻度增高($RVFP/LVFP>0.65$),说明有右室功能障碍,心房压力曲线有深的 X 和 Y 凹隐(后者>前者),并且吸气时右房平均压增高,而肺毛细血管压正常或仅轻度增高。右房平均压/肺毛细血管楔压≥0.86。

（三）心肌梗死后心脏功能的临床评价

急性心肌梗死后的心功能评价,要求简便易行,适合床边进行。因此,广泛应用 Killip 分型和 Forrester 血流动力学分类。

Killip 分型(表 15-5)的优点为主要根据临床资料分类,与病死率相结合,适合在心肌梗死的急性期应用。

表 15-5　Killip 分型与病死率的关系

分类	病死率（%）	
	Killip	日本国立循环疾病中心
Ⅰ型：肺野无啰音，无 S3 及心功能不全症状	6	5
Ⅱ型：肺部啰音占肺野 50% 以下，有 S3	17	16
Ⅲ型：湿啰音占肺野 50% 以上（肺水肿）	38	21
Ⅳ型：心源性休克	81	86

在床边插入 Swan-Ganz 导管，根据测定的血流动力学指标，进行分型并指导治疗。在心肌梗死的急性期，Suan-Ganz 导管血流动力学监测对于血流动力学不稳定或危重患者是十分必要的。可按 Forrester 的分型给予不同的治疗（表 15-6）。

表 15-6　Forrester 血流动力学分类

PCWP kPa(mmHg)	CI(L/min·m²)	治疗措施
Ⅰ型≤2.4(18)	>2.2	吸氧、镇痛、镇静
Ⅱ型>2.4(18)	>2.2	利尿剂、血管扩张剂
Ⅲ型≤2.4(18)	≤2.2	输液、儿茶酚胺药物、起搏器
Ⅳ型>2.4(18)	≤2.2	儿茶酚胺药物、血管扩张剂、利尿剂、主动脉内气囊泵

四、心力衰竭的治疗

急性心肌梗死并发心力衰竭为 Killip 分型的Ⅱ型和Ⅲ型。若同时有低心排血量，则可能属于Ⅳ型，即心源性休克。因此，对患者除采用常规的吸氧、镇静、镇痛、采用半卧位的一般治疗措施外，最好在床边插入 Swan-Ganz 导管，确定血流动力学类型，以指导治疗。若病情危重，严重呼吸困难，血压不能测出，处于心源性休克状态，或无进行血流动力学监测的条件，可按 Killip 分型进行治疗。

根据日本管原的资料，24 小时内入院的 457 例急性心肌梗死病例，KillipⅠ型占 67.6%，KillipⅡ、Ⅲ型共占 17.3%，KillipⅣ型占 15.1%。国内虽未通行 Killip 分型，但与我国北京地区统计资料中心衰所占比例相近。

（一）一般治疗

患者采用最舒适的体位，有呼吸困难者采用半卧位，头部抬高程度根据肺淤血程度决定，以使患者舒适为度。严重肺水肿患者，可能需前屈坐位，胸前重叠几个枕头，俯在上面。若处于休克时，则需抬高下肢，放低头部。

胸痛、呼吸困难、不安感强烈时，给予盐酸吗啡 3～5 毫克/次，5～30 分钟/次，直至胸痛缓解。吗啡可缓解交感张力，增高引起的动静脉收缩，减轻心脏前后负荷，减轻肺淤血和肺水肿程度。

吸氧应该>6 L/min，采用鼻导管或面罩给氧。患者患有严重肺水肿、心力衰竭，或有机械并发症时，单纯鼻导管给氧可能难以纠正低氧血症。经充分吸氧，若氧分压仍低于 6.67 kPa（50 mmHg）以下时，给予气管内插管和机械通气。

(二)药物治疗

1.利尿剂

心衰时最常应用的利尿剂为呋塞米。呋塞米兼有利尿作用和静脉扩张作用,在改善肺淤血的同时,降低左室充盈压,减低心肌耗氧量。结果使心肌收缩状态得到改善,心排血量增加。根据心衰程度可给予 $20\sim40$ mg 静脉注射,以心衰缓解为度。强力利尿可致低钾血症和低血容量,而引起休克或降低心脏功能。

2.血管扩张剂

采用利尿剂使肺毛细血管压不能充分降低,或临床症状未得到充分改善时,应并用血管扩张剂。以肺淤血为主要表现者,主要应用扩张小静脉的硝酸酯制剂;以低心排血量为主要表现者,主要应用扩张小动脉制剂,减轻心脏后负荷。目前,单纯小动脉扩张剂如肼屈嗪、硝苯地平不宜用于急性心肌梗死,可考虑应用对动静脉均有扩张作用的血管紧张素转换酶抑制剂及硝普钠等。急性心肌梗死期间若伴有心室扩大或心衰表现,则毫无例外地应该应用血管紧张素转移酶抑制剂。已证实该药能明显改善左室重构和心衰患者的预后。

3.硝酸酯

为心肌缺血的主要治疗药物,改善心肌氧的供求平衡,增加缺血心肌的供血,并有利于侧支循环的建立。扩张全身小静脉,减轻心脏前负荷和肺淤血。急性心肌梗死常用硝酸甘油静点,由 $0.1\sim0.2$ $\mu g/(kg\cdot min)$ 开始,在监测血压和心率的同时,每隔 $5\sim10$ 分钟递增 1 次,递增 $5\sim10$ $\mu g/min$,最大剂量 200 $\mu g/min$。输注过程中应避光,并避免使用聚乙烯管道,因该管道大量吸收硝酸甘油。增剂量的终点应为临床症状控制;血压正常的患者平均压降低 10% 以内,高血压患者降低 30% 以内,但收缩压绝不能低于 12.0 kPa(90 mmHg);心率增加不超过 110 次/分。

4.硝普钠

对小动脉和小静脉有同等扩张作用,通过降低体动脉压,减轻前负荷和后负荷,减低心肌耗氧量,而增加心排血量,改善心脏功能。硝普钠作用很快,一旦达到有效剂量,在 $2\sim5$ 分钟即可出现治疗作用。停止滴注 $5\sim15$ 分钟,其效应消失。口服无效。不能直接静脉注射,而是配成 $2.5\sim20$ mg/100 mL 溶液静脉滴注,可溶于 5%~10% 葡萄糖或右旋糖酐-40 内,药液内不能加入其他药物。平均需要量 1 $\mu g/(min\cdot kg)$,一般输液速度介于 $20\sim200$ $\mu g/min$,个别需要300~500 $\mu g/min$。用药以 10 $\mu g/min$ 开始,以后每5分钟以 $5\sim10$ $\mu g/min$ 的速度增加至所需剂量。治疗过程中应密切监测血压,如不能监测肺毛细血管压,则以体动脉压和其他体征为依据。收缩压在 14.67 kPa(110 mmHg)以上者,可以下降 15%~20%,一般不应低于 12.67 kPa(95 mmHg)。治疗达到效果后,维持输液 $12\sim48$ 小时。如病情改善,可以停药。因其起效快及作用短暂,停药后如有必要,可以随时恢复治疗,仍然有效。硝普钠应在给药前新鲜配制,输液瓶用黑纸包裹避光,配制药液如超过 8 小时,应重新配制。硝普钠的不良反应有头痛、头晕,还可发生意识模糊、惊厥、肌肉抽搐、恶心、呕吐、不安、出汗等,这些不良反应多与治疗药物过量有关。对持续用药超过72 小时者,应测血中硫氰酸盐含量,并以此作为判断中毒的指标,>12 ng/dL 为中毒水平,应予停药。本药在急性心肌梗死时应用,有学者报道可致缺血区供血减少,因此不利于侧支循环建立并挽救缺血心肌,应予注意。如有急性二尖瓣反流或室间隔穿孔时,本药通过减轻左室射血阻抗,可明显增加心排血量,并减少血流反流,有利于改善病情。

5.酚妥拉明

为 α 肾上腺素能受体阻滞剂,对 $α_1$ 和 $α_2$ 受体均有阻滞作用。以扩张小动脉为主,同时也扩张小静脉。因此,可减轻心脏前后负荷,减少心肌耗氧量,而增加心排血量。对急性心肌梗死并发心力衰竭、急性肺水肿及心源性休克均有明显的治疗作用。此外,它能解除心力衰竭时的胰岛素抑制,增加心肌对葡萄糖的利用。酚妥拉明静脉滴注后,80%的心肌梗死患者发生心动过速,可能与该药阻滞 α$_2$ 受体,使儿茶酚胺递质释放增多有关。

用法:10 mg 溶于 10% 葡萄糖液 100～200 mL 内,静脉滴注,初始剂量 0.1～0.3 mg/min,效果不明显时,可每 5 分钟递增 1 次 0.1～0.5 mg 的剂量,最高剂量可达 2 mg/min。起效时间为 2～5 分钟,停药后 10～15 分钟作用消失。

6.儿茶酚胺类药物

该类药物兴奋心肌 β$_1$ 受体,有正性变力作用。因此,急性心肌梗死时可能增加心肌耗氧量,并加重心肌缺血。若对以上治疗措施反应不佳时,可给予多巴胺和多巴酚丁胺静脉滴注治疗。根据我们的经验,急性心肌梗死时,由于对洋地黄的作用反应差,并易发生毒性反应,而儿茶酚胺类药物作为主要的增强心肌收缩力的药物,可与硝酸甘油同用,以减轻该类药物的某些不良作用,增加心排血量,减低肺毛细血管压、心肌耗氧量,以发挥更有效的抗心衰作用。

多巴胺同时具有 α 受体和 β 受体刺激作用,因此,除具有正性变力作用外,尚具有血管收缩作用。以 2～5 μg/(kg·min)给药,兴奋肾脏多巴胺受体,增加肾血流量,可有明显利尿作用。5～20 μg/(kg·min)同时具有 α 受体和 β 受体兴奋作用,可用于维持血压和增加心排血量,>20 μg/(kg·min)主要表现 α 受体兴奋作用,增加左室射血阻力,对纠治心衰不利。心源性休克时主要给予多巴胺,以增加血管收缩作用,维持血压。

多巴酚丁胺主要兴奋心肌的 β$_1$-受体,增强心肌收缩力,而增加心率的作用弱,与多巴胺相比,末梢血管收缩作用小,可使左心充盈压降低,肺毛细血管压降低,肺淤血改善。一般用量为 2.5～10 μg/(kg·min),也可增至 15 μg(kg·min)。

7.硝普钠＋多巴胺或多巴酚丁胺

两者合用可使血流动力学和临床症状明显改善,部分垂危患者得到挽救。但两药合用时必须单独设立入液路,并注意输液后血压不能降得过低。

8.洋地黄强心苷

洋地黄强心苷至今仍是治疗心力衰竭的重要药物,但近年来的研究及临床实践表明,使用洋地黄治疗急性心肌梗死并发心力衰竭时,需做特殊考虑。

洋地黄增加心肌收缩性,改善泵血功能和射血分数,可使左室舒张末容量减少、左室舒张末压降低,因此有利于减低心肌耗氧。洋地黄有一定的血管收缩作用,其增加心肌收缩力的结果,可增加心肌需氧。但随着心力衰竭的改善,可解除交感神经反射活动引起的血管收缩和心率增快。血管舒张作用常超过血管收缩作用,最终效应常呈血管普遍扩张,心脏后负荷得以减轻。上述情况表明,洋地黄治疗心力衰竭,在出现疗效前,首先通过增强心肌收缩力付出过多耗氧的代价,之后随心功能改善、前负荷及后负荷降低、心率减慢,才使耗氧减少。若心腔明显扩张,根据 Laplace 定律($T = Pr/h$。P:血管内压力;r:腔内半径;h:室壁厚度),室壁张力(T)与心室内压和心室内径成正比。洋地黄可缩小心室内径,增加室壁厚度。因此使室壁张力明显下降,故可明显减低心肌耗氧。

急性心肌梗死时,使用洋地黄治疗的下列不利因素值得考虑:①急性心肌梗死早期治疗中迫切需要解决的是改善心肌氧的供求失衡,任何增加心肌耗氧量的措施,都将会扩大梗死范围;而洋地黄的正性肌力作用首先要付出增加心肌耗氧的代价,故早期使用有扩大梗死范围的危险。

②急性心肌缺血,首先是膜的通透性改变,细胞内钾离子外溢,细胞内钾离子浓度降低,静息膜电位负值减小,趋向阈电位,是形成异位心律的重要病理基础。洋地黄抑制心肌细胞膜 Na^+,K^+-ATP 酶活性,使钾-钠离子泵使用减弱。心肌收缩过程中,由细胞内溢出的钾离子不能泵回,细胞外钾离子浓度进一步升高,加重细胞内外钾离子比例失调,更易促进心律失常。③梗死的心肌已丧失收缩功能,对洋地黄的正性肌力作用无反应;正常心肌或缺血心肌由于心脏交感神经的兴奋及血中内源性儿茶酚胺的浓度增高,早已处于收缩活动的顶峰。这时洋地黄的正性肌力作用将加剧左心室收缩失调的性质和范围。对于伴有心源性休克的患者,左心室坏死区太大,洋地黄难以发挥改善血流动力学的效应。

综上所述,对急性心肌梗死合并心力衰竭者使用洋地黄时,必须持慎重态度。目前认为,急性心肌梗死后 24 小时以内,应避免应用洋地黄。对于合并急性左心衰竭者,可选用血管扩张剂和利尿剂。24 小时以后,一般认为梗死过程多已完成,方可考虑应用,但应尽量推迟为宜。剂量应较通常减少 1/3~1/2,选用快速作用制剂毛花苷 C 较好。如有不良反应,立即停药,其药效消失亦较快。最大剂量0.4 mg,加入10%~50%葡萄糖20~40 mL内,缓慢静脉推注;或毒毛花苷 K 0.125~0.250 mg,按上述方法加入葡萄糖液中静脉推注。

实际上,急性心肌梗死时应用洋地黄仍有争议,某些研究提示应用后使病死率增加,而另一些研究提示对病死率无影响。近期研究证实,洋地黄对左室收缩功能障碍的患者可改善症状,并且对神经内分泌的作用良好。DIG 近期报道对 7 788 例充血性心衰(70%是缺血性心脏病)伴窦性心律患者的研究,与安慰剂组比较,观察地高辛对各种病因病死率的影响,90%以上还给予转换酶抑制剂和/或利尿剂,第二指标是因心力衰竭住院、心血管死亡率和死于心力衰竭。该试验结果证实,使用地高辛不能降低总死亡率。但是地高辛治疗的患者心衰病死率降低,与心衰有关的死亡及住院减少。在地高辛治疗组观察到死于心律失常和/或心肌梗死有增加趋势。目前主张急性心肌梗死恢复期伴有室上速和/或转换酶抑制剂或利尿剂无效的心力衰竭患者使用洋地黄。

9.β受体阻滞剂

急性心肌梗死并发轻度心力衰竭时,仍可用应用 β 受体阻滞剂,若无禁忌证,可用美托洛尔 6.25 mg,每天 2~3 次,如能耐受可逐渐增加剂量,最大可用至 50~100 mg,每天 2~3 次。β 受体阻滞剂应用过程中应密切监测病情变化,病情改善则继续用药,病情加重时则减药或停用。急性心肌梗死后病情稳定、心腔扩大和/或 LVEF 明显降低者,应用选择性 $β_1$-受体阻滞剂,可降低心功能不全患者的病死率并改善预后。

(三)右室梗死并发休克和心力衰竭的治疗

右室梗死,右房和右室舒张压增高>1.33 kPa(10 mmHg),心脏指数<2.5 L/(min·m²),收缩压<13.33 kPa(100 mmHg),左室充盈压正常或升高,是重要的值得充分认识的综合征。这些患者对利尿剂非常敏感,而对液体负荷疗法有良好反应。虽有明显的颈静脉怒张、肝大,也不能给予利尿剂或大剂量血管扩张剂。这些患者通常为下壁心肌梗死延及右室,左室功能障碍多数为轻至中度。治疗原则与左室梗死并发心衰不同,必须迅速给予液体负荷,直至血压稳定,左室充盈压>2.67 kPa(20 mmHg)或右房压>2.67 kPa(20 mmHg)。儿茶酚胺类药物可以应用,多巴酚丁胺优于多巴胺,因后者可增加肺血管阻力。如对上述措施仍反应不佳,可采用动脉内气囊泵治疗。右室梗死必须与心脏亚急性破裂时心包压塞相鉴别,后者可见于右室梗死后右室破裂或左室梗死后破孔较小且发生过程缓慢时。后者只需及时心包穿刺、心肌补片、手术缝补破孔,即可成功。亚急性心脏破裂通过手术可望获救。

(四)主动脉内气囊泵治疗心衰

主动脉内气囊泵导管现在可细至 9.5 F,可经皮穿刺股动脉,插至胸降主动脉左锁骨下动脉开口以下。心室舒张期气囊膨胀以加强主动脉内压和冠状动脉灌流压,有利于心肌供氧;收缩期气囊收缩,以减少左室射血阻抗,以增加心排血量,并减少心肌氧耗量,改善心肌氧的供需平衡。本法对急性心肌梗死合并机械性并发症,如空间隔穿孔、乳头肌断裂等所致急性心力衰竭有明显改善病情、支持手术的疗效。对心源性休克、低心排血量综合征,也可望改善病情及预后。一般先用其他强心、利尿及血管扩张剂,若无明显疗效,可考虑使用主动脉内气囊泵。现在国内也积极使用该措施,已取得明显稳定病情的疗效。日本高野等认为,给予儿茶酚胺强心药 1 小时后,若每搏指数仍达不到 20 mL/m^2,即有 70% 可能性死亡,这时即为主动脉内气囊泵的适应证。

(五)急性心肌梗死溶栓治疗与冠状动脉腔内成形术(PTCA)

急性心肌梗死发病早期,使用尿激酶、链激酶或组织型纤溶酶原激活剂(t-PA),使血栓溶解,或者采用球囊将闭塞部位扩开,可使缺血和梗死部位得到血流再灌注,缩小梗死范围,改善或预防心力衰竭。PTCA 不受病程制约,急性心肌梗死患者入院后可直接进行 PTCA,也可在溶栓后仍发作缺血的病例做挽救性 PTCA。患者存在缺血心肌并且心衰症状明显时,可行挽救性PTCA 或择期 PTCA,以挽救缺血濒死心肌。实践证明,这两项措施对改善心功能有利。

此外,急性心肌梗死并发心力衰竭时应为抗凝治疗的适应证。在心力衰竭时,尤其老年患者,更易形成心腔内血栓和深静脉血栓。低分子肝素(50 mg,腹部皮下注射,每天 2~3 次)在急性心肌梗死发病后 12~18 小时内开始应用,持续应用 5~7 天,可成功地减少静脉血栓的发生率,并发心力衰竭者可望获得明显益处。抗血小板聚集药物阿司匹林也应使用,可望减少冠状动脉血栓形成的发生率。可用小剂量(每天 50~150 mg)口服。

(屈朝法)

第十九节　急性心肌梗死并发心律失常

冠心病和心肌梗死可以并发各种各样的心律失常,可以分成快速性和缓慢性心律失常,室上性和室性心律失常。有些心律失常可存在于心肌梗死以前,有些是伴随急性心肌梗死(AMI)而发生的。心肌梗死发生恶性室性心律失常是发生院前死亡最主要的原因。

心律失常所致的心脏性猝死是临床医师面临的严峻挑战,在美国每年发生心脏性猝死的病例接近50 万。大部分猝死是发生于冠状动脉疾病发作中,而且年龄较轻的患者占很大比例。有些患者甚至会以心脏性猝死作为冠心病的首发症状或表现。由发生猝死时的动态心电图记录和院外心脏骤停复苏患者记录的资料分析可知,心脏性猝死最多的原因为心室纤颤。这些心室纤颤的发作很可能由于严重心肌缺血,这种缺血过程是由于原先并不存在侧支循环的冠状动脉的急性血栓性闭塞所致。心肌梗死存活下来的患者可以发生慢性的室性心律失常,其发生时间既可以在 AMI 后立即发生,也可以很晚才出现,有的甚至在心肌梗死后数年。一旦发生则这些慢性心律失常可以存在数月或数年,其存在预示或说明室颤的危险和心脏性猝死的危险增加。

一、对缺血性室性心律失常发生机制的研究

(一)冠状动脉急性闭塞后的室性心律失常

长时间以来,冠状动脉闭塞与心律失常之间的关系一直是人们关注的内容。慢性心律失常的临床和流行病学的重要意义在心律失常动物模型上的研究有了很大发展,而在动物模型上的研究发现,其特征与在人类发生的心律失常特征相似。开始,这些研究和观察是在实验动物模型上进行的。150 年前,JE Erichson 在犬身上结扎了一支冠状动脉,观察到了心脏停搏并伴随轻微的抖动,这可能就是冠状动脉闭塞后发生心室纤颤的最早描述。此后大约 50 年,John A.Mc-Willians 提出这个室颤过程是心血管发作和猝死的常见原因这一看法。他说,在哺乳类动物进行的大系列研究已经使我们相信,通常情况下心脏性猝死经常不是心室静止,而是室颤。

心电图记录的应用使心脏病患者心脏不正常收缩的研究有可能和有手段进行。RH Halsey 发表了由濒死患者获得的心电图记录(1915),报告了 1 例心室纤颤。随后,大量的研究开始在心脏代谢与心脏节律失常的联系上进行,在正常和缺血心脏都做了这方面的工作。这些工作,有许多是对患者进行的,但这方面的认识更多是从实验动物模型的研究中得到的。尽管这些动物模型不像在人体的研究更有价值,在动物模型中得到的资料却应该在理论上加以解释。当然不同种系的心肌代谢和血液供应可能有很大区别。除此之外,有些实验性因素也使得实验结果的解释更为困难。

虽然缺血性室性心律失常的机制还没有完全搞清楚,但现已明确,在实验动物模型和人研究中的心律失常是由于心脏冲动形成和传导异常引起的,而其发生与代谢、血流动力学和心脏结构性因素有关。这些因素包括:①由缺血所引起的急性代谢变化。②并存的慢性代谢和离子异常,如低血钾。③局限或整体的心脏功能的急性变化。④慢性结构性因素,如心肌肥厚或先前存在的心肌梗死。

急性冠状动脉闭塞后,室性心律失常双峰分布的特点在许多种属动物实验中都有描述,据推测这种心律失常也同样发生于人体,但是尚未得到证实。在冠状动脉阻断后的最初 2 分钟并没有观察到心律失常,室性心律失常的发生是在冠状动脉闭塞的 2 分钟后开始增加(包括室性期前收缩、室速和室颤),5 分钟时达高峰,10 分钟时减少。这些很早期发生的室性心律失常被定为Ⅰa 期。室性心律失常的第二期开始于冠状动脉阻塞后的 12 分钟,15～20 分钟达到高峰,30 分钟以后减少。这些心律失常被定为Ⅰb 期。Ⅰa 期和Ⅰb 期心律失常的机制有很大区别,将在下面分别讨论。

1.Ⅰa 期心律失常

Ⅰ期心律失常以缓慢传导为其特点,由缺血引起的传导速度减慢是很重要的,这时冠脉血流量减少 75% 以上。传导速度在单独缺氧和轻度缺血时并不表现减慢的变化。同样,传导减慢在心内膜下浦肯野纤维很少表现出来,这可能是因为心腔内的血液可浸透到 40～60 个心肌细胞的深度。Kleber 等提出了测量传导速度的方法,他应用离体猪心脏放置相距仅 1 mm 的心外膜电极共 99 根,同步记录心电活动,结果正常情况下传导速度为 (50.1 ± 2.13) mm/s,缺血情况下则为 (33.3 ± 3.86) mm/s。

折返性心律失常的起始和维持需要缓慢传导的存在。当心脏激动波的缓慢传导不断地围绕单向阻滞区运动并且再次返回,再激动阻滞的近端区域时折返激动即可发生。折返机制一直被认为是缺血性心律失常的机制。这样一个机制是基于在对应心外膜电图存在连续性电活动(舒

张桥)。Ⅰa期心律失常的折返机制的更直接的证据是最近由 Pogzwid、Witkowski 和 Corr 提出的。他们应用计算机控制的能同步记录 232 个双极位点的心脏标测系统进行标测,然后准确地定位心脏的激动位置,分析电生理学和解剖的数据,获得三维激动的等时标测图。当出现下列 3 种情况时,心动过速就被确定为折返机制:①在心动过速发作之前的搏动有连续除极的证据。②发生心动过速的位置靠近原先搏动终止的部位。③由原先搏动终止的位置至折返搏动始部位的传导速度,近似于原先激动的终末端的传导速度。应用这样一个定义,Pogzwid 和 Corr 提出室性期前收缩和非持续性室速的 75% 在Ⅰ期为折返机制。另一方面,由室速坠入室颤也似乎是以折返机制为中介。

在Ⅰa期起重要作用的非折返机制是由延迟后除极引起的触发激动。触发激动是依赖于后除极的连续激动,即发生于动作电位上升支以后的膜电位振荡。在早期心肌缺血的过程中,许多因素都会导致后除极的发生。例如,离体心肌细胞的机械牵拉可以引起后除极,缺血心肌的收缩异常可以牵拉心肌细胞产生后除极。损伤电流可能是另一个后除极的原因。损伤电流是由于在靠近心肌细胞之间的膜电位的差异造成的。舒张期电流是由于与正常组织相比的缺血组织的除极,而收缩期损伤电流是由于正常和缺血组织之前动作电位幅度的差异。儿茶酚胺和细胞 Ca^{2+} 超负荷也引起后除极。后除极的后两个原因可能是Ⅰb期心律失常的重要因素。

2.Ⅰb期心律失常

冠状动脉闭塞后大约 10 分钟,室性心律失常的发作频度和严重程度减轻。几分钟以后,室性心律失常的发生率又再次增加(Ⅰb期)。关于Ⅰb期心律失常的机制并不是如Ⅰa期那样清楚,然而前面提到的机制似乎是起一定作用的。非折返机制在Ⅰb期似乎起更大的作用。在Ⅰb期传导速度减慢的特点不太明显,特别是在该期的早些时候更是如此,甚至在传导速度完全正常的情况下也可以发生心律失常。

在冠脉闭塞后 15~20 分钟时发生的内源性儿茶酚胺储存的释放好像是非折返性室性心律失常的中介,也可能是Ⅰb期观察到传导速度改善的原因。例如,Russell 等发现,离体豚鼠心脏中,Ⅰb期心律失常总是以自发性的动作电位幅度和 0 位相上升速度,及不应期的改善为先导。内源性儿茶酚胺的缺乏,或用 β 受体阻滞剂预防这些电生理学的"改善"也降低Ⅰb期心律失常的发生率。这些结果提示,儿茶酚胺是Ⅰb期心律失常,可能是后除极和触发激动的中介物。

在Ⅰb期末,传导速度再度下降,这是由于内在纵向阻抗的增加,这种变化的原因是不可逆损伤细胞摄取 Ca^{2+},导致缝隙连续的缺乏。折返机制在该期可能也起一定作用。

(二)心肌梗死犬 2~24 小时心律失常的观察与研究

1.实验性冠状动脉闭塞后出现的室性异位心律

实验证明,结扎冠状动脉后可出现各种室性心律失常。我们在实验中的观察发现,一次完全结扎冠状动脉左前降支以后,可以出现偶发、频发的室性期前收缩,短阵室性心动过速甚至发生室颤,而当采用二次结扎时则发生室速和室颤的机会大为减少。这个阶段大约持续 30 分钟。急性冠状动脉闭塞后所引起的心肌缺血使心肌的传导性、兴奋性、自律性和不应性发生变化,从而产生心律失常。在冠状动脉结扎 30 分钟以后可以出现心肌坏死,而在坏死心肌、缺血心肌和正常心肌表现出其电生理特性的不均一性,成为发生心律失常的基础,这时发生异位自发性心律失常的位置恰是正常组织与缺血坏死组织的交界处的正常组织侧,因为这时在该部位存在组织传导速度和不应期的差异。David 等采用建立心肌梗死犬模型并再灌注的方法,观察了结扎犬冠状动脉以后不同时间的心脏电活动的改变,并发现在结扎后 2~12 分钟记录的连续性电活动的主要机制是舒张过度和折返；而在结扎后 13～30 分钟出现的连续电活动则可能与折返无关；当结扎 30 分钟后实施再灌注时，又表现出严重的心律失常。作者在相似的动物观察中也发现冠状动脉结扎后即可出现频发室性异位激动，当结扎 2 小时后实施再灌注时表现出多种形式的室性异位激动，甚至短阵室速或室颤。Kaplinsky 等在非再灌注犬心肌梗死模型观察发现结扎后 30 分钟内的心律失常机制为折返激动。

冠状动脉主干的突然闭塞可导致很高的室速和室颤的发生概率。冠状动脉闭塞后 30 分钟内发生的致死性心律失常机会很高，它与冠状动脉发生闭塞的部位有关，当冠状动脉左前降支起点下 15～20 cm 处突然闭塞后，室颤的发生概率超过 50%。犬冠状动脉闭塞后出现的心律失常分成 3 个时期，第 1 期为冠状动脉结扎后的 2～5 分钟，有很高的发生室速和室颤的危险；第 2 期为冠状动脉结扎后异位节律减少期，持续 4～8 小时；第 3 个时期为 8～48 小时。也就是说犬冠状动脉结扎后的最初阶段是发生恶性室性心律失常的高危时期，持续不超过 30 分钟，而实际上冠状动脉闭塞后 4～8 小时的阶段发生的室性心律失常反较最初数分钟内减少，表现为少发室性异位激动（0～5 个/分），在 8～48 小时则实际又处于室性心律失常发生的另一个相对不稳定期，在这个阶段又会出现严重的室性心律失常，室性心律失常的发生概率也大为增加。所谓延迟出现的室性心律失常则是指冠状动脉闭塞后 3～4 天，直至 7 天发生的心律失常。

2.犬左前降支阻塞后 2～24 小时自发性的室性心律失常

采用 Harris 氏两期结扎法阻断冠状动脉左前降支以后，明显降低了初始数分钟内发生室颤的机会，但却不能减少随后 2～24 小时内发生的猝死。对犬冠状动脉阻塞后 2～24 小时发生的心律失常的监测结果发现，100 只犬发生猝死者占 33 例，发生猝死的时间为冠状动脉闭塞后（13.3±0.8）小时，发生的心律失常为单形性室性心动过速变为室颤，其中有 30 例犬发生的室速持续超过 15 秒，100 例犬中发生自发性持续性室速者共有 48 例。早先由 Scherlag 和 El-sherif 等完成的实验研究表明，持续性单形性室速可以在冠状动脉闭塞后 24 小时的梗死犬由程序电刺激诱发，而冠状动脉闭塞后 2～24 小时自发的持续性单形性室速的出现和维持需要两个条件：第一是具备使持续出现的单形性室速存在的基础；第二是需要有始动持续性单形性室速的事件。冠状动脉阻塞后 6 小时，有 25% 的实验动物可以由心室起搏引发持续性单形性室速，在 24 小时有 55%～88% 的实验动物可被诱发出持续性单形性室速，而快频率室速只能由超过330 次/分的快速起搏所诱发。尽管其电生理学基础尚不十分清楚，但却可能与自律性异常或延迟后除极的触发激动关系不大，更多地与局部心肌折返有关。应用 β 受体阻滞剂和采用左星形神经节切除术可以降低冠脉闭塞后 6～24 小时的快频率室速的最大频率和猝死发生率。Scherlag 等对 184 只冠状动脉左前降支阻塞 6～24 小时的心肌梗死犬模型自发和起搏诱发的持续性单形性室速历时 3 年的研究表明，自发持续性单形性室速转成室颤者46 例（25%），心室起搏诱发的持续性单形性室速转成室颤者 60 例（43%），总的发生率与其他学者的研究报告相似。

在犬冠状动脉结扎后 24 小时自发性室性异位搏动的机制可能是一种机制，可能包括自律性异常、折返激动和触发激动。最常见的自发心律失常为不规律的室性异位心律，为多形性，单个期前收缩不能加速心室异位节律。发生室性异位激动的部位常位于左前降支支配的范围内，由心电记录可知发生室性异位激动时置于左前降支附近的电极最先激动，与窦性心律时的激动顺序明显不同。

3.正常自律性升高和异常自律性

正常犬心室的特化纤维具有自发电活动，左室浦肯野纤维可表现缓慢自发舒张期除极化，其自动频率为 1～10 次/分。Harris 曾经提示,交感肾上腺素能兴奋、组胺释放、坏死损伤心肌蛋白或多肽的释放引起损伤心肌内的可兴奋细胞存在自律性和应激性增强,这些改变与异位灶的出现有关。整体和离体心肌组织的一系列实验研究确认,正常犬浦肯野纤维的自律性升高与心肌梗死犬心内膜下浦肯野纤维异常自律性的基本电生理学特征的重要区别。正常自律性可明显被快速起搏所抑制,氯化铯不能改变心肌梗死后自发心室节律的形成。现今并没有可靠证据说明犬冠状动脉结扎以后浦肯野纤维或心室肌存在明显的正常自律机制的升高。

将心肌梗死组织中尚存活的心内膜下心肌组织分离并灌流于正常台氏液中时,缺血损伤的浦肯野纤维可以发生自发性除极和传导性搏动。犬冠状动脉结扎后 24 小时对损伤和缺血的左室浦肯野纤维的研究观察发现,除极纤维的最大舒张电位减小(−70～−50 mV),幅度也变小(40～120 mV),4 位相除极加强,及离体组织标本连续脉冲(频率 40～90 次/分)的形成。还有一些研究观察了缺血损伤心肌 4 位相自律性改变的离子流,发现梗死心肌的尚存活的心室肌和浦肯野纤维实验标本在 24 小时的电生理特性和延长灌流的纤维电生理学特性的正常化,使电压钳制状态下确定膜电流并不那么容易。仅有的新近研究提出了利用离子特异性微电极细胞内记录技术对组织基本电生理改变的观察结果,提示冠状动脉结扎 24 小时,缺血性损伤犬的蒲氏纤维细胞内钾离子浓度(以活性确定)呈中度至重度降低,随着再灌注时间的延长(3～6 小时),缺血性损伤的组织细胞膜电位恢复至正常水平(−94±4 mV)。细胞内钠离子浓度的变化也用相似的方法做了研究,提示冠状动脉闭塞后 24 小时,内向钠离子活性升高,而在正常台氏液超灌注后 3～6 小时明显恢复。心肌梗死后,心内膜下心肌浦肯野纤维的缺血损伤所表现出的自发性冲动,形成有许多常见于含钡剂台氏液灌注正常浦肯野纤维所诱发的自律性的一般特性。犬心脏冠状动脉闭塞后 24 小时和存活心内膜下心肌组织标本表现的自发节律为:①β 受体激动剂和交感神经刺激可以明显提高其自律性。②β-受体阻滞剂和交感神经阻滞剂可以轻度降低或不完全抑制其自律性和频率。③存活的缺血性损伤心肌组织的 α 受体刺激(新福林)或抑制(酚妥拉明)并不能明显改变自发节律的形成及其频率。

4.延迟后除极和触发节律

以正常给氧的台氏液超灌流的长时间作用过后,存在心肌梗死病变基础的除极化心内膜下浦肯野纤维(−70～−50 mV)缓慢地回复到膜电位水平,尽管不存在自发节律和静息膜电位的恢复,但心内膜下心肌组织表现出明显的电生理学异常,最明显的是形成延迟后除极和触发性室性节律。50～120 次/分的室性节律可以由周期短于 1 000 毫秒的心室起搏或单个室性期前收缩引发。重复性心室节律的起始与利用短联律单个心室期前收缩,或用增加起搏时间而使刺激周长缩短始动的延迟后除极幅度的增加有关。快速起搏和/或期前收缩刺激也能够终止室性持续性节律,而且其终止以延迟后除极不再能达到阈电压为特征。心室延迟后除极幅度的增加和引发持续性室性心律的能力在缺血性损伤的心内膜心肌可以因肾上腺素(6～10 M)的作用而易于实现,也可因提高细胞外钙离子浓度(2.7～8.1 mm)而容易出现。钙通道阻滞剂维拉帕米(6～10 M)、硝苯地平(200 μg/L)和硫氮䓬酮(1 mg/L)可以使由于增加细胞外钙离子浓度而增加的后电位幅度减少,并且可以防止引发由快速起搏导致的持续性心室节律。

触发心室节律和异常自律性而致的自发心律失常在犬冠状动脉闭塞后可持续 24 小时。对于折返激动、自律性异常和触发激动的鉴别,可以参考有关电生理参数的特性。

5.犬冠状动脉闭塞后 24 小时的室性节律

犬冠状动脉结扎后 24 小时可以由心室起搏诱发快速的持续性室性心动过速。经心电图证实的穿壁性心肌梗死实验动物,在冠状动脉闭塞后 24 小时,经心室起搏诱发持续性单形性室性心运过速的概率为60％～90％。由心室起搏引发的室性心动过速能够依据频率、QBS 波形态、起源部位、起始和终止的形式清楚地与自发心室节律相区别,由起搏诱发的持续性单形性室速具有重复诱发的特点。持续的舒张中,电活动仅表现于缺血性损伤的心外膜心肌,而不表现在正常心肌组织中。这种舒张中期电活动随着室速的终止而消失。在冠状动脉闭塞 24 小时,以心室起搏诱发的持续性单形性室速的频率是很快的,可导致明显的低血压,如果不能被快速起搏刺激或电休克终止则常易坠入室颤。在犬冠状动脉结扎后 24 小时观察到,起搏诱发的持续性单形性室速的频率和形态与 6～24 小时发生猝死动物的自发性室速相同。由心室刺激诱发的持续性单形性室速的机制,已被确信与局部折返有关,其折返部位是位于梗死心肌中尚存活的心外膜层心肌。心外层下心肌的折返可以采用连续舒张期电活动的记录和多电极标测技术确定,折返环路的标测、快速的心室率、心律失常的诱发和终止形式,都提示在犬冠状动脉结扎后 24 小时诱发的室速机制为局部心肌的折返。

心肌梗死后 24 小时的尚存活心内膜下心肌组织的电生理改变的早期实验研究,发现了由程序期前电刺激的方法引发的重复搏动的形式。实验观察发现,由程序期前激动引发的室速频率与异常自律性或延迟后除极引起的室速相比,室速的频率较快。由单个期前程序刺激引发的重复性节律的电生理基础是局部心肌折返。这个假设由下列几点得到支持:①可以延缓传导却不能引起局部传导阻滞的抗心律失常药可以加重心律失常的发生。②重复节律只伴随着期前刺激才观察到,而且激动的发生可以延迟到局部不应期。③增加局部组织不应期,并且延迟传导的抗心律失常药,可以防止重复心室搏动的出现。④重复性心室搏动可以出现先延迟后除极和/或自发节律。在心肌梗死后尚存的心内膜下,浦肯野纤维由单个程序期前刺激诱发的重复性节律于冠状动脉闭塞 24 小时的活体心脏可以出现,也可以不出现。缺血性损伤的心内膜下,折返机制可以解释犬心脏冠状动脉闭塞以后 24 小时的短联律室性异位激动和连续三个室性节律,但并没有支持这一假说的直接证据。

Scherlag 等人发现,依据 Harris 两步方法结扎犬冠状动脉左前降以后建立的心肌梗死犬模型在冠状动脉结扎以后 24 小时可以由程序电刺激诱发持续性室速,较自发性室性心动过速的频率(154±26)次/分较快,其频率多为 320 次/分以上,并且表现出心肌动作电位舒张束自动除极的加快。他们认为,在犬冠状动脉结扎后 24 小时的室速由于可以被程序期前刺激诱发和终止,并且见到明显的室速拖带现象,因此室速的机制是折返激动。Miehelson 等人的研究认为,在犬冠状动脉结扎以后 12～72 小时发生的致死性心律失常与折返机制有关。但是,David 等人则认为,不能只简单地把冠状动脉结扎以后 24～72 小时发生的心律失常仅与触发激动和折返激动有关,尽管确实存在折返机制,但异常自律性机制也可能是这一时期发生室性心律失常的重要机制之一。

(三)犬冠状动脉闭塞后 3～5 天的折返性心律失常

折返激动是与心肌缺血和梗死有关的室性心律失常的重要机制。早在 1977 年,El-sherif 和他的同事们就对存活犬的心肌梗死初始阶段和梗死后 3～7 天的室性心律失常做了观察,在犬梗死后的折返性室性心律失常可以自发出现,但是更多的则是由程序电刺激诱发的室性心律失常。关于折返性室速的解剖和电生理学基础的研究随后有了一系列的研究报告,这些研究提示,折返激动是围绕功能性的传导阻滞带发生的,这个功能性的传导阻滞带系由于缺血诱发的部分不应期长度不均一性造成。折返性室速具有"8"字形的折返激动形式,其顺钟向或逆钟向的两个波前围绕两个分离的功能性阻滞带,两个循环运行的波前在共同传导道合并成一个共同波前,并在两个功能性阻滞带之间缓慢传导。利用冷刺激可以成功地使折返性激动在共同波前运行的区域终止。

1.在心肌梗死后 3～5 天折返性激动的解剖与电生理基础

犬冠状动脉左前降支结扎以后,心内膜下心肌的血流较外膜下心肌减少更为明显,心肌梗死组织血流阻力的变化使血流在心外膜层发生血流的重新分布,伴随着侧支循环血管的扩张,血流更多地分布到尚存活的心外膜心肌组织。尽管梗死区的形状在不同的实验研究有所不同,但病理学研究显示坏死心肌组织中心区外的存活心外膜组织层的变化结果是一致的,这部分心外膜层变厚,可以由几个细胞层变成几毫米厚度,直至达 200 个细胞层。存活的心外膜层一般是楔形的,与梗死中央部分相比其边界更深。尽管以外膜层在显微镜下看来似乎是存活组织,但较正常的心脏的血流是减少的。从存活的缺血心外膜细胞内记录来看,细胞内有不同程度的去极化,动作电位幅度降低和动作电位 0 位相上升速率下降。心肌反应性的恢复通常较动作电位时间长,这是存在复极后不应期的反应。缓慢传导、文氏现象、2∶1 或高度传导阻滞很容易经快速起搏或期前刺激诱发出来。标测研究发现,功能性传导阻滞区域和缓慢传导的波前是发生在心肌梗死区存活组织的电生理特性异常的心外膜层。有些学者认为,心肌梗死后折返环路所在的深度是心外膜下 1～3 m 处的梗死边缘内 15 mm 左右的位置,起搏刺激电极在该部位易于诱发室速。

由缺血诱发的心肌细胞的不正常跨膜动作电位并没有一个合理的完整解释。一些研究结果提示,缺血性心肌细胞的跨膜电位可以是由受抑制的快钠通道发生的,快钠通道的心肌细胞缺血时受到抑制。这种现象可以用静息膜电位的部分除极可以受到抑制加以解释。钠钾泵(Na^+-K^+泵)在存活的缺血心肌细胞受到抑制,导致细胞内 Na^+ 负荷增加,这可以减小内向 Na^+ 电流的电化学驱动力。缺血性心肌细胞的细胞膜特性异常,可能不只是存活的缺血性心外膜细胞层发生缓慢传导和阻滞的原因,缺血后细胞外阻力的增加和电不匹配也可能是重要原因之一。缺血诱发的细胞内 Ca^{2+} 的增加和 pH 降低,可以增加闰盘连接通道的阻力。

心外膜心肌细胞是紧密的、相互平行的排列在一起的,与左前降支冠状动脉的走行呈直角,沿心肌细胞长轴方向上的传导比横向上的传导更快。横向传导速度较纵向传导较慢,可能系由于轴向阻抗较高,而实际上心肌纤维侧面的闰盘较少可能也是一种解释。正常各向异性的传导特性,可能会因心外膜心肌缺血而发生改变,提示缺血心外膜层发生期前收缩刺激时的传导阻滞位置可以由其传导的各向异性的特征决定,那就是沿着心外膜心肌纤维长轴的期前收缩刺激发生阻滞。缺血心外膜层心肌期前刺激的功能性阻滞是由于不应期突然出现的分离性改变所致。部分不均一性的不应期分布既可在心肌纤维的长轴上,也可以在横轴上。

2.自发和期前刺激诱发的折返激动及其心外膜激动形式

犬心肌梗死以后 1～5 天可以由单个或多个期前刺激引发折返激动,在基础起搏时,通常心肌梗死心外膜表面的等时标测说明其激动传导相对较快,但少数情况下也可见到缓慢传导区或传导阻滞区。引入期前刺激时可以引起单向阻滞。这种阻滞是功能性的,在无基础起搏刺激时并不存在。这种单向阻滞的存在是程序期前刺激诱发折返性心律失常的重要基础。如果利用单个期前收缩刺激不能诱发折返性心律失常,则可加入第 2 个期前刺激,以两个期前收缩刺激再行诱发。第 2 个期前收缩通常可以使传导阻滞带加长和围绕传导阻滞区的传导更加明显,这就使单向阻滞区易于再次激动而发生折返,其折返仍然是以顺时针或逆时针方向成"8"字样运动。缺血性心肌的传导延迟和阻滞以心动过速依赖性为特征,即心动过速依赖的功能性传导延迟和阻滞。在犬心肌梗死后1~5天，折返性激动常在期前刺激后发生，而期前刺激干扰了规律的心脏节律。所谓规律的心脏节律是窦性心律，也可能是起搏心房律或起搏心室律。要使折返激动在规律的心脏节律基础上发生，则要求临界频率相对较窄，即这个心率使潜在存在的折返通道表现文氏型的传导阻滞。在文氏型传导周期，功能性传导阻滞区逐渐延长，传导阻滞区的延迟程度也越来越重，直至激动的波前被阻滞或有效地推迟，使心肌组织近端的某一部分恢复了可兴奋性，并可被延迟的激动波前再次兴奋。文氏样传导顺序有可能是始动重复性折返激动的机制。

3.折返激动的始动与不应期长度不均一性的作用

Mines提出的维持环形激动的条件是：①激动波可以通过环路返回起始点（环形通路存在）。②单向阻滞区。③某一点的激动波可以切入环路中。一些研究结果表明，"8"字样的折返激动可以在冷凝装置或冷冻电极置于最早激动带的共同折返路径时被打断，但在最早激动部位的刺激却通常不能干扰折返。在这个部位，共同通路的折返波前通常是狭窄的，并且被功能性的传导阻滞区环绕两侧。

现已发现，缺血性心外膜存活心肌的不应期以部分不均一的方式延长，不应期延长的形式像一个向心的环，由正常带指向缺血带的中心。由期前刺激引发的功能性传导阻滞区尚存在着不应期的梯度差，不应期的长度和阻滞区的长度定位依赖于期前刺激的提早程度（即S1S2间期）。当单个期前收缩不能诱发折返时，可以适当调整诱发部位，或引入第2个期前收缩刺激。第2个期前收缩刺激可以进一步缩短不应期，并且随着S1S2或S2S3间期的缩短，可以引起缺血性心肌的不应期和传导速度的不均一性改变，而成为诱发室性折返性心律失常的有利条件。

4.程序电刺激诱发的室性心动过速的拖带、终止、加速和诱发特点

在"8"字形的折返环路中，传导阻滞的两个带和缓慢传导的共同折返区，是随着激动波前功能性确定的和周期依赖性的，在折返性心动过速中存在某一特定的部位，循环激动的波前紧随先前激动的不应期的尾端，折返环路的传导时间由缓慢的共同折返波前的最长不应期决定。以一个较短于心动过速周长的刺激波前就有可能侵入到折返性心动过速的诱发基础，也是电刺激终止折返性心动过速的前提。要想使折返性心动过速由程序电刺激终止，刺激波前必须能够进入这一激动窗口，并引起折返环中本已脱离不应期的部分处于功能性的传导阻滞状态，而使激动波前遇到由刺激波前引起的功能性传导阻滞区时被终止，这样即可以折返性心动过速发作终止。有3个因素决定刺激波前能否侵入折返环路而导致传导阻滞：①刺激周长。②刺激的个数。③刺激的部位。利用电刺激终止折返激动的最佳情况是给予一个临界的配对期前收缩，使其侵入到折返波前的缓慢共同通道而使之引发阻滞，如果单个期前收缩不能终止折返激动，则可以加用多个期前收缩刺激。如果用串刺激则可直接增加串刺激的个数或频率，但一旦打断折返激动要立即停止串刺激，否则串刺激可以再次引发同样的折返激动，甚至有时使心动过速加速，或导致室颤。相比之下，多个期前收缩刺激或串刺激导致折返性心动过速加速或发生室颤的机会明显比单个期前收缩刺激多。折返激动的心动过速的程序刺激终止效果的研究表明，刺激部位有重要意义，刺激部位越靠近折返环路则终止机会越高，强调了精确定位折返环路的缓慢传导带和其中激动波前方向的重要性。拖带现象是折返激动的重要特征之一。

一般来说，能由相同条件的程序电刺激诱发和终止的室速为折返性室速，但不能排除触发激动导致的室速的可能。我们以单个期前收缩刺激在心肌梗死后72小时的犬未能诱发室速，但由两个期前收缩刺激则可以诱发和终止持续性室速，但有时也可诱发室颤。当使用3个期前收缩刺激时，引发室颤的概率更高。由程序电刺激的方法在心肌梗死后72小时后，犬模型既可诱发

单形性持续性室速,也可以诱发出多形或扭转型室速。有学者在实验中持续小剂量静脉滴注异丙肾上腺素时,通常可以增加程度电刺激诱发室速的机会,但同时也增加了由于异位自律性增加导致的室性异位激动的发生率和自发性心律失常的发生率。我们在实验中还发现,以程序电刺激起搏心室并导致心室重复反应后,有些时候心室重复反应终止后,可以出现室性自搏律,然后恢复窦性心律,有时虽然电刺激未能诱发室速或心室重复反应,但也出现短暂的室性自搏心律后才恢复窦性心律,究其原因尚不能肯定。这时在静点异丙肾上腺素则容易出现。

(四)心肌梗死晚期发生的心律失常

心肌缺血和心律失常密切相关,心肌缺血和梗死患者发生室性心律失常是常见的,这些心律失常可能是由于心肌缺血和梗死区域的心肌细胞不正常的电生理特性引起的,只有更好地理解发生于缺血和梗死心肌的室性心律失常机制,才能对缺血性心律失常的治疗有合理的方案。早在 20 世纪 70 年代,大量有关急性和亚心肌梗死犬模型的实验研究使人们对心肌梗死后发生的心律失常和电生理特性有了深入的了解。这对处于恢复或晚期的心肌梗死后心律失常和电生理特性,及其与其他因素的相互作用、代谢改变、残存心肌短暂缺血发作关系的研究具有重要价值。

Fridman 等于 20 世纪 70 年代中期研究了利用由 Harris 提出的两期结扎冠状动脉法对犬冠状动脉左前降支结扎后 24 小时～7 天发生的电生理学和结构异常,其研究发现,冠状动脉阻塞后 3 天,自发的心律失常消失,在梗死后期出未记录到浦肯野纤维快速的重复性自发活动。Iaznuu 等研究了犬冠状动脉左前降支结扎以后 10 天～3 个月的电生理学异常,但他们在梗死区域和存活的浦肯野纤维网记录时并没有发现心律失常和自律性增高,也没有记录到跨膜动作电位的异常。Friedman 等的病理学研究显示,由冠状动脉结扎的方法可以导致犬大面积心肌坏死,在心肌坏死区域内可以有少数心肌在急性阶段存活,在恢复期以后心内膜下存活的浦肯野纤维结构正常,这与在人体研究得到的结果不尽相同。Kimura 等的资料显示了在实验室建立慢性心肌梗死模型的结果,犬冠状动动脉结扎以后约 2 个月时,心肌梗死瘢痕的存活心内膜下心肌纤维的组织结构和特性正常,尽管自发性室性心律失常或诱发的室性心律失常并未做详细的观察研究,但在对心肌梗死后 2～4 个月的麻醉猫做 60 分钟的自发性室性心律失常的观察时,发现有 4 只猫(4/6,17%)发生了室性心动过速,有 6 只猫(10%)发生了复杂的室性期前收缩,并且在做细胞电生理学研究时发现了始终存在的细胞电生理特性的异常。

细胞电生理学观察显示,位于缺血区心室肌细胞的膜电位在缺血发生以后和冠状动脉结扎以后数分钟内发生了明显改变,静息膜电位。动作电位幅度,0 位相上升速率及动作电位时程变小或缩短,在急性缺血时传导速度变慢。与之相反,当心肌梗死位于恢复期(2 个月)时,由分离出的左室心肌细胞记录到的跨膜动作可以发现,梗死瘢痕中的心肌细胞动作电位时程较正常区组织明显较长。这种缺血心肌的跨膜电位改变可能与离子环境和/或电张力的相互作用有关。

有关自律性的研究表明,在犬冠状动脉结扎后 24 小时内并没有发现自律性增高的迹象,在冠状动脉闭塞后数月内也没有见到自律性增高,而且在最初的几天还表现出自律性的逐渐下降。有人观察到,由梗死区浦肯野纤维记录到的心肌动作电位的特性与非梗死区或正常心脏浦肯野纤维的动作电位并无统计学差别,而且自发除极速率也没有差别,然而梗死区的浦肯野纤维却表现出其自律性更明显地受快速起搏的抑制,这说明在梗死的慢性(陈旧)阶段所发生的心律失常与自律性异常关系并不密切。

Cameron 和 Han 的研究提示,肾上腺素可以使心肌梗死后 24 小时的梗死区浦肯野纤维非梗死区更大程度地升高自律性,说明心肌梗死犬 24 小时后儿茶酚胺在心律失常的发生中有重要作用,但在梗死后恢复期却没有见到自律性对 β-肾上腺素能刺激反应加强的现象,也就是说心肌梗死 24 小时自律性异常与儿茶酚胺水平有明显关系。α-肾上腺素能刺激在大部分成年哺乳类动物心脏,通常是降低浦肯野纤维的自律性。Corr 等人描述,猫心肌急性缺血时 α-肾上腺素能受体增加,但心律失常的发生是否与梗死区浦肯野纤维 α-肾上腺素能反应加强有关尚不能肯定。

触发激动是由早期或延迟后除极引起的,由于早期后除极引发的触发激动可以由高浓度的儿茶酚胺、某些抗心律失常药物(如 N-乙酰普鲁卡因酰胺、奎尼丁等),或铯的化合物引起,延迟后除极引起的触发激动可以在洋地黄中毒的浦肯野纤维、高浓度儿茶酚胺作用下的猿二尖瓣和犬冠状窦纤维发现。由延迟后除极引发的触发激动也可以在心肌梗死 24 小时见到,在心肌梗死慢性阶段的哺乳类动物模型也有发现,但更多见的是犬心肌梗死后 48~96 小时细胞膜超极化增加。在心肌梗死恢复期的实验对象中,有 34% 可以记录到延迟后除极和触发激动。强心苷增加心肌细胞内 Ca^{2+} 浓度,抑制钠-钾泵,并且由于对钠-钾泵的抑制作用而使得 Na^+-Ca^{2+} 交换中,但尚不知道出现延迟后除极的梗死区浦肯野纤维细胞内是否有 Ca^{2+} 或 Na^+ 浓度升高。已发现心肌缺血可以引发早期后除极的触发激动。

前面已经描述了不应期和传导异常的分离和不均一性使缺血性心肌发生折返性心律失常。在急性缺血的早期,不应期随着动作电位的变短而缩短,而在正常区和缺血区之间出现不应期的不均一性;倘若缺血时间进行性延长时,不应期可以超越动作电位时程,即所谓复极后不应期,导致不应期的不均一性更加明显。在心肌梗死恢复期,不应期的变化是多种多样的,其变化依赖于心肌某一区域持续存在的电生理异常的程度。在心肌梗死区域和其周围的兴奋性、传导性受损的正常区域之间的临界带可能是发生单向阻滞的位置,尽管折返可能并不能在每个实验对象中都诱发出来,但这个临界带可能是发生折返的基础。El-sherif 等人在犬冠状动脉结扎后 3~7 天的心肌梗死模型对室性快速性心律失常做了研究,他们在研究中从存活的心外膜心肌细胞经常可以记录到多个连续电活动,这些电活动与室性期前收缩和室速有关,并提示其机制为折返,进一步证实了通过心外膜等时标测证实的室速的折返机制。Gessman 和 El-sherif 等还研究了梗死区心外膜区域冷冻可以阻滞折返环路的传导终止,防止心动过速发作的现象。在犬心肌梗死慢性阶段,室速可以经程序电刺激诱发和终止,心外膜标测技术研究的结果也提示,犬梗死后几周内发生室速的重要机制为折返激动。

(五)再灌注引起的心律失常

由再灌注引起的再灌注损伤和心律失常是许多冠脉闭塞的动物模型的重要特征。为此,对 Corr 或 Witkowsky 做了较多研究。幸运的是,再灌注治疗临床上的心肌梗死患者已有近 10 年的经验,已经证明再灌注性心律失常是经常发生的,并且再灌注的成功,通常以再灌注性心律失常开端。在患者最特征的再灌注性心律失常是加速性室性自主心律,心率范围是 70~110 次/分。相反,在犬再灌注常导致室颤,在猫常导致 VT。这些种属差异还没有合理的解释,很有可能,具有较高心肌黄嘌呤氧化酶的种系容易发生由自由基中介的再灌注性损伤。这种对心肌细胞膜的损伤促使严重心律失常的发生。大鼠具有较高的心肌黄嘌呤氧化酶水平,再灌注可引起严重心律失常,大鼠发生的再灌注性心律失常可以由黄嘌呤氧化酶抑制剂(allopyrinol,别嘌醇)预防。人类的心肌具有很少量的黄嘌呤氧化酶。心肌黄嘌呤氧化酶水平低,不能作为人类再灌注性心律失常相对是较良性的自然过程的唯一解释,因此在具有较高心肌黄嘌呤氧化酶种系,再灌注性心律失常的发病机制中,自由基的作用仍然有争论。

有人对再灌注性心律失常的机制做了研究,他们在猫模型的标测研究显示75%的非持续性的VT是由于非折返机制。他们认为,这些非折返性心律失常的一个重要原因是由α-肾上腺素能介导的细胞Ca^{2+}积聚引起的触发性激动。我们利用离体单细胞动作电位和载体单相动作电位记录技术对再灌注心律失常的机制进行了研究,结果提示后除极在再灌注性心律失常的发生中起一定作用。理解再灌注心律失常的机制与一些严重高危患者组猝死的预防有关。临床上发生心肌梗死的患者可能会有自发性溶栓,导致心肌再灌注。院外心脏猝死的一个可能的原因就是发生再灌注性心律失常。再灌注性心律失常在冠脉痉挛的患者是有临床意义的。动态监护资料显示,不稳定心绞痛的患者可以发生严重心律失常,甚至发生心室纤颤,而这些心律失常是发生在抬高的ST段(变异心绞痛)恢复后(再灌注)。在这组患者,当心肌缺血发作,特别是缺血持续时间较长时,再灌注心律失常一般较严重。

临床研究和观察,再灌注的心肌梗死患者在再灌注时,室性期前收缩的发生率非常高,有的报告甚至达100%。再灌注心律失常的VT发生率也较高,但各报告不尽相同,最高可达95%以上。但大多数文献都认为再灌注并未增加室颤的发生率,也就是说在心肌梗死患者再灌注性心律失常中,室颤发生率与未再灌注者并无明显差异。再灌注成功的患者中发生加速性室性自主心律的概率为75%~90%,较未再通者(35%~50%)高。

二、常见的心律失常的诊断和处理原则

(一)室上性快速性心律失常

房性期前收缩、房性心动过速和心房纤颤,是心肌梗死患者常见的室上性心律失常,如果患者在发生AMI之前就有上述心律失常的发作,可以选择对症的药物治疗。如果患者的症状不明显,可以严密观察。如果患者发生AMI以后才发现有快速性的房性心律失常,通常有两个问题要明确:其一是患者是否发生了心房梗死,房性心律失常是心房梗死的表现之一;其二是患者由于AMI造成了心室明显的功能损害,由于心室功能的受损,包括舒张和/或收缩功能的损害。

对于心脏泵功能损害不明显的患者,治疗发生于心肌梗死后的房性快速性心律失常的药物,可以选择β受体阻滞剂、钙通道阻滞剂、洋地黄,及Ⅲ类抗心律失常药物或普罗帕酮,对于有心功能不全表现的患者,洋地黄类药物仍然是可以选择的药物。但是,由于缺血性心脏病的特点,我们不希望在临床治疗的过程中造成心肌氧耗量的增加,因此对可能增加心肌耗氧量的洋地黄类药物的应用常常要慎重。此外,由于近年来的研究大多认为心肌梗死长期应用钙通道阻滞剂存在其潜在的不良作用,因此也是应该特别注意的。由于近年来对于胺碘酮大规模临床试验的支持,对于冠心病和心肌梗死并发的房性快速性心律失常,胺碘酮不失为一个较好的选择。索他洛尔作为Ⅲ类抗心律失常药物,可以用于在房颤和房扑的治疗。

起搏器房性心动过速研究结果提示,在起搏基础上,应用索他洛尔或奎尼丁维持窦性心律的时间长于对照组。阿齐利特治疗室上性心律失常研究(ASAP)观察了阿齐利特作为Ⅲ类抗心律失常药物治疗房颤和房扑的有效性和安全性,结果提示阿齐利特125 mg治疗房性心律失常的效果并不理想,并不能延长患者的无心律失常存活时间。关于心房纤颤最优化治疗的研究(Atrial Fibrillation Followup Investigation of Rhythm Management Study,AFFIRM),由美国和加拿大200个医疗中心承担,入选4 060例患者,结果显示:心率控制组的生存率高、生活质量好,与心律控制组相比,两组的脑卒中终点相似,提示房颤控制心室率是可以接受的治疗。另一项研究是在第48届ACC年会上报告的加拿大房颤试验(CTAF),研究比较了胺碘酮和其他传

统的抗心律失常药物(普罗帕酮和索他洛尔)对房颤发生的影响,结果显示普罗帕酮治疗组心律失常事件发生率为12%,索他洛尔组为7%,胺碘酮组为6.5%,非心血管、心律失常事件的发生率3组分别是15%、9%和12%。胺碘酮组房颤复发率为35%,其他药物治疗组为63%。转复房颤后房颤预防研究(PAFAC)比较了房颤转复以后索他洛尔和奎尼丁加维拉帕米(异搏定)的预防房颤复发的效果,结果显示各组的复发率均为10%,但是索他洛尔组有1例发生尖端扭转型室速(TDP),没有提示索他洛尔的优势。

有学者在临床上控制心肌梗死心功能不好合并的房性心动过速和房颤/房扑快速心室率时,会用洋地黄类药物和β受体阻滞剂,主要是应用毛花苷C和美托洛尔(倍他乐克)。β受体阻滞剂已经由多个试验研究或临床观察证实了其在AMI治疗中限制心肌梗死范围和改善预后的作用,我国正在进行的CCS-2也将提供有关β受体阻滞剂在冠心病AMI中的临床使用价值报告。在没有急性或严重的心力衰竭/泵衰竭的情况下,即使患者有心功能受损的情况,β受体阻滞剂也不是禁忌证。我们在心功能可以耐受的患者,单用β受体阻滞剂就可以达到很好的控制房性心律失常快速心室率的目的。我们常常容易困惑的问题是,快速房性心律失常的患者通常有心慌和气短症状,而临床医师很容易将这种心慌和气短症状归咎于AMI造成的心功能减低,这种临床判断常会导致临床上使用洋地黄类药物而不应用β受体阻滞剂。事实上,我们应该首先判断患者的心慌、气短是由于心功能因素引起的,还是由于快速性的房性心律失常造成的。如果我们判断心动过速是引起心慌、气短的主要原因,那么即使心功能有一定程度的降低,β受体阻滞剂仍然可以使用,而不必应用洋地黄。因为快速心室率本身是引起心慌、气短的因素,同时也是引起心功能不全的诱发原因,所以当心率被控制以后,可以缓解心衰症状,控制心率,而一般不会加重心功能不全。相反,如果快速性的房性心律失常主要是由于心力衰竭造成的,也就是说快速心率是心力衰竭严重时的一个表现,那我们就要考虑到β受体阻滞剂可能会加重心衰的可能性。在这种情况下使用洋地黄并不是反指征。

但是应有一个特定的前提,那就是我们现在面对的是AMI的患者,我们希望控制心室率,但是除非严重的心力衰竭,我们并不希望增加患者的心肌收缩力,因为增加心肌收缩力会增加心肌的氧耗量,由此会引起心肌梗死面积的扩大和心室重构不良。再者,许多临床医师都有自己的临床经验,那就是静脉应用毛花苷C以后,心房快速性心律失常的心室率控制并不是立即出现,有时甚至剂量较大时也需要30分钟以上才能较好地控制心室率。为什么呢,我们知道,洋地黄药物控制心室率的作用主要通过两个电生理学作用,其一是洋地黄本身对房室传导系统的直接作用,延长其传导的不应期;其二是洋地黄通过兴奋迷走神经的作用间接延长房室传导和不应期。但是,患者在发生心力衰竭和快速心室率的房性心律失常时,都会伴有交感神经的激活或活性增强,而交感神经活动的加强是加快房室传导和缩短房室传导的不应期的,这在一定程度上使洋地黄的控制心室作用被削弱。如果我们在应用洋地黄的同时使用β受体阻滞剂则可以对抗交感神经活性增强的影响,这时候洋地黄的正性肌力作用被β受体阻滞剂的负性肌力作用减弱或抵消,避免了因为心肌收缩力的增加而导致心肌耗氧量的升高,同时使洋地黄和β受体阻滞剂的控制心室率的作用叠加,发挥更好的临床治疗效果。

除了洋地黄和β受体阻滞剂以外,钙通道阻滞剂、普罗帕酮、胺碘酮等均可以用于房性心律失常的治疗。但是,一般情况下,在MI患者,这些药物通常不作为首选药物。作为控制快速房性心律失常的用药,临床应用胺碘酮、普罗帕酮和硫氮䓬酮,既可以作为紧急控制心室率使用,也可以作为维持心率的药物;既可以口服,也可以静脉使用。目前已经完成的大规模临床试验的结果均证实,在房颤的控制心室率治疗中,胺碘酮的作用是值得肯定的。对于有明显心功能异常的患者,仍然可以在严密的监护情况下使用胺碘酮和硫氮䓬酮。但是,如果患者需要长期口服控制心室率时,由于缺乏大规模临床试验证实其有益的作用,在缺血性心脏病患者一般不主张长时间应用普罗帕酮和硫氮䓬酮维持心室率,而更多选择β受体阻滞剂和胺碘酮。控制房性快速心律失常时,索他洛尔也是可以选用的,而且也经过临床循证医学的证实。然而,其他的药物一般不主张用于与心肌梗死有关的快速性房性心律失常。

近年来,房颤治疗的另一个进展是心脏起搏,已经完成的临床研究包括 CTOPP、MOST、PASE、STOP-AF、RAMP、PA-3、SYNBI-APACE 和 DAPPF 等,这些临床实验的研究和观察,比较了不同方式的心房和/或心室起搏对房颤以后窦性心律的维持效果和预防发作心房纤颤的情况。DAPPF 研究、观察了 100 例患者,比较高位心房起搏和靠近冠状静脉窦的低位心房起搏,及两者联合进行起搏的效果,结果显示双部位起搏可以改善预后,但是要验证起搏预防心房纤颤的效果,还需要长时间的随访。CTOPP 和 MOST 研究提示,采用生理起搏(DDD、DDDR)可以减少房颤发生,SYNBIAPACE 研究(JACC2002)提示双心房起搏预防房颤的效果优于单独右心房起搏,与心肌梗死的结果相似。但是 PA-3 的研究将患者随机分入生理起搏和单独心室起搏(VVI)组,观察对房颤的预防作用,结果没有提示生理起搏比 VVI 起搏有更大的益处。大多数的研究结果提示,心房心室顺序生理起搏有预防房颤发生的作用,对于有阵发房颤的患者生理起搏可以减少阵发房颤的发作,但是对于有房性快速性心律失常发作和发作危险的患者,如果选择 DDD(R)方式的生理起搏,应该选用带有自动模式转换功能的起搏器,使发作房颤时的起搏方式自动改为 VVI(R)方式,以避免发生快速心室率。

(二)室性快速性心律失常

一般情况下,功能性的或器质性的室性心律失常应该根据其心律失常的严重程度决定给予或不给予治疗,并不一定有心律失常就一定予以抗心律失常药物治疗。例如,功能性的室性期前收缩,患者无明显不适症状,或经一般处理可以正常生活或工作者,不一定给予抗心律失常药物治疗,即使患者有器质性心脏病,也应根据具体情况决定是否药物治疗。有些情况下要认真纠正引起心律失常的原因,这对有效地控制心律失常可能起至关重要的作用。例如,对心肌缺血引起的室性期前收缩或室性心动过速,必须在对症处理心律失常的同时,积极纠正其心肌缺血,而在纠正心肌缺血后常可以有效地控制心律失常;又如与心衰密切相关的心律失常,必须积极主动地控制其心衰,如果单纯治疗心律失常,难以获得满意的效果。

首先应该清楚抗心律失常药物的选择和应用原则。室性心律失常的药物治疗是复杂而棘手的临床问题,有许多顽固的心律失常治疗非常困难。对于临床医师来说,首先应该明确的是哪些患者应该予以抗心律失常药治疗,而哪些患者不必要给予治疗,其次是患者最适宜于哪种药物和如何治疗。另一个关键的问题就是如何把握抗心律失常药物的治疗终点,也就是如何根据治疗反应或效果继续或停止用药,并且不容忽视的是药物的不良反应和药物的致心律失常作用。合理的抗心律失常药物治疗的重要前提是对心律失常药物的充分深入的认识。

应用抗心律失常药物时,要克服用药习惯的影响,同时又要根据具体情况选择不良反应小的常用药,比如,对房性期前收缩的治疗,许多医师都以β受体阻滞剂为首选药物,而室性期前收缩则以Ⅰb类抗心律失常药作为首选,但有些时候却不是这样。我们曾经遇到 1 例心肌梗死后反复发作持续性室速和室颤的患者,住院后终不能控制,Ⅰb、Ⅰc 和Ⅲ类抗心律失常药应用后都不能预防其室性心动过速的发作。在应用二氢奎尼丁和普通奎尼丁以后未再发生室速和室颤,出院后随访达 3 年仍很好。又如，对特发性左室来源的右束支阻滞样图形、电轴左偏的室性心动过速，利多卡因等无明显疗效，但用异搏定却可有效地终止其发作和预防复发。我们遇到的几例右束支阻滞型、电轴左偏(肢导Ⅰ、Ⅱ、Ⅲ导均为 rs 型 QRS 波)的特发性室速，都可以用异搏定有效终止和预防复发，而其他抗心律失常药无效。对一些 AMI 并发的扭转型室性心动过速、极短联律间期而正常 QT 间期的室性心动过速对异搏定敏感，利多卡因却常常无效，而另一些扭转型室速却对普萘洛尔敏感。

抗心律失常药的联合应用，在对顽固性的心律失常的治疗上有重要作用。大多数情况下，心律失常可由一种抗心律失常药控制，但如果单用一种抗心律失常药不能有效控制心律失常的发作时，可以考虑几种抗心律失常药的联合应用。一般联合应用时多以不同类的抗心律失常药联合，而同一类药物一般不联合应用，同时还应注意不同类抗心律失常药联合应用以后不良反应的互相增强或叠加。我们习惯上的联合用药以Ⅰb＋Ⅲ类、Ⅰb＋Ⅱ类、Ⅰa＋Ⅱ类、Ⅱ类＋Ⅲ类、Ⅰa＋Ⅰb 为多用。我们曾经以美西律和奎尼丁联合应用，有效地控制顽固的室性期前收缩；也曾用美西律加用胺碘酮控制顽固室早、室速，都获得较为满意的临床效果。

根据目前的多中心临床研究，Ⅲ类抗心律失常药物胺碘酮和Ⅱ类抗心律失常药物是控制心律失常，特别是预防和长期应用时的安全、有效的选择。电生理学试验指导的临床用药意义有限。据报告，有临床发作危及生命的心律失常病史、电生理学试验不能诱发心律失常的患者应用 β 受体阻滞剂的预后最佳，能够诱发心律失常而用 β 受体阻滞剂和电生理指导的抗心律失常药物治疗的两组预后并无差别，提示电生理学试验能否诱发心律失常发作有临床预后意义，但其指导临床抗心律失常药物治疗的意义值得商榷。

如果患者有临床的危险心律失常发作，给予经验性的胺碘酮治疗与动态心电图监测或电生理学试验指导下的药物治疗相比较，经验性的胺碘酮治疗能取得更好的临床效果。这组患者有些应用了植入式电复律除颤器(ICD)治疗，而应用经验性的胺碘酮治疗的患者，ICD 的实际放电次数较动态心电图和电生理学检查指导的抗心律失常药物治疗组少，说明胺碘酮治疗是有效的经验性治疗。

心肌梗死患者发生的室性心律失常，应该根据患者的临床情况综合考虑后选择治疗方案。与急性心肌缺血发作有关的室性期前收缩和室性心动过速，应该积极治疗心肌缺血，去除诱发原因和基本病因。有器质性或缺血性心脏病，但是心功能状态较好而且症状不明显的患者，室性期前收缩如果少于 5 次/分，可以不必积极治疗，应密切观察。但有冠心病的患者，虽然心功能良好，室性期前收缩的次数在 5 次/分以下，然而患者有期前收缩引起的明显症状，应该在积极治疗心肌缺血的同时，予以对症治疗和/或抗心律失常药物治疗，以解除患者的焦虑和紧张。冠心病患者如果室性期前收缩 5 次/分以上，或有成对、多源、多形、连发和 R-on-T 的室性期前收缩时，不论患者有无症状都应该予以治疗，以防止发生室性恶性心律失常。

心肌梗死早期发生 QT 间期正常的极短联律间期(280～320 毫秒)的室速，可以考虑应用异搏定治疗，发生于缓慢心律失常的尖端扭转型室速可以应用异丙肾上腺素提高心率，最好选用临时起搏治疗。对于心肌梗死患者无 β 受体阻滞剂应用反指征的，不论患者有无心律失常危险，均可以应用 β 受体阻滞剂治疗。对于发生于心肌梗死的室性心律失常的预防和长期用药，以应用Ⅲ类抗心律失常药物为首选。发生于溶栓治疗过程中的非阵发性室性心动过速，一般不必积极治疗。

对于急性发生的室性期前收缩和室性心动过速，通常首选利多卡因治疗。利多卡因无效的可以使用普罗帕酮或胺碘酮。但是,一般在室性期前收缩或室性心动过速得到控制以后,不主张长时间维持,除非患者反复发生心律失常。然而,需要长期维持治疗的患者,主张应用胺碘酮口服维持。对于室性心动过速,利多卡因不能终止而其他药物也不能奏效,患者的血流动力学状态不稳定,如血压下降时,应该立即给予同步直流电复律,发生心室纤颤时应该立即电除颤。发生心源性猝死应及时进行心肺复苏。

目前已经得出临床结论的有关抗心律失常药物治疗的大规模临床试验,给了我们新的启示。有关胺碘酮在心肌梗死和心力衰竭患者中抗心律失常治疗的临床试验已经有多项结果。现在已经完成的有关抗心律失常药物治疗的试验很多,较早的如 CAPS、CAST 试验,以后有 DRAF、ESVEM、C 心肌梗死 AT、E 心肌梗死 AT、GESICA、PI-LOT、CASCADE 和 BASIS 试验等。这些试验告诉我们,冠心病心肌梗死患者的室性心律失常长期治疗的药物以 β 受体阻滞剂和胺碘酮为较合理的选择,Ⅰ类抗心律失常药物的长期应用对冠心病心肌梗死患者不利,对于伴有心功能不全或心力衰竭的患者,胺碘酮的应用是相对安全的。应用胺碘酮可能还是第一个被证明在室颤和室速造成的心脏骤停治疗中有效的药物,这已经得到胺碘酮对难治性持续性快速室性心律失常患者院外复苏试验(ARREST)的支持。

近些年来,很多新的Ⅲ类抗心律失常药物正在进行研究,有的已经应用于临床或正在进行的临床试验,这些药物包括多非利特、阿齐利特、多非利特、决奈达隆和索他洛尔等。但是,直至目前还缺少或没有更多的,有关新的Ⅲ类抗心律失常药物治疗室性心律失常较胺碘酮有更好的临床治疗效果的证据,包括已经临床应用较长时间的索他洛尔。

对于 AMI 并发恶性室性心律失常和心肌梗死后有心脏性猝死高度危险的患者,在初期治疗获得成功以后,应该对患者的预后,即再发恶性心律失常的危险进行评估,判断患者发生由于室性心律失常导致心脏骤停的危险性。有条件的医疗中心应该对这样的患者进行电生理学的评价,进行完整、系统的心脏电生理学检查。对那些心电监测发现有频发的室性期前收缩,电生理检查有室性心动过速或室颤的患者,应该根据和参考 ICD 植入指南,考虑应用 ICD。关于 ICD 的临床试验已经给了我们明确的结论,目前已经完成比较重要的有关 ICD 治疗室性恶性心律失常的临床试验有 AVID、CASH、CIDS、MADIT、MUSTT、MADITⅡ、心肌梗死 OVIRT 等。这些试验从不同的研究视角,研究和比较了 ICD 植入、β 受体阻滞剂和胺碘酮等药物对室性心律失常导致的心脏性死亡的治疗效果,得出了令人信服的结论。这些试验研究的结果表明,ICD 对于恶性室性心律失常造成的心脏骤停具有作用,可以降低死亡率,与 β 受体阻滞剂和胺碘酮相比,能够更有效地降低心脏性猝死。因此,对于具有指征的心肌梗死患者,应该告诉患者 ICD 治疗的必要性,对有指征和条件的患者,应该植入 ICD。但是,值得注意的问题是,安装 ICD 的患者仍然可以应用胺碘酮预防心律失常,同时应该加强对患者的随访和跟踪,及时有效地解决存在的问题,保证 ICD 的正常使用状态。

(三)与心肌梗死有关的缓慢性心律失常

过缓性心律失常是 AMI 常见的心律失常,其发生原因直接与心肌梗死对心脏自律和/或传导系统的影响有关。没有发生 AMI 的患者,也可以因为长期严重的心肌缺血导致过缓性心律失常。有些心律失常就是发生在心绞痛发作时,心绞痛缓解以后心律失常也恢复。因此,从某种意义上讲,能否有效控制心肌缺血和缺血造成的心脏自律和/或传导系统的改变,是治疗 AMI 造成的缓慢性心律失常的重要手段之一。比如前壁心肌梗死造成的完全性房室传导阻滞患者,如果我们不能及时开通闭塞的冠状动脉,房室传导阻滞恢复的可能就会减少,但是如果在很短的时间内能够重建闭塞冠状动脉的血运,那么可以有较多的机会使传导阻滞恢复。我们这里主要是介绍心律失常的药物和非药物治疗,其中起搏治疗的指征,可以参考中国起搏和电生理学会关于AMI临时和永久起搏的指南。

窦性心律失常,主要包括窦性心动过缓、窦房传导阻滞、窦性停搏等,可以发生在心肌梗死以后,对于心率在 50 次/分以上的窦性心动过缓不必积极处理,对于 50 次/分以下的则要严密观察,有些血流动力学稳定的患者,可以待其自然恢复,观察其进展情况而定,有些患者尽管心率只有 40~50 次/分,但是血流动力学稳定,也可以作为严密观察的对象。对于心率明显减慢的,主要是血流动力学状态不稳定,心率在 45 次/分以下的,可以考虑临时性心脏起搏支持,但是通常没有必要将起搏频率提高到 60 次/分或以上,一般情况下保持有效的临时起搏频率在 50 次/分即可。

窦房传导阻滞的治疗对策主要根据心率的变化。对于心室率在 50 次/分以上、血流动力学稳定的患者,可以严密观察,不必积极处理,对于有窦性停搏的患者特别是停搏时间较长,患者有明显症状和血流动力学状态较差的,应该考虑临时性起搏的支持。

室内传导阻滞是常见的心律失常,可以表现出不同的形式,通常以右束支传导阻滞、左前分支阻滞、右束支加左前分支阻滞、左束支传导阻滞、右束支传导阻滞或左束支阻滞加一度房室传导阻滞等较为多见,由于左后分支的双重血运,单纯的左后分支阻滞较为少见。对于室内传导阻滞来说,一般并不需要立即处理,只是需要积极治疗心肌梗死,如溶栓治疗和介入干预,做直接冠脉成形术和支架。但是,临床医师必须要知道室内传导阻滞发生的临床和预后意义。发生室内传导阻滞大多见于左室梗死,而且发生室内传导阻滞通常意味着发生的心肌梗死的范围较大,有很多的临床研究已经证实,发生于前壁的 AMI 合并右束支传导阻滞和/或左束支传导阻滞,常常预示患者的预后不良,住院期间和出院后病死率明显高于不伴有束支传导阻滞的 AMI 患者。另外,双束支阻滞的患者,如右束支加左前分支阻滞、右束支阻滞加一度房室传导阻滞、左束支加一度房室传导阻滞等,常常表明患者有较高发生完全性房室传导阻滞的危险。

房室传导阻滞是 AMI 常见的缓慢心律失常,下壁心肌梗死较前壁心肌梗死更容易并发房室传导阻滞,但是前壁发生的传导阻滞较下壁心肌梗死更难恢复,危害性更大。但是,临床上对于房室传导阻滞的治疗原则是相似的。一般情况下,发生于心肌梗死后的一度和二度Ⅰ型房室传导阻滞不必处理,只是处理 AMI 本身的问题,而对于二度Ⅱ型房室传导阻滞的情况应该根据具体情况确定。如果二度Ⅱ型房室传导阻滞的下传比例较高,即多个 P 波只有一个不能下传心室产生 QRS 波,则可以观察,然而,若 2∶1 和3∶1的二度Ⅱ型房室传导阻滞,应该特别注意,心室率特别慢的可以考虑临时性心脏起搏支持。可能有人会问,二度Ⅱ型 3∶1 的房室传导阻滞的心室率可以不是很慢,为什么要临时起搏支持,这里应该明确的是房室传导阻滞的稳定性问题,然后这个问题就可以解释了。通常,发生在二度Ⅰ型的房室传导阻滞的阻滞部位多发生在房室结的上半部分或结区,而二度Ⅱ型房室传导阻滞的阻滞部位多在房室结下和希氏束,因此,二度Ⅱ型房室传导阻滞的稳定性较二度Ⅰ型差,在观察期内进展为高度和完全性房室传导阻滞的概率要高,这正是有些情况下可以考虑临时性心脏起搏的理由。毫无疑问,发生于心肌梗死的三度房室传导阻滞是临时心脏起搏的指征。

异丙基肾上腺素、阿托品在 AMI 发生的过缓性心律失常治疗中的作用是什么?在发生窦性心动过缓、窦房传导阻滞、窦性停搏、二度Ⅰ型房室传导阻滞有血流动力学影响时,可以应用阿托品作为临时性手段,一般单次剂量应该在 0.5 mg 以上。但是由于阿托品的明显不良反应,除口干、作用时间不持久、心率维持不恒定等外,还可以引发新的心律失常,如房颤等。异丙肾上腺素的静脉滴注维持心率也是可以选择的方法,但是一般的输入速度为 $1\sim2\ \mu g/min$。由于心率维持的不恒定性,还可以引起患者明显的不适,心跳加快时还会有诱发梗死面积增大和诱发心肌缺血的情况。对于二度Ⅱ型和三度房室传导阻滞,阿托品通常没有效果,而需要应用异丙肾上腺素。对于需要长时间药物治疗、短时间内不能恢复正常心率的患者,应该尽早应用临时起搏。

应该特别指出的是,不论应用阿托品还是异丙肾上腺素,心室率的维持水平不要太高,一般维持心室率在 $45\sim50$ 次/分即可。心室率过快时通常增加氧耗量,同时由于异丙肾上腺素的心肌兴奋作用,可以导致室性心律失常。

心肌梗死后期持续存在的严重过缓性心律失常应该考虑永久心脏起搏器治疗。由下壁心肌梗死引发的过缓性心律失常大多数可以随着 AMI 的稳定而恢复,因此不主张在心肌梗死后较早期进行永久起搏器安装术,只有临床证据提示患者的过缓性心律失常不能恢复时,才可以选择永久起搏治疗。虽然大多数学者都认为下壁心肌梗死引起的过缓性心律失常通常在 1 周内恢复,但是我们也曾遇到下壁 AMI 发生房室传导阻滞一个多月才恢复的病例。

另外一部分患者是我们容易忽视的,那就是完全性左束支传导阻滞、双束支阻滞、3 束支阻滞的患者。这些患者有着较高的发生严重缓慢性心律失常的潜在危险,对这部分患者应该充分考虑现代起搏进展的临床应用问题,如双心室起搏、生理性起搏等,通过有效的起搏,使心脏电活动和机械活动接近生理,起到治疗心律失常、保护心功能的作用。

电生理检查在 AMI 发生的心律失常评估中有着不可替代的作用,特别是评估患者发生室性恶性心律失常和三度房室传导阻滞的危险。如果急性心肌梗死患者恢复期可以由程序电刺激诱发恶性室性心律失常,应该考虑 ICD 植入,没有条件的患者应该口服胺碘酮或胺碘酮加 β 受体阻滞剂、索他洛尔等药物;对于完全性左束支传导阻滞心内电生理学检查 HV 间期明显延长(甚至≥100 毫秒)、双束支和或 3 束支阻滞,并且 HV 间期明显延长等情况,应该考虑心脏起搏器治疗。

总之,AMI 合并的心律失常是临床心律失常治疗学的一部分,也是 AMI 本身治疗的一部分。在临床处理 AMI 合并的心律失常时,既要考虑心律失常本身的治疗,也要考虑 AMI 的治疗,包括血运重建,如冠状动脉成形术和支架术、冠状动脉搭桥术等,有效的血运重建有时是治疗心律失常的最有效的手段。各种治疗方式,如抗心律失常药物和非药物选择应该具体问题具体分析,对患者的临床状态进行综合分析,找出患者的主要问题所在,选择最合理有效的治疗方法。

(屈朝法)

第二十节　急性心肌梗死并发心脏破裂

急性心肌梗死并发心脏破裂仅次于心律失常和心源性休克,是急性心肌梗死早期最重要的死因之一。心脏破裂常发生于急性 Q 波心肌梗死。随着冠心病监护病房的建立,急性心肌梗死早期溶栓的广泛应用,有效的抗心律失常和抗休克措施的应用,死于其他并发症者减少,而心脏破裂的发生率相对地增加,该并发症在预防和治疗中的地位日益突出。由于冠状动脉急性血栓堵塞,导致心室壁贯通性坏死、心脏破裂,其中主要为左室游离壁的破裂,其次为室间隔穿孔和乳头肌断裂。心脏破裂后果严重,尤其左室游离壁破裂,患者往往发生急性心包压塞,迅即死亡。心脏破裂,尤其左室游离壁的破裂仍为一种致死性并发症;但早期诊断,尤其是亚急性心脏破裂、间隔破裂和乳头肌断裂,外科治疗仍有抢救成功的可能性,故积极预防心脏破裂有着重要的意义。

一、心脏破裂的概念

急性心肌梗死并发心脏破裂是心肌梗死主要的死亡原因之一,占急性心肌梗死死因的10%~15%。在急性心肌梗死住院患者中,心脏破裂的发生率为2%~6%,而在急性心肌梗死各种死因中所占的比例为4.7%~13%,平均8%。我国和日本的报道较高,日本学者报道,心脏破裂在急性心肌梗死尸检中所占的比例为4.5%~9%,我国已有的报道为18.6%~30.6%,且近年有增多趋势。以北京地区为例,1973年心脏破裂占急性心肌梗死死因的1.7%,1977—1986年则为12.9%。一般认为心脏破裂在法医报道的病例和精神病院患者中为高。

二、心脏破裂的受累部位与临床特征

心脏破裂最常发生于心脏游离壁,游离壁破裂约占心脏破裂的90%,其发生率占急性心肌梗死死亡者的10%以上,其次为室间隔穿孔,占急性心肌梗死死亡的1%~2%,乳头肌断裂极少见,其发生率不足1%。偶见心室游离壁破裂同时合并间隔穿孔或乳头肌断裂。

心脏破裂常发生于急性心肌梗死后1周内,尤以第一天内最为多见。破裂发生在急性心肌梗死后数小时内和1周以后则较少见。心脏破裂在梗死后第一周内发生率最高,其次为第2周,第3周后发生者少见。如果发生破裂,可能为再次梗死的结果,或为假性室壁瘤、真性室壁瘤破裂。Oblath认为,梗死发病后24小时内和3~7天是心脏破裂的两个好发时期。London等报道,47例心脏破裂中,破裂发生于24小时内者12例(26%),3天内者为24例(50%),1周内者36例(76%),2周内者44例(89%);而小岛等报道破裂发生于梗死发病后24小时之内者占63%。心脏破裂通常发生于初次急性透壁心肌梗死,即Q波心肌梗死,尤其是前壁心肌梗死。心脏破裂最常见的先兆症状是在急性心肌梗死发病后,出现持续或反复发作的剧烈胸痛,而心电图并无梗死延展的表现。此胸痛药物难以缓解。

三、心脏破裂的影响因素

(一)性别与年龄对心脏破裂的影响

多数学者认为,高龄患者尤其女性患者发生率较高,60岁以后男女发生率均显著增加。发生率最高者为70岁和80岁年龄组,50岁以下少见。少数学者认为男女发生率相等或男性高于女性,实际上这是未考虑到男性急性心肌梗死的发生率绝对数高于女性所致。Zeman认为高龄女性容易发生破裂的原因如下:①女性冠心病发病年龄较迟,因为心肌纤维化较少,心肌肥厚较轻,并且心肌内缺乏侧支循环的保护。②高血压的发生率女性高于男性。

(二)心脏破裂与高血压

梗死期间高血压与心脏破裂的关系:多数学者强调梗死期间高血压是心脏破裂的重要影响因素;少数学者认为梗死后高血压与心脏破裂无关。Edmondson等研究了心脏重量、高血压与心脏破裂的关系,指出心脏重量正常,梗死后高血压持续者最容易发生心脏破裂,而梗死后血压正常或低血压者最不易发生心脏破裂。Maher探讨了梗死高血压、心力衰竭与心脏破裂的关系,发现有高血压无心力衰竭者 25 例中,10 例(40%)发生破裂;而有心力衰竭、血压正常者50 例中,仅 2 例发生破裂(4%)。Griffith 等认为小面积的轻度坏死、破裂主要在高血压存在下发生;而大面积的梗死在正常血压下也会发生破裂。在心肌梗死急性期,血压持续上升至 20/12 kPa (150/90 mmHg)以上易于破裂。反之,长期有高血压史的患者,常因左室壁心肌肥厚,而且多支冠状动脉粥样硬化严重狭窄,因而有一定侧支循环。急性心肌梗死多限于心内膜下心肌,心外膜下仍有存活的心肌,故不易引起心脏破裂,并能防止梗死区向外膨胀破裂。

(三)初次急性 Q 波心肌梗死易发生心脏破裂

患者既往无明确的心绞痛史和心力衰竭史,因冠状动脉突然血栓形成或严重冠状动脉痉挛,又无足够的侧支循环,常导致 Q 波心肌梗死,即透壁性心肌梗死。这种初次心肌梗死患者,平素无心肌缺血、无陈旧瘢痕组织作为支架,而非梗死区心肌收缩功能又较好,当周围心肌收缩时,对坏死区心肌起着剪切作用,故易造成破裂。下述资料支持这一观点:①病理资料显示,心脏破裂者的心脏较小,无明显心肌肥厚。②发生破裂者较非破裂者冠状动脉粥样硬化程度轻,累的血管支数较少。③既往有较重的心绞痛史者,在心脏破裂者仅为 39%,而非破裂者达 83%,有陈旧性心肌梗死或心力衰竭史者在心脏破裂者中各占 7%,而在非破裂者中各占 60%,显而易见,心脏破裂者在急性心肌梗死发病前往往心脏功能较好,缺乏侧支循环,一旦发生冠状动脉急性完全性堵塞,容易导致贯通室壁全层的心肌坏死,因而易于破裂。④从尸检病理切片中发现,心脏破裂者心肌多数未见明显的心肌间质纤维化,而非破裂者的心肌多数可见明显的、范围广泛的间质纤维化。可见破裂组缺乏"抵御"心肌破裂的纤维组织成分。

(四)侧支循环对心脏破裂的保护作用

侧支循环的存在对心脏破裂起保护作用,即使冠状动脉发生急性堵塞导致急性心肌梗死,可能仅限于心内膜下心肌,或仅出现异常 Q 波,或 R 波仅变小而不消失。由于保护了心外膜下心肌,使心脏形态不致向外扩张,可防止心脏破裂。心脏内形成侧支循环见于下述情况:陈旧性心肌梗死、慢性缺血、心肌纤维化、心绞痛及心力衰竭史等。

有些左室游离壁破裂,未发生急性心包压塞,因其破口被血栓和壁层心包所封堵,防止了心包压塞。随着时间的推移,可演变为与心室相通的假性室壁瘤,其瘤壁由机化的血栓和心包膜所组成,可通过小孔与心脏相通,为心脏破裂的特殊类型,这种类型极不牢固,随时可以发生破裂,甚至在梗死晚期亦可发生。一般认为急性心肌梗死后,持续紧张、过早活动或劳力、延迟就医或药物引起血压骤升,及过晚(>12 小时)或过量的溶栓治疗均可能促发心脏破裂。早期应用 β 受体阻滞剂、血管紧张素转换酶抑制剂治疗,有可能预防或减少心脏破裂的发生。

四、心室游离壁破裂

(一)发病机制

心室游离壁破裂是心脏破裂最常见的类型,最常发生于左心室,尤其是前壁或侧壁近心尖处。因为这些部位是左前降支终末分布区,供血较差,再加上心尖部的肌肉较薄弱,处于供血终末端,若有大面积坏死,侧支循环差,则易产生破裂。一般左室游离壁的破裂极为常见,而右心室壁破裂少见。心房很少发生破裂,这可能因为心脏收缩时左心室所承受的压力远远大于右室和心房所致。破裂部位多在心肌梗死与正常心肌交界处,与存活心肌收缩时产生的剪切应力有关。心脏破裂很少发生于再梗死的患者,若发生破裂往往不在原陈旧性梗死部位,而发生于新的梗死部位,同一部位再次发生急性心肌梗死,不易发生心脏破裂。有的患者发生急性室壁瘤,其破口多在室壁瘤边缘处。尸检发现,心脏破裂并非心肌突然全层破裂,而是先在心内膜出现破口,血液从破口流至心肌内,形成心肌夹层血肿,逐渐穿透至心外膜,在心肌内有逐渐延伸解离的过程,解离处心肌内有血小板附着,即可说明这种逐步发生的解离过程,最终全层破裂发生心包压塞。部分患者临床表现为亚急性过程,急性心肌梗死后伴有持续的或反复发作的剧烈胸痛,心肌出现夹层血肿,血压下降,病情恶化。血压持续维持在较低水平上,持续数小时至十余小时,心包腔内渗血逐渐积聚,然后出现心包压塞现象。这类患者心脏离壁的破裂是渐进的解离过程。对这类患者如能做出早期诊断,及时进行急诊手术治疗,可望取得成功。有的心肌已穿破,由于心外膜至心包膜壁壁层间有附壁血栓,封闭了破口,因而未出现心包积血,或者形成假性室壁瘤,临床上常表现为心功能不全。

(二)临床表现

左室游离壁的破裂大多数呈现典型临床表现,少数不典型游离壁的破裂可逐渐导致急性心包压塞。破裂前部分患者可有剧烈胸痛、恶心、呕吐,心电图表现一过性 ST 段抬高及 T 波高耸,可听到心包摩擦音,甚至听到通过破裂口的往返性双期杂音。若患者在急性心肌梗死后,有持续心前区痛,常为剧烈的撕裂样痛,任何止痛剂及扩冠药物均不易缓解,且病情突然恶化,出现恶心、呕吐、欲大便、面色苍白、意识丧失、呼吸骤停并伴无心音、无脉搏,但却有窦性心律或窦性心动过缓、结区心律或室性自搏心律,即可疑及心室游离壁的破裂伴心包压塞。查体见无心音、无脉搏、无呼吸,心浊音界正常或增大,颈静脉怒张,偶尔可闻及通过破裂孔的心脏杂音,若病情突变,当时仍有窦性心律或窦性心动过缓、结区心律等,则称为"电-机械分离"。此时患者无心音、无脉搏,测不到血压,但心电图呈现 QRS 波群,表明心脏中无机械性收缩运动,但仍有节律性电活动,胸外按摩不会产生周围性搏动。这些患者多于数分钟内死亡,来不及救治。右室游离壁破裂少见,表现为梗死后病情逐渐恶化,伴有重度右心衰竭或轻度左心衰竭伴严重全心衰竭,常无典型的心包压塞征象。偶尔少数患者无急性心肌梗死的临床表现,呈无症状性心肌梗死,并突然心脏破裂,表现为"猝死"。少数患者心脏破裂时,心电图表现窦性心动过速、快速房颤、室性心动过速和心房颤动,因而临床医师常未能考虑心室游离壁破裂的可能性。采用床旁二维超声心动图进行监测,可发现心脏前后被液性暗区迅速增宽,从而可以确定心脏破裂。床旁心包穿刺,抽出不凝固的血性心包积液,也可证实诊断。X 线检查显示心影正常或扩大。至于亚急性左室游离壁破裂,因少量血液逐渐渗入心包腔,造成缓慢心包压塞的症状和体征,病情相对缓和。这是由于破裂口较小、较迂曲、破裂前口周围心包壁层和脏层粘连,室壁破裂后,血液渗入粘连腔内并被限制于该腔而不至突然发生心包压塞。国外文献报道,这一类型的游离壁破裂,急诊手术治疗常能取得成功。

(三)诊断与鉴别诊断

急性心肌梗死,尤其高龄女性(年龄＞60 岁)心肌梗死者,无心绞痛、心肌梗死、心力衰竭的既往史,梗死后有持续高血压未合并心力衰竭、心脏不大;并且有反复发作的剧烈胸痛,出现心包摩擦音者;尤其是在梗死后 1 周之内,要考虑存在心脏破裂的可能性。急性心肌梗死后,病情突变,神志丧失,但仍存在窦性心律或心动过缓或交界区心律,继而出现室性自搏心律,即出现"电-机械分离"现象,这是心脏破裂造成心包压塞时的重要体征。超声心动图显示有急性心包积液,立即行心包穿刺,抽出不凝血,可明确诊断。若出现房颤、窦性心动过速、房扑、房颤、室速或室颤,则需用超声心动图检查显示有心包积液征,并抽出不凝血才可考虑心脏破裂。

(四)治疗

当临床上怀疑有心包压塞时,应采取下述措施。

(1)应立即行心包穿刺术,抽出心包积血,以缓解心包压塞。

(2)同时补充血容量,静脉滴注右旋糖酐-40、羟乙基淀粉或输血,以争取时间。

(3)碳酸氢钠纠正代谢性酸中毒。

(4)给予多巴胺、多巴酚丁胺,以改善心肌收缩力和增加冠状动脉灌流。

(5)心动过缓时给予大剂量阿托品。

(6)立即开胸行心包引流或手术修补裂口。

外科急诊手术是挽救生命的唯一治疗措施,但常因病情发生迅猛而立即死亡。即使早期能做出诊断,也因体外循环不能立即开始,经缝合或修补的心肌裂口因心脏复跳又会再次裂开,对于亚急性的左室游离壁破裂,应迅速诊断,争取时间做外科破裂口修补术。

可同时行冠状动脉旁路+坏死心肌切除术+破裂口修补术。采用 Teflon 补片三明治缝合修补破裂孔。

五、室间隔穿孔

(一)病理与病理生理

室间隔穿孔与心室游离壁破裂相比相对少见,占心脏破裂总数的 $1/10 \sim 1/3$,最常发生于急性心肌梗死后的第一周内。好发部位是在室间隔的前下方近心尖处。因此,前壁心肌梗死易发生室间隔穿孔;但亦有学者认为室间隔与后下壁接界处破裂多见,因此,多见于下壁心肌梗死。但室间隔的基底部破裂少见。破裂孔缺损直径自数毫米至数厘米不等,穿孔可呈筛孔状或不规则形潜行撕裂通道。位于基底部的破裂通常形态复杂。大多数室间隔穿孔的患者为多支血管病变。室间隔穿孔将于心室水平出现左向右分流,分流量的大小取决于穿孔面积及体循环和肺循环血管的阻力比值。穿孔面积大则分流量大,体循环/肺循环阻力比值大,则分流量大。心室水平的左向右分流使心室容量负荷加大,右房压、右室压、肺动脉和肺毛细血管楔压均增高,同时前向排血减少,SV 及 CI 下降。反射性交感神经兴奋使体循环血管阻力增加,更进一步增加左向右的分流,使血流动力学恶化。因此,治疗时应设法降低体循环血管阻力,同时不降低肺循环血管阻力,或降低体循环血管阻力作用大于降低肺循环阻力,才可达到最佳治疗效果。心肌梗死后的室间隔穿孔常伴有室壁瘤,据文献报道,室间隔穿孔并发室壁瘤的发生率为 $35\% \sim 68\%$。推测与心肌梗死的面积大小有关。另有一组报道心肌梗死后无室间隔穿孔者,室壁瘤的发生率小于 12.4%。

(二)临床表现

临床上室间隔穿孔往往发生于急性心肌梗死发病后 1 周之内,半数以上的患者有严重胸痛。血流动力学变化各异。约 50% 的患者迅速出现严重心力衰竭和休克,表现为呼吸困难、大汗、皮肤苍白或发绀、四肢厥冷、血压下降、尿少、神志淡漠、心慌、气短、不能平卧,伴有颈静脉怒张、肝大等严重的右心及左心衰竭的体征。有 $47\% \sim 54\%$ 的患者出现心源性休克。这主要是由于室间隔穿孔时发生心室水平的左向右分流,对已有大面积心肌梗死的心脏突然增加的负荷,加剧了血流动力学恶化。若穿孔较小,梗死面积不大,病情就相对平稳,不会出现心力衰竭或仅有轻度心力衰竭。部分患者分流量小,血流动力学变化较缓慢。查体最具特征的是在胸骨左缘下部出现全收缩期杂音,伴有收缩期震颤,还常有全心衰体征。偶有室间隔穿孔杂音最响部位在心尖处,易误诊为乳头肌断裂,但后者很少伴有震颤。

右心室的血氧含量较右心房增高1％以上,表明心室水平有左向右的分流。

X线胸片示肺淤血,左心室和右心室增大。

超声心动图可显示间隔穿孔的部位和大小。但多发性小的室间隔穿孔或穿孔通道呈曲折匍匐状穿过室间隔时,超声心动图则难以发现。冠状动脉造影可发现冠状动脉病变部位及梗死相关冠状动脉,左室造影是诊断室间隔穿孔最可靠的手段。两者相结合可以确切地了解冠状动脉病变和间隔穿孔的部位、大小、有否室壁瘤并存,及评价残留心肌的收缩功能。凭此在计划修补室间隔缺损手术的同时,准备好进行主动脉——冠状动脉旁路移植术或室壁瘤切除术,以提高手术近期和远期的预后。患者发生室间隔穿孔后,首先采用主动脉内气囊泵稳定病情,可根据病情稳定情况,急诊或择期进行手术治疗;而选择性冠状动脉和左室造影,亦可推迟到术前进行;若在急性早期并发低血压、休克或肺淤血等情况,病情危笃,应争取在主动脉内气囊反搏术及辅助循环的支持下,进行冠状动脉和左心室造影,然后进行急诊手术;若病情十分危重,不容迟疑,则不做心血管造影,紧急施行室间隔缺损修补手术。

(三)诊断与鉴别诊断

在急性心肌梗死后,胸骨左缘突然出现Ⅳ～Ⅵ级全收缩期杂音,向胸骨右缘传导,多数能触及震颤,伴有休克及(或)心力衰竭,诊断即能成立。超声心动图显示室间隔连续性中断。冠状动脉和左心室造影可明确冠状动脉病变及梗死相关动脉的情况、穿孔的部位、轮廓及左心室的形状、轮廓、室壁运动等。应注意和先前存在的室间隔缺损并发心肌梗死鉴别。

(四)治疗与预后

心肌梗死后并发室间隔穿孔的预后较差,室间隔穿孔后24小时内24％的患者死亡,1周内有46％的患者死亡,2个月内病死率在67％～82％之间,1年内的存活率仅为5％～7％,仅有少数患者不做手术可以存活多年,估计是梗死面积不大,并且穿孔较小,对血流动力学影响较少。少数情况下不经手术治疗而室间隔穿孔自然闭合。若穿孔发生后,病情相对平稳,无明确心力衰竭,或仅有轻度心力衰竭,经利尿及扩血管剂等药物治疗,血压平衡,病情好转,手术治疗可推迟至发病后2个月进行。此时穿孔周围瘢痕组织,可使修补更为牢固。择期手术是在患者一般情况明显好转、心功能和血流动力学有了明显改善的条件下进行,手术的成功率高,危险性低。在修补术的同时,根据冠状动脉病变情况及有否室壁瘤,可决定是否同时施行冠状动脉旁路移植术(CABG)及室壁瘤切除术。

若穿孔后分流量大,患者发生心源性休克或低心排血量综合征或严重心力衰竭,首先应用主动脉内球囊反搏或左室辅助泵辅助循环,并配合应用正性肌力药物如多巴胺、多巴酚丁胺、血管扩张剂硝普钠等,根据血压调节药物的剂量,并配合应用利尿剂,要特别注意降低体循环血管阻力的作用要大于降低肺循环血管阻力,否则分流量增加。争取术前行冠状动脉和左室造影,以明确冠状动脉病变及左室的病变,尽早进行修补术及冠状动脉旁路移植术。若病情十分危重,不能行心血管造影,则必须行急诊手术修补室间隔穿孔,以期改善预后。穿孔并发心源性休克是外科急诊手术的一个指征。延迟手术,往往因休克导致多脏器的低流量灌注,发生多脏器功能衰竭,最终导致死亡。术前发生心源性休克和右心功能不全,依然是影响手术疗效的最重要的因素。曾有报道,心源性休克Forrester血流动力学分级Ⅳ级者,其病死率高达100％。

总之,经内科保守治疗包括主动脉内球囊泵反搏,无明显疗效的危重患者,为紧急手术治疗指征;而较轻的病例,通过内科药物治疗4～6周后择期手术。目前对伴有心源性休克或严重心力衰竭的患者,经内科保守治疗,症状稍有改善或趋向再度恶化的患者,如何选择手术时间,尚有不同意见。一种观点认为应及早手术,认为早期手术可挽救患者。早期手术效果不佳,不是由于手术时间选择不当,而是病情太重所致。对于病情严重的患者,早期手术确是唯一的挽救措施。特别危重的病例,血流动力学和全身状况迟早会恶化,并不完全是手术所致。主动脉内球囊反搏的最佳效果,只出现在反搏术后 24～48 小时内,如不能解决心室间隔穿孔,病情仍将恶化。另一观点则认为,对这类患者持续进行有效的内科治疗,这样,尽可能在血流动力学和全身状况获得改善后施行手术治疗。但这样,虽可降低手术的死亡率,但将使患者病死率增加。一般病情的患者可能在等待手术期间发生进行性恶化、死亡。因此,具体的处理方法应根据患者情况而决定。

六、乳头肌断裂

(一)乳头肌断裂的病理与病理生理

左心室乳头肌分为前侧和后内侧两组乳头肌,左心室前侧乳头肌由左冠状动脉前降支的分支及旋支的钝缘支供血,后内侧乳头肌由左冠状动脉旋支或右冠发出的后降支或心室后支双重供血。乳头肌断裂在心脏破裂中相对少见,主要因为乳头肌的血液供应差,常有慢性缺血或小梗死灶,存在较多的纤维瘢痕,故不易发生完全断裂。乳头肌断裂则由乳头肌梗死坏死后断裂所致。左室前侧乳头肌断裂较后内乳头肌断裂少见,可能与前侧乳头肌血液供应相对丰富有关。前侧乳头肌血液通常来自左冠前降支的左室前支或(和)左回旋支的边缘支,有双重的血液供应,同时动脉之间有较多侧支循环吻合;而后内侧乳头肌的血液来源,可来自右冠状动脉的后降支或(和)左旋支,常常是单支血管供应,故左室后内侧乳头肌较前侧乳头肌易受缺血的影响。后内侧乳头肌断裂常见于穿壁性急性下壁心肌梗死,而前侧乳头肌断裂常是急性前侧壁心肌梗死的后果。右心室乳头肌断裂极罕见。乳头肌断裂可以分成完全断裂和部分断裂两种。完全断裂则发生急性二尖瓣大量反流,造成急性循环衰竭、严重的急性肺水肿,约 1/3 的患者立即死亡,半数患者死于 24 小时内;而部分断裂,可导致严重二尖瓣反流,可存活数天;伴有明显的急性循环衰竭、心力衰竭或急性心源性休克。

(二)临床特征

(1)急性心肌梗死后患者存在持续性、剧烈的心前区疼痛,突然胸闷,气短加重,端坐呼吸,咯粉红色泡沫痰,颈静脉怒张,休克或突然循环衰竭。满肺有干湿啰音等严重急性循环衰竭或左心衰竭的表现。病情发展迅猛为特征。此时心尖部可闻及一个响亮的全收缩期杂音,Ⅱ～Ⅵ级,不常伴有震颤或全无杂音。前侧乳头肌断裂时,杂音向左腋下传导;后内侧乳头肌断裂时,杂音向心底部传导,有时需与室间隔穿孔的杂音相鉴别。前者杂音多在心尖部,向心底部或左腋下传导;而后者杂音多位于胸骨中下部,伴有收缩期震颤。但本病更多是与乳头肌功能不全相鉴别。有的患者全无杂音,可能因乳头肌完全断裂后,二尖瓣几乎丧失其活动,在心脏收缩与舒张时,左房室腔成为一个共同的大室腔,不能形成血液涡流,或由于突发的循环衰竭使心肌收缩力减弱所致。

(2)床边 Swna-Ganz 导管检查:肺毛细血管压(肺毛细血管楔嵌压)曲线上显示明显的巨大收缩波,即巨大的 V 波,而无心室水平的分流,可与室间隔穿孔鉴别。

(3)X 线胸片检查:显示严重肺淤血及肺水肿,短期内可见左心明显扩张。

(4)二维超声心动图显示二尖瓣前后叶失去正常对合关系,左室容量负荷急剧增加,断裂乳头肌呈连枷样回声,随心脏舒缩移动于左房左室间,多普勒超声可见二尖瓣反流。

（5）冠状动脉和左心室造影：需在主动脉内球囊反搏术协助下进行检查。左室造影可见严重的二尖瓣反流。

（三）诊断与鉴别诊断

急性心肌梗死后患者心尖部出现新的收缩期杂音和/或全无杂音，临床上突然呈现急性严重左心衰竭或循环衰竭。血流动力学监测肺毛细血管压力曲线出现巨大的 V 波，而无左向右分流征象。X 线胸片显示严重水肿征象。二维多普勒超声或左室造影可见二尖瓣严重反流，必须排除亚急性心脏破裂后则可诊断。

（四）治疗

外科手术治疗是唯一的救命措施。乳头肌断裂后，大多数立刻出现严重左心衰竭或肺水肿，必须立即施行二尖瓣置换术，否则患者不能存活。若延缓手术，严重肺水肿得不到控制，也会立即死亡。发病后，可首先针对泵衰竭予以药物治疗，快速给予大剂量利尿剂，如呋塞米 40～80 mg，布美他尼 1～2 mg 静脉推注，以减轻肺淤血；正性肌力药物多巴胺、多巴酚丁胺以维持血压，并与扩血管药物硝普钠合用，以减低心脏前后负荷；强心剂毛花苷 C 增加心肌收缩性，单独或联合应用，以稳定或改善病情。在用药同时，立即给予辅助循环，可用左心辅助，亦可立即采用主动脉内气囊泵反搏，以降低心脏前后负荷，减轻肺淤血，增加心排血量，增加冠状动脉灌注压，以增加心肌的供氧，从而赢得时间做好手术治疗准备。若患者病情允许，经主动脉内气囊泵稳定后，术前争取做心血管造影，为置换瓣膜及冠状动脉旁路移植术做准备。冠心病心肌梗死二尖瓣受损伴泵衰竭的患者，通常经外科手术后有 54％存活，其中约一半患者需要冠状动脉的血流重建术，但手术的死亡率仍然较高。对冠心病二尖瓣反流患者施行二尖瓣置换及冠状动脉旁路移植术，病死率为 14％～55％。手术死亡率直接与术前左室功能受损的程度、急性心肌梗死的范围、脑、肾、肺等重要脏器功能状态有关。

七、心肌梗死并发心脏破裂的预防

心脏破裂预后极差，必须重在预防。近年来积极开展心肌梗死后血运重建的治疗以改善心肌供氧，并降低心肌耗氧量等诸多治疗措施，尤其是开展了急诊 CABG 手术及室间隔穿孔修补、瓣膜置换手术等治疗，不少患者因而获得了满意效果，但手术的死亡率仍较高，心脏破裂至今仍然是急性心肌梗死的重要死因。为了进一步降低急性心肌梗死的病死率，改善预后，心脏破裂应重在预防。其预防措施可分为以下两个方面。

（一）心肌血运重建治疗

心肌血运重建治疗是当今治疗心肌梗死的最重要治疗措施，也是预防急性心肌梗死并发心脏破裂的最重要措施。心脏破裂多见于广泛透壁性急性心肌梗死，及早使堵塞的梗死相关冠状动脉再通，使缺血的心肌获得再灌注，可挽救濒临坏死的心肌，有效地限制或缩小梗死面积，对预防急性心肌梗死并发心脏破裂和泵衰竭有肯定价值。心肌再灌注治疗包括急性心肌梗死的溶栓治疗、急诊冠状动脉内成形术加支架治疗、急诊冠状动脉旁路移植术等。

（二）内科治疗及预防措施

急性心肌梗死发生后，应有效地控制诱发心脏破裂的有关因素，改善心肌供氧并减少心肌需氧。

急性期梗死患者在发病早期，应卧床休息，避免劳累或紧张，并尽早应用静脉溶栓治疗，有条件时可尽早直接进行 PTCA 治疗，β 受体阻滞剂对预防心脏破裂有肯定意义。它可最大限度地降低心肌耗氧量,以延缓急性心肌梗死的发展,并且应尽早给予硝酸甘油静脉持续滴注或口服硝酸酯类药物,以改善心肌供血。若血压偏低[收缩压 12~13.3 kPa(90~100 mmHg)],则不宜用硝酸甘油静脉滴注。若心率过快(超过 120 次/分),可用镇静药、β受体阻滞剂适当减慢心率,β-受体阻滞剂在患者有轻度心衰时仍可应用,但应选用具有脂溶性的 β 受体阻滞剂,如美托洛尔、噻吗洛尔、比索洛尔等。β受体阻滞剂在低血压12~13.3 kPa(90~100 mmHg)或严重心力衰竭、房室传导阻滞时不宜用。总之,β受体阻滞剂或硝酸甘油均可降低室壁张力,减少心脏破裂的危险。保持大便通畅,避免大便干燥,慎重使用升压药物对预防心脏破裂有益。急性心肌梗死伴低血压或休克时,应用加压胺类药物,要严格控制其浓度和滴速,使血压平稳上升至合适水平,切忌血压较大波动。如突然明显升高,可致心脏破裂。早期有文献报道,抗凝治疗增加心脏破裂的发生率,在没有条件施行溶栓治疗或急诊冠状动脉腔内成形术的情况下,若无抗凝治疗禁忌证,应在急性心肌梗死早期予以肝素治疗,以防止冠状动脉内血栓形成的继续延伸、梗死面积的扩大;如出现心包摩擦音,应停用抗凝药。

(屈朝法)

第二十一节　急性心肌梗死并发心源性休克

急性心肌梗死(AMI)的主要致命性并发症是室性心律失常和泵衰竭。心源性休克则是严重泵衰竭的表现。近来,急性心肌梗死并发心律失常的防治研究取得显著进展,泵衰竭,尤其是心源性休克的问题仍相对突出。

心源性休克是指心肌大量坏死或严重心肌缺血致心排血量过少、血压显著下降、重要器官和周围组织灌注严重不足而发生一系列代谢和功能障碍的综合征。急性心肌梗死并发的心律失常和急性机械性并发症(如室间隔穿孔、乳头肌断裂等)是心源性休克的促发因素。

由于心源性休克的诊断标准不统一,或未按严格的血流动力学标准诊断,下列心源性休克发生率仅供参考,1970—1989 年上海市 10 所医院共 3 983 例急性心肌梗死患者中,住院期并发心源性休克的发生率为19.9%,与北京地区的17.1%、河北省的19.7%相接近。对各年代的发生率进行年龄校正后发现,心源性休克的发生率有所下降,从 20 世纪 70 年代的 23.4%降至 80 年代后期的 13.9%。近年来由于广泛开展急性心肌梗死静脉溶栓治疗及急性期 PTCA 治疗,心源性休克发生率明显下降。

一、发病机制和血流动力学的改变

(一)泵衰竭造成心排血下降

急性心肌梗死后血流动力学紊乱程度与梗死范围直接相关,梗死使左心室心肌丧失 20%以上时则易并发心力衰竭,丧失 40%以上时,就会并发心源性休克。显然,心肌丧失越多,就愈难维持其正常的排血功能。急性心肌梗死后,非梗死区心肌的收缩性亦暂时性减弱,这也会阻碍心脏射血。排血减少后,血液蓄积于左心室,致使左心室容积和舒张末压力升高(心脏扩大)。这是一种代偿机制,可使尚有功能的心肌最大限度地利用 Frank-Starling 原理,以维持足够的心排血量。测定表明,急性心肌梗死患者要维持正常的心排血量,最适宜的左心室舒张末压一般为

1.9～2.4 kPa(14～18 mmHg),有时可高达 2.7 kPa(20 mmHg)。当提高左心室充盈压也不能维持足够的心排血量,以至心脏指数低于 2.2 L/(min·m²)时,则会出现外周组织和全身重要器官灌注不足的临床表现。

急性心肌梗死并发心源性休克,多数患者有严重的多支病变,急性心肌梗死后大量心肌坏死,坏死部分收缩期向外膨出,形成急性室壁瘤,使左室射血分数严重下降,之后坏死心肌水肿、僵硬、顺应性降低,心室舒张功能障碍,左室舒张末压升高。在坏死区周围,为缺血尚未坏死的心肌,收缩功能丧失或严重减低,称为"顿抑心肌"。另一部分因冠状动脉严重狭窄长期处于缺血的心肌,持续性收缩功能减低,称为"冬眠心肌"。急性心肌梗死时往往同时存在上述两个过程,加重心功能损害。既往的多次陈旧梗死或长期慢性缺血后的心肌纤维化,也都会加重心功能的损害,或在急性心肌梗死前已形成缺血性心肌病或已存在心力衰竭。当心肌损害的累积数量(新鲜加陈旧坏死)超过左室功能性心肌的 40% 时,即会发生心源性休克。

其他促发心源性休克的因素包括急性心肌梗死时的机械性并发症,如乳头肌断裂致严重二尖瓣反流、室间隔破裂致大量左向右分流、心室游离壁破裂致急性心包压塞、下壁心肌梗死伴右室梗死等。右室梗死时因右心功能严重减低,左心室充盈压下降,使心室功能减低并进一步恶化。

心源性休克时左心室舒张末压增高,使肺毛细血管压升高、肺间质或肺泡水肿;心排血量减低,使器官和组织灌注减少,器官严重缺氧;肺泡水肿引起肺内右向左分流,使动脉氧分压下降,进一步加重组织缺氧,促发全身的无氧代谢和乳酸酸中毒。

(二)外周血管运动张力失调及微循环障碍

有学者报道,一部分急性心肌梗死后无并发症的患者与一部分休克患者的心排血量是相等的,因此有人认为,在休克的发生和发展过程中,外周血管运动的张力失调及微循环障碍也起着重要作用。急性心肌梗死并发休克时,可因外周血管收缩而导致总外周阻力升高,也可因舒张而导致总外周阻力的降低。前者是由于心排血量减少致血压下降后,刺激主动脉和颈动脉窦的化学感受器,加上心前区疼痛和精神紧张等因素,使交感神经兴奋性增强,反射地引起外周血管的收缩。这种收缩又被循环血中儿茶酚胺等缩血管物质所加剧。在适当限度内,这一反应具有保护意义,它可提高动脉压而保障重要器官的足够灌注。但若收缩过甚,则可加重心肌的后负荷,减少心排血量,增加心肌需氧量,扩大梗死范围。另一方面,毛细血管前动脉剧烈而持久的收缩,可诱发微循环障碍。血管舒张的发生是由于心排血量的下降使室内压升高后,室壁张力的刺激壁内压力感受器,通过自主神经传入支,对脑干血管运动中枢的交感神经节产生抑制作用,从而使血管舒张。在正常情况下,这种反射可能也是一种生理调节机制,它使外周小血管舒张,心室后负荷减轻,从而有利于心脏射血,因而也助于心室内压的降低。但若减压反射过于强烈,便可在心排血量下降不十分严重的情况下,诱发低血压综合征。急性心肌梗死时,外周血管运动张力状态取决于两种反射的相对强度。大部分心源性休克患者的外周血管阻力升高,少部分不变或位于正常值的下限。

(三)血容量问题

约 20% 急性心肌梗死休克患者存在低血容量,可能由于液体的额外丢失(大量出汗、呕吐、利尿)或液体摄入不足或液体渗入血管外间隙所致。这类患者的预后要比单纯由于心泵衰竭所致休克者好。

(四)心源性休克的恶性循环

心泵后向性衰竭导致肺淤血,再加上肺脏微循环障碍,常发生肺功能不全,严重时发生急性呼吸窘迫综合征(ARDS)。急性心肌梗死患者的动脉血氧张力大大降低,休克者尤甚。低氧血症因减少心肌供氧,可使梗死范围扩大。这种心肺的因果关系越来越引起人们的重视。

另外,胰腺等腹腔内脏缺血、溶酶体解体、组织蛋白酶活性增强等,致使组织蛋白分解,产生心肌抑制因子,使心肌收缩性进一步减弱。

正常心肌供血供氧由相对低的血容量和相对高的氧摄取率(65%～70%)维持,运动时心肌供氧增加,依赖冠状动脉扩张增加供血来增加供氧。严重冠状动脉狭窄或闭塞时,冠脉灌注压(以舒张压代表)是冠状动脉供血的主要决定因素。因此,休克会恶化心肌供血和无氧代谢,后者又进而使休克加重,组织缺血产生的酸性代谢产物,有毒的体液因子,如心肌抑制因子、高浓度儿茶酚胺、交感肾上腺素能系统和肾素-血管紧张素系统激活,都会使休克过程恶化。

二、心源性休克的病理生理

急性心肌梗死发生后,大量心肌丧失收缩功能,使心脏泵功能急剧下降。心源性休克实际上是泵功能衰竭最严重的表现。泵功能损害程度与心肌损伤坏死范围成正比。

左心室泵功能的严重损害进一步减少冠状动脉血流量,从而加重和扩大了心肌缺血,反过来后者又进一步降低心泵功能,两者互为因果,形成恶性循环,使心肌进行性坏死导致不可逆泵衰竭和死亡。减轻心脏负荷和改善心肌供氧和需氧平衡的措施,可减少心肌缺血性损伤并挽救尚有收缩功能的心肌。近年来,尤其是急性心肌梗死血管再通技术的应用和推广,使急性心肌梗死并发休克发病率大幅度下降,并使心源性休克的病死率大幅度下降。

(一)决定心肌氧供主要因素

决定心肌氧供的主要因素是冠状动脉血流量和血氧含量,前者又决定于:①主动脉舒张压。②冠状动脉大支的血流阻抗。③冠状动脉微循环的血流阻抗。④左心室顺应性、室壁张力和右心房充盈阻抗。⑤心室舒张时间。尸检资料显示,急性心肌梗死并发心源性休克和猝死患者常伴有新发生的动脉粥样硬化斑块破裂和新鲜血栓形成。在这种情况下,胶原纤维的暴露促使血小板激活并释放出各种血管活性物质,这有助于局部血管发生强烈收缩。由于内皮细胞功能障碍,依赖于内皮细胞的血管张力调节功能丧失。内皮细胞破坏,激活血小板并释放各种血管活性物质,并抑制其他生理性内源性扩血管活性物质释放,诱发血管强烈收缩。在动脉粥样硬化斑块的邻近部位,内皮细胞因缺氧受损后,依赖内皮细胞的血管扩张作用明显减弱。这些均可引起较大冠状动脉分支局部收缩,使动脉粥样硬化斑块不稳定、破裂而致动脉管腔闭塞,导致急性心肌梗死或心肌梗死范围的扩大,因而造成心源性休克。

(二)心肌氧需的因素

1.左心室前负荷

左心室前负荷主要决定于左心室舒张末期容量和左心室顺应性。

2.后负荷

后负荷是左心室射血时必先达到的张力,临床上可以以动脉压做出粗略的估计。

3.心肌收缩力及室壁张力

根据 LaPlace 定律($T = PR/2H$),室壁张力(T)与心室半径(R)和心室内压(P)呈正比,与室壁厚度(H)呈反比。室壁张力和心肌收缩力增加均可使氧需增加。正性肌力药物增加心肌收缩力而减少心室容量,其对心肌氧需的影响由对心肌收缩力和室壁张力两种机制作用的净效应而定。

4.心率

心率本身是心肌耗氧的重要决定因素,它还是心肌收缩力的决定因素之一,因为收缩力直接随心率变化而变化。

5.其他

急性心肌梗死患者的冠状动脉内皮细胞丧失或因缺氧功能受损,依赖内皮的血管扩张作用明显减弱,甚至反而发生冠状动脉痉挛或收缩,心肌供氧明显降低。另一方面,心肌泵功能因梗死而严重受损,心室扩大,室壁张力增加;交感神经活性增强和儿茶酚胺释放增加,可引起心动过速和外周血管阻力增加,再加上患者烦躁不安、呼吸急促等,均导致心肌氧需的明显增加。急性心肌梗死患者组织氧利用的有效性明显降低亦进一步加重心肌缺血,最终发生或加重心源性休克。

(三)决定左心室泵功能的因素

决定左心室泵功能的因素与影响心肌氧需者相同。

当应用洋地黄制剂或儿茶酚胺类药物增加心肌收缩功能时,Frank-starling 心室功能曲线向左上偏移,上升支变陡;在有严重心肌缺血或急性心肌梗死的患者,心肌收缩减弱,曲线向右下移动,上升支变平坦。当左心室流出道阻抗下降(后负荷降低)时,也可使该曲线向左上移动,它与增加心肌收缩功能引起的曲线向左上移动无区别。

当急性心肌梗死导致泵衰竭或心源性休克早期时,交感神经活性增强和儿茶酚胺释放增加,可引起心动过速和外周血管阻力升高。但由于心肌严重损伤,有收缩功能的心肌大大减少,所以心泵功能不会有代偿性改善,而心动过速、儿茶酚胺的正性肌力作用及因外周阻力升高和心脏扩大而造成的室壁张力增加均导致心肌氧需的大大增加,从而加重心肌缺血,使泵衰竭或心源性休克更趋严重。

三、心源性休克的临床表现及诊断

(一)临床表现

心源性休克定义为有足够的血管内容量,由于严重的心脏疾患导致急性泵功能衰竭、心排血量异常降低,而不能满足外周组织器官的血供及代谢需要引起的一系列综合征。临床上表现为收缩压低于10.7 kPa(80 mmHg)、脉细数、神志淡漠、皮肤湿冷、少尿或无尿、左室充盈压增高大于 2.4 kPa(18 mmHg)、心脏指数小于 1.8 L/(min·m^2)、动静脉氧差大于 5.5 mL/dL(表 15-7)。

表 15-7　心源性休克的临床特征

1.收缩压低于 10.7 kPa(80 mmHg)或较既往血压水平降低 4.0 kPa(30 mmHg)

2.意识的改变(混乱、淡漠、昏迷、烦躁)

3.外周血管收缩的临床表现(皮肤湿冷、眼睛发花、脸色苍白)

4.尿量<20 mL/h

5.非心脏因素引起低血压及低心排血量得以纠正而休克持续存在(心律失常、疼痛、低血压、低血容量等)

6.左室充盈压>2.4 kPa(18 mmHg)或 PCWP>2.4 kPa(18 mmHg)

7.心脏指数<1.8 L/(min·m^2)

(二)诊断

体循环动脉压是诊断心源性休克的最基本要素,但不同学者诊断心源性休克时低血压的界定差异很大。一般认为体循环的动脉血压应低于 12 kPa(90 mmHg)或低于 10.7 kPa(80 mmHg),动脉血压的降低是循环低灌注的一种表现。此外,无创血压的测量不足以信(如袖带血压),应进行有创的动脉血压监测并连续监测动脉血压。右心导管获得的血流动力学数据在诊断心源性休克中非常有用,心排血量的降低常支持休克的诊断。在我们的研究中,心脏指数为 2.2 L/(min·m^2)或以下时且合并休克的其他症状时支持休克的诊断。也有学者认为心脏指数为 1.8 L/(min·m^2)或以下支持心源性休克的诊断。

四、心源性休克血流动力学监护

除心电和动脉血气的监护之外,血流动力学监护对急性心肌梗死伴心源性休克及其并发症的诊断与处理起着重要作用。

(一)动脉血压

在休克状态,尤其是在外周小血管剧烈收缩的情况下,袖带血压计测量血压有时不准确,甚至测不到肱动脉压,而动脉插管直接测量却显示中心动脉压并不降低,在严重休克早期,过度血管收缩时袖带法测不到血压,而动脉内测压则升高,故推荐应用动脉插管进行血压监护和动脉血取样。

(二)左心室充盈压(LVFP)

测定 LVFP 对判断心泵功能十分重要。直接测定需用动脉插管,因系创伤性,故多采用间接法。起初人们利用中心静脉压(CVP)作为反映 LVFP 的粗略指标。心排血量减少,且 CVP 低于 0.5 kPa(5 cmH$_2$O)时,即应考虑血容量不足的问题,但中心静脉压主要反映右心功能,反映左心室功能不敏感,并且受静脉张力和右心功能的影响,故这一方法在国内外已广泛被气囊导管(Swan-Gans 导管)监护肺动脉压的技术所代替。肺血管阻力不变时,肺动脉舒张末压(PAEDP)和肺毛细血管楔压(PCWP)能较准确地反映左心室充盈压。心排血量降低或 PCWP 低于20 kPa(15 mmHg),提示低血容量可能是低心排血量的原因之一,应予扩容。现多主张,当以 PCWP 或 PAEDP 监护左心功能并作为输液指征时,应使之提高到 2.4~2.7 kPa(18~20 mmHg),或者虽不到这一水平但休克已被解除。扩容时记录中心静脉压、肺动脉舒张末压和肺毛细血管压的连续变化及其对输液的反应,要比孤立地测定一两次数值更有意义。如快速给 100 mL 胶体液(如羟乙基淀粉,在 5~10 分钟内快速滴入),上述压力的升高不超过 0.1~0.3 kPa(1~2 mmHg),并且随液体的输入心排血量增加,且休克症状改善,即可断定低血容量是造成低心排血量的原因之一。若快速输入 100 mL 胶体液后,上述压力升高 0.3 kPa(2 mmHg)或更高,但心排血量或动脉升高不明显,则说明低血容量已不存在。

除了给左心室选择最适的前负荷外,PCWP 为 2.4~2.7 kPa(18~20 mmHg)时,开始出现肺充血;2.8~3.3 kPa(21~25 mmHg)时,发生轻-中度肺充血;3.5~4.0 kPa(26~30 mmHg)时,发生中至重度肺充血;大于 4.6 kPa(30 mmHg),则发生急性肺水肿。有人推荐使用胶体渗透压-肺毛细血管压阶差来监测肺水肿,认为较单用 PCWP 可靠,阶差若小于 0.5 kPa(4 mmHg)时,通常会发生肺水肿。

(三)心排血量

此项监护十分有用。心排血量进行性下降,常预示迟发性休克的发生。利用从心排血量计算的一些标准,并结合 LVEDP 可准确地评定心脏功能,判断患者的预后。

(四)其他

肺功能最好由动脉血气的监测来评定。心源性休克患者应常规吸氧(>6 L/min),提高血氧水平可缩小梗死范围。通气情况可因肺水肿或先前存在的慢性肺部疾病使功能障碍的情况发生变化,应迅速给予呼吸支持。尿量的监测简单易行,是判断心排血量、肾功能和微循环功能的可靠指标,只要每小时尿量>25 mL,则上述脏器功能正常,不怕血压轻度降低。应常规放置导尿管监测每小时尿量。

五、心源性休克的预示因素

由于心源性休克潜在的严重后果,明确患者发生心源性休克的高危因素是非常重要的。有学者已经设计出预测院内心源性休克发生的预测表(表 15-8),为急性冠状动脉综合征,其中包括 ST 段抬高心肌梗死发生心源性休克的积分情况,根据此表 GUSTO-Ⅰ 与 GUS70-Ⅲ 的积分指数高度一致,提示它适用于所有的人群。有学者依据 GUS70-Ⅰ 的预测表对持续 ST 段抬高心肌梗死预后的预测,揭示某些统计数据及临床差异与心源性休克发生有高度相关性。其中年龄与休克的发生最相关,年龄每增高 10 岁,心源性休克的发生率便增加 47%。除年龄外,动脉血压、心率、Killip 分级的差异预示 85% 的心源性休克的发生。除了持续性 ST 段抬高心肌梗死及其他急性冠脉综合征亚组休克患者的病理生理及临床表现差异外,预示发生的心源性休克的因素类似。入院初期伴明显 ST 段压低的心肌梗死者,更易发生心源性休克。在 GUSTO-Ⅰ 预测表中,测量物理检查的差异简单易行,这些在预示心源性休克发生中具有较大意义,也提示临床医师应仔细地进行体格检查,以发现微细的变化。例如,心率轻度增快、动脉血压降低、肺内湿啰音等,均提示休克临床前期的出现。虽然在此预测表中包括许多参数,但还有其他的主要参数未包括在内。例如,在 ST 段抬高心梗患者,ST 段抬高的范围,ST 段抬高的导联数及抬高的幅度,伴有 ST 段的明显压低,及 QRS 综合波最末部分形态在预测心源性休克的发生中均十分重要,所以 GUSTO-Ⅰ 预测表尚不是十全十美的,应当有所补充。另外,它还有一些中性预测值,虽然该患者有较多危险因素,但仅 50% 发生了心源性休克。

心律失常及传导紊乱也是引起和加重心源性休克的重要因素,室性心律失常及快速房颤均可导致心功能的快速下降并增加缺血心肌损害。发生急性血流动力学紊乱应立即电转复,血流动力学不十分严重时,可使用抗心律失常药物。缓慢的心律失常常伴低血压及低心排血量,静脉注射阿托品 1.5~2 mg 可纠正。对阿托品不敏感或高度房室传导阻滞者应静脉安置临时起搏器。

心肌梗死时剧烈的胸痛可导致交感神经过度兴奋,增加心肌氧耗量,加重心肌缺血。静脉注射吗啡 4~8 mg,间隔 5~15 分钟后可以重复使用,直至疼痛缓解或出现中毒的不良反应(低血压、呼吸抑制)。使用吗啡时,可引起外周血管及静脉的扩张,注意低血压的发生。

六、心源性休克的治疗

(一)补充血客量

按照 Frank-Starling 定量,心脏的前负荷是决定心脏做功的主要因素,因此维持最佳的左室充盈压是治疗心源性休克的关键。不幸的是,在心源性休克时左室充盈压是增高的,此时增加血容量是不利的;相反,利尿剂有利于减轻肺充血。血流动力学监测 PCWP 及 PAEDP 治疗心源性休克已广泛地讨论过。应该强调 CVP 在评价 AMI 后心源性休克患者的血容量状态及指导输液治疗中少有价值。通常状态下,PCWP 为 1.9~2.4 kPa(14~18 mmHg)或 PAEDP 2.7~

3.2 kPa(20～24 mmHg),可使心排血量达最大。这是因为梗死后左室的协调性下降,左室舒张末压-容量关系曲线右移,这就需要较正常值高的左室舒张末压才能达到较为理想的左室充盈。右心导管检查术可以获得许多的血流动力学参数,但是对依赖于右心导管术指导治疗心源性休克仍有争议,因为尚未建立基于这些检查数据的治疗指南及规则。Holmes 等报道,GUSTO-I试验中的患者,接受较为积极的治疗时,包括右心导管检查术(虽然右心导管检查术不是预测预后的独立危险因素)都有较好的预后。但也有学者报道,在十分严重的患者(包括心源性休克患者)使用右心导管监测血流动力学会增加病死率。GUSTOO-I中资料显示,接受右心导管检查可以提供治疗准则,当心排血量大于 5.1 L/min 及肺楔压为 2.7 kPa(20 mmHg)时,病死率很低,而低于5.1 L/min 或肺压大于 2.7 kPa(20 mmHg)时,病死率增加。另外,这些数据仍有局限性,因为它们均是在心源性休克发生后不同时间及药物治疗(正性肌力药物和血管活性药物)后测定的。再者,患者的体表面积差异很大,单独测定心排血量有其局限性,测定心脏指数有较大的意义。

表 15-8　ST 段抬高心肌梗死患者发生心源性休克预测表

预示因子	积分	预示因子	积分
年龄(岁)		体重(kg)	
20	6	40	19
30	12	60	17
40	19	80	15
50	25	100	12
60	31	120	10
70	37	140	8
80	43	160	6
90	49	180	4
		200	2
		200	0
心率(次/分)		收缩率(kPa,mmHg)	
40	3	10.7,80	59
60	0	13.3,100	49
80	8	16,120	39
100	14	18.7,140	32
120	17	21.3,160	27
140	19	24,180	23
160	22	26.7,200	18
180	24	29.3,220	14
200	27	32,240	9
240	29	34.7,260	5
260	32	37.3,280	0
280	34		
舒张压(kPa,mmHg)		治疗	
5.3,40	4	rt-pA	0
8.0,60	5	ivsk	5

(二)药物治疗

1.拟交感胺类药物

心源性休克最常用的药物是拟交感胺类,不同的药物作用于不同的受体而发挥相应的 α、β 作用。另外,这些药物的作用尚依赖于它们不同的剂量及药物作用的特殊血管床(表 15-9)。

表 15-9 拟交感胺类药物对肾上腺素源受体的作用

药物	α-外周	$β_1$-心肌	$β_2$-外周
去甲肾上腺素	++++	++++	○
肾上腺素	+++	++++	++
多巴胺	++++	++++	++
异丙肾上腺素	○	++++	++++
多巴酚丁胺	+	++++	++

(1)多巴胺:为去甲肾上腺素的前体,主要作用于 α、β 受体,其作用随剂量不同有很大差异。小于 5 mg/(kg·min)时主要要作用于 β-肾上腺素能受体,增加心肌收缩力、肾脏血流量,而对心率及外周血管阻力无影响。剂量为 5~15 mg/(kg·min)时,主要作用于 α-肾上腺素源受体引起外周血管收缩,外周阻力增加,心肌耗氧量增加及致心律失常作用。

(2)多巴酚丁胺:为合成的拟交感胺类药物,主要作用于 β 受体,增加心肌收缩力。用药应从小剂量开始,3 mg/(kg·min)。由于它主要增加心排血量而使左室充盈降低,对于外周血管阻力不增加者,其心肌耗氧量将进一步增加,所以与作用 α 受体的药物合用或血压达 12.0 kPa (90 mmHg)时使用多巴酚丁胺效果更理想。

(3)去甲肾上腺素:当多巴胺和多巴酚丁胺不能维持足够的灌注压时,加用小剂量去甲肾上腺素,该药作用于外周的。肾上腺素源受体作用弱,推荐剂量为 0.1~0.5 mg/(kg·min)。

2.利尿剂

通过纠正低血容量状态及改善肾脏的灌注压才能保证适当尿量的排出,对低血容量及低血压患者使用利尿剂是危险的,会加剧恶化组织的灌注。高 PCWP 肺充血的心源性休克患者可以使用静脉呋塞米或依他尼酸,合用血管扩张剂将更有效,使用最小剂量的利尿剂以保证尿量40~50 mL/h,并严密监测血压及心室充盈压。应注意呋塞米增加静脉容量,降低 PCWP 的作用先于利尿的作用;另外,由于肺充血及血氧的改善,利尿剂缩小心脏体积,从而降低心脏氧需量。

3.强心苷类

虽然强心剂对充血性心力衰竭和左心功能有良好的效果,但临床研究的资料显示强心剂对心源性休克没有益处而是有害的。作为一种正性肌力药物,此时它的作用不如拟交感胺类强。静脉注射强心剂会引起一过性的外周血管及冠状动脉收缩,导致前负荷的增加及冠脉血流的减少,恶化心源性休克患者的血流动力学。另外,低氧、酸中毒、肾功能的损害,易致洋地黄中毒,引起触发性心律失常。心源性休克患者使用洋地黄类药物仅限于治疗室上性心动过速及对许多正性肌力药物效果差的轻-中度的心力衰竭患者。

4.血管扩张剂

心源性休克时,使用血管扩张剂可以打断此时的恶性循环过程。血管扩张剂的潜在益处包括以下几点:①扩张动脉、毛细血管前括约肌、静脉,改善毛细血管的血流。②降低毛细血管后阻力,有利于血液在血管床内的流动。③通过降低前后负荷降低心肌需氧量。

(1)静脉扩张剂:扩张周围静脉,使回流减少,左室舒张末期压力及左室舒张末容量减少,前负荷降低,心肌耗氧量降低。常用药物为硝酸甘油 1～20 mg/(kg·h)及硝酸异山梨酯[1.5～10 mg/(kg·h)]。

(2)动脉扩张剂:扩张周围动脉,降低外周血管阻力及后负荷。常用药物为酚妥拉明 0.1～2.0 mg/min。

(3)动脉及静脉扩张剂:常用药物为硝普钠,它同时扩张动脉及静脉血管平滑肌。该药使用时以小剂量[0.5 mg/(kg·min)]开始,根据血流动力学及组织灌注状态逐渐增加剂量,常用剂量为 0.5～1.0 mg/(kg·min)。长时间应用会引起肾功能损害及氰化物中毒。

(三)溶栓治疗

心源性休克的结果与梗死血管的开通与否有密切关系。梗死相关动脉持续闭塞,使缺血区域及梗死区域进行性的扩大,心脏的泵功能进行性降低。统计资料显示,心源性休克发生于梗死 6 小时者占 50%,及早地溶栓治疗,开通闭塞血管,拯救濒于坏死的心肌,可以降低 ST 段抬高心肌梗死心源性休克的发生率。GUSTO-Ⅰ试验结果显示,组织型纤溶酶原激活剂较链激酶能更有效地预防心源性休克的发生。还有学者报道,新的溶栓剂,例如瑞替普酶有更高的再灌注率,与组织型纤溶酶原激活剂一样能降低心源性休克的发生率。

溶栓治疗对已发生心源性休克患者的作用令人失望。GISSI-Ⅰ研究比较了链激酶的作用,链激酶溶栓 146 例心源性休克患者中 69.6% 于 21 天内死亡,对照组 134 例心源性休克患者 70.1% 死亡,两组比较无显著性差异。一旦发生休克,链激酶、组织型纤溶酶原激活剂的效果均不好,这可能是冠脉内压力低的原因。

(四)机械辅助循环装置

传统的药物治疗心源性休克患者失败的主要原因是,药物多增加体循环血压及心排血量,但也增加心肌氧需要量,这将进一步加剧缺血心肌的损伤。机械辅助循环装置能改善衰竭左心室的功能而不引起缺血心肌的损害。

1.心肺旁路技术

虽然心肺旁路技术已经应用于治疗心源性休克,但对血细胞的严重破坏大大限制了该技术安全使用的时间;另一个不利点为灌注是非脉冲式。因此,动脉压在整个循环中是恒定的,即意味着冠状动脉血流的增加是由于舒张压增高的同时收缩压也升高,也是左室做功增加的结果。

2.部分旁路技术

部分旁路技术已应用于治疗心源性休克,包括左房动脉旁路技术、左室动脉旁路技术、左室-主动脉旁路技术、腹式左心室辅助装置,由于以上技术的复杂性、并发症的高发性及价值高昂,均未广泛地使用。

(五)反搏技术

1.主动脉内球囊反搏

(1)方法及原理:将顶端附有气囊的导管,自股动脉插入左锁骨下动脉水平以下的降主动脉,由心电图 R 波触发,气泵泵入和泵出 30～40 mL 的氦气,泵入和泵出的时间分别与左室的舒张和收缩早期同步。通过增加舒张期的灌注压来增加冠状动脉及脑动脉的血流,降低后负荷而提高心排血量,室壁张力下降而心肌氧需量下降。以往主动脉内球囊反搏(intra aortic balloon counter pulsation,IABP)导管需外科切开股动脉插入,近年一些先进的中央导管带腔可行血压的监测,注射药物可安全、高效地插入导丝。最近,一种更新的导管可以通过 Seldinger 技术经皮穿刺插入,更方便地插入或撤出。实验研究证实主动脉内球囊反搏可使收缩压、左室舒张末压和心肌耗氧量降低,心排血量增加10%～40%。采用 Dopplar 导管测定前壁心肌梗死患者前降支的血流,结果显示冠脉峰值血流速度增加了30%,冠脉狭窄远端血流没有增加,但 PTCA 成功后血流增加明显。

(2)适应证:IABP 常用于 AMI 严重泵衰竭休克、药物治疗无效时,也用于 AMI 机械性合并症,如急性室间隔穿孔、急性瓣膜反流。其适应证见表15-10。

表 15-10　主动脉内球囊反搏术的适应证

1.急性心肌梗死泵衰竭性心源性休克
2.急性室间隔穿孔、心脏压塞
3.急性重度二尖瓣反流
4.作为完成心导管或急诊心外科术的循环支持
5.心脏外科术后泵衰竭
6.顽固性心肌梗死型心绞痛或不稳定型心绞痛药物治疗
7.进行性心肌缺血伴危及生命的心律失常药物治疗无效者

除上述适应证外,IABP 在高危 FIEA 术中的应用越来越广泛,为完成 FIEA 治疗复杂病变,降低急性闭塞提供有力的支持。FIEA 术中应用 IABP 的情况如下:

高危 FTCA:①准备好主动脉球囊反搏,贴好心电图。②择期应用主动脉球囊反搏。预见性的在高危 FTCA 前做好插入反搏球囊的准备,一旦发生并发症导致血流动力学紊乱,可马上进行反搏。根据血流动力学紊乱发生的可能性大小进行不同程度的准备,如于床旁准备好反搏球囊贴好电极片,或穿刺放置好动脉鞘,必要时插入反搏球囊,也可直接放置好反搏球囊,于低频率下搏动,一旦需要时即开始正常的搏动。

PTCA 中急诊放置主动脉球囊反搏:患者在 PTCA 术中发生血流动力学紊乱或心肌缺血,插入主动脉反搏球囊,稳定血流动力学,使术者有充足的时间从容地将导丝通过病变,进行长时间球囊扩张及支架的植入。

PTCA 失败后主动脉球囊反搏术的应用:为急诊外科手术争取时间;PTCA 失败,梗死相关动脉未开通,患者血流动力学欠稳定,插入 IABP 稳定血压和血流动力学,为冠脉旁路移植术的准备提供一个过渡阶段。

急性心肌梗死 PIEA 中应用 IABP:此刻应用 IABP 的主要目的是降低 PTCA 再通后的急性再闭塞率。Shihara 等观察 PICA 术后施行 IABP,急性再闭塞率由18%下降至2%;Ohman 的结果显示,急性再闭塞率为0,这可能是由于应用 IABP 后冠脉内血流呈搏动性,血流速度更快。对于静脉桥的介入治疗、多个支架的植入及不稳定的血栓性病变同样可以降低急性闭塞率。

主动脉球囊反搏术对稳定心源性休克患者病情有很大的价值,与溶栓合用时提高梗死血管的再通率。它增加舒张期冠脉内灌注压,降低后负荷而不增加心肌需氧量,但仍很少有资料显示 IABP 能改善心源性休克患者的预后。早期的资料显示 IABP 与血管成形术联合应用,明显提高患者的生存率。Anderson 等报道,早期使用 IABP 与血管成形术联合治疗降低30天及1年心源性休克患者的病死率。

(3)并发症:尽管主动脉球囊外径日益缩小,但仍有10%～15%的患者发生并发症。Cohen 等分析1 119例患者应用1 174次 IABP 治疗中,并发症发生率达15%。其中11%为大的并发症,包括栓塞和肢体缺血需外科手术者,创伤出血需输血或外科治疗,全身感染或球囊破裂。Mackenzie 等报道,股动脉入路的并发症达 29%,25% 发生肢体缺血,20% 需手术治疗,大多数患者术前就有闭塞性动脉疾病。此外,并发症的发生与糖尿病、周围血管疾病、老年女性、主动脉球囊反搏放置的时间有关。

为避免并发症的发生,术前应仔细检查球囊入路血管的条件,如果患者有间歇性跛行、腹部杂音、股动脉搏动减弱,应该重新考虑适应证,必要时行腹主动脉及对侧髂动脉或股动脉造影,以明确有无血管狭窄、迂曲。穿刺点应尽量低,利于术后拔管止血。术中先送入长导丝,后沿导丝再送入球囊,操作应轻柔。注意全身肝素化,给予肝素 5 000 U 后,以 800~1 000 U/h 连续输入,保持 APTT 在 35~75 秒。

(4)脱机标准:先将反搏频率降至 1：2,1~3 小时后血流动力学无恶化,将反搏频率降至 1：3,30 分钟后,如仍无恶化便可拔管(表 15-11)。

表 15-11　脱机标准

临床标准	血流动力学标准
组织灌注好:尿量＞30 mL/h	心脏指数＞2.0 L/(min·m²)
精神状况改善,温暖	MAP＞9.3 kPa(70 mmHg)
无肺啰音,无 S_3,无恶性心律失常	心率＜110 次/分

2.体外反搏技术

体外反搏技术是一种通过对四肢施予正压或负压,借以增加舒张期压力,降低后负荷的非创伤性技术。机械泵与心电图同步,于舒张期充盈,收缩期抽吸,最大正压达 33.3 kPa(250 mmHg),抽吸的负压达−13.3 kPa(−100 mmHg)。此与有创的主动脉内球囊反搏相比有以下优点:①非创伤性的。②快速、方便、安全、长时间使用、设备不复杂。③并发症少,但长时间应用仅有下腹的不适感、皮肤的损伤、下肢静脉血栓形成及可能发生的肺动脉栓塞。虽然尚没有临床资料显示体外反搏降低心源性休克的病死率,但一系列的研究显示,它可以稳定血流动力学,为进一步的治疗起过渡手段。

(六)冠状动脉的血运重建术

1.PTCA

与溶栓治疗心源性休克令人失望的结果相比,机械性血管成形术给人们带来令人欣慰的结果,特别是冠状动脉成形术,但尚未见报道外科治疗心源性休克带来满意的结果。GUSTO-Ⅰ试验中成功的血管成形术与心源性休克患者的存活率密切相关。这些益处并不依赖于许多基础参数,然而这些基础参数对未进行血管成形术的心源性休克患者却带来不利的影响。Berger 的结果显示成功进行血管成形术的心源性休克患者较未成功者的预后好,而且这种益处至少持续 1 年。Hochman 等报道,SHCOK 研究显示成功进行血管成形术的患者预后也要好于未成功进行血管成形术者。在 SHOCK 试验中该实验结果显示,血管成形术或外科冠脉搭桥术及联合应用主动脉内球囊反搏术($n=152$)较保守治疗(内科治疗,包括溶栓治疗、IABP 及在最初 54 小时进行 PCI,$n=150$)有明显的优势。患者在心源性休克诊断 12 小时内进行分组,机械原因及主要由右室梗死引起的心源性休克患者除外,30 天病死率(初级终点),介入治疗组为46.7%,保守治疗组为 56.0%,没有显著性差异。6 个月的病死率(二级终点),血管成形术组显著降低(50.3% 对 63.1%,$P=0.027$),而且这种优势一直持续到随访的 12 个月。两个治疗组 Kaplan-Meier 生存曲线显示血管成形术最初 5 天的死亡率明显增加,这可能与手术相关的并发症有关,然而确切的原因尚无法解释清楚,5 天以后,存活率增加的优势一直保持到随访的 12 个月。另外,在前瞻性亚组分析中,血管成形术的优势在年龄大于 75 岁的患者中受到限制(30 天的病死率为 56.8%对 41.4%,内科治疗组对血管成形术组),相对危险性为 0.73(95%CI 为 0.56~0.95)。虽然有许多令人注目的报告提示血管成形术可能改善心源性休克患者的预后,对亚组进一步分析的结果也要慎重对待。

血管成形术对心源性休克有选择性亚组患者预后非常良好,但不要被这些结果误导,由于以上资料均来源于休克早期存活的患者,而且合并机械性原因休克的患者被除外,如心脏破裂等。有良好的医疗设备和良好训练,能立即开展血管成形术医师的医疗单位,如 SHOCK 试验中,从治疗分组到首次血管成形术的中位时间为 0.9 小时,进行外科治疗为 2.7 小时,如此迅速地进行血管成形术的医疗单位并不代表目前普通的临床水平,使用血管成形术成功不太严密的定义(50%或以下的残余狭窄,20%以上改善狭窄的程度),血管成形术的成功率低于 80%(如果使用较为严格的标准,即达 TIMI 3 级者,血管成形术的成功率也将明显降低),因此相对较为"健康"的心源性休克患者被转诊,而较危重的患者未被转诊,由此存在选择病例的偏差。

2.冠状动脉搭桥术

恢复缺血心肌的血流,逆转濒死心肌,限制梗死体积。已证实冠脉搭桥术可能恢复心绞痛及急性心肌梗死患者异常左室阶段运动障碍和泵功能衰竭,一小组心源性休克患者在血流动力学恶化的 24 小时内紧急行 CABG,生存率为 44%~74%。Mundth 等报道心源性休克患者生存率为 46%,但遗憾的是 120 例患者中仅 51 例适于手术治疗,不能手术治疗患者的生存率是 28%,做移植的患者远端血管条件良好,还得有可移植的大血管供应异常左室的区域。该术没有广泛的应用是由于最初 24 小时与外科手术相关的病死率太高,急诊搭桥术后导致梗死区心肌内出血、水肿而致心脏泵功能进一步下降。对于慢性闭塞的血管、多支血管病变,其解剖学特征不适宜 FIEA,在症状出现 6 小时以内行 CABG,可能有一定的效果。

(七)急诊外科治疗

虽然冠脉搭桥术治疗心源性休克尚未收到令人满意的结果,但对由于机械性原因为主引起的心源性休克患者行积极的外科干预有良好的效果,例如梗死区域切除术、室壁瘤切除术、室间隔缺损修补术、瓣膜闭锁不全修补术等。对于由于广泛的心肌损伤致心源性休克射血分数低于 25%者,手术的危险很高,手术效果差。

(八)心肌组织代谢疗法

长时间的缺血及低灌注,心肌常发生严重的功能及结构的损伤,因此,虽然罪犯血管的功能已得到恢复,但心肌代谢的损伤仍可阻止心肌正常功能的恢复。实验研究证实胰岛素可以恢复心肌脂肪酸代谢,Lcamidine 治疗或 adenosine alalayes 同样具有恢复心肌代谢,促进正常功能的恢复,但是尚缺乏临床数据支持上述药物在临床实践中的作用。在 PURSUIT 试验分析中,血小板糖蛋白Ⅱb~Ⅲa 受体拮抗剂依替巴肽将心源性休克病死率降低至 50%左右。尽管依替巴肽不能降低心源性休克的发生率及发展过程,但早期的数据显示它却对心源性休克有有益的作用,这可能是由于减轻了血小板在冠脉微循环中的阻塞作用,改善缺血心肌的微循环,确切机制有待进一步研究。

七、心源性休克的预防

心源性休克的预防主要是对迟发型休克而言。对任何急性心肌梗死患者,在急性期努力纠正心肌氧供需失衡并积极采取维护缺血心肌的措施,都有可能挽救一部分梗死边缘区心肌,限制或缩小梗死范围,从而达到预防泵衰竭的目的。在急性心肌梗死后 6 小时内进行溶栓治疗,有可能早期使血运重建,缩小梗死范围,减少泵衰竭发生率。预防心源性休克大致可分为以下三方面。

(一)恢复缺血区心肌氧供需平衡

恢复缺血区心肌氧供需平衡,即设法减少需氧并增加供氧,如用 β 受体阻滞剂解除心功能亢进状态和心动过速,治疗急性心肌梗死后的血压增高;用硝酸甘油改善缺血区侧支循环和降低过高的前负荷;吸氧等。

(二)恢复缺血区心肌能量供需失衡

要恢复缺血区心肌能量供需失衡,就要给予葡萄糖-胰岛素-钾溶液,以增加缺血区心肌细胞对营养基质的利用等。

(三)早期血运重建术

如采用静脉溶栓或直接行 PTCA 将梗死相关血管开通,可明显减少休克泵衰竭的发生率。我国医务工作者用升阳益气、活血化瘀的中药治疗急性心肌梗死收到一定疗效,降低迟发型休克的发病率。如中医研究院等单位用抗心梗合剂治疗 118 例急性心肌梗死,迟发型休克仅发生 6 例(5.1%);阜外医院用补阳还五汤治疗 98 例急性心肌梗死,迟发型休克的发生率为 6.1%;而未用中药的对照组(100 例)的发生率为 17%。

实验表明,升阳益气、活血化瘀的中药有增加冠脉血流量、降低血小板黏滞性、增加动物对氧的耐受力等作用。因此可以设想,它们或许有减小梗死范围的可能性。

对每个急性心肌梗死患者,都要警惕并发休克的可能性。合理应用维护缺血心肌、缩小梗死范围的措施,并迅速使缺血心肌血流再灌注,可望降低心源性休克的发生率。

(屈朝法)

参 考 文 献

[1] 张健.心血管疾病的诊断与治疗[M].北京:北京工业大学出版社,2020.

[2] 袁鹏.常见心血管内科疾病的诊断与防治[M].开封:河南大学出版社,2021.

[3] 罗正超.急危重症监护与治疗[M].南昌:江西科学技术出版社,2020.

[4] 李伟.心血管危急重症诊疗学[M].北京:科学出版社,2021.

[5] 李坤.临床危重症救治与监护[M].长春:吉林大学出版社,2020.

[6] 戎靖枫,王岩,杨茂.临床心血管内科疾病诊断与治疗[M].北京:化学工业出版社,2021.

[7] 程晓静.实用心脏病诊断与治疗[M].北京:科学出版社,2020.

[8] 蔡晓倩,郭希伟,苗强,等.心血管病学基础与临床[M].青岛:中国海洋大学出版社,2021.

[9] 刘倩.现代心内科疾病诊断与治疗[M].长春:吉林科学技术出版社,2020.

[10] 李福平,王咏,王韧.心脏大血管疾病诊治精要[M].上海:上海交通大学出版社,2021.

[11] 叶林.实用心血管疾病诊疗技术[M].北京:科学技术文献出版社,2020.

[12] 崔振双.临床常见心血管内科疾病救治精要[M].开封:河南大学出版社,2021.

[13] 李彬.心血管疾病及介入诊疗新进展[M].北京:科学技术文献出版社,2020.

[14] 张海海.急危重症诊疗实践[M].济南:山东大学出版社,2021.

[15] 刘继文.心血管系统疾病临床诊疗思维[M].天津:天津科学技术出版社,2020.

[16] 王效增,王祖禄,荆全民.心血管病急重症床旁操作技术与管理[M].北京:人民卫生出版社,2021.

[17] 杜相鹏.心血管疾病预防与临床诊疗思维[M].北京:科学技术文献出版社,2020.

[18] 陈鹏.心血管疾病基本知识与技术[M].天津:天津科学技术出版社,2020.

[19] 王为光.现代内科疾病临床诊疗[M].北京:中国纺织出版社,2021.

[20] 宋涛.现代心血管疾病诊疗精要[M].长春:吉林科学技术出版社,2020.

[21] 金琦.内科临床诊断与治疗要点[M].北京:中国纺织出版社,2021.

[22] 马术魁.心血管疾病临床诊疗[M].长春:吉林科学技术出版社,2020.

[23] 赵晓宁.内科疾病诊断与治疗精要[M].开封:河南大学出版社,2021.

[24] 毕新同.临床心血管常见疾病[M].天津:天津科学技术出版社,2020.

[25] 那荣妹,司晓云.心血管疾病诊疗精要[M].贵阳:贵州科学技术出版社,2020.

[26] 黄峰.实用内科诊断治疗学[M].济南:山东大学出版社,2021.

[27] 李强.心血管系统疾病临床诊断学[M].天津:天津科学技术出版社,2020.

［28］黄佳滨.实用内科疾病诊治实践［M］.北京:中国纺织出版社,2021.

［29］蔡绪虎.现代心血管疾病预防与治疗［M］.北京:科学技术文献出版社,2020.

［30］徐玮,张磊,孙丽君,等.现代内科疾病诊疗精要［M］.青岛:中国海洋大学出版社,2021.

［31］胡里波.实用胸心血管外科学［M］.昆明:云南科技出版社,2020.

［32］刘江波,徐琦,王秀英.临床内科疾病诊疗与药物应用［M］.汕头:汕头大学出版社,2021

［33］吕志前.心脏疾病诊断与治疗［M］.上海:上海科学技术文献出版社,2020.

［34］刘志远.临床心血管疾病介入诊断治疗学［M］.开封:河南大学出版社,2020.

［35］刘晓东.心血管疾病临床诊断与现代化治疗方案［M］.长春:吉林科学技术出版社,2020.

［36］谢竹馨月,郭涛,郭秋哲.超声治疗应用于心血管疾病的研究进展［J］.心血管病学进展,2020,41(7):719-723.

［37］萧雪兰,陈远中,梁锦裕,等.硝酸酯类药物治疗心血管疾病的药学应用价值分析［J］.中国现代药物应用,2021,15(14):112-114.

［38］沈鹏远.心血管重症监护病房中的可改变因素分析［J］.中国药物与临床,2020,20(2):295-296.

［39］王启明,余成强,刘晓良.肌酸激酶检测在心血管疾病诊断及治疗中的指导价值［J］.临床医学研究与实践,2021,6(13):99-101.

［40］刘媛媛.硝酸酯类药物治疗心血管疾病的临床效果及药学分析［J］.中国现代药物应用,2021,15(6):124-126.